湖北松滋

中药植物图志

组　编

松滋市中医院　松滋市中医药学会

主　编

郭　飞　皮军东　力　华

副主编

龚绪毅　吴　迪

编　委（按姓氏笔画排序）

力　华　毛　军　皮军东　朱昌龄

许继华　吴　迪　陈　兵　陈丽华

陈铁军　周晓胜　郭　飞　黄　斌

龚绪毅　廖晓华

摄　影

许继华　龚绪毅　力　华

华中科技大学出版社
http://www.hustp.com
中国·武汉

内容简介

本书是松滋第一部分类系统、内容翔实的地方性著作。

全书共收载松滋所产（含野生、栽培以及引种成功）经鉴定、查证有药用价值的菌类、蕨类、种子植物134科，417属，560种（含变种、变型）。每个品种收载中文名、拉丁名、植物形态、生境与分布、药材名、来源、功能主治等，并附原植物形态照片。

本书图文并茂，方便中医药从业人员和植物爱好者直观地了解本地的中药资源，也为松滋的旅游业注入了新的文化内涵。

图书在版编目 (CIP) 数据

湖北松滋中药植物图志 / 郭飞，皮军东，力华主编 . —武汉：华中科技大学出版社，2022.1
ISBN 978-7-5680-7556-5

Ⅰ.①湖…　Ⅱ.①郭…　②皮…　③力…　Ⅲ.①药用植物－植物志－松滋县－图集　Ⅳ.① R282.71-64

中国版本图书馆CIP数据核字(2021)第232402号

湖北松滋中药植物图志　　　　　　　　　　　　　　　　　　　　　　　　郭飞　皮军东　力华　主编
Hubei Songzi Zhongyao Zhiwu Tuzhi

策划编辑：罗　伟
责任编辑：郭逸贤　马梦雪
封面设计：廖亚萍
责任校对：刘　竣
责任监印：周治超
出版发行：华中科技大学出版社（中国·武汉）　　　电话：(027)81321913
　　　　　武汉市东湖新技术开发区华工科技园　　　邮编：430223
录　　排：华中科技大学惠友文印中心
印　　刷：湖北恒泰印务有限公司
开　　本：889mm×1194mm　1/16
印　　张：40.25　插页：2
字　　数：1130千字
版　　次：2022 年 1 月第 1 版第 1 次印刷
定　　价：499.00 元

编 写 说 明

1. 本书收载了松滋市内野生、栽培或引种成功的药用植物共 560 种，包括菌类、蕨类和种子植物类，并附原植物形态照片。

2. 每一种药用植物独立成条，分列中文名、拉丁名、植物形态、生境与分布、药材名、来源、功能主治等项，资料不全者项目从略。若同种植物有数个药用部位且功能有差别者，则在该条下分别列出。

3. 本书收载的药用植物按自然属性分类，中文名、拉丁名、植物形态、生境与分布均参考《中国植物志》，并根据野外调查记录增加松滋市内分布情况。

4. 别名，记录该药用植物历代本草用名、地方习用名或具有一定代表性的异名。

5. 药材名、来源、采收加工，参考 2015 年版《中华人民共和国药典》。药典未收录的品种，参考本草专著或地方药物志，并将出处在"药材名"项后简要标明。

6. 性味，先写味，后写性，若为有毒植物，则按其毒性大小，写明小毒或大毒，以引起注意。

7. 功能主治，功能记述植物本身的主要功能，主治记述其用于治疗的主要病症。

8. 应用举例，选录能印证和补充植物功能主治及临证应用的古今良方和验方，多出自诸家本草、地方药物志或民间用法，力求体现中药简、便、廉、验的特点，"应用举例"项后标明引用出处，仅供学习参考，不作为处方，请勿盲目试用。

序

中药资源是集生态资源、医疗资源、经济资源、科技资源及文化资源于一体的特殊资源，是中药产业发展的根基。国家高度重视中药资源的可持续发展，新中国成立以来，在全国范围内进行了三次中药资源普查，为我国中药产业政策制定、产业发展奠定了良好基础。为了探明目前中药资源状况，于2011年启动了第四次全国中药资源普查工作。作为湖北省第四批19个普查县市之一，根据国家和湖北省的统一要求，松滋组织相关专业人员对区域内药用植物资源进行了调查，查明松滋市内野生、栽培或引种成功的药用植物560种，采集、制作、鉴定腊叶标本2000余份，拍摄、整理图片近2万张，掌握了较为丰富的第一手资料，为探明当地中药资源本底和现状做出了应有贡献。

松滋位于湖北省中南部，地处巫山山系荆门分支余脉和武陵山系石门分支余脉向江汉平原延伸的过渡地带。市域地势西高东低，西部为鄂西山地，西南山地较高区海拔600～800米，最高点卸甲坪大岭，海拔815.1米，低山区海拔200～600米；东部为丘岗平原，西北部和中部为丘陵岗地，海拔100～200米。平原湖区海拔在50米以下，间有湖泊。最低点在南部王家大湖芦苇场，海拔34.2米。松滋地处亚热带季风气候区，四季分明，雨水充沛，日照充足，独特的地理环境与气候特点，孕育了较为丰富多样的中药资源。

松滋作为湖北省第四批中药资源普查县市，成立了以分管副市长任组长的中药资源普查工作领导小组，设立领导小组办公室，依托松滋市中医院组建松滋中药资源普查队，在湖北省中药资源普查专家指导组的指导下，对全市进行了中药资源普查，共完成了6条样线，43个样地，1290个样方的野外调查，查明药用植物560种，栽培品种6种，取得了较好成效。

在普查过程中，松滋普查队队员发扬严谨、负责、细致、求实的工作作风，不辞辛劳开展普查工作，为确保普查工作的顺利完成提供了保障。

该书是在对中药资源普查结果的第一手资料进行系统整理的基础上，编写的地方性中药资源著作，也是松滋第一部系统、翔实记录当地药用植物的著作。该书的出版将对松滋中药产业的发展、中药资源的保护利用等起到良好的促进作用。

由于时间有限，该书也存在一些不足和疏漏之处，但是瑕不掩瑜，它承载的价值和作者付出的辛勤劳动值得珍惜和学习。

博士，教授，博士生导师

湖北中医药大学药学院院长

前 言

> 松滋位于湖北省中南部,地处巫山山系荆门分支余脉和武陵山系石门分支余脉向江汉平原延伸的过渡地带。松滋东西长77千米,南北宽55千米,总面积2235平方千米。地势西高东低,以枝柳铁路为界,其西为鄂西山地,向江汉平原呈四级阶梯递降;其东为丘岗平原,平原地势由北向南微倾,形成了山地-丘岗-平原兼有的地貌特征,可概括为"六山一水三分田"。西南山地较高区海拔600~800米,最高点在卸甲坪大岭,海拔815.1米;低山区海拔在200~600米,峰峦起伏,沟壑纵横。西北部和中部为广阔的丘陵岗地,海拔在100~200米,丘岗绵延,宽谷低丘。平原湖区海拔在50米以下,平展宽广,河渠纵横,间有湖泊。最低点在南部王家大湖芦苇场,海拔34.2米。

松滋历史悠久,在王家桥镇龙王井村发现的世界上已知最早的灵长类动物化石"阿喀琉斯基猴",距今5500万年;桂花树遗址、关洲遗址也有8000多年历史,说明远古时代这里就是人类的乐园。松滋现辖2街(新江口、乐乡)13镇(沙道观、涴市、八宝、老城、陈店、南海、洈水、刘家场、街河市、王家桥、斯家场、纸厂河、杨林市)2乡(万家、卸甲坪),人口近百万。松滋风光秀美,清康熙年间就有"剑峰丹鼎""苦竹甘泉"等松滋八景,盛名于世。灵秀山水之间,人文流淌,李白、杜甫、孟浩然、刘禹锡等都曾驻足松滋,诗兴大发。李白挥毫吟诵:"南湖秋水夜无烟,耐可乘流直上天。且就洞庭赊月色,将船买酒白云边。"其描绘的就是松滋古云梦泽。松滋民风淳朴,热情好客。在这个古乐之乡,多种文化交互融合,催生出多样本土曲艺。非物质文化遗产说鼓子、双镲锣鼓、滚灯舞,还有卸甲坪土家族乡民族风情浓郁的山歌,曾在中央电视台有过专题展示。

松滋自然资源丰富,拥有水、矿藏、生物等优势资源。连接长江与洞庭湖的松滋河,从北至南贯穿全市。松滋可供开采的矿产资源有石油、煤、岩盐、硅铁石、重晶石、石灰石等,被誉为金松滋。松滋拥有洈水国家森林公园,森林覆盖率达92%。区内裸子植物、被子植物达1000余种,常见野生兽类20类、飞禽类近40种,其中有中华秋沙鸭、白天鹅、南方红豆杉、银杏等国家重点保护野生动植物。

药用植物是地球生物多样性的重要组成部分,也是人类赖以生存和发展的重要物质基础之一。中药资源支撑着中医药事业的生存和发展。为掌握我国现有中药资源状况,制定中药材可持续发展战略,国家中医药管理局精心组织、分批部署,在2011年正式启动了第四次全国中药资源普查工作。

松滋是湖北省第四批19个普查试点县市之一,于2018年8月成立中药资源普查队并启动普查工作。普查队由依托单位松滋市中医院挑选药学专业人员组成。队员们在近两年的时间里不辞辛劳、风餐露宿,完成了6条样线,43个样地,1290个样方的野外调查,足迹遍布松滋13个乡镇,涉及自然植被面积736.5平方千米,共采集、制作、鉴定腊叶标本2000余份,拍摄、整理照片103 G近2万张,为本书的编撰提供了庞大、真实的原始数据文件。

在此次中药资源普查的基础上,我们编撰了这本《湖北松滋中药植物图志》。该书是我市第一部分类系统、内容翔实的地方性著作，为我市中药资源的合理保护和开发利用提供了科学依据。全书共收载松滋所产（含野生、栽培以及引种成功）经鉴定、查证有药用价值的菌类、蕨类、种子植物 134 科，417 属，560 种（含变种、变型）。每个品种收载中文名、拉丁名、植物形态、生境与分布、药材名、来源、功能主治等，并附原植物形态照片，图文对照，方便中医药从业人员和植物爱好者直观地了解本地的中药资源，也为松滋的旅游业注入了新的文化内涵。

　　由于编者水平有限，且时间仓促，书中难免有一些疏漏和不足之处，恳请读者批评指正。

编　者

\ 目录 \

单子叶植物纲

真菌门
Eumycota

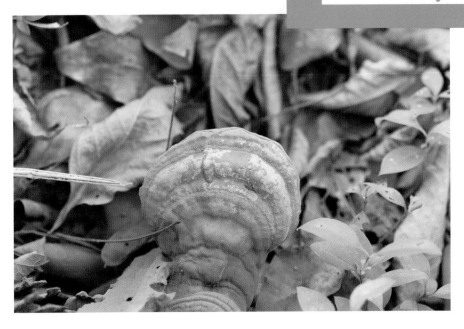

一、多孔菌科 Polyporaceae

本科真菌子实体有多种形状，平伏、带菌盖，有柄或无柄，一年生或多年生，肉质、革质、木栓质或木质。菌肉通常无色或褐色。菌丝体有一体型、二体型和三体型。子实层生于菌管内。菌管通常位于子实体下面，一般是管状、齿状或迷路状，它们紧密地联结在一起，有共同的管壁，有囊状体、刚毛、菌丝柱等不孕器官。孢子棒状，有 2～4 个孢子。孢子有多种形状，无色到褐色，平滑。

1. 平盖灵芝 *Ganoderma applanatum*（Pers. ex Wallr.）Pat.

【别名】赤色老母菌、老母菌、木灵芝、扁芝、树耳朵、老牛肝。

【植物形态】子实体多年生，侧生无柄，木质或近木栓质。菌盖扁平，半圆形、近扇形，表面灰白色、灰褐色或锈褐色，菌肉棕褐色至深褐色，菌管褐色，有白色菌丝填充，孢子卵圆形，一端有截头壁双层，外壁无色，平滑，内壁有刺状突起，褐色。

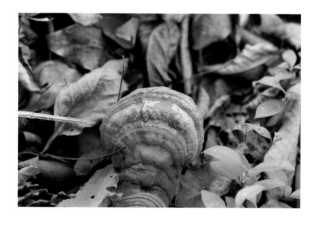

【生境与分布】生于多种阔叶树的树干上。分布于全国各地。本市各地有分布。

【药材名】树舌。（《中国真菌总汇》）

【来源】为多孔菌科植物平盖灵芝的子实体。

【采收加工】夏、秋季采成熟子实体，除去杂质，切片，晒干。

【性味】味微苦，性平。

【功能主治】消炎抗癌。用于咽喉炎，食管癌，鼻咽癌。

【应用举例】（1）治食管癌：赤色老母菌（生于皂角树上者）30 克，炖猪心、肺服，每日 2～3 次。（《中国药用真菌》）

（2）治鼻咽癌：树舌、蒲葵子各 30 克，水煎分 3 次服。（《中国民间生草药原色图谱》）

（3）治慢性咽喉炎：树舌 90 克，蜂蜜 60 毫升，水煎分 3 次缓缓饮下。（《中国民间生草药原色图谱》）

2. 赤芝 *Ganoderma lucidum*（Leyss. ex Fr.）Karst.

【别名】三秀、灵芝草、菌灵芝、丹芝、潮红灵芝。

【植物形态】子实体一年生，有柄，栓质。菌盖半圆形或肾形，直径 10～20 厘米，盖肉厚 1.5～2 厘米，盖表褐黄色或红褐色，盖边渐趋淡黄，有同心环纹，微皱或平滑，有亮漆状光泽，边缘微钝。菌肉乳白色，近管处淡褐色。菌管长达1厘米，每毫米4～5个。管口近圆形，初白色，后呈淡黄色或黄褐色。菌柄圆柱形，侧生或偏生，偶中生；长10～19厘米，粗1.5～4厘米，与菌盖色泽相似。皮壳部菌丝呈棒状，顶端膨大。菌丝系统三体型，生殖菌丝透明，薄壁，骨架菌丝黄褐色，厚壁，近乎实心；缠绕菌丝无色，厚壁弯曲，均分枝。孢子卵形，双层壁，顶端平截，外壁透明，内壁淡褐色，有小刺，大小（9～11）微米×（6～7）

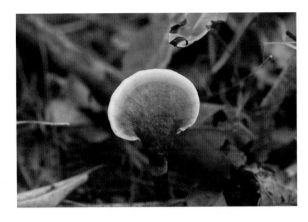

微米，子实体多在秋季成熟，华南及西南地区可延至冬季成熟。

【生境与分布】生于向阳的壳斗科和松科松属植物等根际或枯树桩上。我国普遍分布，但以长江以南地区多见。本市发现于刘家场镇。

【药材名】灵芝。（《中华人民共和国药典》）

【来源】为多孔菌科植物赤芝的子实体。

【采收加工】全年采收，除去杂质，剪除附有朽木、泥沙或培养基质的下端菌柄，阴干或在40～50℃烘干。

【性味】味甘，性平。

【功能主治】补气安神，止咳平喘。用于心神不宁，失眠心悸，肺虚咳喘，虚劳短气，不思饮食。

【应用举例】（1）治慢性肝炎，肾盂肾炎，支气管哮喘：灵芝焙干研末，开水冲服，每服0.9～1.5克，每日3次。（《中国药用真菌》）

（2）治冠心病：灵芝切片6克，加水煎煮2小时，服用，早晚各1次。（《中国药用真菌》）

（3）治神经衰弱，心悸头晕，夜寐不宁：灵芝1.5～3克，水煎服，每日2次。（《中国药用真菌》）

3. 紫芝 *Ganoderma sinense* Zhao，Xu et Zhang

【别名】木芝。

【植物形态】子实体一年生，有柄，木栓质到木质。菌盖半圆形、近圆形或近匙形，（2.5～9.5）厘米×（2.2～8）厘米，有时更大，厚0.4～1.2厘米，表面紫褐色、紫黑色到近黑色，有似漆样光泽，具明显或不明显的同心环沟和纵皱；边缘薄或钝，常近似截形，与菌盖同色或较淡或呈淡黄褐色；菌肉呈均匀的褐色到深褐色，厚0.1～0.3厘米；菌管长0.3～1厘米，褐色、深褐色或灰褐色；孔面污白色、淡褐色到深褐色；管口略圆形，

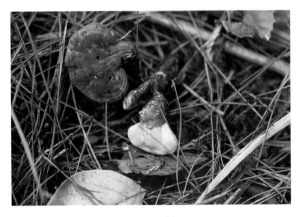

每毫米5～6个。菌柄侧生、背侧生或偏生，圆柱形或略扁平，长7～19厘米，粗0.5～1厘米，与菌盖同色或颜色更深，有光泽。皮壳构造呈典型的拟子实层型，淡褐色到褐色，组成菌丝棍棒状，顶端膨大部

分通常宽4～6.5微米，长25～30微米。菌丝系统三体型：生殖菌丝透明无色，薄壁，具锁状连合，菌丝的超微结构可见桶孔帽上3～4孔，直径4～5微米；骨架菌丝淡褐色到褐色，厚壁到实心，树状分枝或呈针状，骨架干直径4～5微米，分枝末端形成鞭毛状无色缠绕菌丝；缠绕菌丝无色，厚壁，分枝多，直径1～2微米。孢子卵圆形，顶端脐突或稍平截，双层壁，外壁无色透明，平滑，内壁淡褐色，具明显小刺，（9～13.8）微米×（6.5～8.7）微米。

【生境与分布】生于阔叶林或松科松属植物的树桩上。可引起木材白色腐朽。为我国特有种，分布于长江以南高温多雨地带。本市发现于刘家场镇。

【药材名】灵芝。（《中华人民共和国药典》）

【来源】为多孔菌科植物紫芝的子实体。

【采收加工】同"赤芝"。

【性味】同"赤芝"。

【功能主治】同"赤芝"。

【应用举例】（1）治虚劳短气，胸胁苦满，唇口干燥，手足逆冷，或有烦躁，腹内时痛，不思饮食：紫芝一两半，山芋、天雄（炮裂，去皮）、柏子仁（炒香，别研）、枳实（去瓤，麸炒黄）、巴戟天（去心）、白茯苓（去黑皮）各一分半，人参、生干地黄（洗，焙）、麦门冬（去心，焙）、五味子（去茎叶，炒）、半夏（汤洗去滑，炒）、牡丹皮、附子（炮裂去脐皮）各三分，蓼实、远志（去心）各一分，泽泻、瓜子仁（炒香）各半两。上十八味，捣罗为末，炼蜜和丸，如梧桐子大。每服十五丸，温酒下，空心日午、夜卧各一服，渐至三十丸。（《圣济总录》紫芝丸）

（2）治积年胃病：木芝1.5克，切碎，用老酒浸泡服用。（《杭州药用植物志》）

二、灰包科 Lycoperdaceae

4. 网纹灰包 *Lycoperdon perlatum* Pers.

【别名】马屁勃、马粪包、马屁包。

【植物形态】子实体一般小。倒卵形至陀螺形，高3～8厘米，宽2～6厘米，初期近白色后变为灰黄色至黄色，不孕基部发达或伸长如柄。外包被由无数小疣组成，间有较大易脱的刺，刺脱落后显出淡色而光滑的斑点。孢体青黄色，后变为褐色，有时稍带紫色。孢子球形，淡黄色，具微细小疣，3.5～5.5微米。孢丝长，少分枝，淡黄色至浅黄色，粗3.5～5.5微米，梢部约2微米。

【生境与分布】夏、秋季林中地上群生。有

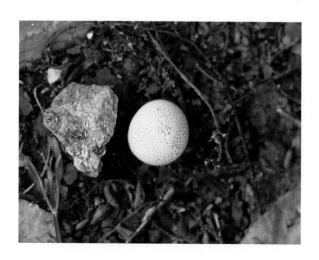

时生于腐木上。分布于东北、华北、西北、华东、中南和西南地区。本市各地有分布，少见。

【药材名】马勃（地方用名）。（《中国药用真菌》）

【来源】为灰包科植物网纹灰包的子实体。

【采收加工】全年均可采收，除去杂质，晒干。

【性味】味辛，性平。

【功能主治】清热解毒，止血。用于咽喉肿痛及出血症。

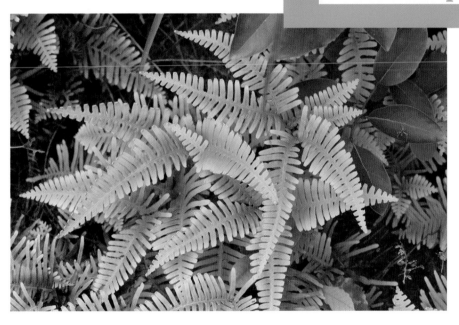

蕨类植物门
Pteridophyta

三、卷柏科 Selaginellaceae

土生、石生，极少附生，常绿或夏绿，通常为多年生草本植物。茎具原生中柱或管状中柱，单一或二叉分枝；根托生于分枝的腋部，从背轴面或近轴面生出，沿茎和枝遍体通生，或只生于茎下部或基部。主茎直立或长匍匐，或短匍匐，然后直立，多次分枝，或具明显的不分枝的主茎，上部呈叶状的复合分枝系统，有时攀援生长。叶螺旋排列或排成 4 行，单叶，具叶舌，主茎上的叶通常排列稀疏，一型或二型，在分枝上通常成 4 行排列。孢子叶穗生于茎或枝的先端，或侧生于小枝上，紧密或疏松，四棱形或压扁，偶呈圆柱形；孢子叶 4 行排列，一型或二型，孢子叶二型时通常倒置（resupinate），和营养叶的中叶对应的上侧孢子叶大于和侧叶对应的下侧孢子叶，少有正置，不倒置的（non-resupinate）。孢子囊近轴面生于叶腋内叶舌的上方，二型，在孢子叶穗上各式排布；每个大孢子囊内有 4 个大孢子，偶有 1 个或多个；每个小孢子囊内小孢子多数，100 个以上。孢子表面纹饰多样，大孢子直径 200 ～ 600 微米，小孢子直径 20 ～ 60 微米。配子体微小，主要在孢子内发育。染色体基数 $x=8$，9，10。

本科仅 1 属，卷柏属 Selaginella P. Beauv.

松滋境内的卷柏科植物有 1 属 1 种，即卷柏属下 1 种。

5. 江南卷柏 Selaginella moellendorffii Hieron.

【别名】地柏、岩柏、石柏、百叶草、摩来卷柏。

【植物形态】土生或石生，直立，高 20 ～ 55 厘米，具一横走的地下根状茎和游走茎，其上生鳞片状淡绿色的叶。根托只生于茎的基部，长 0.5 ～ 2 厘米，直径 0.4 ～ 1 毫米，根多分叉，密被毛。主茎中上部羽状分枝，不呈"之"字形，无关节，禾秆色或红色，不分枝的主茎高（5）10 ～ 25 厘米，主茎下部直径 1 ～ 3 毫米，茎圆柱状，不具纵沟，光滑无毛，内具维管束 1 条；侧枝 5 ～ 8 对，二至三回羽状分枝，小枝较密排列规则，主茎上相邻分枝相距 2 ～ 6 厘米，分枝无毛，背腹压扁，末回分枝连叶宽 2.5 ～ 4 毫米。叶（除不分枝主茎上的外）交互排列，二型，草纸或纸质，表面光滑，边缘不为全缘，具白边，不分枝主茎上的叶排列较疏，不大于分枝上的，一型，绿色、黄色或红色，三角形，鞘状或紧贴，边缘有细齿。主茎上的腋叶不明显大于分枝上的，卵形或阔卵形，平截，分枝上的腋叶对称，卵形，（1 ～ 2.2）毫米 ×（0.4 ～ 1）毫米，边缘有细齿。中叶不对称，小枝上的叶卵圆形，（0.6 ～ 1.8）毫米 ×（0.3 ～ 0.8）毫米，覆瓦状排列，背部不呈龙骨状或略呈龙骨状，先端与轴平行或顶端交叉，并具芒，基部斜，近心形，边缘有细齿。侧叶不对称，主茎上的较侧枝上的大，（2 ～ 3）毫米 ×（1.2 ～ 1.8）毫米，分枝上的侧叶卵状三角形，略向上，排列紧密，（1 ～ 2.4）毫米 ×（0.5 ～ 1.8）毫米，先端急尖，边缘有细齿，上侧边缘基部扩大，变宽，但不覆盖小枝，边缘有细齿，下侧边缘基部略膨大，近全缘（基部有细齿）。孢子叶穗紧密，四棱柱形，单生于小枝末端，（5 ～ 15）毫米 ×（1.4 ～ 2.8）毫米；孢子叶一型，卵状三角形，边缘有细齿，具白边，先端渐尖，龙骨状；大孢子叶分布于孢子叶穗中部的下侧。大孢子浅黄色；小孢子橘黄色。

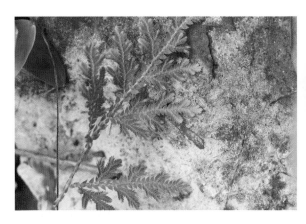 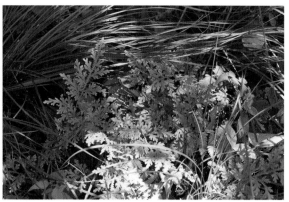

【生境与分布】生于潮湿山坡、林下、溪边或岩石缝中，海拔 100～1500 米。分布于长江以南各地及陕西、甘肃等地。本市发现于刘家场镇。

【药材名】地柏枝。（《草木便方》）

【来源】为卷柏科植物江南卷柏的全草。

【采收加工】7 月（大暑前后）拔取全草，抖尽根部泥沙，洗净，鲜用或晒干。

【性味功效】味辛、微甘，性平。

【功能主治】止血，清热，利湿。用于肺热咯血、吐血、衄血、便血、痔疮出血、外伤出血、发热、小儿惊风、湿热黄疸、淋证、水肿、水火烫伤。

【应用举例】（1）治黄疸型肝炎：地柏枝、凤尾草各 30 克，地耳草、虎杖各 15 克，水煎服。（《四川中药志》）

（2）治烧烫伤：地柏枝适量，研细粉。先将伤口用淡盐水洗净，然后撒上药粉，每日换 2 次。（《湖北中草药志》）

（3）治鼻疮：岩柏枝 15 克，辛夷花 6 克，鹅不食草 3 克，煨水服，并取渣绞汁滴鼻孔。（《贵州草药》）

（4）治小儿口疮：鲜地柏枝适量，捣烂，兑淘米水洗口腔，每日 2 次。（《湖北中草药志》）

四、木贼科 Equisetaceae

小型或中型蕨类，土生、湿生或浅水生。根茎长而横行，黑色，分枝，有节，节上生根，被茸毛。地上枝直立，圆柱形，绿色，有节，中空有腔，表皮常有矽质小瘤，单生或在节上有轮生的分枝；节间有纵行的脊和沟。叶鳞片状，轮生，在每个节上合生成筒状的叶鞘（鞘筒）包围在节间基部，前段分裂呈齿状（鞘齿）。孢子囊穗顶生，圆柱形或椭圆形，有的具长柄；孢子叶轮生，盾状，彼此密接，每个孢子叶下面生有 5～10 个孢子囊。孢子近球形，有四条弹丝，无裂缝，具薄而透明周壁，有细颗粒状纹饰。

本科仅 1 属约 25 种，全世界广布；中国 1 属 10 种 3 亚种，全国广布。

松滋境内的木贼科植物有 1 属 1 种，即木贼属下 1 种。

6. 木贼 *Equisetum hyemale* L.

【别名】木贼草、锉草、笔头草、笔筒草、节骨草。

【植物形态】大型植物。根茎横走或直立，黑棕色，节和根有黄棕色长毛。地上枝多年生。枝一型。高达1米或更多，中部直径（3）5～9毫米，节间长5～8厘米，绿色，不分枝或直基部有少数直立的侧枝。地上枝有脊16～22条，脊的背部弧形或近方形，无明显小瘤或有小瘤2行；鞘筒0.7～1厘米，黑棕色或顶部及基部各有一圈或仅顶部有一圈黑棕色；鞘齿16～22枚，披针形，小，长0.3～0.4厘米。顶端淡棕色，膜质，芒状，早落，下部黑棕色，薄革质，基部的背面有3～4条纵棱，宿存或同鞘筒一起早落。孢子囊穗卵状，长1～1.5厘米，直径0.5～0.7厘米，顶端有小尖突，无柄。

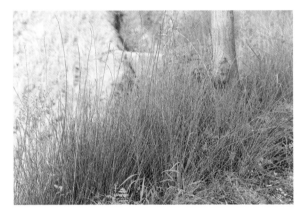 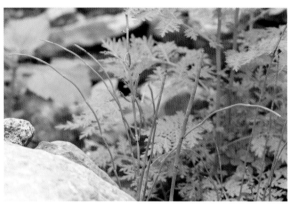

【生境与分布】生于山坡湿地或疏林中，海拔100～3000米。产于黑龙江、吉林、辽宁、内蒙古、北京、天津、河北、陕西、甘肃、新疆、河南、湖北、四川、重庆。本市发现于卸甲坪乡、刘家场镇、斯家场镇。

【药材名】木贼。（《中华人民共和国药典》）

【来源】为木贼科植物木贼的地上部分。

【采收加工】夏、秋季采割地上部分，洗净，晒干或阴干。

【性味】味甘、苦，性平。

【功能主治】疏散风热，明目退翳。用于风热目赤，迎风流泪，目生云翳。

【应用举例】（1）治目昏多泪：木贼（去节）、苍术（泔浸）各一两。为末，每服二钱，茶调下，或蜜丸亦可。（《太平圣惠方》）

（2）治浮肿型脚气，皮肤病性肾炎水肿：木贼草15克，浮萍10克，赤豆100克，红枣6枚，水600毫升，煎至200毫升，每日3次分服。（《现代实用中药》）

（3）治咽喉红痛：鲜木贼草捣绞汁调蜜服。（《泉州本草》）

（4）治风寒湿邪，欲发汗者：木贼草（去节）一两，生姜、葱白各五钱，水煎热饮，即汗。（《太平圣惠方》）

五、阴地蕨科 Botrychiaceae

陆生植物。根状茎短，直立，具肉质粗根。叶有营养叶与孢子叶之分，均出自总柄，总柄基部包有褐色鞘状托叶；营养叶一回至多回羽状分裂，具柄或几无柄，大都为三角形或五角形，少为一回羽状的披针状长圆形，叶脉分离。孢子叶无叶绿素，有长柄，或出自总叶柄，或出自营养叶的基部或中轴，聚生成圆锥花序状，孢子囊无柄，沿小穗内侧成两行排列，不陷入囊托内，横裂。孢子四面型或球圆四面型。

本科仅有阴地蕨属，主要产于温带地区，很少分布在热带或南极地区。

松滋境内的阴地蕨科植物有 1 属 1 种，即阴地蕨属下 1 种。

7. 阴地蕨 *Botrychium ternatum*（Thunb.）Sw.

【别名】一朵云、背蛇生、破云天、蛇不见、独脚金鸡、鸡爪莲。

【植物形态】根状茎短而直立，有一簇粗健肉质的根。总叶柄短，长仅 2～4 厘米，细瘦，淡白色，干后扁平，宽约 2 毫米。营养叶的柄细长达 3～8 厘米，有时更长，宽 2～3 毫米，光滑无毛；叶片为阔三角形，长通常 8～10 厘米，宽 10～12 厘米，短尖头，三回羽状分裂；侧生羽片 3～4 对，几对生或近互生，有柄，下部两对相距不及 2 厘米，略张开，基部一对最大，几与中部等大，柄长达 2 厘米，羽片长、宽各约 5 厘米，阔三角形，短尖头，二回羽状；一回小羽片 3～4 对，有柄，几对生，基部下方一片较大，稍下先出，柄长约 1 厘米，一回羽状；末回小羽片为长卵形至卵形，基部下方一片较大，长 1～1.2 厘米，略浅裂，有短柄，其余较小，长 4～6 毫米，边缘有不整齐的细而尖的锯齿密生。第二对起的羽片渐小，长圆状卵形，长约 4 厘米（包括柄长约 5 厘米），宽 2.5 厘米，下先出，短尖头。叶干后为绿色，厚草质，遍体无毛，表面皱凸不平。叶脉不见。孢子叶有长柄，长 12～25 厘米，少有更长者，远远超出营养叶之上，孢子囊穗为圆锥状，长 4～10 厘米，宽 2～3 厘米，二至三回羽状，小穗疏松，略张开，无毛。

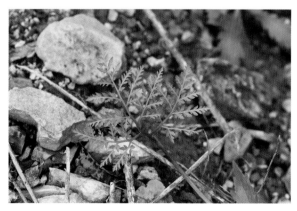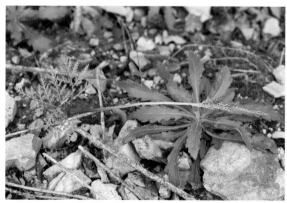

【生境与分布】生于丘陵地灌丛阴处，海拔 400～1000 米。产于浙江、江苏、安徽、江西（庐山）、福建、湖南、湖北、贵州、四川、台湾。本市发现于刘家场镇。

【药材名】阴地蕨。（《本草图经》）

【来源】为阴地蕨科植物阴地蕨的全草。

【采收加工】秋季至次春采收，连根挖取，洗净，鲜用或晒干。

【性味】味甘、苦，性微寒。

【功能主治】清热解毒，平肝熄风，止咳，止血，明目去翳。用于小儿高热惊搐，肺热咳嗽，百日咳，癫狂，痢疾，疮疡肿毒，瘰疬，毒蛇咬伤，目赤火眼，目生翳障。

【应用举例】（1）治小儿急惊风：阴地蕨 15 克，加冰糖少许，水炖冲服。（《闽东本草》）

（2）治小儿肺炎：阴地蕨 3 ～ 10 克，紫花地丁 3 ～ 10 克，绿珊瑚 3 ～ 6 克，水煎服，每日 3 次分服。（《云南中草药》）

（3）治肺热咯血：鲜阴地蕨、鲜凤尾草各 30 克，水煎调冰糖服。（《福建中草药》）

（4）治男子妇人吐血后膈上虚热：阴地蕨、紫河车（锉）、贯众（去毛土）、甘草（炙、锉）各半两，粗捣筛，每服二钱匕，水一盏，煎至七分，去滓，食后温服。（《圣济总录》抵圣汤）

六、紫萁科 Osmundaceae

陆生中型、少为树形的植物。根状茎粗肥，直立，树干状或匍匐状，包有叶柄的宿存基部，无鳞片，也无真正的毛，而幼时叶片上被棕色黏质腺状长茸毛，老则脱落，几变为光滑。叶柄长而坚实，基部膨大，两侧有狭翅如托叶状的附属物，不以关节着生；叶片大，一至二回羽状，二型或一型，或往往同叶上的羽片为二型。叶脉分离，二叉分歧。孢子囊大，圆球形，大都有柄，裸露，着生于强度收缩变质的孢子叶（能育叶）的羽片边缘，或生于正常营养叶的下表面（后者不产于中国），其顶端具有几个增厚的细胞。常被看作不发育的环带，纵裂为两瓣形。孢子为球圆四面型。原叶体为绿色，土表生。

本科共有 3 属。其中两属（Todea 和 Leptopteris）特产于南半球，而紫萁属产于北半球，它的代表种分布于欧、亚、北美三洲。

松滋境内的紫萁科植物有 1 属 1 种，即紫萁属下 1 个种。

8. 紫萁 Osmunda japonica Thunb.

【别名】迷蕨、大贯众、毛老鼠、毛狗子。

【植物形态】植株高 50 ～ 80 厘米或更高。根状茎短粗，或成短树干状而稍弯。叶簇生，直立，柄长 20 ～ 30 厘米，禾秆色，幼时被密茸毛，不久脱落；叶片为三角状广卵形，长 30 ～ 50 厘米，宽 25 ～ 40 厘米，顶部一回羽状，其下为二回羽状；羽片 3 ～ 5 对，对生，长圆形，长 15 ～ 25 厘米，基部宽 8 ～ 11 厘米，基部一对稍大，有柄（柄长 1 ～ 1.5 厘米），斜向上，奇数羽状；小羽片 5 ～ 9 对，对生或近对生，无柄，分离，长 4 ～ 7 厘米，宽 1.5 ～ 1.8 厘米，长圆形或长圆状披针形，先端稍钝或急尖，向基部稍宽，圆形，或近截形，相距 1.5 ～ 2 厘米，向上部稍小，顶生的同型，有柄，基部往往有 1 ～ 2 片的合生圆裂片，或阔披形的短裂片，边缘有均匀的细锯齿。叶脉两面明显，自中肋斜向上，二回分歧，小脉平行，达于锯齿。

叶为纸质，成长后光滑无毛，干后为棕绿色。孢子叶（能育叶）同营养叶等高，或经常稍高，羽片和小羽片均短缩，小羽片变成线形，长 1.5～2 厘米，沿中肋两侧背面密生孢子囊。孢子叶春夏间抽出，深棕色，成熟后枯死。

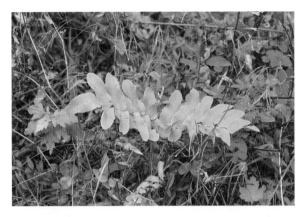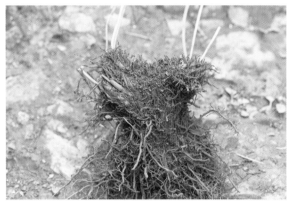

【生境与分布】生于林下或溪边酸性土壤上。为我国暖温带、亚热带地区常见的一种蕨类。北起山东（崂山），南达两广，东自海边，西迄云、贵、川西，向北至秦岭南坡。本市发现于刘家场镇。

【药材名】紫萁贯众。（《中华人民共和国药典》）

【来源】为紫萁科植物紫萁的带叶柄残基的根茎。

【采收加工】春、秋季挖取根茎，削去叶柄、须根，除去泥土，晒干或鲜用。

【性味】味苦，性微寒。有小毒。

【功能主治】清热解毒，止血。用于痢疾，崩漏，带下。外用治创伤出血。

【应用举例】（1）治麻疹、水痘出不透彻：贯众 3 克，赤芍 6 克，升麻 3 克，芦根 9 克，水煎服。（《山东中草药手册》）

（2）治脚底组织炎：紫萁根茎（去外皮）15 克，加盐捣烂外敷。若已破溃者，加白糖捣烂外敷。（《浙江民间常用草药》）

七、里白科 Gleicheniaceae

陆生植物，有长而横走的根状茎，具原始中柱，被鳞片或节状毛。叶为一型，有柄，不以关节着生于根状茎；叶片一回羽状，或由于顶芽不发育，主轴都为一回至多回二叉分枝或假二叉分枝，每一分枝处的腋间有一被毛或鳞片和叶状苞片所包裹的休眠芽，有时在其两侧有一对篦齿状的托叶；顶生羽片为一至二回羽状；末回裂片（或小羽片）为线形。叶为纸质或近革质，下面往往为灰白色或灰绿色；叶轴及叶下面幼时被星状毛或有睫毛状毛的鳞片或二者混生，老则大都脱落。孢子囊群小而圆，无盖，由 2～6 个无柄孢子囊组成，生于叶下面小脉的背上，成 1 行（少有 2～3 行）排列于主脉和叶边之间。孢子囊为陀螺形，有一条横绕中部的环带，从一侧以纵缝开裂。孢子为四面型或两面型，透明，无周壁。原叶体为扁形，绿色，有脉。

本科有 6 属 150 多种，大都分布于热带地区。我国有 3 属，产于热带及亚热带地区。

松滋境内的里白科植物有 1 属 1 种，即芒萁属下 1 种。

9. 芒萁 *Dicranopteris dichotoma*（Thunb.）Bernh.

【别名】草芒、山蕨、芒仔、蕨萁、狼萁蕨、铁蕨鸡。

【植物形态】植株通常高 45 ～ 90（120）厘米。根状茎横走，粗约 2 毫米，密被暗锈色长毛。叶远生，柄长 24 ～ 56 厘米，粗 1.5 ～ 2 毫米，棕禾秆色，光滑，基部以上无毛；叶轴一至二（三）回二叉分枝，一回羽轴长约 9 厘米，被暗锈色毛，渐变光滑，有时顶芽萌发，生出的一回羽轴长 6.5 ～ 17.5 厘米，二回羽轴长 3 ～ 5 厘米；腋芽小，卵形，密被锈黄色毛；芽苞长 5 ～ 7 毫米，卵形，边缘具不规则裂片或粗齿，偶为全缘；各回分叉处

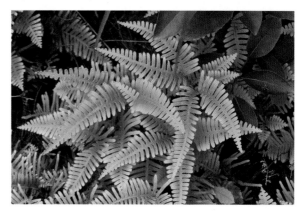

两侧均各有一对托叶状的羽片，平展，宽披针形，等大或不等，生于一回分叉处，长 9.5 ～ 16.5 厘米，宽 3.5 ～ 5.2 厘米，生于二回分叉处的较小，长 4.4 ～ 11.5 厘米，宽 1.6 ～ 3.6 厘米；末回羽片长 16 ～ 23.5 厘米，宽 4 ～ 5.5 厘米，披针形或宽披针形，向顶端变狭，尾状，基部上侧变狭，篦齿状深裂几达羽轴；裂片平展，35 ～ 50 对，线状披针形，长 1.5 ～ 2.9 厘米，宽 3 ～ 4 毫米，顶钝，常微凹，羽片基部上侧的数对极短，三角形或三角状长圆形，长 4 ～ 10 毫米，各裂片基部汇合，有尖狭的缺刻，全缘，具软骨质的狭边。侧脉两面隆起，明显，斜展，每组有 3 ～ 4（5）条并行小脉，直达叶缘。叶为纸质，上面黄绿色或绿色，沿羽轴被锈色毛，后变无毛，下面灰白色，沿中脉及侧脉疏被锈色毛。孢子囊群圆形，一列，着生于基部上侧或上下两侧小脉的弯弓处，由 5 ～ 8 个孢子囊组成。

【生境与分布】生于强酸性土壤的荒坡或林缘，在森林砍伐后或放荒后的坡地上常成优势的中草群落。产于江苏南部、浙江、江西、安徽、湖北、湖南、贵州、四川、福建、台湾、广东、香港、广西、云南。本市发现于洈水镇、刘家场镇。

【药材名】芒萁骨。（《福建民间草药》）

【来源】为里白科植物芒萁的幼叶、叶柄。

【采收加工】全年均可采收，洗净，晒干或鲜用。

【性味】味微苦、涩，性凉。

【功能主治】化瘀止血，清热利尿，解毒消肿。用于妇女血崩，跌打损伤，外伤出血，血淋涩痛，带下，小儿腹泻，痔瘘，目赤肿痛，烫火伤，毒虫咬伤。

【应用举例】（1）治血崩：芒萁鲜幼芽叶茎，煅透研末。每次 6 ～ 15 克，和温酒调服。（《闽南民间草药》）

（2）治目赤肿痛：鲜芒萁、车前草各适量，水煎浓汁，熏眼，每日 2 ～ 3 次。（《安徽中草药》）

八、海金沙科 Lygodiaceae

陆生攀援植物。根状茎颇长，横走，有毛而无鳞片。叶远生或近生，单轴型，叶轴为无限生长，细长，缠绕攀援，常高达数米，沿叶轴相隔一定距离有向左右方互生的短枝（距），顶上有一个不发育的被毛茸的休眠小芽，从其两侧生出一对开向左右的羽片。羽片分裂图式或为一至二回二叉掌状或为一至二回羽状复叶，近二型；不育羽片通常生于叶轴下部。能育羽片位于上部；末回小羽片或裂片为披针形，或为长圆形、三角状卵形，基部常为心形、戟形或圆耳形；不育小羽片边缘为全缘或有细锯齿。叶脉通常分离，少为疏网状，不具内藏小脉，分离小脉直达加厚的叶边。各小羽柄两侧通常有狭翅，上面隆起，往往有锈毛。能育羽片通常比不育羽片为狭，边缘生有流苏状的孢子囊穗，由两行并生的孢子囊组成，孢子囊生于小脉顶端，并被由叶边外长出来的一个反折小瓣包裹，形如囊群盖。孢子囊大，多少如梨形，横生于短柄上，环带位于小头，由几个厚壁细胞组成，以纵缝开裂。孢子四面型。原叶体绿色，扁平。

本科为单属的科，分布于热带和亚热带地区。

松滋境内的海金沙科植物有 1 属 1 种，即海金沙属下 1 种。

10. 海金沙 *Lygodium japonicum*（Thunb.）Sw.

【别名】斑鸠窝、左转藤、罗网藤、松筋草、牛西藤。

【植物形态】植株高攀达 1～4 米。叶轴上面有二条狭边，羽片多数，相距 9～11 厘米，对生于叶轴上的短距两侧，平展。距长达 3 毫米，先端有一丛黄色柔毛覆盖腋芽。不育羽片尖三角形，长、宽几相等，10～12 厘米或较狭，柄长 1.5～1.8 厘米，同羽轴一样多少被短灰毛，两侧并有狭边，二回羽状；一回羽片 2～4 对，互生，柄长 4～8 毫米，和小羽轴都有狭翅及短毛，基部一对卵圆形，长 4～8 厘米，宽 3～6 厘米，一回羽状；二回小羽片 2～3 对，卵状三角形，具短柄或无柄，互生，掌状三裂；末回裂片短阔，中央一条长 2～3 厘米，宽 6～8 毫米，基部楔形或心形，先端钝，顶端的二回羽片长 2.5～3.5 厘米，宽 8～10 毫米，波状浅裂；向上的一回小羽片近掌状分裂或不分裂，较短，叶缘有不规则的浅圆锯齿。主脉明显，侧脉纤细，从主脉斜上，一至二回二叉分歧，直达锯齿。叶纸质，干后绿褐色。两面沿中肋及脉上略有短毛。能育羽片卵状三角形，长、宽几相等，12～20 厘米，或长稍过于宽，二回羽状；一回小羽片 4～5 对，互生，相距 2～3 厘米，长圆状披针形，长 5～10 厘米，基部宽 4～6 厘米，一回羽状；二回小羽片 3～4 对，卵状三角形，羽状深裂。孢子囊穗长 2～4 毫米，往往长远超过小羽片的中央不育部分，排列稀疏，暗褐色，无毛。

【生境与分布】生于阴湿山坡灌丛中或路边林缘。产于江苏、浙江、安徽南部、福建、台湾、广东、香港、广西、湖南、贵州、四川、云南、陕西南部。本市各地均有分布。

【药材名】海金沙（《中华人民共和国药典》）、海金沙草（《本草纲目》）。

【来源】为海金沙科植物海金沙的孢子或全草。

【采收加工】海金沙：秋季孢子未脱落时采割藤叶，晒干，搓揉或打下孢子，筛去藤叶。

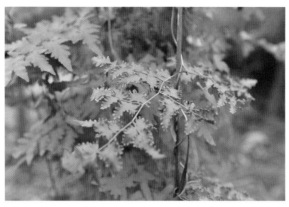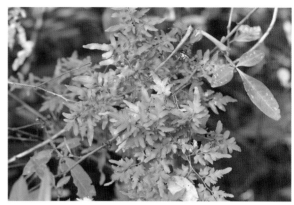

海金沙草：夏、秋季采收，除去杂质，鲜用或晒干。

【性味】味甘、淡，性寒。

【功能主治】海金沙：清利湿热，通淋止痛。用于热淋，石淋，血淋，膏淋，尿道涩痛。海金沙草：清热解毒，利水通淋，活血通络。用于淋证，小便不利，水肿，白浊，带下，肝炎，泄泻，痢疾，感冒发热，咳喘，咽喉肿痛，目赤，口疮，丹毒，带状疱疹，跌打损伤，皮肤瘙痒，风湿痹痛，外伤出血等。

【应用举例】（1）海金沙草：①治尿路结石或感染：鲜海金沙草30克，捣烂取汁，冲开水1碗服。（《浙江民间常用草药》）

②治妇女带下：海金沙草茎30克，猪精肉120克，加水同炖，去渣，取肉及汤服。（《江西民间草药验方》）

③治腮腺炎：海金沙藤30克，贯众15克，水煎服。（《四川中药志》）

④治上呼吸道感染，扁桃体炎，支气管炎：海金沙藤30克，大青木叶15克，水煎服。（《香港中草药》）

⑤治乳腺炎：鲜海金沙茎叶、鲜犁头草各等份，捣烂外敷。（《江西草药》）

（2）海金沙：①治血淋涩痛：海金沙末，新汲水或砂糖水服一钱。（《普济方》）

②治膏淋：海金沙、滑石末各一两，甘草末一分。上研匀，每服一匕，用麦门冬汤下；灯心汤亦可。（《世医得效方》海金沙散）

③治膀胱炎：海金沙、车前草、积雪草、一点红、白茅根各30克，水煎服。（江西《草药手册》）

九、凤尾蕨科 Pteridaceae

陆生，大型或中型蕨类植物。根状茎长而横走，有管状中柱（如栗蕨属），或短而直立或斜升，有网状中柱（如凤尾蕨属），密被狭长而质厚的鳞片，鳞片以基部着生。叶一型，少为二型或近二型，疏生（如栗蕨属）或簇生（如凤尾蕨属），有柄；柄通常为禾秆色，间为栗红色或褐色，光滑，罕被刚毛或鳞片；叶片长圆形或卵状三角形，罕为五角形，一回羽状或二至三回羽裂，或罕为掌状，偶为单叶或三叉，从不细裂，草质、纸质或革质，光滑，罕被毛。叶脉分离或罕为网状，网眼内不具内藏小脉；凤尾蕨属的少数种在表皮层下具有脉状异型细胞。孢子囊群线形，沿叶缘生于连接小脉顶端的一条边脉上，有由反折变质的叶边所形成的线形、膜质的宿存假盖，不具内盖，除叶边顶端或缺刻外，连续不断；孢子为四面型，或罕为两面型（如栗蕨属），透明，表面通常粗糙或有疣状突起。

本科约有 10 属，分布于热带和亚热带地区，尤以热带美洲为多，我国仅有 2 属。

松滋境内的凤尾蕨科植物有 1 属 2 种，即凤尾蕨属下 2 种。

11. 井栏边草 *Pteris multifida* Poir.

【别名】凤尾草、铁脚鸡、石长生、井边茜、野鸡尾。

【植物形态】植株高 30～45 厘米。根状茎短而直立，粗 1～1.5 厘米，先端被黑褐色鳞片。叶多数，密而簇生，明显二型；不育叶柄长 15～25 厘米，粗 1.5～2 毫米，禾秆色或暗褐色而有禾秆色的边，稍有光泽，光滑；叶片卵状长圆形，长 20～40 厘米，宽 15～20 厘米，一回羽状，羽片通常 3 对，对生，斜向上，无柄，线状披针形，长 8～15 厘米，宽 6～10 毫米，先端渐尖，叶缘有不整齐的尖锯齿并有软骨质的边，下部 1～2 对通常分叉，有时近羽状，顶生三叉羽片及上部羽片的基部显著下延，在叶轴两侧形成宽 3～5 毫米的狭翅（翅的下部渐狭）；能育叶有较长的柄，羽片 4～6 对，狭线形，长 10～15 厘米，宽 4～7 毫米，仅不育部分具锯齿，余均全缘，基部一对有时近羽状，有长约 1 厘米的柄，余均无柄，下部 2～3 对通常 2～3 叉，上部几对的基部长下延，在叶轴两侧形成宽 3～4 毫米的翅。主脉两面均隆起，禾秆色，侧脉明显，稀疏，单一或分叉，有时在侧脉间具有或多或少的与侧脉平行的细条纹（脉状异形细胞）。叶干后草质，暗绿色，遍体无毛；叶轴禾秆色，稍有光泽。

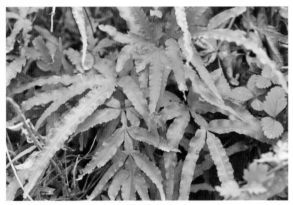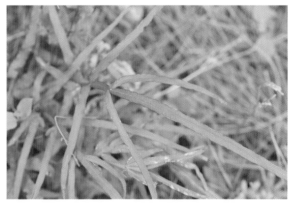

【生境与分布】生于墙壁、井边及石灰岩缝隙或灌丛下，海拔 1000 米以下。产于河北（北戴河）、山东（泰山、崂山、鲁山）、河南（伏牛山、内乡、桐柏、商城）、陕西（秦岭）、重庆（奉节、城口、酉阳）、四川（江安、长宁、峨眉山、乐山、康定）、贵州（思南、松桃、兴仁、望谟、独山、册亨）、广西、广东、福建、台湾、浙江、江苏、安徽、江西、湖南、湖北。本市发现于斯家场镇、街河市镇。

【药材名】井栏边草、凤尾草（《植物名实图考》）。

【来源】为凤尾蕨科植物井栏边草的全草。

【采收加工】全年或夏、秋季采收，洗净，晒干。

【性味】味淡、苦，性寒。

【功能主治】清热利湿，消肿解毒，凉血止血。用于痢疾，泄泻，淋浊，带下，黄疸，疔疮肿毒，喉痹乳蛾，淋巴结结核，腮腺炎，乳腺炎，高热抽搐，蛇虫咬伤，吐血，衄血，尿血，便血及外伤出血。

【应用举例】（1）治五淋白浊，赤白带下：凤尾草、海金沙、薏苡根、车前草各 12 克，水煎服。（《湖

南药物志》）

（2）治尿路结石：凤尾草、白花蛇舌草各15克，车前草、金钱草各30克，煎服。（《安徽中草药》）

12. 蜈蚣凤尾蕨 *Pteris vittata* L.

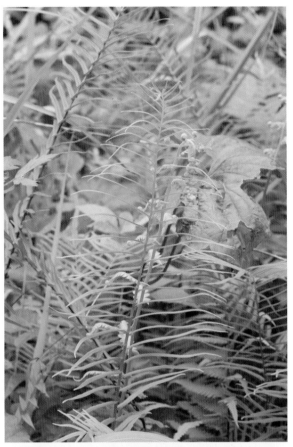

【别名】蜈蚣草、百叶尖、蜈蚣蕨、篦子草、小牛肋巴、肺筋草、斩草剑、梳子草。

【植物形态】植株高（20）30～100（150）厘米。根状茎直立，短而粗健，粗2～2.5厘米，木质，密被蓬松的黄褐色鳞片。叶簇生；柄坚硬，长10～30厘米或更长，基部粗3～4毫米，深禾秆色至浅褐色，幼时密被与根状茎上同样的鳞片，以后渐变稀疏；叶片倒披针状长圆形，长20～90厘米或更长，宽5～25厘米或更宽，一回羽状；顶生羽片与侧生羽片同型，侧生羽片多数（可达40对），互生或有时近对生，下部羽片较疏离，相距3～4厘米，斜展，无柄，不与叶轴合生，向下羽片逐渐缩短，基部羽片仅为耳形，中部羽片最长，狭线形，长6～15厘米，宽5～10毫米，先端渐尖，基部扩大并为浅心形，其两侧稍呈耳形，上侧耳片较大并常覆盖叶轴，各羽片间的间隔宽1～1.5厘米，不育的叶缘有微细而均匀的密锯齿，不为软骨质。主脉下面隆起并为浅禾秆色，侧脉纤细，密接，斜展，单一或分叉。叶干后薄革质，暗绿色，无光泽，无毛；叶轴禾秆色，疏被鳞片。在成熟的植株上除下部缩短的羽片不育外，几乎全部羽片均能育。

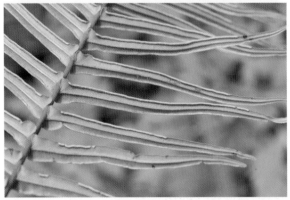

【生境与分布】生于钙质土或石灰岩上，达海拔2000米以下，也常生于石隙或墙壁上，在不同的生境下，形体大小变异很大。在旧大陆其他热带及亚热带地区也分布很广。广布于我国热带和亚热带地区，以秦岭南坡为其在我国分布的北方界线。北起陕西（秦岭以南）、甘肃东南部（康县）及河南西南部（卢氏、西峡、内乡、镇平），东自浙江，经福建、江西、安徽、湖北、湖南，西达四川、贵州、云南及西藏，南到广西、广东及台湾。本市发现于刘家场镇。

本种从不生长在酸性土壤上，为钙质土及石灰岩的指示植物，其生长地土壤的pH为7.0～8.0。

【药材名】蜈蚣草。（《滇南本草》）

【来源】为凤尾蕨科植物蜈蚣凤尾蕨的全草或根茎。

【采收加工】全年均可采收，洗净，鲜用或晒干。

【性味】味淡、苦，性凉。

【功能主治】祛风除湿，舒经活络，解毒杀虫。用于风湿筋骨疼痛，腰痛，肢麻屈伸不利，半身不遂，跌打损伤，感冒，痢疾，乳痈，疮毒，疥疮，蛔虫症，蛇虫咬伤。

【应用举例】（1）治跌打损伤：小牛肋巴、酸浆草各适量，捣敷患处。（《四川中药志》）

（2）治流感：蜈蚣草9克，板蓝根15克，射干6克，煎服。（《中国药用孢子植物》）

十、中国蕨科 Sinopteridaceae

中生或旱生中小型植物。根状茎短而直立或斜升，少为横卧或细长横走（如金粉蕨属），有管状中柱，或少为简单的网状中柱，被以基部着生的披针形鳞片。叶簇生或罕为远生，有柄，柄为圆柱形或腹面有纵沟，通常栗色或栗黑色，很少为禾秆色，光滑，罕被柔毛或鳞片；叶一型，罕有二型或近二型，二回羽状或三至四回羽状细裂，卵状三角形至五角形或长圆形，罕为披针形。叶草质或坚纸质，下面绿色，或往往被白色或黄色腊质粉末。叶脉分离或偶为网状（网眼内不具内藏小脉）。孢子囊群小，球形，沿叶缘着生于小脉顶端或顶部的一段，或罕有着生于叶缘的小脉顶端的联结脉上而成线形（如金粉蕨属、黑心蕨属），有盖（隐囊蕨属无盖），盖为反折的叶边部分变质所形成，连续或少有断裂，全缘，有齿或撕裂。孢子为球状四面型，暗棕色，表面具颗粒状、拟网状或刺状纹饰。

本科约有14属，主要分布于亚热带地区。我国有9属。

松滋境内的中国蕨科植物有1属1种，即金粉蕨属下1种。

13. 野雉尾金粉蕨 Onychium japonicum（Thunb.）Kze.

【别名】草莲、金粉蕨、人头发、虾虾猛、土黄连、乌蕨、孔雀尾、吊金草。

【植物形态】植株高60厘米左右。根状茎长而横走，粗3毫米左右，疏被鳞片，鳞片棕色或红棕色，披针形，筛孔明显。叶散生；柄长2～30厘米，基部褐棕色，略有鳞片，向上禾秆色（有时下部略饰有棕色），光滑；叶片几和叶柄等长，宽约10厘米或过之，卵状三角形或卵状披针形，渐尖头，四回羽状细裂；羽片12～15对，互生，柄长1～2厘米，基部一对最大，长9～17厘米，宽5～6厘米，长圆状披针形或三角状披针形，先端渐尖，并具羽裂尾头，三回羽裂；各回小羽片彼此接近，均为上先出，照例基部一对最大；末回能育小羽片或裂片长5～7毫米，宽1.5～2毫米，线状披针形，有不育的急尖头；末回不育裂片短而狭，线形或短披针形，短尖头；叶轴和各回育轴上面有浅沟，下面凸起，不育裂片仅有中脉一条，能育裂片有斜上侧脉和叶缘的边脉汇合。叶干后坚草质或纸质，灰绿色或绿色，遍体无毛。孢子囊群长（3）5～6毫米；囊群盖线形或短长圆形，膜质，灰白色，全缘。

【生境与分布】生于林下沟边、溪边石上、林下或灌丛阴湿处，海拔50～2200米。广泛分布于华东、华中、东南及西南地区，向北达陕西（秦岭）、河南（鸡公山）、河北西部（新乐）。本市发现于王家桥镇。

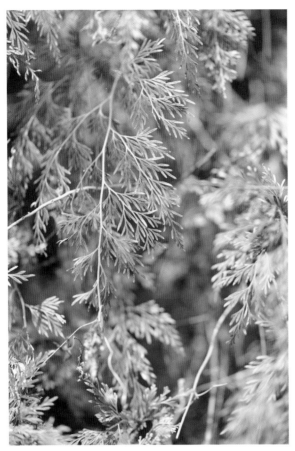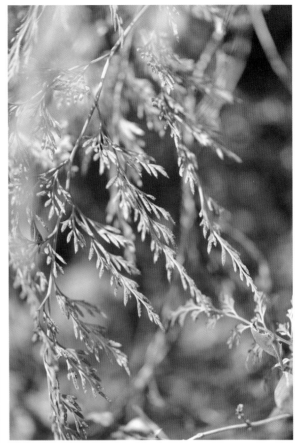

【药材名】小野鸡尾。（《昆明民间常用草药》）

【来源】为中国蕨科植物野雉尾金粉蕨的全草或叶。

【采收加工】夏、秋季采收全草或割取叶片，鲜用或晒干。

【性味】味苦，性寒。

【功能主治】清热解毒，利湿，止血。用于风热感冒，咳嗽，咽痛，泄泻，痢疾，小便淋痛，湿热黄疸，吐血，咯血，便血，痔血，尿血，疮毒，跌打损伤，毒蛇咬伤，烫火伤。

【应用举例】（1）治急性黄疸型肝炎：野鸡尾草、虎杖、茵陈、金钱草各15克，木通12克，水煎服。（《四川中药志》）

（2）治烫火伤：乌蕨、地榆各等量，研末，麻油调涂患处。（《安徽中草药》）

十一、铁线蕨科 Adiantaceae

陆生中小型蕨类，体形变异很大。根状茎或短而直立或细长横走，具管状中柱，被棕色或黑色、质厚且常为全缘的披针形鳞片。叶一型，螺旋状簇生、二列散生或聚生，不以关节着生于根状茎上；叶柄黑色或红棕色，有光泽，通常细圆，坚硬如铁丝，内有一条或基部为两条而向上合为一条的维管束；叶片多为一至三回以上的羽状复叶或一至三回二叉掌状分枝，极少为团扇形的单叶，草质或厚纸质，少为革质或膜质，多光滑无毛；叶轴、各回羽轴和小羽柄均与叶柄同色同型；末回小羽片的形状不一，卵形、扇形、团扇形或对开式，边缘有锯齿，少有分裂或全缘，有时以关节与小柄相连，干后常脱落。叶脉分离，罕为网状，自基部向上多回二歧分叉或自基部向四周辐射，顶端二歧分叉，伸达边缘，两面可见。孢子囊群着生在叶片或羽片顶部边缘的叶脉上，无盖，而由反折的叶缘覆盖，一般称这反折覆盖孢子囊群的特化边缘为假囊群盖；假囊群盖形状变化很大，一般有圆形、肾形、半月形、长方形和长圆形等，分离、接近或连续，假囊群盖的上缘（反卷后与羽片相连的边）呈深缺刻状、浅凹陷或平截等；孢子囊为圆球形，有长柄，环带直立，大都由 18 个（有时达到 28 个）加厚的细胞组成；孢子四面型，淡黄色，透明，光滑，不具周壁。

　　本科有 2 属——铁线蕨属 *Adiantum* L. 和黑华德属 *Hewardia* J.Sm.，前者广布于世界各地，后者仅产于南美洲，但通常被认为是单属的科。

　　松滋境内的铁线蕨科植物有 1 属 1 种，即铁线蕨属下 1 种。

14. 铁线蕨 *Adiantum capillus-veneris* L.

【别名】猪毛漆、岩棕、铁丝分金、乌脚芒、降龙草、扫把萁、铁骨狼萁。

【植物形态】植株高 15～40 厘米。根状茎细长横走，密被棕色披针形鳞片。叶远生或近生；柄长 5～20 厘米，粗约 1 毫米，纤细，栗黑色，有光泽，基部被与根状茎上同样的鳞片，向上光滑，叶片卵状三角形，长 10～25 厘米，宽 8～16 厘米，尖头，基部楔形，中部以下多为二回羽状，中部以上为一回奇数羽状；羽片 3～5 对，互生，斜向上，有柄（长可达 1.5 厘米），基部一对较大，长 4.5～9 厘米，宽 2.5～4 厘米，长圆状卵形，圆钝头，一回（少二回）奇数羽状，侧生末回小羽片 2～4 对，互生，斜向上，相距 6～15 毫米，大小几相等或基部一对略大，对称或不对称的斜扇形或近斜方形，长 1.2～2 厘米，宽 1～1.5 厘米，上缘圆形，具 2～4 浅裂或深裂成条状的裂片，不育裂片先端钝圆形，具阔三角形的小锯齿或具啮蚀状的小齿，能育裂片先端截形、直或略下陷，全缘或两侧具有啮蚀状的小齿，两侧全缘，基部渐狭成偏斜的阔楔形，具纤细栗黑色的短柄（长 1～2 毫米），顶生小羽片扇形，基部为狭楔形，往往大于其下的侧生小羽片，柄可达 1 厘米；第二对羽片距基部一对 2.5～5 厘米，向上各对均与基部一对羽片同型而渐变小。叶脉多回二歧分叉，直达边缘，两面均明显。叶干后薄草质，草绿色或褐绿色，两面均无毛；叶轴、各回羽轴和小羽柄均与叶柄同色，往往略向左右曲折。孢子囊群每羽片 3～10 枚，横生于能育的末回小羽片的上缘；囊群盖长形、长肾形或圆肾形，上缘平直，淡黄绿色，老时棕色，膜质，全缘，宿存。孢子周壁具粗颗粒状纹饰，处理后常保存。

【生境与分布】常生于流水溪旁石灰岩上或石灰岩洞底和滴水岩壁上，为钙质土的指示植物，海拔 100～2800 米。广布于台湾、福建、广东、广西、湖南、湖北、江西、贵州、云南、四川、甘肃、陕西、山西、河南、河北、北京。本市发现于卸甲坪乡。

【药材名】猪鬃草。（《贵州民间方药集》）

【来源】为铁线蕨科植物铁线蕨的全草。

【采收加工】夏、秋季采收，洗净，鲜用或晒干。

【性味】味苦，性凉。

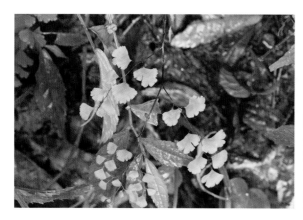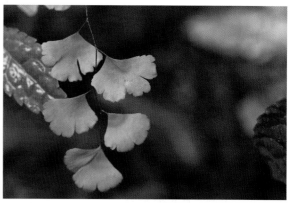

【功能主治】清热解毒，利水通淋。用于感冒发热，肺热咳嗽，湿热泄泻，痢疾，淋浊，带下，乳痈，瘰疬，疔毒，烫伤，毒蛇咬伤。

【应用举例】（1）治肺热咳嗽，咯血：猪鬃草30克，韦茎30克，鱼腥草30克，白茅根30克，水煎服。（《四川中药志》）

（2）治石淋，血淋：猪鬃草15克，海金沙15克，铁丝纽15克，水煎服。（《贵阳民间药草》）

十二、金星蕨科 Thelypteridaceae

陆生植物。根状茎粗壮，具放射状对称的网状中柱，分枝或不分枝，直立、斜升或细长而横走，顶端被鳞片；鳞片基生，披针形，罕为卵形，棕色，质厚，筛孔狭长，背面往往有灰白色短刚毛或边缘有睫毛状毛。叶簇生，近生或远生，柄细、禾秆色，不以关节着生，基部横断面有两条海马状的维管束，向上逐渐靠合呈"U"形，通常基部有鳞片，向上多少有与根状茎上同样的灰白色、单细胞针状毛，罕有多细胞的长毛或顶端呈星状分枝的毛。叶一型，罕近二型，多为长圆状披针形或倒披针形，少为卵形或卵状三角形，通常二回羽裂，少有三至四回羽裂，罕为一回羽状，各回羽片基部对称，羽轴上面或凹陷成一纵沟，但不与叶轴上的沟互通，或圆形隆起，照例密生灰白色针状毛，羽片基部着生处下面常有一膨大的疣状气囊体。

本科植物广布于世界热带和亚热带地区，少数产于温带地区，尤以亚洲为多；约20属近1000种，多生于低海拔地区。极少热带地区产种类达海拔4500米。我国有18属，现知约365种，主产于长江以南各省低山区，尤以华南及西南亚热带地区为多，其中有些属起源于我国或以我国西南为分布中心。

松滋境内的金星蕨科植物有1属1种，即毛蕨属下1种。

15. 渐尖毛蕨 *Cyclosorus acuminatus*（Houtt.）Nakai

【别名】金星草、小水花蕨、黑舒筋、舒筋草、小叶凤凰尾巴草。

【植物形态】植株高70～80厘米。根状茎长而横走，粗2～4毫米，深棕色，老则变褐棕色，先端密被棕色披针形鳞片。叶二列远生，相距4～8厘米；叶柄长30～42厘米，基部粗1.5～2毫米，褐色，无鳞片，向上渐变为深禾秆色，略有一二柔毛；叶片长40～45厘米，中部宽14～17厘米，长圆状披针形，先端尾状渐尖并羽裂，基部不变狭，二回羽裂；羽片 13～18 对，有极短柄，斜展或斜上，有等宽的间隔分开（间隔宽约 1 厘米），互生，或基部的对生，中部以下的羽片长 7～11 厘米，中部宽 8～12 毫米，基部较宽，披针形，渐尖头，基部不等，上侧凸出，平截，下侧圆楔形或近圆形，羽裂达 1/2～2/3；裂片 18～24 对，斜上，略弯弓，彼此密接，基部上侧一片最长，8～10 毫米，披针形，下侧一片长不及 5 毫米，第二对以上的裂片长 4～5 毫米，近镰状披针形，尖头或骤尖头，全缘。叶脉下面隆起，清晰，侧脉斜上，每裂片 7～9 对，单一（基部上侧一片裂片有 13 对，多半二叉），基部一对出自主脉基部，其先端交接成钝三角形网眼，并自交接点向缺刻下的透明膜质连线伸出一条短的外行小脉，第二对和第三对的上侧一脉伸达透明膜质连线，即缺刻下有侧脉 $2\frac{1}{2}$ 对。叶坚纸质，干后灰绿色，除羽轴下面疏被针状毛外，羽片上面被极短的糙毛。孢子囊群圆形，生于侧脉中部以上，每裂片 5～8 对；囊群盖大，深棕色或棕色，密生短柔毛，宿存。

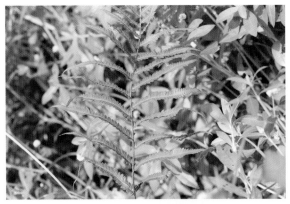

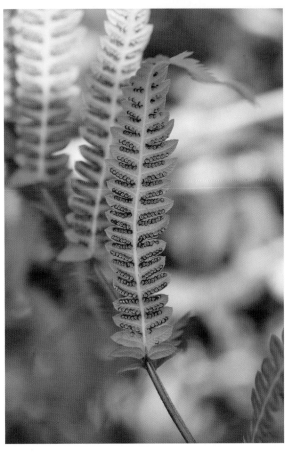

【生境与分布】生于灌丛、草地、田边、路边、沟旁湿地或山谷乱石中，海拔 100～2700 米。产于陕西、甘肃、河南、山东、安徽、江苏、浙江、江西、湖北、湖南、福建、台湾、广东、广西、贵州、四川北部以外地区、重庆、云南。本市发现于涫水镇。

【药材名】渐尖毛蕨。（《浙江天目山药用植物志》）

【来源】为金星蕨科植物渐尖毛蕨的根茎或全草。

【采收加工】夏、秋季采收，晒干。

【性味】味微苦，性平。

【功能主治】清热解毒，祛风除湿，健脾。用于泄泻，痢疾，热淋，咽喉肿痛，风湿痹痛，小儿疳积，狂犬咬伤，烧烫伤。

【应用举例】治狂犬咬伤：渐尖毛蕨 150～180 克。用铜器加水煎，每日早晚饭前各服 1 次。忌酸辣，并避嘈杂声。（《浙江天目山药用植物志》）

十三、乌毛蕨科 Blechnaceae

土生，有时为亚乔木状，或有时为附生。根状茎横走或直立，偶有横卧或斜升，有时形成树干状的直立主轴（如苏铁蕨属 *Brainea* J.Sm. 和扫把蕨属 *Diploblechnum* Hayata），有网状中柱，被具细密筛孔的全缘、红棕色鳞片。叶一型或二型，有柄，叶柄内有多条维管束；叶片一至二回羽裂，罕为单叶，厚纸质至革质，无毛或常被小鳞片。叶脉分离或网状，如为分离则小脉单一或分叉，平行，如为网状则小脉常沿主脉两侧各形成 1 ～ 3 行多角形网眼，无内藏小脉，网眼外的小脉分离，直达叶缘。孢子囊群为长的汇生囊群，或为椭圆形，着生于与主脉平行的小脉上或网眼外侧的小脉上，均靠近主脉；囊群盖同型，开向主脉，很少无盖；孢子囊大，环带纵行而于基部中断。孢子椭圆形，两侧对称，单裂缝，具周壁，常形成褶皱，上面分布有颗粒，外壁表面光滑或纹饰模糊。

本科有 13 属约 240 种，主产于南半球热带地区。我国有 7 属 13 种，分布于西南、华南、华中及华东地区。松滋境内的乌毛蕨科植物有 1 属 1 种，即狗脊属下 1 种。

16. 狗脊 *Woodwardia japonica*（L. f.）Sm.

【别名】日本狗脊蕨、狗脊蕨、毛狗头、黄狗蕨。

【植物形态】植株高（50）80 ～ 120 厘米。根状茎粗壮，横卧，暗褐色，粗 3 ～ 5 厘米，与叶柄基部密被鳞片；鳞片披针形或线状披针形，长约 1.5 厘米，先端长渐尖，有时为纤维状，膜质，全缘，深棕色，略有光泽，老时逐渐脱落。叶近生；柄长 15 ～ 70 厘米，粗 3 ～ 6 毫米，暗浅棕色，坚硬，下部密被与根状茎上相同而较小的鳞片，向上至叶轴逐渐稀疏，老时脱落，叶柄基部往往宿存于根状茎上；叶片长卵形，长 25 ～ 80 厘米，下部宽 18 ～ 40 厘米，先端渐尖，二回羽裂；顶生羽片卵状披针形或长三角状披针形，大于其下的侧

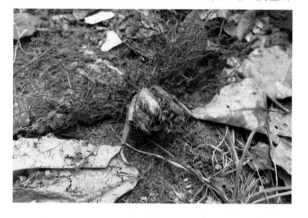

生羽片，其基部一对裂片往往伸长，侧生羽片（4）7 ～ 16 对，下部的对生或近对生，向上的近对生或为互生，斜展或略斜向上，无柄或近无柄，疏离，基部一对略缩短，下部羽片较长，相距 3 ～ 7 厘米，线状披针形，长 12 ～ 22（25）厘米，宽 2 ～ 3.5（5）厘米，先端长渐尖，基部圆楔形或圆截形，上侧常与叶轴平行，羽状半裂；裂片 11 ～ 16 对，互生或近对生，基部一对缩小，下侧一片为圆形、卵形或耳形，长 5 ～ 10 毫米，圆头，上侧一片亦较小，向上数对裂片较大，密接，斜展，椭圆形或卵形，偶为卵状披针形，长 1.3 ～ 2.2 厘米，宽 7 ～ 10 毫米，尖头或急尖头，边缘有细密锯齿，干后略反卷。叶脉明显，羽轴及主脉均为浅棕色，两面均隆起，在羽轴及主脉两侧各有 1 行狭长网眼，其外侧尚有若干不整齐的多角形网眼，其余小脉分离，单一或分叉，直达叶边。叶近革质，干后棕色或棕绿色，两面无毛或下面疏被短柔毛；羽轴下面的下部密被棕色纤维状小鳞片，向上逐渐稀疏。孢子囊群线形，挺直，着生于主脉两侧的狭长网眼上，有时生于羽

轴两侧的狭长网眼上，不连续，呈单行排列；囊群盖线形，质厚，棕褐色，成熟时开向主脉或羽轴，宿存。

【生境与分布】生于疏林下。广布于长江流域以南各省区。本市发现于卸甲坪乡。

【药材名】狗脊贯众。（《中草药学》）

【来源】为乌毛蕨科植物狗脊的根茎。

【采收加工】春、秋季采挖，削去叶柄、须根，除净泥土，晒干。

【性味】味苦，性凉。

【功能主治】清热解毒，杀虫，止血，祛风湿。用于风热感冒，时行瘟疫，恶疮痈肿，虫积腹痛，小儿疳积，痢疾，便血，崩漏，外伤出血，风湿痹痛。

【应用举例】（1）治腹中邪热诸毒：狗脊根15克，水煎服。（《湖南药物志》）

（2）治毒疮溃烂，久不收口：狗脊贯众（去鳞毛），加白糖捣敷患处，每日换药1～2次。忌食酸辣。（《浙江天目山药用植物志》）

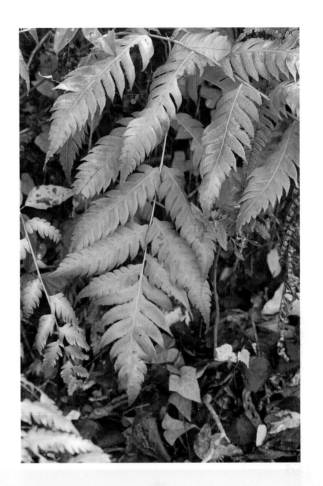

十四、鳞毛蕨科 Dryopteridaceae

中等大小或小型陆生植物。根状茎短而直立或斜升，具簇生叶，或横走具散生或近生叶，连同叶柄（至少下部）密被鳞片，内部放射状结构，有高度发育的网状中柱；鳞片狭披针形至卵形，基部着生，棕色或黑色，质厚，边缘多少具锯齿或睫毛状毛，无单细胞或多细胞的针状硬毛。叶簇生或散生，有柄；叶柄横切面具4～7个或更多的维管束，上面有纵沟，多少被鳞片；叶片一至五回羽状，极少单叶，纸质或革质，干后淡绿色，光滑，或叶轴、各回羽轴和主脉下面多少被披针形或钻形鳞片（鳞片有时呈圆球形或基部呈口袋形），如为二回以上的羽状复叶，则小羽片或为上先出（如在复叶耳蕨属 Arachniodes）或除基部1对羽片的一回小羽片为上先出外，其余各回小羽片为下先出（如在鳞毛蕨属 Dryopteris）；各回小羽轴和主脉下面圆而隆起，上面具纵沟，并在着生处开向下一回小羽轴上面的纵沟，基部下侧下延，光滑无毛（偶有淡灰白色的单细胞柔毛，如在毛枝蕨属 Leptorumohra）；羽片和各回小羽片基部对称或不对称（即上侧多少呈耳状凸起，下侧斜切楔形），叶边通常有锯齿或有触痛感的芒刺。叶脉通常分离（在贯众属 Cyrtomium 为网状），上先出或下先出，小脉单一或二叉，不达叶边，顶端往往膨大成球杆状的小囊。孢子囊群小，圆，顶生或背生于小脉，有盖（偶无盖）；盖厚膜质，圆肾形，以深缺刻着生，或圆形，盾状着生，少为椭圆形，草质，近黑色，以外侧边中部凹点着生于囊托，成熟时开向主脉，内侧边缘1～2

浅裂（如在石盖蕨属 *Lithostegia*）。孢子两面型，卵圆形，具薄壁。

　　本科约 14 属 1200 种，分布于世界各洲，但主要集中于北半球温带地区和亚热带高山地带，我国有 13 属 472 种，分布于全国各地，尤以长江以南地区最为丰富，从海岸起向西达 4500 米的高山冰川附近。

　　松滋境内的鳞毛蕨科植物有 2 属 2 种，分别为贯众属下 1 种、鳞毛蕨属下 1 种。

17. 贯众 *Cyrtomium fortunei* J. Sm.

【别名】鸡脑壳、公鸡头、昏头鸡、地良姜、铁狼鸡。

【植物形态】植株高 25 ～ 50 厘米。根茎直立，密被棕色鳞片。叶簇生，叶柄长 12 ～ 26 厘米，基部直径 2 ～ 3 毫米，禾秆色，腹面有浅纵沟，密生卵形及披针形棕色有时中间为深棕色鳞片，鳞片边缘有齿，有时向上部秃净；叶片矩圆状披针形，长 20 ～ 42 厘米，宽 8 ～ 14 厘米，先端钝，基部不变狭或略变狭，奇数一回羽状；侧生羽片 7 ～ 16 对，互生，近平伸，柄极短，披针形，多少上弯成镰状，中部的长 5 ～ 8 厘米，宽 1.2 ～ 2 厘米，先端渐尖，少数呈尾状，基部偏斜，上侧近截形有时略有钝的耳状突起，下侧楔形，边缘全缘有时有前倾的小齿；具羽状脉，小脉联结成 2 ～ 3 行网眼，腹面不明显，背面微凸起；顶生羽片狭卵形，下部有时有 1 或 2 个浅裂片，长 3 ～ 6 厘米，宽 1.5 ～ 3 厘米。叶为纸质，两面光滑；叶轴腹面有浅纵沟，疏生披针形及线形棕色鳞片。孢子囊群遍布羽片背面；囊群盖圆形，盾状，全缘。

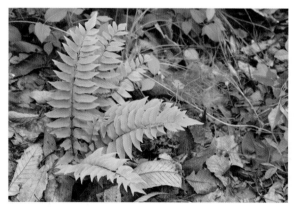 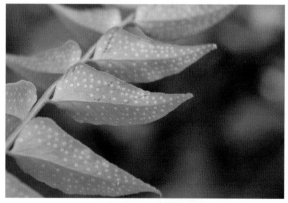

【生境与分布】生于空旷地石灰岩缝或林下，海拔 2400 米以下。产于河北、山西南部（晋城）、陕西、甘肃南部、山东、江苏、安徽、浙江、江西、福建、台湾、河南、湖北、湖南、广东、广西、四川、贵州、云南。本市发现于刘家场镇、斯家场镇、卸甲坪乡。

【药材名】小贯众。（《贵州民间方药集》）

【来源】为鳞毛蕨科植物贯众的根茎。

【采收加工】全年均可采收。全株挖起，清除地上部分及须根后充分晒干。

【性味】味苦、涩，性寒。

【功能主治】清热解毒，凉血祛瘀，驱虫。用于感冒，热病斑疹，白喉，乳痈，瘰疬，痢疾，黄疸，吐血，便血，崩漏，痔血，带下，跌打损伤。

【应用举例】（1）预防流感：贯众 15 克，野菊花 9 克，大青叶 15 克，水煎服。（《湖南药物志》）

　　（2）治漆疮：公鸡头根茎 60 ～ 90 克，煨水洗患处。（《贵州草药》）

18. 黑足鳞毛蕨 *Dryopteris fuscipes* C. Chr.

【别名】小叶山鸡尾巴草。

【植物形态】常绿植物。植株高 50～80 厘米。根状茎横卧或斜升，连同残存的叶柄基部，直径约 3 厘米。叶簇生；叶柄长 20～40 厘米，除最基部为黑色外，其余部分为深禾秆色，基部密被披针形、棕色、有光泽的鳞片，鳞片长 1.5～2 厘米，宽 1～1.5 毫米，顶端渐尖或毛状，边缘全缘，叶柄上部至叶轴的鳞片较短小和稀疏；叶片卵状披针形或三角状卵形，二回羽状，长 30～40 厘米，宽 15～25 厘米；羽片 10～15 对，披针形，中部的羽片长 10～15 厘米，宽 3～4 厘米，基部的羽片略更宽，上部的羽片则更短和更狭；小羽片 10～12 对，三角状卵形，基部最宽，有柄或无柄，顶端钝圆，边缘有浅齿，通常长 1.5～2 厘米，宽 8～10 毫米，基部羽片的基部小羽片通常缩小，基部羽片的中部下侧小羽片则通常较长，顶端较尖。叶轴、羽轴和小羽片中脉的上面具浅沟；侧脉羽状，上面不明显，下面略可见。叶纸质，干后褐绿色。叶轴具有较密的披针形、线状披针形和少量泡状鳞片，羽轴具有较密的泡状鳞片和稀疏的小鳞片。孢子囊群大，在小羽片中脉两侧各一行，略靠近中脉着生；囊群盖圆肾形，边缘全缘。

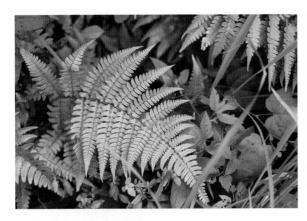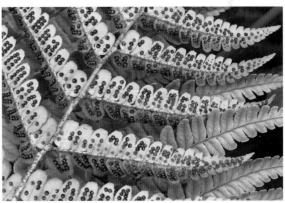

【生境与分布】生于疏林下或灌丛中。分布于长江流域以南各地。本市发现于涫水镇。

【药材名】黑色鳞毛蕨。（《浙江天目山药用植物志》）

【来源】为鳞毛蕨科植物黑足鳞毛蕨的根茎。

【采收加工】全年均可采挖，除去叶及杂质，洗净，鲜用或晒干。

【功能主治】清热解毒，生肌敛疮。用于目赤肿痛，疮疡溃烂，久不收口。

【应用举例】治毒疮溃烂，久不收口：黑色鳞毛蕨根茎适量（去鳞毛），加白糖捣烂敷患处。（《浙江天目山药用植物志》）

十五、水龙骨科 Polypodiaceae

中型或小型蕨类，通常附生，少为土生。根状茎长而横走，有网状中柱，通常有厚壁组织，被鳞片；鳞片盾状着生，通常具粗筛孔，全缘或有锯齿，少具刚毛或柔毛。叶一型或二型，以关节着生于根状茎上，单叶，全缘，或分裂，或羽状，草质或纸质，无毛或被星状毛。叶脉网状，少为分离的，网眼内通常有分叉的内藏小脉，小脉顶端具水囊。孢子囊群通常为圆形或近圆形，或为椭圆形，或为线形，或有时布满能育叶片下面一部分或全部，无盖而有隔丝。孢子囊具长柄，有12～18个增厚的细胞构成的纵行环带。孢子椭圆形，单裂缝，两侧对称。

　　本科有40余属，广布于全世界，但主要产于热带和亚热带地区。我国有25属272种，主产于长江以南各省区。

　　松滋境内的水龙骨科植物有3属4种，分别为星蕨属下1种、假瘤蕨属下1种、石韦属下2种。

19. 江南星蕨 *Microsorum fortunei*（T. Moore）Ching

【别名】七星剑、七星凤尾草、华星蕨、牛舌草、骨牌草、大经刀草、石刀青。

【植物形态】附生，植株高30～100厘米。根状茎长而横走，顶部被鳞片；鳞片棕褐色，卵状三角形，顶端锐尖，基部圆形，有疏齿，筛孔较密，盾状着生，易脱落。叶远生，相距1.5厘米；叶柄长5～20厘米，禾秆色，上面有浅沟，基部疏被鳞片，向上近光滑；叶片线状披针形至披针形，长25～60厘米，宽1.5～7厘米，顶端长渐尖，基部渐狭，下延于叶柄并形成狭翅，全缘，有软骨质的边；中脉两面明显隆起，侧脉不明显，小脉网状，略可见，内藏小脉分叉；叶厚纸质，下面淡绿色或灰绿色，两面无毛，幼时下面沿中脉两侧偶有极少数鳞片。孢子囊群大，圆形，沿中脉两侧排列成较整齐的一行或有时为不规则的两行，靠近中脉。孢子豆形，周壁具不规则褶皱。本种叶片大小变化很大，如产自西藏的植株，有的叶片长达100厘米，叶柄长20厘米，叶片中部宽达7厘米。

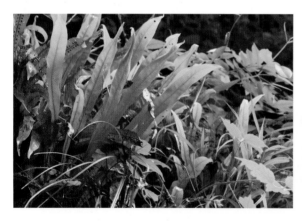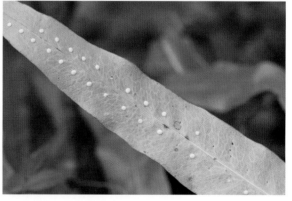

【生境与分布】多生于林下溪边岩石上或树干上，海拔300～1800米，产于长江流域及以南各省区，北达陕西（平利、西乡）和甘肃（文县）。本市发现于刘家场镇、卸甲坪乡。

【药材名】大叶骨牌草。（《全国中草药汇编》）

【来源】为水龙骨科植物江南星蕨带根茎的全草。

【采收加工】全年均可采收，洗净，鲜用或晒干。

【性味】味苦，性寒。

【功能主治】清热利湿，凉血解毒。用于热淋，小便不利，赤白带下，痢疾，黄疸，咯血，衄血，痔疮出血，瘰疬结核，痈肿疮毒，毒蛇咬伤，风湿疼痛，跌打骨折。

【应用举例】（1）治肺痈咳嗽胸痛：鲜江南星蕨、鲜苇茎各60克，煎汤服。（《泉州本草》）

（2）治尿道炎：江南星蕨、海金沙、车前草各 30 克，水煎服。（《福建药物志》）

20. 金鸡脚假瘤蕨 *Phymatopteris hastata*（Thunb.）Pic. Serm.

【别名】独脚金鸡、乌毛丁、鹅掌金星草、辟瘟草、鸡脚七、鸭脚草。

【植物形态】土生植物。根状茎长而横走，粗约 3 毫米，密被鳞片；鳞片披针形，长约 5 毫米，棕色，顶端长渐尖，边缘全缘或偶有疏齿。叶远生；叶柄的长短和粗细均变化较大，长 2～20 厘米，直径 0.5～2 毫米，禾秆色，光滑无毛。叶片为单叶，形态变化极大，单叶不分裂，或戟状二至三分裂；单叶不分裂叶的形态变化亦极大，从卵圆形至长条形，长 2～20 厘米，宽 1～2 厘米，顶端短渐尖或钝圆，基部楔形至圆形；分裂的叶片其形态也极其多样，常见的是戟状二至三分裂，裂片或长或短，或较宽，或较狭，但通常都是中间裂片较长和较宽。叶片（或裂片）的边缘具缺刻和加厚的软骨质边，通直或呈波状。中脉和侧脉两面明显，侧脉不达叶边；小脉不明显。叶纸质或草质，背面通常灰白色，两面光滑无毛。孢子囊群大，圆形，在叶片中脉或裂片中脉两侧各一行，着生于中脉与叶缘之间；孢子表面具刺状突起。

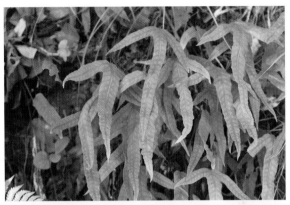

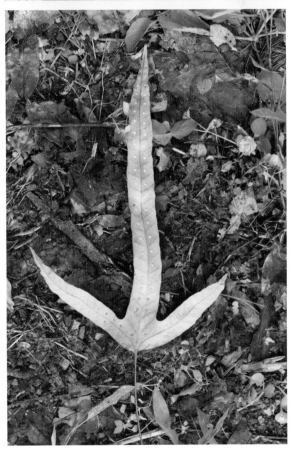

【生境与分布】生于海拔 200～2300 米潮湿地方或林缘土坎上。产于云南、西藏、四川、贵州、广西、广东、湖南、湖北、江西、福建、浙江、江苏、安徽、山东、辽宁、河南、陕西、甘肃、台湾等。本市发现于刘家场镇。

【药材名】金鸡脚。（《四川中药志》）

【来源】为水龙骨科植物金鸡脚假瘤蕨的全草。

【采收加工】全年均可采收，除去杂质，洗净，鲜用或晒干。

【性味】味甘、微苦、微辛，性凉。

【功能主治】清热解毒，祛风镇惊，利水通淋。用于外感热病，肺热咳嗽，肾炎，尿路感染，疔疮，无名肿痛，扁桃体炎，细菌性痢疾，慢性肝炎。

【应用举例】（1）治小儿风热咳嗽：金鸡脚 10 克，枇杷叶 10 克，鼠麹草 15 克，水煎服。（《四川中药志》）

（2）治肿毒疮疡：鲜金鸡脚30～60克（干品减半），酌加水煎成半碗，温服，日服2次。（《福建民间草药》）

21. 石韦 *Pyrrosia lingua*（Thunb.）Farwell

【别名】飞刀剑、石兰、蜈蚣七、金汤匙、石耳朵、蛇舌风、一枝剑。

【植物形态】植株通常高10～30厘米。根状茎长而横走，密被鳞片；鳞片披针形，长渐尖头，淡棕色，边缘有睫毛状毛。叶远生，近二型；叶柄与叶片大小和长短变化很大，能育叶通常远比不育叶长得高而较狭窄，两者的叶片略比叶柄长，少为等长，罕有短过叶柄的。不育叶片近长圆形，或长圆状披针形，下部1/3处为最宽，向上渐狭，短渐尖头，基部楔形，宽一般为1.5～5厘米，长（5）10～20厘米，全缘，干后革质，上面灰绿色，近光滑无毛，下面淡棕色或砖红色，被星状毛；能育叶约长过不育叶1/3，而较狭1/3～2/3。主脉下面稍隆起，上面不明显下凹，侧脉在下面明显隆起，清晰可见，小脉不显。孢子囊群近椭圆形，在侧脉间整齐成多行排列，布满整个叶片下面，或聚生于叶片的大上半部，初时为星状毛覆盖而呈淡棕色，成熟后孢子囊开裂外露而呈砖红色。

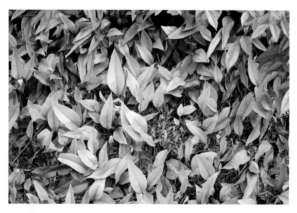 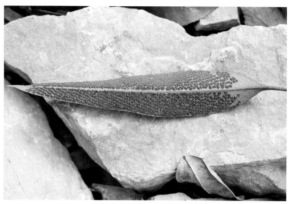

【生境与分布】附生于低海拔林下树干上，或稍干的岩石上，海拔100～1800米。产于长江以南各省区，北至甘肃（文县）、西到西藏（墨脱）、东至台湾。本市发现于卸甲坪乡。

【药材名】石韦。（《中华人民共和国药典》）

【来源】为水龙骨科植物石韦的叶。

【采收加工】全年均可采收，除去根茎和根，晒干或阴干。

【性味】味甘、苦，性微寒。

【功能主治】利尿通淋，清肺止咳，凉血止血。用于热淋，血淋，石淋，小便不通，淋沥涩痛，肺热咳喘，吐血，衄血，尿血，崩漏。

【应用举例】（1）治诸淋病：石韦（去毛）、瞿麦穗、冬葵子各二两，滑石（碎）五两。上四味捣罗为散。每服三钱匕，温水调下，食前服。（《圣济总录》石韦散）

（2）治血热血崩：石韦、侧柏叶、栀子、丹参各9克，益母草12克，金樱子、鸡冠花各6克，荷叶蒂3个，水煎服。（《临床常用中药手册》）

22. 有柄石韦 *Pyrrosia petiolosa*（Christ）Ching

【别名】金瓢羹、独叶草、石英草、打不死、长柄石韦、猫耳朵。

【植物形态】植株高5～15厘米。根状茎细长横走，幼时密被披针形棕色鳞片；鳞片长尾状渐尖头，边缘具睫毛状毛。叶远生，一型；具长柄，通常为叶片长度的1/2至为其2倍，基部被鳞片，向上被星状毛，棕色或灰棕色；叶片椭圆形，急尖短钝头，基部楔形，下延，干后厚革质，全缘，上面灰淡棕色，有洼点，疏被星状毛，下面被厚层星状毛，初为淡棕色，后为砖红色。主脉下面稍隆起，上面凹陷，侧脉和小脉均不显。孢子囊群布满叶片下面，成熟时扩散并汇合。

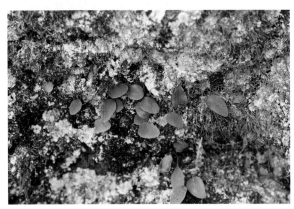 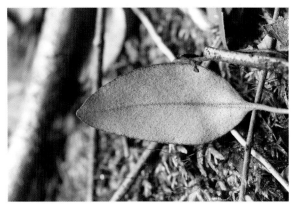

【生境与分布】多附生于干旱裸露岩石上，海拔250～2200米。产于中国东北、华北、西北、西南和长江中下游各省区。本市发现于刘家场镇、卸甲坪乡。

【药材名】石韦。（《中华人民共和国药典》）

【来源】为水龙骨科植物有柄石韦的全草。

【采收加工】全年均可采收，除去根茎和根，晒干或阴干。

【性味】味甘、苦，性微寒。

【功能主治】利尿通淋，清肺止咳，凉血止血。用于热淋，血淋，石淋，小便不通，淋沥涩痛，肺热咳喘，吐血，衄血，尿血，崩漏。

【应用举例】（1）治尿路结石：石韦30～60克，车前草30～60克，栀子30克，甘草9～15克。水煎当茶饮。（《全国中草药汇编》）

（2）治烫火伤：将（石韦）孢子囊群刮下，调青油或蜡烛油涂敷伤处。（《浙江天目山药用植物志》）

十六、槲蕨科 Drynariaceae

大型或中型，附生植物，多年生。根状茎横生，粗肥，肉质，具穿孔的网状中柱，密被鳞片；鳞片通常大，狭长，基部盾状着生，深棕色至褐棕色，不透明，中部细胞具加厚隆起的细胞壁，为不明显的筛孔状，边缘有睫毛状锯齿。叶近生或疏生，无柄或有短柄，基部不以关节着生于根状茎上（有时有关节的痕迹，但完全无功能）；叶片通常大，坚革质或纸质，有滑润感，一回羽状或羽状深羽裂，二型或一型或基部膨大成阔耳形；在二型叶的属中，叶分两种，一种为大而正常的能育叶，有柄，一种为短而基生的不育叶，槲斗状，坚硬的干膜质、灰棕色（有时淡绿色）、无柄或有极短的柄，又称腐殖质积聚叶；正常的能育叶羽片或裂片以关节着生于叶轴，老时或干时全部脱落，羽柄或中肋的腋间往往具腺体。叶脉为槲蕨型，即一至三回叶脉粗而隆起，明显，彼此以直角相连，形成大小四方形的网眼，小网眼内有少数分离小脉。孢子囊群或大或小，如为小点状，则生于小网眼内的分离小脉上，有时生于几条小脉的交结点上；如为大者则孢子囊群多少沿叶脉扩展成长形或生于两脉间，不具囊群盖，也无隔丝；孢子囊为水龙骨型，环带由11～16个增厚细胞组成。孢子两侧对称，椭圆形，单裂缝。原叶体表面除生有多细胞的分枝毛外，还有具粗筛孔的鳞片。

本科有 8 属 32 种，多分布于亚洲，延伸到一些太平洋的热带地区岛屿，南至澳大利亚北部，以及非洲大陆、马达加斯加及附近岛屿。除槲蕨属有 16 种外，其余大都为单种属，其形态变异很大而奇特。我国有 4 属 12 种。

松滋境内的槲蕨科植物有 1 属 1 种，即槲蕨属下 1 种。

23. 槲蕨 *Drynaria fortunei*（Kunze ex Mettenius）J. Smith

【别名】猴姜、猢狲姜、石毛姜、西南槲蕨、申姜、岩姜、石良姜、大飞龙。

【植物形态】通常附生于岩石上，匍匐生长，或附生于树干上，螺旋状攀援。根状茎直径 1～2 厘米，密被鳞片；鳞片斜升，盾状着生，长 7～12 毫米，宽 0.8～1.5 毫米，边缘有齿。叶二型，基生不育叶圆形，长（2）5～9 厘米，宽（2）3～7 厘米，基部心形，浅裂至叶片宽度的 1/3，边缘全缘，黄绿色或枯棕色，厚干膜质，下面有疏短毛。正常能育叶叶柄长 4～7（13）厘米，具明显的狭翅；叶片长 20～45 厘米，宽 10～15（20）厘米，深羽裂到距叶轴 2～5 毫米处，裂片 7～13 对，互生，稍斜向上，披针形，长 6～10 厘米，宽（1.5）2～3 厘米，边缘有不明显的疏钝齿，顶端急尖或钝；叶脉两面均明显；叶干后纸质，仅上面中肋略有短毛。孢子囊群圆形、椭圆形，叶片下面全部分布，沿裂片中肋两侧各排列成 2～4 行，成熟时相邻 2 侧脉间有圆形孢子囊群 1 行，或幼时成 1 行长形的孢子囊群，混生有大量腺毛。

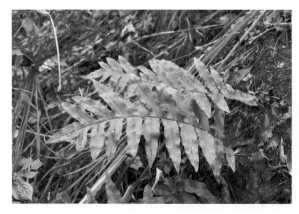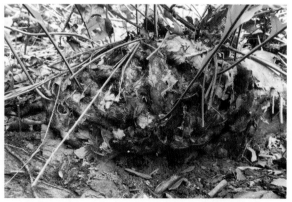

【生境与分布】附生于树干或石上，偶生于墙缝，海拔 100～1800 米。产于江苏、安徽、江西、浙江、福建、台湾、海南、湖北、湖南、广东、广西、四川、重庆、贵州、云南。本市发现于涴水镇、刘家场镇、卸甲坪乡。

【药材名】骨碎补。（《中华人民共和国药典》）

【来源】为槲蕨科植物槲蕨的根茎。

【采收加工】全年均可采挖，除去泥沙，干燥，或再燎去茸毛（鳞片）。

【性味】味苦，性温。

【功能主治】疗伤止痛，补肾强骨；外用消风祛斑。用于跌扑闪挫，筋骨折伤，肾虚腰痛，筋骨痿软，耳鸣耳聋，牙齿松动；外治斑秃，白癜风。

【应用举例】（1）治斑秃，脱发：骨碎补15克，酒90克，浸10余天，滤取药液，涂搽患处，每日2～3次。（《安徽中草药》）

（2）治肾虚腰痛，风湿性腰腿疼：骨碎补、桑寄生各15克，秦艽、豨莶草各9克，水煎服。（《陕甘宁青中草药选》）

裸子植物门
Gymnospermae

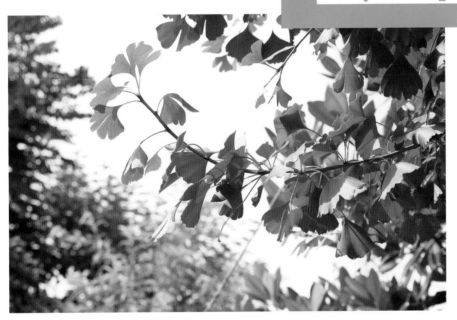

十七、银杏科 Ginkgoaceae Engler

　　落叶乔木，树干高大，分枝繁茂；枝分长枝与短枝。叶扇形，有长柄，具多数叉状并列细脉，在长枝上螺旋状排列散生，在短枝上呈簇生状。球花单性，雌雄异株，生于短枝顶部的鳞片状叶的腋内，呈簇生状；雄球花具梗，柔荑花序状，雄蕊多数，螺旋状着生，排列较疏，具短梗，花药2，药室纵裂，药隔不发达；雌球花具长梗，梗端常分2叉，稀不分叉或分成3～5叉，叉顶生珠座，各具1枚直立胚珠。种子核果状，具长梗，下垂，外种皮肉质，中种皮骨质，内种皮膜质，胚乳丰富；子叶常2枚，发芽时不出土。

　　本科仅1属1种，我国浙江天目山有野生状态的树木，其他各地栽培很广。

　　松滋境内的银杏科植物有1属1种，即银杏属下1种。

24. 银杏 *Ginkgo biloba* L.

　　【别名】鸭掌树、公孙树、白果。

　　【植物形态】乔木，高达40米，胸径可达4米；幼树树皮浅纵裂，大树之皮呈灰褐色，深纵裂，粗糙；幼年及壮年树冠圆锥形，老则广卵形；枝近轮生，斜上伸展（雌株的大枝常较雄株开展）；一年生的长枝淡褐黄色，二年生以上变为灰色，并有细纵裂纹；短枝密被叶痕，黑灰色，短枝上亦可长出长枝；冬芽黄褐色，常为卵圆形，先端钝尖。叶扇形，有长柄，淡绿色，无毛，有多数叉状并列细脉，顶端宽5～8厘米，在短枝上常具波状缺刻，在长枝上常2裂，基部宽楔形，柄

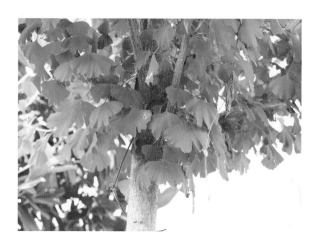

长3～10（多为5～8）厘米，幼树及萌生枝上的叶常较大而深裂（叶片长达13厘米，宽15厘米），有时裂片再分裂（这与较原始的化石种类之叶相似），叶在一年生长枝上螺旋状散生，在短枝上3～8叶，呈簇生状，秋季落叶前变为黄色。球花雌雄异株，单性，生于短枝顶端的鳞片状叶的腋内，呈簇生状；雄球花柔荑花序状，下垂，雄蕊排列疏松，具短梗，花药常2个，长椭圆形，药室纵裂，药隔不发；雌球花具长梗，梗端常分2叉，稀3～5叉或不分叉，每叉顶生一盘状珠座，胚珠着生于其上，通常仅一个叉端的胚珠发育成种子，风媒传粉。种子具长梗，下垂，常为椭圆形、长倒卵形、卵圆形或近圆球形，长2.5～3.5厘米，直径为2厘米，外种皮肉质，熟时黄色或橙黄色，外被白粉，有臭味；中种皮白色，骨质，具2～3条纵脊；内种皮膜质，淡红褐色；胚乳肉质，味甘略苦；子叶2枚，稀3枚，发芽时不出土，初生叶2～5片，宽条形，长约5毫米，宽约2毫米，先端微凹，第4或第5片叶起之后生叶扇形，先端具一深裂及不规则的波状缺刻，叶柄长0.9～2.5厘米；有主根。花期3—4月，

种子 9—10 月成熟。

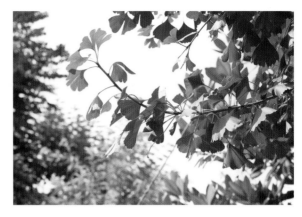

【生境与分布】银杏为中生代孑遗的稀有树种，系我国特产，仅浙江天目山有野生状态的树木，生于海拔 500～1000 米、酸性（pH 5～5.5）黄壤、排水良好地带的天然林中。栽培区甚广。本市各地有栽培。

【药材名】白果，银杏叶。（《中华人民共和国药典》）

【来源】为银杏科植物银杏的种子和叶。

【采收加工】白果：秋季种子成熟时采收，除去肉质外种皮，洗净，稍蒸或略煮后，烘干。银杏叶：秋季叶尚绿时采收，及时干燥。

【性味】白果：味甘、苦、涩，性平。有毒。银杏叶：味甘、苦、涩，性平。

【功能主治】白果：敛肺定喘，止带缩尿。用于痰多喘咳，带下白浊，遗尿尿频。

银杏叶：活血化瘀，通络止痛，敛肺平喘，化浊降脂。用于瘀血阻络，胸痹心痛，中风偏瘫，肺虚咳喘，高脂血症。

【应用举例】（1）白果：①治小便白浊：生白果仁 10 枚，擂水饮，日一服，取效止。（《李时珍濒湖集简方》）

②治梦遗：银杏 3 粒，酒煮食，连服 4～5 日。（《湖南药物志》）

（2）银杏叶：①治冠心病心绞痛：白果叶、瓜蒌、丹参各 15 克，薤白 12 克，郁金 9 克，生甘草 5 克，煎服。（《安徽中草药》）

②治雀斑：采白果叶，捣烂，搽，甚妙。（《滇南本草》）

③治灰指甲：银杏叶煎水洗。（《中草药学》）

十八、松科 Pinaceae

常绿或落叶乔木，稀为灌木状；枝仅有长枝，或兼有长枝与生长缓慢的短枝，短枝通常明显，稀极度退化而不明显。叶条形或针形，基部不下延生长；条形叶扁平，稀呈四棱形，在长枝上螺旋状散生，在短枝上呈簇生状；针形叶 2～5 针（稀 1 针或多至 81 针）成一束，着生于极度退化的短枝顶端，基部包有叶鞘。花单性，雌雄同株；雄球花腋生或单生于枝顶，或多数集生于短枝顶端，具多数螺旋状着生的雄蕊，每雄蕊具 2 花药，花粉有气囊或无气囊，或具退化气囊；雌球花由多数螺旋状着生的珠鳞与苞鳞所组成，花期时珠鳞小于苞鳞，稀珠鳞较苞鳞为大，每珠鳞的腹（上）面具 2 枚倒生胚珠，背（下）面的苞鳞与珠鳞分离（仅基部合生），花后珠鳞增大发育成种鳞。球果直立或下垂，当年或次年，稀第三年成熟，熟时张开，稀不张开；种鳞背腹面扁平，木质或革质，宿存或熟后脱落；苞鳞与种鳞离生（仅基部合生），较长而露出或不露出，或短小而位于种鳞的基部；种鳞的腹面基部有 2 粒种子，种子通常上端具一膜质之翅，稀无翅或几无翅；胚具 2～16 枚子叶，发芽时出土或不出土。

本科有 230 余种，分属于 3 亚科 10 属，多产于北半球。我国有 10 属 113 种 29 变种（其中引种栽培 24 种 2 变种），分布遍于全国，几乎均系高大乔木，绝大多数都是森林树种及用材树种，在东北、华北、西北、西南及华南地区高山地带组成广大森林，亦为森林更新、造林的重要树种。有些种类可供采脂、提炼松节油等多种化工原料，有些种类的种子可食用或供药用，有些种类可作园林绿化树种。

松滋境内的松科植物有 1 属 1 种，即松属下 1 种。

25. 马尾松 *Pinus massoniana* Lamb.

【别名】青松、山松、枞松。

【植物形态】乔木，高达 45 米，胸径 1.5 米；树皮红褐色，下部灰褐色，裂成不规则的鳞状块片；枝平展或斜展，树冠宽塔形或伞形，枝条每年生长一轮，但在广东南部则通常生长两轮，淡黄褐色，无白粉，稀有白粉，无毛；冬芽卵状圆柱形或圆柱形，褐色，顶端尖，芽鳞边缘丝状，先端尖或成渐尖的长尖头，微反曲。针叶 2 针一束，稀 3 针一束，长 12～20 厘米，细柔，微扭曲，两面有气孔线，边缘有细锯齿；横切面皮下层细胞单型，第一层连续排列，第二层由个别细胞断续排列而成，树脂道 4～8 个，在背面边生，或腹面也有 2 个边生；叶鞘初呈褐色，后渐变成灰黑色，宿存。雄球花淡红褐色，圆柱形，弯垂，长 1～1.5 厘米，聚生于新枝下部苞腋，穗状，长 6～15 厘米；雌球花单生或 2～4 个聚生于新枝近顶端，淡紫红色，一年生小球果圆球形或卵圆形，直径约 2 厘米，褐色或紫褐色，上部珠鳞的鳞脐具向上直立的短刺，下部珠鳞的鳞脐平钝无刺。球果卵圆形或圆锥状卵圆形，长 4～7 厘米，直径 2.5～4 厘米，有短梗，下垂，成熟前绿色，熟时栗褐色，陆续脱落；中部种鳞近矩圆状倒卵形，或近长方形，长约 3 厘米；鳞盾菱形，微隆起或平，横脊微明显，鳞脐微凹，无刺，生于干燥环境者常具极短的刺；种子长卵圆形，长 4～6 毫米，连翅长 2～2.7 厘米；子叶 5～8 枚；长 1.2～2.4 厘米；初生叶条形，长 2.5～3.6 厘米，叶缘具疏生刺毛状锯齿。花期 4—5 月，球果翌年 10—12 月成熟。

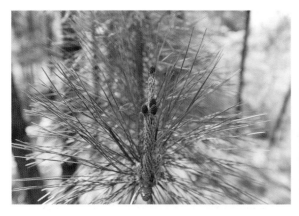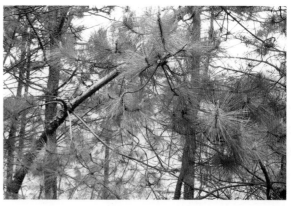

【生境与分布】生于山坡或栽培。产于江苏（六合、仪征）、安徽（淮河流域、大别山以南），河南西部峡口、陕西汉水流域以南、长江中下游各省区，南达福建、广东、台湾北部低山及西海岸，西至四川中部大相岭东坡，西南至贵州贵阳、毕节及云南富宁。在长江下游其垂直分布于海拔 700 米以下，在长江中游分布于海拔 1200 米以下，在西部地区分布于海拔 1500 米以下。在肥润、深厚的砂质土上生长迅速，在钙质土上生长不良或不能生长，不耐盐碱。本市各地广为分布。

【药材名】松花粉（《中华人民共和国药典》），松节油（《广西本草选编》）。

【来源】为松科植物马尾松的花粉，或油树脂经蒸馏和提取得到的挥发油。

【采收加工】松花粉：春季开花期间采收雄花穗晾干，搓下花粉，过筛，收取细粉，再晒。

松节油：5—10月在距地面2米高的树干上割口，刮去粗皮，收集松油脂，与水共热，滤去杂质，通水蒸气蒸馏，所得馏出物分离除去水分即为松节油。蒸馏后所余物质，放冷凝固，即为松香。

【性味】松花粉：味甘，性温。松节油：味苦，性温。

【功能主治】松花粉：收敛止血，燥湿敛疮。用于外伤出血，湿疹，黄水疮，皮肤糜烂，脓水淋漓。

松节油：活血通络，消肿止痛。用于关节肿痛，肌肉痛，跌打损伤。

【应用举例】（1）松花粉：①治新生儿红臀，小儿夏季汗疹：松花粉外扑，并保持局部干燥。（《浙江药用植物志》）

②治吐血，咯血，便血：松花粉6克，分3次服，冷开水送下。（《四川中药志》）

（2）松节油：治肌肉疼痛，松节油适量，外搽。（《广西本草选编》）

十九、杉科 Taxodiaceae

常绿或落叶乔木，树干端直，大枝轮生或近轮生。叶螺旋状排列，散生，很少交叉对生（水杉属），披针形、钻形、鳞状或条形，同一树上之叶同型或二型。球花单性，雌雄同株，球花的雄蕊和珠鳞均螺旋状着生，很少交叉对生（水杉属）；雄球花小，单生或一簇生于枝顶，或排成圆锥花序状，或生于叶腋，雄蕊有2～9（常3～4）个花药，花粉无气囊；雌球花顶生或生于去年生枝近枝顶，珠鳞与苞鳞半合生（仅顶端分离）或完全合生，或珠鳞甚小（杉木属），或苞鳞退化（台湾杉属），珠鳞的腹面基部有2～9枚直立或倒生胚珠。球果当年成熟，熟时张开，种鳞（或苞鳞）扁平或盾形，木质或革质，螺旋状着生或交叉对生（水杉属），宿存或熟后逐渐脱落，能育种鳞（或苞鳞）的腹面有2～9粒种子；种子扁平或三棱形，周围或两侧有窄翅，或下部具长翅；胚有子叶2～9枚。

本科共10属16种，主要分布于北温带地区。我国产5属7种，引入栽培4属7种。其中杉木栽培最广，生长快，木材蓄积量较丰富，用途较广，为长江流域以南及台湾高山地带的重要造林树种。柳杉栽培地区也较宽广，长江流域以南许多山区（如浙江西天目山、江西庐山黄龙寺等地）尚有数百年生的巨大老树，浙江南部、福建北部等地也用之造林。台湾杉属二种均系高大乔木，木材性质与用途与柳杉相似，唯林木数量很少，宜加强保护繁殖，为今后造林提供种苗的基础。水杉原产地仅限于四川与湖北、湖南交界地区，林木数量不多，近年多数省区均有栽培，并用之造林，生长良好，木材可作建筑及造纸原料，为群众喜爱的速生树种。水松野生林木少，在福建、江西、广东、广西、云南、南京、上海、杭州、武汉等地均有栽培，生长快，木材松软，根部木质轻松，浮力大，可为救生工具及软木制品。

松滋境内的杉科植物有1属1种，即杉木属下1种。

26. 杉木 *Cunninghamia lanceolata*（Lamb.）Hook.

【别名】杉材木、沙木、刺杉、正木。

【植物形态】乔木，高达30米，胸径可达2.5～3米；幼树树冠尖塔形，大树树冠圆锥形，树皮灰褐色，裂成长条片脱落，内皮淡红色；大枝平展，小枝近对生或轮生，常成二列状，幼枝绿色，光滑无毛；冬芽近圆形，有小型叶状的芽鳞，花芽圆球形，较大。叶在主枝上辐射伸展，侧枝之叶基部扭转成二列状，披针形或条状披针形，通常微弯，呈镰状，革质，坚硬，长2～6厘米，宽3～5毫米，边缘有细缺齿，先端渐尖，稀微钝，上面深绿色，有光泽，除先端及基部外两侧有窄气孔带，微具白粉或白粉不明显，下面淡绿色，沿中脉两侧各有1条白粉气孔带；老树之叶通常较窄短、较厚，上面无气孔线。雄球花圆锥状，长0.5～1.5厘米，有短梗，通常40余个簇生于枝顶；雌球花单生或2～3（4）个集生，绿色，苞鳞横椭圆形，先端急尖，上部边缘膜质，有不规则的细齿，长、宽几相等，3.5～4毫米。球果卵圆形，长2.5～5厘米，直径3～4厘米；熟时苞鳞革质，棕黄色，三角状卵形，长约1.7厘米，宽1.5厘米，先端有坚硬的刺状尖头，边缘有不规则的锯齿，向外反卷或不反卷，背面的中肋两侧有2条稀疏气孔带；种鳞很小，先端三裂，侧裂较大，裂片分离，先端有不规则细锯齿，腹面着生3粒种子；种子扁平，遮盖着种鳞，长卵形或矩圆形，暗褐色，有光泽，两侧边缘有窄翅，长7～8毫米，宽5毫米；子叶2枚，发芽时出土。花期4月，球果10月下旬成熟。

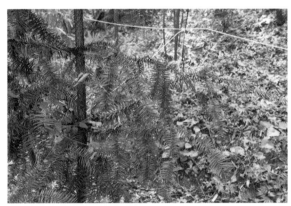 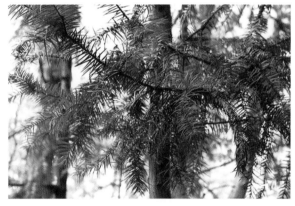

【生境与分布】为我国长江流域、秦岭以南地区栽培最广、生长快、经济价值高的用材树种。本市多地有栽培。

【药材名】杉塔（《全国中草药汇编》），杉木（《名医别录》）。

【来源】为杉科植物杉木的球果或心材。

【采收加工】杉塔：7—8月采摘，晒干。杉木：全年可采收，鲜用或晒干。

【性味】味辛，性微温。

【功能主治】杉塔：温肾壮阳，杀虫解毒，宁心，止咳。用于遗精，阳痿，白癜风，乳痈，心悸，咳嗽。

杉木：辟恶除秽，除湿散毒，降逆气，活血止痛。用于脚气肿满，奔豚，霍乱，心腹胀痛，风湿毒疮，跌打肿痛，创伤出血，烧烫伤。

【应用举例】（1）杉木：治脚气肿满，水煮杉木浸拷脚，去肿满大验。（《外台秘要》引张文仲方）

（2）杉塔：①治遗精：杉果60克，猪瘦肉60克，水炖，服汤食肉。（《江西草药》）

②治阳痿：杉果适量，水煎冲酒服。（《广西民族药简编》）

二十、红豆杉科 Taxaceae

常绿乔木或灌木。叶条形或披针形，螺旋状排列或交叉对生，上面中脉明显、微明显或不明显，下面沿中脉两侧各有1条气孔带，叶内有树脂道或无。球花单性，雌雄异株，稀同株；雄球花单生于叶腋或苞腋，或组成穗状花序集生于枝顶，雄蕊多数，各有3～9个辐射排列或向外一边排列的背腹面区别的花药，药室纵裂，花粉无气囊；雌球花单生或成对生于叶腋或苞腋，有梗或无梗，基部具多数覆瓦状排列或交叉对生的苞片，胚珠1枚，直立，生于花轴顶端或侧生于短轴顶端的苞腋，基部具辐射对称的盘状或漏斗状珠托。种子核果状，无梗则全部为肉质假种皮所包，如具长梗则种子包于囊状肉质假种皮中，其顶端尖头露出；或种子坚果状，包于杯状肉质假种皮中，有短梗或近于无梗；胚乳丰富；子叶2枚。

我国有4属12种1变种1栽培种，其中榧树、云南榧树、红豆杉及云南红豆杉等树种能生产优良的木材；香榧的种子为著名的干果，亦可榨油供食用；其他树种如穗花杉、白豆杉、东北红豆杉、红豆杉及南方红豆杉等为庭园树种。

松滋境内的红豆杉科植物有1属1种，即红豆杉属下的1种。

27. 南方红豆杉 *Taxus chinensis* var. *mairei*（Lemee et Levl.）Cheng et L. K. Fu

【别名】美丽红豆杉、杉公子、海罗松、榧子木、赤推、臭榧。

【植物形态】本变种与红豆杉的区别主要在于叶常较宽长，多呈弯镰状，通常长2～3.5（4.5）厘米，宽3～4（5）毫米，上部常渐窄，先端渐尖，下面中脉带上无角质乳头状突起，或局部有成片或零星分布的角质乳头状突起，或与气孔带相邻的中脉带两边有一至数条角质乳头状突起，中脉带明晰可见，其色泽与气孔带相异，呈淡黄绿色或绿色，绿色边带亦较宽而明显；种子通常较大，微扁，多呈倒卵圆形，上部较宽，稀柱状矩圆形，长7～8毫米，直径5毫米，种脐常呈椭圆形。

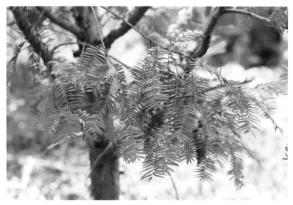 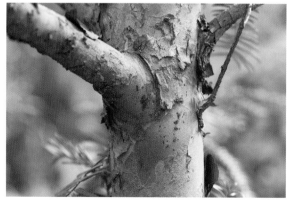

【生境与分布】产于安徽南部、浙江、台湾、福建、江西、广东北部、广西北部及东北部、湖南、湖北西部、河南西部、陕西南部、甘肃南部、四川、贵州及云南东北部。本市斯家场镇有分布。

【药材名】臭榧（《中药大辞典》）、南方红豆杉（《中国植物志》）。

【来源】为红豆杉科植物南方红豆杉的种子或叶。

【采收加工】种子：秋季成熟时采收。叶：夏、秋季采收，晒干。

【性味】味苦、甘，性寒。

【功能主治】种子：消积食，驱蛔虫。

叶：抗癌，利水消肿，温肾通经。用于肾炎浮肿，咽喉痛。

被子植物门
Angiospermae

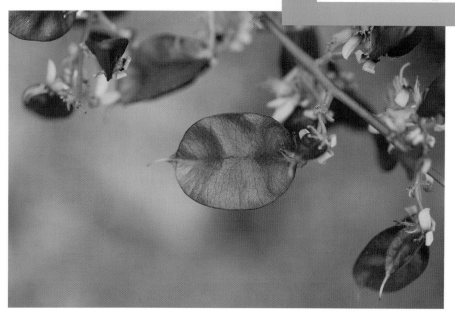

双子叶植物纲 Dicotyledoneae

二十一、胡桃科 Juglandaceae

落叶或半常绿乔木或小乔木，具树脂，有芳香，被橙黄色盾状着生的圆形腺体。芽裸出或具芽鳞，常2～3枚重叠生于叶腋。叶互生或稀对生，无托叶，奇数或稀偶数羽状复叶；小叶对生或互生，具或不具小叶柄，羽状脉，边缘具锯齿或稀全缘。花单性，雌雄同株，风媒。花序单性或稀两性。雄花序常葇荑花序，单独或数条成束，生于叶腋或芽鳞腋内；或生于无叶的小枝上而位于顶生的雌性花序下方，共同形成一下垂的圆锥式花序束；或者生于新枝顶端而位于一顶生的两性花序（雌花序在下端、雄花序在上端）下方，形成直立的伞房式花序束。雄花生于1枚不分裂或3裂的苞片腋内；小苞片2枚及花被片1～4枚，贴生于苞片内方的扁平花托周围，或无小苞片及花被片；雄蕊3～40枚，插生于花托上，多轮排列，花丝极短或不存在，离生或在基部稍稍愈合，花药有毛或无毛，2室，纵缝裂开，药隔不发达，或发达而或多或少伸出于花药的顶端。雌花序穗状，顶生，具少数雌花而直立，或有多数雌花而成下垂的葇荑花序。雌花生于1枚不分裂或3裂的苞片腋内，苞片与子房分离或与2小苞片愈合而贴生于子房下端，或与2小苞片各自分离而贴生于子房下端，或与花托及小苞片形成一壶状总苞贴生于子房；花被片2～4枚，贴生于子房，具2枚时位于两侧，具4枚时位于正中线上者在外，位于两侧者在内；雌蕊1枚，由2心皮合生，子房下位，初时1室，后来基部发生1或2不完全隔膜而成不完全2室或4室，花柱极短，柱头2裂或稀4裂；胎座生于子房基底，短柱状，初时离生，后来与不完全的隔膜愈合，先端有1直立的无珠柄的直生胚珠。果实由小苞片及花被片或仅由花被片，或由总苞以及子房共同发育成核果状的假核果或坚果状；外果皮肉质或革质或膜质，成熟时不开裂或不规则破裂，或者4～9瓣开裂；内果皮（果核）由子房本身形成，坚硬，骨质，1室，室内基部具1或2骨质的不完全隔膜，因而成不完全2室或4室；内果皮及不完全的隔膜的壁内在横切面上具或不具各式排列的大小不同的空隙（腔隙）。种子大型，完全填满果室，具1层膜质的种皮，无胚乳；胚根向上，子叶肥大，肉质，常成2裂，基部渐狭或呈心形，胚芽小，常被盾状着生的腺体。

本科共8属约60种，大多数分布在北半球热带地区到温带地区。我国产7属27种1变种，主要分布在长江以南地区，少数种类分布在北部。

松滋境内的胡桃科植物有2属2种，分别为胡桃属下1种、化香树属下1种。

28. 胡桃 *Juglans regia* L.

【别名】羌桃、核桃。

【植物形态】乔木，高达20～25米；树干较别的种类矮，树冠广阔；树皮幼时灰绿色，老时则灰白色而纵向浅裂；小枝无毛，具光泽，被盾状着生的腺体，灰绿色，后来带褐色。奇数羽状复叶长25～30厘米，叶柄及叶轴幼时被极短腺毛及腺体；小叶通常5～9枚，稀3枚，椭圆状卵形至长椭圆形，长6～15厘米，宽3～6厘米，顶端钝圆或急尖、短渐尖，基部歪斜，近于圆形，边缘全缘或在幼树上者具稀疏细锯齿，上面深绿色，无毛，下面淡绿色，侧脉11～15对，腋内具簇短柔毛，侧生小叶具极短的小叶柄或近无柄，生于下端者较小，顶生小叶常具长3～6厘米的小叶柄。雄性荑荑花序下垂，长5～10厘米，稀达15厘米。雄花的苞片、小苞片及花被片均被腺毛；雄蕊6～30枚，花药黄色，无毛。雌性穗状花序通常具1～3（4）雌花。雌花的总苞被极短腺毛，柱头浅绿色。果序短，俯垂，具1～3果实；果实近于球状，直径4～6厘米，无毛；果核稍具皱曲，有2条纵棱，顶端具短尖头；隔膜较薄，内里无空隙；内果皮壁内具不规则的空隙或无空隙而仅具皱曲。花期5月，果期10月。

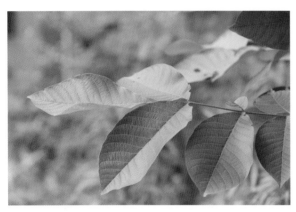 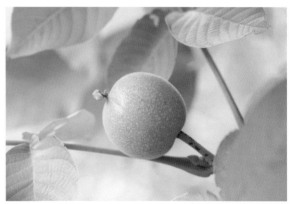

【生境与分布】生于山坡、宅旁。多为栽培。产于华北、西北、西南、华中、华南和华东地区。本市斯家场镇有栽培。

【药材名】核桃仁（《中华人民共和国药典》），分心木（《山西中药志》）。

【来源】为胡桃科植物胡桃的种子，或果核内的木质隔膜。

【采收加工】9月至10月中旬，待外果皮变黄、果实顶部开裂或少数已脱落时，打落果实。将核桃的合缝线与地面平行放置，击开桃壳，取出核仁和木质隔膜，分别晒干。

【性味】核桃仁：味甘，性温。分心木：味苦、涩，性平。

【功能主治】核桃仁：补肾，温肺，润肠。用于肾阳不足，腰膝酸软，阳痿遗精，虚寒喘咳，肠燥便秘。

分心木：涩精缩尿，止血止带，止泄泻。用于遗精滑泄，尿频遗尿，崩漏，带下，泄泻，痢疾。

【应用举例】（1）核桃仁：①治急心气痛：核桃1个，枣子1枚。去核桃夹，纸裹煨熟，以生姜汤1盅，细嚼送下。（《神效名方》盏落汤）

②治肾虚耳鸣，遗精：核桃仁3个，五味子7粒，蜂蜜适量。于睡前嚼服。（《贵州草药》）

（2）分心木：治遗精，分心木、枸杞各9克，补骨脂、肉苁蓉各15克，水煎服。（《新疆中草药》）

29. 化香树 *Platycarya strobilacea* Sieb. et Zucc.

【别名】放香树、栲果树、皮杆条、山麻柳、换香树。

【植物形态】落叶小乔木，高2～6米；树皮灰色，老时则不规则纵裂。二年生枝条暗褐色，具细小皮孔；芽卵形或近球形，芽鳞阔，边缘具细短睫毛状毛；嫩枝被褐色柔毛，不久即脱落而无毛。叶长

15～30厘米,叶总柄显著短于叶轴,叶总柄及叶轴初时被稀疏的褐色短柔毛,后来脱落而近无毛,具7～23枚小叶;小叶纸质,侧生小叶无叶柄,对生或生于下端者偶尔有互生,卵状披针形至长椭圆状披针形,长4～11厘米,宽1.5～3.5厘米,不等边,上方一侧较下方一侧为阔,基部歪斜,顶端长渐尖,边缘有锯齿,顶生小叶具长2～3厘米的小叶柄,基部对称,圆形或阔楔形,小叶上面绿色,近无毛或脉上有褐色短柔毛,下面浅绿色,初时脉上有褐色柔毛,后来脱落,或在侧脉腋内、在基部两侧毛不脱落,甚或毛全不脱落,毛的疏密依不同个体及生境而变异较大。两性花序和雄花序在小枝顶端排列成伞房状花序束,直立;两性花序通常1条,着生于中央顶端,长5～10厘米,雌花序位于下部,长1～3厘米,雄花序部分位于上部,有时无雄花序而仅有雌花序;雄花序通常3～8条,位于两性花序下方四周,长4～10厘米。雄花:苞片阔卵形,顶端渐尖而向外弯曲,外面的下部、内面的上部及边缘生短柔毛,长2～3毫米;雄蕊6～8枚,花丝短,稍生细短柔毛,花药阔卵形,黄色。雌花:苞片卵状披针形,顶端长渐尖、硬而不外曲,长2.5～3毫米;花被2,位于子房两侧并贴于子房,顶端与子房分离,背部具翅状的纵向隆起,与子房一同增大。果序球果状,卵状椭圆形至长椭圆状圆柱形,长2.5～5厘米,直径2～3厘米;宿存苞片木质,略具弹性,长7～10毫米;果实小坚果状,背腹压扁状,两侧具狭翅,长4～6毫米,宽3～6毫米。种子卵形,种皮黄褐色,膜质。5—6月开花,7—8月果成熟。

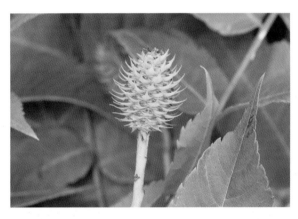
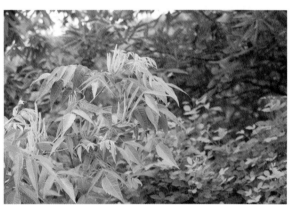

【生境与分布】生于向阳山坡杂木林中。在低山丘陵次生林中为常见树种。产于我国甘肃、陕西和河南的南部及山东、安徽、江苏、浙江、江西、福建、台湾、广东、广西、湖南、湖北、四川、贵州和云南。本市各地广布。

【药材名】化香树叶。(《贵州民间药物》)

【来源】为胡桃科植物化香树的叶。

【采收加工】夏、秋季采收,鲜用或晒干。

【性味】味辛,性温。有毒。

【功能主治】解毒疗疮,杀虫止痒。用于疮痈肿毒,骨痈流脓,顽癣,阴囊湿疹,癞头疮。

【应用举例】(1)治癞头疮:小化香树叶30克,石灰6克,开水1杯,混合浸泡。用鸭毛蘸水外搽,每日搽2次。(《贵州民间药物》)

(2)治痈疽疔毒类急性炎症:化香树叶、雷公藤叶、芹菜叶、大蒜各等份,均用鲜品,捣烂外敷。疮疡溃后不可使用。(《常用中草药图谱及配方》)

二十二、杨柳科 Salicaceae

落叶乔木或直立、垫状和匍匐灌木。树皮光滑或开裂粗糙，通常味苦，有顶芽或无顶芽；芽由 1 至多数鳞片所包被。单叶互生，稀对生，不分裂或浅裂，全缘，锯齿缘或齿牙缘；托叶鳞片状或叶状，早落或宿存。花单性，雌雄异株，罕有杂性；葇荑花序，直立或下垂，先于叶开放，或与叶同时开放，稀叶后开放，花着生于苞片与花序轴间，苞片脱落或宿存；基部有杯状花盘或腺体，稀缺如；雄蕊 2 至多数，花药 2 室，纵裂，花丝分离至合生；雌花子房无柄或有柄，雌蕊由 2～4（5）心皮合成，子房 1 室，侧膜胎座，胚珠多数，花柱不明显至很长，柱头 2～4 裂。蒴果 2～4（5）瓣裂。种子微小，种皮薄，胚直立，无胚乳，或有少量胚乳，基部围有多数白色丝状长毛。

本科有 3 属 620 余种，分布于寒温带、温带和亚热带地区。我国 3 属均有，约 320 种，各省（区）均有分布，尤以山地和北方地区较为普遍。

松滋境内的杨柳科植物有 2 属 2 种，分别为杨属下 1 种、柳属下 1 种。

30. 山杨 *Populus davidiana* Dode

【别名】大叶杨。

【植物形态】乔木，高达 25 米，胸径约 60 厘米。树皮光滑，灰绿色或灰白色，老树基部黑色粗糙；树冠圆形。小枝圆筒形，光滑，赤褐色，萌枝被柔毛。芽卵形或卵圆形，无毛，微有黏质。叶三角状卵圆形或近圆形，长、宽近等，长 3～6 厘米，先端钝尖、急尖或短渐尖，基部圆形、截形或浅心形，边缘有密波状浅齿，发叶时显红色，萌枝叶大，三角状卵圆形，下面被柔毛；叶柄侧扁，长 2～6 厘米。花序轴有疏毛或密毛；苞片棕褐色，掌状条裂，边缘有密长毛；雄花序长 5～9 厘米，雄蕊 5～12，花药紫红色；雌花序长 4～7 厘米；子房圆锥形，柱头 2 深裂，带红色。果序长达 12 厘米；蒴果卵状圆锥形，长约 5 毫米，有短柄，2 瓣裂。花期 3—4 月，果期 4—5 月。

【生境与分布】多生于山坡、山脊和沟谷地带。本市发现于刘家场镇。

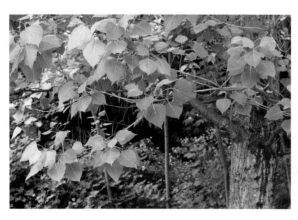 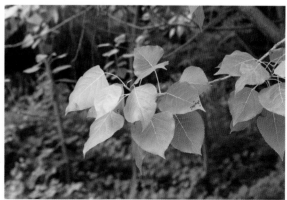

【药材名】白杨树皮。（《新修本草》）

【来源】为杨柳科植物山杨的树皮。

【采收加工】全年均可采收，但多在秋、冬季结合栽培伐木时采收，趁鲜剥皮，晒干。

【性味】味苦，性寒。

【功能主治】祛风活血，清热利湿，驱虫。用于风痹，脚气，扑损瘀血，痢疾，肺热咳嗽，口疮，牙痛，小便淋沥，蛔虫病。

【应用举例】（1）治妊娠下痢：白杨树皮一斤，㕮咀，以水一大升，煮取二小升，分三服。（《备急千金要方》）

（2）治齿疼：白杨树皮一握，细辛半两，以露蜂房半两，捣筛为散。每用三钱，以水一大盏，浸一宿，煎令三五沸，去滓，热含冷吐。（《太平圣惠方》白杨皮散）

31. 垂柳 *Salix babylonica* L.

【别名】水柳、垂丝柳、清明柳。

【植物形态】乔木，高达 12 ～ 18 米，树冠开展而疏散。树皮灰黑色，不规则开裂；枝细，下垂，淡褐黄色、淡褐色或带紫色，无毛。芽线形，先端急尖。叶狭披针形或线状披针形，长 9 ～ 16 厘米，宽 0.5 ～ 1.5 厘米，先端长渐尖，基部楔形，两面无毛或微有毛，上面绿色，下面色较淡，锯齿缘；叶柄长（3）5 ～ 10 毫米，有短柔毛；托叶仅生在萌发枝上，斜披针形或卵圆形，边缘有齿牙。花序先于叶开放，或与叶同时开放；雄花序长 1.5 ～ 2（3）厘米，有短梗，轴有毛；雄蕊 2，花丝与苞片近等长或较长，基部多少有长毛，花药红黄色；苞片披针形，外面有毛；腺体 2；雌花序长达 2 ～ 3（5）厘米，有梗，基部有 3 ～ 4 小叶，轴有毛；子房椭圆形，无毛或下部稍有毛，无柄或近无柄，花柱短，柱头 2 ～ 4 深裂；苞片披针形，长 1.8 ～ 2（2.5）毫米，外面有毛；腺体 1。蒴果长 3 ～ 4 毫米，带绿黄褐色。花期 3—4 月，果期 4—5 月。

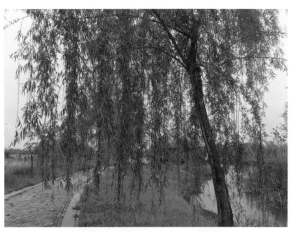

【生境与分布】为道旁、水边等绿化树种。耐水湿，也能生于干旱处。产于长江流域与黄河流域，其他各地均栽培。本市各地均有栽培。

【药材名】柳枝（《本草拾遗》）、柳白皮（《本草纲目》）。

【来源】为杨柳科植物垂柳的枝条、树皮或

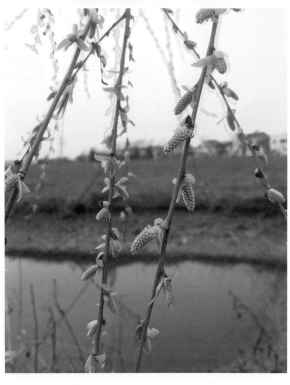

根皮。

【采收加工】柳枝：春季摘取嫩树枝条，鲜用或晒干。柳白皮：多在冬、春季采收，趁鲜剥取树皮或根皮，除去粗皮，鲜用或晒干。

【性味】味苦，性寒。

【功能主治】柳枝：祛风利湿，解毒消肿。用于风湿痹痛，小便淋浊，黄疸，风疹瘙痒，疔疮，丹毒，龋齿，龈肿。

柳白皮：祛风利湿，消肿止痛。用于风湿骨痛，风肿瘙痒，黄疸，淋浊，带下，乳痈，疔疮，牙痛，烫火伤。

【应用举例】（1）柳枝：①治小便淋浊不清：柳枝一握，甘草三钱，煎汤饮之。（《肘后备急方》）②治黄疸：柳枝三大升。以水一斗，煮取浓汁，搨半升，一服令尽。（《外台秘要》引崔氏方）

（2）柳白皮：治妇人乳痈妒肿，削柳根皮，熟捣，火温，帛囊贮，熨之，冷更易。（《肘后备急方》）

二十三、壳斗科 Fagaceae

常绿或落叶乔木，稀灌木。单叶，互生，极少轮生（三棱栎属 Trigonobalanus 的一个种），全缘或齿裂，或不规则的羽状裂（落叶栎类多数种）；托叶早落。花单性同株，稀异株，或同序（柯属 Lithocarpus 的多数种），风媒或虫媒；花被一轮，4～6（8）片，基部合生，干膜质；雄花有雄蕊4～12枚，花丝纤细，花药基着或背着，2室，纵裂，无退化雌蕊，或有但小且为卷丛毛遮盖；雌花1～3（5）朵聚生于一壳斗内，有时伴有可育或不育的短小雄蕊，子房下位，花柱与子房室同数，柱头面线状，近于头状，或浅裂的舌状，或几与花柱同色的窝点，子房室与心皮同数，或因隔膜退化而减少，3～6室，每室有倒生胚珠2颗，仅1颗发育，中轴胎座。雄花序下垂或直立，整序脱落，由多数单花或小花束，即变态的二歧聚伞花序簇生于花序轴（或总花梗）的顶部，呈球状，或散生于总花序轴上，呈穗状（catkin），稀呈圆锥花序；雌花序直立，花单朵散生或3数朵聚生成簇，分生于总花序轴上成穗状，有时单花或2～3花腋生。由总苞（involucre）发育而成的壳斗（cupula）脆壳质、木质、角质或木栓质，形状多样，包着坚果底部至全包坚果，开裂或不开裂，外壁平滑或有各式姿态的小苞片，每壳斗有坚果1～3（5）个；坚果有棱角或浑圆，顶部有稍凸起的柱座（stylopodium），底部的果脐又称疤痕（cicatrix），有时占坚果面积的大部分，凸起、近平坦，或凹陷，胚直立，不育胚珠位于种子的顶部（胚珠悬垂），或位于基部（胚珠上举），稀位于中部，无胚乳，子叶2片，平凸，稀脑叶状或镶嵌状，富含淀粉或及鞣质。

本科有7属900余种。除热带非洲和南非地区不产外几乎全世界分布，以亚洲的种类最多。我国有7属约320种。

松滋境内的壳斗科植物有2属2种，分别为栗属下1种、栎属下1种。

32. 栗 *Castanea mollissima* Bl.

【别名】板栗、栗子、毛栗、魁栗、风栗、瓦栗子树。

【植物形态】高达20米的乔木，胸径80厘米，冬芽长约5毫米，小枝灰褐色，托叶长圆形，长

10～15毫米，被疏长毛及鳞腺。叶椭圆形至长圆形，长11～17厘米，宽稀达7厘米，顶部短至渐尖，基部近截平或圆，或两侧稍向内弯而呈耳垂状，常一侧偏斜而不对称，新生叶的基部常狭楔尖且两侧对称，叶背被星芒状伏贴茸毛或因毛脱落变为几无毛；叶柄长1～2厘米。雄花序长10～20厘米，花序轴被毛；花3～5朵聚生成簇，雌花1～3（5）朵发育结实，花柱下部被毛。成熟壳斗的锐刺有长有短，有疏有密，密时全遮蔽壳斗外壁，疏时则外壁可见，壳斗连刺直径4.5～6.5厘米；坚果高1.5～3厘米，宽1.8～3.5厘米。花期4—6月，果期8—10月。

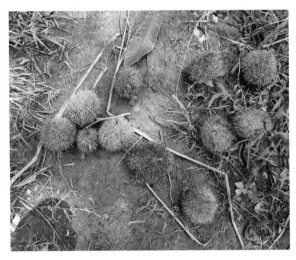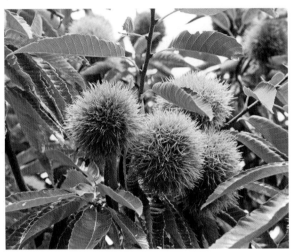

【生境与分布】见于平地至海拔2800米山地，仅见栽培。除青海、宁夏、新疆、海南等少数省区外广布南北各地。本市发现于涴水镇、刘家场镇、斯家场镇。

【药材名】栗子。（《新修本草》）

【来源】为壳斗科植物栗的种仁。

【采收加工】总苞由青色转黄色，微裂时采收，放凉处散热，搭棚遮阴，棚四周夹墙，地面铺河砂，堆栗高30厘米，覆盖湿砂，经常洒水保湿。10月下旬至11月入窖储藏。或剥出种子，晒干。

【性味】味甘、微咸，性平。

【功能主治】益气健脾，补肾强筋，活血消肿，止血。用于脾虚泄泻，反胃呕吐，脚膝酸软，筋骨折伤肿痛，瘰疬，吐血，衄血，便血。

【应用举例】（1）治脾肾虚寒暴注：栗子煨熟食之。（《本经逢原》）

（2）治小儿脚弱无力，三四岁尚不能行步：日以生栗与食。（《食物本草》）

33. 白栎 *Quercus fabri* Hance

【别名】金刚栎、小白栎、白柴蒲树、白青冈、泽栗。

【植物形态】落叶乔木或灌木状，高达20米，树皮灰褐色，深纵裂。小枝密生灰色至灰褐色茸毛；冬芽卵状圆锥形，芽长4～6毫米，芽鳞多数，被疏毛。叶片倒卵形、椭圆状倒卵形，长7～15厘米，宽3～8厘米，顶端钝或短渐尖，基部楔形或窄圆形，叶缘具波状锯齿或粗钝锯齿，幼时两面被灰黄色星状毛，侧脉每边8～12条，叶背支脉明显；叶柄长3～5毫米，被棕黄色茸毛。雄花序长6～9厘米，花序轴被茸毛，雌花序长1～4厘米，生2～4朵花，壳斗杯形，包着坚果约1/3，直径0.8～1.1厘米，高4～8毫米；

小苞片卵状披针形，排列紧密，在口缘处稍伸出。坚果长椭圆形或卵状长椭圆形，直径 0.7 ～ 1.2 厘米，高 1.7 ～ 2 厘米，无毛，果脐突起。花期 4 月，果期 10 月。

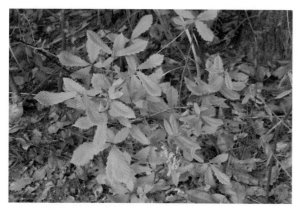 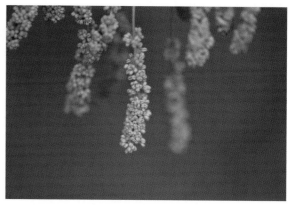

【生境与分布】生于海拔 50 ～ 1900 米的丘陵、山地杂木林中。产于陕西（南部）、江苏、安徽、浙江、江西、福建、河南、湖北、湖南、广东、广西、四川、贵州、云南等地。本市发现于涴水镇。

【药材名】白栎蔀。（《浙江天目山药用植物志》）

【来源】为壳斗科植物白栎带有虫瘿的果实、总苞或根。

【采收加工】带虫瘿的果实及总苞，秋季采集，晒干。根全年可采，鲜用或晒干。

【性味】味苦、涩，性平。

【功能主治】理气消积，明目解毒。用于疳积，疝气，泄泻，痢疾，火眼赤痛，疮疖。

【应用举例】（1）治小儿疳积：白栎蔀 21 ～ 24 克，麦芽 6 克，野刚子（马钱科醉鱼草）根 12 ～ 15 克，水煎，早、晚各服 1 次。忌食酸辣、香味食物。（《浙江天目山药用植物志》）

（2）治肠炎，痢疾：白栎根 15 克，算盘子根 18 克，青木香 6 克，水煎服。（《湖南药物志》）

二十四、杜仲科 Eucommiaceae

落叶乔木。叶互生，单叶，具羽状脉，边缘有锯齿，具柄，无托叶。花雌雄异株，无花被，先于叶开放，或与新叶同时从鳞芽长出。雄花簇生，有短柄，具小苞片；雄蕊 5 ～ 10 个，线形，花丝极短，花药 4 室，纵裂。雌花单生于小枝下部，有苞片，具短花梗，子房 1 室，由合生心皮组成，有子房柄，扁平，顶端 2 裂，柱头位于裂口内侧，先端反折，胚珠 2 个，并立，倒生，下垂。果不开裂，扁平，长椭圆形的翅果先端 2 裂，果皮薄革质，果梗极短；种子 1 个，垂生于顶端；胚乳丰富；胚直立，与胚乳同长；子叶肉质，扁平；外种皮膜质。

本科仅 1 属 1 种，我国特有，分布于华中、华西、西南及西北各地，现广泛栽培。

松滋境内的杜仲科植物有 1 属 1 种，即杜仲属下 1 种。

34. 杜仲 *Eucommia ulmoides* Oliver

【别名】思仙、扯丝皮、玉丝皮。

【植物形态】落叶乔木，高达20米，胸径约50厘米；树皮灰褐色，粗糙，内含橡胶，折断拉开有多数细丝。嫩枝有黄褐色毛，不久变秃净，老枝有明显的皮孔。芽体卵圆形，外面发亮，红褐色，有鳞片6～8片，边缘有微毛。叶椭圆形、卵形或矩圆形，薄革质，长6～15厘米，宽3.5～6.5厘米；基部圆形或阔楔形，先端渐尖；上面暗绿色，初时有褐色柔毛，不久变秃净，老叶略有皱纹，下面淡绿色，初时有褐色毛，以后仅在脉上有毛；

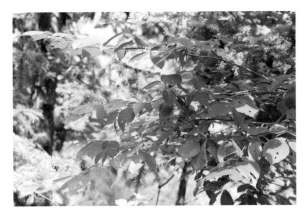

侧脉6～9对，与网脉在上面下陷，在下面稍突起；边缘有锯齿；叶柄长1～2厘米，上面有槽，被散生长毛。花生于当年生枝基部，雄花无花被；花梗长约3毫米，无毛；苞片倒卵状匙形，长6～8毫米，顶端圆形，边缘有睫毛状毛，早落；雄蕊长约1厘米，无毛，花丝长约1毫米，药隔突出，花粉囊细长，无退化雌蕊。雌花单生，苞片倒卵形，花梗长8毫米，子房无毛，1室，扁而长，先端2裂，子房柄极短。翅果扁平，长椭圆形，长3～3.5厘米，宽1～1.3厘米，先端2裂，基部楔形，周围具薄翅；坚果位于中央，稍突起，子房柄长2～3毫米，与果梗相接处有关节。种子扁平，线形，长1.4～1.5厘米，宽3毫米，两端圆形。早春开花，秋后果实成熟。

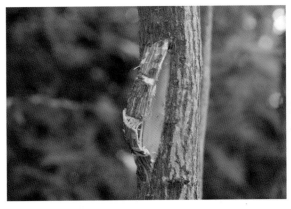
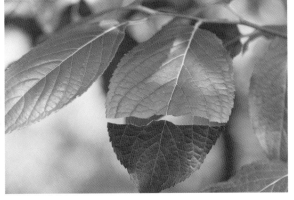

【生境与分布】生于海拔300～500米的低山、谷地或低坡的疏林里。分布于陕西、甘肃、河南、湖北、四川、云南、贵州、湖南及浙江等地，现各地广泛栽种。本市发现于刘家场镇。

【药材名】杜仲，杜仲叶。（《中华人民共和国药典》）

【来源】为杜仲科植物杜仲的树皮，叶。

【采收加工】杜仲：4—6月杜仲树形成层细胞分裂旺盛时，在离地面10厘米以上树干处割树干的一半或三分之一，注意割至韧皮部时不伤形成层，然后剥取树皮。剥下树皮用开水烫泡，将树皮展平，把树皮内面相对叠平、压紧，四周上、下用稻草包住，使其发汗，经1星期后，内皮略呈紫褐色，取出，晒干，刮去粗皮，修切整齐，储藏。

杜仲叶：夏、秋季枝叶茂盛时采收，除去杂质，洗净，晒干或低温干燥。

【性味】杜仲：味甘，性温。杜仲叶：味微辛，性温。

【功能主治】杜仲：补肝肾，强筋骨，安胎。用于肝肾不足，腰膝酸痛，筋骨无力，头晕目眩，妊娠漏血，胎动不安。

　　杜仲叶：补肝肾，强筋骨。用于肝肾不足，头晕目眩，腰膝酸痛，筋骨痿软。

　　【应用举例】（1）杜仲：①治卒腰痛：杜仲半斤，丹参半斤，芎劳五两。上三昧切，以酒一斗渍五宿。随性少少饮之即瘥。（《外台秘要》引《经心录》杜仲酒）

　　②治肾虚腰痛如折，起坐艰难，俯仰不利，转侧不能：杜仲（姜汁炒）十六两，胡桃肉二十个，补骨脂（酒浸炒）八两，大蒜（熬膏）四两。上为细末，蒜膏为丸。每服三十丸，空腹温酒送下，妇人淡醋汤送下。（《局方》青娥丸）

　　（2）杜仲叶：治腰背疼痛、高血压，杜仲叶 15 ～ 30 克，煎汤服。（《中华本草》）

二十五、桑科 Moraceae

　　乔木或灌木，藤本，稀为草本，通常具乳液，有刺或无刺。叶互生稀对生，全缘或具锯齿，分裂或不分裂，叶脉掌状或为羽状，有或无钟乳体；托叶 2 枚，通常早落。花小、单性，雌雄同株或异株，无花瓣；花序腋生，典型成对，总状、圆锥状、头状、穗状或壶状，稀为聚伞状，花序托有时为肉质，增厚或封闭而为隐头花序或张开而为头状或圆柱状。雄花：花被片 2 ～ 4 枚，有时仅为 1 枚或更多至 8 枚，分离或合生，覆瓦状或镊合状排列，宿存；雄蕊通常与花被片同数而对生，花丝在芽时内折或直立，花药具尖头，或小而 2 浅裂无尖头，从新月形至陀螺形（具横的赤道裂口），退化雌蕊有或无。雌花：花被片 4，稀更多或更少，宿存；子房 1 室，稀为 2 室，上位、下位或半下位，或埋藏于花序轴上的陷穴中，每室有倒生或弯生胚珠 1 枚，着生于子房室的顶部或近顶部；花柱 2 裂或单一，具 1 或 2 个柱头臂，柱头非头状或盾形。果为瘦果或核果状，围以肉质变厚的花被，或藏于其内形成聚花果，或隐藏于壶形花序托内壁，形成隐花果，或陷入发达的花序轴内，形成大型的聚花果。种子大或小，包于内果皮中；种皮膜质或不存；胚悬垂，弯或直；幼根长或短，背倚子叶紧贴；子叶褶皱，对折或扁平，叶状或增厚。

　　本科约有 53 属 1400 种，多产于热带、亚热带地区，少数分布在温带地区。本科在我国约产 12 属 153 种和亚种，并有变种及变型 59 个。

　　松滋境内的桑科植物有 6 属 11 种，分别为构属下 2 种、水蛇麻属下 1 种、榕属下 4 种、葎草属下 1 种、柘属下 1 种、桑属下 2 种。

35. 楮 *Broussonetia kazinoki* Sieb.

　　【别名】小构树、小叶构、葡蟠。

　　【植物形态】灌木，高 2 ～ 4 米；小枝斜上，幼时被毛，成长脱落。叶卵形至斜卵形，长 3 ～ 7 厘米，宽 3 ～ 4.5 厘米，先端渐尖至尾尖，基部近圆形或斜圆形，边缘具三角形锯齿，不裂或 3 裂，表面粗糙，背面近无毛；叶柄长约 1 厘米；托叶小，线状披针形，渐尖，长 3 ～ 5 毫米，宽 0.5 ～ 1 毫米。花雌雄同株；雄花序球形头状，直径 8 ～ 10 毫米，雄花花被 3 ～ 4 裂，裂片三角形，外面被毛，雄蕊 3 ～ 4，花药椭圆形；雌花序球形，被柔毛，花被管状，顶端齿裂，或近全缘，花柱单生，仅在近中部有小突起。聚花果球形，直径8～10毫米；瘦果扁球形，外果皮壳质，表面具瘤体。花期4—5月，果期5—6月。

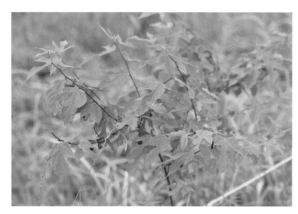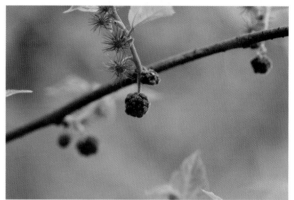

【生境与分布】生于中海拔以下，低山地区山坡林缘、沟边、住宅近旁。产于台湾及华中、华南、西南各地。本市发现于涴水镇。

【药材名】构皮麻。（《贵州民间方药集》）

【来源】为桑科植物楮的全株或根、根皮。

【采收加工】全年均可采剥，晒干。

【性味】味甘、淡，性平。

【功能主治】祛风除湿，散瘀消肿。用于风湿痹痛，泄泻，痢疾，黄疸，浮肿，痈疖，跌打损伤。

【应用举例】（1）治跌打损伤：葡蟠根皮、苦参根各30克，水煎冲酒，每日早、晚饭前各服一次。（《浙江天目山药用植物志》）

（2）治黄疸型肝炎：小构树全株125克，猪肚半只，水煮服，连服3～7剂。（《浙江药用植物志》）

36. 构树 *Broussonetia papyrifera*（L.）L'Hert. ex Vent.

【别名】假杨梅、谷树、谷桑、楮桃、构、沙纸树。

【植物形态】乔木，高10～20米；树皮暗灰色；小枝密生柔毛。叶螺旋状排列，广卵形至长椭圆状卵形，长6～18厘米，宽5～9厘米，先端渐尖，基部心形，两侧常不相等，边缘具粗锯齿，不分裂或3～5裂，小树之叶常有明显分裂，表面粗糙，疏生糙毛，背面密被茸毛，基生叶脉三出，侧脉6～7对；叶柄长2.5～8厘米，密被糙毛；托叶大，卵形，狭渐尖，长1.5～2厘米，宽0.8～1厘米。花雌雄异株；雄花序为葇荑花序，粗壮，长3～8厘米，苞片披针形，被毛，花被4裂，裂片三角状卵形，被毛，雄蕊4，花药近球形，退化雌蕊小；雌花序球形头状，苞片棍棒状，顶端被毛，花被管状，顶端与花柱紧贴，子房卵圆形，柱头线形，被毛。聚花果直径1.5～3厘米，成熟时橙红色，肉质；瘦果具有等长的柄，表面有小瘤，龙骨双层，外果皮壳质。花期4—5月，果期6—7月。

【生境与分布】生于山坡林缘、宅旁。产于我国南北各地。本市广布。

【药材名】楮实子。（《中华人民共和国药典》）

【来源】为桑科植物构树的果实。

【采收加工】9月果实变红时采摘，除去灰白色膜状宿萼及杂质，洗净，晒干。

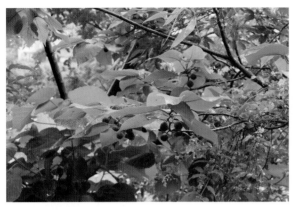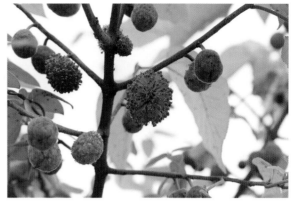

【性味】味甘，性寒。

【功能主治】补肾清肝，明目，利尿。用于肝肾不足，腰膝酸软，虚劳骨蒸，头晕目昏，目生翳膜，水肿胀满。

【应用举例】（1）治目昏：楮实子、荆芥穗、地骨皮各等份。上为细末，炼蜜为丸，梧桐子大。每服二十丸，米汤下。（《儒门事亲》）

（2）治脾、肾、肝三脏阴虚，吐血咯血，骨蒸夜汗，口苦烦渴，梦中遗精：楮实子（赤者）一斗。取黑豆一斗，煮汁，去豆取汁，浸楮实子一日，晒干。再浸再晒，以豆汁渗尽为度，再晒燥。配枸杞子三升，俱炒微焦，研为细末，每早用白汤调服五钱。（《本草汇言》）

37. 水蛇麻 *Fatoua villosa*（Thunb.）Nakai

【别名】桑草、小蛇麻。

【植物形态】一年生草本，高 30 ～ 80 厘米，枝直立，纤细，少分枝或不分枝，幼时绿色后变黑色，微被长柔毛。叶膜质，卵圆形至宽卵圆形，长 5 ～ 10 厘米，宽 3 ～ 5 厘米，先端急尖，基部心形至楔形，边缘锯齿三角形，微钝，两面被粗糙贴伏柔毛，侧脉每边 3 ～ 4 条；叶片在基部稍下延成叶柄；叶柄被柔毛。花单性，聚伞花序腋生，直径约 5 毫米；雄花钟形；花被裂片长约 1 毫米，雄蕊伸出花被片外，与花被片对生；雌花，花被片宽舟状，稍长于雄花被片，子房近扁球形，花柱侧生，丝状，长 1 ～ 1.5 毫米，约长于子房 2 倍。瘦果略扁，具 3 棱，表面散生细小瘤体；种子 1 颗。花期 5—8 月。

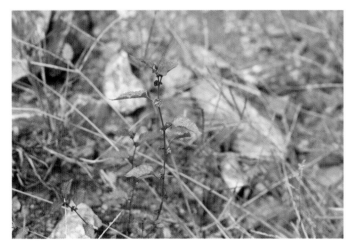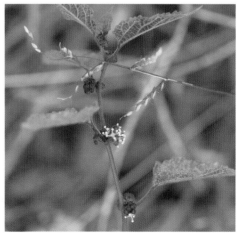

【生境与分布】多生于荒地或道旁，或岩石及灌丛中。产于河北、江苏、浙江、江西、福建、湖北、台湾、广东、海南、广西、云南、贵州。本市发现于刘家场镇。

【药材名】水蛇麻。（《贵州药录》）

【来源】为桑科植物水蛇麻的根皮。

【功能主治】清热解毒，凉血止血。用于喉炎，流行性腮腺炎，无名肿毒，刀伤出血。

38. 异叶榕 *Ficus heteromorpha* Hemsl.

【别名】异叶天仙果、山枇杷、野枇杷、牛奶子、一种三苗、牛舌子树。

【植物形态】落叶灌木或小乔木，高 2～5 米；树皮灰褐色；小枝红褐色，节短。叶多形，琴形、椭圆形、椭圆状披针形，长 10～18 厘米，宽 2～7 厘米，先端渐尖或为尾状，基部圆形或浅心形，表面略粗糙，背面有细小钟乳体，全缘或微波状，基生侧脉较短，侧脉 6～15 对，红色；叶柄长 1.5～6 厘米，红色；托叶披针形，长约 1 厘米。榕果成对生于短枝叶腋，稀单生，无总梗，球形或圆锥状球形，光滑，直径 6～10 毫米，成熟时紫黑色，顶生苞片脐状，基生苞片 3 枚，卵圆形，雄花和瘿花同生于一榕果中；雄花散生内壁，花被片 4～5，匙形，雄蕊 2～3；瘿花花被片 5～6，子房光滑，花柱短；雌花花被片 4～5，包围子房，花柱侧生，柱头画笔状，被柔毛。瘦果光滑。花期 4—5 月，果期 5—7 月。

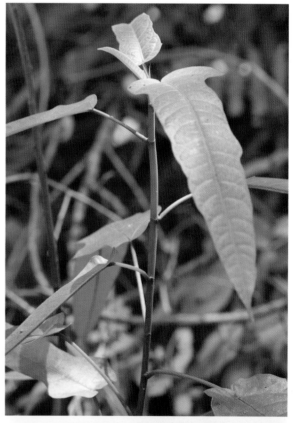

【生境与分布】生于山谷、坡地及林中。广泛分布于长江流域中下游及华南地区，北至陕西、湖北、河南。本市发现于刘家场镇、卸甲坪乡。

【药材名】奶浆木。（《湖南药物志》）

【来源】为桑科植物异叶榕的根或全株。

【采收加工】全年均可采收，鲜用或晒干。

【性味】味微苦、涩，性凉。

【功能主治】祛风除湿，化痰止咳，活血，解毒。用于风湿痹痛，咳嗽，跌打损伤，毒蛇咬伤。

【应用举例】（1）治风湿关节痛，跌打损伤：异叶天仙果根皮 15 克，凌霄花根 15 克，牛膝 9 克，煎水洗或浸酒服。（《湖南药物志》）

（2）治咳嗽：异叶天仙果茎、叶 30 克，矮

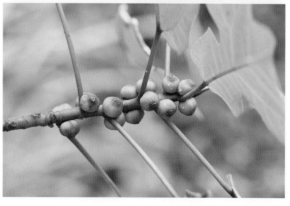

地茶15克，水煎服。久咳加蜜糖。（《湖南药物志》）

39. 薜荔 *Ficus pumila* L.

【别名】木馒头、鬼馒头、木莲、冰粉子、凉粉果。

【植物形态】攀援或匍匐灌木。叶两型，不结果枝节上生不定根，叶卵状心形，长约2.5厘米，薄革质，基部稍不对称，尖端渐尖，叶柄很短；结果枝节上无不定根，革质，卵状椭圆形，长5～10厘米，宽2～3.5厘米，先端急尖至钝形，基部圆形至浅心形，全缘，上面无毛，背面被黄褐色柔毛，基生叶脉延长，网脉3～4对，在表面下陷，背面凸起，网脉甚明显，呈蜂窝状；叶柄长5～10毫米；托叶2，披针形，被黄褐色丝状毛。榕果单生于叶腋，瘿花果梨形，雌花果近球形，长4～8厘米，直径3～5厘米，顶部截平，略具短钝头或为脐状突起，基部收窄成一短柄，基生苞片宿存，三角状卵形，密被长柔毛，榕果幼时被黄色短柔毛，成熟黄绿色或微红色；总梗粗短；雄花生于榕果内壁口部，多数，排为几行，有柄，花被片2～3，线形，雄蕊2枚，花丝短；瘿花具柄，花被片3～4，线形，花柱侧生，短；雌花生于另一植株榕果内壁，花柄长，花被片4～5。瘦果近球形，有黏液。花果期5—8月。

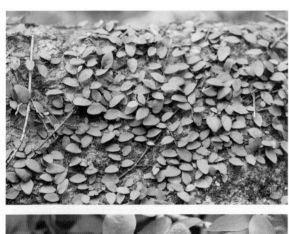

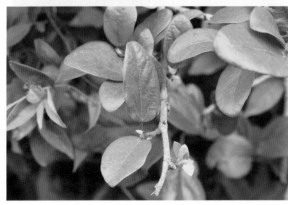

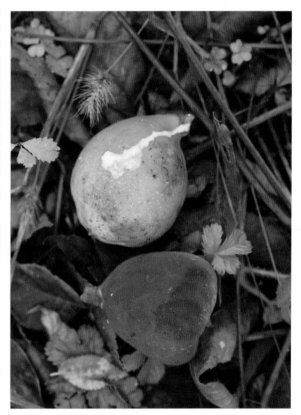

【生境与分布】常借气根攀援于大树、墙壁或岩石上。分布于华东、中南、西南等地。本市各地广布。

【药材名】木馒头。（《本草纲目》）

【来源】为桑科植物薜荔的果实。

【采收加工】秋季采收成熟的果实，剪去果柄，投入沸水中浸1分钟，晒干或鲜用。

【性味】味甘，性平。

【功能主治】补肾固精，清热利湿，活血通经，催乳，解毒消肿。用于肾虚遗精，阳痿，小便淋浊，久痢，痔血，肠风下血，久痢脱肛，经闭，疝气，乳汁不下，咽喉痛，疳腮，痈肿，疥癣。

【应用举例】（1）治乳汁不通：木馒头二个，猪前蹄一个，烂煮食之，并饮汁尽，一日即通，无子妇人食之，亦有乳也。（《李时珍濒湖集简方》）

（2）治肠风下血不止，仍治大便急涩：枳壳（去瓤，麸炒）、木馒头（麸炒）各等份。为细末，空心食前，每服二钱，温酒调下。（《杨氏家藏方》枳壳散）

40. 珍珠莲 *Ficus sarmentosa* Buch. –Ham. ex J. E. Sm.

【别名】珍珠榕、冰粉树、大风藤、岩枇杷。

【植物形态】木质攀援匍匐藤状灌木，幼枝密被褐色长柔毛，叶革质，卵状椭圆形，长8～10厘米，宽3～4厘米，先端渐尖，基部圆形至楔形，表面无毛，背面密被褐色柔毛或长柔毛，基生侧脉延长，侧脉5～7对，小脉网结成蜂窝状；叶柄长5～10毫米，被毛。榕果成对腋生，圆锥形，直径1～1.5厘米，表面密被褐色长柔毛，成长后脱落，顶生苞片直立，长约3毫米，基生苞片卵状披针形，长3～6毫米。榕果无总梗或具短梗。

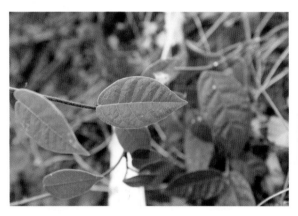 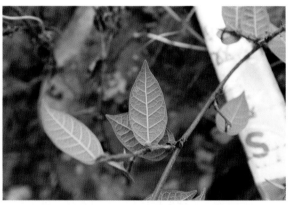

【生境与分布】常生于阔叶林下或灌丛中。产于台湾、浙江、江西、福建、广西（大苗山）、广东、湖南、湖北、贵州、云南、四川、陕西、甘肃。本市发现于刘家场镇。

【药材名】珍珠莲。（《浙江天目山药用植物志》）

【来源】为桑科植物珍珠莲的根、藤。

【采收加工】全年均可采收，洗净，切片，鲜用或晒干。

【性味】味微辛，性平。

【功能主治】祛风除湿，消肿止痛，解毒杀虫。用于风湿关节痛，脱臼，乳痈，疮疖，癣证。

【应用举例】（1）治慢性关节痛风：珍珠莲藤或根、钻地风根、毛竹根各60～90克，白牛膝30～120克，丹参30～60克。水煎，冲黄酒，早、晚空腹服。（《浙江天目山药用植物志》）

（2）治疮疖，癣：珍珠莲鲜根适量，加米汤磨汁，外敷患处。（《浙江药用植物志》）

41. 地果 *Ficus tikoua* Bur.

【别名】地爬根、地瓜榕、地石榴、地枇杷。

【植物形态】匍匐木质藤本，茎上生细长不定根，节膨大；幼枝偶有直立的，高达30～40厘米。叶坚纸质，倒卵状椭圆形，长2～8厘米，宽1.5～4厘米，先端急尖，基部圆形至浅心形，边缘具波状疏浅圆锯齿，基生侧脉较短，侧脉3～4对，表面被短刺毛，背面沿脉有细毛；叶柄长1～2厘米，直立幼枝的叶柄长达6厘米；托叶披针形，长约5毫米，被柔毛。榕果成对或簇生于匍匐茎上，常埋于土中，球形至卵球形，直径1～2厘米，基部收缩成狭柄，成熟时深红色，表面多圆形瘤点，基生苞片3，细小；雄花生于榕果内壁孔口部，无柄，花被片2～6，雄蕊1～3；雌花生于另一植株榕果内壁，有短柄。无花被，有黏膜包被子房。瘦果卵球形，表面有瘤体，花柱侧生，长，柱头2裂。花期5—6月，果期7月。

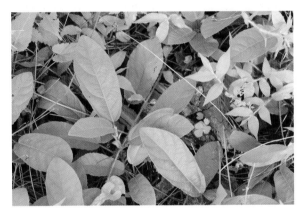
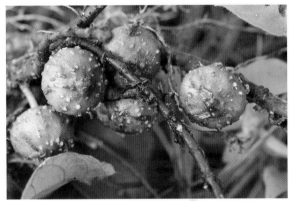

【生境与分布】生于海拔1200米以下的山坡灌丛阴处、岩缝及沟边。分布于西南及陕西、湖南、湖北、广西、西藏等地。本市低山区广布。

【药材名】地瓜藤（《贵州民间方药集》），地瓜果（《贵州民间药物》）。

【来源】为桑科植物地果的茎、叶或隐花果。

【采收加工】地瓜藤：9—10月采收，洗净晒干。

地瓜果：夏季采收尚未成熟的榕果，晒干。

【性味】地瓜藤：味苦，性寒。地瓜果：味甘，性微寒。

【功能主治】地瓜藤：清热利湿，活血通络，解毒消肿。用于肺热咳嗽，痢疾，水肿，黄疸，小儿消化不良，风湿疼痛，经闭，带下，跌打损伤，痔疮出血，无名肿毒。

地瓜果：清热解毒，涩精止遗。用于咽喉肿痛，遗精滑精。

【应用举例】（1）地瓜藤：①治咳嗽吐血，阴虚发热：地瓜茎15～24克，水煎服。（《湖南药物志》）

②治慢性支气管炎：地枇杷、蜂蜜各30克，用炼蜜制成小蜜丸。日服3次，每次服6克。（《湖北中草药志》）

（2）地瓜果：治咽喉疼痛，嫩地枇杷果，晒干。每次9克，泡开水，随时服用。（《贵州民间药物》）

42. 葎草 *Humulus scandens*（Lour.）Merr.

【别名】锯锯藤、拉拉藤、葛勒子秧、勒草、割人藤、大叶五爪龙。

【植物形态】缠绕草本，茎、枝、叶柄均具倒钩刺。叶纸质，肾状五角形，掌状 5 ～ 7 深裂，稀为 3 裂，长、宽 7 ～ 10 厘米，基部心形，表面粗糙，疏生糙伏毛，背面有柔毛和黄色腺体，裂片卵状三角形，边缘具锯齿；叶柄长 5 ～ 10 厘米。雄花小，黄绿色，圆锥花序，长 15 ～ 25 厘米；雌花序球果状，直径约 5 毫米，苞片纸质，三角形，顶端渐尖，具白色茸毛；子房为苞片包围，柱头 2，伸出苞片外。瘦果成熟时露出苞片外。花期春、夏季，果期秋季。

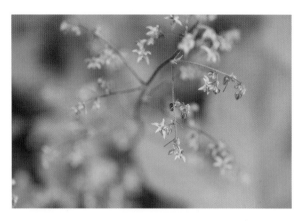 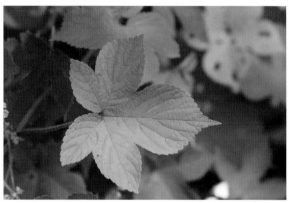

【生境与分布】生于沟边、路边、村旁。我国除新疆、青海外，南北各省区均有分布。本市各地均有分布。

【药材名】葎草。（《新修本草》）

【来源】为桑科植物葎草的全草。

【采收加工】9—10 月收获，选晴天，收割地上部分，除去杂质，晒干。

【性味】味甘、苦，性寒。

【功能主治】清热解毒，利尿通淋。用于肺热咳嗽，肺痈，虚热烦渴，热淋，水肿，小便不利，湿热泄泻，热毒疮疡，皮肤瘙痒。

【应用举例】（1）治伤寒汗后虚热：葎草（锉），研取生汁。饮一合愈。（《本草衍义》）

（2）治膏淋：葎草一斤（洗切），捣取自然汁，用醋一合匀。每服半盏，连服三服，不计时。（《普济方》）

43. 柘 *Maclura tricuspidata* Carr.

【别名】柘树、棉柘、黄桑、刺桑、刺钉。

【植物形态】落叶灌木或小乔木，高 1 ～ 7 米；树皮灰褐色，小枝无毛，略具棱，有棘刺，刺长 5 ～ 20 毫米；冬芽赤褐色。叶卵形或菱状卵形，偶为 3 裂，长 5 ～ 14 厘米，宽 3 ～ 6 厘米，先端渐尖，基部楔形至圆形，表面深绿色，背面绿白色，无毛或被柔毛，侧脉 4 ～ 6 对；叶柄长 1 ～ 2 厘米，被微柔毛。雌雄异株，雌雄花序均为球形头状花序，单生或成对腋生，具短总花梗；雄花序直径 0.5 厘

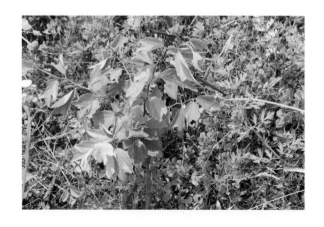

米，雄花有苞片2枚，附着于花被片上，花被片4，肉质，先端肥厚，内卷，内面有黄色腺体2个，雄蕊4，与花被片对生，花丝在花芽时直立，退化雌蕊锥形；雌花序直径1～1.5厘米，花被片与雄花同数，花被片先端盾形，内卷，内面下部有2黄色腺体，子房埋于花被片下部。聚花果近球形，直径约2.5厘米，肉质，成熟时橘红色。花期5—6月，果期6—7月。

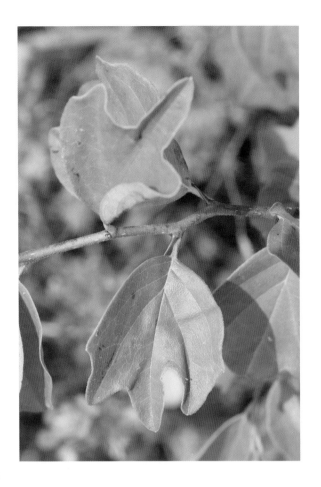

【生境与分布】生于海拔200～1500米，阳光充足的山地或林缘。分布于华东、中南、西南及河北、陕西、甘肃等地。本市发现于浠水镇。

【药材名】穿破石。（《岭南采药录》）

【来源】为桑科植物柘的根。

【采收加工】全年均可采挖，除去泥土和须根，晒干或洗净，趁鲜切片，晒干。

【性味】味淡、微苦，性凉。

【功能主治】祛风通络，清热除湿，解毒消肿。用于风湿痹痛，跌打损伤，黄疸，腮腺炎，肺结核，淋浊，劳伤咯血，疔疮痈肿。

【应用举例】（1）治腰痛：穿破石根皮（鲜）120克，白酒500克。浸泡7日，每日服15～30克，早晚各一次。（《江西草药》）

（2）治骨折：穿破石、三加皮、胡颓子各等量，均用根皮。焙干研末，以适量凡士林加热调成膏状，复位后，外敷膏药，夹板固定。隔日换药一次。（《全国中草药汇编》）

44. 桑 *Morus alba* L.

【别名】桑树、家桑、蚕桑。

【植物形态】乔木或为灌木，高3～10米或更高，胸径可达50厘米，树皮厚，灰色，具不规则浅纵裂；冬芽红褐色，卵形，芽鳞覆瓦状排列，灰褐色，有细毛；小枝有细毛。叶卵形或广卵形，长5～15厘米，宽5～12厘米，先端急尖、渐尖或圆钝，基部圆形至浅心形，边缘锯齿粗钝，有时叶为各种分裂，表面鲜绿色，无毛，背面沿脉有疏毛，脉腋有簇毛；叶柄长1.5～5.5厘米，具柔毛；托叶披针形，早落，外面密被细硬毛。花单性，腋生或生于芽鳞腋内，与叶同时生出。雄花序下垂，长2～3.5厘米，密被白色柔毛，雄花花被片宽椭圆形，淡绿色。花丝在芽时内折，花药2室，球形至肾形，纵裂；雌花序长1～2厘米，被毛，总花梗长5～10毫米，被柔毛，雌花无梗，花被片倒卵形，顶端圆钝，外面和边缘被毛，两侧紧抱子房，无花柱，柱头2裂，内面有乳头状突起。聚花果卵状椭圆形，长1～2.5厘米，成熟时红色或暗紫色。花期4—5月，果期5—8月。

【生境与分布】生于丘陵、山坡、村旁、田野等处，分布于全国各地。本市各地有栽培。

【药材名】桑叶，桑白皮，桑枝，桑椹。（《中华人民共和国药典》）

【来源】为桑科植物桑的叶，根皮，嫩枝，果穗。

【采收加工】桑叶：10—11月霜降后采收经霜之叶，除去细枝及杂质，晒干。

桑白皮：多在春、秋季挖取根部，南方各地冬季也可挖取，去净泥土及须根，趁鲜时刮去黄棕色粗皮，用刀纵向剖开皮部，以木槌轻击，使皮部与木部分离，除去木心，晒干。

桑枝：春末夏初采收，去叶，略晒，趁新鲜时切成长30～60厘米的段或斜片，晒干。

桑椹：4—6月果实变红时采收，晒干，或略蒸后晒干。

【性味】桑叶、桑白皮：味甘、辛，性寒。桑枝：味苦，性平。桑椹：味甘、酸，性寒。

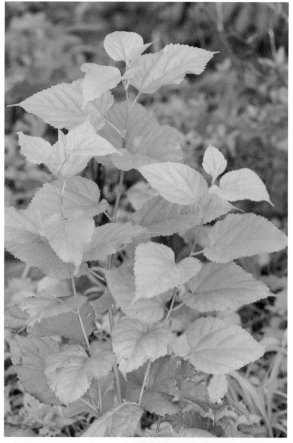

【功能主治】桑叶：疏散风热，清肺润燥，清肝明目。用于风热感冒，风温初起，发热头痛，汗出恶风，咳嗽胸痛；或肺燥干咳无痰，咽干口渴；风热及肝阳上扰，目赤肿痛。

桑白皮：泻肺平喘，利水消肿。用于肺热咳喘，水饮停肺，胀满喘急，水肿，脚气，小便不利。

桑枝：祛风湿，通经络，行水气。用于风湿痹痛，中风半身不遂，水肿脚气，肌体风痒。

桑椹：滋阴补血，生津润燥。用于肝肾阴虚，眩晕耳鸣，心悸失眠，须发早白，津伤口渴，内热消渴，肠燥便秘。

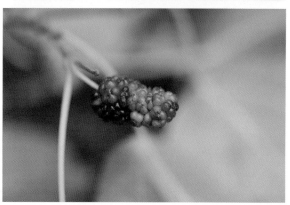

【应用举例】（1）桑叶：①治太阴风温，但咳，身不甚热，微渴者：杏仁二钱，连翘一钱五分，薄荷八分，桑叶二钱五分，菊花一钱，苦梗二钱，甘草八分（生），苇根二钱。水二杯，煮取一杯。日二服。（《温病条辨》桑菊饮）

②治风眼下泪：腊月不落桑叶，煎汤日日温洗，或入芒硝。（《李时珍濒湖集简方》）

（2）桑白皮：①治小儿肺盛，气急喘咳：地骨皮、桑白皮（炒）各一两，甘草（炙）一钱，锉散，入粳米一撮，水二小盏，煎七分。食前服。（《小儿药证直诀》泻白散）

②治水饮停肺，胀满喘急：桑根白皮二钱，麻黄、桂枝各一钱五分，杏仁十四粒（去皮），细辛、干姜各一钱五分，水煎服。（《本草汇言》）

（3）桑枝：①治风热臂痛：桑枝一小升，细切，炒香，以水三大升，煎取二升。一日服尽，无时。（《普济本事方》）

②治过肥者：久服桑枝茶，逐湿，令人瘦。（《鲟溪单方选》）

（4）桑椹：①治心肾衰弱不寐，或习惯性便秘：鲜桑椹30～60克，水适量煎服。（《闽南民间草药》）

②健脾祛湿，熄火消痰，久服轻身，发白转黑，面如童子：苍术（天精）、地骨皮（地精）各净末一斤。用黑桑椹（人精）取廿斤，揉碎入绢袋内压去渣，将前药投入汁内调匀，倾入磁罐内，密封口，搁于栏上，昼采日精，夜采月华，直待日月自然煎干，方取为末，蜜丸小豆大。每十丸，酒汤任下。（《医学入门》三精丸）

45. 蒙桑 *Morus mongolica*（Bur.）Schneid.

【别名】崖桑、岩桑、刺叶桑。

【植物形态】小乔木或灌木，树皮灰褐色，纵裂；小枝暗红色，老枝灰黑色；冬芽卵圆形，灰褐色。叶长椭圆状卵形，长8～15厘米，宽5～8厘米，先端尾尖，基部心形，边缘具三角形单锯齿，稀为重锯齿，齿尖有长刺芒，两面无毛；叶柄长2.5～3.5厘米。雄花序长3厘米，雄花花被暗黄色，外面及边缘被长柔毛，花药2室，纵裂；雌花序短圆柱状，长1～1.5厘米，总花梗纤细，长1～1.5厘米。雌花花被片外面上部疏被柔毛，或近无毛；花柱长，柱头2裂，内面密生乳头状突起。聚花果长1.5厘米，成熟时红色至紫黑色。花期3—4月，果期4—5月。

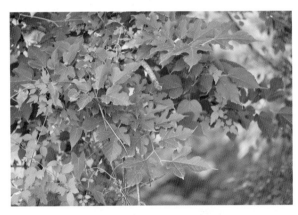
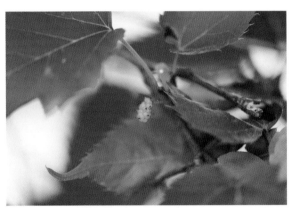

【生境与分布】生于海拔800～1500米山地或林中。本市发现于刘家场镇。

【药材名】蒙桑。（《中华本草》）

【来源】为桑科植物蒙桑的叶，根皮（地方用药）。

【功能主治】叶：疏散风热，清肺润燥，清肝明目。根皮：泻肺平喘，利水消肿。

二十六、荨麻科 Urticaceae

草本、亚灌木或灌木，稀乔木或攀援藤本，有时有刺毛；钟乳体点状、杆状或条形，在叶或有时在茎和花被的表皮细胞内隆起。茎常富含纤维，有时肉质。叶互生或对生，单叶；托叶存在，稀缺。花极小，单性，稀两性，风媒传粉，花被单层，稀2层；花序雌雄同株或异株，若同株时常为单性，有时两性（即雌雄花混生于同一花序），稀具两性花而成杂性，由若干小的团伞花序排成聚伞状、圆锥状、总状、伞房状、穗状、串珠式穗状、头状，有时花序轴上端发育成球状、杯状或盘状多少肉质的花序托，稀退化成单花。雄花：花被片4～5，有时3或2，稀1，覆瓦状排列或镊合状排列；雄蕊与花被片同数，花药2室，成熟时药壁纤维层细胞不等收缩，引起药壁破裂，并与花丝内表皮垫状细胞膨胀运动协调作用，将花粉向上弹射出；退化雌蕊常存在。雌花：花被片5～9，稀2或缺，分生或多少合生，花后常增大，宿存；退化雄蕊鳞片状，或缺；雌蕊由一心皮构成，子房1室，与花被离生或贴生，具雌蕊柄或无柄；花柱单一或无花柱，柱头头状、画笔头状、钻形、丝形、舌状或盾形；胚珠1，直立。果实为瘦果，有时为肉质核果状，常包被于宿存的花被内。种子具直生的胚；胚乳常为油质或缺；子叶肉质，卵形、椭圆形或圆形。

　　本科有47属约1300种，分布于热带与温带地区。我国有25属352种26亚种63变种3变型，产于全国各地，以长江流域以南亚热带和热带地区分布最多，多数种类喜生于阴湿环境。

　　松滋境内的荨麻科植物有6属6种，分别为苎麻属下1种、水麻属下1种、糯米团属下1种、花点草属下1种、赤车属下1种、雾水葛属下1种。

46. 苎麻 *Boehmeria nivea*（L.）Gaudich.

【别名】野麻、青麻、野苎麻、天青地白、绿麻、白麻。

【植物形态】亚灌木或灌木，高0.5～1.5米；茎上部与叶柄均密被开展的长硬毛和近开展和贴伏的短糙毛。叶互生；叶片草质，通常圆卵形或宽卵形，少数卵形，长6～15厘米，宽4～11厘米，顶端骤尖，基部近截形或宽楔形，边缘在基部之上有齿，上面稍粗糙，疏被短伏毛，下面密被雪白色毡毛，侧脉约3对；叶柄长2.5～9.5厘米；托叶分生，钻状披针形，长7～11毫米，背面被毛。圆锥花序腋生，或植株上部的为雌性，其下的为雄性，或同一植株全为雌性，长2～9厘米；雄团伞花序直径1～3毫米，有少数雄花；雌团伞花序直径0.5～2毫米，有多数密集的雌花。雄花：花被片4，狭椭圆形，长约1.5毫米，合生至中部，顶端急尖，外面有疏柔毛；雄蕊4，长约2毫米，花药长约0.6毫米；退化雌蕊狭倒卵球形，长约0.7毫米，顶端有短柱头。雌花：花被椭圆形，长0.6～1毫米，顶端有2～3小齿，外面有短柔毛，果期菱状倒披针形，长0.8～1.2毫米；柱头丝形，长0.5～0.6毫米。瘦果近球形，长约0.6毫米，光滑，基部突缩成细柄。花期8—10月。

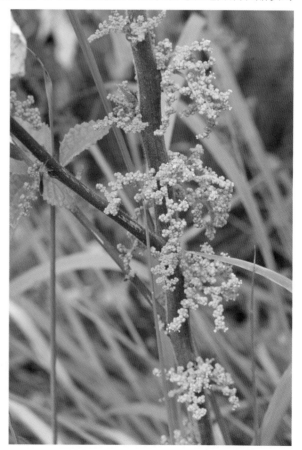

【生境与分布】生于山谷林边或草坡。产于

云南、贵州、广西、广东、福建、江西、台湾、浙江、湖北、四川，甘肃、陕西、河南的南部广泛栽培。本市各地有分布。

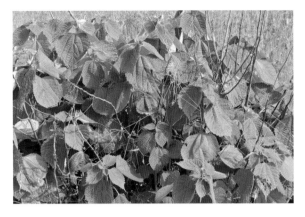

【药材名】苎麻根。（《中药药性论》）

【来源】为荨麻科植物苎麻的根及根茎。

【采收加工】冬、春季采挖，除去地上茎和泥土，晒干。一般选择食指粗细的根，太粗者不易切片，药效亦不佳。

【性味】味甘，性寒。

【功能主治】凉血止血，清热安胎，利尿，解毒。用于血热妄行所致的咯血，吐血，衄血，血淋，便血，崩漏，紫癜，胎动不安，胎漏下血，小便淋沥，痈疮肿毒，蛇虫咬伤。

【应用举例】（1）治吐血不止：苎根、人参、白垩、蛤粉各一分。上四味，捣罗为散。每服一钱匕，糯米饮调下，不拘时候。（《圣济总录》苎根散）

（2）治习惯性流产或早产：鲜苎麻根30克，干莲子（去心）30克，糯米30克，清水煮成粥。去苎麻根服，每日3次，至足月。（《湖南药物志》）

（3）治小便不通：苎麻根，洗，研，摊绢上，贴少腹连阴际，须臾即通。（《本草纲目》引《摘玄方》）

47. 水麻 *Debregeasia orientalis* C. J. Chen

【别名】水马桑、尖麻、水麻柳、水冬瓜、沙连泡。

【植物形态】灌木，高达1～4米，小枝纤细，暗红色，常被贴生的白色短柔毛，以后渐变无毛。叶纸质或薄纸质，干时硬膜质，长圆状狭披针形或条状披针形，先端渐尖或短渐尖，基部圆形或宽楔形，长5～18（25）厘米，宽1～2.5（3.5）厘米，边缘有不等的细锯齿，上面暗绿色，常有泡状隆起，疏生短糙毛，钟乳体点状，背面被白色或灰绿色毡毛，在脉上疏生短柔毛，基出脉3条，其侧出2条达中部边缘，近直伸，二级脉3～5对；细脉结成细网，各级脉在背面突起；叶柄短，长3～10毫米，稀更长，毛被同幼枝；托叶披针形，长6～8毫米，顶端浅2裂，背面纵肋上疏生短柔毛。花序雌雄异株，稀同株，生上年生枝和老枝的叶腋，二回二歧分枝或二叉分枝，具短梗或无梗，长1～1.5厘米，每分枝的顶端各生一球状团伞花簇，雄的团伞花簇直径4～6毫米，雌的直径3～5毫米；苞片宽倒卵形，长约2毫米。雄花在芽时扁球形，直径1.5～2毫米；花被片4（混生于雌花序上的雄花花被片3～4枚），在下部合生，裂片三角状卵形，背面疏生微柔毛；雄蕊4；退化雌蕊倒卵形，长约0.5毫米，在基部密生雪白色绵毛。雌花几无梗，倒卵形，长约0.7毫米；花被薄膜质紧贴于子房，倒卵形，顶端有4齿，外面近无毛；柱头画笔头状，从一小圆锥体上生出一束柱头毛。瘦果小浆果状，倒卵形，长约1毫米，鲜时橙黄色，宿存花被肉质紧贴生于果实。花期3—4月，果期5—7月。

【生境与分布】生于溪谷河流两岸潮湿地区，海拔300～2800米。产于西藏东南部、云南、广西、贵州、四川、甘肃南部、陕西南部、湖北、湖南、台湾。本市发现于卸甲坪乡。

【药材名】冬里麻。（《峨眉山药用植物研究》）

【来源】为荨麻科植物水麻的枝叶。

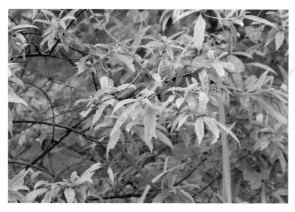
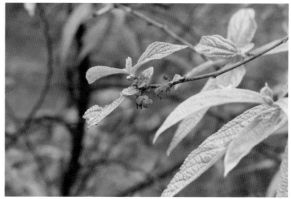

【采收加工】夏、秋季采收，鲜用或晒干。

【性味】味辛、微苦，性凉。

【功能主治】疏风止咳，清热透疹，化瘀止血。用于外感咳嗽，咯血，小儿急惊风，麻疹不透，跌打伤肿，妇女腹中包块，外伤出血。

【应用举例】（1）治咳嗽：水麻叶 9～15 克，煎服。（《云南中草药选》）

（2）治小儿急惊风：水麻柳嫩尖 10 个，葱 3 克，水煎服。（《贵州民间药物》）

48. 糯米团 *Gonostegia hirta*（Bl.）Miq.

【别名】捆仙藤、贯线草、米浆藤、铁节草、铁箍蔓草、糯米菜、蔓苎麻。

【植物形态】多年生草本，有时茎基部变木质；茎蔓生、铺地或渐升，长 50～100（160）厘米，基部粗 1～2.5 毫米，不分枝或分枝，上部带四棱形，有短柔毛。叶对生；叶片草质或纸质，宽披针形至狭披针形、狭卵形，稀卵形或椭圆形，长（1.2）3～10 厘米，宽（0.7）1.2～2.8 厘米，顶端长渐尖至短渐尖，基部浅心形或圆形，边缘全缘，上面稍粗糙，有稀疏短伏毛或近无毛，下面沿脉有疏毛或近无毛，基出脉 3～5 条；叶柄长 1～4 毫米；托叶钻形，长约 2.5 毫米。团伞花序腋生，通常两性，有时单性，雌雄异株，直径 2～9 毫米；苞片三角形，长约 2 毫米。雄花：花梗长 1～4 毫米；花蕾直径约 2 毫米，在内折线上有稀疏长柔毛；花被片 5，分生，倒披针形，长 2～2.5 毫米，顶端短骤尖；雄蕊 5，花丝条形，长 2～2.5 毫米，花药长约 1 毫米；退化雌蕊极小，圆锥状。雌花：花被菱状狭卵形，长约 1 毫米，顶端有 2 小齿，

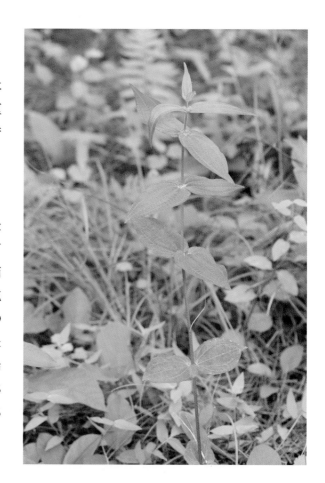

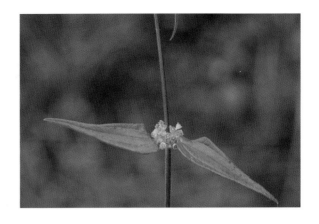

有疏毛，果期呈卵形，长约1.6毫米，有10条纵肋；柱头长约3毫米，有密毛。瘦果卵球形，长约1.5毫米，白色或黑色，有光泽。花期5—9月。

【生境与分布】生于丘陵或低山林、灌丛中，海拔100～1000米。自西藏东南部、云南、华南至陕西南部及河南南部广布。本市发现于刘家场镇。

【药材名】糯米藤。（《贵州民间方药集》）

【来源】为荨麻科植物糯米团的带根全草。

【采收加工】全年均可采收，鲜用或晒干。

【性味】味甘、微苦，性凉。

【功能主治】清热解毒，健脾消积，利湿消肿，散瘀止血。用于乳痈，肿毒，痢疾，消化不良，食积腹痛，疳积，带下，水肿，小便不利，痛经，跌打损伤，咯血，吐血，外伤出血。

【应用举例】（1）治血管神经性水肿：糯米团鲜根，加食盐捣烂外敷局部，4～6小时换药一次。（《单方验方调查资料选编》）

（2）治湿热带下：鲜蔓苎麻全草30～60克，水煎服。（《福建中草药》）

（3）治脾胃虚弱，形体羸瘦，食欲不振：糯米藤根，炕研细末。每用15～30克，蒸瘦猪肉适量服。（《四川中药志》）

49. 毛花点草 *Nanocnide lobata* Wedd.

【别名】小九龙盘、雪药、遍地红、波丝草、红细草。

【植物形态】一年生或多年生草本。茎柔软，铺散丛生，自基部分枝，长17～40厘米，常半透明，有时下部带紫色，被向下弯曲的微硬毛。叶膜质，宽卵形至三角状卵形，长1.5～2厘米，宽1.3～1.8厘米，先端钝或锐尖，基部近截形至宽楔形，边缘每边具4～5（7）枚不等大的粗圆齿或近裂片状粗齿，齿三角状卵形，顶端锐尖或钝，长2～5毫米，先端的一枚常较大，稀全绿，茎下部的叶较小，扇形，先端钝或圆形，基部近截形或浅心形，

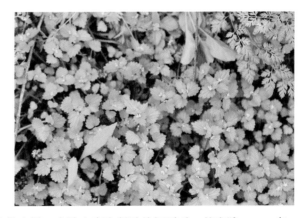

上面深绿色，疏生小刺毛和短柔毛，下面浅绿色，略带光泽，在脉上密生紧贴的短柔毛，基出脉3～5条，两面散生短杆状钟乳体；叶柄在茎下部的长过叶片，茎上部的短于叶片，被向下弯曲的短柔毛；托叶膜质，卵形，长约1毫米，具缘毛。雄花序常生于枝的上部叶腋，稀数朵雄花散生于雌花序的下部，具短梗，长5～12毫米；雌花序由多数花组成团聚伞花序，生于枝的顶部叶腋或茎下部裸茎的叶腋内（有时花枝梢也无叶），直径3～7毫米，具短梗或无梗。雄花淡绿色，直径2～3毫米；花被（4）5深裂，裂片卵形，长约1.5毫米，背面上部有鸡冠状突起，其边缘疏生白色小刺毛；雄蕊（4）5，长2～2.5毫米；退化雌

蕊宽倒卵形，长约 0.5 毫米，透明。雌花长 1～1.5 毫米；花被片绿色，不等 4 深裂，外面一对较大，近舟形，长过子房，在背部龙骨上和边缘密生小刺毛，内面一对裂片较小，狭卵形，与子房近等长。瘦果卵形，压扁，褐色，长约 1 毫米，有疣点状突起，外面围以稍大的宿存花被片。花期 4—6 月，果期 6—8 月。

【生境与分布】生于山谷溪旁和石缝、路旁阴湿地区和草丛中，海拔 25～1400 米。产于云南东部、四川、贵州、湖北、湖南、广西、广东、台湾、福建、江西、浙江、江苏、安徽等地。本市发现于斯家场镇。

【药材名】雪药。（《四川常用中草药》）

【来源】为荨麻科植物毛花点草的全草。

【采收加工】春、夏季采集，鲜用或晒干。

【性味】味苦，性凉。

【功能主治】清热解毒，消肿散结，止血。用于肺热咳嗽，瘰疬，咯血，烧烫伤，痈肿，跌打损伤，蛇咬伤，外伤出血。

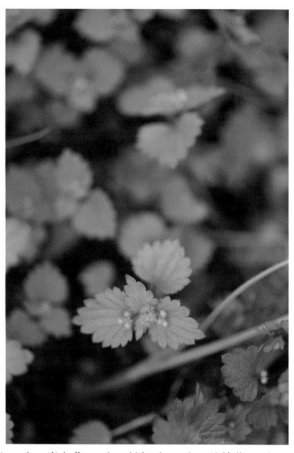

【应用举例】（1）治肺热咳嗽，痰中带血：雪药 15 克，岩白菜 15 克，枇杷叶 10 克，肺筋草 10 克，竹灵消 10 克，煎服。（《四川中药志》）

（2）治瘰疬：小九龙盘 30 克，鲜夏枯草 1500 克，蜂蜜适量，熬膏。日服 3 次，每次服 15 毫升。（《湖北中草药志》）

50. 赤车 *Pellionia radicans*（Sieb. et Zucc.）Wedd.

【别名】小锦枝、赤车使者、猴接骨、坑兰、岩下青、拔血红、风湿草、见血青。

【植物形态】多年生草本。茎下部卧地，偶尔木质，在节处生根，上部渐升，长 20～60 厘米，通常分枝，无毛或疏被长约 0.1 毫米的小毛。叶具极短柄或无柄；叶片草质，斜狭菱状卵形或披针形，长（1.2）2.4～5（8）厘米，宽 0.9～2（2.7）厘米，顶端短渐尖至长渐尖，基部在狭侧钝，在宽侧耳形，边缘自基部之上有小齿，两面无毛或近无毛，钟乳体稍明显或不明显，密或稀疏，长约 0.3 毫米，半离基三出脉，侧脉在狭侧 2～3 条，在宽侧 3～4 条；叶柄长 1～4 毫米；托叶钻形，长 1～4.2 毫米，宽约 0.2 毫米。花序通常雌雄异株。雄花序为稀疏的聚伞花序，长 1～5（8）厘米；花序梗长 4～35（70）毫米，与分枝无毛或有乳头状小毛；苞片狭条形或钻形，长 1.5～2 毫米。雄花：花被片 5，椭圆形，长约 1.5 毫米，外面无毛或有短毛，顶部的角状突起长 0.4～0.8 毫米；雄蕊 5；退化雌蕊狭圆锥形，长约 0.6 毫米。雌花序通常有短梗，直径 3～5 毫米，有多数密集的花；花序梗长 0.5～3（25）毫米，有少数极短的毛；苞片条状披针形，长约 1.6 毫米。雌花：花被片 5，长约 0.4 毫米，果期长约 0.8 毫米，3 个较大，船状长圆形，外面顶部有长约 0.6 毫米的角状突起，2 个较小，狭长圆形，平，无突起；子房与花被片近等长。瘦果近椭圆球形，长约 0.9 毫米，有小瘤状突起。5—10 月开花。

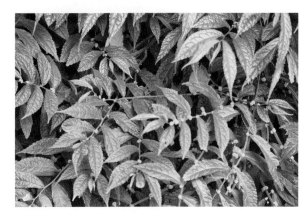 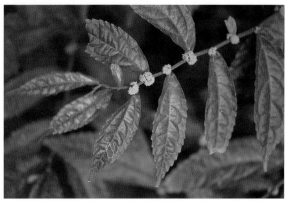

【生境与分布】生于山地山谷林下、灌丛中阴湿处或溪边，海拔 200 ～ 1500 米。产于云南东南部、广西、广东、福建、台湾、江西、湖南、贵州、四川、湖北西南部、安徽南部。本市发现于卸甲坪乡。

【药材名】赤车。（《雷公炮炙论》）

【来源】为荨麻科植物赤车的全草及根。

【采收加工】夏、秋季拔起全株，或除去地上部分，洗净，鲜用或晒干。

【性味】味辛、苦，性温。有小毒。

【功能主治】祛风胜湿，活血行瘀，解毒止痛。用于风湿骨痛，跌打肿痛，骨折，疮疖，牙痛，骨髓炎，丝虫病引起的淋巴管炎，肝炎，支气管炎，毒蛇咬伤，烧烫伤。

【应用举例】（1）治风湿骨痛：风湿草 30 克，与猪脚煨汤，去药渣，汤肉同服。（《湖北中草药志》）

（2）治牙痛：赤车鲜全草 15 克，鸡蛋 1 只，水煎，吃蛋喝汤。（《浙江民间常用草药》）

51. 雾水葛 *Pouzolzia zeylanica*（L.）Benn.

【别名】地消散、脓见消、山三茄、石薯、拔脓膏、糯米草。

【植物形态】多年生草本；茎直立或渐升，高 12 ～ 40 厘米，不分枝，通常在基部或下部有 1 ～ 3 对对生的长分枝，枝条不分枝或有少数极短的分枝，有短伏毛，或混有开展的疏柔毛。叶全部对生，或茎顶部的对生；叶片草质，卵形或宽卵形，长 1.2 ～ 3.8 厘米，宽 0.8 ～ 2.6 厘米，短分枝的叶很小，长约 6 毫米，顶端短渐尖或微钝，基部圆形，边缘全缘，两面有疏伏毛，或有时下面的毛较密，侧脉 1 对；叶柄长 0.3 ～ 1.6 厘米。团伞花序通常两性，直径 1 ～ 2.5 毫米；苞片三角形，长 2 ～ 3 毫米，顶端骤尖，背面有毛。雄花：有短梗，花被片 4，狭长圆形或长圆状倒披针形，长约 1.5 毫米，基部稍合生，外面有疏毛；雄蕊 4，长约 1.8 毫米，花药长约 0.5 毫米；退化雌蕊狭倒卵形，长约 0.4 毫米。雌花：花被椭圆形或近菱形，长约 0.8 毫米，顶端有 2 小齿，外面密被柔毛，果期呈菱状卵形，长约 1.5 毫米；柱头长 1.2 ～ 2 毫米。瘦果卵球形，长约 1.2 毫米，淡黄白色，上部褐色，或全部黑色，有光泽。花期秋季。

【生境与分布】生于平地的草地上或田边，丘陵或低山的灌丛或疏林中、沟边。产于云南南部和东部、广西、广东、福建、江西、浙江西部、安徽南部（黄山）、湖北、湖南、四川、甘肃南部。本市发现于刘家场镇。

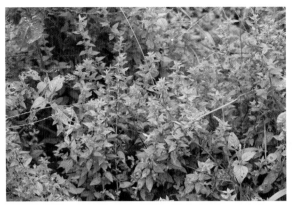
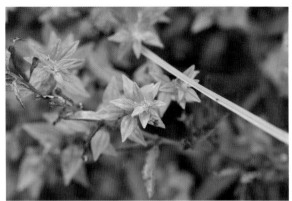

【药材名】雾水葛。（《生草药性备要》）

【来源】为荨麻科植物雾水葛的带根全草。

【采收加工】全年均可采收，洗净，鲜用或晒干。

【性味】味甘、淡，性寒。

【功能主治】清热解毒，消肿排脓，利水通淋。用于疮疡痈疽，乳痈，风火牙痛，痢疾，腹泻，小便淋痛、白浊。

【应用举例】（1）治外伤骨折（复位后，小夹板固定），痈疮：雾水葛鲜叶适量捣敷患处，或用干粉调酒包敷患处。（《文山中草药》）

（2）治硬皮病：雾水葛叶、葫芦茶叶各适量，和食盐捣烂外敷，并用雾水葛茎和葫芦茶煎水洗擦。（《全国中草药新医疗法展览会资料选编》）

二十七、檀香科 Santalaceae

草本或灌木，稀小乔木，常为寄生或半寄生，稀重寄生植物。单叶，互生或对生，有时退化成鳞片状，无托叶。苞片多少与花梗贴生，小苞片单生或成对，通常离生或与苞片连生成总苞状。花小，辐射对称，两性，单性或败育的雌雄异株，稀雌雄同株，集成聚伞花序、伞形花序、圆锥花序、总状花序、穗状花序或簇生，有时单花，腋生；花被一轮，常稍肉质；雄花花被裂片 3～4 枚，稀 5～6（8）枚，花蕾时呈镊合状排列或稍呈覆瓦状排列，开花时顶端内弯或平展，内面位于雄蕊着生处有疏毛或舌状物；雄蕊与花被裂片同数且对生，常着生于花被裂片基部，花丝丝状，花药基着或近基部背着，2 室，平行或开叉，纵裂或斜裂；花盘上位或周位，边缘弯缺或分裂，有时离生呈腺体状或鳞片状，有时花盘缺；雌花或两性花具下位或半下位子房，子房 1 室或 5～12 室（由横生隔膜形成）；花被管通常比雄花的长，花柱常不分枝，柱头小，头状、截平或稍分裂；胚珠 1～3（5）枚，无珠被，着生于特立中央胎座顶端或自顶端悬垂。核果或小坚果，具肉质外果皮和脆骨质或硬骨质内果皮；种子 1 枚，无种皮，胚小，圆柱状，直立，外面平滑或粗糙或有多数深沟槽，胚乳丰富，肉质，通常白色，常分裂。

本科约有 30 属 400 种，分布于热带和温带地区。我国产 8 属 35 种 6 变种。

松滋境内的檀香科植物有 1 属 1 种，即百蕊草属下 1 种。

52. 百蕊草 *Thesium chinense* Turcz.

【别名】草檀、地石榴、百乳草、积药草、珍珠草。

【植物形态】多年生柔弱草本，高 15～40 厘米，全株多少被白粉，无毛；茎细长，簇生，基部以上疏分枝，斜升，有纵沟。叶线形，长 1.5～3.5 厘米，宽 0.5～1.5 毫米，顶端急尖或渐尖，具单脉。花单一，5 数，腋生；花梗短或很短，长 3～3.5 毫米；苞片 1 枚，线状披针形；小苞片 2 枚，线形，长 2～6 毫米，边缘粗糙；花被绿白色，长 2.5～3 毫米，花被管呈管状，花被裂片，顶端锐尖，内弯，内面的微毛不明显；雄蕊不外伸；子房无柄，花柱很短。坚果椭圆状或近球形，长或宽 2～2.5 毫米，淡绿色，表面有明显、隆起的网脉，顶端的宿存花被近球形，长约 2 毫米；果柄长 3.5 毫米。花期 4—5 月，果期 6—7 月。

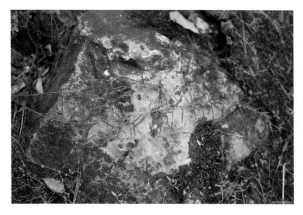 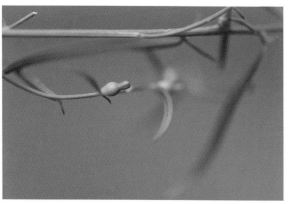

【生境与分布】生于荫蔽湿润或潮湿的小溪边、田野、草甸。广布种，我国大部分省区均产。本市发现于卸甲坪乡。

【药材名】百蕊草。（《本草图经》）

【来源】为檀香科植物百蕊草的全草。

【采收加工】春、夏季拔取全草，去净泥土，晒干。

【性味】味辛、微苦，性寒。

【功能主治】清热，利湿，解毒。用于风热感冒，中暑，肺痈，乳蛾，淋巴结结核，乳痈，疖肿，淋证，黄疸，腰痛，遗精。

【应用举例】（1）治感冒：百蕊草 15～30 克，开水泡当茶喝。（《安徽中草药》）

（2）治慢性支气管炎：百蕊草 60 克，筋骨草 45 克，水煎，每日分 3 次服。（《浙南本草新编》）

二十八、蓼科 Polygonaceae

草本，稀灌木或小乔木。茎直立、平卧、攀援或缠绕，通常具膨大的节，稀膝曲，具沟槽或条棱，有时中空。

叶为单叶，互生，稀对生或轮生，边缘通常全缘，有时分裂，具叶柄或近无柄；托叶通常连合成鞘状（托叶鞘），膜质，褐色或白色，顶端偏斜、截形或2裂，宿存或脱落。花序穗状、总状、头状或圆锥状，顶生或腋生；花较小，两性，稀单性，雌雄异株或雌雄同株，辐射对称；花梗通常具关节；花被3～5深裂，覆瓦状或花被片6，成2轮，宿存，内花被片有时增大，背部具翅、刺或小瘤；雄蕊6～9，稀较少或较多，花丝离生或基部贴生，花药背着，2室，纵裂；花盘环状、腺状或缺，子房上位，1室，心皮通常3，稀2和4，合生，花柱2～3，稀4，离生或下部合生，柱头头状、盾状或画笔状，胚珠1，直生，极少倒生。瘦果卵形或椭圆形，具3棱或双凸镜状，极少具4棱，有时具翅或刺，包于宿存花被内或外露；胚直立或弯曲，通常偏于一侧，胚乳丰富，粉末状。

本科约有50属1150种，世界性分布，但主产于北温带地区，少数分布于热带地区，我国有13属235种37变种。

松滋境内的蓼科植物有5属12种，分别为荞麦属下2种，何首乌属下1种，蓼属下7种，虎杖属下1种，酸模属下1种。

53. 金荞麦 *Fagopyrum dibotrys*（D. Don）Hara

【别名】开金锁、野荞麦、苦荞麦、蛇罔、赤地利、赤薜荔。

【植物形态】多年生草本。根状茎木质化，黑褐色。茎直立，高50～100厘米，分枝，具纵棱，无毛。有时一侧沿棱被柔毛。叶三角形，长4～12厘米，宽3～11厘米，顶端渐尖，基部近戟形，边缘全缘，两面具乳头状突起或被柔毛；叶柄长可达10厘米；托叶鞘筒状，膜质，褐色，长5～10毫米，偏斜，顶端截形，无缘毛。花序伞房状，顶生或腋生；苞片卵状披针形，顶端尖，边缘膜质，长约3毫米，每苞内具2～4花；花梗中部具关节，与苞片近等长；花被5深裂，白色，花被片长椭圆形，长约2.5毫米，雄蕊8，比花被短，花柱3，柱头头状。瘦果宽卵形，具3锐棱，长6～8毫米，黑褐色，无光泽，超出宿存花被2～3倍。花期7—9月，果期8—10月。

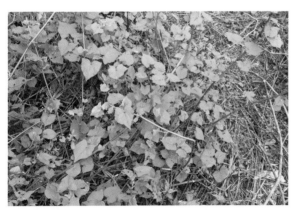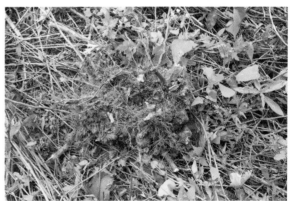

【生境与分布】生于山谷湿地、山坡灌丛。产于陕西，华东、华中、华南及西南地区。本市发现于刘家场镇。

【药材名】金荞麦。（《中华人民共和国药典》）

【来源】为蓼科植物金荞麦的根茎。

【采收加工】冬季采挖，除去茎和须根，洗净，晒干。

【性味】味微辛、涩，性凉。

【功能主治】清热解毒，排脓祛瘀。用于肺痈吐脓，肺热咳喘，乳蛾咽痛。

【应用举例】（1）治肺脓疡：金荞麦 250 克，切碎，装入瓦罐中，加水或黄酒 1250 毫升，罐口密封，隔水小火蒸煮 3 小时，煎成约 1000 毫升。每次 20 ～ 40 毫升，每日服 3 次。（《湖北中草药志》）

（2）治细菌性痢疾，阿米巴痢疾：金荞麦 15 克，焦山楂 9 克，生甘草 6 克，煎服。每日 1 剂，分两次服。（《湖北中草药志》）

54. 苦荞麦 *Fagopyrum tataricum*（L.）Gaertn.

【别名】苦荞头、荞麦七、荞叶七。

【植物形态】一年生草本。茎直立，高 30 ～ 70 厘米，分枝，绿色或微呈紫色，有细纵棱，一侧具乳头状突起，叶宽三角形，长 2 ～ 7 厘米，两面沿叶脉具乳头状突起，下部叶具长叶柄，上部叶较小具短柄；托叶鞘偏斜，膜质，黄褐色，长约 5 毫米。花序总状，顶生或腋生，花排列稀疏；苞片卵形，长 2 ～ 3 毫米，每苞内具 2 ～ 4 花，花梗中部具关节；花被 5 深裂，白色或淡红色，花被片椭圆形，长约 2 毫米；雄蕊 8，比花被短；花柱 3，短，柱头头状。瘦果长卵形，长 5 ～ 6 毫米，具 3 棱及 3 条纵沟，上部棱角锐利，下部圆钝有时具波状齿，黑褐色，无光泽，比宿存花被长。花期 6—9 月，果期 8—10 月。

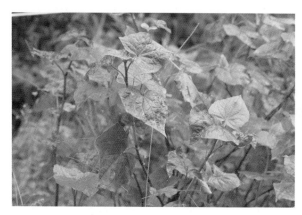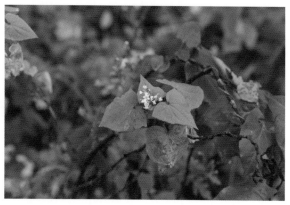

【生境与分布】生于湿润的沟谷、村边、路旁、草地。我国东北、华北、西北、西南山区有栽培，有时为野生。本市各地有分布。

【药材名】苦荞头。（《贵州民间方药集》）

【来源】为蓼科植物苦荞麦的根茎。

【采收加工】8—10 月采收，晒干。

【性味】味苦、甘，性平。有小毒。

【功能主治】健脾行滞，理气止痛，解毒消肿。用于胃脘胀痛，消化不良，痢疾，腰腿痛，跌打损伤，痈肿恶疮，狂犬咬伤。

【应用举例】（1）治胃痛：苦荞头 10 ～ 15 克，水煎服。（《贵州草药》）

（2）治痢疾：苦荞头 15 克，朱砂莲 6 克，水煎服。（《贵阳民间药草》）

55. 何首乌 *Fallopia multiflora* (Thunb.) Harald.

【别名】地精、山精、何相公、首乌、紫乌藤、桃柳藤。

【植物形态】多年生草本。块根肥厚，长椭圆形，黑褐色。茎缠绕，长2～4米，多分枝，具纵棱，无毛，微粗糙，下部木质化。叶卵形或长卵形，长3～7厘米，宽2～5厘米，顶端渐尖，基部心形或近心形，两面粗糙，边缘全缘；叶柄长1.5～3厘米；托叶鞘膜质，偏斜，无毛，长3～5毫米。花序圆锥状，顶生或腋生，长10～20厘米，分枝开展，具细纵棱，沿棱密被小突起；苞片三角状卵形，具小突起，顶端尖，每苞内具2～4花；花梗细弱，长2～3毫米，下部具关节，果时延长；花被5深裂，白色或淡绿色，花被片椭圆形，大小不相等，外面3片较大背部具翅，果时增大，花被果时外形近圆形，直径6～7毫米；雄蕊8，花丝下部较宽；花柱3，极短，柱头头状。瘦果卵形，具3棱，长2.5～3毫米，黑褐色，有光泽，包于宿存花被内。花期8—9月，果期9—10月。

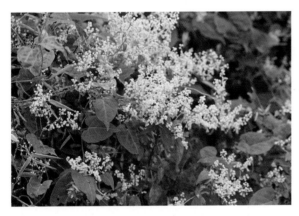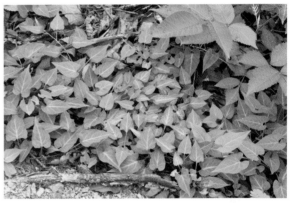

【生境与分布】生于山谷灌丛、山坡林下、沟边石隙。产于陕西南部、甘肃南部、华东、华中、华南、四川及贵州。本市广布。

【药材名】何首乌、首乌藤。（《中华人民共和国药典》）

【来源】为蓼科植物何首乌的块根、藤茎或带叶的藤茎。

【采收加工】何首乌：秋季落叶后或早春萌发前采挖，除去藤茎，将根挖出，洗净泥土，大的切成2厘米左右的厚片，小的不切。晒干或烘干。首乌藤：夏、秋季采割带叶藤茎，或秋、冬季采割藤茎，除去残叶，捆成把，晒干或烘干。

【性味】何首乌：味苦、甘、涩，性微温。首乌藤：味甘、微苦，性平。

【功能主治】何首乌：养血滋阴，润肠通便，截疟，祛风，解毒。用于血虚头昏目眩，心悸，失眠，肝肾阴虚之腰膝酸软，须发早白，耳鸣，遗精，肠燥便秘，风疹瘙痒，疮痈，瘰疬，痔疮。

首乌藤：养心安神，祛风，通络。用于失眠，多梦，血虚身痛，肌肤麻木，风湿痹痛，风疹瘙痒。

【应用举例】（1）何首乌：①乌须发，壮筋骨，固精气：赤、白何首乌各一斤（米泔水浸三四日，瓷片刮去皮，用淘净黑豆三升，以砂锅木甑铺豆及首乌，重重铺盖，蒸至豆熟取出，去豆，曝干，换豆再蒸，如此九次，曝干为末），赤、白茯苓各一斤（去皮，研末，以水淘去筋膜及浮者，取沉者捻块，入人乳十碗浸匀，晒干，研末），牛膝八两（去苗，浸酒一日，同何首乌第七次蒸之，至第九次止，晒干），当归八两（酒浸，晒），枸杞子八两（酒浸，晒），菟丝子八两（酒浸生芽，研烂，晒），补骨脂四两（以黑芝麻炒香，并忌铁器，石臼捣为末）。炼蜜丸如弹子大一百五十丸。每日三丸，清晨温酒下，午时姜汤下，卧时盐汤下。其余并丸梧子大，每日空心酒服一百丸，久服极验。（《积善堂经验方》七宝美髯丹）

②治骨软风，腰膝疼，行履不得，遍身瘙痒：首乌大而有花纹者，同牛膝（锉）各一斤。以好酒一升，浸七宿，曝干，于木臼内捣末，蜜丸。每日空心食前酒下三五十丸。（《经验方》）

（2）首乌藤：①治虚烦失眠多梦：夜交藤30克，珍珠母30克，丹参9克，水煎服。（《浙江药用植物志》）

②治皮肤瘙痒：夜交藤、苍耳子各适量，煎水外洗。（《安徽中草药》）

56. 萹蓄 *Polygonum aviculare* L.

【别名】竹叶草、大蚂蚁草、扁竹。

【植物形态】一年生草本。茎平卧、上升或直立，高10～40厘米，自基部多分枝，具纵棱。叶椭圆形、狭椭圆形或披针形，长1～4厘米，宽3～12毫米，顶端钝圆或急尖，基部楔形，边缘全缘，两面无毛，下面侧脉明显；叶柄短或近无柄，基部具关节；托叶鞘膜质，下部褐色，上部白色，撕裂脉明显。花单生或数朵簇生于叶腋，遍布于植株；苞片薄膜质；花梗细，顶部具关节；花被5深裂，花被片椭圆形，长2～2.5毫米，绿色，边缘白色或淡红色；雄蕊8，花丝基部扩展；花柱3，柱头头状。瘦果卵形，具3棱，长2.5～3毫米，黑褐色，密被由小点组成的细条纹，无光泽，与宿存花被近等长或稍超过。花期5—7月，果期6—8月。

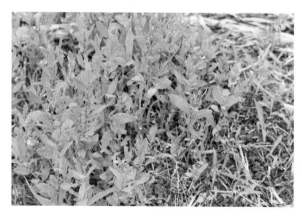
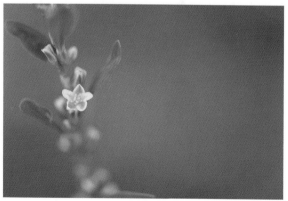

【生境与分布】生于田野、荒地和水边湿地。产于全国各地。本市广泛分布。

【药材名】萹蓄。（《中华人民共和国药典》）

【来源】为蓼科植物萹蓄的地上部分。

【采收加工】7—8月生长旺盛时采收，齐地割取全株，除去杂草、泥沙，捆成把，晒干或鲜用。

【性味】味苦，性微寒。

【功能主治】利尿通淋，杀虫，止痒。用于热淋涩痛，小便短赤，虫积腹痛，皮肤湿疹，阴痒带下。

【应用举例】（1）治尿道炎，膀胱炎：鲜萹蓄60克，鲜车前草30克，捣烂绞汁。分2次服。（《福建药物志》）

（2）治痔疮，外阴糜烂，肛门湿疹：萹蓄60克，白矾15克，煎水外洗。（《内蒙古中草药》）

57. 蓼子草 *Polygonum criopolitanum* Hance

【别名】小莲蓬、细叶一枝莲。

【植物形态】一年生草本。茎自基部分枝，平卧，丛生，节部生根，高 10～15 厘米，被长糙伏毛及稀疏的腺毛。叶狭披针形或披针形，长 1～3 厘米，宽 3～8 毫米，顶端急尖，基部狭楔形，两面被糙伏毛，边缘具缘毛及腺毛；叶柄极短或近无柄；托叶鞘膜质，密被糙伏毛，顶端截形，具长缘毛。花序头状，顶生，花序梗密被腺毛；苞片卵形，长 2～2.5 毫米，密生糙伏毛，具长缘毛，每苞内具 1 花；花梗比苞片长，密被腺毛，顶部具关节；花被 5 深裂，淡紫红色，花被片卵形，长 3～4 毫米；雄蕊 5，花药紫色；花柱 2，中上部合生，瘦果椭圆形，双凸镜状，长约 2.5 毫米，有光泽，包于宿存花被内。花期 7—11 月，果期 9—12 月。

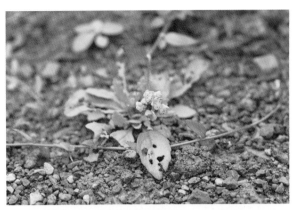

【生境与分布】生于河滩沙地、沟边湿地，海拔 50～900 米。产于河南、陕西、江苏、浙江、安徽、江西、湖南、湖北、福建、广东、广西。本市发现于刘家场镇。

【药材名】蓼子草。（《湖南药物志》）

【来源】为蓼科植物蓼子草的全草。

【采收加工】夏、秋季采收，鲜用或晒干。

【性味】味微苦、辛，性平。

【功能主治】祛风解表，清热解毒。用于感冒发热，毒蛇咬伤。

【应用举例】（1）治感冒：蓼子草 30 克，风热加石膏 9 克，风寒加生姜 9 克，水煎服。（《湖南药物志》）

（2）治毒蛇（红头蛇）咬伤：鲜草捣烂浸淘米水。内服三口，余外敷。（《湖南药物志》）

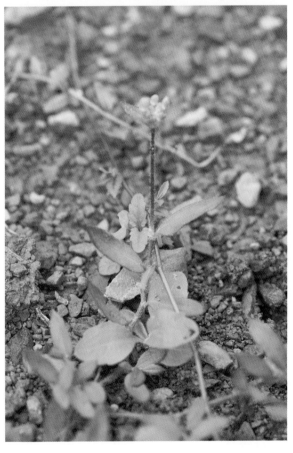

58. 大箭叶蓼 *Polygonum darrisii* Levl.

【别名】蛇见退。

【植物形态】一年生草本。茎蔓生，长 1～2 米，暗红色，四棱形，沿棱具稀疏的倒生皮刺。叶长三角形或三角状箭形，长 4 ～ 10 厘米，宽 3 ～ 5 厘米，顶端渐尖，基部箭形，边缘疏生刺状缘毛，上面无毛，下面沿中脉疏生皮刺；叶柄长 3 ～ 6 厘米，具倒生皮刺；托叶鞘筒状，边缘具 1 对叶状耳，耳披针形，草质，绿色，长 0.6 ～ 1.5 厘米。总状花序头状，顶生或腋生，花序梗通常不分枝，无腺毛，具稀疏的倒生短皮刺；苞片长卵形，顶端渐尖，每苞内通常具 2 花；花梗短，比苞片短；花被 5 深裂，白色或淡红色，花被片椭圆形，雄蕊 8，比花被短；花柱 3，中下部合生，柱头头状。瘦果近球形，微具 3 棱，黑褐色，有光泽，长约 3 毫米，包于宿存花被内。花期 6—8 月，果期 7—10 月。

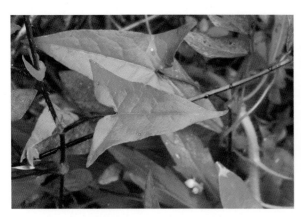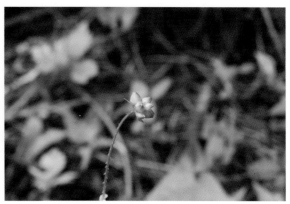

【生境与分布】生于山地沟边路旁潮湿处，海拔 300 ～ 1700 米。产于河南、陕西、甘肃、江苏、浙江、安徽、江西、湖南、湖北、福建、广东、广西、四川、贵州和云南。本市发现于刘家场镇。

【药材名】大箭叶蓼。（《湖北利川药用植物志》）

【来源】为蓼科植物大箭叶蓼的全草。

【采收加工】夏、秋季采收，晒干。

【性味】味酸、涩，性平。

【功能主治】祛风除湿，清热解毒。用于风湿关节痛，毒蛇咬伤。

【应用举例】治风湿关节痛：全草捣烂取汁，每服 1 小杯，每日 3 次。（《湖北利川药用植物志》）

59. 水蓼 *Polygonum hydropiper* L.

【别名】辣蓼、泽蓼、川蓼、药蓼子草、辣柳草、水红花、水辣蓼、红辣蓼。

【植物形态】一年生草本，高 40 ～ 70 厘米。茎直立，多分枝，无毛，节部膨大。叶披针形或椭圆状披针形，长 4 ～ 8 厘米，宽 0.5 ～ 2.5 厘米，顶端渐尖，基部楔形，边缘全缘，具缘毛，两面无毛，被褐色小点，有时沿中脉具短硬伏毛，具辛辣味，叶腋具闭花受精花；叶柄长 4 ～ 8 毫米；托叶鞘筒状，膜质，褐色，长 1 ～ 1.5 厘米，疏生短硬伏毛，顶端截形，具短缘毛，通常托叶鞘内藏有花簇。总状花序呈穗状，顶生或腋生，长 3 ～ 8 厘米，通常下垂，花稀疏，下部间断；苞片漏斗状，长 2 ～ 3 毫米，绿色，边缘膜质，疏生短缘毛，每苞内具 3 ～ 5

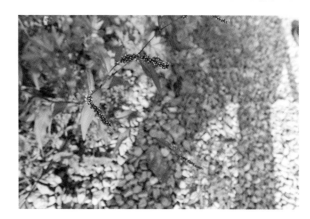

花；花梗比苞片长；花被 5 深裂，稀 4 裂，绿色，
上部白色或淡红色，被黄褐色透明腺点，花被片
椭圆形，长 3～3.5 毫米；雄蕊 6，稀 8，比花被短；
花柱 2～3，柱头头状。瘦果卵形，长 2～3 毫米，
双凸镜状或具 3 棱，密被小点，黑褐色，无光泽，
包于宿存花被内。花期 5—9 月，果期 6—10 月。

【生境与分布】生于河滩、水沟边、山谷湿
地，海拔 50～3500 米。分布于我国南北各省区。
本市广布。

【药材名】水蓼。（《新修本草》）

【来源】为蓼科植物水蓼的地上部分。

【采收加工】7—8 月花期时割取地上部分，
铺地晒干或鲜用。

【性味】味辛、苦，性平。

【功能主治】行滞化湿，散瘀止血，祛风止
痒，解毒。用于湿滞内阻，脘闷腹痛，泄泻，痢
疾，小儿疳积，崩漏，血滞经闭，痛经，跌打损伤，
风湿痹痛，便血，外伤出血，皮肤瘙痒，湿疹，风疹，
足癣，痈肿，毒蛇咬伤。

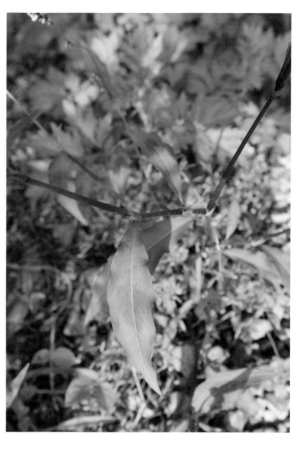

【应用举例】（1）治胃脘冷，不能饮食，耳目不聪明，四肢有气，冬卧脚冷：八月三日取蓼曝燥，
把之如五升大，六十把，水六石，煮取一石，去滓，
以酿酒，如常法。随多少饮之。（《千金要方》蓼酒）

（2）治痢疾，肠炎：水辣蓼全草 60 克，水煎服，
连服 3 天。（《浙江民间常用草药》）

60. 蚕茧草 *Polygonum japonicum* Meisn.

【别名】蚕茧蓼、紫蓼、香烛干子、小蓼子草。

【植物形态】多年生草本；根状茎横走。茎
直立，淡红色，无毛，有时具稀疏的短硬伏毛，
节部膨大，高 50～100 厘米。叶披针形，近薄革
质，坚硬，长 7～15 厘米，宽 1～2 厘米，顶端
渐尖，基部楔形，全缘，两面疏生短硬伏毛，中
脉上毛较密，边缘具刺状缘毛；叶柄短或近无柄；
托叶鞘筒状，膜质，长 1.5～2 厘米，具硬伏毛，
顶端截形，缘毛长 1～1.2 厘米。总状花序呈穗状，
长 6～12 厘米，顶生，通常数个再集成圆锥状；

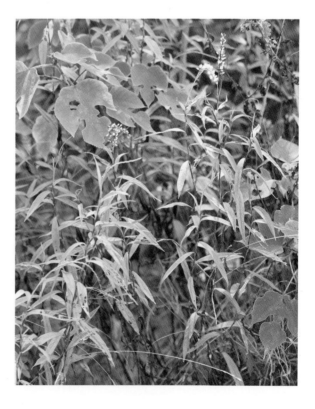

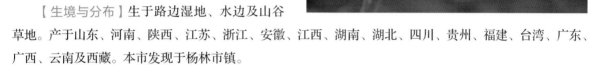

苞片漏斗状，绿色，上部淡红色，具缘毛，每苞内具 3 ～ 6 花；花梗长 2.5 ～ 4 毫米；雌雄异株，花被 5 深裂，白色或淡红色，花被片长椭圆形，长 2.5 ～ 3 毫米。雄花：雄蕊 8，雄蕊比花被长。雌花：花柱 2 ～ 3，中下部合生，花柱比花被长。瘦果卵形，具 3 棱或双凸镜状，长 2.5 ～ 3 毫米，黑色，有光泽，包于宿存花被内。花期 8—10 月，果期 9—11 月。

【生境与分布】生于路边湿地、水边及山谷草地。产于山东、河南、陕西、江苏、浙江、安徽、江西、湖南、湖北、四川、贵州、福建、台湾、广东、广西、云南及西藏。本市发现于杨林市镇。

【药材名】蚕茧草。（《本草拾遗》）

【来源】为蓼科植物蚕茧草的全草。

【采收加工】花期采收，鲜用或晾干。

【性味】味辛，性温。

【功能主治】解毒，止痛，透疹。用于疮疡肿毒，诸虫咬伤，腹泻，痢疾，腰膝寒痛，麻疹透发不畅。

【应用举例】治肠炎，痢疾：蚕茧蓼 18 克，车前草、龙芽草各 15 克，水煎服。（《福建药物志》）

61. 长鬃蓼 *Polygonum longisetum* De Br.

【别名】蓼子草、马蓼、山蓼、假长尾叶蓼、假长尾蓼。

【植物形态】一年生草本。茎直立、上升或基部近平卧，自基部分枝，高 30 ～ 60 厘米，无毛，节部稍膨大。叶披针形或宽披针形，长 5 ～ 13 厘米，宽 1 ～ 2 厘米，顶端急尖或狭尖，基部楔形，上面近无毛，下面沿叶脉具短伏毛，边缘具缘毛；叶柄短或近无柄；托叶鞘筒状，长 7 ～ 8 毫米，疏生柔毛，顶端截形，具缘毛，长 6 ～ 7 毫米。总状花序呈穗状，顶生或腋生，细弱，下部间断，直立，长 2 ～ 4 厘米；苞片漏斗状，无毛，边缘具长缘毛，每苞内具 5 ～ 6 花；花梗长 2 ～ 2.5 毫米，与苞片近等长；花被 5 深裂，淡红色或紫红色，花被片椭圆形，长 1.5 ～ 2 毫米；雄蕊 6 ～ 8；花柱 3，中下部合生，柱头头状。瘦果宽卵形，具 3 棱，黑色，有光泽，长约 2 毫米，包于宿存花被内。花期 6—8 月，果期 7—9 月。

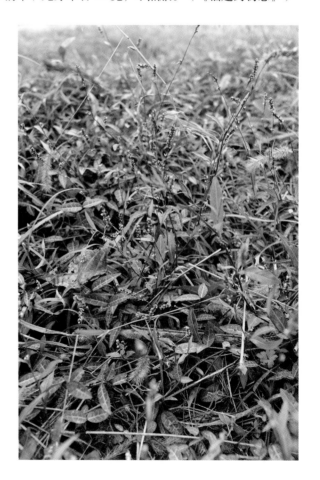

【生境与分布】生于山谷水边、河边草地。产于东北、华北、华东、华中、华南。本市发现于王家桥镇。

【药材名】白辣蓼。（《湖南药物志》）

【来源】为蓼科植物长鬃蓼的全草。

【采收加工】夏、秋季采收，晾干。

【性味】味辛，性温。

【功能主治】解毒，除湿。用于肠炎，细菌性痢疾，无名肿毒，阴疳，瘰疬，毒蛇咬伤，风湿痹痛。

【应用举例】（1）治肠炎，细菌性痢疾：长鬃蓼（全草）30克，煎服。（《湖南药物志》）

（2）治无名肿毒，阴疳，瘰疬：马蓼炖肉服，或捣烂外敷。（《浙江天目山药用植物志》）

62. 杠板归 *Polygonum perfoliatum* L.

【别名】贯叶蓼、刺犁头、退血草、拦蛇风、河白草、蛇倒退。

【植物形态】一年生草本。茎攀援，多分枝，长1～2米，具纵棱，沿棱具稀疏的倒生皮刺。叶三角形，长3～7厘米，宽2～5厘米，顶端钝或微尖，基部截形或微心形，薄纸质，上面无毛，下面沿叶脉疏生皮刺；叶柄与叶片近等长，具倒生皮刺，盾状着生于叶片的近基部；托叶鞘叶状，草质，绿色，圆形或近圆形，穿叶，直径1.5～3厘米。总状花序呈短穗状，不分枝顶生或腋生，长1～3厘米；苞片卵圆形，每苞片内具花2～4朵；花被5深裂，白色或淡红色，花被片椭圆形，长约3毫米，果时增大，呈肉质，深蓝色；雄蕊8，略短于花被；花柱3，中上部合生；柱头头状。瘦果球形，直径3～4毫米，黑色，有光泽，包于宿存花被内。花期6—8月，果期7—10月。

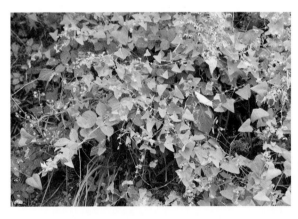 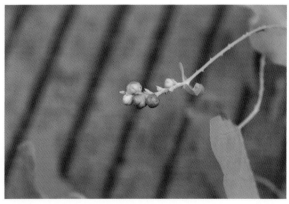

【生境与分布】生于田边、路旁、山谷湿地，海拔80～2300米。产于黑龙江、吉林、辽宁、河北、山东、河南、陕西、甘肃、江苏、浙江、安徽、江西、湖南、湖北、四川、贵州、福建、台湾、广东、海南、广西、云南。本市广泛分布。

【药材名】杠板归。（《中华人民共和国药典》）

【来源】为蓼科植物杠板归的全草。

【采收加工】夏季开花时割取地上部分，鲜用或晾干。

【性味】味酸，性微寒。

【功能主治】清热解毒，利尿消肿，止咳。用于治疗咽喉肿痛，喉蛾，肺热咳嗽，小儿顿咳，水肿尿少，湿热泄泻，湿疹，疖肿，蛇虫咬伤。

【应用举例】（1）治痈肿：鲜杠板归全草60～90克，水煎，调黄酒服。（《福建中草药》）

（2）治缠腰火丹（带状疱疹）：鲜杠板归叶捣烂绞汁，调雄黄末适量，涂患处，每日数次。（《江西民间草药》）

63. 虎杖 *Reynoutria japonica* Houtt.

【别名】斑庄根、斑杖、蛇总管、阴阳莲、苦杖、黄药子、大接骨、活血龙、酸筒杆。

【植物形态】多年生草本。根状茎粗壮，横走。茎直立，高1～2米，粗壮，空心，具明显的纵棱，具小突起，无毛，散生红色或紫红色斑点。叶宽卵形或卵状椭圆形，长5～12厘米，宽4～9厘米，近革质，顶端渐尖，基部宽楔形、截形或近圆形，边缘全缘，疏生小突起，两面无毛，沿叶脉具小突起；叶柄长1～2厘米，具小突起；托叶鞘膜质，偏斜，长3～5毫米，褐色，具纵脉，无毛，顶端截形，无缘毛，常破裂，早落。花单性，雌雄异株，花序圆锥状，长3～8厘米，腋生；苞片漏斗状，长1.5～2毫米，顶端渐尖，无缘毛，每苞内具2～4花；花梗长2～4毫米，中下部具关节；花被5深裂，淡绿色，雄花花被片具绿色中脉，无翅，雄蕊8，比花被长；雌花花被片外面3片背部具翅，果时增大，翅扩展下延，花柱3，柱头流苏状。瘦果卵形，具3棱，长4～5毫米，黑褐色，有光泽，包于宿存花被内。花期8—9月，果期9—10月。

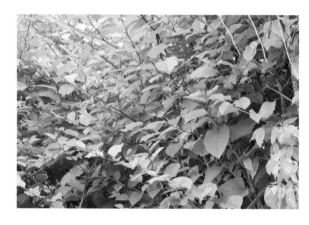 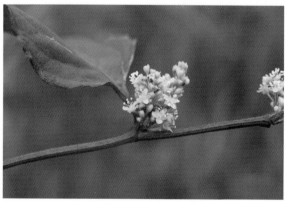

【生境与分布】生于山坡灌丛、山谷、路旁、田边湿地。产于陕西南部、甘肃南部、华东、华中、华南、四川及贵州。本市广泛分布。

【药材名】虎杖。（《中华人民共和国药典》）

【来源】为蓼科植物虎杖的根茎及根。

【采收加工】春、秋季采挖，除去须根，洗净，趁鲜切短段或厚片，晒干。鲜根可随采随用。

【性味】味微苦，性微寒。

【功能主治】利湿退黄，清热解毒，散瘀止痛，止咳化痰。用于湿热黄疸，淋浊，带下，风湿痹痛，痈肿疮毒，水火烫伤，经闭，跌打损伤，肺热咳嗽。

【应用举例】（1）治腹内积聚，虚胀雷鸣，四肢沉重，月经不通：虎杖根（切细）二斛。以水二石五斗，

煮取一大斗半，去滓，澄滤令净，取好淳酒五升和煎，令如饧。每服一合，消息为度，不知，则加之。（《备急千金要方》虎杖煎）

（2）治折伤，血瘀不散：虎杖（锉）二两，赤芍药（锉）一两。上二味，捣罗为散。每服三钱匕，温酒调下，不拘时候。（《圣济总录》虎杖散）

（3）治湿热黄疸：虎杖、金钱草、板蓝根各30克，水煎服。（《四川中药志》）

64. 羊蹄 *Rumex japonicus* Houtt.

【别名】酸模、猪耳朵、败毒菜、天王叶、土大黄、牛舌头、水黄芹。

【植物形态】多年生草本。茎直立，高50～100厘米，上部分枝，具沟槽。基生叶长圆形或披针状长圆形，长8～25厘米，宽3～10厘米，顶端急尖，基部圆形或心形，边缘微波状，下面沿叶脉具小突起；茎上部叶狭长圆形；叶柄长2～12厘米；托叶鞘膜质，易破裂。花序圆锥状，花两性，多花轮生；花梗细长，中下部具关节；花被片6，淡绿色，外花被片椭圆形，长1.5～2毫米，内花被片果时增大，宽心形，长4～5毫米，顶端渐尖，基部心形，网脉明显，边缘具不整齐的小齿，齿长0.3～0.5毫米，全部具小瘤，小瘤长卵形，长2～2.5毫米。瘦果宽卵形，具3锐棱，长约2.5毫米，两端尖，暗褐色，有光泽。花期5—6月，果期6—7月。

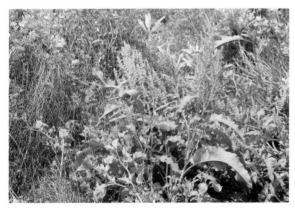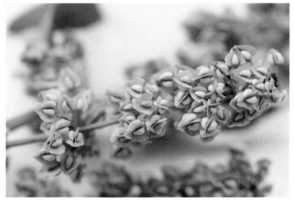

【生境与分布】生于田边路旁、河滩、沟边湿地，海拔30～3400米。产于东北、华北、陕西、华东、华中、华南、四川及贵州。本市广泛分布。

【药材名】羊蹄。（《神农本草经》）

【来源】为蓼科植物羊蹄的根。

【采收加工】秋季当地上叶变黄时，挖出根部，洗净鲜用或切片晒干。

【性味】味苦，性寒。

【功能主治】清热通便，凉血止血，杀虫止痒。用于大便秘结，吐血衄血，肠风便血，痔血，崩漏，疥癣，白秃，痈疮肿毒，跌打损伤。

【应用举例】（1）治大便卒涩结不通：羊蹄根一两（锉）。以水一大盏，煎取六分，去滓，温温顿服之。（《太平圣惠方》）

（2）治热郁吐血：羊蹄根和麦门冬煎汤饮，或熬膏、炼蜜收，白汤调服数匙。（《本草汇言》）

二十九、商陆科 Phytolaccaceae

草本或灌木，稀为乔木。直立，稀攀援；植株通常不被毛。单叶互生，全缘，托叶无或细小。花小，两性或有时退化成单性（雌雄异株），辐射对称或近辐射对称，排列成总状花序或聚伞花序、圆锥花序、穗状花序，腋生或顶生；花被片 4～5，分离或基部连合，大小相等或不等，叶状或花瓣状，在花蕾中覆瓦状排列，椭圆形或圆形，顶端钝，绿色或有时变色，宿存；雄蕊数目变异大，4～5 或多数，着生于花盘上，与花被片互生或对生或多数成不规则生长，花丝线形或钻状，分离或基部略相连，通常宿存，花药背着，2 室，平行，纵裂；子房上位，间或下位，球形，心皮 1 至多数，分离或合生，每心皮有 1 基生、横生或弯生胚珠，花柱短或无，直立或下弯，与心皮同数，宿存。果实肉质，浆果或核果，稀蒴果；种子小，侧扁，双凸镜状或肾形、球形，直立，外种皮膜质或硬脆，平滑或皱缩；胚乳丰富，粉质或油质，为一弯曲的大胚所围绕。

本科有 17 属约 120 种，广布于热带至温带地区，主产于热带美洲、非洲南部，少数产于亚洲。我国有 2 属 5 种。

松滋境内的商陆科植物有 1 属 1 种，即商陆属下 1 种。

65. 垂序商陆 *Phytolacca americana* L.

【别名】美洲商陆、美商陆、洋商陆。

【植物形态】多年生草本，高 1～2 米。根粗壮，肥大，倒圆锥形。茎直立，圆柱形，有时带紫红色。叶片椭圆状卵形或卵状披针形，长 9～18 厘米，宽 5～10 厘米，顶端急尖，基部楔形；叶柄长 1～4 厘米。总状花序顶生或侧生，长 5～20 厘米；花梗长 6～8 毫米；花白色，微带红晕，直径约 6 毫米；花被片 5，雄蕊、心皮及花柱通常均为 10，心皮合生。果序下垂；浆果扁球形，熟时紫黑色；种子圆肾形，直径约 3 毫米。花期 6—8 月，果期 8—10 月。

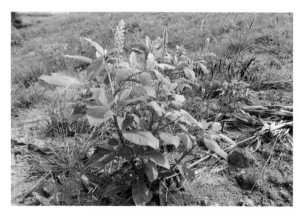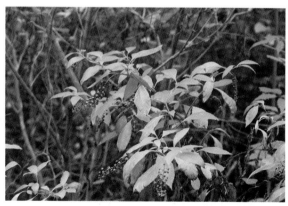

【生境与分布】生于路旁疏林下。原产于北美地区，引入栽培，1960 年以后遍及我国河北、陕西、山东、江苏、浙江、江西、福建、河南、湖北、广东、四川、云南，或逸生。本市各地均有分布。

【药材名】商陆。（《中华人民共和国药典》）

【来源】为商陆科植物垂序商陆的根。

【采收加工】秋季至次春倒苗时采挖，除去须根和泥沙，切成块或片，晒干或阴干。

【性味】味苦，性寒。有毒。

【功能主治】逐水消肿，通利二便，外用解毒散结。用于水肿胀满，二便不通；外治痈肿疮毒。

【应用举例】（1）治虚劳四肢浮肿：大麻仁一两，商陆一两，防风一两（去芦头），附子一两（炮裂，去皮脐），陈橘皮一两（浸，去白瓤，焙），汉防己一两。上件药，捣粗罗为散。每服五钱，以水一盏，入赤小豆一百粒，煎至五分，去滓。食前温服。（《太平圣惠方》）

（2）治毒热肿：商陆根、芸薹苗叶根各等份。上二味，捣之，以鸡子清和贴之，干即易之。（《外台秘要》引《近效方》）

三十、紫茉莉科 Nyctaginaceae

草本、灌木或乔木，有时为具刺藤状灌木。单叶，对生、互生或假轮生，全缘，具柄，无托叶。花辐射对称，两性，稀单性或杂性；单生、簇生或成聚伞花序、伞形花序；常具苞片或小苞片，有的苞片色彩鲜艳；花被单层，常为花冠状、圆筒形或漏斗状，有时钟形，下部合生成管，顶端5～10裂，在芽内镊合状或折扇状排列，宿存；雄蕊1至多数，通常3～5，下位，花丝离生或基部连合，芽时内卷，花药2室，纵裂；子房上位，1室，内有1粒胚珠，花柱单一，柱头球形，不分裂或分裂。瘦果状掺花果包在宿存花被内，有棱或槽，有时具翅，常具腺；种子有胚乳；胚直生或弯生。

本科约有30属300种，分布于热带和亚热带地区，主产于热带美洲。我国有7属11种1变种，其中常见栽培或有逸生者3种。

松滋境内的紫茉莉科植物有1属1种，即紫茉莉属下1种。

66. 紫茉莉 *Mirabilis jalapa* L.

【别名】苦丁香、野丁香、状元红、胭脂花、状元花、洗澡花、粉豆花。

【植物形态】一年生草本，高可达1米。根肥粗，倒圆锥形，黑色或黑褐色。茎直立，圆柱形，多分枝，无毛或疏生细柔毛，节稍膨大。叶片卵形或卵状三角形，长3～15厘米，宽2～9厘米，顶端渐尖，基部截形或心形，全缘，两面均无毛，脉隆起；叶柄长1～4厘米，上部叶几无柄。花常数朵簇生于枝端；花梗长1～2毫米；总苞钟形，长约1厘米，5裂，裂片三角状卵形，顶端渐尖，无毛，具脉纹，果时宿存；花被紫红色、黄色、白色或杂色，高脚碟状，筒部长2～6厘米，檐部直径2.5～3厘米，5浅裂；花午后开放，有香气，次日午前凋萎；雄蕊5，花丝细长，常伸出花外，花药球形；花柱单生，线形，伸出花外，柱头头状。瘦果球形，直径5～8毫米，革质，黑色，表面具皱纹；种子胚乳白粉质。花期6—10月，果期8—11月。

【生境与分布】生于水沟边，房前屋后墙角下或庭园中。常栽培，或逸为野生。本市各地有产。

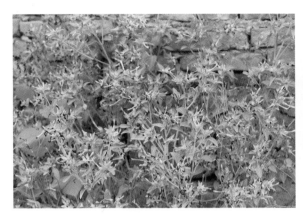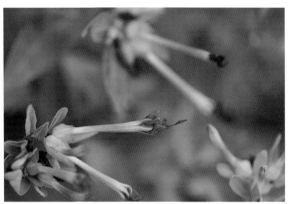

【药材名】紫茉莉根。（《本草纲目拾遗》）

【来源】为紫茉莉科植物紫茉莉的根。

【采收加工】10—11月采收，挖起全根，洗净泥沙，鲜用，或去尽芦头及须根，刮去粗皮，去尽黑色斑点，切片，立即晒干或烘干，以免变黑，影响品质。

【性味】味甘、淡，性微寒。

【功能主治】清热利湿，解毒活血。用于热淋，白浊，水肿，赤白带下，关节肿痛，痈疮肿毒，乳痈，跌打损伤。

【应用举例】（1）治湿热下注的白浊、热淋：紫茉莉根 30 克，三白草根 15 克，木槿花 15 克，海金沙藤 30 克，水煎服。（《四川中药志》）

（2）治关节肿痛：紫茉莉根 24 克，木瓜 15 克，水煎服。（《青岛中草药手册》）

三十一、番杏科 Aizoaceae

一年生或多年生草本，或为半灌木。茎直立或平卧。单叶对生、互生或假轮生，有时肉质，有时细小，全缘，稀具疏齿；托叶干膜质，先落或无。花两性，稀杂性，辐射对称，花单生、簇生或成聚伞花序；单被或异被，花被片 5，稀 4，分离或基部合生，宿存，覆瓦状排列，花被筒与子房分离或贴生；雄蕊 3～5 或多数（排成多轮），周位或下位，分离或基部合生成束，外轮雄蕊有时变为花瓣状或线形，花药 2 室，纵裂；花托扩展成碗状，常有蜜腺，或在子房周围形成花盘；子房上位或下位，心皮 2、5 或多数，合生成 2 至多室，稀离生，花柱同心皮数，胚珠多数，稀单生，弯生、近倒生或基生，中轴胎座或侧膜胎座。蒴果或坚果状，有时为瘦果，常为宿存花被包围；种子具细长弯胚，包围粉质胚乳，常有假种皮。

本科约有 130 属 1200 种，主产于非洲南部，其次在大洋洲，有些分布于热带至亚热带干旱地区，少数为广布种。我国有 7 属约 15 种。

松滋境内的番杏科植物有 1 属 1 种，即粟米草属下 1 种。

67. 粟米草 *Mollugo stricta* L.

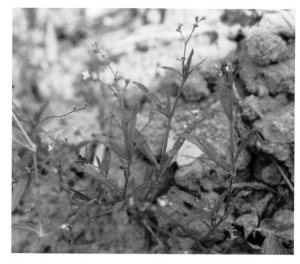

【别名】地麻黄、地杉树、鸭脚瓜子草。

【植物形态】铺散一年生草本，高 10～30 厘米。茎纤细，多分枝，有棱角，无毛，老茎通常淡红褐色。叶 3～5 片假轮生或对生，叶片披针形或线状披针形，长 1.5～4 厘米，宽 2～7 毫米，顶端急尖或长渐尖，基部渐狭，全缘，中脉明显；叶柄短或近无柄。花极小，组成疏松聚伞花序，花序梗细长，顶生或与叶对生；花梗长 1.5～6 毫米；花被片 5，淡绿色，椭圆形或近圆形，长 1.5～2 毫米，脉达花被片 2/3，边缘膜质；雄蕊通常 3，花丝基部稍宽；子房宽椭圆形或近圆形，3 室，花柱 3，短，线形。蒴果近球形，与宿存花被等长，3 瓣裂；种子多数，肾形，栗色，具多数颗粒状突起。花期 6—8 月，果期 8—10 月。

【生境与分布】生于阴湿处、空旷荒地或田边。分布于山东以南至西南地区。本市各地分布。

【药材名】粟米草。（《植物名实图考》）

【来源】为番杏科植物粟米草的全草。

【采收加工】秋季采收，晒干或鲜用。

【性味】味淡、涩，性凉。

【功能主治】清热利湿，解毒消肿。用于腹痛泄泻，痢疾，感冒咳嗽，中暑，皮肤热疹，目赤肿痛，疮疖肿毒，毒蛇咬伤，烧烫伤。

【应用举例】（1）治肠炎腹泻，痢疾：粟米草 15 克，车前草 15 克，萹蓄 12 克，仙鹤草 12 克，水煎服。（《四川中药志》）

（2）治疮疖：鲜粟米草全草适量，捣烂外敷。（《浙江药用植物志》）

三十二、马齿苋科 Portulacaceae

一年生或多年生草本，稀半灌木。单叶，互生或对生，全缘，常肉质；托叶干膜质或刚毛状，稀不存在。花两性，整齐或不整齐，腋生或顶生，单生或簇生，或成聚伞花序、总状花序、圆锥花序；萼片 2，稀 5，草质或干膜质，分离或基部连合；花瓣 4～5 片，稀更多，覆瓦状排列，分离或基部稍连合，常有鲜艳色，早落或宿存；雄蕊与花瓣同数，对生，或分离或成束或与花瓣贴生，花丝线形，花药 2 室，内向纵裂；雌蕊 3～5 心皮合生，子房上位或半下位，1 室，基生胎座或特立中央胎座，有弯生胚珠 1 至多粒，花柱线形，柱头 2～5 裂，形成内向的柱头面。蒴果近膜质，盖裂或 2～3 瓣裂，稀为坚果；种子肾形或球形，多数，稀为 2 颗，种阜有或无，胚环绕粉质胚乳，胚乳大多丰富。

本科约有 19 属 580 种，广布于全世界，主产于南美。我国现有 2 属 7 种。

松滋境内的马齿苋科植物有 2 属 3 种，分别为马齿苋属下 2 种，土人参属下 1 种。

68. 大花马齿苋 *Portulaca grandiflora* Hook.

【别名】太阳花、午时花、洋马齿苋、佛甲草、金丝杜鹃、松叶牡丹。

【植物形态】一年生草本，高 10～30 厘米。茎平卧或斜升，紫红色，多分枝，节上丛生毛。叶密集枝端，较下的叶分开，不规则互生，叶片细圆柱形，有时微弯，长 1～2.5 厘米，直径 2～3 毫米，顶端圆钝，无毛；叶柄极短或近无柄，叶腋常生一撮白色长柔毛。花单生或数朵簇生于枝端，直径 2.5～4 厘米，日开夜闭；总苞 8～9 片，叶状，轮生，具白色长柔毛；萼片 2，淡黄绿色，卵状三角形，长 5～7 毫米，顶端急尖，多少具龙骨状突起，两面均无毛；花瓣 5 或重瓣，倒卵形，顶端微凹，长 12～30 毫米，红色、紫色或黄白色；雄蕊多数，长 5～8 毫米，花丝紫色，基部合生；花柱与雄蕊近等长，柱头 5～9 裂，线形。蒴果近椭圆形，盖裂；种子细小，多数，圆肾形，

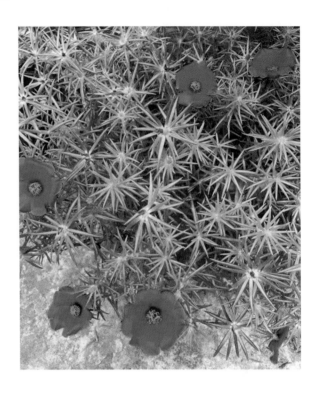

直径不及 1 毫米，铅灰色、灰褐色或灰黑色，有珍珠光泽，表面有小瘤状突起。花期 6—9 月，果期 8—11 月。

【生境与分布】原产于巴西。我国公园、花圃常有栽培，是一种美丽的花卉。本市各地有栽培。

【药材名】午时花。（《全国中草药汇编》）

【来源】为马齿苋科植物大花马齿苋的全草。

【采收加工】夏、秋季采收，除去残根及杂质，洗净，鲜用，或略蒸烫后晒干。

【性味】味淡、微苦，性寒。

【功能主治】清热解毒，散瘀止血。用于咽喉肿痛，疮疖，湿疹，跌打肿痛，烫火伤，外伤出血。

【应用举例】治咽喉肿痛：佛甲草（适量）捣烂，绞汁一杯，加硼砂末含漱。（《南宁市药物志》）

69. 马齿苋 *Portulaca oleracea* L.

【别名】五行草、长命菜、猪母菜、酸苋、地马菜、耐旱菜、酸味菜、马齿菜。

【植物形态】一年生草本，全株无毛。茎平卧或斜倚，伏地铺散，多分枝，圆柱形，长 10～15 厘米，淡绿色或带暗红色。叶互生，有时近对生，叶片扁平，肥厚，倒卵形，似马齿状，长 1～3 厘米，宽 0.6～1.5 厘米，顶端圆钝或平截，有时微凹，基部楔形，全缘，上面暗绿色，下面淡绿色或带暗红色，中脉微隆起；叶柄粗短。花无梗，直径 4～5 毫米，常 3～5 朵簇生于枝端，午时盛开；苞片 2～6，叶状，膜质，近轮生；

萼片 2，对生，绿色，盔形，左右压扁，长约 4 毫米，顶端急尖，背部具龙骨状突起，基部合生；花瓣 5，稀 4，黄色，倒卵形，长 3～5 毫米，顶端微凹，基部合生；雄蕊通常 8，或更多，长约 12 毫米，花药黄色；子房无毛，花柱比雄蕊稍长，柱头 4～6 裂，线形。蒴果卵球形，长约 5 毫米，盖裂；种子细小，多数，偏斜球形，黑褐色，有光泽，直径不及 1 毫米，具小疣状突起。花期 5—8 月，果期 6—9 月。

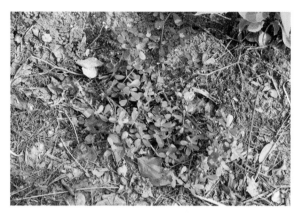 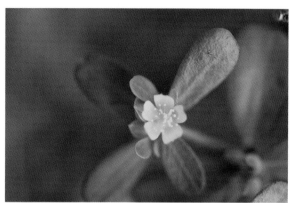

【生境与分布】生于菜园、农田或路旁向阳处。分布于全国各地。本市广布。

【药材名】马齿苋。（《中华人民共和国药典》）

【来源】为马齿苋科植物马齿苋的地上部分。

【采收加工】夏、秋季采收，除去残根和杂质，洗净，略蒸或烫后晒干；亦可鲜用。

【性味】味酸，性寒。

【功能主治】清热解毒，凉血止血，止痢。用于热毒血痢，痈肿疔疮，湿疹，丹毒，蛇虫咬伤，便血，痔血，崩漏下血。

【应用举例】（1）治血痢：马齿菜二大握（切），粳米三合。上以水和马齿苋煮粥，不着盐醋，空腹淡食。（《太平圣惠方》马齿粥）

（2）治产后血痢，小便不通，脐腹痛：生马齿菜，捣，取汁三大合，煮一沸，下蜜一合调，顿服。（《经效产宝》）

70. 土人参 *Talinum paniculatum*（Jacq.）Gaertn.

【别名】栌兰、假人参、土红参、瓦参、申时花、飞来参、紫人参。

【植物形态】一年生或多年生草本，全株无毛，高 30～100 厘米。主根粗壮，圆锥形，有少数分枝，皮黑褐色，断面乳白色。茎直立，肉质，基部近木质，多少分枝，圆柱形，有时具槽。叶互生或近对生，具短柄或近无柄，叶片稍肉质，倒卵形或倒卵状长椭圆形，长 5～10 厘米，宽 2.5～5 厘米，顶端急尖，有时微凹，具短尖头，基部狭楔形，全缘。圆锥花序顶生或腋生，大型，常二叉状分枝，具长花序梗；花小，直径约 6 毫米；总苞片绿色或近红色，圆形，顶端圆钝，长 3～4 毫米；苞片 2，膜质，披针形，顶端急尖，长约 1 毫米；花梗长 5～10 毫米；萼片卵形，紫红色，早落；花瓣粉红色或淡紫红色，长椭圆形、倒卵形或椭圆形，长 6～12 毫米，顶端圆钝，稀微凹；雄蕊（10）15～20，比花瓣短；花柱线形，长约 2 毫米，基部具关节；柱头 3 裂，稍开展；子房卵球形，长约 2 毫米。蒴果近球形，直径约 4 毫米，3 瓣裂，坚纸质；种子多数，扁圆形，直径约 1 毫米，黑褐色或黑色，有光泽。花期 6—8 月，果期 9—11 月。

【生境与分布】生于田野、路边、墙角石旁、山坡沟边等阴湿处。原产于热带美洲地区。我国中部和南部均有栽植，有的逸为野生。本市各地有分布。

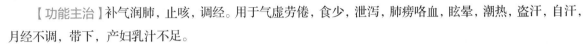

【药材名】土人参。（《滇南本草》）

【来源】为马齿苋科植物土人参的根。

【采收加工】8—9月采挖，洗净，除去细根，晒干或刮去表皮，蒸熟晒干。

【性味】味甘、淡，性平。

【功能主治】补气润肺，止咳，调经。用于气虚劳倦，食少，泄泻，肺痨咯血，眩晕，潮热，盗汗，自汗，月经不调，带下，产妇乳汁不足。

【应用举例】（1）治劳倦乏力：土人参15～30克，或加墨鱼干1只，酒水炖服。（《福建中草药》）

（2）治自汗，盗汗：土人参60克，猪肚一个，炖服。（《闽东本草》）

三十三、落葵科 Basellaceae

缠绕草质藤本，全株无毛。单叶，互生，全缘，稍肉质，通常有叶柄；托叶无。花小，两性，稀单性，辐射对称，通常成穗状花序、总状花序或圆锥花序，稀单生；苞片3，早落，小苞片2，宿存；花被片5，离生或下部合生，通常白色或淡红色，宿存，在芽中覆瓦状排列；雄蕊5，与花被片对生，花丝着生于花被上；雌蕊由3心皮合生，子房上位，1室，胚珠1粒，着生于子房基部，弯生，花柱单一或分叉为3。胞果，干燥或肉质，通常被宿存的小苞片和花被包围，不开裂；种子球形，种皮膜质，胚乳丰富，围以螺旋状、半圆形或马蹄状胚。

本科约有4属25种，主要分布于亚洲、非洲及拉丁美洲热带地区。

松滋境内的落葵科植物有2属2种，分别为落葵薯属下1种、落葵属下1种。

71. 落葵薯 *Anredera cordifolia*（Tenore）Steenis

【别名】马德拉藤、金钱珠、藤子三七、中枝莲。

【植物形态】缠绕藤本，长可达数米。根状茎粗壮。叶具短柄，叶片卵形至近圆形，长2～6厘米，宽1.5～5.5厘米，顶端急尖，基部圆形或心形，稍肉质，腋生小块茎（珠芽）。总状花序具多花，花序轴纤细，下垂，长7～25厘米；苞片狭，不超过花梗长度，宿存；花梗长2～3毫米，花托顶端杯状，花常由此脱落；下面1对小苞片宿存，宽三角形，急尖，透明，上面1对小苞片淡绿色，比花被短，宽椭圆形至近圆形；花直径约5毫米；花被片白色，渐变黑，开花时张开，卵形、长圆形至椭圆形，顶端钝圆，长约3毫米，宽约2毫米；雄蕊白色，花丝顶端在芽中反折，开花时伸出花外；花柱白色，分裂成3个柱头臂，每臂具1棍棒状或宽椭圆形柱头。果实、种子未见。花期6—10月。

【生境与分布】原产于美洲热带地区，现我国多地有栽培。本市发现于涴水镇。

【药材名】藤三七。（《云南思茅中草药选》）

【来源】为落葵科植物落葵薯的藤上干燥瘤块状珠芽。

【采收加工】在珠芽形成后采摘，除去杂质，鲜用或晒干。

【性味】味微苦，性温。

【功能主治】补肾强腰，散瘀消肿。用于腰膝痹痛，病后体弱，跌打损伤，骨折。

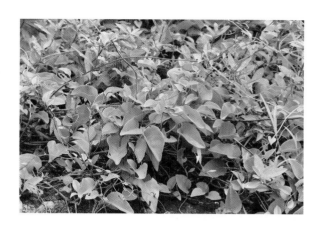

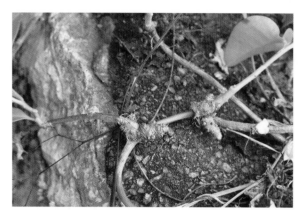

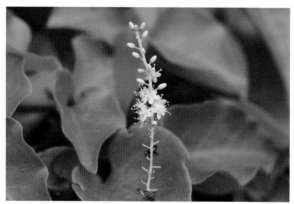

【应用举例】内服：煎汤，30～60克；或用鸡或瘦肉炖服。外用：适量，捣敷。

72. 落葵 *Basella alba* L.

【别名】蒸葵、蘩露、西洋菜、紫葵、木耳菜、软藤菜、染绛子、篱笆菜。

【植物形态】一年生缠绕草本。茎长可达数米，无毛，肉质，绿色或略带紫红色。叶片卵形或近圆形，长3～9厘米，宽2～8厘米，顶端渐尖，基部微心形或圆形，下延成柄，全缘，背面叶脉微凸起；叶柄长1～3厘米，上有凹槽。穗状花序腋生，长3～15（20）厘米；苞片极小，早落；小苞片2，萼状，长圆形，宿存；花被片淡红色或淡紫色，卵状长圆形，全缘，顶端钝圆，内折，下部白色，连合成筒；雄蕊着生于花被筒口，花丝短，基部扁宽，白色，花药淡黄色；柱头椭圆形。果实球形，直径5～6毫米，红色至深红色或黑色，多汁液，外包宿存小苞片及花被。花期5—9月，果期7—10月。

【生境与分布】我国长江以南各地有栽培，北方少见。本市各地有栽培。

【药材名】落葵。（《名医别录》）

【来源】为落葵科植物落葵的叶或全草。

【采收加工】夏、秋季采收叶或全草，洗净，除去杂质，鲜用或晒干。

【性味】味甘、酸，性寒。

【功能主治】滑肠通便，清热利湿，凉血解毒，活血。用于大便秘结，小便短赤，痢疾，热毒疮疡，跌打损伤。

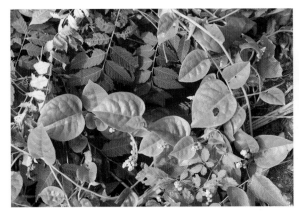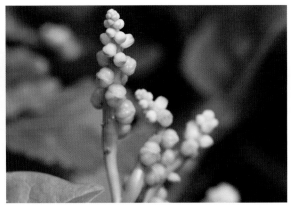

【应用举例】（1）治小便短赤：鲜落葵每次 60 克，煎汤代茶频服。（《泉州本草》）

（2）治疔疮：鲜落葵（叶）十余片，捣烂涂贴，每日换 1～2 次。（《福建民间草药》）

三十四、石竹科 Caryophyllaceae

一年生或多年生草本，稀亚灌木。茎节通常膨大，具关节。单叶对生，稀互生或轮生，全缘，基部多少连合；托叶有，膜质，或缺。花辐射对称，两性，稀单性，排列成聚伞花序或聚伞圆锥花序，稀单生，少数呈总状花序、头状花序、假轮伞花序或伞形花序，有时具闭花受精花；萼片5，稀4，草质或膜质，宿存，覆瓦状排列或合生成筒状；花瓣5，稀4，无爪或具爪，瓣片全缘或分裂，通常爪和瓣片之间具2片状或鳞片状副花冠片，稀缺花瓣；雄蕊10，二轮列，稀5或2；雌蕊1，由2～5合生心皮构成，子房上位，3室或基部1室，上部3～5室，特立中央胎座或基底胎座，具1至多数胚珠；花柱（1）2～5，有时基部合生，稀合生成单花柱。果实为蒴果，长椭圆形、圆柱形、卵形或圆球形，果皮壳质、膜质或纸质，顶端齿裂或瓣裂，开裂数与花柱同数或为其2倍，稀为浆果状、不规则开裂或为瘦果；种子弯生，多数或少数，稀1粒，肾形、卵形、圆盾形或圆形，微扁；种脐通常位于种子凹陷处，稀盾状着生；种皮纸质，表面具有以种脐为圆心的、整齐排列为数层半环形的颗粒状、短线纹或瘤状突起，稀表面近平滑或种皮为海绵质；种脊具槽、圆钝或锐，稀具流苏状篦齿或翅；胚环形或半圆形，围绕胚乳或劲直，胚乳偏于一侧；胚乳粉质。

本科约有 75（80）属 2000 种，世界广布，但主要在北半球的温带和暖温带地区，少数在非洲、大洋洲和南美洲。地中海地区为分布中心。我国有 30 属，约 388 种，58 变种，8 变型，分隶属 3 亚科，几遍布全国，以北部和西部为主要分布区。

松滋境内的石竹科植物有 5 属 6 种，分别为卷耳属下 1 种、石竹属下 1 种、鹅肠菜属下 1 种、漆姑草属下 1 种、繁缕属下 2 种。

73. 球序卷耳 *Cerastium glomeratum* Thuill.

【别名】瓜子草、高脚鼠耳菜、粘毛卷耳、铺地黄、大鹅儿肠。

【植物形态】一年生草本，高 10～20 厘米。茎单生或丛生，密被长柔毛，上部混生腺毛。茎下部叶叶片匙形，顶端钝，基部渐狭成柄状；上部茎生叶叶片倒卵状椭圆形，长1.5～2.5厘米，宽5～10毫米，顶端急尖，基部渐狭成短柄状，两面皆被长柔毛，边缘具缘毛，中脉明显。聚伞花序呈簇生状或呈头状；花序轴密被腺柔毛；苞片草质，卵状椭圆形，密被柔毛；花梗细，长1～3毫米，密被柔毛；萼片5，披针形，长约4毫米，顶端尖，外面密被长腺毛，边缘狭膜质；花瓣5，白色，线状长圆形，与萼片近等长或微长，顶端2浅裂，基部被疏柔毛；雄蕊明显短于萼；花柱5。蒴果长圆柱形，长于宿存萼0.5～1倍，顶端10齿裂；种子褐色，扁三角形，具疣状突起。花期3—4月，果期5—6月。

【生境与分布】生于山坡草地。产于山东、江苏、浙江、湖北、湖南、江西、福建、云南、西藏。本市广泛分布。

【药材名】婆婆指甲菜。（《救荒本草》）

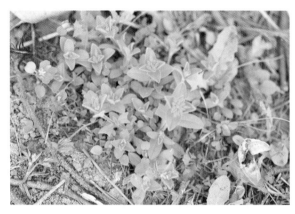
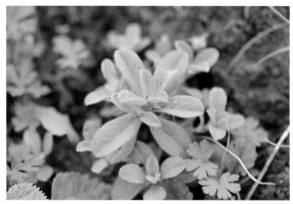

【来源】为石竹科植物球序卷耳的全草。

【采收加工】春、夏季采集，晒干或鲜用。

【性味】味甘、微苦，性凉。

【功能主治】清热，利湿，凉血解毒。用于感冒发热，湿热泄泻，肠风下血，乳痈，疔疮，高血压。

【应用举例】（1）治湿热腹泻：大鹅儿肠30克，马齿苋30克，马鞭草30克，车前草30克，水煎服。（《四川中药志》）

（2）治妇女乳痈初起：婆婆指甲菜、酢浆草、过路黄各30克，水煎服，渣敷患处。（《湖南药物志》）

74. 石竹 *Dianthus chinensis L.*

【别名】鹅毛石竹、绣竹、洛阳花、石柱花、东北石竹。

【植物形态】多年生草本，高30～50厘米，全株无毛，带粉绿色。茎由根颈生出，疏丛生，直立，上部分枝。叶片线状披针形，长3～5厘米，宽2～4毫米，顶端渐尖，基部稍狭，全缘或有细小齿，中脉较显。花单生于枝端或数花集成聚伞花序；花梗长1～3厘米；苞片4，卵形，顶端长渐尖，长达花萼1/2以上，边缘膜质，有缘毛；花萼圆筒形，长15～25毫米，直径4～5毫米，有纵条纹，萼齿披针形，长约5毫米，直伸，顶端尖，有缘毛；花瓣长16～18毫米，瓣片倒卵状三角形，长13～15毫米，紫红色、粉红色、鲜红色或白色，顶缘不整齐齿裂，喉部有斑纹，疏生髯毛；雄蕊露出喉部外，花药蓝色；子房长圆形，花柱线形。蒴果圆筒形，包于宿存萼内，顶端4裂；种子黑色，扁圆形。花期5—6月，果期7—9月。

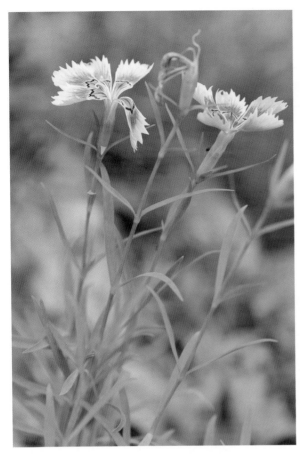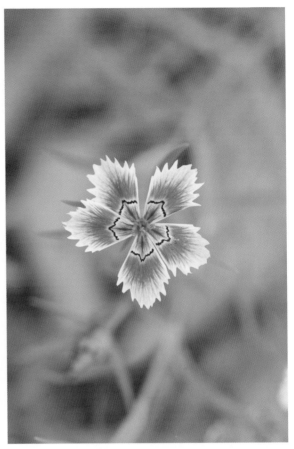

【生境与分布】生于草原和山坡草地。原产于我国北方地区，现在南北地区普遍生长。本市乐乡公园有栽培。

【药材名】瞿麦。（《中华人民共和国药典》）

【来源】为石竹科植物石竹的地上部分。

【采收加工】夏、秋季花果期割取地上部分，除去杂质，晒干。

【性味】味苦，性寒。

【功能主治】利尿通淋，活血通经。用于热淋，血淋，石淋，小便不通，淋沥涩痛，经闭瘀阻。

【应用举例】（1）治小便不利，有水气，其人苦渴：栝楼根二两，茯苓三两，薯蓣三两，附子一枚（炮），瞿麦一两。上五味，末之，炼蜜丸梧子大。饮服三丸，日三服，不知，增至七八丸，以小便利，腹中温为知。（《金匮要略》栝楼瞿麦丸）

（2）治目赤肿痛：瞿麦、菊花各 9 克，水煎服。（《陕甘宁青中草药选》）

75. 鹅肠菜 *Myosoton aquaticum*（L.）Moench

【别名】牛繁缕、鹅肠草、鹅儿肠、石灰菜、鸡卵菜、鸡娘草。

【植物形态】二年生或多年生草本，具须根。茎上升，多分枝，长 50 ～ 80 厘米，上部被腺毛。叶片卵形或宽卵形，长 2.5 ～ 5.5 厘米，宽 1 ～ 3 厘米，顶端急尖，基部稍心形，有时边缘具毛；叶柄长 5 ～ 15 毫米，上部叶常无柄或具短柄，疏生柔毛。顶生二歧聚伞花序；苞片叶状，边缘具腺毛；花梗细，长 1 ～ 2

厘米，花后伸长并向下弯，密被腺毛；萼片卵状披针形或长卵形，长 4 ～ 5 毫米，果期长达 7 毫米，顶端较钝，边缘狭膜质，外面被腺柔毛，脉纹不明显；花瓣白色，2 深裂至基部，裂片线形或披针状线形，长 3 ～ 3.5 毫米，宽约 1 毫米；雄蕊 10，稍短于花瓣；子房长圆形，花柱短，线形。蒴果卵圆形，稍长于宿存萼；种子近肾形，直径约 1 毫米，稍扁，褐色，具小疣。花期 5—8 月，果期 6—9 月。

【生境与分布】生于海拔 350 ～ 2700 米的河流两旁冲积沙地的低湿处或灌丛林缘和水沟旁。产于我国南北各省。本市广布。

【药材名】鹅肠草。（《云南中草药》）

【来源】为石竹科植物鹅肠菜的全草。

【采收加工】春季生长旺盛时采收，鲜用或晒干。

【性味】味甘、酸，性平。

【功能主治】清热解毒，散瘀消肿。用于肺热咳喘，痢疾，痈疽，痔疮，牙痛，月经不调，小儿疳积。

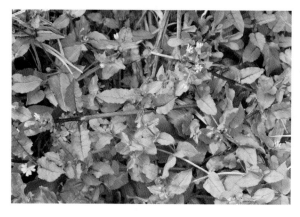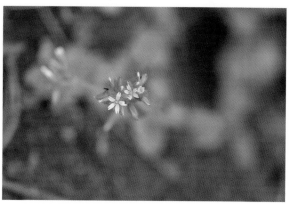

【应用举例】（1）治高血压：每用（鹅肠草）15 克，煮鲜豆腐吃。（《云南中草药》）

（2）治牙痛：鲜鹅肠菜捣烂加盐少许，咬在痛牙处。（《陕西中草药》）

（3）治痔疮肿痛：鲜鹅肠菜 120 克，水煎浓汁，加盐少许，溶化后熏洗。（《陕西中草药》）

76. 漆姑草 *Sagina japonica*（Sw.）Ohwi

【别名】沙子草、瓜槌草、踏地草、胎乌草、大龙叶、虎牙草、羊儿草。

【植物形态】一年生小草本，高 5 ～ 20 厘米，上部被稀疏腺柔毛。茎丛生，稍铺散。叶片线形，长 5 ～ 20 毫米，宽 0.8 ～ 1.5 毫米，顶端急尖，无毛。花小型，单生于枝端；花梗细，长 1 ～ 2 厘米，被稀疏短柔毛；萼片 5，卵状椭圆形，长约 2 毫米，顶端尖或钝，外面疏生短腺柔毛，边缘膜质；花瓣 5，狭卵形，稍短于萼片，白色，

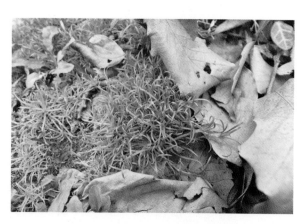

顶端圆钝，全缘；雄蕊 5，短于花瓣；子房卵圆形，花柱 5，线形。蒴果卵圆形，微长于宿存萼，5 瓣裂；种子细，圆肾形，微扁，褐色，表面具尖瘤状突起。花期 3—5 月，果期 5—6 月。

【生境与分布】生于山地或田间路旁阴湿草地。本市发现于浣水镇。

【药材名】漆姑草。（《本草拾遗》）

【来源】为石竹科植物漆姑草的全草。

【采收加工】4—5月采集，洗净，鲜用或晒干。

【性味】味苦、辛，性凉。

【功能主治】凉血解毒，杀虫止痒。用于漆疮，秃疮，湿疹，丹毒，瘰疬，无名肿毒，毒蛇咬伤，鼻渊，龋齿痛，跌打内伤。

【应用举例】（1）治毒蛇咬伤：漆姑草、雄黄捣烂敷。（《湖南药物志》）

（2）治慢性鼻炎，鼻窦炎：鲜漆姑草全草捣烂塞鼻孔，每日1次，连用1星期。（《浙南本草新编》）

77. 繁缕 *Stellaria media*（L.）Villars

【别名】滋草、鸡儿肠、鹅肠菜、狗虱菜、乌云草、和尚菜。

【植物形态】一年生或二年生草本，高10～30厘米。茎俯仰或上升，基部多少分枝，常带淡紫红色，被1（2）列毛。叶片宽卵形或卵形，长1.5～2.5厘米，宽1～1.5厘米，顶端渐尖或急尖，基部渐狭或近心形，全缘；基生叶具长柄，上部叶常无柄或具短柄。疏聚伞花序顶生；花梗细弱，具1列短毛，花后伸长，下垂，长7～14毫米；萼片5，卵状披针形，长约4毫米，顶端稍钝或近圆形，边缘宽膜质，外面被短腺毛；花瓣白色，长椭圆形，比萼片短，深2裂达基部，裂片近线形；雄蕊3～5，短于花瓣；花柱3，线形。蒴果卵形，稍长于宿存萼，顶端6裂，具多数种子；种子卵圆形至近圆形，稍扁，红褐色，直径1～1.2毫米，

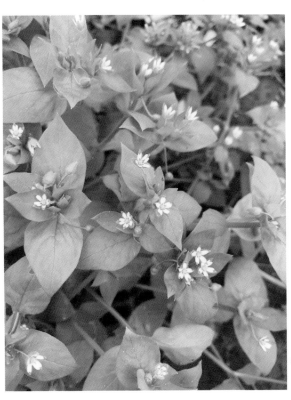
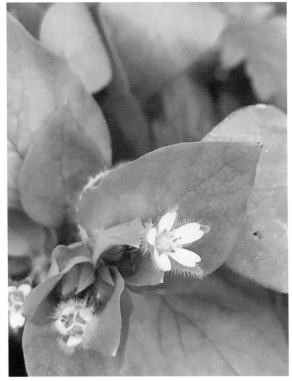

表面具半球形瘤状突起，脊较显著。花期6—7月，果期7—8月。

【生境与分布】为常见田间杂草，亦为世界广布种。我国广布（仅新疆、黑龙江未见记录）。本市各地分布。

【药材名】繁缕。（《本草图经》）

【来源】为石竹科植物繁缕的全草。

【采收加工】花开时采收，洗净泥土，晒干。

【性味】味微苦、甘、酸，性凉。

【功能主治】清热解毒，凉血消痈，活血止痛，下乳。用于痢疾，肠痈，肺痈，乳痈，疮疡肿毒，痔疮肿痛，出血，跌打伤痛，产后瘀滞腹痛，乳汁不下。

【应用举例】（1）治痔疮肿痛：繁缕120克，水煎汁趁热熏洗。（《青岛中草药手册》）

（2）治头晕眩，眼见黑花，恶心呕吐，饮食不下：鹅肠菜不拘多少，猪肚一个，煎食二次痊愈；或鹅肠菜不拘多少，煮鸡蛋食亦效。（《滇南本草》）

78. 雀舌草 *Stellaria uliginosa* Murr.

【别名】金线吊葫芦、雪里开花、鹅儿肠、漫水草、雪里花、滨繁缕。

【植物形态】二年生草本，高15～25（35）厘米，全株无毛。须根细。茎丛生，稍铺散，上升，多分枝。叶无柄，叶片披针形至长圆状披针形，长5～20毫米，宽2～4毫米，顶端渐尖，基部楔形，半抱茎，边缘软骨质，呈微波状，基部具疏缘毛，两面微显粉绿色。聚伞花序通常具3～5花，顶生或花单生于叶腋；花梗细，长5～20毫米，无毛，果时稍下弯，基部有时具2披针形苞片；萼片5，披针形，长2～4毫米，宽1毫米，顶端渐尖，边缘膜质，中脉明显，无毛；花瓣5，白色，短于萼片或近等长，2深裂几达基部，裂片条形，钝头；雄蕊5（10），有时6～7，微短于花瓣；子房卵形，花柱3（有时为2），短线形。蒴果卵圆形，与宿存萼等长或稍长，6齿裂，含多数种子；种子肾形，微扁，褐色，具皱纹状突起。花期5—6月，果期7—8月。

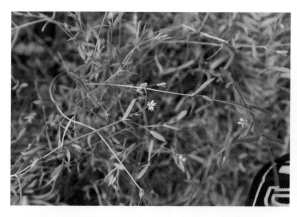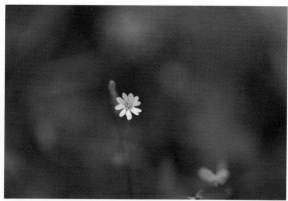

【生境与分布】生于田间、溪岸或潮湿地区。分布于东北、华北、华东、中南、西南等地。本市发现于涴水镇。

【药材名】天蓬草。（《植物名实图考》）

【来源】为石竹科植物雀舌草的全草。

被子植物门　097

【采收加工】春季至秋初采收，洗净，鲜用或晒干。

【性味】味辛，性平。

【功能主治】祛风除湿，活血消肿，解毒止血。用于伤风感冒，泄泻，痢疾，风湿骨痛，跌打损伤，骨折，痈疮肿毒，痔瘘，毒蛇咬伤，吐血，衄血，外伤出血。

【应用举例】（1）治伤风感冒：雀舌草 60 克，红糖 15 克，水煎，每日服 2 次，服药后盖被令出微汗。（《福建民间草药》）

（2）治小儿腹泻：天蓬草 30 克，马齿苋 60 克，水煎服。（《湖南药物志》）

三十五、藜科 Chenopodiaceae

一年生草本、半灌木、灌木，较少为多年生草本或小乔木，茎和枝有时具关节。叶互生或对生，扁平或圆柱状及半圆柱状，较少退化成鳞片状，有柄或无柄；无托叶。花为单被花，两性，较少为杂性或单性，如为单性时，雌雄同株，极少雌雄异株；有苞片或无苞片，或苞片与叶近同型；小苞片 2，舟状至鳞片状，或无小苞片；花被膜质、草质或肉质，深裂或全裂，花被片（裂片）覆瓦状，很少排列成 2 轮，果时常常增大、变硬，或在背面生出翅状、刺状、疣状附属物，较少无显著变化（在滨藜族中，雌花常常无花被，子房着生于 2 枚特化的苞片内）；雄蕊与花被片（裂片）同数对生或较少，着生于花被基部或花盘上，花丝钻形或条形，离生或基部合生，花药背着，在芽中内曲，2 室，外向纵裂或侧面纵裂，顶端钝或药隔突出形成附属物；花盘或有或无；子房上位，卵形至球形，由 2～5 个心皮合成，离生，极少基部与花被合生，1 室；花柱顶生，通常极短；柱头通常 2，很少 3～5，丝形或钻形，很少近于头状，四周或仅内侧面具颗粒状或毛状突起；胚珠 1 个，弯生。果实为胞果，很少为盖果；果皮膜质、革质或肉质，与种子贴生或贴伏。种子直立、横生或斜生，扁平圆形、双凸镜形、肾形或斜卵形；种皮壳质、革质、膜质或肉质，内种皮膜质或无；胚乳为外胚乳，粉质或肉质，或无胚乳，胚环形、半环形或螺旋形，子叶通常狭细。

本科约有 100 属 1400 种，主要分布于非洲南部、中亚、南美、北美及大洋洲的干草原、荒漠、盐碱地，以及地中海、黑海、红海沿岸。我国有 39 属约 186 种，主要分布在我国西北、内蒙古及东北各省区，尤以新疆最为丰富。

松滋境内的藜科植物有 2 属 2 种，分别为藜属下 1 种、地肤属下 1 种。

79. 藜 *Chenopodium album* L.

【别名】灰藋头草、灰菜、胭脂菜、灰苋菜、灰条菜。

【植物形态】一年生草本，高 30～150 厘米。茎直立，粗壮，具条棱及绿色或紫红色色条，多分枝；枝条斜升或开展。叶片菱状卵形至宽披针形，长 3～6 厘米，宽 2.5～5 厘米，先端急尖或微钝，基部楔形至宽楔形，上面通常无粉，有时嫩叶的上面有紫红色粉，下面多少有粉，边缘具不整齐锯齿；叶柄与叶片近等长，或为叶片长度的 1/2。花两性，花簇生于枝上部排列成或大或小的穗状圆锥或圆锥状花序；花被裂片 5，宽卵形至椭圆形，背面具纵隆脊，有粉，先端微凹，边缘膜质；雄蕊 5，花药伸出花被，柱头 2。

果皮与种子贴生。种子横生，双凸镜状，直径 1.2 ～ 1.5 毫米，边缘钝，黑色，有光泽，表面具浅沟纹；胚环形。花果期 5—10 月。

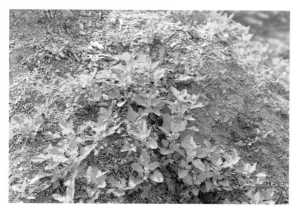 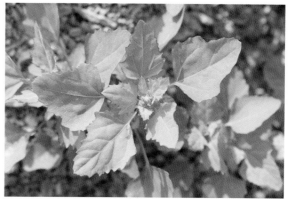

【生境与分布】生于路旁、荒地及田间。分布于全国各地。本市广泛分布。

【药材名】藜。（《本草拾遗》）

【来源】为藜科植物藜的幼嫩全草。

【采收加工】春、夏季割取全草，去杂质，鲜用或晒干。

【性味】味甘，性平。有小毒。

【功能主治】清热祛湿，解毒消肿，杀虫止痒。用于发热，咳嗽，痢疾，腹泻，腹痛，疝气，龋齿痛，湿疹，疥癣，白癜风，疮疡肿毒，毒虫咬伤。

【应用举例】（1）治肺热咳嗽：鲜藜全草 18 ～ 21 克，白马骨 18 ～ 21 克，水煎。每日早晚饭前冲蜜糖服。（《草药手册》）

（2）治盗汗：藜 15 克，夜关门 9 克，乌梅荪子 5 个，水煎服，每日服 3 次。（《湖南药物志》）

80. 地肤 *Kochia scoparia*（L.）Schrad.

【别名】地面草、扫帚菜、野扫帚、白地草、铁扫把子、竹帚子。

【植物形态】一年生草本，高 50 ～ 100 厘米。根略呈纺锤形。茎直立，圆柱状，淡绿色或带紫红色，有多数条棱，稍有短柔毛或下部儿无毛；分枝稀疏，斜上。叶为平面叶，披针形或条状披针形，长 2 ～ 5 厘米，宽 3 ～ 7 毫米，无毛或稍有毛，先端短渐尖，基部渐狭入短柄，通常有 3 条明显的主脉，边缘有疏生的锈色绢状缘毛；茎上部叶较小，无柄，1 脉。花两性或雌性，通常 1 ～ 3 个生于上部叶腋，构成疏穗状圆锥状花序，花下有时有锈色长柔毛；花被近球形，淡绿色，花被裂片近三角形，无毛或先端稍有毛；翅端附属物三角形至倒卵形，有时近扇形，膜质，脉不很明显，边缘微波状或具缺刻；花丝丝状，花药淡黄色；柱头 2，丝状，紫褐色，花柱极短。胞果扁球形，果皮膜质，与种子离生。种子卵形，黑褐色，长 1.5 ～ 2 毫米，稍有光泽；胚环形，胚乳块状。花期 6—9 月，果期 7—10 月。

【生境与分布】生于荒野、田边、路旁，或栽培于庭园，几遍布全国。本市广布。

【药材名】地肤子。（《中华人民共和国药典》）

【来源】为藜科植物地肤的成熟果实。

【采收加工】秋季果实成熟时割取全株，晒干，打下果实，除去杂质。

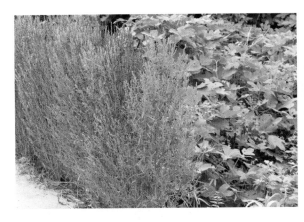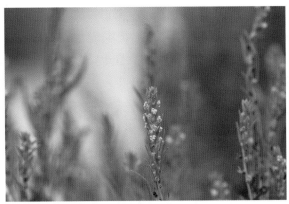

【性味】味辛、苦，性寒。

【功能主治】清热利湿，祛风止痒。用于小便涩痛，阴痒带下，风疹，湿疹，皮肤瘙痒。

【应用举例】（1）治妊娠患淋，小便数，去少，忽热痛酸索，手足疼烦：地肤子十二两。初以水四升，煎取二升半，分温三服。（《子母秘录》）

（2）治下焦结热，致患淋证，小便赤黄不利，数起出少，茎痛或血出：地肤子三两，知母、黄芩、猪苓、瞿麦、枳实、升麻、通草、葵子、海藻各二两。上十味哎咀，以水一斗，煮取三升，分三服。大小便皆闭者加大黄三两。（《备急千金要方》地肤子汤）

（3）治阴囊湿痒：地肤子、蛇床子、苦参、花椒各等量。煎水外洗。（《湖北中草药志》）

三十六、苋科 Amaranthaceae

一年生或多年生草本，少数攀援藤本或灌木。叶互生或对生，全缘，少数有微齿，无托叶。花小，两性或单性同株或异株，或杂性，有时退化成不育花，花簇生在叶腋内，成疏散或密集的穗状花序、头状花序、总状花序或圆锥花序；苞片1及小苞片2，干膜质，绿色或着色；花被片3～5，干膜质，覆瓦状排列，常和果实同脱落，少有宿存；雄蕊常和花被片等数且对生，偶较少，花丝分离，或基部合生成杯状或管状，花药2室或1室；有或无退化雄蕊；子房上位，1室，具基生胎座，胚珠1个或多数，珠柄短或伸长，花柱1～3，宿存，柱头头状或2～3裂。果实为胞果或小坚果，少数为浆果，果皮薄膜质，不裂、不规则开裂或顶端盖裂。种子1个或多数，凸镜状或近肾形，光滑或有小疣点，胚环状，胚乳粉质。

本科约有60属850种，分布很广。我国产13属约39种。

松滋境内的苋科植物有4属5种，分别为牛膝属下1种、莲子草属下1种、青葙属下2种、千日红属下1种。

81. 土牛膝 *Achyranthes aspera* L.

【别名】粗毛牛膝、倒扣草、倒钩草、鸡豚草、倒梗草。

【植物形态】多年生草本，高20～120厘米；根细长，直径3～5毫米，土黄色；茎四棱形，有柔毛，节部稍膨大，分枝对生。叶片纸质，宽卵状倒卵形或椭圆状矩圆形，长 1.5～7 厘米，宽 0.4～4 厘米，顶端圆钝，具突尖，基部楔形或圆形，全缘或波状缘，两面密生柔毛，或近无毛；叶柄长 5～15 毫米，密生柔毛或近无毛。穗状花序顶生，直立，长 10～30 厘米，花期后反折；总花梗具棱角，粗壮，坚硬，密生白色伏贴或开展柔毛；花长 3～4 毫米，疏生；苞片披针形，长 3～4 毫米，顶端长渐尖，小苞片刺状，长 2.5～4.5 毫米，坚硬，光亮，常带紫色，基部两侧各有 1 个薄膜质翅，长 1.5～2 毫米，全缘，全部贴生在刺部，但易于分离；花被片披针形，长 3.5～5 毫米，长渐尖，花后变硬且锐尖，具 1 脉；雄蕊长 2.5～3.5 毫米；退化雄蕊顶端截状或细圆齿状，有具分枝流苏状长缘毛。胞果卵形，长 2.5～3 毫米。种子卵形，不扁压，长约 2 毫米，棕色。花期 6—8 月，果期 10 月。

【生境与分布】生于山坡疏林或村庄附近空旷地。分布于华南、西南及江西、福建、湖北、湖南等地。本市广布。

【药材名】倒扣草。（《本草求原》）

【来源】为苋科植物土牛膝的全草。

【采收加工】夏、秋季采收全株，洗净，鲜用或晒干。

【性味】味苦、酸，性微寒。

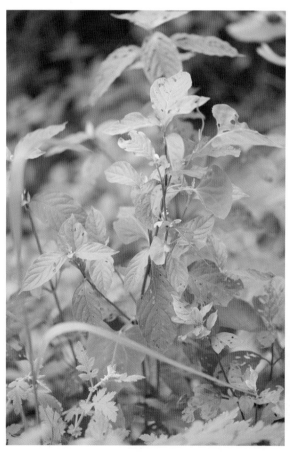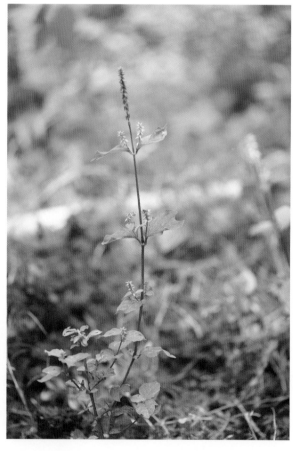

【功能主治】活血化瘀，利尿通淋，清热解表。用于经闭，痛经，月经不调，跌打损伤，风湿关节痛，淋证，水肿，湿热带下，外感发热，痢疾，疟疾，咽痛，疔疮痈肿。

【应用举例】（1）治血滞经闭：倒扣草 30～60 克，马鞭草鲜全草 30 克。水煎，调酒服。（《福建

中草药》）

（2）治男妇诸淋，小便不通：用土牛膝连叶以酒煎服数次，血淋尤验。（《岭南采药录》）

82. 喜旱莲子草 *Alternanthera philoxeroides*（Mart.）Griseb.

【别名】空心莲子草、空心苋、水花生、水蕹菜、肥猪菜、水马齿苋、革命草。

【植物形态】多年生草本；茎基部匍匐，上部上升，管状，不明显4棱，长55～120厘米，具分枝，幼茎及叶腋有白色或锈色柔毛，茎老时无毛，仅在两侧纵沟内保留。叶片矩圆形、矩圆状倒卵形或倒卵状披针形，长2.5～5厘米，宽7～20毫米，顶端急尖或圆钝，具短尖，基部渐狭，全缘，两面无毛或上面有贴生毛及缘毛，下面有颗粒状突起；叶柄长3～10毫米，无毛或微有柔毛。花密生，成具总花梗的头状花序，单生在叶腋，球形，直径8～15毫米；苞片及小苞片白色，顶端渐尖，具1脉；苞片卵形，长2～2.5毫米，小苞片披针形，长2毫米；花被片矩圆形，长5～6毫米，白色，光亮，无毛，顶端急尖，背部侧扁；雄蕊花丝长2.5～3毫米，基部连合成杯状；退化雄蕊矩圆状条形，和雄蕊约等长，顶端裂成窄条；子房倒卵形，具短柄，背面侧扁，顶端圆形。果实未见。花期5—10月。

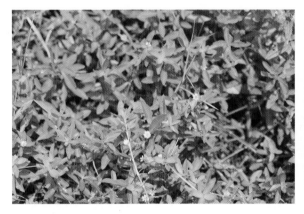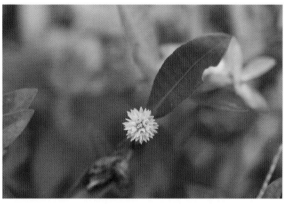

【生境与分布】生于池沼、水沟及田野荒地等处。原产于巴西，我国引种于北京、江苏、浙江、江西、湖南、福建，后逸为野生。本市广布。

【药材名】空心苋。（《福建中草药》）

【来源】为苋科植物喜旱莲子草的全草。

【采收加工】春、夏、秋季均可采收，除去杂草，洗净，鲜用或晒干。

【性味】味苦、甘，性寒。

【功能主治】清热凉血，解毒，利尿。用于咯血，尿血，感冒发热，麻疹，乙型脑炎，黄疸，淋浊，疔腮，湿疹，痈肿疮疖，毒蛇咬伤。

【应用举例】（1）治肺结核咯血：鲜空心苋全草120克，冰糖15克，水炖服。（《福建中草药》）

（2）治血尿，尿路感染：空心苋、大蓟根、紫珠草各30克，水煎服。（《福建药物志》）

83. 青葙 *Celosia argentea* L.

【别名】鸡冠花、百日红、指天笔。

【植物形态】一年生草本，高 0.3～1 米，全体无毛；茎直立，有分枝，绿色或红色，具明显条纹。叶片矩圆状披针形、披针形或披针状条形，少数卵状矩圆形，长 5～8 厘米，宽 1～3 厘米，绿色常带红色，顶端急尖或渐尖，具小芒尖，基部渐狭；叶柄长 2～15 毫米，或无叶柄。花多数，密生，在茎端或枝端成单一、无分枝的塔状或圆柱状穗状花序，长 3～10 厘米；苞片及小苞片披针形，长 3～4 毫米，白色，光亮，顶端渐尖，延长成细芒，具 1 中脉，在背部隆起；花被片矩圆状披针形，长 6～10 毫米，初为白色顶端带红色，或全部粉红色，后呈白色，顶端渐尖，具 1 中脉，在背面凸起；花丝长 5～6 毫米，分离部分长 2.5～3 毫米，花药紫色；子房有短柄，花柱紫色，长 3～5 毫米。胞果卵形，长 3～3.5 毫米，包裹在宿存花被片内。种子凸透镜状肾形，直径约 1.5 毫米。花期 5—8 月，果期 6—10 月。

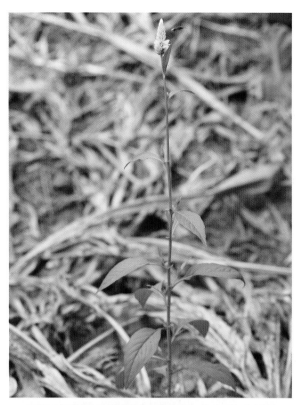

【生境与分布】生于平原、田边、丘陵、山坡较干燥的向阳处。遍布全国。本市广布。

【药材名】青葙子。（《中华人民共和国药典》）

【来源】为苋科植物青葙的种子。

【采收加工】秋季果实成熟时采割植株或摘取果穗，晒干，收集种子，除去杂质。

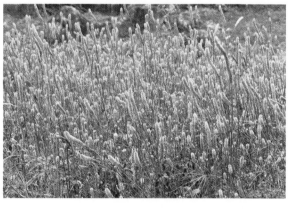

【性味】味苦，性微寒。

【功能主治】清肝泻火，明目退翳。用于肝热目赤，目生翳膜，视物昏花，肝火眩晕。

【应用举例】（1）治夜盲目翳：青葙子 15 克，乌枣 30 克。开水冲炖，饭前服。（《闽东本草》）

（2）治鼻衄：青葙子汁灌鼻中。（《贞元集要广利方》）

84. 鸡冠花 *Celosia cristata* L.

【别名】鸡公花、鸡冠头、鸡角枪、老来少、鸡骨子花。

【植物形态】本种和青葙极相近，但叶片卵形、卵状披针形或披针形，宽 2～6 厘米；花多数，极密生，成扁平肉质鸡冠状、卷冠状或羽毛状的穗状花序，一个大花序下面有数个较小的分枝，圆锥状矩圆形，表面羽毛状；花被片红色、紫色、黄色、橙色或红黄色相间。花果期 7—9 月。

【生境与分布】我国南北各地均有栽培，广布于温暖地区。本市各地有栽培。

【药材名】鸡冠花。(《中华人民共和国药典》)

【来源】为苋科植物鸡冠花的花序。

【采收加工】秋季花盛开时采收,除去杂质,晒干。

【性味】味甘、涩,性凉。

【功能主治】收敛止血,止带,止痢。用于吐血,崩漏,便血,痔血,赤白带下,久痢不止。

【应用举例】(1)治小儿痔疮下血不止及肠风下血:鸡冠花(焙令香)一两,棕榈(烧灰)二两,羌活一两。上件药捣细罗为散,每服以粥调下半钱,日三四服。(《太平圣惠方》鸡冠花散)

(2)治经水不止:红鸡冠花一味,晒干为末。每服二钱,空心酒调下。忌鱼腥猪肉。(《集效方》)

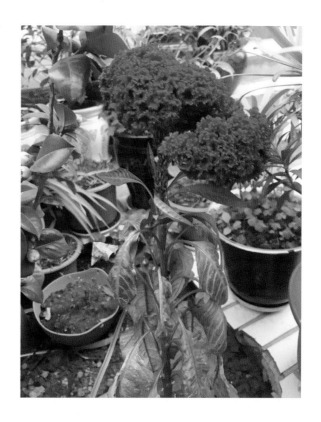

85. 千日红 *Gomphrena globosa* L.

【别名】百日红、千年红、吕宋菊、长生花、球形鸡冠花、火球花、千日娇。

【植物形态】一年生直立草本,高20～60厘米;茎粗壮,有分枝,枝略成四棱形,有灰色糙毛,幼时更密,节部稍膨大。叶片纸质,长椭圆形或矩圆状倒卵形,长3.5～13厘米,宽1.5～5厘米,顶端急尖或圆钝、突尖,基部渐狭,边缘波状,两面有小斑点、白色长柔毛及缘毛,叶柄长1～1.5厘米,有灰色长柔毛。花多数,密生,成顶生球形或矩圆形头状花序,单一或2～3个,直径2～2.5厘米,常紫红色,有时淡紫色或白色;总苞为2绿色对生叶状苞片而成,卵形或心形,长1～1.5厘米,两面有灰色长柔毛;苞片卵形,长3～5毫米,白色,顶端紫红色;小苞片三角状披针形,长1～1.2厘米,紫红色,内面凹陷,顶端渐尖,背棱有细锯齿缘;花被片披针形,长5～6毫米,不展开,顶端渐尖,外面密生白色绵毛,花期后不变硬;雄蕊花丝连合成管状,顶端5浅裂,花药生在裂片的内面,微伸出;花柱条形,比雄蕊管短,柱头2,叉状分枝。胞果近球形,直径2～2.5毫米。种子肾形,棕色,光亮。花果期6—9月。

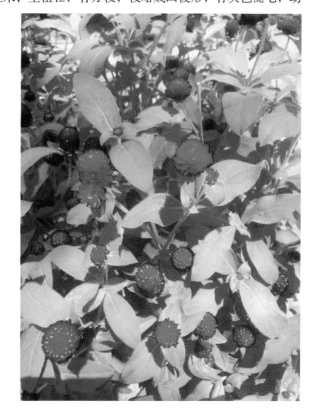

【生境与分布】原产于美洲热带地区，我国南北各省均有栽培。本市有栽培，供观赏。

【药材名】千日红。（《花镜》）

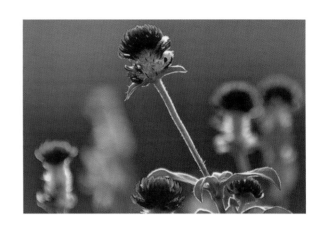

【来源】为苋科植物千日红的花序或全草。

【采收加工】夏、秋季采摘花序或拔取全株，鲜用或晒干。

【性味】味甘、微咸，性平。

【功能主治】止咳平喘，清肝明目，解毒。用于咳嗽，哮喘，百日咳，小儿夜啼，目赤肿痛，肝热头晕，头痛，痢疾，疮疖。

【应用举例】（1）治气喘：千日红的花头 10 个。水煎，冲少量黄酒服，连服 3 次。（《中国药用植物志》）

（2）治咯血：千日红花 10 朵，仙鹤草 9 克。水煎，加冰糖适量服。（《安徽中草药》）

（3）治小儿夜啼：千日红鲜花序 5 朵，蝉衣 3 个，菊花 2 克。水煎服。（《福建中草药》）

三十七、仙人掌科 Cactaceae

多年生肉质草本、灌木或乔木，地生或附生。根系浅，开展，有时具块根。茎直立、匍匐、悬垂或攀援、圆柱状、球状、侧扁或叶状；节常缢缩，节间具棱、角、瘤突或平坦，具水汁，稀具乳汁；小窠螺旋状散生，或沿棱、角或瘤突着生，常有腋芽或短枝变态形成的刺，稀无刺，分枝和花均从小窠发出。叶扁平，全缘或圆柱状、针状、钻形至圆锥状，互生，或完全退化，无托叶。花通常单生，无梗，稀具梗并组成总状、聚伞状或圆锥状花序，两性花，稀单性花，辐射对称或左右对称；花托通常与子房合生，稀分生，上部常延伸成花托筒（receptacle tube，或称花被筒 perianth tube），外面覆以鳞片（苞片）和小窠，稀裸露；花被片多数和无定数，螺旋状贴生于花托或花托筒上部，外轮萼片状，内轮花瓣状，或无明显分化；雄蕊多数，着生于花托或花托筒内面中部至口部，螺旋状或排成两列；花药基部着生，2 室，药室平行，纵裂。雄蕊基部至子房之间常有蜜腺或蜜腺腔。雌蕊由 3 至多数心皮合生而成；子房通常下位，稀半下位或上位，1 室，具 3 至多数侧膜胎座，或侧膜胎座简化为基底胎座状或悬垂胎座状；胚珠多数至少数，弯生至倒生；花柱 1，顶生；柱头 3 至多数，不分裂或分裂，内面具多数乳突。浆果肉质，常具黏液，稀干燥或开裂，散生鳞片和小窠，稀裸露。种子多数，稀少数至单生；种皮坚硬，有时具骨质假种皮和种阜，无毛或被绵毛；胚通常弯曲，稀直伸；胚乳存在或缺失；子叶叶状扁平至圆锥状。

本科有 108 属近 2000 种，分布于美洲热带至温带地区。本科大部分属种已被引种到东半球，其中 10 属 40 余种在欧洲南部、非洲、大洋洲和亚洲热带地区逸为野生。我国引种栽培 60 属 600 种以上，其中 4 属 7 种在南部及西南部归化。

松滋境内的仙人掌科植物有 1 属 1 种，即仙人掌属下 1 种。

86. 仙人掌 *Opuntia dillenii*（Ker Gawl.）Haw.

【别名】神仙掌、霸王、仙巴掌、老鸦舌、观音掌、火掌、佛手刺。

【植物形态】丛生肉质灌木，高（1）1.5～3
米。上部分枝宽倒卵形、倒卵状椭圆形或近圆形，
长 10～35（40）厘米，宽 7.5～20（25）厘米，
厚达 1.2～2 厘米，先端圆形，边缘通常不规则波
状，基部楔形或渐狭，绿色至蓝绿色，无毛；小
窠疏生，直径 0.2～0.9 厘米，明显突出，成长后
刺常增粗并增多，每小窠具（1）3～10（20）根
刺，密生短绵毛和倒刺刚毛；刺黄色，有淡褐色
横纹，粗钻形，多少开展并内弯，基部扁，坚硬，
长 1.2～4（6）厘米，宽 1～1.5 毫米；倒刺刚毛
暗褐色，长 2～5 毫米，直立，多少宿存；短绵
毛灰色，短于倒刺刚毛，宿存。叶钻形，长 4～6
毫米，绿色，早落。花辐状，直径 5～6.5 厘米；
花托倒卵形，长 3.3～3.5 厘米，直径 1.7～2.2
厘米，顶端截形并凹陷，基部渐狭，绿色，疏生
突出的小窠，小窠具短绵毛、倒刺刚毛和钻形刺；
萼状花被片宽倒卵形至狭倒卵形，长 10～25 毫米，
宽 6～12 毫米，先端急尖或圆形，具小尖头，黄
色，具绿色中肋；瓣状花被片倒卵形或匙状倒卵形，
长 25～30 毫米，宽 12～23 毫米，先端圆形、
截形或微凹，边缘全缘或浅啮蚀状；花丝淡黄色，
长 9～11 毫米；花药长约 1.5 毫米，黄色；花柱
长 11～18 毫米，直径 1.5～2 毫米，淡黄色；柱
头 5，长 4.5～5 毫米，黄白色。浆果倒卵球形，
顶端凹陷，基部多少狭缩成柄状，长 4～6 厘米，
直径 2.5～4 厘米，表面平滑无毛，紫红色，每侧
具 5～10 个突起的小窠，小窠具短绵毛、倒刺刚
毛和钻形刺。种子多数，扁圆形，长 4～6 毫米，

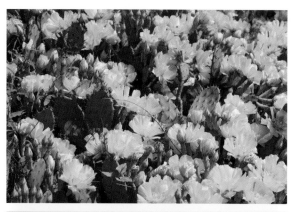

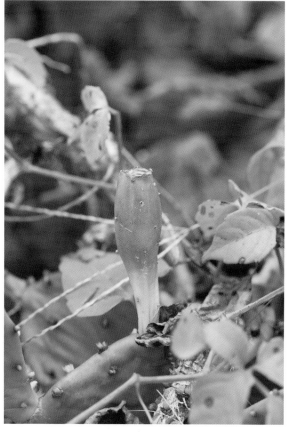

宽 4～4.5 毫米，厚约 2 毫米，边缘稍不规则，无毛，淡黄褐色。花期 6—10（12）月。

【生境与分布】我国于明末引种，南方沿海地区常见栽培，在广东、广西南部和海南沿海地区逸
为野生。本市有栽培。

【药材名】仙人掌。（《花镜》）

【来源】为仙人掌科植物仙人掌的根及茎。

【采收加工】栽培 1 年后，即可随用随采。

【性味】味苦，性寒。

【功能主治】行气活血，凉血止血，解毒消肿。用于胃痛，痞块，痢疾，喉痛，肺热咳嗽，肺痨咯血，吐血，痔血，疮疡疔疖，乳痈，痄腮，癣疾，蛇虫咬伤，烫伤，冻伤。

【应用举例】（1）治急性胃炎、胃及十二指肠溃疡、胃酸过多：仙人掌 150 克，海螵蛸 30 克，木香 60 克，鸡内金 15 克。共研末，每次服 1.5 ～ 4 克，每日 3 次。（《河北中草药》）

（2）治肺热咳嗽：鲜仙人掌 60 克。捣烂绞汁，加蜂蜜 1 食匙，早晚各 1 次，开水冲服。（《安徽中草药》）

（3）治腮腺炎：仙人掌茎绞汁涂患处，每日 2 ～ 3 次，或捣烂敷患处。（《福建药物志》）

三十八、木兰科 Magnoliaceae

木本；叶互生、簇生或近轮生，单叶不分裂，罕分裂。花顶生、腋生，罕成为 2 ～ 3 朵的聚伞花序。花被片通常花瓣状；雄蕊多数，子房上位，心皮多数，离生，罕合生，虫媒传粉，胚珠着生于腹缝线，胚小、胚乳丰富。

本科含 3 族 18 属约 335 种，主要分布于亚洲东南部、南部，北部较少；北美东南部、中美、南美北部及中部较少。我国有 14 属约 165 种，主要分布于我国东南部至西南部，渐向东北及西北而渐少。

松滋境内的木兰科植物有 3 属 4 种，分别为鹅掌楸属下 1 种、木兰属下 2 种、五味子属下 1 种。

87. 鹅掌楸 *Liriodendron chinense*（Hemsl.）Sarg.

【别名】马褂木、遮阳树、双飘树。

【植物形态】乔木，高达 40 米，胸径 1 米以上，小枝灰色或灰褐色。叶马褂状，长 4 ～ 12（18）厘米，近基部每边具 1 侧裂片，先端具 2 浅裂，下面苍白色，叶柄长 4 ～ 8（16）厘米。花杯状，花被片 9，外轮 3 片绿色，萼片状，向外弯垂，内两轮 6 片，直立，花瓣状、倒卵形，长 3 ～ 4 厘米，绿色，具黄色纵条纹，花药长 10 ～ 16 毫米，花丝长 5 ～ 6 毫米，花期时雌蕊群超出花被之上，心皮黄绿色。聚合果长 7 ～ 9 厘米，具翅的小坚果长约 6 毫米，顶端钝或钝尖，具种子 1 ～ 2 颗。花期 5 月，果期 9—10 月。

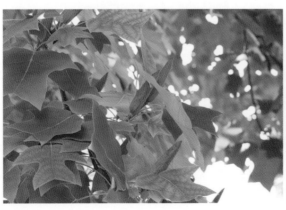 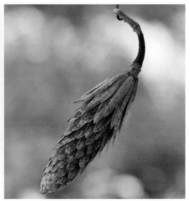

【生境与分布】生于山地林中，南部城市多栽培为观赏树种。本市新江口镇有栽培。

【药材名】凹朴皮。（《浙江天目山药用植物志》）

【来源】为木兰科植物鹅掌楸的树皮。

【采收加工】夏、秋季采收，晒干。

【性味】味辛，性温。

【功能主治】祛风除湿，散寒止咳。用于风湿痹痛，风寒咳嗽。

【应用举例】治水湿风寒所致咳嗽、气急、口渴、四肢微浮：鹅掌楸树皮 30 克，加芜荽、山油麻（阴行草）各 15 ～ 18 克，老姜 3 片，甘草 9 克。水煎，冲红糖，早、晚饭前各服 1 次。（《浙江天目山药用植物志》）

88. 望春玉兰 *Magnolia biondii* Pampan.

【别名】迎春、木笔花。

【植物形态】落叶乔木，高可达 12 米，胸径达 1 米；树皮淡灰色，光滑；小枝细长，灰绿色，直径 3 ～ 4 毫米，无毛；顶芽卵圆形或宽卵圆形，长 1.7 ～ 3 厘米，密被淡黄色展开长柔毛。叶椭圆状披针形、卵状披针形、狭倒卵形或卵形，长 10 ～ 18 厘米，宽 3.5 ～ 6.5 厘米，先端急尖，或短渐尖，基部阔楔形，或圆钝，边缘干膜质，下延至叶柄，上面暗绿色，下面浅绿色，初被平伏绵毛，后无毛；侧脉每边 10 ～ 15 条；叶柄长 1 ～ 2 厘米，托叶痕为叶柄长的 1/5 ～ 1/3。花先于叶开放，直径 6 ～ 8 厘米，芳香；花梗顶端膨大，长约 1 厘米，具 3 苞片脱落痕；花被 9，外轮 3 片，紫红色，近狭倒卵状条形，长约 1 厘米，中内两轮近匙形，白色，外面基部常紫红色，长 4 ～ 5 厘米，宽 1.3 ～ 2.5 厘米，内轮的较狭小；雄蕊长 8 ～ 10 毫米，花药长 4 ～ 5 毫米，花丝长 3 ～ 4 毫米，紫色；雌蕊群长 1.5 ～ 2 厘米。聚合果圆柱形，长 8 ～ 14 厘米，常因部分不育而扭曲；果梗长约 1 厘米，直径约 7 毫米，残留长绢毛；蓇葖浅褐色，近圆形，侧扁，具凸起瘤点；种子心形，外种皮鲜红色，内种皮深黑色，顶端凹陷，具 "V" 形槽，中部凸起，腹部具深沟，末端短尖不明显。花期 3 月，果期 9 月。

【生境与分布】生于海拔 600 ～ 2100 米的山林间。产于陕西、甘肃、河南、湖北、四川等省。本市发现于刘家场镇。

【药材名】辛夷。（《中华人民共和国药典》）

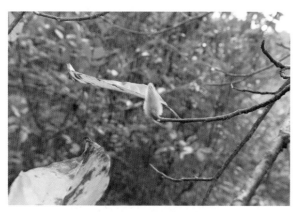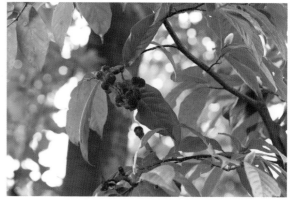

【来源】为木兰科植物望春玉兰的干燥花蕾。

【采收加工】冬末春初花未开放时采收，除去枝梗，阴干。

【性味】味辛，性温。

【功能主治】散风寒，通鼻窍。用于风寒头痛，鼻塞流涕，鼻鼽，鼻渊。

【应用举例】（1）治鼻渊：辛夷半两，苍耳子二钱半，香白芷一钱，薄荷叶半钱，上并晒干，为粗末。每服二钱，用葱、茶清食后调服。（《严氏济生方》苍耳散）

（2）治齿牙作痛，或肿或牙龈溃烂：辛夷一两，蛇床子二两，青盐五钱，共为末掺之。（《本草汇言》）

89. 荷花玉兰 *Magnolia grandiflora* L.

【别名】广玉兰、洋玉兰、白玉兰、百花果。

【植物形态】常绿乔木，在原产地高达30米；树皮淡褐色或灰色，薄鳞片状开裂；小枝粗壮，具横隔的髓心；小枝、芽、叶下面、叶柄均密被褐色或灰褐色短茸毛（幼树的叶下面无毛）。叶厚革质，椭圆形、长圆状椭圆形或倒卵状椭圆形，长10～20厘米，宽4～7（10）厘米，先端钝或短钝尖，基部楔形，叶面深绿色，有光泽；侧脉每边8～10条；叶柄长1.5～4厘米，无托叶痕，具深沟。花白色，有芳香，直径15～20厘米；

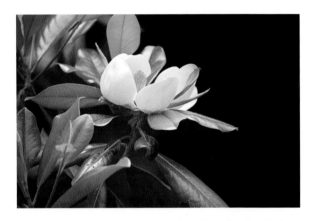

花被片9～12，厚肉质，倒卵形，长6～10厘米，宽5～7厘米；雄蕊长约2厘米，花丝扁平，紫色，花药内向，药隔伸出成短尖；雌蕊群椭圆形，密被长茸毛；心皮卵形，长1～1.5厘米，花柱呈卷曲状。聚合果圆柱状长圆形或卵圆形，长7～10厘米，直径4～5厘米，密被褐色或淡灰黄色茸毛；蓇葖背裂，背面圆，顶端外侧具长喙；种子近卵圆形或卵形，长约14毫米，直径约6毫米，外种皮红色，除去外种皮的种子，顶端延长成短颈。花期5—6月，果期9—10月。

【生境与分布】原产于北美洲东南部。我国长江流域以南各城市有栽培。本市各地有栽培。

【药材名】广玉兰。（《中国药用植物志》）

【来源】为木兰科植物荷花玉兰的花和树皮。

【采收加工】春季采收未开放的花蕾，白天暴晒，晚上发汗，五成干时，堆放1～2天，再晒至全干。树皮随时可采。

【性味】味辛，性温。

【功能主治】祛风散寒，行气止痛。用于外感风寒，头痛鼻塞，脘腹胀痛，呕吐腹泻，高血压，偏头痛。

【应用举例】（1）治高血压：洋玉兰花6～9克，水煎服。（《湖南药物志》）

（2）治风寒感冒，头痛鼻塞：荷花玉兰花10克，白芷10克，共研细末。每日3次，每次6克，白开水冲服。（《四川中药志》）

90. 铁箍散 Schisandra propinqua subsp. sinensis（Oliver）R. M. K. Saunders

【别名】秤锤叶、爬山虎、内红消、糯米叶子、钻岩筋、血糊藤。

【植物形态】落叶木质藤本，全株无毛，当年生枝褐色或变灰褐色，有银白色角质层。叶坚纸质，卵形、长圆状卵形或狭长圆状卵形，长7～11（17）厘米，宽2～3.5（5）厘米，先端渐尖或长渐尖，基部圆形或阔楔形，下延至叶柄，上面干时褐色，下面带苍白色，具疏离的胼胝质齿，有时近全缘，侧脉每边4～8条，网脉稀疏，干时两面均凸起。花橙黄色，常单生或2～3朵聚生于叶腋，或1花梗具数花的总状花序；花梗长6～16毫米，约具2小苞片。雄花：花被片9（15），外轮3片绿色，椭圆形；雄蕊群黄色，近球形的肉质花托直径约6毫米，雄蕊6～9枚，每雄蕊嵌入横列的凹穴内，花丝甚短，药室内向纵裂。雌花：花被片与雄花相似，雌蕊群卵球形，直径4～6毫米，心皮10～30枚，倒卵圆形，密生腺点，花柱长约1毫米。聚合果的果托干时黑色，长3～15厘米，直径1～2毫米，具10～45成熟心皮，成熟心皮亦较小，具短柄；种子较小，肾形、近圆形，长4～4.5毫米，种皮灰白色，种脐狭"V"形，约为宽的1/3。花期6—8月，果期8—9月。

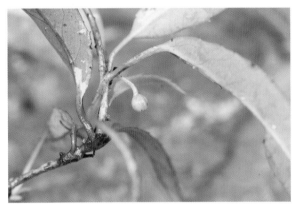 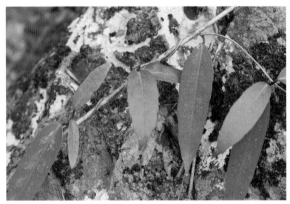

【生境与分布】生于沟谷、岩石山坡林中，海拔500～2000米。产于陕西、甘肃、江西、河南、湖北、湖南、四川、贵州、云南中部至南部。本市发现于淲水镇、卸甲坪乡。

【药材名】小血藤。（《草木便方》）

【来源】为木兰科植物铁箍散的茎藤或根。

【采收加工】根：冬季采挖，除去泥土，晒干。茎藤：在夏、秋季枝叶茂盛时采取。

【性味】味辛，性温。

【功能主治】祛风活血，解毒消肿，止血。用于风湿麻木，筋骨疼痛，月经不调，跌打损伤，胃痛，腹胀，痈肿疮毒，劳伤吐血。

【应用举例】（1）治跌打损伤，风湿痹痛，筋骨肢节酸痛：铁箍散30～60克，水煎服或酒泡服。（《湖北中草药志》）

（2）治气滞腹胀：小血藤根15克，水煎内服。（《秦岭巴山天然药物志》）

三十九、蜡梅科 Calycanthaceae

落叶或常绿灌木；小枝四方形至近圆柱形；有油细胞。鳞芽或芽无鳞片而被叶柄的基部所包围。单叶对生，全缘或近全缘；羽状脉；有叶柄；无托叶。花两性，辐射对称，单生于侧枝的顶端或腋生，通常芳香，黄色、黄白色或褐红色或粉红白色，先于叶开放；花梗短；花被片多数，未明显分化成花萼和花瓣，螺旋状着生于杯状的花托外围，花被片形状各式，最外轮的似苞片，内轮的呈花瓣状；雄蕊2轮，外轮的能发育，内轮的败育，发育的雄蕊5～30枚，螺旋状着生于杯状的花托顶端，花丝短而离生，药室外向，2室，纵裂，药隔伸长或短尖，退化雄蕊5～25枚，线形至线状披针形，被短柔毛；心皮少数至多数，离生，着生于中空的杯状花托内面，每心皮有胚珠2颗，或1颗不发育，倒生，花柱丝状，伸长；花托杯状。聚合瘦果着生于坛状的果托之中，瘦果内有种子1颗；种子无胚乳；胚大；子叶叶状，席卷。

本科有2属7种2变种，分布于亚洲东部和美洲北部。我国有2属4种1栽培种2变种，分布于山东、江苏、安徽、浙江、江西、福建、湖北、湖南、广东、广西、云南、贵州、四川、陕西等地。

松滋境内的蜡梅科植物有1属1种，即蜡梅属下1种。

91. 蜡梅 *Chimonanthus praecox*（L.）Link

【别名】蜡木、岩马桑、荷花蜡梅、臭蜡梅、大叶蜡梅。

【植物形态】落叶灌木，高达4米；幼枝四方形，老枝近圆柱形，灰褐色，无毛或被疏微毛，有皮孔；鳞芽通常着生于第二年生的枝条叶腋内，芽鳞片近圆形，覆瓦状排列，外面被短柔毛。叶纸质至近革质，卵圆形、椭圆形、宽椭圆形至卵状椭圆形，有时长圆状披针形，长5～25厘米，宽2～8厘米，顶端急尖至渐尖，有时具尾尖，基部急尖至圆形，除叶背脉上被疏微毛外无毛。花着生于第二年生枝条叶腋内，先花后叶，芳香，直径2～4厘米；花被片圆形、长圆形、倒卵形、椭圆形或匙形，长5～20毫米，宽5～15毫米，无毛，内部花被片比外部花被片短，基部有爪；雄蕊长4毫米，花丝比花药长或等长，花药向内弯，无毛，药隔顶端短尖，退化雄蕊长3毫米；心皮基部被疏硬毛，花柱长达子房3倍，基部被毛。果托近木质化，坛状或倒卵状椭圆形，长2～5厘米，直径1～2.5厘米，口部收缩，并具钻状披针形的被毛附生物。花期11月至翌年3月，果期4—11月。

【生境与分布】生于山谷、沟边，或栽培于庭园。野生于山东、江苏、安徽、浙江、福建、江西、湖南、湖北、河南、陕西、四川、贵州、云南等地。本市新江口镇有栽培。

【药材名】蜡梅花（《本草纲目》）、铁筷子（《贵州民间方药集》）。

【来源】为蜡梅科植物蜡梅的花蕾、根。

【采收加工】蜡梅花：在花刚开放时采收。用无烟微火炕到表面显干燥时取出，等回潮后，再行复炕，这样反复1～2次，炕到金黄色全干即成。

铁筷子：一年四季均可采挖，洗去泥土，鲜用或烘干、晒干。

【性味】蜡梅花：味辛、甘、微苦，性凉。有小毒。

铁筷子：味辛，性温。有毒。

【功能主治】蜡梅花：解暑清热，理气开郁。用于暑热烦渴，头晕，胸闷脘痞，咽喉肿痛，百日咳，小儿麻疹，烫火伤。

铁筷子：祛风止痛，理气活血，止咳平喘。用于风湿痹痛，风寒感冒，跌打损伤，脘腹疼痛，哮喘，劳伤咳嗽，疔疮肿毒。

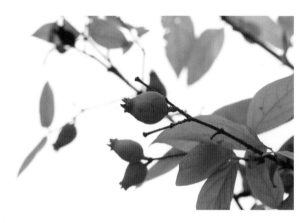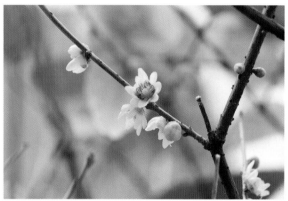

【应用举例】（1）蜡梅花：①治暑热心烦头昏：蜡梅花6克，扁豆花9克，鲜荷叶9克，水煎服。（《青岛中草药手册》）

②治久咳：铁筷子花9克，泡开水服。（《贵阳民间药草》）

（2）铁筷子：①治风湿痛：铁筷子9克，石楠藤9克，兔耳风9克，泡酒120克。每次服30克。（《贵阳民间药草》）

②治冷气腹痛：铁筷子、朱砂莲各等份。研末，每次3～6克，酒吞服。（《贵阳民间药草》）

四十、樟科 Lauraceae

常绿或落叶，乔木或灌木，仅有无根藤属（Cassytha）为缠绕性寄生草本。树皮通常芳香；木材十分坚硬，细致，通常黄色。鳞芽或裸芽。叶互生、对生、近对生或轮生，具柄，通常革质，有时为膜质或坚纸质，全缘，极少有分裂（如擦木属 Sassafras），与树皮一样常有多数含芳香油或黏液的细胞，羽状脉、三出脉或离基三出脉，小脉常为密网状，脉网通常在鲜时不甚明显，但干时常十分明显，上面具光泽，下面常为粉绿色，毛被若存在时通常为单细胞毛；无托叶。花序有限，稀如无根藤属者为无限；或为圆锥状、总状或小头状，开花前全然由大苞片所包裹或近于裸露，最末端分枝为3花或多花的聚伞花序；或为假伞形花序，其下承有宿存的交互对生的苞片或不规则苞片。花通常小，白色或绿白色，有时黄色，有时淡红色而花后转红色，通常芳香，花被片开花时平展或常近闭合。花两性或由于败育而成单性，雌雄同株或异株，辐射对称，通常3基数，亦有2基数。花被筒辐状，漏斗形或坛形，花被裂片6或4，呈二轮排列，或为9而呈三轮排列，等大或外轮花被片较小，互生，脱落或宿存花后有时坚硬；花被筒或脱落或呈一果托包围果实的基部，亦有果实或完全包藏于花被筒内或子房与花被筒贴生而形成下位子房的。雄蕊着生于花被筒喉部，周位或上位，数目一定，但在木姜子属（*Litsea*）一些种亦有数目近于不定的，通常排列成四轮，每轮 2 ～ 4 枚，但在木姜子属有些种为多轮的，通常最内一轮败育且退化为多少明显的退化雄蕊，稀第一、二轮雄蕊亦为败育，第三轮雄蕊通常能育，极稀为不育的，通常在花丝的每一侧有一个多少具柄的腺体或腺体的柄与花丝合生而成为近无柄或无柄腺体，极稀全部各轮雄蕊具基生的腺体；花丝存在或花丝无柄；第一、二轮花药药室通常内向，第三轮花药药室通常外向，有时全部或部分具顶向或侧向药室，但在木姜子属全部花药药室外向，雄蕊 4 室或由于败育而成 2 室，极稀为 1 室的，2 药室雄蕊的药隔通常延伸于花药之上，花药 4 室时，常 2 室在上，2 室在下，亦有由于有 2 室侧生而排成一列或成弧形的，通常同属各种具同数药室，稀有 1 轮或 2 轮的花药有不同数的药室，药室自基部向顶部瓣裂，极稀由外方向内方瓣裂的；外轮退化雄蕊若存在时则呈花瓣状或舌状，第四轮退化雄蕊通常箭头形或心状箭头形，具柄，极稀具腺体，有时退化雄蕊微小或无，若有四轮以上雄蕊存在时，第四轮及更内轮可具腺体；腺体或小或大，充满于雄蕊间全部空隙，或腺体全然不存在；花粉简单，球形或近球形，无萌发孔，外壁薄，表面常具小刺或小刺状突起。心皮可能 3，形成一个单室子房，子房通常为上位，稀为半下位或下位；胚珠单一，下垂，倒向；花柱明显，稀为不明显，柱头盘状，扩大或开裂，有时不明显，但自花柱的一侧下延而有不同颜色的组织。果为浆果或核果，小（直径仅 5 毫米，如山鸡椒）至很大（直径达 15 厘米或以上，如鳄梨），外果皮肉质、菲薄或厚（鳄梨属的一些种的中果皮可食），有时由增大的花被筒所包藏，此时果与花被筒离生或贴生，花被筒常为木质或全然为下位，有时着生于一裸柄上，有时基部有坚硬而紧抱于果的花被片，有时基部或大部分陷于果托中，有时基部有一扁平的盘状体，若有果托时，花被可能多少宿存而不变形，或花被片基部宿存或雄蕊基部宿存，因而造成果托边缘为双缘的，果托边缘或为全缘或为波状或具齿裂；果托本身通常肉质，常有圆形大疣点，果梗或为圆柱形或为肉质且着有艳色。假种皮有时存在，包被胚珠顶部。种子无胚乳，有薄的种皮，但无根藤属种皮是坚硬的；子叶大，平凸状，紧抱，胚近盾形，胚芽十分发达，具 2 ～ 8 片叶，常被疏柔毛，极稀有子房分裂成不完全的 6 ～ 12 室，每室嚼烂成子叶。

本科约有 45 属，2000 ～ 2500 种，产于热带及亚热带地区，分布中心在东南亚及巴西。我国约有 20 属 423 种 43 变种和 5 变型，大多数种分布集中在长江以南各省区，只有少数落叶种类分布较北。

松滋境内的樟科植物有 3 属 3 种，分别为樟属下 1 种、山胡椒属下 1 种、木姜子属下 1 种。

92. 樟 *Cinnamomum camphora*（L.）Presl

【别名】香樟、乌樟、芳樟、油樟、小叶樟。

【植物形态】常绿大乔木，高可达 30 米，直径可达 3 米，树冠广卵形；枝、叶及木材均有樟脑气味；树皮黄褐色，有不规则的纵裂。顶芽广卵形或圆球形，鳞片宽卵形或近圆形，外面略被绢状毛。枝条圆柱形，淡褐色，无毛。叶互生，卵状椭圆形，长 6 ～ 12 厘米，宽 2.5 ～ 5.5 厘米，先端急尖，基部宽楔形至近圆形，边缘全缘，软骨质，有时呈微波状，上面绿色或黄绿色，有光泽，下面黄绿色或灰绿色，晦暗，两面无毛或下面幼时略被微柔毛，具离基三出脉，有时过渡到基部具不明显的 5 脉，中脉两面明显，上部每边有侧脉 1 ～ 5（7）条，基生侧脉向叶缘一侧有少数支脉，侧脉及支脉脉腋上面明显隆起，下面有明显腺窝，窝内常被柔毛；叶柄纤细，长 2 ～ 3 厘米，腹凹背凸，无毛。圆锥花序腋生，长 3.5 ～ 7 厘米，具梗，总梗长 2.5 ～ 4.5

厘米，与各级序轴均无毛或被灰白色至黄褐色微柔毛，被毛时往往在节上尤为明显。花绿白色或带黄色，长约 3 毫米；花梗长 1～2 毫米，无毛。花被外面无毛或被微柔毛，内面密被短柔毛，花被筒倒锥形，长约 1 毫米，花被裂片椭圆形，长约 2 毫米。能育雄蕊 9，长约 2 毫米，花丝被短柔毛。退化雄蕊 3，位于最内轮，箭头形，长约 1 毫米，被短柔毛。子房球形，长约 1 毫米，无毛，花柱长约 1 毫米。果卵球形或近球形，直径 6～8 毫米，紫黑色；果托杯状，长约 5 毫米，顶端截平，宽达 4 毫米，基部宽约 1 毫米，具纵向沟纹。花期 4—5 月，果期 8—11 月。

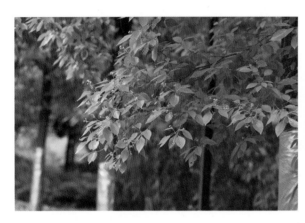
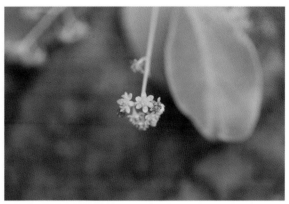

【生境与分布】常生于山坡或沟谷中，或栽培于低山平原。产于南方及西南各省区。本市各地均有栽培。

【药材名】樟木（《本草拾遗》）、樟脑（《本草品汇精要》）。

【来源】为樟科植物樟的木材或根、干、枝、叶经蒸馏精制而成的颗粒状物。

【采收加工】樟木：冬季砍收树干，锯断，劈成小块，晒干。

樟脑：9—12 月砍伐老树，取其树根、树干、树枝，锯劈成碎片（树叶亦可用），置蒸馏器中蒸馏，樟木中所含的樟脑和挥发油随水蒸气馏出，冷却后即得粗制樟脑，再经升华后为精制樟脑。

【性味】樟木：味辛，性温。樟脑：味辛，性热。有小毒。

【功能主治】樟木：祛风散寒，温中理气，活血通络。用于风寒感冒，胃寒胀痛，寒湿吐泻，风湿痹痛，脚气，跌打伤痛，疥癣风痒。

樟脑：通关窍，利滞气，辟秽浊，杀虫止痒，消肿止痛。用于热病神昏，中恶猝倒，痧胀吐泻腹痛，寒湿脚气，疥疮顽癣，秃疮，冻疮，水火烫伤，跌打伤痛，牙痛，风火赤眼。

【应用举例】（1）樟木：①治胃寒胀痛：樟木 15 克，水煎两碗服。（《香港中草药》）

②治搅肠痧：陈樟木、陈皮、东壁土各等份。水煎去渣，连进三四服即愈。（《卫生简易方》）

（2）樟脑：①治痧秽腹痛，甚则昏厥：精制樟脑 10 克，高粱酒 50 毫升。浸 1 日，溶解后冷服，每次服 1 毫升。（《现代实用中药》）

②治阴疽初起：樟脑、雄黄掺贴。（《药性集要便览》）

93. 山胡椒 *Lindera glauca*（Sieb. et Zucc.）Bl.

【别名】野胡椒、假死柴、山龙苍、雷公子、牛筋树、香叶子。

【植物形态】落叶灌木或小乔木，高可达 8 米；树皮平滑，灰色或灰白色。冬芽（混合芽）长角锥形，长约 1.5 厘米，直径 4 毫米，芽鳞裸露部分红色，幼枝条白黄色，初有褐色毛，后脱落成无毛。叶互生，宽椭圆形、椭圆形、倒卵形到狭倒卵形，长 4 ～ 9 厘米，宽 2 ～ 4（6）厘米，上面深绿色，下面淡绿色，被白色柔毛，纸质，羽状脉，侧脉每侧（4）5 ～ 6 条；叶枯后不落，翌年新叶发出时落下。伞形花序腋生，总梗短或不明显，长一般不超过 3 毫米，生于混合芽中的总苞片绿色膜质，每总苞有 3 ～ 8 朵花。雄花花被片黄色，椭圆形，长约 2.2 毫米，内、外轮几相等，外面在背脊部被柔毛；雄蕊 9，近等长，花丝无毛，第三轮的基部着生 2 具角突宽肾形腺体，柄基部与花丝基部合生，有时第二轮雄蕊花丝也着生一较小腺体；退化雌蕊细小，椭圆形，长约 1 毫米，上有一小突尖；花梗长约 1.2 厘米，密被白色柔毛。雌花花被片黄色，椭圆形或倒卵形，内、外轮几相等，长约 2 毫米，外面在背脊部被稀疏柔毛或仅基部有少数柔毛；退化雄蕊长约 1 毫米，条形，第三轮的基部着生 2 个长约 0.5 毫米具柄不规则肾形腺体，腺体柄与退化雄蕊中部以下合生；子房椭圆形，长约 1.5 毫米，花柱长约 0.3 毫米，柱头盘状；花梗长 3 ～ 6 毫米，熟时黑褐色；果梗长 1 ～ 1.5 厘米。花期 3—4 月，果期 7—8 月。

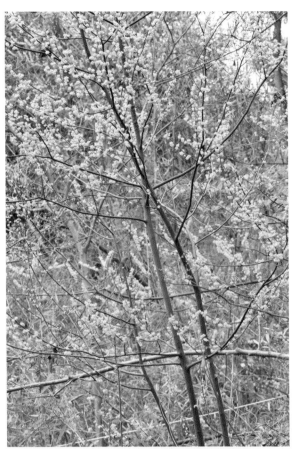

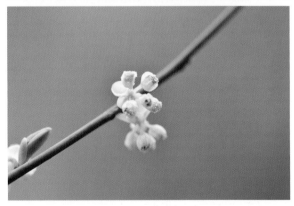

【生境与分布】生于海拔 900 米以下山坡、林缘、路旁。本市发现于斯家场镇。

【药材名】山胡椒。（《新修本草》）

【来源】为樟科植物山胡椒的果。

【采收加工】秋季果实成熟时采收，晒干。

【性味】味辛，性温。

【功能主治】温中散寒，行气止痛，平喘。用于脘腹冷痛，胸满痞闷，哮喘。

【应用举例】（1）治气喘：山胡椒果实 60 克，猪肺 1 付。加黄酒，淡味或略加糖炖服。一两次吃完。（《草药手册》）

（2）治中风不语：山胡椒干果、黄荆子各 3 克，共捣碎，开水泡服。（《陕西中草药》）

94. 山鸡椒 *Litsea cubeba*（Lour.）Pers.

【别名】山苍树、野胡椒、味辣子、毕澄茄、豆豉姜、臭樟子。

【植物形态】落叶灌木或小乔木，高达 8～10 米；幼树树皮黄绿色，光滑，老树树皮灰褐色。小枝细长，绿色，无毛，枝、叶具芳香味。顶芽圆锥形，外面具柔毛。叶互生，披针形或长圆形，长 4～11 厘米，宽 1.1～2.4 厘米，先端渐尖，基部楔形，纸质，上面深绿色，下面粉绿色，两面均无毛，羽状脉，侧脉每边 6～10 条，纤细，中脉、侧脉在两面均突起；叶柄长 6～20 毫米，纤细，无毛。伞形花序单生或簇生，总梗细长，长 6～10 毫米；苞片边缘有睫毛状毛；每一花序有花 4～6 朵，先于叶开放或与叶同时开放，花被裂片 6，宽卵形；能育雄蕊 9，花丝中下部有毛，第三轮基部的腺体具短柄；退化雌蕊无毛；雌花中退化雄蕊中下部具柔毛；子房卵形，花柱短，柱头头状。果近球形，直径约 5 毫米，无毛，幼时绿色，成熟时黑色，果梗长 2～4 毫米，先端稍增粗。花期 2—3 月，果期 7—8 月。

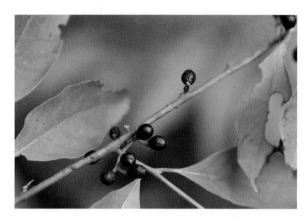 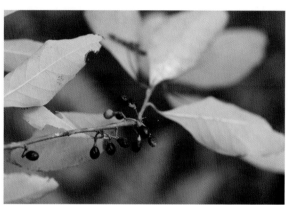

【生境与分布】生于向阳的山地、灌丛、疏林或林中路旁、水边。产于广东、广西、福建、台湾、浙江、江苏、安徽、湖南、湖北、江西、贵州、四川、云南、西藏。本市发现于斯家场镇。

【药材名】荜澄茄。（《中华人民共和国药典》）

【来源】为樟科植物山鸡椒的果实。

【采收加工】7 月中下旬至 8 月中旬，当果实青色布有白色斑点，用手捻碎有强烈生姜味，适时采收。连果枝摘取，除去枝叶，晒干。

【性味】味辛，性温。

【功能主治】温中散寒，行气止痛。用于胃寒呕逆，脘腹冷痛，寒疝腹痛，寒湿郁滞，小便浑浊。

【应用举例】（1）治胃寒痛，疝气：山鸡椒果实 1.5～3 克，开水泡服；或研粉，每次服 1～1.5 克。（《恩施中草药手册》）

（2）治单纯性消化不良：山苍子 6 克，茶叶 3 克，鸡矢藤 9 克。水煎服，每日 1 剂，分 3～4 次服。（《全国中草药汇编》）

四十一、毛茛科 Ranunculaceae

多年生或一年生草本，少有灌木或木质藤本。叶通常互生或基生，少数对生，单叶或复叶，通常掌状分裂，无托叶；叶脉掌状，偶尔羽状，网状联结，少有开放的两叉状分枝。花两性，少有单性，雌雄同株或雌雄异株，辐射对称，稀为两侧对称，单生或组成各种聚伞花序或总状花序。萼片下位，4～5，或较多，或较少，绿色，或花瓣不存在或特化成分泌器官时常较大，呈花瓣状，有颜色。花瓣存在或不存在，下位，4～5，或较多，常有蜜腺并常特化成分泌器官，这时常比萼片小得多，呈杯状、筒状、二唇状，基部常有囊状或筒状的距。雄蕊下位，多数，有时少数，螺旋状排列，花药2室，纵裂。退化雄蕊有时存在。心皮分生，少有合生，多数、少数或1枚，在多少隆起的花托上螺旋状排列或轮生，沿花柱腹面生柱头组织，柱头不明显或明显；胚珠多数、少数至1个，倒生。果实为蓇葖或瘦果，少数为蒴果或浆果。种子有小的胚和丰富胚乳。

本科有50属2000余种，在世界各洲广布，主要分布在北半球温带和寒温带地区。我国有42属（包含引种的1个属，黑种草属），约720种，在全国广布，大多数属、种分布于西南部山地。

松滋境内的毛茛科植物有8属13种，分别为乌头属下1种、银莲花属下1种、铁线莲属下5种、翠雀属下1种、芍药属下1种、毛茛属下2种、天葵属下1种、唐松草属下1种。

95. 乌头 *Aconitum carmichaeli* Debx.

【别名】乌头、独白草、盐乌头、五毒、铁花。

【植物形态】块根倒圆锥形，长2～4厘米，粗1～1.6厘米。茎高60～150（200）厘米，中部之上疏被反曲的短柔毛，等距离生叶，分枝。茎下部叶在开花时枯萎。茎中部叶有长柄；叶片薄革质或纸质，五角形，长6～11厘米，宽9～15厘米，基部浅心形三裂达或近基部，中央全裂片宽菱形，有时倒卵状菱形或菱形，急尖，有时短渐尖近羽状分裂，二回裂片约2对，斜三角形，生1～3枚齿，间或全缘，侧全裂片不等2深裂，表面疏被短伏毛，背面通常只沿脉疏被短柔毛；叶柄长1～2.5厘米，疏被短柔毛。顶生总状花序长6～10（25）厘米；轴及花梗多少密被反曲而紧贴的短柔毛；下部苞片3裂，其他的狭卵形至披针形；花梗长1.5～3（5.5）厘米；小苞片生花梗中部或下部，长3～5（10）毫米，宽0.5～0.8（2）毫米；萼片蓝紫色，外面被短柔毛，上萼片高盔形，高2～2.6厘米，自基部至喙长1.7～2.2厘米，下缘稍凹，喙不明显，侧萼片长1.5～2厘米；花瓣无毛，瓣片长约1.1厘米，唇长约6毫米，微凹，距长（1）2～2.5毫米，通常拳卷；雄蕊

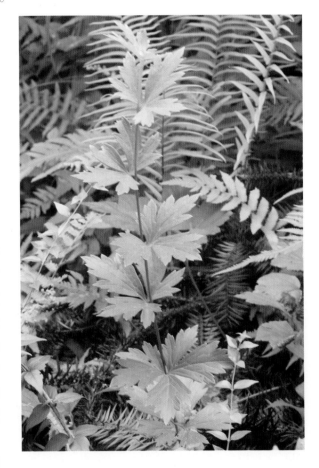

无毛或疏被短毛，花丝有2小齿或全缘；心皮3～5，子房疏或密被短柔毛，稀无毛。蓇葖长1.5～1.8厘米；种子长3～3.2毫米，三棱形，只在二面密生横膜翅。9—10月开花。

【生境与分布】生于山地草坡或灌丛中。分布于云南东部、四川、湖北、贵州、湖南、广西北部、广东北部、江西、浙江、江苏、安徽、陕西南部、河南南部、山东东部、辽宁南部。本市发现于卸甲坪乡。

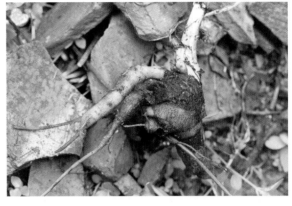

【药材名】川乌、附子。（《中华人民共和国药典》）

【来源】为毛茛科植物乌头的母根、子根。

【采收加工】6月下旬至8月上旬采挖，除去地上部分茎叶，摘下子根（附子），取母根（川乌），去净须根及泥沙，晒干。

【性味】川乌：味辛、苦，性热。有大毒。附子：味辛、甘，性大热。有毒。

【功能主治】川乌：祛风除湿，温经止痛。用于风寒湿痹，关节疼痛，心腹冷痛，寒疝作痛及麻醉止痛。

附子：回阳救逆，补火助阳，散寒止痛。用于亡阳欲脱，肢冷脉微，心阳不足，胸痹心痛，虚寒吐泻，脘腹冷痛，肾阳虚衰，阳痿宫冷，阴寒水肿，阳虚外感，寒湿痹痛。

【应用举例】（1）川乌：①治病厉节不可屈伸，疼痛，亦治脚气疼痛，不可屈伸：麻黄、芍药、黄芪各三两，甘草三两（炙），川乌五枚（㕮咀，以蜜二升，煎取一升，即出乌头）。上五味，㕮咀四味，以水三升，煮取一升，去渣，内蜜煎中，更煎之。服七合，不知，尽服之。（《金匮要略》乌头汤）

②治风寒湿痹，挛痛不能步握：五灵脂、川乌（炮，去皮、脐）、苍术（薄切，酒浸，干）各二两，自然铜（烧熟）一两。上为细末，水糊为丸，如梧桐子大。每服七丸，温酒吞，渐加丸数，服之病除。（《普济方》乌术丸）

（2）附子：①治吐利汗出，发热恶寒，四肢拘急，手足厥冷者：甘草二两（炙），干姜一两半，附子一枚（生用，去皮，破八片）。上三味，以水三升，煮取一升二合，去滓。分温再服。强人可大附子一枚，干姜三两。（《伤寒论》四逆汤）

②治阴毒伤寒，面青，四肢厥逆，腹痛身冷，一切冷气：大附子三枚（炮制，去皮、脐），为末。每服三钱，姜汁半盏，冷酒半盏，调服。良久脐下如火暖为度。（《济生方》回阳散）

96. 打破碗花花 *Anemone hupehensis* Lem.

【别名】野棉花、遍地爬、满天飞、湖北秋牡丹、秋芍药、大头翁、盖头花。

【植物形态】植株高（20）30～120厘米。根状茎斜或垂直，长约10厘米，粗（2）4～7毫米。基生叶3～5，有长柄，通常为三出复叶，有时1～2个或全部为单叶；中央小叶有长柄（长1～6.5厘米），小叶片卵形或宽卵形，长4～11厘米，宽3～10厘米，顶端急尖或渐尖，基部圆形或心形，不分裂或3～5浅裂，边缘有锯齿，两面有疏糙毛；侧生小叶较小；叶柄长3～36厘米，疏被柔毛，基部有短鞘。花葶直立，疏被柔毛；聚伞花序二至三回分枝，有较多花，偶尔不分枝，只有3花；苞片3，有柄（长0.5～6厘米），稍不等大，为三出复叶，似基生叶；花梗长3～10厘米，有密或疏柔毛；萼片5，紫红色或粉红色，倒卵形，长2～3厘米，宽1.3～2厘米，外面有短茸毛；雄蕊长约为萼片长度的 1/4，花药黄色，椭圆形，花丝丝形；心皮约 400，生于球形的花托上，长约 1.5 毫米，子房有长柄，有短茸毛，柱头长方形。聚合果球形，直径约 1.5 厘米；瘦果长约 3.5 毫米，有细柄，密被绵毛。7—10 月开花。

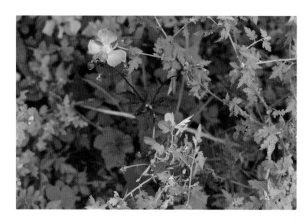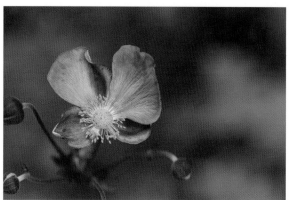

【生境与分布】生于海拔 400 ～ 1800 米的低山或丘陵草坡或沟边。分布于四川、陕西南部、湖北西部、贵州、云南东部、广西北部、广东北部、江西、浙江。本市发现于刘家场镇。

【药材名】打破碗花花。（《四川常用中草药》）

【来源】为毛茛科植物打破碗花花的根或全草。

【采收加工】6—8 月花未开放前挖取根部，除去茎叶、须根及泥土，晒干。茎叶切段，晒干或鲜用。

【性味】味苦、辛，性平。有小毒。

【功能主治】清热利湿，解毒杀虫，消肿散瘀。用于痢疾，泄泻，疟疾，蛔虫病，疮疖痈肿，瘰疬，跌打损伤。现亦用于治急性黄疸型肝炎。

【应用举例】（1）治痢疾，急性黄疸型肝炎，蛔虫病：打破碗花花 9 克，水煎服。（《湖北中草药志》）
（2）治跌打损伤，腰痛：打破碗花花 3 ～ 9 克，泡酒服。（《湖北中草药志》）

97. 钝齿铁线莲 Clematis apiifolia var. argentilucida（H. Leveille & Vaniot）W. T. Wang

【别名】川木通、山木通、大木通、钝齿女萎、棉花藤。

【植物形态】木质藤本。枝密被贴伏短柔毛。叶为三出复叶；小叶纸质，卵形、菱状卵形或狭卵形，长 5 ～ 11.5 厘米，宽 2.5 ～ 7 厘米，顶端渐尖或急尖，基部截状心形或圆形，常三浅裂，稀不裂，边缘有少数粗齿，稀全缘，上面疏被贴伏短柔毛，背面通常密被短柔毛，有时被短茸毛；叶柄长 3 ～ 12 厘米。聚伞花序腋生和顶生，通常具多数花；花序梗长（2）4 ～ 9 厘米；苞片为三出复叶，或为单叶，卵形，3 裂；花梗长 0.8 ～ 1.8 厘米，密被短柔毛；萼片 4，平展，白色，倒卵状长圆形或长圆形，长约 7 毫米，宽 2.8 ～ 3 毫米，顶端微钝，外面密被短茸毛，内面被贴伏短柔毛；雄蕊无毛，花药长圆形，长约 1.2 毫米，顶端钝。瘦果长卵形，长约 4.5 毫米，被短柔毛，羽毛状宿存花柱长约 2.5 厘米。花期 7 月。

【生境与分布】生于山坡林中或沟边。分布于云南、四川、甘肃和陕西南部、贵州、广西北部、广东北部、湖南、湖北、江西、浙江、江苏南部、安徽大别山以南。本市发现于刘家场镇。

【药材名】川木通。（《全国中草药汇编》）

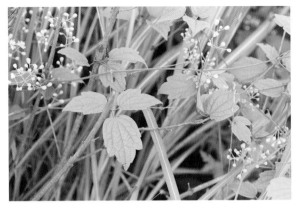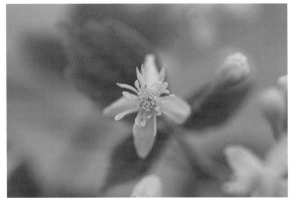

【来源】为毛茛科植物钝齿铁线莲的藤茎。

【采收加工】秋季采集，刮去外皮，切片晒干。

【性味】味苦，性凉。有小毒。

【功能主治】消食止痢，利尿消肿，通经下乳。用于食滞腹胀，泄泻痢疾，湿热淋证，水肿，妇女经闭及乳汁不通。

【应用举例】治尿路感染，小便不利，肾炎水肿：川木通6～15克，水煎服。（《全国中草药汇编》）

98. 小木通 *Clematis armandii* Franch.

【别名】淮通、淮木通、川木通。

【植物形态】木质藤本，高达6米。茎圆柱形，有纵条纹，小枝有棱，有白色短柔毛，后脱落。三出复叶；小叶片革质，卵状披针形、长椭圆状卵形至卵形，长4～12（16）厘米，宽2～5（8）厘米，顶端渐尖，基部圆形、心形或宽楔形，全缘，两面无毛。聚伞花序或圆锥状聚伞花序，腋生或顶生，通常比叶长或近等长；腋生花序基部有多数宿存芽鳞，为三角状卵形、卵形至长圆形，长0.8～3.5厘米；花序下部苞片近长圆形，常3浅裂，上部苞片渐小，披针形至钻形；萼片4（5），开展，白色，偶带淡红色，长圆形或长椭圆形，大小变异极大，长1～2.5（4）厘米，宽0.3～1.2（2）厘米，外面边缘密生短茸毛至稀疏，雄蕊无毛。瘦果扁，卵形至椭圆形，长4～7毫米，疏生柔毛，宿存花柱长达5厘米，有白色长柔毛。花期3—4月，果期4—7月。

【生境与分布】生于山坡、山谷、路边灌丛中、林边或水沟旁。分布于西藏东部、云南、贵州、四川、

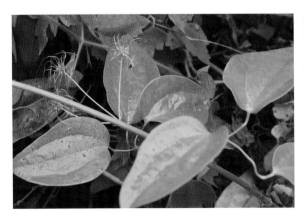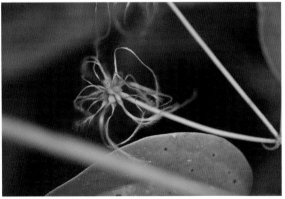

甘肃和陕西南部、湖北、湖南、广东、广西、福建西南部。本市发现于卸甲坪乡。

【药材名】川木通。（《中华人民共和国药典》）

【来源】为毛茛科植物小木通的藤茎。

【采收加工】春、秋季采收，除去粗皮，晒干或趁鲜切薄片，晒干。

【性味】味苦，性寒。

【功能主治】利尿通淋，清心除烦，通经下乳。用于淋证，水肿，心烦尿赤，口舌生疮，经闭乳少，湿热痹痛。

【应用举例】治尿路感染：川木通、车前子、生蒲黄、萹蓄各 9 克，水煎服。

99. 威灵仙 *Clematis chinensis Osbeck*

【别名】铁脚威灵仙、青风藤、白钱草、九里火、移星草。

【植物形态】木质藤本。干后变黑色。茎、小枝近无毛或疏生短柔毛。一回羽状复叶有 5 小叶，有时 3 或 7，偶尔基部一对以至第二对 2～3 裂至 2～3 小叶；小叶片纸质，卵形至卵状披针形，或为线状披针形、卵圆形，长 1.5～10 厘米，宽 1～7 厘米，顶端锐尖至渐尖，偶有微凹，基部圆形、宽楔形至浅心形，全缘，两面近无毛，或疏生短柔毛。常为圆锥状聚伞花序，多花，腋生或顶生；花直径 1～2 厘米；萼片 4（5），开展，白色，长圆形或长圆状倒卵形，长 0.5～1（1.5）厘米，顶端常突尖，外面边缘密生茸毛或中间有短柔毛，雄蕊无毛。瘦果扁，3～7 个，卵形至宽椭圆形，长 5～7 毫米，有柔毛，宿存花柱长 2～5 厘米。花期 6—9 月，果期 8—11 月。

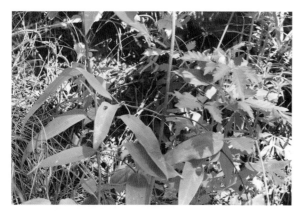 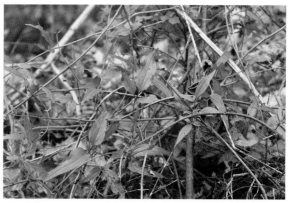

【生境与分布】生于海拔 80～1500 米的山坡、山谷灌丛中、沟边路旁草丛中。分布于云南南部、贵州、四川、陕西南部、广西、广东、湖南、湖北、河南、福建、台湾、江西、浙江、江苏南部、安徽淮河以南。本市低山广布。

【药材名】威灵仙。（《中华人民共和国药典》）

【来源】为毛茛科植物威灵仙的根及根茎。

【采收加工】秋季采挖，除去泥沙，晒干。

【性味】味辛、咸，性温。

【功能主治】祛风湿，通经络。用于风湿痹痛，肢体麻木，筋脉拘挛，屈伸不利。

【应用举例】（1）治一切风痹瘫痪，筋骨疼痛，并大麻恶风：甘草、威灵仙各一斤（切片），水二担。将药煎五六滚，入大缸内，用板凳坐其中，周围用席围定熏之。待水温方浸洗，令浑身汗透淋漓。大忌风寒。（《仙拈集》二妙汤洗法）

（2）治手足麻痹，时发疼痛，或打扑伤损，痛不可忍，或瘫痪等：威灵仙（炒）五两，生川乌、五灵脂各四两。为末，醋糊丸，梧桐子大。每服七丸，用盐汤下。忌茶。（《普济方》）

100. 钝萼铁线莲 *Clematis peterae* Hand. –Mazz.

【别名】疏齿铁线莲、木通藤、细木通、小果木通、范氏木通。

【植物形态】藤本。一回羽状复叶，有 5 小叶，偶尔基部一对为 3 小叶；小叶片卵形或长卵形，少数卵状披针形，长（2）3 ～ 9 厘米，宽（1）2 ～ 4.5 厘米，顶端常锐尖或短渐尖，少数长渐尖，基部圆形或浅心形，边缘疏生一至数个以至多个锯齿状齿或全缘，两面疏生短柔毛至近无毛。圆锥状聚伞花序多花；花序梗、花梗密生短柔毛，花序梗基部常有 1 对叶状苞片；花直径 1.5 ～ 2 厘米，萼片 4，开展，白色，倒卵形至椭圆形，长 0.7 ～ 1.1 厘米，顶端钝，两面有短柔毛，外面边缘密生短茸毛，雄蕊无毛；子房无毛。瘦果卵形，稍扁平，无毛或近花柱处稍有柔毛，长约 4 毫米，宿存花柱长达 3 厘米。花期 6—8 月，果期 9—12 月。

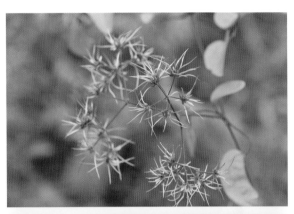

【生境与分布】生于海拔 340 ～ 3400 米的山坡、沟边杂木林中。分布于云南、贵州、四川、湖北西部、甘肃南部、陕西南部、河南西部和南部、山西南部、河北南部。本市发现于刘家场镇。

【药材名】风藤草。（《滇南本草》）

【来源】为毛茛科植物钝萼铁线莲的藤茎和叶。

【采收加工】秋季采收，洗净，晒干或鲜用。

【性味】味甘、苦，性凉。

【功能主治】祛风清热，活络止痛。用于风湿性关节炎，风疹瘙痒，疮疥，肿毒，火眼疼痛，小便不利。

【应用举例】（1）治火眼疼痛：风藤草尖不拘多少，用潮纸包定，于子母火内微炮，挤汁点目内，要将灰去净。（《滇南本草》）

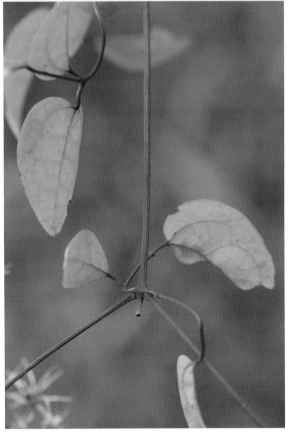

（2）治头疼：风藤草鲜茎捣烂，加葱、姜适量，炒热包太阳穴。（《云南中草药》）

101. 圆锥铁线莲 *Clematis terniflora DC.*

【别名】黄药子、铜灵仙、锥花铁线莲、小叶力刚。

【植物形态】木质藤本。茎、小枝有短柔毛，后近无毛。一回羽状复叶，通常 5 小叶，有时 7 或 3，偶尔基部一对 2 ～ 3 裂至 2 ～ 3 小叶，茎基部为单叶或三出复叶；小叶片狭卵形至宽卵形，有时卵状披针形，长 2.5 ～ 8 厘米，宽 1 ～ 5 厘米，顶端钝或锐尖，有时微凹或短渐尖，基部圆形、浅心形或为楔形，全缘，两面或沿叶脉疏生短柔毛或近无毛，上面网脉不明显或明显，下面网脉突出。圆锥状聚伞花序腋生或顶生，多花，长 5 ～ 15（19）厘米，较开展；花序梗、花梗有短柔毛；花直径 1.5 ～ 3 厘米；萼片通常 4，开展，白色，狭倒卵形或长圆形，顶端锐尖或钝，长 0.8 ～ 1.5（2）厘米，宽 4 ～ 5 毫米，外面有短柔毛，边缘密生茸毛；雄蕊无毛。瘦果橙黄色，常 5 ～ 7 个，倒卵形至宽椭圆形，扁，长 5 ～ 9 毫米，宽 3 ～ 6 毫米，边缘凸出，有贴伏柔毛，宿存花柱长达 4 厘米。花期 6—8 月，果期 8—11 月。

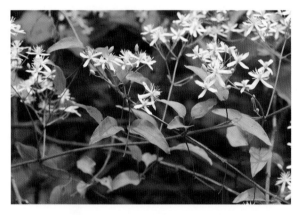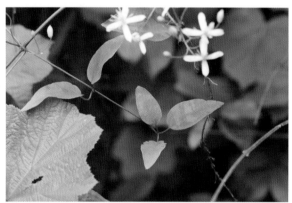

【生境与分布】生于海拔 400 米以下的山地、丘陵的林边或路旁草丛中。在我国分布于陕西东南部、河南南部、湖北、湖南北部、江西、浙江、江苏、安徽淮河以南。本市发现于刘家场镇。

【药材名】铜脚威灵仙。（《浙江药用植物志》）

【来源】为毛茛科植物圆锥铁线莲的根。

【采收加工】四季均可采挖，洗净，鲜用或晒干。

【性味】味苦、辛，性平。有毒。

【功能主治】祛风除湿，解毒消肿，凉血止血。用于风湿痹痛，疔疮肿毒，恶肿疮瘘，喉痹，蛇犬咬伤，吐血，咯血，崩漏下血。

【应用举例】治毒蛇（主要为蝮蛇）咬伤：铜脚威灵仙鲜根 15 克，水煎服；或干根 15 克，加乌桕树根须 15 ～ 30 克，水煎服，取渣外敷，每日两次。（《浙江药用植物志》）

102. 大花还亮草 *Delphinium anthriscifolium* var. *majus* Pamp.

【别名】飞燕草、绿花草。

【植物形态】茎高（12）30 ～ 78 厘米，无毛或上部疏被反曲的短柔毛，等距地生叶，分枝。叶为二至三回近羽状复叶，间或为三出复叶，有较长柄或短柄，近基部叶在开花时常枯萎；叶片菱状卵形或三角状卵形，长5～11厘米，宽4.5～8厘米，羽片2～4对，对生，稀互生，下部羽片有细柄，狭卵形，长渐尖，通常分裂近中脉，末回裂片狭卵形或披针形，通常宽2～4毫米，表面疏被短柔毛，背面无毛或近无毛；叶柄长2.5～6厘米，无毛或近无毛。总状花序有（1）2～15花；轴和花梗被反曲的短柔毛；基部苞片叶状，其他苞片小，披针形至披针状钻形，长2.5～4.5毫米；花梗长0.4～1.2厘米；小苞片生于花梗中部，披针状线形，长2.5～4毫米；花较大，长2.3～3.4厘米，萼距长1.7～2.4厘米；萼片堇色或紫色，椭圆形至长圆形，长6～9（11）毫米，外面疏被短柔毛，距钻形或圆锥状钻形，长5～9（15）毫米，稍向上弯曲或近直；花瓣紫色，无毛，上部变宽；退化雄蕊的瓣片卵形，二裂至本身长度的1/4～1/3处，偶达中部；雄蕊无毛；心皮3，子房疏被短柔毛或近无毛。蓇葖长1.1～1.6厘米；种子扁球形，直径2～2.5毫米，上部有螺旋状生长的横膜翅，下部约有5条同心的横膜翅。3—5月开花。

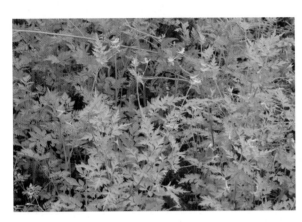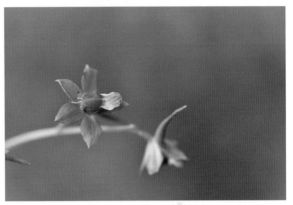

【生境与分布】生于海拔180～1740米间山地、荒坡、山谷河沟。分布于贵州（剑河）、四川东部、陕西南部、湖北、安徽（霍山）。本市发现于斯家场镇。

【药材名】飞燕草（神农架地方名）。（《全国中草药名鉴》）

【来源】为毛茛科植物大花还亮草的全草。

【性味】味辛，性温。有毒。

【采收加工】夏季采收，晒干。

【功能主治】清热解毒，祛痰止咳。用于重舌，肺痨咳嗽。

103. 牡丹 *Paeonia suffruticosa* Andr.

【别名】百两金、木芍药、洛阳花、花王、鼠姑、鹿韭。

【植物形态】落叶灌木。茎高达2米；分枝短而粗。叶通常为二回三出复叶，偶尔近枝顶的叶为3小叶；顶生小叶宽卵形，长7～8厘米，宽5.5～7厘米，3裂至中部，裂片不裂或2～3浅裂，表面绿色，无毛，背面淡绿色，有时具白粉，沿叶脉疏生短柔毛或近无毛，小叶柄1.2～3厘米；侧生小叶狭卵形或长圆状卵形，长4.5～6.5厘米，宽2.5～4厘米，不等2裂至3浅裂或不裂，近无柄；叶柄长5～11厘米，和叶轴均无毛。花单生于枝顶，直径10～17厘米；花梗长4～6厘米；苞片5，长椭圆形，大小不等；萼片5，绿色，宽卵形，大小不等；花瓣5，或为重瓣，玫瑰色、红紫色、粉红色至白色，通常变异很大，倒卵形，长5～8厘米，宽4.2～6厘米，顶端呈不规则的波状；雄蕊长1～1.7厘米，花丝紫红色、粉红色，上部白色，长约 1.3 厘米，花药长圆形，长 4 毫米；花盘革质，杯状，紫红色，顶端有数个锐齿或裂片，完全包住心皮，在心皮成熟时开裂；心皮 5，稀更多，密生柔毛。蓇葖长圆形，密生黄褐色硬毛。花期 5 月，果期 6 月。

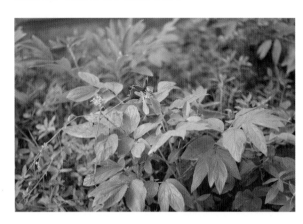 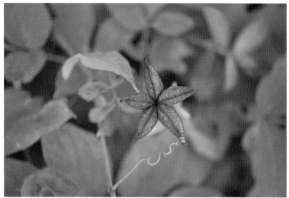

【生境与分布】目前全国栽培甚广，并早已引种国外。在栽培类型中，主要根据花的颜色，可分成上百个品种。本市老城镇、刘家场镇有栽培。

【药材名】牡丹皮。（《中华人民共和国药典》）

【来源】为毛茛科植物牡丹的根皮。

【采收加工】秋季地上部分枯萎时采挖根部，除去须根和泥沙，趁鲜抽出木心，晒干，即为原丹皮。或刮去粗皮，去除木心，称刮丹皮。

【性味】味苦、辛，性微寒。

【功能主治】清热凉血，活血化瘀。用于热入营血，温毒发斑，吐血衄血，夜热早凉，无汗骨蒸，经闭痛经，跌扑伤痛，痈肿疮毒。

【应用举例】（1）治痛经：牡丹皮 6～9 克，仙鹤草、六月雪、槐花各 9～12 克。水煎，冲黄酒、红糖，经行时早晚空腹服。忌食酸、辣。（《青岛中草药手册》）

（2）治妇人月水不利，或前或后，乍多乍少，腰疼腹痛，手足烦热：牡丹皮一两一分，苦参半两，贝母三分（去心称）。上三味，捣罗为末，炼蜜和剂捣熟，丸如梧桐子大。每服二十丸，加至三十丸，空腹米饮下，日三。（《圣济总录》牡丹丸）

104. 石龙芮 *Ranunculus sceleratus* L.

【别名】鬼见愁、胡椒菜、猫脚迹、野堇菜、清香草、水芹菜、鸡脚爬草。

【植物形态】一年生草本。须根簇生。茎直立，高 10～50 厘米，直径 2～5 毫米，有时粗达 1 厘米，上部多分枝，具多数节，下部节上有时生根，无毛或疏生柔毛。基生叶多数；叶片肾状圆形，长 1～4 厘米，宽 1.5～5 厘米，基部心形，3 深裂不达基部，裂片倒卵状楔形，不等 2～3 裂，

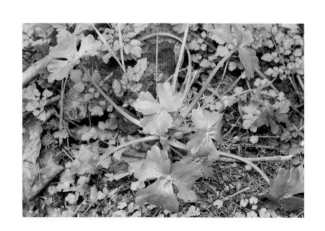

顶端钝圆，有粗圆齿，无毛；叶柄长3～15厘米，近无毛。茎生叶多数，下部叶与基生叶相似；上部叶较小，3全裂，裂片披针形至线形，全缘，无毛，顶端钝圆，基部扩大成膜质宽鞘抱茎。聚伞花序有多数花；花小，直径4～8毫米；花梗长1～2厘米，无毛，萼片椭圆形，长2～3.5毫米，外面有短柔毛，花瓣5，倒卵形，等长或稍长于花萼，基部有短爪，蜜槽呈棱状袋穴；雄蕊10多枚，花药卵形，长约0.2毫米；花托在果期伸长增大成圆柱形，长3～10毫米，直径1～3毫米，生短柔毛。聚合果长圆形，长8～12毫米，为宽的2～3倍；瘦果极多数，近百枚，紧密排列，倒卵球形，稍扁，长1～1.2毫米，无毛，喙短至近无，长0.1～0.2毫米。花果期5—8月。

【生境与分布】生于平原湿地或河沟边。全国各地均有分布。本市广布。

【药材名】石龙芮。（《神农本草经》）

【来源】为毛茛科植物石龙芮的全草。

【采收加工】在开花末期5月份左右采收全草，洗净鲜用或阴干备用。

【性味】味苦、辛，性寒。有毒。

【功能主治】清热解毒，消肿散结，止痛，截疟。用于痈疖肿毒，毒蛇咬伤，痰核瘰疬，风湿关节肿痛，牙痛，疟疾。

【应用举例】（1）治乳腺癌，食管癌：鲜石龙芮30～60克，水煎服。（《云南中草药选》）

（2）治腱鞘炎：鲜石龙芮捣烂敷于最痛处，敷后有灼烧感，6小时后将药取下，局部出现水疱，将疱刺破，涂上龙胆紫，外用纱布包扎。（《安徽中草药》）

105. 扬子毛茛 *Ranunculus sieboldii* Miq.

【别名】辣子草、地胡椒、西氏毛茛、水辣菜、野芹菜。

【植物形态】多年生草本。须根伸长簇生。茎铺散，斜升，高20～50厘米，下部节偃地生根，多分枝，密生开展的白色或淡黄色柔毛。基生叶与茎生叶相似，为三出复叶；叶片圆肾形至宽卵形，长2～5厘米，宽3～6厘米，基部心形，中央小叶宽卵形或菱状卵形，3浅裂至较深裂，边缘有锯齿，小叶柄长1～5毫米，生开展柔毛；侧生小叶不等2裂，背面或两面疏生柔毛；叶柄长2～5厘米，密生开展的柔毛，基部扩大成褐色膜质的宽鞘，抱茎上部叶较小，叶柄也较短。花与叶对生，直径1.2～1.8厘米；花梗长3～8厘米，密生柔毛；萼片狭卵形，长4～6毫米，为宽的2倍，外面生柔毛，花期向下反折，迟落；花瓣5，黄色或上面变白色，狭倒卵形至椭圆形，长6～10毫米，宽3～5毫米，有5～9条或深色脉纹，下部渐窄

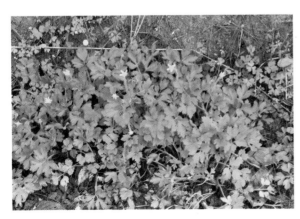
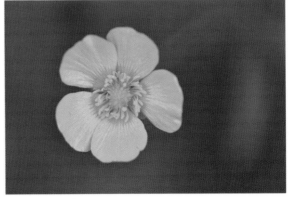

成长爪，蜜槽小鳞片位于爪的基部；雄蕊 20 余枚，花药长约 2 毫米；花托粗短，密生白柔毛。聚合果圆球形，直径约 1 厘米；瘦果扁平，长 3～4（5）毫米，宽 3～3.5 毫米，为厚的 5 倍以上，无毛，边缘有宽约 0.4 毫米的宽棱，喙长约 1 毫米，成锥状外弯。花果期 5—10 月。

【生境与分布】生于山坡林边及平原湿地。分布于四川、云南东部、贵州、广西、湖南、湖北、江西、江苏、浙江、福建及陕西、甘肃等省。本市广布。

【药材名】鸭脚板草。（《分类草药性》）

【来源】为毛茛科植物扬子毛茛的全草。

【采收加工】春、夏季采集，洗净，鲜用或晒干。

【性味】味辛、苦，性热。有毒。

【功能主治】除痰截疟，解毒消肿。用于疟疾，瘰肿，毒疮，跌打损伤。

【应用举例】（1）治跌伤未破皮者：可用少量鸭脚板草合酒涂揉之。（《重庆草药》）

（2）治毒疮或跌伤出血：鸭脚板草嫩茎叶捣烂，包伤口上，可以拔脓除毒，止血生肌。但不能敷在未伤的皮肤上，否则刺激起泡。（《重庆草药》）

106. 天葵 *Semiaquilegia adoxoides*（DC.）Makino

【别名】耗子屎、紫背天葵、千年老鼠屎、蛇不见、雷丸草。

【植物形态】块根长 1～2 厘米，粗 3～6 毫米，外皮棕黑色。茎 1～5 条，高 10～32 厘米，直径 1～2 毫米，被稀疏的白色柔毛，分歧。基生叶多数，为掌状三出复叶；叶片轮廓卵圆形至肾形，长 1.2～3 厘米；小叶扇状菱形或倒卵状菱形，长 0.6～2.5 厘米，宽 1～2.8 厘米，三深裂，深裂片又有 2～3 个小裂片，两面均无毛；叶柄长 3～12 厘米，基部扩大成鞘状。茎生叶与基生叶相似。花小，直径 4～6 毫米；苞片小，倒披针形至倒卵圆形，不裂或 3 深裂；花梗纤细，长 1～2.5 厘米，被伸展的白色短柔毛；萼片白色，常带淡紫色，狭椭圆形，长 4～6 毫米，宽 1.2～2.5 毫米，顶端急尖；花瓣匙形，长 2.5～3.5 毫米，顶端近截形，基部凸起成囊状；雄蕊退化雄蕊约 2 枚，线状披针形，白膜质，与花丝近等长；心皮无毛。蓇葖卵状长椭圆形，长 6～7 毫米，宽约 2 毫米，表面具凸起的横向脉纹，种子卵状椭圆形，褐色至黑褐色，长约 1 毫米，表面有许多小瘤状突起。花期 3—4 月，果期 4—5 月。

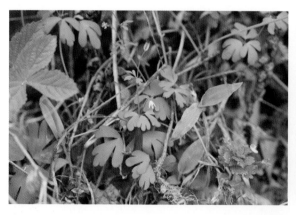 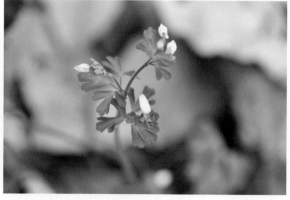

【生境与分布】生于海拔 100～1050 米的疏林下、路旁或山谷地的较阴处。在我国分布于四川、贵州、湖北、湖南、广西北部、江西、福建、浙江、江苏、安徽、陕西南部。本市广布。

【药材名】天葵子。（《中华人民共和国药典》）

【来源】为毛茛科植物天葵的块根。

【采收加工】夏初植株未完全枯萎前采挖块根，洗净，干燥，除去须根。

【性味】味甘、苦，性寒。

【功能主治】清热解毒，消肿散结。用于痈肿疔疮，乳痈，瘰疬，蛇虫咬伤。

【应用举例】（1）疗诸疗：金银花三钱，野菊花、蒲公英、紫花地丁、紫背天葵子各一钱二分，水二盅，煎八分，加无灰酒半盅，再滚二三沸时，热服。渣如法再煎服，被盖出汗为度。（《医宗金鉴》五味消毒饮）

（2）治瘰疬：紫背天葵一两五钱，海藻、海带、昆布、桔梗各一两，海螵蛸五钱，共为细末，酒糊丸，如梧桐子大，每服七十丸，食后温酒下。（《古今医鉴》引黄宾江传天葵丸）

107. 东亚唐松草 *Thalictrum minus* var. *hypoleucum*（Sieb. et Zucc.）Miq.

【别名】穷汉子腿、佛爷指甲、金鸡脚下黄、烟锅草、秋唐松草。

【植物形态】植株全体无毛。茎高 20～66 厘米，自下部或中部分枝。基生叶有长柄，为二至三回三出复叶；叶片宽 5～10 厘米；小叶草质，背面粉绿色，顶生小叶近圆形，直径 1～2 厘米，顶端圆，基部圆形或浅心形，不明显 3 浅裂，边缘有浅圆齿，侧生小叶的基部斜心形，脉在下面隆起，脉网明显；叶柄细，有细纵槽，长约 6 厘米，基部有短鞘，托叶膜质，半圆形，全缘。复单歧聚伞花序圆锥状；花梗丝形，长 0.6～1.6 厘米；萼片 4，白色或淡堇色，倒卵形，长 3～4.5 毫米；花药椭圆形，长 0.5～1.2 毫米，先端钝，花丝比花药宽或窄，上部倒披针形；心皮（3）4～6，子房长圆形，长 2～2.5 毫米，花柱短，直或顶端弯曲，沿腹面生柱头组织。瘦果无柄，圆柱状长圆形，长 4～5 毫米，有 6～8 条纵肋，宿存花柱长 1～1.2 毫米，顶端通常拳卷。3—5 月开花。

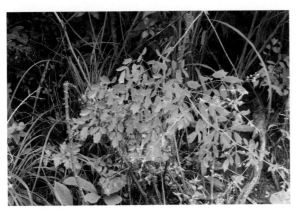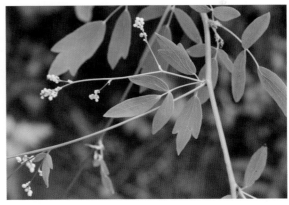

【生境与分布】生于丘陵或山地林边或山谷沟边。在我国分布于广东北部、湖南、贵州、四川、湖北、安徽、江苏北部、河南、陕西、山西、山东、河北、内蒙古、辽宁、吉林、黑龙江。本市发现于卸甲坪乡。

【药材名】烟窝草（《陕西中草药》）、马尾黄连（《贵州民间药物》）。

【来源】为毛茛科植物东亚唐松草的根及根茎。

【采收加工】夏、秋季采收，洗净，晒干用。

【性味】味苦，性寒。有小毒。

【功能主治】清热解毒燥湿。用于百日咳，痈疮肿毒，牙痛，湿疹。

【应用举例】（1）治急性皮炎，湿疹：烟窝草适量，焙干，研粉，撒敷。（《陕西中草药》）
（2）治肿毒：适量马尾黄连捣烂，摊在布上包患处，每日换1次。（《贵州民间药物》）

四十二、小檗科 Berberidaceae

灌木或多年生草本，稀小乔木，常绿或落叶，有时具根状茎或块茎。茎具刺或无。叶互生，稀对生或基生，单叶或一至三回羽状复叶；托叶存在或缺；叶脉羽状或掌状。花序顶生或腋生，花单生，簇生或组成总状花序、穗状花序、伞形花序、聚伞花序或圆锥花序；花具花梗或无；花两性，辐射对称，小苞片存在或缺如，花被通常3基数，偶2基数，稀缺如；萼片6～9，常花瓣状，离生，2～3轮；花瓣6，扁平，盔状或呈距状，或变为蜜腺状，基部有蜜腺或缺；雄蕊与花瓣同数而对生，花药2室，瓣裂或纵裂；子房上位，1室，胚珠多数或少数，稀1枚，基生或侧膜胎座，花柱存在或缺，有时结果时宿存。浆果、蒴果、蓇葖果或瘦果。种子1至多数，有时具假种皮；富含胚乳；胚大或小。

本科有7属约650种，主产于北温带和亚热带高山地区。我国有11属约320种。全国各地均有分布，但以四川、云南、西藏种类较多。

松滋境内的小檗科植物有4属4种，分别为小檗属下1种、淫羊藿属下1种、十大功劳属下1种、南天竹属下1种。

108. 豪猪刺 *Berberis julianae* Schneid.

【别名】老鼠刺、山黄连、三甲刺、黄荆刺。

【植物形态】常绿灌木，高1～3米。老枝黄褐色或灰褐色，幼枝淡黄色，具条棱和稀疏黑色疣点；茎刺粗壮，三分叉，腹面具槽，与枝同色，长1～4厘米。叶革质，椭圆形、披针形或倒披针形，长3～10厘米，宽1～3厘米，先端渐尖，基部楔形，上面深绿色，中脉凹陷，侧脉微显，背面淡绿色，中脉隆起，侧脉微隆起或不显，两面网脉不显，不被白粉，叶缘平展，每边具10～20刺齿；叶柄长1～4毫米。花10～25朵簇生；花梗长8～15毫米；花黄色；小苞片卵形，长约2.5毫米，宽约1.5毫米，先端急尖；萼片2轮，外萼片卵形，长约5毫米，宽约3毫米，先端急尖，内萼片长圆状椭圆形，长约7毫米，宽约4毫米，先端圆钝；花瓣长圆状椭圆形，长约6毫米，宽约3毫米，先端缺裂，基部缢缩成爪，具2枚长

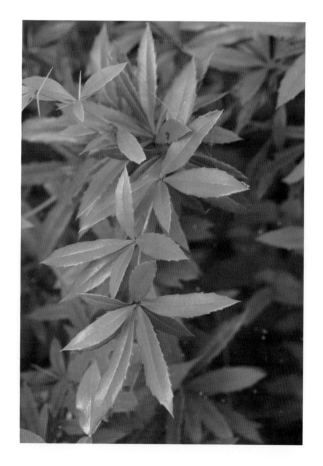

圆形腺体；胚珠单生。浆果长圆形，蓝黑色，长 7～8 毫米，直径 3.5～4 毫米，顶端具明显宿存花柱，被白粉。花期 3 月，果期 5—11 月。

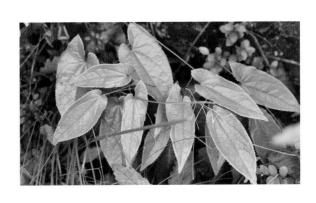

【生境与分布】生于山坡、沟边、林中、林缘、灌丛中或竹林中。产于湖北、四川、贵州、湖南、广西。本市刘家场镇、卸甲坪乡有分布。

【药材名】鸡脚刺。（《草药手册》）

【来源】为小檗科植物豪猪刺的根或茎。

【采收加工】全年可采，秋季为佳。全根挖起，洗净，砍下茎干，鲜用或晒干。

【性味】味苦，性寒。

【功能主治】清利湿热，泻火解毒。用于湿热泄泻，热淋，目赤肿痛，咽喉肿痛，牙龈红肿，痄腮，丹毒，湿疹，热毒疮疡。

【应用举例】（1）治急性胃肠炎，口腔、咽喉炎，眼结膜炎：鸡脚刺茎叶 60 克，水煎代茶饮。（《草药手册》）

（2）治无名肿毒，丹毒，湿疹，烫伤，跌打瘀肿：鸡脚刺根、茎适量，刮去粗皮，切片焙干，研细末，水调敷；或用麻油、凡士林调成 30% 软膏，涂一层与纱布上，敷贴患处。（《草药手册》）

109. 淫羊藿 *Epimedium brevicornu* Maxim.

【别名】小叶淫羊藿、三角莲、弃杖草、三枝九叶草、心叶淫羊藿、仙灵脾。

【植物形态】多年生草本，植株高 20～60 厘米。根状茎粗短，木质化，暗棕褐色。二回三出复叶基生和茎生，具 9 枚小叶；基生叶 1～3 枚丛生，具长柄，茎生叶 2 枚，对生；小叶纸质或厚纸质，卵形或阔卵形，长 3～7 厘米，宽 2.5～6 厘米，先端急尖或短渐尖，基部深心形，顶生小叶基部裂片近圆形，近等大，侧生小叶基部裂片稍偏斜，急尖或圆形，上面常有光泽，网脉显著，背面苍白色，光滑或疏生少数柔毛，基出 7 脉，叶缘具刺齿；花茎具 2 枚对生叶，圆锥花序长 10～35 厘米，具 20～50 朵花，序轴及花梗被腺毛；花梗长 5～20 毫米；花白色或淡黄色；萼片 2 轮，外萼片卵状三角形，暗绿色，长 1～3 毫米，内萼片披针形，白色或淡黄色，长约 10 毫米，宽约 4 毫米；花瓣远较内萼片短，距呈圆锥状，长仅 2～3 毫米，瓣片很小；雄蕊长 3～4 毫米，伸出，花药长约 2 毫米，瓣裂。蒴果长约 1 厘米，宿存花柱喙状，长 2～3 毫米。花期 5—6 月，果期 6—8 月。

【生境与分布】生于林下、沟边灌丛中或山坡阴湿处。产于陕西、甘肃、山西、河南、青海、湖北、四川。本市广布。

【药材名】淫羊藿。（《中华人民共和国药典》）

【来源】为小檗科植物淫羊藿的叶。

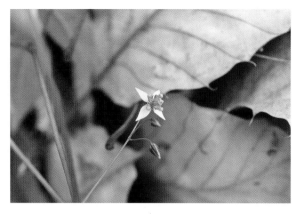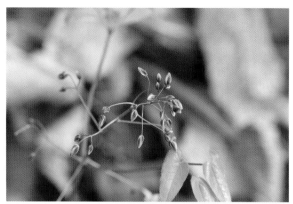

【采收加工】夏、秋季茎叶茂盛时采收，晒干或阴干。

【性味】味辛、甘，性温。

【功能主治】补肾阳，强筋骨，祛风湿。用于肾阳虚衰，阳痿遗精，筋骨痿软，风湿痹痛，麻木拘挛。

【应用举例】（1）益丈夫，兴阳，理腿膝冷：淫羊藿一斤，酒一斗，浸经二日，饮之佳。（《食医心境》）

（2）治风走注疼痛，来往不定：仙灵脾、威灵仙、芎穷、桂心、苍耳子各一两。上药捣细罗为散。每服不计时候，以温酒调下一钱。（《太平圣惠方》仙灵脾散）

110. 阔叶十大功劳 *Mahonia bealei* (Fort.) Carr.

【别名】土黄柏、黄天竹、十大功劳、刺黄连、土黄连、大叶黄连、鼠不爬。

【植物形态】灌木或小乔木，高0.5～4（8）米。叶狭倒卵形至长圆形，长27～51厘米，宽10～20厘米，具4～10对小叶，最下一对小叶距叶柄基部0.5～2.5厘米，上面暗灰绿色，背面被白霜，有时淡黄绿色或苍白色，两面叶脉不显，叶轴粗2～4毫米，节间长3～10厘米；小叶厚革质，硬直，自叶下部往上小叶渐次变长而狭，最下一对小叶卵形，长1.2～3.5厘米，宽1～2厘米，具1～2粗锯齿，往上小叶近圆形至卵形或长圆形，长2～10.5厘米，宽2～6厘米，基部阔楔形或圆形，偏斜，有时心形，边缘每边具2～6粗锯齿，先端具硬尖，顶生小叶较大，长7～13厘米，宽3.5～10厘米，具柄，长1～6厘米。总状花序直立，通常3～9个簇生；芽鳞卵形至卵状披针形，长1.5～4厘米，宽0.7～1.2厘米；花梗长4～6厘米；苞片阔卵形或卵状披针形，先端钝，长3～5毫米，宽2～3毫米；花黄色；外萼片卵形，长2.3～2.5毫米，宽1.5～2.5毫米，中萼片椭圆形，长5～6毫米，宽3.5～4毫米，内萼片长圆状椭圆形，长6.5～7毫米，宽4～4.5毫米；花瓣倒卵状椭圆形，长6～7毫米，宽3～4毫米，基部腺体明显，先端微缺；雄蕊长3.2～4.5毫米，药隔不延伸，顶端圆形至截形；子房长圆状卵形，长约3.2毫米，花柱短，胚珠3～4枚。浆果卵形，长约1.5厘米，直径1～1.2厘米，深蓝色，被白粉。花期9月至翌年1月，果期3—5月。

【生境与分布】生于向阳山坡的灌丛中，也有栽培。产于浙江、安徽、江西、福建、湖南、湖北、陕西、河南、广东、广西、四川。本市刘家场镇、卸甲坪乡有分布。

【药材名】功劳木、十大功劳根。（《中华人民共和国药典》）

【来源】为小檗科植物阔叶十大功劳的茎或根。

【采收加工】功劳木：全年均可采收，切片鲜用或晒干。

十大功劳根：全年均可采挖，洗净泥土，除去须根，切段，晒干或鲜用。

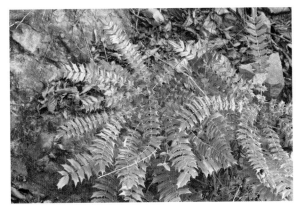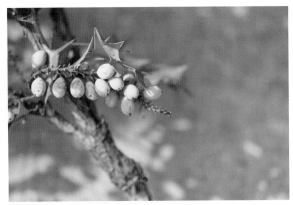

【性味】味苦，性寒。

【功能主治】功劳木：清热燥湿，泻火解毒。用于湿热泄泻，黄疸尿赤，目赤肿痛，胃火牙痛，疮疖痈肿。

十大功劳根：清热，燥湿，消肿，解毒。用于湿热痢疾，腹泻，黄疸，肺痨咯血，咽喉痛，目赤肿痛，疮疡，湿疹。

【应用举例】（1）功劳木：①治肠炎，痢疾：阔叶十大功劳茎15克，桃金娘根30克，石榴叶（或凤尾草）15克，水煎服。（《浙江药用植物志》）

②治痔疮：阔叶十大功劳茎15克，猪脚爪2只，煮熟去渣，食猪爪。（《湖南药物志》）

（2）十大功劳根：①治湿热黄疸：十大功劳根30克，茵陈15克，水煎服。（《福建药物志》）

②治盆腔炎：阔叶十大功劳根9克，金银花10克，紫花地丁24克，水煎服。（《福建药物志》）

111. 南天竹 *Nandina domestica* Thunb.

【别名】南天烛、猫儿伞、蓝田竹、杨桐、珍珠盖凉伞、大椿。

【植物形态】常绿小灌木。茎常丛生而少分枝，高1～3米，光滑无毛，幼枝常为红色，老后呈灰色。叶互生，集生于茎的上部，三回羽状复叶，长30～50厘米；二至三回羽片对生；小叶薄革质，椭圆形或椭圆状披针形，长2～10厘米，宽0.5～2厘米，顶端渐尖，基部楔形，全缘，上面深绿色，冬季变红色，背面叶脉隆起，两面无毛；近无柄。圆锥花序直立，长20～35厘米；花小，白色，具芳香，直径6～7毫米；萼片多轮，外轮萼片卵状三角形，长1～2毫米，向内各轮渐大，最内轮萼片卵状长圆形，长2～4毫米；

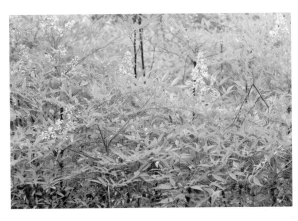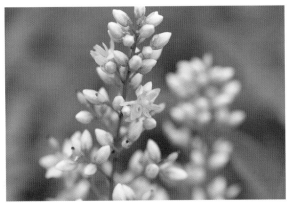

花瓣长圆形，长约4.2毫米，宽约2.5毫米，先端圆钝；雄蕊6，长约3.5毫米，花丝短，花药纵裂，药隔延伸；子房1室，具1～3枚胚珠。果柄长4～8毫米；浆果球形，直径5～8毫米，熟时鲜红色，稀橙红色。种子扁圆形。花期3—6月，果期5—11月。

【生境与分布】生于山地林下沟旁、路边或灌丛中。多栽培于庭院。产于福建、浙江、山东、江苏、江西、安徽、湖南、湖北、广西、广东、四川、云南、贵州、陕西、河南。本市发现于乐乡公园。

【药材名】南天竹子。（《本草纲目拾遗》）

【来源】为小檗科植物南天竹的果实。

【采收加工】秋季果实成熟时或至次年春季采收，剪去果枝，摘取果实，晒干。置干燥处，防蛀。

【性味】味酸、甘，性平。有毒。

【功能主治】敛肺止咳，平喘。用于久咳，气喘，百日咳。

【应用举例】治百日咳：南天竹子9～15克，酌加冰糖、开水，炖1小时，饭后服，日服2次。（《福建民间草药》）

四十三、木通科 Lardizabalaceae

木质藤本，很少为直立灌木（猫儿屎属）。茎缠绕或攀援，木质部有宽大的髓射线；冬芽大，有2至多枚覆瓦状排列的外鳞片。叶互生，掌状或三出复叶，很少为羽状复叶（猫儿屎属），无托叶；叶柄和小柄两端膨大为节状。花辐射对称，单性，雌雄同株或异株，很少杂性，通常组成总状花序或伞房状的总状花序，少为圆锥花序，萼片花瓣状，6片，排成两轮，覆瓦状或外轮的镊合状排列，很少仅有3片；花瓣6，蜜腺状，远较萼片小，有时无花瓣；雄蕊6枚，花丝离生或多少合生成管，花药外向，2室，纵裂，药隔常突出于药室顶端而成角状或凸头状的附属体；退化心皮3；在雌花中有6枚退化雄蕊；心皮3，很少6～9，轮生在扁平花托上或心皮多数，螺旋状排列在膨大的花托上，上位，离生，柱头显著，近无花柱，胚珠多数或仅1枚，倒生或直生，纵行排列。果为肉质的蓇葖果或浆果，不开裂或沿向轴的腹缝开裂；种子多数，或仅1枚，卵形或肾形，种皮脆壳质，有肉质、丰富的胚乳和小而直的胚。

本科有9属约50种，大部分产于亚洲东部，只有2属分布于南美的智利。我国有7属42种2亚种4变种，南北地区均产，但多数分布于长江以南各省区。

松滋境内的木通科植物有3属4种，分别为木通属下2种、八月瓜属下1种、大血藤属下1种。

112. 三叶木通 *Akebia trifoliata*（Thunb.）Koidz.

【别名】甜果木通、三叶拿藤、三叶瓜藤。

【植物形态】落叶木质藤本。茎皮灰褐色，有稀疏的皮孔及小疣点。掌状复叶互生或在短枝上的簇生；叶柄直，长7～11厘米；小叶3片，纸质或薄革质，卵形至阔卵形，长4～7.5厘米，宽2～6厘米，先端通常钝或略凹入，具小突尖，基部截平或圆形，边缘具波状齿或浅裂，上面深绿色，下面浅绿色；侧脉每边5～6条，与网脉同在两面略凸起；中央小叶柄长2～4厘米，侧生小叶柄长6～12毫米。总状花序自短枝上簇生叶中抽出，下部有 1～2 朵雌花，上部有 15～30 朵雄花，长 6～16 厘米；总花梗纤细，长约 5 厘米。雄花：花梗丝状，长 2～5 毫米；萼片 3，淡紫色，阔椭圆形或椭圆形，长 2.5～3 毫米；雄蕊 6，离生，排列为杯状，花丝极短，药室在开花时内弯；退化心皮 3，长圆状锥形。雌花：花梗稍较雄花的粗，长 1.5～3 厘米；萼片 3，紫褐色，近圆形，长 10～12 毫米，宽约 10 毫米，先端圆而略凹入，开花时广展反折；退化雄蕊 6 或更多，小，长圆形，无花丝；心皮 3～9，离生，圆柱形，直，长（3）4～6 毫米，柱头头状，具乳突，橙黄色。果长圆形，长 6～8 厘米，直径 2～4 厘米，直或稍弯，成熟时灰白略带淡紫色；种子极多数，扁卵形，长 5～7 毫米，宽 4～5 毫米，种皮红褐色或黑褐色，稍有光泽。花期 4—5 月，果期 7—8 月。

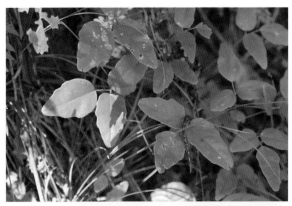
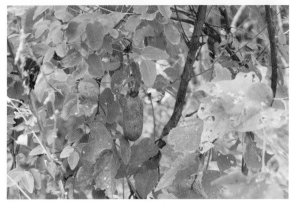
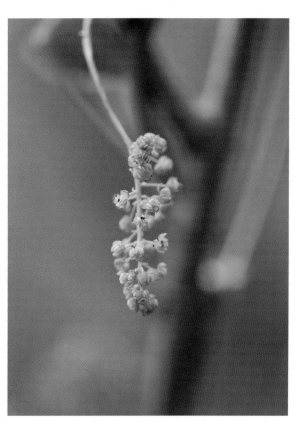

【生境与分布】生于海拔 250～2000 米的山地沟谷边疏林或丘陵灌丛中。产于河北、山西、山东、河南、陕西南部、甘肃东南部至长江流域各省区。本市广布。

【药材名】木通，预知子。（《中华人民共和国药典》）

【来源】木通科植物三叶木通的藤茎为木通，果实为预知子。

【采收加工】木通：秋季采收，截取茎部，除去细枝，阴干。

预知子：夏、秋季果实绿黄时采收。晒干或切成片状晒干，也可置沸水中略烫后晒干。

【性味】木通：味苦，性寒。预知子：味苦，性寒。

【功能主治】木通：利尿通淋，清心除烦，通经下乳。用于淋证，水肿，心烦尿赤，口舌生疮，经闭乳少，湿热痹痛。

预知子：疏肝理气，活血止痛，散结，利尿。用于脘胁胀痛，痛经经闭，痰核痞块，小便不利。

【应用举例】（1）木通：①治心经有热，唇焦面赤，小便不通：木通、连翘各三钱。水盅半，灯心十茎，

煎八分服。（《医宗必读》通心散）

②治妊娠小便不通及胞转脐下胀痛：木通、黄芩、冬葵子、生干地黄（焙）各二两。上为末，用面糊和丸如梧子大。每服二十丸，灯心汤下，食前服。（《普济方》木通丸）

（2）预知子：①治输尿管结石：八月札（预知子）配薏米仁各 60 克，煎服。（《中药志》）

②治中寒腹痛、疝痛：八月瓜（预知子）30 克，小茴香 12 克，水煎服。（《四川中药志》）

113. 白木通 *Akebia trifoliata* subsp. *australis*（Diels）T. Shimizu

【别名】拿藤、地海参。

【植物形态】小叶革质，卵状长圆形或卵形，长 4 ～ 7 厘米，宽 1.5 ～ 3（5）厘米，先端狭圆，顶微凹入而具小突尖，基部圆形、阔楔形、截平或心形，边通常全缘；有时略具少数不规则的浅缺刻。总状花序长 7 ～ 9 厘米，腋生或生于短枝上。雄花：萼片长 2 ～ 3 毫米，紫色；雄蕊 6，离生，长约 2.5 毫米，红色或紫红色，干后褐色或淡褐色。雌花：直径约 2 厘米；萼片长 9 ～ 12 毫米，宽 7 ～ 10 毫米，暗紫色；心皮 5 ～ 7，紫色。果长圆形，长 6 ～ 8 厘米，直径 3 ～ 5 厘米，熟时黄褐色；种子卵形，黑褐色。花期 4—5 月，果期 6—9 月。

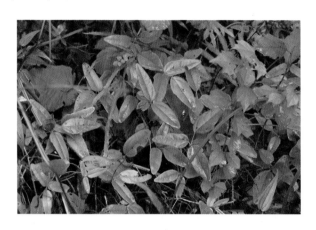

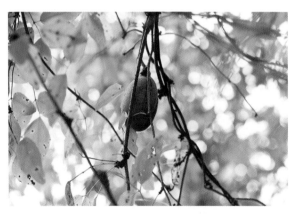

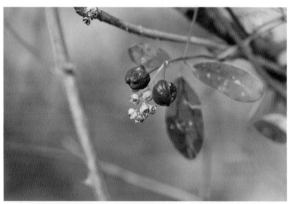

【生境与分布】生于海拔 300 ～ 2100 米的山坡灌丛或沟谷疏林中。产于长江流域各省区，向北分布至河南、山西和陕西。本市广布。

【药材名】木通，预知子。（《中华人民共和国药典》）

【来源】木通科植物白木通的藤茎为木通，果实为预知子。

【采收加工】同三叶木通。

【性味】同三叶木通。

【功能主治】同三叶木通。

【应用举例】同三叶木通。

114. 鹰爪枫 *Holboellia coriacea* Deils

【别名】破骨风、大叶青藤、山瓜藤。

【植物形态】常绿木质藤本。茎皮褐色。掌状复叶有小叶 3 片；叶柄长 3.5～10 厘米；小叶厚革质，椭圆形或卵状椭圆形，较少为披针形或长圆形，顶小叶有时倒卵形，长（2）6～10（15）厘米，宽（1）4～5（8）厘米，先端渐尖或微凹而有小尖头，基部圆形或楔形，边缘略背卷，上面深绿色，有光泽，下面粉绿色；中脉在上面凹入，下面凸起，基部三出脉，侧脉每边 4 条，与网脉在嫩叶时两面凸起，叶成长时脉在上面稍下陷或两面不明显；小叶柄长 5～30 毫米。花雌雄同株，白绿色或紫色，组成短的伞房式总状花序；总花梗短或近于无梗，数至多个簇生于叶腋。雄花：花梗长约 2 厘米；萼片长圆形，长约 1 厘米，宽约 4 毫米；顶端钝，内轮的较狭；花瓣极小，近圆形，直径不及 1 毫米；雄蕊长 6～7.5 毫米，药隔突出于药室之上成极短的凸头，退化心皮锥尖，长约 1.5 毫米。雌花：花梗稍粗，长 3.5～5 厘米；萼片紫色，与雄花的近似但稍大，外轮的长约 12 毫米，宽 7～8 毫米；退化雄蕊极小，无花丝；心皮卵状棒形，长约 9 毫米。果长圆状柱形，长 5～6 厘米；直径约 3 厘米，熟时紫色，干后黑色，外面密布小疣点；种子椭圆形，略扁平，长约 8 毫米，宽 5～6 毫米，种皮黑色，有光泽。花期 4—5 月，果期 6—8 月。

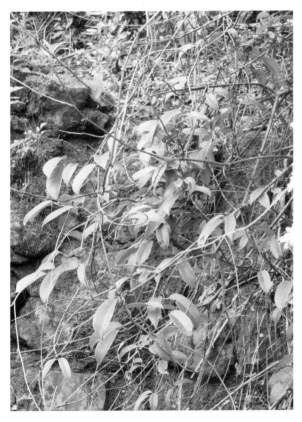
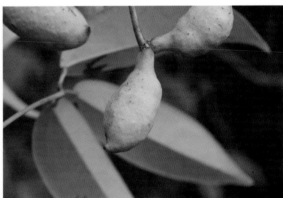
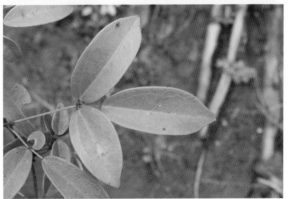

【生境与分布】生于海拔 500～2000 米的山地杂木林或路旁灌丛中。产于四川、陕西、湖北、贵州、湖南、江西、安徽、江苏和浙江。本市发现于刘家场镇。

【药材名】鹰爪枫。（《浙江药用植物志》）

【来源】为木通科植物鹰爪枫的根。

【采收加工】全年均可采挖，除去须根，洗净泥土，切段，晒干。

【性味】味微苦，性寒。

【功能主治】祛风除湿，活血通络。用于风湿痹痛，跌打损伤。

【应用举例】治风湿痹痛：鹰爪枫 15 ～ 30 克，水煎服或浸酒。（《浙江药用植物志》）

115. 大血藤 *Sargentodoxa cuneata*（Oliv.）Rehd. et Wils.

【别名】血藤、过山龙、红藤、血木通、大活血、花血藤、山红藤。

【植物形态】落叶木质藤本，长达到 10 余米。藤径粗达 9 厘米，全株无毛；当年枝条暗红色，老树皮有时纵裂。三出复叶，或兼具单叶，稀全部为单叶；叶柄长 3 ～ 12 厘米；小叶革质，顶生小叶近棱状倒卵圆形，长 4 ～ 12.5 厘米，宽 3 ～ 9 厘米，先端急尖，基部渐狭成 6 ～ 15 毫米的短柄，全缘，侧生小叶斜卵形，先端急尖，基部内面楔形，外面截形或圆形，上面绿色，下面淡绿色，干时常变为红褐色，比顶生小叶略大，无小叶柄。总状花序长 6 ～ 12 厘米，雄花与雌花同序或异序，同序时，雄花生于基部；花梗细，长 2 ～ 5 厘米；苞片 1 枚，长卵形，膜质，长约 3 毫米，先端渐尖；萼片 6，花瓣状，长圆形，长 0.5 ～ 1 厘米，宽 0.2 ～ 0.4 厘米，顶端钝；花瓣 6，小，圆形，长约 1 毫米，蜜腺性；雄蕊长 3 ～ 4 毫米，花丝长仅为花药一半或更短，药隔先端略突出；退化雄蕊长约 2 毫米，先端较突出，不开裂；雌蕊多数，螺旋状生于卵状突起的花托上，子房瓶形，长约 2 毫米，花柱线形，柱头斜；退化雌蕊线形，长 1 毫米。每一浆果近球形，直径约 1 厘米，成熟时黑蓝色，小果柄长 0.6 ～ 1.2 厘米。种子卵球形，长约 5 毫米，基部截形；种皮黑色，光亮，平滑；种脐显著。花期 4—5 月，果期 6—9 月。

【生境与分布】常见于山坡灌丛、疏林和林缘等，海拔常为数百米。产于陕西、四川、贵州、湖北、

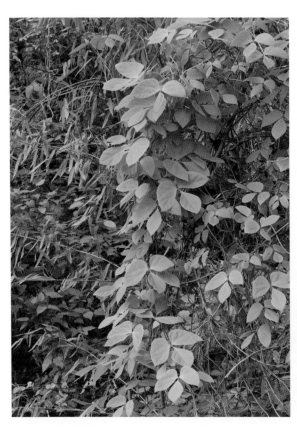
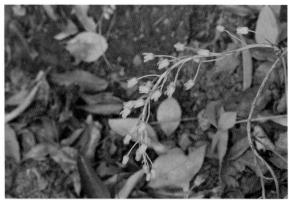
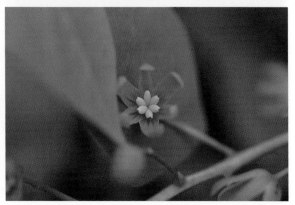

湖南、云南、广西、广东、海南、江西、浙江、安徽。本市发现于刘家场镇。

【药材名】大血藤。（《中华人民共和国药典》）

【来源】为木通科植物大血藤的藤茎。

【采收加工】秋、冬季采收，除去侧枝，截段，干燥。

【性味】味苦，性平。

【功能主治】清热解毒，活血，祛风止痛。用于肠痈腹痛，热毒疮疡，经闭，痛经，跌扑肿痛，风湿痹痛。

【应用举例】（1）治痛经：红藤（大血藤）、益母草、龙芽草各 9～15 克，水煎服。（《浙江药用植物志》）

（2）治肠胃炎腹痛：大血藤 9～15 克，水煎服。（《浙江民间常用草药》）

四十四、防己科 Menispermaceae

攀援或缠绕藤本，稀直立灌木或小乔木，木质部常有车辐状髓线。叶螺旋状排列，无托叶，单叶，稀复叶，常具掌状脉，较少羽状脉；叶柄两端肿胀。聚伞花序，或由聚伞花序再作圆锥花序式、总状花序式或伞形花序式排列，极少退化为单花；苞片通常小，稀叶状。花通常小而不鲜艳，单性，雌雄异株，通常两被（花萼和花冠分化明显），较少单被；萼片通常轮生，每轮 3 片，较少 4 片或 2 片，极少退化至 1 片，有时螺旋状着生，分离，较少合生，覆瓦状排列或镊合状排列；花瓣通常 2 轮，较少 1 轮，每轮 3 片，很少 4 片或 2 片，有时退化至 1 片或无花瓣，通常分离，很少合生，覆瓦状排列或镊合状排列；雄蕊 2 至多数，通常 6～8，花丝分离或合生，花药 1～2 室或假 4 室，纵裂或横裂，在雌花中有或无退化雄蕊；心皮 3～6，较少 1～2 或多数，分离，子房上位，1 室，常一侧肿胀，内有胚珠 2 颗，其中 1 颗早期退化，花柱顶生，柱头分裂或条裂，较少全缘，在雄花中退化雌蕊很小，或没有。核果，外果皮革质或膜质，中果皮通常肉质，内果皮骨质或有时木质，较少革质，表面有皱纹或有各式凸起，较少平坦；胎座迹半球状、球状、隔膜状或片状，有时不明显或没有；种子通常弯，种皮薄，有或无胚乳；胚通常弯，胚根小，对着花柱残迹，子叶扁平而叶状或厚而半柱状。

本科约有 65 属 350 种，分布于热带和亚热带地区，温带地区很少。我国有 19 属 78 种 1 亚种 5 变种 1 变型，主产于长江流域及其以南各省区，尤以南部和西南部各省区为多，北部很少。

松滋境内的防己科植物有 4 属 4 种，分别为木防己属下 1 种、秤钩风属下 1 种、风龙属下 1 种、千金藤属下 1 种。

116. 木防己 *Cocculus orbiculatus*（L.）DC

【别名】青檀香、青藤根、清风藤、棉纱藤、小葛子、牛木香、钻龙骨、乌龙。

【植物形态】木质藤本；小枝被茸毛至疏柔毛，或有时近无毛，有条纹。叶片纸质至近革质，形状变异极大，自线状披针形至阔卵状近圆形、狭椭圆形至近圆形、倒披针形至倒心形，有时卵状心形，顶端短尖或钝而有小突尖，有时微缺或 2 裂，边全缘或 3 裂，有时掌状 5 裂，长通常 3～8 厘米，很少超过 10 厘米，宽不等，两面被密柔毛至疏柔毛，有时除下面中脉外两面近无毛；掌状脉3条，很少5条，在下面微凸起；叶柄长1～3厘米，很少超过5厘米，被稍密的白色柔毛。聚伞花序少花，腋生，或排成多花，狭窄聚伞圆锥花序，顶生或腋生，长可达10厘米或更长，被柔毛。雄花：小苞片2或1，长约0.5毫米，紧贴花萼，被柔毛；萼片6，外轮卵形或椭圆状卵形，长1～1.8毫米，内轮阔椭圆形至近圆形，有时阔倒卵形，长达2.5毫米或稍过之；花瓣6，长1～2毫米，下部边缘内折，抱着花丝，顶端2裂，裂片叉开，渐尖或短尖；雄蕊6，比花瓣短。雌花：萼片和花瓣与雄花相同；退化雄蕊6，微小；心皮6，无毛。核果近球形，红色至紫红色，直径通常7～8毫米；果核骨质，直径5～6毫米，背部有小横肋状雕纹。

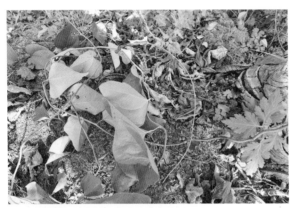

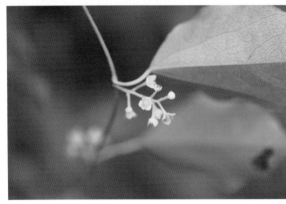

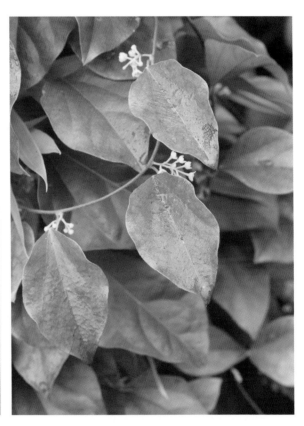

【生境与分布】生于灌丛、村边、林缘等处。我国大部分地区都有分布（西北部和西藏尚未见过），以长江流域中下游及其以南各省区常见。本市广布。

【药材名】木防己。（《中药药性论》）

【来源】为防己科植物木防己的根。

【采收加工】春、秋季采挖，以秋季采收质量较好，挖取根部，除去茎、叶、芦头，洗净，晒干。

【性味】味苦、辛，性寒。

【功能主治】祛风除湿，通经活络，解毒消肿。用于风湿痹通，水肿，小便淋痛，经闭，跌打损伤，咽喉肿痛，疮疡肿毒，湿疹，毒蛇咬伤。

【应用举例】（1）治水肿：木防己、黄芪、茯苓各9克，桂枝6克，甘草3克，水煎服。（《全国中草药汇编》）

（2）治遗尿，小便涩：防己、葵子、防风各一两。上三味，㕮咀，以水五升煮取三升半，分三服，散服亦佳。（《备急千金要方》，后世称此方为三物木防己汤）

117. 秤钩风 *Diploclisia affinis*（Oliv.）Diels

【别名】追骨风、华防己、穿山藤、过山龙、杜藤、土防己、花防己。

【植物形态】木质藤本，长可达7～8米；当年生枝草黄色，有条纹，老枝红褐色或黑褐色，有许多纵裂的皮孔，均无毛；腋芽2个，叠生。叶革质，三角状扁圆形或菱状扁圆形，有时近菱形或阔卵形，长3.5～9厘米或稍过之，宽度通常稍大于长度，顶端短尖或钝而具小突尖，基部近截平至浅心形，有时近圆形或骤短尖，边缘具明显或不明显的波状圆齿；掌状脉常5条，最外侧的一对几不分枝，连同网脉两面均凸起；叶柄与叶片近等长或较长，在叶片的基部或紧靠基部着生。聚伞花序腋生，有花3至多朵，总梗直，长2～4厘米。雄花：萼片椭圆形至阔卵圆形，长2.5～3毫米，外轮宽约1.5毫米，内轮宽2～2.5毫米；花瓣卵状菱形，长1.5～2毫米，基部两侧反折成耳状，抱着花丝；雄蕊长2～2.5毫米。雌花未见。核果红色，倒卵圆形，长8～10毫米，宽约7毫米。花期4—5月，果期7—9月。

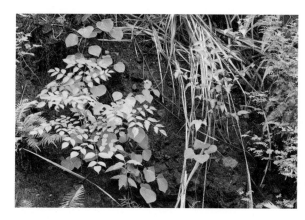 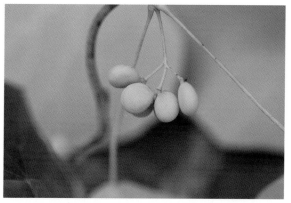

【生境与分布】生于林缘或疏林中。产于湖北西部、四川东部和东南部、贵州北部、云南（产地不详）、广西北部、广东北部和东部、湖南西北部、江西各地、福建（永安）和浙江南部至东部。本市发现于卸甲坪乡。

【药材名】秤钩风。（《植物名实图考》）

【来源】为防己科植物秤钩风的根或茎。

【采收加工】四季均可采，以秋季采者为佳。挖取根部及割取老茎，除去泥土，砍成10～30厘米长的小段，晒干。

【性味】味苦，性凉。

【功能主治】祛风除湿，活血止痛，利尿解毒。用于风湿痹痛，跌扑损伤，小便淋涩，毒蛇咬伤。

【应用举例】（1）治急性风湿关节痛：秤钩风根、茎15～30克，水煎服。（《湖南药物志》）

（2）治毒蛇咬伤：秤钩风鲜根、叶捣烂敷。（《湖南药物志》）

118. 风龙 *Sinomenium acutum*（Thunb.）Rehd. et Wils.

【别名】清风藤、滇防己、青防己、排风藤、毛防己、苦藤、土藤。

【植物形态】木质大藤本，长可达20余米；老茎灰色，树皮有不规则纵裂纹，枝圆柱状，有规则的条纹，被柔毛至近无毛。叶革质至纸质，心状圆形至阔卵形，长6～15厘米或稍过之，顶端渐尖或短尖，基部常心形，有时近截平或近圆，边全缘、有角至 5 ～ 9 裂，裂片尖或钝圆，嫩叶被茸毛，老叶常两面无毛，或仅上面无毛，下面被柔毛；掌状脉 5 条，很少 7 条，连同网状小脉均在下面明显凸起；叶柄长 5 ～ 15 厘米，有条纹，无毛或被柔毛。圆锥花序长可达 30 厘米，通常不超过 20 厘米，花序轴和开展、有时平叉开的分枝均纤细，被柔毛或茸毛，苞片线状披针形。雄花：小苞片 2，紧贴花萼；萼片背面被柔毛，外轮长圆形至狭长圆形，长 2 ～ 2.5 毫米，内轮近卵形，与外轮近等长；花瓣稍肉质，长 0.7 ～ 1 毫米；雄蕊长 1.6 ～ 2 毫米。雌花：退化雄蕊丝状；心皮无毛。核果红色至暗紫色，直径 5 ～ 6 毫米或稍过之。花期夏季，果期秋末。

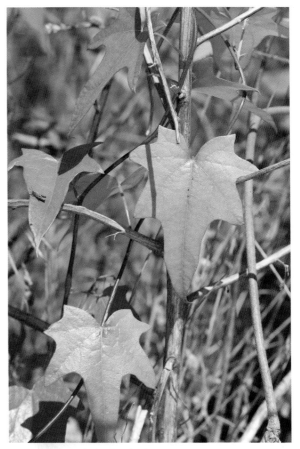

【生境与分布】生于林中。产于长江流域及其以南各省区，北至陕西南部，南至广东和广西北部，以及云南东南部。本市发现于刘家场镇、卸甲坪乡。

【药材名】青藤。（《本草纲目》）

【来源】为防己科植物风龙的藤茎。

【采收加工】6—7 月割取藤茎，除去细茎枝和叶，晒干，或用水润透，切段，晒干。

【性味】味苦、辛，性平。

【功能主治】祛风通络，除湿止痛。用于风湿痹痛，痛风，鹤膝风，脚气肿痛。

【应用举例】（1）治风湿痹痛：青藤根三两，防己一两，咬咀，入酒一瓶，煮饮。（《本草纲目》引《普济方》）

（2）治关节疼痛：青藤 15 克，红藤 15 克。水煎服，每日 1 次，酒为引。（《陕西中草药》）

119. 金线吊乌龟 *Stephania cepharantha* Hayata

【别名】头花千金藤、金线吊蛤蟆、独脚乌桕、铁秤砣、山乌龟。

【植物形态】草质、落叶、无毛藤本，高通常 1 ～ 2 米或过之；块根团块状或近圆锥状，有时不规则，褐色，生有许多突起的皮孔；小枝紫红色，纤细。叶纸质，三角状扁圆形至近圆形，长通常 2 ～ 6 厘米，宽 2.5 ～ 6.5 厘米，顶端具小突尖，基部圆或近截平，边全缘或多少浅波状；掌状脉 7 ～ 9 条，向下的很纤细；叶柄长 1.5 ～ 7 厘米，纤细。雌雄花序同型，均为头状花序，具盘状花托，雄花序总梗丝状，常于腋生、具小型叶的小枝上作总状花序式排列，雌花序总梗粗壮，单个腋生。雄花：萼片 6，较少 8（或偶有 4），匙形或近楔形，长 1 ～ 1.5 毫米；花瓣 3 或 4（很少 6），近圆形或阔倒卵形，长约 0.5 毫米；聚药雄蕊很短。雌花：萼片 1，偶有 2 ～ 3（5），长约 0.8 毫米或过之；花瓣 2（4），肉质，比萼片小。核果阔倒卵圆形，长约 6.5 毫米，成熟时红色；果核背部两侧各有 10 ～ 12 条小横肋状雕纹，胎座迹通常不穿孔。花期 4—5 月，果期 6—7 月。

【生境与分布】适应性较大，既见于村边、旷野、林缘等处土层深厚肥沃的地方（块根常入土很深），又见于石灰岩地区的石缝或石砾中（块根浮露地面）。分布于西北至陕西汉中地区，东至浙江、江苏和台湾，西南至四川东部和东南部，贵州东部和南部，南至广西和广东。本市发现于卸甲坪乡。

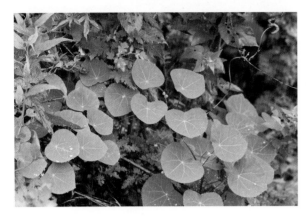 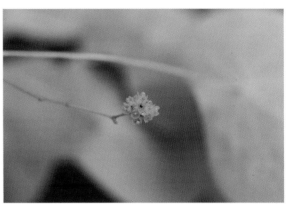

【药材名】白药子。（《新修本草》）

【来源】为防己科植物金线吊乌龟的块根。

【采收加工】全年或秋末冬初采挖，除去须根、泥土，洗净，切片，晒干。

【性味】味苦、辛，性凉。有小毒。

【功能主治】清热解毒，祛风止痛，凉血止血。用于咽喉肿痛，热毒痈肿，风湿痹痛，腹痛，泄泻，吐血，衄血，外伤出血。

【应用举例】（1）治水肿，关节炎，蛇咬伤，疮毒痈疽：山乌龟、乌金草各 15 克，毕血莲 24 克，共研细末。日服 2 ～ 3 次，每次 1.5 ～ 3 克，温开水送下。（《湖北中草药志》）

（2）治乳汁少：白药子为末，每服一钱，煎猪蹄汤调下。（《卫生易简方》）

四十五、睡莲科 Nymphaeaceae

多年生，少数一年生，水生或沼泽生草本；根状茎沉水生。叶常二型：漂浮叶或出水叶互生，心形至盾形，芽时内卷，具长叶柄及托叶；沉水叶细弱，有时细裂。花两性，辐射对称，单生在花梗顶端；萼片 3 ～ 12，常 4 ～ 6，绿色，花瓣状，离生或附生于花托；花瓣 3 至多数，或渐变成雄蕊；雄蕊 6 至多数，花药内向、侧向或外向，纵裂；心皮 3 至多数，离生，或连合成一个多室子房，或嵌生在扩大的花托内，柱头离生，成辐射状或环状柱头盘，子房上位、半下位或下位，胚珠 1 至多数，直生或倒生，从子房顶端垂生或生在子房内壁上。坚果或浆果，不裂或由于种子外面胶质的膨胀成不规则开裂；种子有或无假种皮，有或无胚乳，胚有肉质子叶。

本科有 8 属约 100 种，广泛分布；我国产 5 属约 15 种。

松滋境内的睡莲科植物有 2 属 2 种，分别为莲属下 1 种、睡莲属下 1 种。

120. 莲 *Nelumbo nucifera* Gaertn.

【别名】芙蕖、莲花、菡萏、荷花。

【植物形态】多年生水生草本；根状茎横生，
肥厚，节间膨大，内有多数纵行通气孔道，节部
缢缩，上生黑色鳞叶，下生须状不定根。叶圆形，
盾状，直径25～90厘米，全缘稍呈波状，上面
光滑，具白粉，下面叶脉从中央射出，有1～2
次叉状分枝；叶柄粗壮，圆柱形，长1～2米，
中空，外面散生小刺。花梗和叶柄等长或稍长，
也散生小刺；花直径10～20厘米，美丽，芳香；
花瓣红色、粉红色或白色，矩圆状椭圆形至倒卵形，

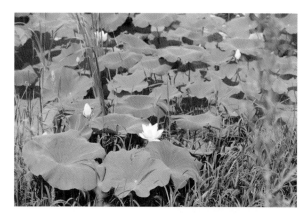

长5～10厘米，宽3～5厘米，由外向内渐小，有时变成雄蕊，先端圆钝或微尖；花药条形，花丝细长，
着生在花托之下；花柱极短，柱头顶生；花托（莲房）直径5～10厘米。坚果椭圆形或卵形，长1.8～2.5
厘米，果皮革质，坚硬，熟时黑褐色；种子（莲子）卵形或椭圆形，长1.2～1.7厘米，种皮红色或白色。
花期6—8月，果期8—10月。

【生境与分布】自生或栽培在水泽、池塘、湖沼或水田内。产于我国南北各省。本市有栽培。

【药材名】莲子、莲子心、荷叶。（《中华人民共和国药典》）

【来源】为睡莲科植物莲的成熟种子、成熟种子中的幼叶及胚根或叶。

【采收加工】莲子：秋季果实成熟时采割莲蓬，剥出果实，趁鲜除去果皮，干燥。

莲子心：将莲子剥开，取出绿色胚（莲心），晒干。

荷叶：夏、秋季采收，除去叶柄，晒至七八成干，对折成半圆形，干燥。夏季，亦用鲜叶，或初生嫩叶（荷
钱）。

【性味】莲子：味甘、涩，性平。

莲子心：味苦，性寒。

荷叶：味苦，性平。

【功能主治】莲子：补脾止泻，止带，益肾涩精，养心安神。用于脾虚泄泻，带下，遗精，心悸失眠。

莲子心：清心安神，交通心肾，涩精止血。用于热入心包，神昏谵语，心肾不交，失眠遗精，血热吐血。

荷叶：清暑化湿，升发清阳，凉血止血。用于暑热烦渴，暑湿泄泻，脾虚泄泻，血热吐衄，便血崩漏。

【应用举例】（1）莲子：①治久痢不止：老莲子二两（去心），为末。每服一钱，陈米汤调下。（《世
医得效方》）

②治病后胃弱，不能饮食：莲肉、粳米各炒四两，茯苓二两，共为末。砂糖调和。每五六匙，白滚汤下。
（《医学入门》莲肉糕）

（2）莲子心：①治劳心咯血，吐血：莲子心七个，糯米二十一粒。上为末，酒调服。（《续易简方论》
莲心散）

②治小儿呕吐：莲子心七个，丁香三个，人参三寸。上为细末，以绵裹奶状，沾奶汁敷药末在上，令
儿呷之。（《普济方》）

（3）荷叶：①治阳水浮肿：败荷叶烧存性，研末。每服二钱，米饮调下，日三服。（《证治要诀》）②治吐血，咯血：荷叶不拘多少。上一味，焙干，捣罗为散，米饮调下二钱匕。（《圣济总录》青金散）

121. 睡莲 *Nymphaea tetragona* Georgi

【别名】子午莲、瑞莲、茈碧花、瞑菜。

【植物形态】多年水生草本；根状茎短粗。叶纸质，心状卵形或卵状椭圆形，长5～12厘米，宽3.5～9厘米，基部具深弯缺，约占叶片全长的1/3，裂片急尖，稍开展或几重合，全缘，上面光亮，下面带红色或紫色，两面皆无毛，具小点；叶柄长达60厘米。花直径3～5厘米；花梗细长；花萼基部四棱形，萼片革质，宽披针形或窄卵形，长2～3.5厘米，宿存；花瓣白色，宽披针形、长圆形或倒卵形，长2～2.5厘米，内轮不变成雄蕊；雄蕊比花瓣短，花药条形，长3～5毫米；柱头具5～8辐射线。浆果球形，直径2～2.5厘米，为宿存萼片包裹；种子椭圆形，长2～3毫米，黑色。花期6—8月，果期8—10月。

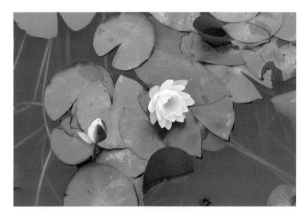 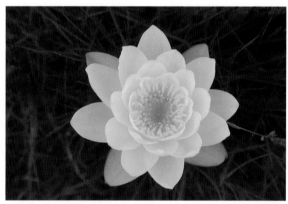

【生境与分布】生于池沼中。在我国广泛分布。本市发现于乐乡公园。

【药材名】睡莲。（《本草纲目拾遗》）

【来源】为睡莲科植物睡莲的花。

【采收加工】夏季采收，洗净，去杂质，晒干。

【性味】味甘、苦，性平。

【功能主治】消暑，解酒，定惊。用于中暑，醉酒烦渴，小儿惊风。

【应用举例】治小儿急慢惊风：睡莲花七朵或十四朵，煎汤服。（《本草纲目拾遗》）

四十六、三白草科 Saururaceae

多年生草本；茎直立或匍匐状，具明显的节。叶互生，单叶；托叶贴生于叶柄上。花两性，聚集成稠密的穗状花序或总状花序，具总苞或无总苞，苞片显著，无花被；雄蕊3枚、6枚或8枚，稀更少，离生或贴生于子房基部或完全上位，花药2室，纵裂；雌蕊由3～4心皮所组成，离生或合生，如为离生心皮，则每心皮有胚珠 2～4 颗，如为合生心皮，则子房 1 室而具侧膜胎座，在每一胎座上有胚珠 6～8 颗或多数，花柱离生。果为分果爿或蒴果顶端开裂；种子有少量的内胚乳和丰富的外胚乳及小的胚。

本科含 4 属约 7 种，分布于亚洲东部和北美洲。我国有 3 属 4 种，主产于中部以南各省区。

松滋境内的三白草科植物有 2 属 2 种，分别为蕺菜属下 1 种、三白草属下 1 种。

122. 蕺菜 *Houttuynia cordata* Thunb.

【别名】折耳根、侧耳根、九节莲、臭腥草、肺形草、猪鼻孔、紫背鱼腥草、狗贴耳。

【植物形态】腥臭草本，高 30～60 厘米；茎下部伏地，节上轮生小根，上部直立，无毛或节上被毛，有时带紫红色。叶薄纸质，有腺点，背面尤甚，卵形或阔卵形，长 4～10 厘米，宽 2.5～6 厘米，顶端短渐尖，基部心形，两面有时除叶脉被毛外余均无毛，背面常呈紫红色；叶脉 5～7 条，全部基出或最内一对离基约 5 毫米从中脉发出，如为 7 脉时，则最外一对很纤细或不明显；叶柄长 1～3.5 厘米，无毛；托叶膜质，长 1～2.5 厘米，顶端钝，下部与叶柄合生而成长 8～20 毫米的鞘，且常有缘毛，基部扩大，略抱茎。花序长约 2 厘米，宽 5～6 毫米；总花梗长 1.5～3 厘米，无毛；总苞片长圆形或倒卵形，长 10～15 毫米，宽 5～7 毫米，顶端钝圆；雄蕊长于子房，花丝长为花药的 3 倍。蒴果长 2～3 毫米，顶端有宿存的花柱。花期 4—7 月。

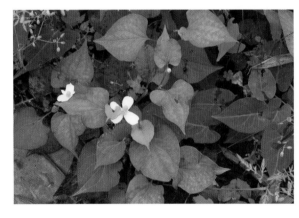
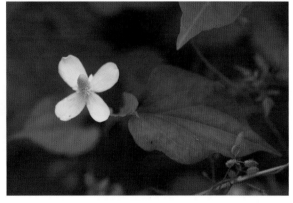

【生境与分布】生于沟边、溪边或林下湿地上。产于我国中部、东南至西南部各省区，东起台湾，西南至云南、西藏，北达陕西、甘肃。本市各地均有。

【药材名】鱼腥草。（《中华人民共和国药典》）

【来源】为三白草科植物蕺菜的地上部分。

【采收加工】夏季茎叶茂盛花穗多时采收，除去杂质，洗净晒干。鲜用全年可采。

【性味】味辛，性微寒。

【功能主治】清热解毒，消痈排脓，利尿通淋。用于肺痈吐脓，痰热喘咳，热痢，热淋，痈肿疮毒。

【应用举例】（1）治痨咳，盗汗：折耳根叶 63 克，猪肚 1 个。将折耳根叶放在猪肚内，炖烂。汤肉齐服，分 3 次服，每日服 1 次，3 日一剂，连用 3 剂。（《贵州民间方药集》）

（2）治痈疽肿毒：鱼腥草晒干，研成细末，蜂蜜调敷。未成脓者能消，已成脓者能溃（阴疽忌用）。（《江西民间草药》）

123. 三白草 *Saururus chinensis*（Lour.）Baill.

【别名】水木通、白水鸡、白黄脚、白面姑、白叶莲、白花照水莲、天性草、三点白。

【植物形态】湿生草本，高约 1 米；茎粗壮，有纵长粗棱和沟槽，下部伏地，常带白色，上部直立，绿色。叶纸质，密生腺点，阔卵形至卵状披针形，长 10 ～ 20 厘米，宽 5 ～ 10 厘米，顶端短尖或渐尖，基部心形或斜心形，两面均无毛，上部的叶较小，茎顶端的 2 ～ 3 片于花期常为白色，呈花瓣状；叶脉 5 ～ 7 条，均自基部发出，如为 7 脉时，则最外一对纤细，斜升 2 ～ 2.5 厘米即弯拱网结，网状脉明显；叶柄长 1 ～ 3 厘米，无毛，基部与托叶合生成鞘状，略抱茎。花序白色，长 12 ～ 20 厘米；总花梗长 3 ～ 4.5 厘米，无毛，但花序轴密被短柔毛；苞片近匙形，上部圆，无毛或有疏缘毛，下部线形，被柔毛，且贴生于花梗上；雄蕊 6 枚，花药长圆形，纵裂，花丝比花药略长。果近球形，直径约 3 毫米，表面多疣状突起。花期 4—6 月。

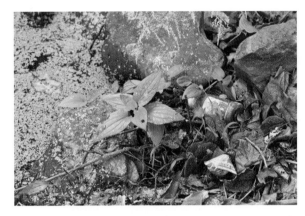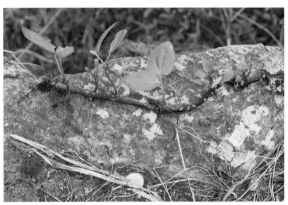

【生境与分布】生于低湿沟边，塘边或溪旁。产于河北、山东、河南和长江流域及其以南各省区。本市发现于刘家场镇。

【药材名】三白草。（《中华人民共和国药典》）

【来源】为三白草科植物三白草的地上部分。

【采收加工】全年均可采，以夏、秋季为宜，收取地上部分，洗净，晒干。

【性味】味甘、辛，性寒。

【功能主治】利尿消肿，清热解毒。用于水肿，小便不利，淋沥涩痛，带下；外治疮疡肿毒，湿疹。

【应用举例】（1）治尿路感染（热淋），血淋：三白草 15 克，车前草、鸭跖草、白茅根各 30 克，煎服。（《安徽中草药》）

（2）治细菌性痢疾：三白草、马齿苋各 30 克，煎服。（《安徽中草药》）

四十七、金粟兰科 Chloranthaceae

草本、灌木或小乔木。单叶对生，具羽状叶脉，边缘有锯齿；叶柄基部常合生；托叶小。花小，两性或单性，排成穗状花序、头状花序或圆锥花序，无花被或在雌花中有浅杯状 3 齿裂的花被（萼管）；两性花具雄蕊1枚或3枚，着生于子房的一侧，花丝不明显，药隔发达，有3枚雄蕊时，药隔下部互相结合或仅基部结合或分离，花药2室或1室，纵裂；雌蕊1枚，由1心皮所组成，子房下位，1室，含1颗下垂的直生胚珠，无花柱或有短花柱；单性花其雄花多数，雄蕊1枚；雌花少数，有与子房贴生的3齿萼状花被。核果卵形或球形，外果皮多少肉质，内果皮硬。种子含丰富的胚乳和微小的胚。

　　本科有5属约70种，分布于热带和亚热带地区。我国有3属16种5变种。

　　松滋境内的金粟兰科植物有1属1种，即金粟兰属下1种。

124. 丝穗金粟兰 *Chloranthus fortunei*（A. Gray）Solms –Laub.

【别名】水晶花、四块瓦、土细辛、四对草、四叶对、银线草。

【植物形态】多年生草本，高15～40厘米，全部无毛；根状茎粗短，密生多数细长须根；茎直立，单生或数个丛生，下部节上对生2片鳞状叶。叶对生，通常4片生于茎上部，纸质，宽椭圆形、长椭圆形或倒卵形，长5～11厘米，宽3～7厘米，顶端短尖，基部宽楔形，边缘有圆锯齿或粗锯齿，齿尖有一腺体，近基部全缘，嫩叶背面密生细小腺点，但老叶不明显；侧脉4～6对，网脉明显；叶柄长1～1.5厘米；鳞状叶三角形；托叶条裂成钻形。穗状花序单一，由茎顶抽出，连总花梗长4～6厘米；苞片倒卵形，通常2～3齿裂；花白色，有香气；雄蕊3枚，药隔基部合生，着生于子房上部外侧，中央药隔具1个2室的花药，两侧药隔各具1个1室的花药，药隔伸长成丝状，直立或斜上，长1～1.9厘米，药室在药隔的基部；子房倒卵形，无花柱。核果球形，淡黄绿色，有纵条纹，长约3毫米，近无柄。花期4—5月，果期5—6月。

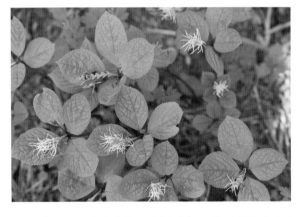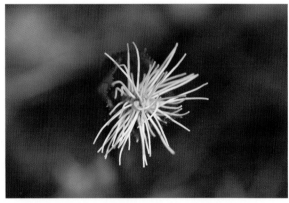

【生境与分布】生于山坡或低山林下阴湿处和山沟草丛中，海拔170～340米。产于山东、江苏、安徽、浙江、台湾、江西、湖北、湖南、广东、广西、四川。本市发现于涴水镇。

【药材名】剪草。（《本草拾遗》）

【来源】为金粟兰科植物丝穗金粟兰的全草或根。

【采收加工】夏季采集，除去杂质，洗净，晒干。

【性味】味辛、苦，性平。有毒。

【功能主治】祛风活血，解毒消肿。用于风湿痹痛，跌打损伤，疮疖癣疥，毒蛇咬伤。

【应用举例】（1）治风湿关节痛：丝穗金粟兰45克，白酒500毫升，红糖95克。浸7日后，每次服30～60毫升。（《福建药物志》）

　　（2）治疖肿：（剪草）鲜全草加醋捣烂，敷患处。（《浙江民间常用草药》）

四十八、马兜铃科 Aristolochiaceae

　　草质或木质藤本、灌木或多年生草本，稀乔木；根、茎和叶常有油细胞。单叶、互生，具柄，叶片全缘或 3～5 裂，基部常心形，无托叶。花两性，有花梗，单生、簇生或排成总状、聚伞状或伞房花序，顶生、腋生或生于老茎上，花通常艳丽而有腐肉臭味；花被辐射对称或两侧对称，花瓣状，1 轮，稀 2 轮，花被管钟状、瓶状、管状、球状或其他形状；檐部圆盘状、壶状或圆柱状，具整齐或不整齐 3 裂，或为向一侧延伸成 1～2 舌片，裂片镊合状排列；雄蕊 6 至多数，1 或 2 轮；花丝短，离生或与花柱、药隔合生成合蕊柱；花药 2 室，平行，外向纵裂；子房下位，稀半下位或上位，4～6 室或为不完全的子房室，稀心皮离生或仅基部合生；花柱短而粗厚，离生或合生而顶端 3～6 裂；胚珠每室多颗，倒生，常 1～2 行叠置，中轴胎座或侧膜胎座内侵。蒴果蓇葖状、长角果状或为浆果状；种子多数，常藏于内果皮中，通常长圆状倒卵形、倒圆锥形、椭圆形、钝三棱形，扁平或背面凸而腹面凹入，种皮脆骨质或稍坚硬、平滑、具皱纹或疣状突起，种脊海绵状增厚或翅状，胚乳丰富，胚小。

　　本科约有 8 属 600 种，主要分布于热带和亚热带地区，以南美洲较多，温带地区少数；我国产 4 属 71 种 6 变种 4 变型，除华北和西北干旱地区外，全国各地均有分布，其中马蹄香属为我国特有属。

　　松滋境内的马兜铃科植物有 2 属 2 种，分别为马兜铃属下 1 种、细辛属下 1 种。

125. 寻骨风 *Aristolochia mollissima* Hance

　　【别名】猴耳草、白毛藤、猫耳朵、兔子耳、毛风草、黄木香、清骨风、绵毛马兜铃。

　　【植物形态】木质藤本；根细长，圆柱形；嫩枝密被灰白色长绵毛，老枝无毛，干后常有纵槽纹，暗褐色。叶纸质，卵形、卵状心形，长 3.5～10 厘米，宽 2.5～8 厘米，顶端钝圆至短尖，基部心形，基部两侧裂片广展，弯缺深 1～2 厘米，边全缘，上面被糙伏毛，下面密被灰色或白色长绵毛，基出脉 5～7 条，侧脉每边 3～4 条；叶柄长 2～5 厘米，密被白色长绵毛。花单生于叶腋，花梗长 1.5～3 厘米，直立或近顶端向下弯，中部或中部以下有小苞片；小苞片卵形或长卵形，长 5～15 毫米，宽 3～10 毫米，无柄，顶端短尖，两面被毛与叶相同；花被管中部弯曲，下部长 1～1.5 厘米，直径 3～6 毫米，弯曲处至檐部

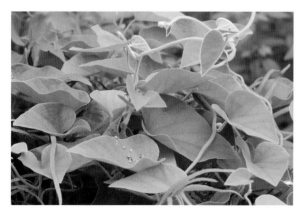
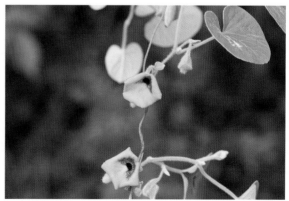

较下部短而狭，外面密生白色长绵毛，内面无毛；檐部盘状，圆形，直径2～2.5厘米，内面无毛或稍被微柔毛，浅黄色，并有紫色网纹，外面密生白色长绵毛，边缘浅3裂，裂片平展，阔三角形，近等大，顶端短尖或钝；喉部近圆形，直径2～3毫米，稍凸起，紫色；花药长圆形，成对贴生于合蕊柱近基部，并与其裂片对生；子房圆柱形，长约8毫米，密被白色长绵毛；合蕊柱顶端3裂；裂片顶端钝圆，边缘向下延伸，并具乳实状突起。蒴果长圆状或椭圆状倒卵形，长3～5厘米，直径1.5～2厘米，具6条呈波状或扭曲的棱或翅，暗褐色，密被细绵毛或毛常脱落而变无毛，成熟时自顶端向下6瓣开裂；种子卵状三角形，长约4毫米，宽约3毫米，背面平凸状，具皱纹和隆起的边缘，腹面凹入，中间具膜质种脊。花期4～6月，果期8—10月。

【生境与分布】生于低山草丛、山坡灌丛和路旁等处。产于陕西南部、山西、山东、河南南部、安徽、湖北、贵州、湖南、江西、浙江和江苏。本市广布。

【药材名】寻骨风。（《植物名实图考》）

【来源】为马兜铃科植物寻骨风的全草。

【采收加工】5月开花前采收，连根挖出，除去泥土和杂质，洗净，切断，晒干。

【性味】味辛、苦，性平。

【功能主治】祛风除湿，活血通络，止痛。用于风湿痹痛，肢体麻木，筋骨拘挛，脘腹疼痛，跌打伤痛，外伤出血，乳痈及多种化脓性感染。

【应用举例】（1）治风湿关节痛：寻骨风全草15克，五加根30克，地榆15克。酒水各半煎浓汁服。（《江西民间草药》）

（2）治胃痛：寻骨风根6克，南五味根、海螵蛸各15克。上药晒干，共研细末。每日服3次，每次6克。（《全国中草药汇编》）

126. 小叶马蹄香 *Asarum ichangense* C. Y. Cheng et C. S. Yang

【别名】马蹄香、宜昌细辛、马蹄细辛、土里开花、杜细辛、马辛、土细辛。

【植物形态】多年生草本；根状茎短，根稍肉质，直径1～2毫米。叶心形、卵心形，稀近戟形，长3～6厘米，宽3.5～7.5厘米，先端急尖或钝，基部心形，两侧裂片长2～4厘米，宽2.5～6厘米，叶面通常深绿色，有时在中脉两旁有白色云斑，在脉上或近边缘处有短毛，叶背浅绿色，或初呈紫色而逐渐消退，或紫色，无毛；叶柄长3～15厘米；芽苞叶卵形或长卵形，长约10毫米，宽7毫米，边缘有毛。花紫色；花梗长约1厘米，有时向下弯垂；花被管球状，直径约1厘米，喉部强度缢缩，膜环宽约1毫米，内壁有格状网眼，花被裂片三角状卵形，长1～1.4厘米，宽8～10毫米，基部有乳突皱褶区；药隔伸出，圆形，中央微内凹；子房近上位，花柱6，柱头卵状，顶生。花期4～5月。

【生境与分布】生于海拔330～1400米林下草丛或溪旁阴湿地。分布于安徽、浙江、福建、江西、湖北、湖南、广东、广西。本市发现于刘家场镇、涴水镇。

【药材名】杜衡。（《名医别录》）

【来源】为马兜铃科植物小叶马蹄香的全草、根茎或根。

【采收加工】4—6月采挖，洗净，晒干。

【性味】味辛，性温。有小毒。

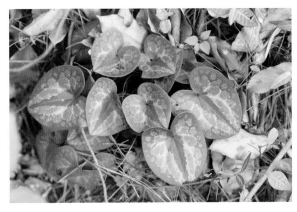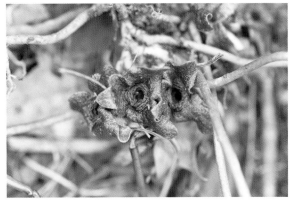

【功能主治】祛风散寒，消痰行水，活血止痛，解毒。用于风寒感冒，痰饮喘咳，水肿，风寒湿痹，跌打损伤，头痛，齿痛，胃痛，痧气腹痛，瘰疬，肿毒，蛇咬伤。

【应用举例】（1）治风寒头痛，伤风伤寒，头痛，发热初觉者：马蹄香为末，每服一钱，热酒调下，少顷饮热茶一碗，催之出汗。（《杏林摘要》香汗散）

（2）治肋间神经痛：杜衡 3 克，枳壳 9 克，煎水，加酒少许服。（《安徽中草药》）

四十九、猕猴桃科 Actinidiaceae

乔木、灌木或藤本，常绿、落叶或半落叶；毛被发达，多样。叶为单叶，互生，无托叶。花序腋生，聚伞式或总状式，或简化至 1 花单生。花两性或雌雄异株，辐射对称；萼片 5 片，稀 2 ～ 3 片，覆瓦状排列，稀镊合状排列；花瓣 5 片或更多，覆瓦状排列，分离或基部合生；雄蕊 10（13），分 2 轮排列，或无数，不作轮列式排列，花药背部着生，纵缝开裂或顶孔开裂；心皮无数或少至 3 枚，子房多室或 3 室，花柱分离或合生为一体，胚珠每室无数或少数，中轴胎座。果为浆果或蒴果；种子每室无数至 1 颗，具肉质假种皮，胚乳丰富。

全球有 4 属 370 余种，主产于热带和亚洲热带及美洲热带地区，少数散布于亚洲温带地区和大洋洲。我国 4 属全产，共计 96 种；主产于长江流域、珠江流域和西南地区。

松滋境内的猕猴桃科植物有 1 属 1 种，即猕猴桃属下 1 种。

127. 中华猕猴桃 *Actinidia chinensis* Planch.

【别名】阳桃、羊桃、藤梨、猴仔梨、猕猴梨、野梨、狐狸桃、鬼桃。

【植物形态】大型落叶藤本；幼枝或厚或薄被灰白色茸毛或褐色长硬毛或铁锈色硬毛状刺毛，老时秃净或留有断损残毛；花枝短的 4 ～ 5 厘米，长的 15 ～ 20 厘米，直径 4 ～ 6 毫米；隔年生枝完全秃净无毛，直径 5 ～ 8 毫米，皮孔长圆形，比较显著或不甚显著；髓白色至淡褐色，片层状。叶纸质，倒阔卵形至倒卵形或阔卵形至近圆形，长 6 ～ 17 厘米，宽 7 ～ 15 厘米，顶端截平并中间凹入或具突尖、急尖至短渐尖，基部钝圆形、截平形至浅心形，边缘具脉出的直伸的睫状小齿，腹面深绿色，无毛或中脉和侧脉上有少量软毛或散被短糙毛，背面苍绿色，密被灰白色或淡褐色星状茸毛，侧脉5～8对，常在中部以上分歧成叉状，横脉比较发达，易见，网状小脉不易见；叶柄长3～6（10）厘米，被灰白色茸毛或黄褐色长硬毛或铁锈色硬毛状刺毛。聚伞花序1～3花，花序柄长7～15毫米，花柄长9～15毫米；苞片小，卵形或钻形，长约1毫米，均被灰白色丝状茸毛或黄褐色茸毛；花初放时白色，后变淡黄色，有香气，直径1.8～3.5厘米；萼片3～7片，通常5片，阔卵形至卵状长圆形，长6～10毫米，两面密被压紧的黄褐色茸毛；花瓣5片，有时少至3片或多至7片，阔倒卵形，有短距，长10～20毫米，宽6～17毫米；雄蕊极多，花丝狭条形，长5～10毫米，花药黄色，长圆形，长1.5～2毫米，基部叉开或不叉开；子房球形，直径约5毫米，密被金黄色的压紧交织茸毛或不压紧不交织的刷毛状糙毛，花柱狭条形。果黄褐色，近球形、圆柱形、倒卵形或椭圆形，长4～6厘米，被茸毛、长硬毛或刺毛状长硬毛，成熟时秃净或不秃净，具小而多的淡褐色斑点；宿存萼片反折；种子纵径2.5毫米。

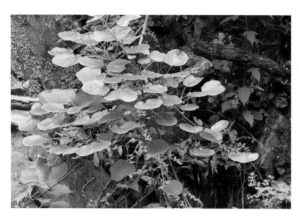 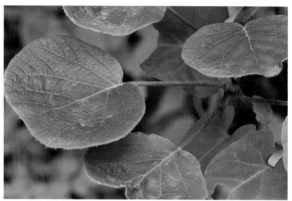

【生境与分布】生于海拔200～600米低山区的山地林间和灌丛中，常缠绕于他物上。产于陕西（南端）、湖北、湖南、河南、安徽、江苏、浙江、江西、福建、广东（北部）和广西（北部）等地。本市发现于卸甲坪乡。

【药材名】藤梨根（《福建民间草药》）、猕猴桃（《开宝本草》）。

【来源】为猕猴桃科植物中华猕猴桃的根或果实。

【采收加工】藤梨根：全年可采，洗净，切断，晒干或鲜用。

猕猴桃：9月中、下旬至10月上旬采摘成熟果实，鲜用或晒干用。

【性味】藤梨根：味微甘、涩，性凉。有小毒。猕猴桃：味酸、甘，性寒。

【功能主治】藤梨根：清热解毒，活血消肿，祛风利湿。用于肝炎，痢疾，消化不良，淋浊，带下，风湿关节痛，水肿，跌打损伤，疮疖，瘰疬结核，胃肠道肿瘤及乳腺癌。

猕猴桃：解热，止渴，健胃，通淋。用于烦热，消渴，肺热干咳，消化不良，湿热黄疸，石淋，痔疮。

【应用举例】（1）藤梨根：①治急性肝炎：猕猴桃根120克，红枣12枚，水煎当茶饮。（《江西草药》）

②治消化不良，呕吐：猕猴桃根15～30克，水煎服。（《浙江民间常用草药》）

（2）猕猴桃：①治消渴：猕猴桃果60克，天花粉30克，水煎服。（《湖北中草药志》）

②治尿路结石：猕猴桃果实15克，水煎服。（《广西本草选编》）

五十、藤黄科 Guttiferae

乔木或灌木，稀为草本，在裂生的空隙或小管道内含有树脂或油。叶为单叶，全缘，对生或有时轮生，一般无托叶。花序各式，聚伞状，或伞状，或为单花；小苞片通常生于花萼之紧接下方，与花萼难区分。花两性或单性，轮状排列或部分螺旋状排列，通常整齐，下位。萼片（2）4～5（6），覆瓦状排列或交互对生，内部的有时花瓣状。花瓣（2）4～5（6），离生，覆瓦状排列或旋卷。雄蕊多数，离生或成4～10束，束离生或不同程度合生。子房上位，通常有5或3个多少合生的心皮，1～12室，具中轴或侧生或基生的胎座；胚珠在各室中1至多数，横生或倒生；花柱1～5或不存在；柱头1～12，常呈放射状。果为蒴果、浆果或核果；种子1至多颗，完全被直伸的胚所充满，假种皮有或不存在。

本科约有40属1000种，隶属于5亚科，主要产于热带地区，但有2属即金丝桃属 *Hypericum* 和三腺金丝桃属 *Triadenum* 分布于温带地区。我国有8属87种，隶属于3亚科，几乎遍布全国各地。

松滋境内的藤黄科植物有1属4种，即金丝桃属下4种。

128. 黄海棠 *Hypericum ascyron* L.

【别名】湖南连翘、长柱金丝桃、大头草、对月草、水黄花、降龙草。

【植物形态】多年生草本，高0.5～1.3米。茎直立或在基部上升，单一或数茎丛生，不分枝或上部具分枝，有时于叶腋抽出小枝条，茎及枝条幼时具4棱，后明显具4纵线棱。叶无柄，叶片披针形、长圆状披针形，或长圆状卵形至椭圆形，或狭长圆形，长（2）4～10厘米，宽（0.4）1～2.7（3.5）厘米，先端渐尖、锐尖或钝形，基部楔形或心形而抱茎，全缘，坚纸质，上面绿色，下面通常淡绿色且散布淡色腺点，中脉、侧脉及近边缘脉下面明显，脉网较密。花序具1～35花，顶生，近伞房状至狭圆锥状，后者包括多数分枝。花直径（2.5）3～8厘米，平展或外反；花蕾卵珠形，先端圆形或钝形；花梗长0.5～3厘米。萼片卵形或披针形至椭圆形或长圆形，长（3）5～15（25）毫米，宽1.5～7毫米，先端锐尖至钝形，全缘，结果时直立。花瓣金黄色，倒披针形，长1.5～4厘米，宽0.5～2厘米，十分弯曲，具腺斑或无腺斑，宿存。雄蕊极多数，5束，每束有雄蕊约30枚，花药金黄色，具松脂状腺点。子房宽卵珠形至狭卵珠状三

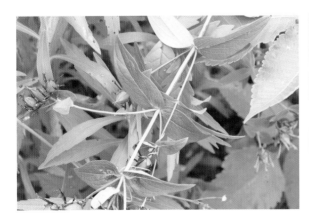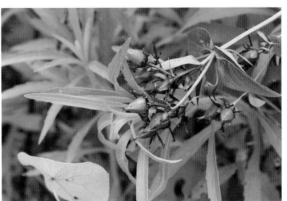

角形，长 4 ~ 7（9）毫米，5 室，具中央空腔；花柱 5，长为子房的 1/2 至为其 2 倍，自基部或至上部 4/5 处分离。蒴果为或宽或狭的卵珠形或卵珠状三角形，长 0.9 ~ 2.2 厘米，宽 0.5 ~ 1.2 厘米，棕褐色，成熟后先端 5 裂，柱头常折落。种子棕色或黄褐色，圆柱形，微弯，长 1 ~ 1.5 毫米，有明显的龙骨状突起或狭翅和细的蜂窝纹。花期 7—8 月，果期 8—9 月。

【生境与分布】生于山坡林下、林缘、灌丛间、草丛或草甸中、溪旁及河岸湿地等处，也有庭园栽培。除新疆及青海外，全国各地均产。本市发现于涴水镇。

【药材名】红旱莲。（《江苏药材志》）

【来源】为藤黄科植物黄海棠的全草。

【采收加工】果实成熟时，割取地上部分，用热水泡过，晒干。

【性味】味苦，性寒。

【功能主治】凉血止血，活血调经，清热解毒。用于血热所致吐血、咯血、尿血、便血、崩漏，跌打损伤，外伤出血，月经不调，痛经，乳汁不下，风热感冒，疟疾，肝炎，痢疾，腹泻，毒蛇咬伤，烫伤，湿疹，黄水疮。

【应用举例】（1）治咯血：红旱莲、龙芽草各 30 克，杏香兔耳风、鳢肠各 15 克，水煎服。忌食腥气。（《浙江民间常用草药》）

（2）治湿疹，黄水疮：红旱莲适量，研成细粉，加菜油调成糊状，微火烤热，用棉签蘸药涂患处。（《全国中草药汇编》）

129. 赶山鞭 *Hypericum attenuatum Choisy*

【别名】小旱莲、小茶叶、女儿茶、小金丝桃、小金雀、乌腺金丝桃。

【植物形态】多年生草本，高（15）30 ~ 74 厘米；根茎具发达的侧根及须根。茎数个丛生，直立，圆柱形，常有 2 条纵线棱，且全面散生黑色腺点。叶无柄；叶片卵状长圆形或卵状披针形至长圆状倒卵形，长（0.8）1.5 ~ 2.5（3.8）厘米，宽（0.3）0.5 ~ 1.2 厘米，先端圆钝或渐尖，基部渐狭或微心形，略抱茎，全缘，两面通常光滑，下面散生黑腺点，侧脉 2 对，与中脉在上面凹陷，下面凸起，边缘脉及脉网不明显。花序顶生，多花或有时少花，为近伞房状或圆锥花序；苞片长圆形，长约 0.5 厘米。花直径 1.3 ~ 1.5 厘米，平展；花蕾卵珠形；花梗长 3 ~ 4 毫米。萼片卵状披针形，长约 5 毫米，宽 2 毫米，先端锐尖，表面及边缘散生黑腺点。花瓣淡黄色，长圆状倒卵形，长 1 厘米，宽约 0.4 厘米，先端钝形，表面及边缘有稀疏的黑腺点，宿存。雄蕊 3 束，每束有雄蕊约 30 枚，花药具黑腺点。子房卵珠形，长约 3.5 毫米，3 室；花柱 3，自基部离生，与子房等长或稍长于子房。蒴果卵珠形或长圆状卵珠形，长 0.6 ~ 10 毫米，宽约 4 毫米，具长短不等的条状腺斑。种子黄绿色、浅灰黄色或浅棕色，圆柱形，微弯，长 1.2 ~ 1.3 毫米，宽约 0.5 毫米，两端钝形且具小尖突，两侧有龙骨状突起，表面有细蜂窝纹。花期 7—8 月，果期 8—9 月。

【生境与分布】生于田野、半湿草地、草原、山坡草地、石砾地、草丛、林内及林缘等处，海拔在 1100 米以下。本市发现于刘家场镇。

【药材名】赶山鞭。（《江苏药材志》）

【来源】为藤黄科植物赶山鞭的全草。

【采收加工】秋季采集，晒干。

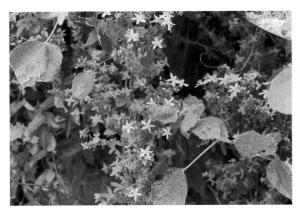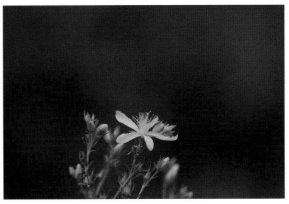

【性味】味苦，性平。

【功能主治】凉血止血，活血止痛，解毒消肿。用于吐血，咯血，崩漏，外伤出血，风湿痹痛，跌打损伤，痈肿疔疮，乳痈肿痛，乳汁不下，烫伤及蛇虫咬伤。

【应用举例】（1）治烫火伤：赶山鞭研粉，调麻油涂患处。（《南充常用中草药》）

（2）治多汗症：赶山鞭60克，水煎服。（《广西民族药简编》）

130. 金丝桃 *Hypericum monogynum* L.

【别名】土连翘、五心花、小狗木、金丝莲、金丝海棠、狗胡花、金丝蝴蝶。

【植物形态】灌木，高0.5～1.3米，丛状或通常有疏生的开张枝条。茎红色，幼时具2（4）纵线棱及两侧压扁，很快为圆柱形；皮层橙褐色。叶对生，无柄或具短柄，柄长达1.5毫米；叶片倒披针形或椭圆形至长圆形，或较稀为披针形至卵状三角形或卵形，长2～11.2厘米，宽1～4.1厘米，先端锐尖至圆形，通常具细小尖突，基部楔形至圆形或上部者有时截形至心形，边缘平坦，坚纸质，上面绿色，下面淡绿色但不呈灰白色，主侧脉4～6对，分枝，常与中脉分枝不分明，第三级脉网密集，不明显，腹腺体无，叶片腺体小而点状。花序具1～15（30）花，自茎端第1节生出，疏松的近伞房状，有时亦自茎端1～3节生出，稀有1～2对次生分枝；花梗长0.8～2.8（5）厘米；苞片小，线状披针形，早落。花直径3～6.5厘米，星状；花蕾卵珠形，先端近锐尖至钝形。萼片宽或狭椭圆形或长圆形至披针形或倒披针形，先端锐尖至圆形，边缘全缘，中脉分明，细脉不明显，有或多或少的腺体，在基部的线形至条纹状，向顶端的点状。花瓣金黄色至柠檬黄色，无红晕，开张，三角状倒卵形，长2～3.4厘米，宽1～2厘米，长为萼片的2.5～4.5倍，边缘全缘，无腺体，有侧生的小尖突，小尖突先端锐尖至圆形或消失。雄蕊5束，每束有雄蕊25～35枚，最长者长1.8～3.2厘米，与花瓣几等长，花药黄色至暗橙色。子房卵珠形或卵珠状圆锥形至近球形，长2.5～5毫米，宽2.5～3毫米；花柱长1.2～2厘米，长为子房的3.5～5倍，合生几达顶端然后向外弯或极偶有合生至全长之半；柱头小。蒴果宽卵珠形或稀为卵珠状圆锥形至近球形，长6～10毫米，宽4～7毫米。种子深红褐色，圆柱形，长约2毫米，有狭的龙骨状突起，有浅的线状网纹至线状蜂窝纹。染色体2*n*=42。花期5—8月，果期8—9月。

【生境与分布】生于山坡、路旁或灌丛中。产于河北、陕西、山东、江苏、安徽、浙江、江西、福建、台湾、河南、湖北、湖南、广东、广西、四川及贵州等地。本市新江口镇有栽培。

【药材名】金丝桃。（《植物名实图考》）

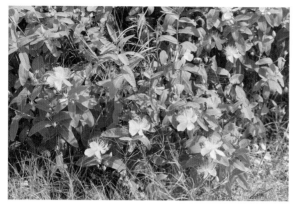
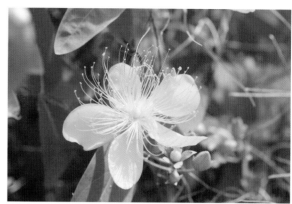

【来源】为藤黄科植物金丝桃的全株。

【采收加工】四季均可采收，洗净，晒干。

【性味】味苦，性凉。

【功能主治】清热解毒，散瘀止痛，祛风湿。用于肝炎，肝脾肿大，急性咽喉炎，结膜炎，疮疖肿毒，蛇咬及蜂蜇伤，跌打损伤，风湿性腰痛。

【应用举例】（1）治肝炎：鲜金丝桃根30～60克，煎水煮鸡蛋服，另与红枣煮饭吃2～3次。（《草药手册》）

（2）治热疮肿痛：金丝桃花、叶适量，捣烂外敷。（《四川中药志》）

131. 元宝草 *Hypericum sampsonii* Hance

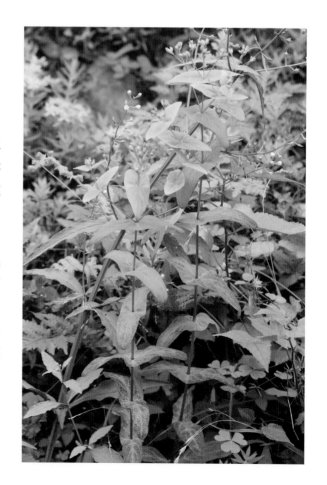

【别名】对叶草、双合合、哨子草、散血丹、对月莲、叶抱枝、蜡烛灯台、宝塔草。

【植物形态】多年生草本，高0.2～0.8米，全体无毛。茎单一或少数，圆柱形，无腺点，上部分枝。叶对生，无柄，其基部完全合生为一体而茎贯穿其中心，或宽或狭的披针形至长圆形或倒披针形，长（2）2.5～7（8）厘米，宽（0.7）1～3.5厘米，先端钝形或圆形，基部较宽，全缘，坚纸质，上面绿色，下面淡绿色，边缘密生黑色腺点，全面散生透明或间有黑色腺点，中脉直贯叶端，侧脉每边约4条，斜上升，近边缘弧状联结，与中脉两面明显，脉网细而稀疏。花序顶生，多花，伞房状，连同其下方常多达6个腋生花枝整体形成一个庞大的疏松伞房状至圆柱状圆锥花序；苞片及小苞片线状披针形或线形，长达4毫米，先端渐尖。花直径6～10（15）毫米，近扁平，基部为杯状；花蕾卵珠形，先端钝形；花梗长2～3

毫米。萼片长圆形或长圆状匙形或长圆状线形，
长3～7（10）毫米，宽1～3毫米，先端钝形，
全缘，边缘疏生黑腺点，全面散布淡色稀为黑色
腺点及腺斑，果时直伸。花瓣淡黄色，椭圆状长
圆形，长4～8（13）毫米，宽1.5～4（7）毫米，
宿存，边缘有无柄或近无柄的黑腺体，全面散布
淡色或稀为黑色腺点和腺条纹。雄蕊3束，宿存，
每束具雄蕊10～14枚，花药淡黄色，具黑腺点。
子房卵珠形至狭圆锥形，长约3毫米，3室；花柱

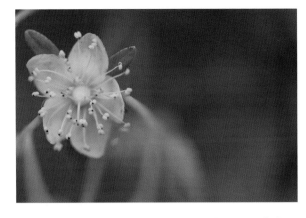

3，长约2毫米，自基部分离。蒴果宽卵珠形至或宽或狭的卵珠状圆锥形，长6～9毫米，宽4～5毫米，
散布有卵珠状黄褐色囊状腺体。种子黄褐色，长卵柱形，长约1毫米，两侧无龙骨状突起，顶端无附属物，
表面有明显的细蜂窝纹。花期5—6月，果期7—8月。

【生境与分布】生于路旁、山坡、草地、灌丛、田边、沟边等处，海拔0～1200米。产于陕西至江
南各省。本市均有分布。

【药材名】元宝草。（《本草从新》）

【来源】为藤黄科植物元宝草的全草。

【采收加工】夏、秋季采收，洗净，晒干或鲜用。

【性味】味苦、辛，性寒。

【功能主治】凉血止血，清热解毒，活血调经，祛风通络。用于吐血，咯血，衄血，血淋，创伤出血，
肠炎，痢疾，乳痛，痈肿疔毒，烫伤，蛇咬伤，月经不调，痛经，带下，跌打损伤，风湿痹痛，腰腿痛。
外用还可治头癣，口疮，目翳。

【应用举例】（1）治吐血，衄血：元宝草30克，银花15克，水煎服。（《福建药物志》）

（2）治烫火伤：元宝草适量，研粉，香油或蛋清调敷。（《陕西中草药》）

五十一、罂粟科 Papaveraceae

草本或稀为亚灌木、小灌木或灌木，极稀乔木状（但木材软），一年生、二年生或多年生，无毛或被
长柔毛，有时具刺毛，常有乳汁或有色液汁。主根明显，稀纤维状或形成块根，稀有块茎。基生叶通常莲
座状，茎生叶互生，稀上部对生或近轮生状，全缘或分裂，有时具卷须，无托叶。花单生或排列成总状花序、
聚伞花序或圆锥花序。花两性，规则的辐射对称至极不规则的两侧对称；萼片2或不常为3～4，通常分离，
覆瓦状排列，早脱；花瓣通常二倍于花萼，4～8枚（有时近12～16枚）排列成2轮，稀无，覆瓦状排
列，芽时皱褶，有时花瓣外面的2或1枚呈囊状或成距，分离或顶端黏合，大多具鲜艳的颜色，稀无色；
雄蕊多数，分离，排列成数轮，源于向心系列，或4枚分离，或6枚合成2束，花丝通常丝状，稀翅状或
披针形或3深裂，花药直立，2室，药隔薄，纵裂，花粉粒2或3核，3至多孔，少为2孔，极稀具内孔；

子房上位，2 至多数合生心皮组成，标准的为 1 室，侧膜胎座，心皮于果时分离，或胎座的隔膜延伸到轴而成数室，或假隔膜的连合而成 2 室，胚珠多数，稀少数或 1，倒生至有时横生或弯生，直立或平伸，具二层珠被，厚珠心，珠孔向内，珠脊向上或侧向，花柱单生，或短或长，有时近无，柱头通常与胎座同数，当柱头分离时，则与胎座互生，当柱头合生时，则贴生于花柱上面或子房先端成具辐射状裂片的盘，裂片与胎座对生。果为蒴果，瓣裂或顶孔开裂，稀成熟心皮分离开裂或不裂或横裂为单种子的小节，稀有蓇葖果或坚果。种子细小，球形、卵圆形或近肾形；种皮平滑、蜂窝状或具网纹；种脊有时具鸡冠状种阜；胚小，胚乳油质，子叶不分裂或分裂。

　　全世界约有 38 属 700 种，主产于北温带地区，尤以地中海区域、西亚、中亚至东亚及北美洲西南部为多。我国有 18 属 362 种，南北地区均产，但以西南部最为集中。其中血水草属 *Eomecon* 为我国特有的单种属。

　　松滋境内的罂粟科植物有 3 属 3 种，分别为白屈菜属下 1 种、紫堇属下 1 种、博落回属下 1 种。

132. 白屈菜 *Chelidonium majus* L.

　　【别名】土黄连、水黄连、观音草、黄汤子、雄黄草、牛金花、山黄连、断肠草。

　　【植物形态】多年生草本，高 30～60（100）厘米。主根粗壮，圆锥形，侧根多，暗褐色。茎聚伞状多分枝，分枝常被短柔毛，节上较密，后变无毛。基生叶少，早凋落，叶片倒卵状长圆形或宽倒卵形，长 8～20 厘米，羽状全裂，全裂片 2～4 对，倒卵状长圆形，具不规则的深裂或浅裂，裂片边缘圆齿状，表面绿色，无毛，背面具白粉，疏被短柔毛；叶柄长 2～5 厘米，被柔毛或无毛，基部扩大成鞘；茎生叶叶片长 2～8 厘米，宽 1～5 厘米；叶柄长 0.5～1.5 厘米，其他同基生叶。伞形花序多花；花梗纤细，长 2～8 厘米，幼时被长柔毛，后变无毛；苞片小，卵形，长 1～2 毫米。花芽卵圆形，直径 5～8 毫米；萼片卵圆形，

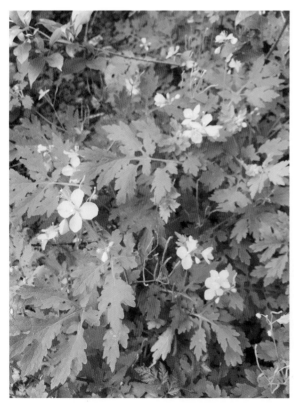
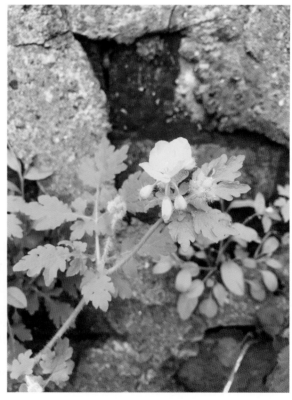

舟状，长5～8毫米，无毛或疏生柔毛，早落；花瓣倒卵形，长约1厘米，全缘，黄色；雄蕊长约8毫米，花丝丝状，黄色，花药长圆形，长约1毫米；子房线形，长约8毫米，绿色，无毛，花柱长约1毫米，柱头2裂。蒴果狭圆柱形，长2～5厘米，粗2～3毫米，具通常比果短的柄。种子卵形，长约1毫米或更小，暗褐色，具光泽及蜂窝状小格。花果期4—9月。

【生境与分布】生于海拔500～2200米的山坡、山谷林缘草地或路旁、石缝。我国大部分省区分布。本市发现于新江口镇。

【药材名】白屈菜。（《中华人民共和国药典》）

【来源】为罂粟科植物白屈菜的全草。

【采收加工】夏、秋季采挖，除去泥沙，阴干或晒干。

【性味】味苦，性凉。有毒。

【功能主治】解痉止痛，止咳平喘。用于胃脘挛痛，咳嗽气喘，百日咳。

【应用举例】（1）治胃痛，久则成癌：白屈菜八分，蒲公英、刀豆壳各三钱，水煎服。（《文堂集验方》）

（2）治外科疮肿，毒虫咬伤：鲜白屈菜适量，捣烂外敷。（《陕甘宁青中草药选》）

133. 小花黄堇 *Corydalis racemosa*（Thunb.）Pers.

【别名】黄花鱼灯草、石莲、野水芹、断肠草、粪桶草、鱼子草、黄荷包牡丹。

【植物形态】灰绿色丛生草本，高30～50厘米，具主根。茎具棱，分枝，具叶，枝条花葶状，对叶生。基生叶具长柄，常早枯萎。茎生叶具短柄，叶片三角形，上面绿色，下面灰白色，二回羽状全裂，一回羽片3～4对，具短柄，二回羽片1～2对，卵圆形至宽卵圆形，长约2厘米，宽1.5厘米，通常二回3深裂，末回裂片圆钝，近具短尖。总状花序长3～10厘米，密具多花，后渐疏离。苞片披针形至钻形，渐尖至具短尖，约与花梗等长。花梗长3～5毫米。花黄色至淡黄色。萼片小，卵圆形，早落。外花瓣不宽展，无鸡冠状突起，顶端通常近圆形，具宽短尖，有时近下凹，有时具较长的短尖。上花瓣长6～7毫米；距短囊状，占花瓣全长的1/6～1/5；蜜腺体约占距长的1/2。子房线形，近扭曲，约与花柱等长；柱头宽浅，具4乳突，顶生2枚呈广角状叉分，侧生的先下弯再弧形上升。蒴果线形，具1列种子。种子黑亮，近肾形，具短刺状突起，种阜三角形。

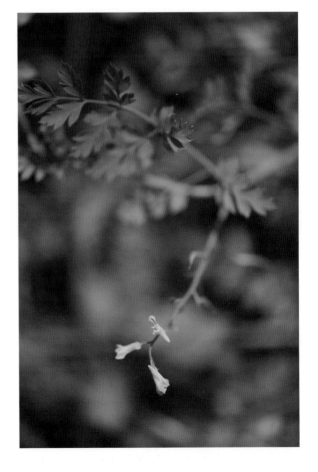

【生境与分布】生于海拔400～1600米的林缘阴湿地或多石溪边。产于甘肃、陕西、河南、四川、

贵州、湖南、湖北、江西、安徽、江苏、浙江、福建、广东、香港、广西、云南、西藏、台湾。本市发现于斯家场镇。

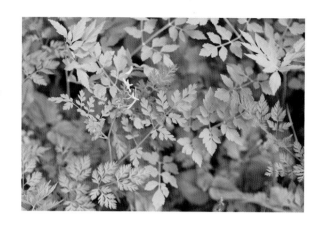

【药材名】黄堇。(《浙江天目山药用植物志》)

【来源】为罂粟科植物小花黄堇的根或全草。

【采收加工】夏季采收，洗净，晒干。

【性味】味苦，性寒。有毒。

【功能主治】清热利湿，解毒杀虫。用于湿热泄泻，痢疾，黄疸，目赤肿痛，聤耳流脓，疮毒，疥癣，毒蛇咬伤。

【应用举例】(1)治暑热腹泻，痢疾：鲜黄堇全草30克，水煎服，连服数日。(《浙江民间常用草药》)

(2)治皮肤痒疹：小花黄堇一把，煎水洗患处。(《四川中药志》)

134. 博落回 *Macleaya cordata*（Willd.）R. Br.

【别名】号筒草、黄杨杆、三钱三、通天大黄、蛇罗麻、土霸王、大叶莲、哈哈筒。

【植物形态】直立草本，基部木质化，具乳黄色浆汁。茎高1～4米，绿色，光滑，多白粉，中空，上部多分枝。叶片宽卵形或近圆形，长5～27厘米，宽5～25厘米，先端急尖、渐尖、钝或圆形，通常7或9深裂或浅裂，裂片半圆形、方形或其他，边缘波状、缺刻状、粗齿或多细齿，表面绿色，无毛，背面多白粉，被易脱落的细茸毛，基出脉通常5，侧脉2对，稀3对，细脉网状，常呈淡红色；叶柄长1～12厘米，上面具浅沟槽。大型圆锥花序多花，长15～40厘米，顶生和腋生；花梗长2～7毫米；苞片狭披针形。花芽棒状，近白色，长约1厘米；萼片倒卵状长圆形，长约1厘米，舟状，黄白色；花瓣无；雄蕊24～30，花丝丝状，长约5毫米，花药条形，与花丝等长；子房倒卵形至狭倒卵形，长2～4毫米，先端圆，基部渐狭，花柱长约1毫米，柱头2裂，下延于花柱上。蒴果狭倒卵形或倒披针形，长1.3～3厘米，粗5～7毫米，先端圆或钝，基部渐狭，无毛。种子4～6(8)枚，卵珠形，长1.5～2毫米，生于缝线两侧，无柄，种皮具排成行的整齐的蜂窝状孔穴，有狭的种阜。花果期6—11月。

【生境与分布】生于海拔150～830米的丘陵或低山林、灌丛、草丛、村边或路旁等处。我国长江以南、南岭以北的大部分省区均有分布。本市发现于斯家场镇、刘家场镇。

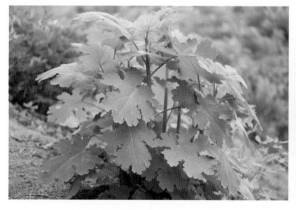

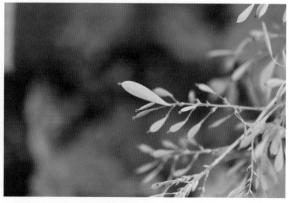

【药材名】博落回。（《本草拾遗》）

【来源】为罂粟科植物博落回的根或全草。

【采收加工】秋、冬季采收，根与茎叶分开，晒干。鲜用随时可采。

【性味】味苦、辛，性寒。有大毒。

【功能主治】散瘀，祛风，解毒，止痛，杀虫。用于痈疮疔肿，臁疮，痔疮，湿疹，蛇虫咬伤，跌打肿痛，风湿关节痛，龋齿痛，顽癣，滴虫性阴道炎及酒皶鼻。

【应用举例】（1）治脓肿：博落回鲜根适量，酒糟少许，捣烂外敷。（《江西草药》）

（2）治疥癣：博落回叶30克，米醋250克。浸泡1日后，外涂患处，每日2次。（《安徽中草药》）

五十二、山柑科 Capparaceae

草本，灌木或乔木，常为木质藤本，毛被存在时分枝或不分枝，如为草本常具腺毛和有特殊气味。叶互生，很少对生，单叶或掌状复叶；托叶刺状，细小或不存在。花序为总状、伞房状、亚伞形或圆锥花序，或（1）2～10花排成一短纵列，腋上生，少有单花腋生；花两性，有时杂性或单性，辐射对称或两侧对称，常有苞片，但常早落；萼片4～8片，常为4片，排成2轮或1轮，相等或不相等，分离或基部连生，少有外轮或全部萼片连生成帽状；花瓣4～8片，常为4片，与萼片互生，在芽中的排列为闭合式或开放式，分离，无柄或有爪，有时无花瓣；花托扁平或锥形，或常延伸为长或短的雌雄蕊柄，常有各式花盘或腺体；雄蕊（4）6至多数，花丝分离，在芽中时内折或成螺旋形，着生在花托上或雌雄蕊柄顶上；花药以背部近基部着生在花丝顶上，2室，内向，纵裂；雌蕊由2（8）心皮组成，常有长或短的雌蕊柄，子房卵球形或圆柱形，1室有2至数个侧膜胎座，少有3～6室而具中轴胎座；花柱不明显，有时丝状，少有花柱3枚；柱头头状或不明显；胚珠常多数，弯生，珠被2层。果为有坚韧外果皮的浆果或瓣裂蒴果，球形或伸长，有时近念珠状；种子1至多数，肾形至多角形，种皮平滑或有各种雕刻状花纹；胚弯曲，胚乳少量或不存在。

本科约有42属，700～900种，主产于热带与亚热带地区，少数产于温带地区，10种以上的属约10个，其他都是单型属或寡种属，单型属约占属总数的1/2。除3属为全热带分布外，其余的属分布区大都比较局限，约15属仅见于西半球，约10属仅见于非洲，大洋洲有3属，亚洲特有6属，主产于中南半岛。我国有5属约44种及1变种，主产于西南部至台湾。

松滋境内的山柑科植物有1属1种，即白花菜属下1种。

135. 黄花草 *Cleome viscosa* L.

【别名】臭矢菜、黄花菜、羊角草、向天黄。

【植物形态】一年生直立草本，高0.3～1米，茎基部常木质化，干后黄绿色，有纵细槽纹，全株密被黏质腺毛与淡黄色柔毛，无刺，有恶臭气味。叶为具3～5（7）小叶的掌状复叶；小叶薄草质，近无柄，倒披针状椭圆形，中央小叶最大，长1～5厘米，宽5～15毫米，侧生小叶依次减小，全缘但边缘有腺纤毛，侧脉3～7对；叶柄长（1）2～4（6）厘米，无托叶。花单生于茎上部逐渐变小与简化的叶腋内，但近顶端则成总状或伞房状花序；花梗纤细，长 1～2 厘米；萼片分离，狭椭圆形、倒披针状椭圆形，长 6～7 毫米，宽 1～3 毫米，近膜质，有细条纹，内面无毛，背面及边缘有黏质腺毛；花瓣淡黄色或橘黄色，无毛，有数条明显的纵行脉，倒卵形或匙形，长 7～12 毫米，宽 3～5 毫米，基部楔形至多少有爪，顶端圆形；雄蕊 10～22（30），花丝比花瓣短，花期时不露出花冠外，花药背着，长约 2 毫米；子房无柄，圆柱形，长约 8 毫米，除花柱与柱头外密被腺毛，花期时亦不外露，1 室，侧膜胎座 2，胚珠多数，子房顶部变狭而伸长花柱长 2～6 毫米，柱头头状。果直立，圆柱形，劲直或稍镰弯，密被腺毛，基部宽阔无柄，顶端渐狭成喙，长 6～9 厘米，中部直径约 3 毫米，成熟后果瓣自顶端向下开裂，果瓣宿存，表面有多条多少呈同心弯曲纵向平行凸起的棱与凹陷的槽，两条胎座框特别凸起，宿存的花柱长约 5 毫米。种子黑褐色，直径 1～1.5 毫米，表面有约 30 条横向平行的皱纹。无明显的花果期，通常 3 月出苗，7 月果熟。

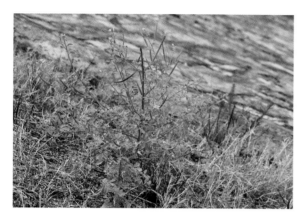 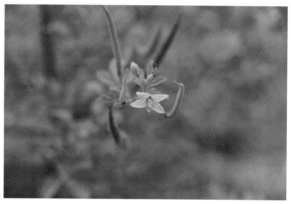

【生境与分布】多见于干燥气候条件下的荒地、路旁及田野间。产于安徽、浙江、江西、福建、台湾、湖南、广东、广西、海南及云南等地，生态环境差异较大。本市发现于刘家场镇。

【药材名】臭矢菜。（《广西本草选编》）

【来源】为山柑科植物黄花草的全草。

【采收加工】秋季采收，鲜用或晒干。

【性味】味苦、辛，性温。有毒。

【功能主治】散瘀消肿，祛风止痛，生肌疗疮。用于跌打肿痛，劳伤腰痛，疝气疼痛，头痛，痢疾，疮疡溃烂，耳尖流脓，眼红痒痛，白带淋浊。

【应用举例】（1）治跌打肿痛，劳伤腰痛：臭矢菜鲜全草捣烂外敷。（《广西本草选编》）

（2）治劳伤过度，肢体无力：黄花菜鲜全草 30 克，水煎，冲红糖，早晚饭前各服 1 次；忌食酸、辣、芥菜等物。（《浙江天目山药用植物志》）

五十三、十字花科 Cruciferae

一年生、二年生或多年生植物，常具有一种含黑芥子硫苷酸的细胞而产生一种特殊的辛辣气味，多数是草本，很少呈亚灌木状。植株具有各式的毛，毛为单毛、分枝毛、星状毛或腺毛，也有无毛的。根有时膨大成肥厚的块根。茎直立或铺散，有时茎短缩，它的形态在本科中变化较大。叶有二型：基生叶呈旋叠状或莲座状；茎生叶通常互生，有柄或无柄，单叶全缘、有齿或分裂，基部有时抱茎或半抱茎，有时呈各式深浅不等的羽状分裂（如大头羽状分裂）或羽状复叶；通常无托叶。花整齐，两性，少有退化成单性的；花多数聚集成一总状花序，顶生或腋生，偶有单生的，当花刚开放时，花序近似伞房状，以后花序轴逐渐伸长而呈总状花序，每花下无苞或有苞；萼片4片，分离，排成2轮，直立或开展，有时基部呈囊状；花瓣4片，分离，呈"十"字形排列，花瓣白色、黄色、粉红色、淡紫色、淡紫红色或紫色，基部有时具爪，少数种类花瓣退化或缺少，有的花瓣不等大；雄蕊通常6个，也排列成2轮，外轮的2个，具较短的花丝，内轮的4个，具较长的花丝，这种4个长2个短的雄蕊称为"四强雄蕊"，有时雄蕊退化至4个或2个，或多至16个，花丝有时成对连合，有时向基部加宽或扩大成翅状；在花丝基部常具蜜腺，在短雄蕊基部周围的，称"侧蜜腺"，在2个长雄蕊基部外围或中间的，称"中蜜腺"，有时无中蜜腺；雌蕊1个，子房上位，由于假隔膜的形成，子房2室，少数无假隔膜时，子房1室，每室有胚珠1至多个，排列成1或2行，生在胎座框上，形成侧膜胎座，花柱短或缺，柱头单一或2裂。果实为长角果或短角果，有翅或无翅，有刺或无刺，或有其他附属物；角果成熟后自下而上成2果瓣开裂，也有成4果瓣开裂的；有的角果成一节一节横断分裂，每节有1个种子，有的种类果实迟裂或不裂；有的果实变为坚果状；果瓣扁平或突起，或呈舟状，无脉或有1～3脉；少数顶端具其或长或短的喙。种子一般较小，表面光滑或具纹理，边缘有翅或无翅，有的湿时发黏，无胚乳；子叶与胚根的排列方式，常见的有3种：①子叶缘倚胚根或称子叶直叠；②子叶背倚胚根或称子叶横；③子叶对折。

全世界有300属以上，约3200种，主要产地为北温带地区，尤以地中海区域分布较多。我国有95属425种124变种9变型，全国各地均有分布，以西南、西北、东北高山区及丘陵地带为多，平原及沿海地区较少。

松滋境内的十字花科植物有6属7种，分别为芸薹属下2种、荠属下1种、碎米荠属下1种、独行菜属下1种、诸葛菜属下1种、萝卜属下1种。

136. 芸苔 *Brassica campestris* L.

【别名】油菜、胡菜、寒菜、芸薹、红油菜、薹菜。

【植物形态】二年生草本，高30～90厘米；茎粗壮，直立，分枝或不分枝，无毛或近无毛，稍带粉霜。基生叶大头羽裂，顶裂片圆形或卵形，边缘有不整齐弯缺牙齿，侧裂片1至数对，卵形；叶柄宽，长2～6厘米，基部抱茎；下部茎生叶羽状半裂，长6～10厘米，基部扩展且抱茎，两面有硬毛及缘毛；上部茎生叶长圆状倒卵形、长圆形或长圆状披针形，长2.5～8（15）厘米，宽0.5～4（5）厘米，基部心形，抱茎，两侧有垂耳，全缘或有波状细齿。总状花序在花期成伞房状，以后伸长；花鲜黄色，直径7～10毫米；萼片长圆形，长3～5毫米，直立开展，顶端圆形，边缘透明，稍有毛；花瓣倒卵形，长7～9毫米，顶端近微缺，基部有爪。长角果线形，长3～8厘米，宽2～4毫米，果瓣有中脉及网纹，萼直立，长9～24毫米；果梗长5～15毫米。种子球形，直径约1.5毫米，紫褐色。花期3—4月，果期5月。

【生境与分布】产于陕西、江苏、安徽、浙江、江西、湖北、湖南、四川，甘肃大量栽培。本市各地均有栽培。

【药材名】芸苔子。（《千金食治》）

【来源】为十字花科植物芸苔的种子。

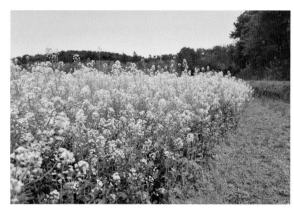
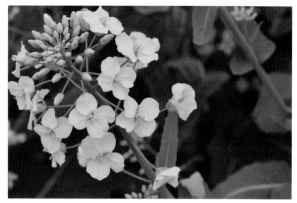

【采收加工】4—6 月间，种子成熟时，将地上部分割下，晒干，打落种子，除去杂质，晒干。

【性味】味辛、甘，性平。

【功能主治】活血化瘀，消肿散结，润肠通便。用于产后恶露不净，瘀血腹痛，痛经，肠风下血，血痢，风湿关节肿痛，痈肿丹毒，乳痈，便秘，粘连性肠梗阻。

【应用举例】（1）治热疮肿毒：芸苔子、狗子骨各等份。为末，醋和傅之。（《备急千金要方》）

（2）治大便秘结：芸苔子 9 ～ 12 克（小儿 6 克），厚朴 9 克，当归 6 克，枳壳 6 克，水煎服。（《湖南药物志》）

137. 芥菜 *Brassica juncea*（L.）Czern. et Coss.

【别名】芥、大芥、雪里蕻、皱叶芥、霜不老、黄芥、冲菜。

【植物形态】一年生草本，高 30 ～ 150 厘米，常无毛，有时幼茎及叶具刺毛，带粉霜，有辣味；茎直立，有分枝。基生叶宽卵形至倒卵形，长 15 ～ 35 厘米，顶端圆钝，基部楔形，大头羽裂，具 2 ～ 3 对裂片，或不裂，边缘均有缺刻或齿，叶柄长 3 ～ 9 厘米，具小裂片；茎下部叶较小，边缘有缺刻或齿，有时具圆钝锯齿，不抱茎；茎上部叶窄披针形，长 2.5 ～ 5 厘米，宽 4 ～ 9 毫米，边缘具不明显疏齿或全缘。总状花序顶生，花后延长；花黄色，直径 7 ～ 10 毫米；花梗长 4 ～ 9 毫米；萼片淡黄色，长圆状椭圆形，长 4 ～ 5 毫米，直立开展；花瓣倒卵形，长 8 ～ 10 毫米，爪长 4 ～ 5 毫米。长角果线形，长 3 ～ 5.5 厘米，宽 2 ～ 3.5 毫米，果瓣具 1 突出中脉；喙长 6 ～ 12 毫米；果梗长 5 ～ 15 毫米。种子球形，直径约 1 毫米，紫褐色。花期 3—5 月，果期 5—6 月。

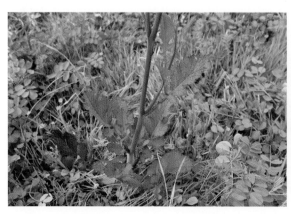
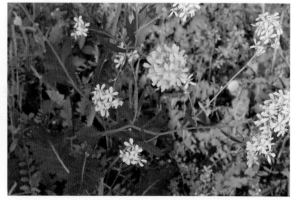

【生境与分布】原产于中国，广泛栽培。本市各地均有栽培。

【药材名】芥子。(《中华人民共和国药典》)

【来源】为十字花科植物芥菜的种子。

【采收加工】夏末秋初果实成熟时采割全株，晒干，打下种子，簸去杂质。

【性味】味辛，性温。

【功能主治】温肺豁痰利气，散结通络止痛。用于寒痰咳嗽，胸胁胀痛，痰滞经络，关节麻木、疼痛，痰湿流注，阴疽肿毒。

【应用举例】(1)治感寒无汗：水调芥子末填脐内，以热物隔衣熨之，取汗出妙。(《简便单方俗论》)

(2)治极冷急症：芥菜子七钱，干姜三钱。上为末，水调作一饼，贴脐上，以绢帛缚住，上置盐，以熨斗熨之数次，汗出为度。(《古今医鉴》助阳散)

138. 荠 *Capsella bursa-pastoris*(L.)Medic.

【别名】荠菜、菱角菜、鸡心菜、护生草、鸡脚菜、枕头草、地米菜、烟盒草。

【植物形态】一年生或二年生草本，高(7)
10～50厘米，无毛、有单毛或分叉毛；茎直立，
单一或从下部分枝。基生叶丛生，呈莲座状，大
头羽状分裂，长可达12厘米，宽可达2.5厘米，
顶裂片卵形至长圆形，长5～30毫米，宽2～20
毫米，侧裂片3～8对，长圆形至卵形，长5～15
毫米，顶端渐尖，浅裂，或有不规则粗锯齿或近
全缘，叶柄长5～40毫米；茎生叶窄披针形或披
针形，长5～6.5毫米，宽2～15毫米，基部箭形，
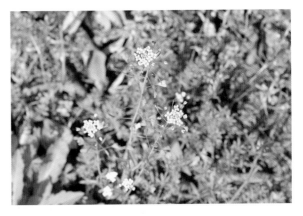
抱茎，边缘有缺刻或锯齿。总状花序顶生及腋生，果期延长达20厘米；花梗长3～8毫米；萼片长圆形，
长1.5～2毫米；花瓣白色，卵形，长2～3毫米，有短爪。短角果倒三角形或倒心状三角形，长5～8
毫米，宽4～7毫米，扁平，无毛，顶端微凹，裂瓣具网脉；花柱长约0.5毫米；果梗长5～15毫米。种
子2行，长椭圆形，长约1毫米，浅褐色。花果期4—6月。

【生境与分布】生于山坡、田边及路旁。分布几遍全国。野生，偶有栽培。本市广布。

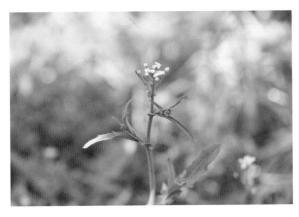

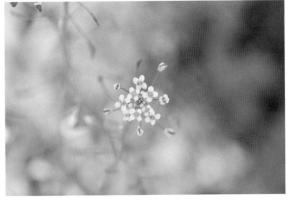

【药材名】荠菜。（《千金食治》）

【来源】为十字花科植物荠的全草。

【采收加工】3—5 月采收，除去枯叶杂质，洗净，晒干。

【性味】味甘、淡，性凉。

【功能主治】凉血止血，平肝明目，清热利湿。用于吐血，衄血，咯血，尿血，崩漏，口赤疼痛，眼底出血，高血压，赤白痢疾，肾炎水肿，乳糜尿。

【应用举例】（1）治肺热咳嗽：（荠菜）全草用鸡蛋煮吃。（《滇南本草》）

（2）治高血压：荠菜、夏枯草各 60 克，水煎服。（《全国中草药汇编》）

139. 碎米荠 *Cardamine hirsuta* L.

【别名】雀儿菜、野荠菜、米花香荠菜、硬毛碎米荠。

【植物形态】一年生小草本，高 15 ~ 35 厘米。茎直立或斜升，分枝或不分枝，下部有时淡紫色，被较密柔毛，上部毛渐少。基生叶具叶柄，有小叶 2 ~ 5 对，顶生小叶肾形或肾圆形，长 4 ~ 10 毫米，宽 5 ~ 13 毫米，边缘有 3 ~ 5 圆齿，小叶柄明显，侧生小叶卵形或圆形，较顶生的形小，基部楔形而两侧稍歪斜，边缘有 2 ~ 3 圆齿，有或无小叶柄；茎生叶具短柄，有小叶 3 ~ 6 对，生于茎下部的与基生叶相似，生于茎上部的顶生小叶菱状长卵形，顶端 3 齿裂，侧生小叶长卵形至线形，多数全缘；全部小叶两面稍有毛。总状花序生于枝顶，花小，直径约 3 毫米，花梗纤细，长 2.5 ~ 4 毫米；萼片绿色或淡紫色，长椭圆形，长约 2 毫米，边缘膜质，外面有疏毛；花瓣白色，倒卵形，长 3 ~ 5 毫米，顶端钝，向基部渐狭；花丝稍扩大；雌蕊柱状，花柱极短，柱头扁球形。长角果线形，稍扁，无毛，长达 30 毫米；果梗纤细，直立开展，长 4 ~ 12 毫米。种子椭圆形，宽约 1 毫米，顶端有的具明显的翅。花期 2—4 月，果期 4—6 月。

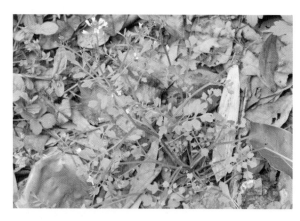 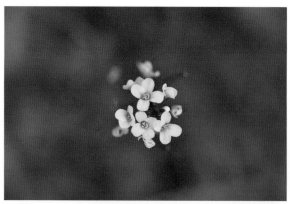

【生境与分布】多生于海拔 1000 米以下的山坡、路旁、荒地及耕地的草丛中。分布几遍全国。本市广布。

【药材名】白带草。（《上海常用中草药》）

【来源】为十字花科植物碎米荠的全草。

【采收加工】2—5 月采收，晒干或鲜用。

【性味】味甘、淡，性凉。

【功能主治】清热利湿，安神，止血。用于湿热泄泻，热淋，带下，心悸，失眠，虚火牙痛，小儿疳积，吐血，便血，疔疮。

【应用举例】（1）治带下：鲜碎米荠、三白草各30克，水煎服。（《秦岭巴山天然药物志》）

（2）治吐血，便血：碎米荠15克，侧柏叶9克，生地12克，荆芥炭9克，水煎服。（《四川中药志》）

140. 北美独行菜 *Lepidium virginicum* L.

【别名】独行菜、美洲独行菜。

【植物形态】一年生或二年生草本，高20～50厘米；茎单一，直立，上部分枝，具柱状腺毛。基生叶倒披针形，长1～5厘米，羽状分裂或大头羽裂，裂片大小不等，卵形或长圆形，边缘有锯齿，两面有短伏毛；叶柄长1～1.5厘米；茎生叶有短柄，倒披针形或线形，长1.5～5厘米，宽2～10毫米，顶端急尖，基部渐狭，边缘有尖锯齿或全缘。总状花序顶生；萼片椭圆形，长约1毫米；花瓣白色，倒卵形，和萼片等长或稍长；雄蕊2或4。短角果近圆形，长2～3毫米，宽1～2毫米，扁平，有窄翅，顶端微缺，花柱极短；果梗长2～3毫米。种子卵形，长约1毫米，光滑，红棕色，边缘有窄翅；子叶缘倚胚根。花期4—5月，果期6—7月。

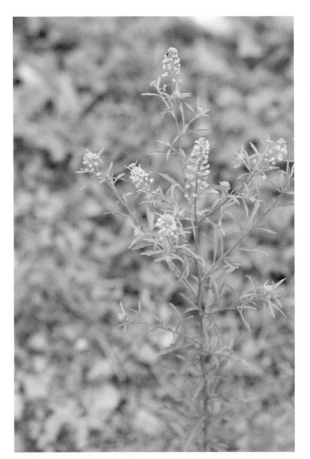

【生境与分布】生于田边或荒地，为田间杂草。产于山东、河南、安徽、江苏、浙江、福建、湖北、江西、广西。本市发现于刘家场镇、涴水镇。

【药材名】葶苈子。（《救荒本草》）

【来源】为十字花科植物北美独行菜的种子。

【采收加工】4月底或5月上旬采收，果实呈黄绿色时及时收割，以免过熟种子脱落。晒干，除去茎、叶杂质，储放干燥处，防潮、粘结和发霉。

【性味】味辛、苦，性寒。

【功能主治】泻肺定喘，祛痰平喘，利尿消肿，泄热逐邪。用于痰涎壅肺之喘咳痰多，肺痈，水肿，胸腹积水，小便不利，慢性肺源性心脏病，心力衰竭之喘肿。亦治痈疽恶疮，瘰疬结核。

【应用举例】（1）治肺痈喘不得卧：葶苈（熬令黄色，捣，丸如弹子大），大枣十二枚。上先以水三升煮枣，取二升，去枣纳葶苈，取一升，顿服。（《金匮要略》葶苈大枣泻肺汤）

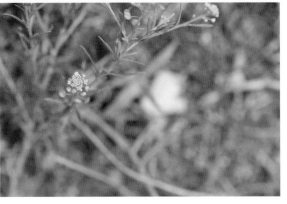

（2）治肿满腹大，四肢枯瘦，小便涩浊：甜葶苈（隔纸炒）、荠菜根各等份。上为末，蜜丸如弹子大。每服一丸，陈皮汤嚼下。只三丸，小便清，数丸，腹当依旧。（《三因极一病证方论》葶苈大丸）

141. 诸葛菜 *Orychophragmus violaceus*（L.）O. E. Schulz

【别名】二月蓝。

【植物形态】一年生或二年生草本，高 10 ～ 50 厘米，无毛；茎单一，直立，基部或上部稍有分枝，浅绿色或带紫色。基生叶及下部茎生叶大头羽状全裂，顶裂片近圆形或短卵形，长 3 ～ 7 厘米，宽 2 ～ 3.5 厘米，顶端钝，基部心形，有钝齿，侧裂片 2 ～ 6 对，卵形或三角状卵形，长 3 ～ 10 毫米，越向下越小，偶在叶轴上杂有极小裂片，全缘或有齿，叶柄长 2 ～ 4 厘米，疏生细柔毛；上部叶长圆形或窄卵形，长 4 ～ 9 厘米，顶端急尖，基部耳状，抱茎，边缘有不整齐齿。花紫色、浅红色或褪成白色，直径 2 ～ 4 厘米；花梗长 5 ～ 10 毫米；花萼筒状，紫色，萼片长约 3 毫米；花瓣宽倒卵形，长 1 ～ 1.5 厘米，宽 7 ～ 15 毫米，密生细脉纹，爪长 3 ～ 6 毫米。长角果线形，长 7 ～ 10 厘米；具 4 棱，裂瓣有 1 凸出中脊，喙长 1.5 ～ 2.5 厘米；果梗长 8 ～ 15 毫米。种子卵形至长圆形，长约 2 毫米，稍扁平，黑棕色，有纵条纹。花期 4—5 月，果期 5—6 月。

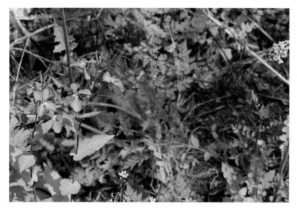 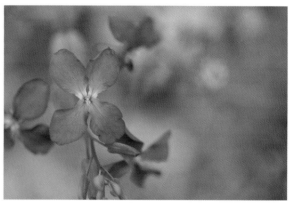

【生境与分布】生于平原、山地、路旁或地边。产于辽宁、河北、山西、山东、河南、安徽、江苏、浙江、湖北、江西、陕西、甘肃、四川。本市发现于斯家场镇、卸甲坪乡。

【药材名】诸葛菜。（《湖北利川药用植物志》）

【来源】为十字花科植物诸葛菜的根茎。

【采收加工】秋季采根，刮皮，晒干。

【性味】味苦，性温。

【功能主治】开胃下气，利湿解毒。用于食积不化，黄疸，消渴，热毒风肿，疔疮，乳痈。

142. 萝卜 *Raphanus sativus* L.

【别名】莱菔、紫菘、寿星头、菜头、莱菔子、水萝卜、蓝花子。

【植物形态】二年生或一年生草本，高 20 ～ 100 厘米；直根肉质，长圆形、球形或圆锥形，外皮绿色、白色或红色；茎有分枝，无毛，稍具粉霜。基生叶和下部茎生叶大头羽状半裂，长 8 ～ 30 厘米，宽

3～5 厘米，顶裂片卵形，侧裂片 4～6 对，长圆形，有钝齿，疏生粗毛，上部叶长圆形，有锯齿或近全缘。总状花序顶生及腋生；花白色或粉红色，直径 1.5～2 厘米；花梗长 5～15 毫米；萼片长圆形，长 5～7 毫米；花瓣倒卵形，长 1～1.5 厘米，具紫纹，下部有长 5 毫米的爪。长角果圆柱形，长 3～6 厘米，宽 10～12 毫米，在相当种子间处缢缩，并形成海绵质横隔；顶端喙长 1～1.5 厘米；果梗长 1～1.5 厘米。种子 1～6 个，卵形，微扁，长约 3 毫米，红棕色，有细网纹。花期 4—5 月，果期 5—6 月。

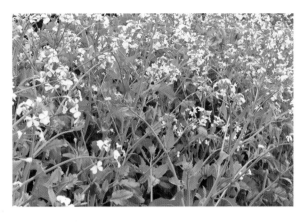

【生境与分布】原产于我国，各地普遍栽培。本市各地均有栽培。

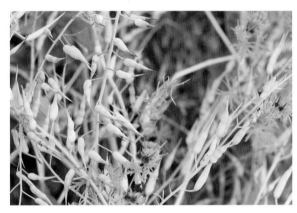
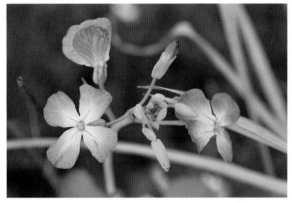

【药材名】莱菔子。（《中华人民共和国药典》）

【来源】为十字花科植物萝卜的成熟种子。

【采收加工】夏季角果成熟时采割植株，晒干，搓出种子，除去杂质，再晒干。

【性味】味辛、甘，性平。

【功能主治】消食除胀，降气化痰。用于饮食停滞，脘腹胀痛，大便秘结，积滞泄泻，痰壅喘咳。

【应用举例】（1）治痰嗽：杏仁（去皮、尖）、萝卜子各半两。为末，粥丸服。（《丹溪心法》）

（2）治小儿口疮：莱菔子、白芥子、地肤子各 10 克。共研细末，将食醋煮沸，待温，和药末调成膏状，涂纱布上，贴患儿两足涌泉穴，胶布固定，每日换药 1 次。（《湖北中医杂志》）

五十四、金缕梅科 Hamamelidaceae

常绿或落叶乔木和灌木。叶互生，很少是对生的，全缘或有锯齿，或为掌状分裂，具羽状脉或掌状脉；通常有明显的叶柄；托叶线形，或为苞片状，早落，少数无托叶。花排成头状花序、穗状花序或总状花序，两性，或单性而雌雄同株，稀雌雄异株，有时杂性；异被，放射对称，或缺花瓣，少数无花被；常为周位花或上位花，亦有为下位花；萼筒与子房分离或多少合生，萼裂片 4～5 数，镊合状或覆瓦状排列；花瓣与萼裂片同数，线形、匙形或鳞片状；雄蕊 4～5 数，或更多，有为不定数的，花药通常 2 室，直裂或瓣裂，药隔突出；退化雄蕊存在或缺；子房半下位或下位，亦有为上位，2 室，上半部分离；花柱 2，有时伸长，柱头尖细或扩大；胚珠多数，着生于中轴胎座上，或只有 1 个而垂生。果为蒴果，常室间及室背裂开为 4 片，外果皮木质或革质，内果皮角质或骨质；种子多数，常为多角形，扁平或有窄翅，或单独而呈椭圆卵形，并有明显的种脐；胚乳肉质，胚直生，子叶矩圆形，胚根与子叶等长。

全世界有 27 属约 140 种，主要分布于亚洲东部；北美及中美有 5 属 11 种，其中 2 个是特有属；非洲南部有 1 属 7 种，马尔加什有 1 属 14 种，大洋洲有 2 属 2 种。作为现代分布中心的亚洲，金缕梅科特别集中于我国南部，有 17 属 75 种 16 变种。

松滋境内的金缕梅科植物有 2 属 2 种，分别为枫香树属下 1 种、檵木属下 1 种。

143. 枫香树 *Liquidambar formosana* Hance

【别名】香枫、三角枫、枫仔树、枫木。

【植物形态】落叶乔木，高达 30 米，胸径最大可达 1 米，树皮灰褐色，方块状剥落；小枝干后灰色，被柔毛，略有皮孔；芽体卵形，长约 1 厘米，略被微毛，鳞状苞片敷有树脂，干后棕黑色，有光泽。叶薄革质，阔卵形，掌状 3 裂，中央裂片较长，先端尾状渐尖；两侧裂片平展；基部心形；上面绿色，干后灰绿色，不发亮；下面有短柔毛，或变秃净仅在脉腋间有毛；掌状脉 3～5 条，在上下两面均显著，网脉明显可见；边缘有锯齿，齿尖有腺状突；叶柄长达 11 厘米，常有短柔毛；托叶线形，游离，或略与叶柄连生，长 1～1.4 厘米，红褐色，被毛，早落。雄性短穗状花序常多个排成总状，雄蕊多数，花丝不等长，花药比花丝略短。雌性头状花序有花 24～43 朵，花序柄长 3～6 厘米，偶有皮孔，无腺体；萼齿 4～7 个，针形，长 4～8 毫米，子房下半部藏在头状花序轴内，上半部游离，有柔毛，花柱长 6～10 毫米，先端常卷曲。头状果序圆球形，木质，直径 3～4 厘米；蒴果下半部藏于花序轴内，有宿存花柱及针刺状萼齿。种子多数，褐色，多角形或有窄翅。

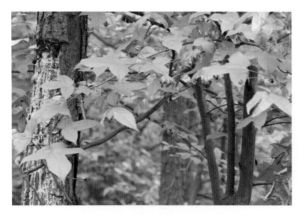
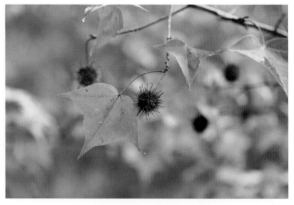

【生境与分布】性喜阳光，多生于平地、村落附近及低山的次生林。产于我国秦岭及淮河以南各省。本市广布。

【药材名】路路通。（《中华人民共和国药典》）

【来源】为金缕梅科植物枫香树的果序。

【采收加工】冬季果实成熟后采摘，除去杂质，干燥。

【性味】味苦，性平。

【功能主治】祛风活络，利水，通经。用于关节痹痛，麻木拘挛，水肿胀满，乳少，经闭。

【应用举例】（1）治荨麻疹：枫球500克，煎浓汁。每日3次，每次18克，空心服。（《湖南药物志》）

（2）治过敏性鼻炎：路路通12克，苍耳子、防风各9克，辛夷、白芷各6克，水煎服。（《中药临床应用》）

144. 檵木 *Loropetalum chinense*（R. Br.）Oliver

【别名】白花树、坚漆、螺砚木。

【植物形态】灌木，有时为小乔木，多分枝，小枝有星毛。叶革质，卵形，长2～5厘米，宽1.5～2.5厘米，先端尖锐，基部钝，不等侧，上面略有粗毛或秃净，干后暗绿色，无光泽，下面被星毛，稍带灰白色，侧脉约5对，在上面明显，在下面突起，全缘；叶柄长2～5毫米，有星毛；托叶膜质，三角状披针形，长3～4毫米，宽1.5～2毫米，早落。花3～8朵簇生，有短花梗，白色，比新叶先开放，或与嫩叶同时开放，花序柄长约1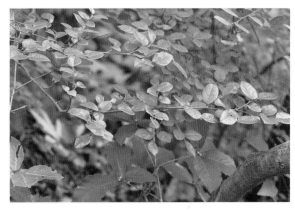厘米，被毛；苞片线形，长3毫米；萼筒杯状，被星毛，萼齿卵形，长约2毫米，花后脱落；花瓣4片，带状，长1～2厘米，先端圆或钝；雄蕊4个，花丝极短，药隔突出成角状；退化雄蕊4个，鳞片状，与雄蕊互生；子房完全下位，被星毛；花柱极短，长约1毫米；胚珠1个，垂生于心皮内上角。蒴果卵圆形，长7～8毫米，宽6～7毫米，先端圆，被褐色星状茸毛，萼筒长为蒴果的2/3。种子圆卵形，长4～5毫米，黑色，发亮。花期3—4月。

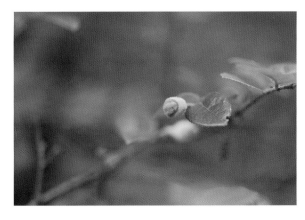
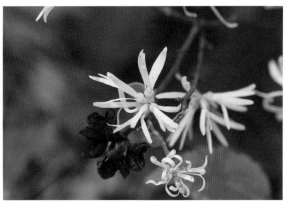

【生境与分布】喜生于向阳的丘陵及山地、亦常出现在马尾松林及杉林下。分布于我国中部、南部及西南各省。本市中低山广布。

【药材名】檵花。（《植物名实图考》）

【来源】为金缕梅科植物檵木的花。

【采收加工】清明前后采收，阴干，储干燥处。

【性味】味甘、涩，性平。

【功能主治】清热止咳，收敛止血。用于肺热咳嗽，咯血，鼻衄，便血，痢疾，泄泻，崩漏。

【应用举例】（1）治鼻衄：檵花 12 克，紫珠草 15 克，水煎服。或用鲜花揉团塞鼻中。（《湖北中草药志》）

（2）治血崩：檵花 12 克，炖猪肉，一日分数次服。（《浙江天目山药用植物志》）

五十五、景天科 Crassulaceae

草本、半灌木或灌木，常有肥厚、肉质的茎、叶，无毛或有毛。叶不具托叶，互生、对生或轮生，常为单叶，全缘或稍有缺刻，少有为浅裂或为单数羽状复叶的。常为聚伞花序，或为伞房状、穗状、总状或圆锥状花序，有时单生。花两性，或为单性而雌雄异株，辐射对称，花各部常为 5 数或其倍数，少有为 3、4 或 6 ～ 32 数或其倍数；萼片自基部分离，少有在基部以上合生，宿存；花瓣分离，或多少合生；雄蕊 1 轮或 2 轮，与萼片或花瓣同数或为其 2 倍，分离，或与花瓣或花冠筒部多少合生，花丝丝状或钻形，少有变宽的，花药基生，少有为背着，内向开裂；心皮常与萼片或花瓣同数，分离或基部合生，常在基部外侧有腺状鳞片 1 枚，花柱钻形，柱头头状或不显著，胚珠倒生，有两层珠被，常多数，排成两行沿腹缝线排列，稀少数或一个的。蓇葖有膜质或革质的皮，稀为蒴果；种子小，长椭圆形，种皮有皱纹或微乳头状突起，或有沟槽，胚乳不发达或缺。

本科有 34 属 1500 种以上，分布于非洲、亚洲、欧洲、美洲。以我国西南部、非洲南部及墨西哥种类较多。我国有 10 属 242 种。

松滋境内的景天科植物有 2 属 4 种，分别为八宝属下 1 种、景天属下 3 种。

145. 轮叶八宝 *Hylotelephium verticillatum*（L.）H. Ohba

【别名】一代宗、胡豆七、还魂草、打不死、鸡眼睛、三角还阳、轮叶景天。

【植物形态】多年生草本。须根细。茎高 40 ～ 500 厘米，直立，不分枝。4 叶少有 5 叶轮生，下部的常为 3 叶轮生或对生，叶比节间长，长圆状披针形至卵状披针形，长 4 ～ 8 厘米，宽 2.5 ～ 3.5 厘米，先端急尖，钝，基部楔形，边缘有整齐的疏齿，叶下面常带苍白色，叶有柄。聚伞状伞房花序顶生；花密生，顶半圆球形，直径 2 ～ 6 厘米；苞片卵形；萼片 5，三角状卵形，长 0.5 ～ 1 毫米，基部稍合生；花瓣 5，淡绿色至黄白色，长圆状椭圆形，长 3.5 ～ 5 毫米，先端急尖，基部渐狭，分离；雄蕊 10，对萼的较花瓣稍长，对瓣的稍短；鳞片 5，线状楔形，

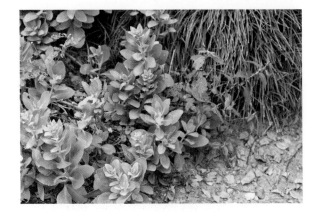

长约 1 毫米，先端有微缺；心皮 5，倒卵形至长圆形，长 2.5 ～ 5 毫米，有短柄，花柱短。种子狭长圆形，长 0.7 毫米，淡褐色。花期 7—8 月，果期 9 月。

【生境与分布】生于山坡草丛中或沟边阴湿处。产于四川、湖北、安徽、江苏、浙江、甘肃、陕西、河南、山东、山西、河北、辽宁、吉林。本市斯家场镇有栽培。

【药材名】轮叶八宝。（《陕西草药》）

【来源】为景天科植物轮叶八宝的全草。

【采收加工】夏、秋季采收，鲜用或晒干。

【性味】味苦，性凉。

【功能主治】活血化瘀，解毒消肿。用于劳伤腰痛，金疮出血，无名肿痛，蛇虫咬伤。

【应用举例】（1）治金疮出血：轮叶景天、毛蜡烛、石韦、糯米草、百草霜各适量，捣绒外敷。（《万县中草药》）

（2）治无名肿毒，创伤：鲜轮叶景天适量，捣成泥状。外敷用，或绞汁涂患处。（《秦岭巴山天然药物志》）

146. 费菜 *Sedum aizoon* L.

【别名】土三七、景天三七、八仙草、血山草、九头三七、活血丹、养心草。

【植物形态】多年生草本。根状茎短，粗茎高 20 ～ 50 厘米，有 1 ～ 3 条茎，直立，无毛，不分枝。叶互生，狭披针形、椭圆状披针形至卵状倒披针形，长 3.5 ～ 8 厘米，宽 1.2 ～ 2 厘米，先端渐尖，基部楔形，边缘有不整齐的锯齿；叶坚实，近革质。聚伞花序有多花，水平分枝，平展，下托以苞片。萼片 5，线形，肉质，不等长，长 3 ～ 5 毫米，先端钝；花瓣 5，黄色，长圆形至椭圆状披针形，长 6 ～ 10 毫米，有短尖；雄蕊 10，较花瓣短；鳞片 5，近正方形，长 0.3 毫米，心皮 5，卵状长圆形，基部合生，腹面凸出，花柱长钻形。蓇葖星芒状排列，长 7 毫米；种子椭圆形，长约 1 毫米。花期 6—7 月，果期 8—9 月。

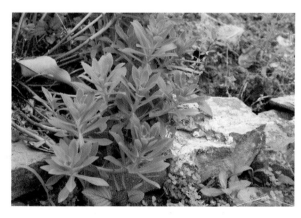
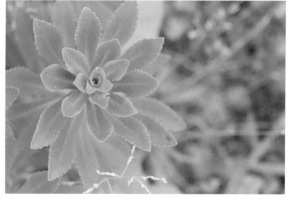

【生境与分布】产于四川、湖北、江西、安徽、浙江、江苏、青海、宁夏、甘肃、内蒙古、河南、山西、陕西、河北、山东、辽宁、吉林、黑龙江。本市各地均有栽培。

【药材名】景天三七。（《江苏药材志》）

【来源】为景天科植物费菜的根或全草。

【采收加工】春、秋季采挖根部，洗净晒干。全草随用随采，或秋季采后晒干。

【性味】味甘、微酸，性平。

【功能主治】散瘀，止血，宁心安神，解毒。用于吐血，衄血，咯血，便血，尿血，崩漏，紫斑，外伤出血，跌打损伤，心悸，失眠，疮疖痈肿，烫火伤，毒虫蜇伤。

【应用举例】（1）治吐血，咯血，鼻衄，牙龈出血，内伤出血：鲜土三七60～90克，水煎或捣汁服，连服数日。（《浙江民间常用草药》）

（2）治刀伤，烫伤，毒虫蜇伤：景天三七鲜草捣烂外敷。（《全国中草药汇编》）

147. 珠芽景天 *Sedum bulbiferum* Makino

【别名】狗牙菜、小箭草、马尿花、零余子景天、零余子佛甲草、珠芽石板菜。

【植物形态】多年生草本。根须状。茎高7～22厘米，茎下部常横卧。叶腋常有圆球形、肉质、小型珠芽着生。基部叶常对生，上部的互生，下部叶卵状匙形，上部叶匙状倒披针形，长10～15毫米，宽2～4毫米，先端钝，基部渐狭。花序聚伞状，分枝3，常再二歧分枝；萼片5，披针形至倒披针形，长3～4毫米，宽达1毫米，有短距，先端钝；花瓣5，黄色，披针形，长4～5毫米，宽1.25毫米，先端有短尖；雄蕊10，长3毫米；心皮5，略叉开，基部1毫米合生，全长4毫米，连花柱长在1毫米内。花期4—5月。

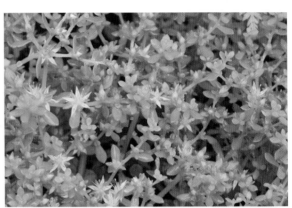

【生境与分布】生于海拔1000米以下低山、平地、田野阴湿处。产于广西、广东、福建、四川、湖北、湖南、江西、安徽、浙江、江苏。本市发现于斯家场镇、刘家场镇。

【药材名】珠芽半支。（《全国中草药汇编》）

【来源】为景天科植物珠芽景天的全草。

【采收加工】夏季采收全草，鲜用或晒干。

【性味】味酸、涩，性凉。

【功能主治】清热解毒，凉血止血，截疟。用于热毒痈肿，牙龈肿痛，毒蛇咬伤，血热出血，外伤出血，疟疾。

【应用举例】（1）治疮肿：鲜狗牙菜适量，加盐少许，捣烂敷患处。（《四川中药志》）

（2）治肺热咯血：鲜狗牙菜30克，吉祥草30克，水煎服。（《四川中药志》）

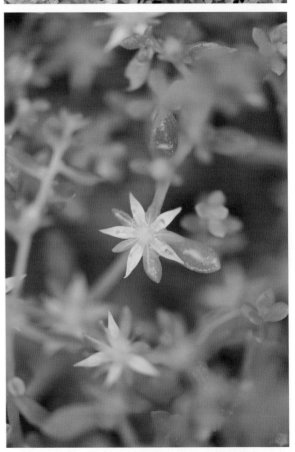

148. 垂盆草 *Sedum sarmentosum* Bunge

【别名】狗牙草、石头菜、爬景天、鼠牙半支、鸡舌草、野马齿苋、火连草。

【植物形态】多年生草本。不育枝及花茎细，匍匐而节上生根，直到花序之下，长10～25厘米。3叶轮生，叶倒披针形至长圆形，长15～28毫米，宽3～7毫米，先端近急尖，基部急狭，有距。聚伞花序，有3～5分枝，花少，宽5～6厘米；花无梗；萼片5，披针形至长圆形，长3.5～5毫米，先端钝，基部无距；花瓣5，黄色，披针形至长圆形，长5～8毫米，先端有稍长的短尖；雄蕊10，较花瓣短；鳞片10，楔状四方形，长0.5毫米，先端稍有微缺；心皮5，长圆形，长5～6毫米，略叉开，有长花柱。种子卵形，长0.5毫米。花期5—7月，果期8月。

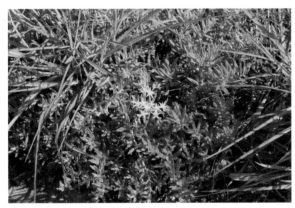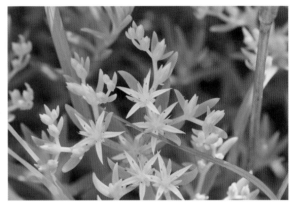

【生境与分布】生于海拔1600米以下山坡向阳处或石上。产于福建、贵州、四川、湖北、湖南、江西、安徽、浙江、江苏、甘肃、陕西、河南、山东、山西、河北、辽宁、吉林、北京。本市发现于刘家场镇。

【药材名】垂盆草。（《中华人民共和国药典》）

【来源】为景天科植物垂盆草的全草。

【采收加工】夏、秋季采收，除去杂质，晒干或鲜用。

【性味】味甘、淡，性凉。

【功能主治】利湿退黄，清热解毒。用于湿热黄疸，小便不利，痈肿疮疡。

【应用举例】（1）治肠炎，痢疾：垂盆草30克，马齿苋30克，水煎服，每日1剂。（《四川中药志》）

（2）治咽喉肿痛：垂盆草15克，山豆根9克，水煎服。（《青岛中草药手册》）

五十六、虎耳草科 Saxifragaceae

草本（通常为多年生）、灌木、小乔木或藤本。单叶或复叶，互生或对生，一般无托叶。通常为聚伞状、圆锥状或总状花序，稀单花；花两性，稀单性，下位或多少上位，稀周位，一般为双被，稀单被；花被片4～5基数，稀6～10基数，覆瓦状、镊合状或旋转状排列；萼片有时花瓣状；花冠辐射对称，稀两侧对称，花瓣一般离生；雄蕊(4)5～10，或多数，一般外轮对瓣，或为单轮，如与花瓣同数，则与之互生，花丝离生，花药2室，有时具退化雄蕊；心皮2，稀3～5(10)，通常多少合生；子房上位、半下位至下位，多室而具中轴胎座，或1室且具侧膜胎座，稀具顶生胎座，胚珠具厚珠心或薄珠心，有时为过渡型，通常多数，2列至多列，稀1粒，具1～2层珠被，孢原通常为单细胞；花柱离生或多少合生。蒴果、浆果、小蓇葖果或核果；种子具丰富胚乳，稀无胚乳；胚乳为细胞型，稀核型；胚小。导管在木本植物中，通常具梯状穿孔板；而在草本植物中则通常具单穿孔板。

　　本科约含17亚科80属，1200余种，分布极广，几遍全球，主产于温带地区。我国有7亚科28属，约500种，南北地区均产，主产于西南地区。

　　松滋境内的虎耳草科植物有3属4种，分别为绣球属下2种、扯根菜属下1种、虎耳草属下1种。

149. 绣球 *Hydrangea macrophylla*（Thunb.）Ser.

　　【别名】八仙花、粉团花、八仙绣球。

　　【植物形态】灌木，高1～4米；茎常于基部发出多数放射枝而形成一圆形灌丛；枝圆柱形，粗壮，紫灰色至淡灰色，无毛，具少数长形皮孔。叶纸质或近革质，倒卵形或阔椭圆形，长6～15厘米，宽4～11.5厘米，先端骤尖，具短尖头，基部钝圆或阔楔形，边缘于基部以上具粗齿，两面无毛或仅下面中脉两侧被稀疏卷曲短柔毛，脉腋间常具少许髯毛；侧脉6～8对，直，向上斜举或上部近边缘处微弯拱，上面平坦，下面微凸，小脉网状，两面明显；叶柄粗壮，长1～3.5厘米，无毛。伞房状聚伞花序近球形，直径8～20厘米，具短的总花梗，分枝粗壮，近等长，密被紧贴短柔毛，花密集，多数不育；不育花萼片4，近圆形或阔卵形，长1.4～2.4厘米，宽1～2.4厘米，粉红色、淡蓝色或白色；孕性花极少数，具2～4毫米长的花梗；萼筒倒圆锥状，长1.5～2毫米，与花梗疏被卷曲短柔毛，萼齿卵状三角形，长约1毫米；花瓣长圆形，长3～3.5毫米；雄蕊10枚，近等长，不突出或稍突出，花药长圆形，长约1毫米；子房大半下位，花柱3，结果时长约1.5毫米，柱头稍扩大，半环状。蒴果未成熟，长陀螺状，连花柱长约4.5毫米，顶端突出部分长约1毫米，约等于蒴果长度的1/3；种子未熟。花期6—8月。

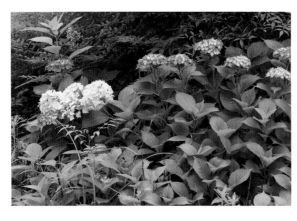 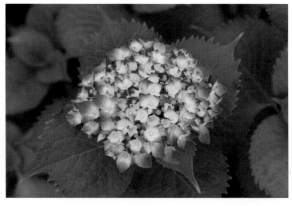

　　【生境与分布】生于山谷溪旁或山顶疏林中，海拔380～1700米。产于山东、江苏、安徽、浙江、福建、河南、湖北、湖南、广东及其沿海岛屿、广西、四川、贵州、云南等地。野生或栽培。本市各地有栽培。

　　【药材名】绣球。（《植物名实图考》）

　　【来源】为虎耳草科植物绣球的根、叶或花。

　　【采收加工】秋季挖根，切片，晒干；夏季采叶，晒干；初夏至深秋采花，晒干。

【性味】味苦、微辛，性寒。有小毒。

【功能主治】抗疟，清热，解毒，杀虫。用于疟疾，心热惊悸，烦躁，喉痹，阴囊湿疹，疥癣。

【应用举例】（1）治疟疾：绣球花叶 20 克，黄常山 6 克。用水 400 毫升，煎至 200 毫升，疟疾发作前服。（《现代实用中药》）

（2）治胸闷，心悸：绣球根、野菊花、漆树根各 15 克，水煎服。（《福建药物志》）

150. 蜡莲绣球 *Hydrangea strigosa* Rehd.

【别名】蜜香草、大叶土常山、白花常山、蜡莲。

【植物形态】灌木，高 1～3 米；小枝圆柱形或微具四钝棱，灰褐色，密被糙伏毛，无皮孔，老后色较淡，树皮常呈薄片状剥落。叶纸质，长圆形、卵状披针形或倒卵状倒披针形，长 8～28 厘米，宽 2～10 厘米，先端渐尖，基部楔形、钝或圆形，边缘有具硬尖头的小齿或小锯齿，干后上面黑褐色，被稀疏糙伏毛或近无毛，下面灰棕色，新鲜时有时呈淡紫红色或淡红色，密被灰棕色颗粒状腺体和灰白色糙伏毛，脉上的毛更密；中脉粗壮，上面平坦，下面隆起，侧脉 7～10 对，弯拱，沿边缘长延伸，上面平坦，下面凸起，小脉网状，下面微凸；叶柄长 1～7 厘米，被糙伏毛。伞房状聚伞花序大，直径达 28 厘米，顶端稍拱，分枝扩展，密被灰白色糙伏毛；不育花萼片 4～5，阔卵形、阔椭圆形或近圆形，结果时长 1.3～2.7 厘米，宽 1.1～2.5 厘米，先端钝头渐尖或近截平，基部具爪，边全缘或具数齿，白色或淡紫红色；孕性花淡紫红色，萼筒钟状，长约 2 毫米，萼齿三角形，长约 0.5 毫米；花瓣长卵形，长 2～2.5 毫米，初时顶端稍连合，后分离，早落；雄蕊不等长，较长的长约 6 毫米，较短的长约 3 毫米，花药长圆形，长约 0.5 毫米；子房下位，花柱 2，结果时长约 2 毫米，近棒状，直立或外弯。蒴果坛状，不连花柱长和宽 3～3.5 毫米，顶端截平，基部圆；种子褐色，阔椭圆形，不连翅长 0.35～0.5 毫米，具纵脉纹，两端各具长 0.2～0.25 毫米的翅，先端的翅宽而扁平，基部的收狭成短柄状。花期 7—8 月，果期 11—12 月。

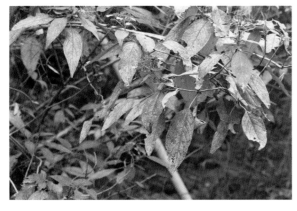
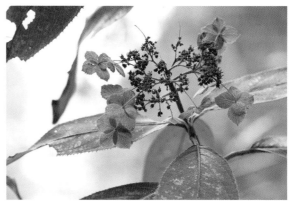

【生境与分布】生于山谷密林或山坡路旁疏林或灌丛中，海拔 500～1800 米。产于陕西、四川、云南、贵州、湖北和湖南。本市发现于卸甲坪乡。

【药材名】土常山。（《本草图经》）

【来源】为虎耳草科植物蜡莲绣球的根。

【采收加工】立冬至次年立春间，采挖其根，除去茎叶、细根，洗净，鲜用，或擦去栓皮，切段，晒干。

【性味】味辛、酸，性凉。

【功能主治】截疟，消食，清热解毒，祛痰散结。用于疟疾，食积腹胀，咽喉肿痛，疮疖肿毒，瘿瘤。

【应用举例】（1）治跌伤肿痛，疮疖肿毒：大叶土常山鲜根捣烂敷。（《湖南药物志》）

（2）治咽喉肿痛：蜡莲绣球 10 克，水煎，含咽。（《四川中药志》）

151. 扯根菜 *Penthorum chinense* Pursh

【别名】水泽兰、水杨柳、干黄草。

【植物形态】多年生草本，高 40～65（90）厘米。根状茎分枝；茎不分枝，稀基部分枝，具多数叶，中下部无毛，上部疏生黑褐色腺毛。叶互生，无柄或近无柄，披针形至狭披针形，长 4～10 厘米，宽 0.4～1.2 厘米，先端渐尖，边缘具细重锯齿，无毛。聚伞花序具多花，长 1.5～4 厘米；花序分枝与花梗均被褐色腺毛；苞片小，卵形至狭卵形；花梗长 1～2.2 毫米；花小型，黄白色；萼片 5，草质，三角形，长约 1.5 毫米，宽约 1.1 毫米，无毛，单脉；无花瓣；雄蕊 10，长约 2.5 毫米；雌蕊长约 3.1 毫米，心皮 5（6），下部合生；子房 5（6）室，胚珠多数，花柱 5（6），较粗。蒴果红紫色，直径 4～5 毫米；种子多数，卵状长圆形，表面具小丘状突起。染色体 $2n=16$。花果期 7—10 月。

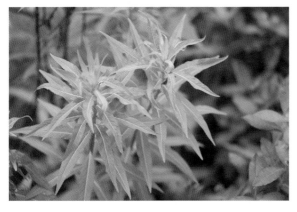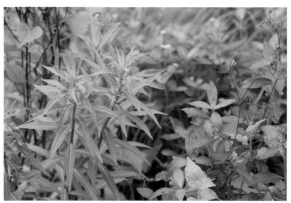

【生境与分布】生于海拔 90～2200 米的林下、灌丛草甸及水边。产于黑龙江、吉林、辽宁、河北、陕西、甘肃、江苏、安徽、浙江、江西、河南、湖北、湖南、广东、广西、四川、贵州、云南等地。本市发现于刘家场镇。

【药材名】水泽兰。（《天宝本草》）

【来源】为虎耳草科植物扯根菜的全草。

【采收加工】夏季采收，扎把晒干。

【性味】味苦、微辛，性寒。

【功能主治】利水除湿，活血散瘀，止血，解毒。用于水肿，小便不利，黄疸，带下，痢疾，经闭，跌打损伤，尿血，崩漏，疮痈肿毒，毒蛇咬伤。

【应用举例】（1）治跌打伤肿痛：水泽兰适量，捣绒敷患处；另用水泽兰 15 克，煎酒服。（《贵州民间药物》）

（2）治黄疸型肝炎：扯根菜 30 克，金钱草 30 克，茵陈 15 克，铁马鞭 10 克，鱼腥草 6 克，穿心莲 6 克，水煎服。（《四川中药志》）

152. 虎耳草 *Saxifraga stolonifera* Curt.

【别名】石荷叶、金线吊芙蓉、金丝荷叶、耳朵草、丝绵吊梅。

【植物形态】多年生草本，高8～45厘米。鞭匐枝细长，密被卷曲长腺毛，具鳞片状叶。茎被长腺毛，具1～4枚苞片状叶。基生叶具长柄，叶片近心形、肾形至扁圆形，长1.5～7.5厘米，宽2～12厘米，先端钝或急尖，基部近截形、圆形至心形，（5）7～11浅裂（有时不明显），裂片边缘具不规则齿和腺毛，腹面绿色，被腺毛，背面通常红紫色，被腺毛，有斑点，具掌状达缘脉序，叶柄长1.5～21厘米，被长腺毛；茎生叶披针形，长约6毫米，宽约2毫米。聚伞花序圆锥状，长7.3～26厘米，具7～61花；花序分枝长2.5～8厘米，被腺毛，具2～5花；花梗长0.5～1.6厘米，细弱，被腺毛；花两侧对称；萼片在花期开展至反曲，卵形，长1.5～3.5毫米，宽1～1.8毫米，先端急尖，边缘具腺毛，腹面无毛，背面被褐色腺毛，3脉于先端汇合成1疣点；花瓣白色，中上部具紫红色斑点，基部具黄色斑点，5枚，其中3枚较短，卵形，长2～4.4毫米，宽1.3～2毫米，先端急尖，基部具长0.1～0.6毫米之爪，羽状脉序，具2级脉（2）3～6条，另2枚较长，披针形至长圆形，长6.2～14.5毫米，宽2～4毫米，先端急尖，基部具长0.2～0.8毫米之爪，羽状脉序，具2级脉5～10（11）条。雄蕊长4～5.2毫米，花丝棒状；花盘半环状，围绕于子房一侧，边缘具瘤突；2心皮下部合生，长3.8～6毫米；子房卵球形，花柱2，叉开。染色体2*n*=36，54。花果期4—11月。

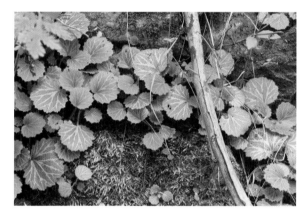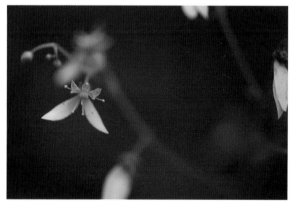

【生境与分布】生于海拔400～4500米的林下、灌丛、草甸和阴湿岩隙。产于河北（小五台山）、陕西、甘肃东南部、江苏、安徽、浙江、江西、福建、台湾、河南、湖北、湖南、广东、广西、四川东部、贵州、云南东部和西南部。本市山区分布。

【药材名】虎耳草。（《履巉岩本草》）

【来源】为虎耳草科植物虎耳草的全草。

【采收加工】四季均可采收，将全草拔出，洗净，晒干。

【性味】味苦、辛，性寒。有小毒。

【功能主治】疏风，清热，凉血，解毒。用于风热咳嗽，肺痈，吐血，风火牙痛，风疹瘙痒，痈肿丹毒，痔疮肿痛，毒虫咬伤，烫伤，外伤出血。

【应用举例】（1）治肺痈吐臭脓：虎耳草12克，忍冬叶30克。水煎2次，分服。（《江西民间草药验方》）

（2）治皮肤风疹：虎耳草、苍耳子、紫草、芦根各 15 克。水煎，分早、中、晚 3 次服。（《广西本草选编》）

五十七、海桐花科 Pittosporaceae

常绿乔木或灌木，秃净或被毛，偶或有刺。叶互生或偶为对生，多数革质，全缘，稀有齿或分裂，无托叶。花通常两性，有时杂性，辐射对称，稀为左右对称，除子房外，花的各轮均为 5 数，单生或为伞形花序、伞房花序或圆锥花序，有苞片及小苞片；萼片常分离，或略连合；花瓣分离或连合，白色、黄色、蓝色或红色；雄蕊与萼片对生，花丝线形，花药基部或背部着生，2 室，纵裂或孔开；子房上位，子房柄存在或缺，心皮 2 ～ 3 个，有时 5 个，通常 1 室或不完全 2 ～ 5 室，倒生胚珠通常多数，侧膜胎座、中轴胎座或基生胎座，花柱短，简单或 2 ～ 5 裂，宿存或脱落。蒴果沿腹缝裂开，或为浆果；种子通常多数，常有黏质或油质包在外面，种皮薄，胚乳发达，胚小。

本科有 9 属约 360 种，分布于旧大陆热带和亚热带地区。9 属均见于大洋洲，其中海桐花属种类最多，广泛分布于西南太平洋的岛屿、大洋洲、东南亚及亚洲东部的亚热带地区。我国只有 1 属 44 种。

松滋境内的海桐花科植物有 1 属 1 种，即海桐花属下 1 种。

153. 海桐 *Pittosporum tobira*（Thunb.）Ait.

【别名】七里香、金边海桐。

【植物形态】常绿灌木或小乔木，高达 6 米，嫩枝被褐色柔毛，有皮孔。叶聚生于枝顶，二年生，革质，嫩时上下两面有柔毛，以后变秃净，倒卵形或倒卵状披针形，长 4 ～ 9 厘米，宽 1.5 ～ 4 厘米，上面深绿色，发亮、干后暗晦无光，先端圆形或钝，常微凹入或为微心形，基部窄楔形，侧脉 6 ～ 8 对，在靠近边缘处相结合，有时因侧脉间的支脉较明显而呈多脉状，网脉稍明显，网眼细小，全缘，干后反卷，叶柄长达 2 厘米。伞形花序或伞房状伞形花序顶生或近顶生，密被黄褐色柔毛，花梗长 1 ～ 2 厘米；苞片披针形，长 4 ～ 5 毫米；小苞片长 2 ～ 3 毫米，均被褐色毛。花白色，有芳香，后变黄色；萼片卵形，长 3 ～ 4 毫米，被柔毛；花瓣倒披针形，长 1 ～ 1.2 厘米，离生；雄蕊二型，退化雄蕊的花丝长 2 ～ 3 毫米，

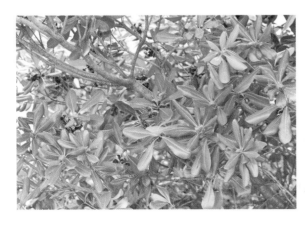
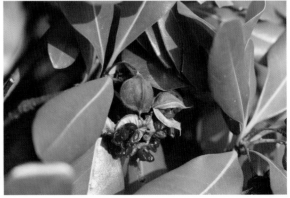

花药近于不育；正常雄蕊的花丝长 5 ～ 6 毫米，花药长圆形，长 2 毫米，黄色；子房长卵形，密被柔毛，侧膜胎座 3 个，胚珠多数，2 列着生于胎座中段。蒴果圆球形，有棱或呈三角形，直径 12 毫米，多少有毛，子房柄长 1 ～ 2 毫米，3 片裂开，果片木质，厚 1.5 毫米，内侧黄褐色，有光泽，具横格；种子多数，长 4 毫米，多角形，红色，种柄长约 2 毫米。

【生境与分布】分布于长江以南滨海各省，内地多为栽培供观赏。本市广布。

【药材名】海桐枝叶。（《全国中草药汇编》）

【来源】为海桐花科植物海桐的枝、叶。

【采收加工】全年均可采收，晒干或鲜用。

【性味】味苦、涩，性凉。

【功能主治】解毒，杀虫。用于疥疮，肿毒。

【应用举例】杀虫。外用煎水洗疥疮。（《全国中草药汇编》）

五十八、蔷薇科 Rosaceae

草本、灌木或乔木，落叶或常绿，有刺或无刺。冬芽常具数个鳞片，有时仅具 2 个。叶互生，稀对生，单叶或复叶，有明显托叶，稀无托叶。花两性，稀单性。通常整齐，周位花或上位花；花轴上端发育成碟状、钟状、杯状、圆筒状的花托（称萼筒），在花托边缘着生萼片、花瓣和雄蕊；萼片和花瓣同数，通常 4 ～ 5，覆瓦状排列，稀无花瓣，萼片有时具副萼；雄蕊 5 至多数，稀 1 或 2，花丝离生，稀合生；心皮 1 至多数，离生或合生，有时与花托连合，每心皮有 1 至数个直立的或悬垂的倒生胚珠；花柱与心皮同数，有时连合，顶生、侧生或基生。果实为蓇葖果、瘦果、梨果或核果，稀蒴果；种子通常不含胚乳，极稀具少量胚乳；子叶为肉质，背部隆起，稀对褶或呈席卷状。

本科有 124 属 3300 余种，分布于全世界，北温带地区较多。我国有 51 属 1000 余种，产于全国各地。

松滋境内的蔷薇科植物有 14 属 25 种，分别为龙芽草属下 1 种、桃属下 1 种、樱属下 1 种、山楂属下 1 种、蛇莓属下 1 种、枇杷属下 1 种、路边青属下 1 种、棣棠花属下 1 种、委陵菜属下 3 种、火棘属下 1 种、蔷薇属下 4 种、悬钩子属下 5 种、地榆属下 1 种、绣线菊属下 3 种。

154. 龙芽草 *Agrimonia pilosa* Ldb.

【别名】仙鹤草、狼牙草、脱力草、大毛药、群兰败毒草、地仙草、石打穿、金顶龙芽。

【植物形态】多年生草本。根多呈块茎状，周围长出若干侧根，根茎短，基部常有 1 至数个地下芽。茎高 30 ～ 120 厘米，被疏柔毛及短柔毛，稀下部被稀疏长硬毛。叶为间断奇数羽状复叶，通常有小叶 3 ～ 4 对，稀 2 对，向上减少至 3 小叶，叶柄被稀疏柔毛或短柔毛；小叶片无柄或有短柄，倒卵形、倒卵状椭圆形或倒卵状披针形，长 1.5 ～ 5 厘米，宽 1 ～ 2.5 厘米，顶端急尖至圆钝，稀渐尖，基部楔形至宽楔形，边缘有急尖至圆钝锯齿，上面被疏柔毛，稀脱落几无毛，下面通常脉上伏生疏柔毛，稀脱落几无毛，有显著腺点；托叶草质，绿色，镰形，稀卵形，顶端急尖或渐尖，边缘有尖锐锯齿或裂片，稀全缘，茎下部托叶有时卵状披针形，常全缘。花序穗状总状顶生，分枝或不分枝，花序轴被柔毛，花梗长 1～5 毫米，被柔毛；苞片通常深 3 裂，裂片带形，小苞片对生，卵形，全缘或边缘分裂；花直径 6～9 毫米；萼片 5，三角状卵形；花瓣黄色，长圆形；雄蕊 5～15 枚；花柱 2，丝状，柱头头状。果实倒卵状圆锥形，外面有 10 条肋，被疏柔毛，顶端有数层钩刺，幼时直立，成熟时靠合，连钩刺长 7～8 毫米，最宽处直径 3～4 毫米。花果期 5—12 月。

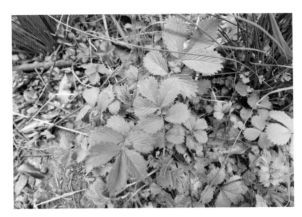
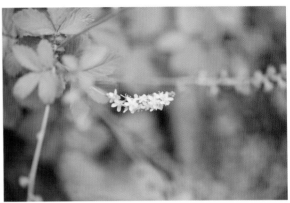

【生境与分布】常生于溪边、路旁、草地、灌丛、林缘及疏林下。我国南北各省区均产。本市广布。

【药材名】仙鹤草。（《中华人民共和国药典》）

【来源】为蔷薇科植物龙芽草的地上部分。

【采收加工】夏、秋季茎叶茂盛时采割，除去杂质，晒干或鲜用。

【性味】味苦、涩，性平。

【功能主治】收敛止血，截疟，止痢，解毒，补虚。用于咯血，吐血，崩漏，疟疾，血痢，痈肿疮毒，阴痒带下，脱力劳伤。

【应用举例】（1）治虚损，咯血：龙芽草六钱，红枣五枚，水煎服。（《文堂集验方》）

（2）治脱力劳伤：仙鹤草 30 克，猪瘦肉 250 克。水炖，食肉喝汤。（《安徽中草药》）

155. 桃 *Amygdalus persica* L.

【别名】毛桃、桃子、盘桃。

【植物形态】乔木，高 3～8 米；树冠宽广而平展；树皮暗红褐色，老时粗糙呈鳞片状；小枝细长，无毛，有光泽，绿色，向阳处转变成红色，具大量小皮孔；冬芽圆锥形，顶端钝，外被短柔毛，常 2～3 个簇生，中间为叶芽，两侧为花芽。叶片长圆状披针形、椭圆状披针形或倒卵状披针形，长 7～15 厘米，宽 2～3.5 厘米，先端渐尖，基部宽楔形，上面无毛，下面在脉腋间具少数短柔毛或无

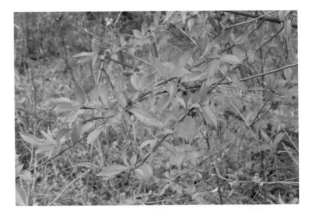

毛，叶边具细锯齿或粗锯齿，齿端具腺体或无腺体；叶柄粗壮，长 1～2 厘米，常具 1 至数枚腺体，有时无腺体。花单生，先于叶开放，直径 2.5～3.5 厘米；花梗极短或几无梗；萼筒钟形，被短柔毛，稀几无毛，绿色而具红色斑点；萼片卵形至长圆形，顶端圆钝，外被短柔毛；花瓣长圆状椭圆形至宽倒卵形，粉红色，

罕为白色；雄蕊 20～30，花药绯红色；花柱儿与雄蕊等长或稍短；子房被短柔毛。果实形状和大小均有变异，卵形、宽椭圆形或扁圆形，直径（3）5～7（12）厘米，长儿与宽相等，色泽变化由淡绿白色至橙黄色，常在向阳面具红晕，外面密被短柔毛，稀无毛，腹缝明显，果梗短而深入果注；果肉白色、浅绿白色、黄色、橙黄色或红色，多汁有香味，甜或酸甜；核大，离核或粘核，椭圆形或近圆形，两侧扁平，顶端渐尖，表面具纵、横沟纹和孔穴；种仁味苦，稀味甜。花期 3—4 月，果实成熟期因品种而异，通常为 8—9 月。

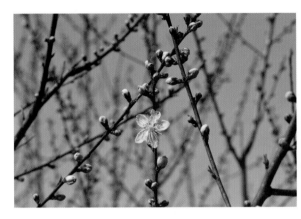 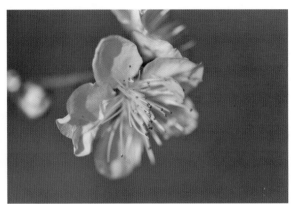

【生境与分布】原产于我国，各省区广泛栽培。本市广布。

【药材名】桃仁、桃枝（《中华人民共和国药典》）、碧桃干（《饮片新参》）。

【来源】为蔷薇科植物桃的种子、枝条或幼果。

【采收加工】桃仁：夏、秋季采摘成熟果实或在食用果肉时收集果核，除净果肉及核壳，取出种子，晒干。

桃枝：夏季采收，切段，晒干。

碧桃干：4—6 月未成熟的幼果，经风吹落后拾取，翻晒 4～6 天，由青色变为青黄色即得。

【性味】桃仁：味苦、甘，性平。

桃枝：味苦，性平。

碧桃干：味酸、苦，性平。

【功能主治】桃仁：活血祛瘀，润肠通便，止咳平喘。用于经闭痛经，癥瘕痞块，肺痈肠痈，跌扑损伤，肠燥便秘，咳嗽气喘。

桃枝：活血通络，解毒杀虫。用于心腹刺痛，风湿痹痛，跌打损伤，疮癣。

碧桃干：敛汗涩精，活血止血，止痛。用于盗汗，遗精，心腹痛，吐血，妊娠下血。

【应用举例】（1）桃仁：①治产后恶露不净，脉弦滞涩：桃仁三钱，当归三钱，赤芍、桂心各钱半，砂糖三钱（炒炭）。水煎，去渣温服。（《医略六书》桃仁煎）

②治妇人宿有癥积，妊娠三月，漏下不止，胎动：桃仁（去皮、尖，熬）、芍药、桂枝、茯苓、牡丹（去心）各等份。上五味为末，炼蜜和丸如兔屎大。每日食前服一丸，不知，加至三丸。（《金匮要略》桂枝茯苓丸）

（2）桃枝：①治卒心痛：桃枝一把，切，以酒一升，煎取半升，顿服。（《补辑肘后方》）

②治时气瘴疫：桃枝叶十两，白芷三两，柏叶五两。上件药，捣筛为散。每服三两，煎汤浴之。（《太平圣惠方》）

（3）碧桃干：①治盗汗，虚汗：碧桃干 30 克，浮小麦 45 克，糯稻根 15 克，红枣 10 个。水煎服。（《甘

肃中医验方集锦》）

②治音哑：碧桃干7个（煅炭存性），研末，大枣30克。煎水冲服。（《安徽中草药》）

156. 樱桃 *Cerasus pseudocerasus*（Lindl.）G. Don

【别名】莺桃、荆桃、英桃、蜡樱、樱珠。

【植物形态】乔木，高2～6米，树皮灰白色。小枝灰褐色，嫩枝绿色，无毛或被疏柔毛。冬芽卵形，无毛。叶片卵形或长圆状卵形，长5～12厘米，宽3～5厘米，先端渐尖或尾状渐尖，基部圆形，边有尖锐重锯齿，齿端有小腺体，上面暗绿色，近无毛，下面淡绿色，沿脉或脉间有稀疏柔毛，侧脉9～11对；叶柄长0.7～1.5厘米，被疏柔毛，先端有1或2个大腺体；托叶早落，披针形，有羽裂腺齿。花序伞房状或近伞形，有花3～6朵，先于叶开放；总苞倒卵状椭圆形，褐色，长约5毫米，宽约3毫米，边有腺齿；花梗长0.8～1.9厘米，被疏柔毛；萼筒钟状，长3～6毫米，宽2～3毫米，外面被疏柔毛，萼片三角状卵圆形或卵状长圆形，先端急尖或钝，边缘全缘，长为萼筒的一半或过半；花瓣白色，卵圆形，先端下凹或二裂；雄蕊30～35枚，栽培者可达50枚；花柱与雄蕊近等长，无毛。核果近球形，红色，直径0.9～1.3厘米。花期3—4月，果期5—6月。

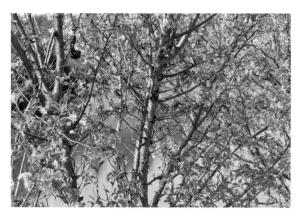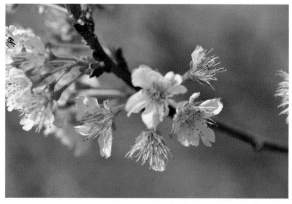

【生境与分布】生于山坡向阳处或沟边，常栽培，海拔300～600米。本市发现于刘家场镇。

【药材名】樱桃核。（《滇南本草》）

【来源】为蔷薇科植物樱桃的果核。

【采收加工】夏季取成熟果实置于缸中，用器具揉搓，使果肉与核分离，取出核，洗净晒干。

【性味】味辛，性温。

【功能主治】发表透疹，消瘤去瘢，行气止痛。用于痘疹初期透发不畅，皮肤瘢痕，瘿瘤，疝气疼痛。

【应用举例】（1）治瘿瘤初起：樱桃核醋磨，敷之消。（《绛囊撮要》）

（2）治出痘喉哑：甜樱桃核二十枚。砂锅内焙黄色，煎汤服。（《本草纲目拾遗》）

157. 湖北山楂 *Crataegus hupehensis* Sarg.

【别名】猴楂子、酸枣、大山枣。

【植物形态】乔木或灌木，高达3～5米，枝条开展；刺少，直立，长约1.5厘米，也常无刺；小枝圆柱形，无毛，紫褐色，有疏生浅褐色皮孔，二年生枝条灰褐色；冬芽三角状卵形至卵形，先端急尖，无毛，紫褐色。叶片卵形至卵状长圆形，长4～9厘米，宽4～7厘米，先端短渐尖，基部宽楔形或近圆形，边缘有圆钝锯齿，上半部具2～4对浅裂片，裂片卵形，先端短渐尖，无毛或仅下部脉腋有髯毛；叶柄长3.5～5厘米，无毛；托叶草质，披针形或镰刀形，边缘具腺齿，早落。伞房花序，直径3～4厘米，具多花；总花梗和花梗均无毛，花梗长4～5毫米；苞片膜质，线状披针形，边缘有齿，早落；花直径约1厘米；萼筒钟状，外面无毛；萼片三角状卵形，先端尾状渐尖，全缘，长3～4毫米，稍短于萼筒，内外两面皆无毛；花瓣卵形，长约8毫米，宽约6毫米，白色；雄蕊20，花药紫色，比花瓣稍短；花柱5，基部被白色茸毛，柱头头状。果实近球形，直径2.5厘米，深红色，有斑点，萼片宿存，反折；小核5，两侧平滑。花期5—6月，果期8—9月。

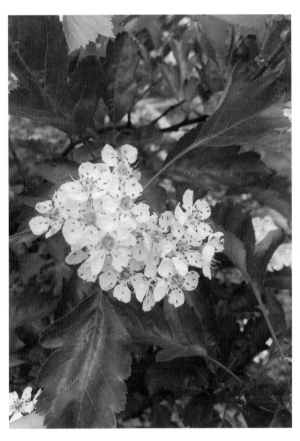
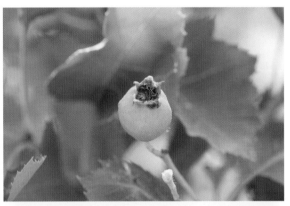
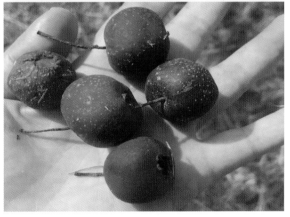

【生境与分布】生于山坡灌丛中，海拔500～2000米。产于湖北、湖南、江西、江苏、浙江、四川、陕西、山西、河南。本市新江口镇有栽培。

【药材名】野山楂。（《草药手册》）

【来源】为蔷薇科植物湖北山楂的果实。

【采收加工】秋后果实变成红色，果点明显时采收。用剪刀剪断果柄，或摘下，横切成两半，或切片后晒干。

【性味】味酸、甘，性微温。

【功能主治】健脾消食，活血化瘀。用于食滞肉积，脘腹胀痛，产后瘀痛，漆疮，冻疮。

【应用举例】内服：煎汤，3～10克。外用：适量，煎水洗擦。

158. 蛇莓 *Duchesnea indica*（Andr.）Focke

【别名】蛇泡草、龙吐珠、三爪风、麻蛇果、蛇龟草。

【植物形态】多年生草本；根茎短，粗壮；匍匐茎多数，长 30 ～ 100 厘米，有柔毛。小叶片倒卵形至菱状长圆形，长 2 ～ 3.5（5）厘米，宽 1 ～ 3 厘米，先端圆钝，边缘有钝锯齿，两面皆有柔毛，或上面无毛，具小叶柄；叶柄长 1 ～ 5 厘米，有柔毛；托叶窄卵形至宽披针形，长 5 ～ 8 毫米。花单生于叶腋；直径 1.5 ～ 2.5 厘米；花梗长 3 ～ 6 厘米，有柔毛；萼片卵形，长 4 ～ 6 毫米，先端锐尖，外面有散生柔毛；副萼片倒卵形，长 5 ～ 8 毫米，比萼片长，先端常具 3 ～ 5 锯齿；花瓣倒卵形，长 5 ～ 10 毫米，黄色，先端圆钝；雄蕊 20 ～ 30；心皮多数，离生；花托在果期膨大，海绵质，鲜红色，有光泽，直径 10 ～ 20 毫米，外面有长柔毛。瘦果卵形，长约 1.5 毫米，光滑或具不明显突起，鲜时有光泽。花期 6—8 月，果期 8—10 月。

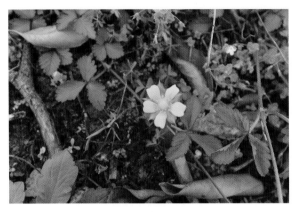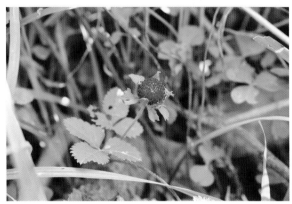

【生境与分布】生于山坡、河岸、草地、潮湿的地方，海拔 1800 米以下。产于辽宁以南各省区。本市广布。

【药材名】蛇莓。（《名医别录》）

【来源】为蔷薇科植物蛇莓的全草。

【采收加工】6—11 月采收全草，洗净，晒干或鲜用。

【性味】味甘、苦，性寒。

【功能主治】清热解毒，凉血止血，散瘀消肿。用于热病，惊痫，感冒，痢疾，黄疸，目赤，口疮，咽痛，痄腮，疔肿，毒蛇咬伤，吐血，崩漏，月经不调，烫火伤，跌打肿痛。

【应用举例】（1）治感冒发热咳嗽：蛇莓鲜品 30 ～ 60 克，水煎服。（《山西中草药》）

（2）治火眼肿痛或起云翳：鲜蛇莓适量，捣烂如泥，稍加鸡蛋清搅匀，敷眼皮上。（《河南中草药手册》）

159. 枇杷 *Eriobotrya japonica*（Thunb.）Lindl.

【别名】卢橘、金丸。

【植物形态】常绿小乔木，高可达 10 米；小枝粗壮，黄褐色，密生锈色或灰棕色茸毛。叶片革质，披针形、倒披针形、倒卵形或椭圆状长圆形，长 12 ～ 30 厘米，宽 3 ～ 9 厘米，先端急尖或渐尖，基部楔形或渐狭成叶柄，上部边缘有疏锯齿，基部全缘，上面光亮，多皱，下面密生灰棕色茸毛，侧脉 11 ～ 21 对；叶柄短或几无柄，长 6 ～ 10 毫米，有灰棕色茸毛；托叶钻形，长 1 ～ 1.5 厘米，先端急尖，有毛。圆锥花序顶生，长10～19厘米，具多花；总花梗和花梗密生锈色茸毛；花梗长2～8毫米；苞片钻形，长2～5毫米，密生锈色茸毛；花直径12～20毫米；萼筒浅杯状，长4～5毫米，萼片三角状卵形，长2～3毫米，先端急尖，萼筒及萼片外面有锈色茸毛；花瓣白色，长圆形或卵形，长5～9毫米，宽4～6毫米，基部具爪，有锈色茸毛；雄蕊20，远短于花瓣，花丝基部扩展；花柱5，离生，柱头头状，无毛，子房顶端有锈色柔毛，5室，每室有2胚珠。果实球形或长圆形，直径2～5厘米，黄色或橘黄色，外有锈色柔毛，不久脱落；种子1～5，球形或扁球形，直径1～1.5厘米，褐色，光亮，种皮纸质。花期10—12月，果期5—6月。

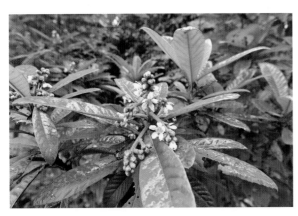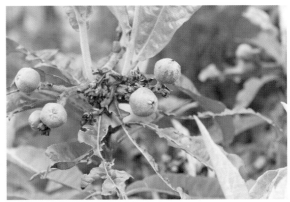

【生境与分布】常栽种于村边、平地或坡边。本市各地均有栽培。

【药材名】枇杷叶。（《中华人民共和国药典》）

【来源】为蔷薇科植物枇杷的叶。

【采收加工】全年皆可采收。采下后晒至七八成干，扎成小把，再晒至足干。

【性味】味苦，性微寒。

【功能主治】清肺止咳，降逆止呕。用于肺热咳嗽，气逆喘急，胃热呕逆，烦热口渴。

【应用举例】（1）治呕吐：枇杷叶15克，鲜竹茹15克，灶心土60克，水煎服。（《恩施中草药手册》）

（2）治面上生疮：枇杷叶，布擦去毛，炙干，为末，食后茶汤调下二钱。（《急救良方》）

（3）治肺燥咳嗽：干枇杷叶（去毛）9克，干桑叶9克，茅根15克，水煎服。（《广西民间常用中草药手册》）

160. 柔毛路边青 *Geum japonicum* var. *chinense* F. Bolle

【别名】柔毛水杨梅、追风七、大仙鹤草、小益母、华东水杨梅。

【植物形态】多年生草本。须根，簇生。茎直立，高25～60厘米，被黄色短柔毛及粗硬毛。基生叶为大头羽状复叶，通常有小叶1～2对，其余侧生小叶呈附片状，连叶柄长5～20厘米，叶柄被粗硬毛及短柔毛，顶生小叶最大，卵形或广卵形，浅裂或不裂，长3～8厘米，宽5～9厘米，顶端圆钝，基部阔心形或宽楔形，边缘有粗大圆

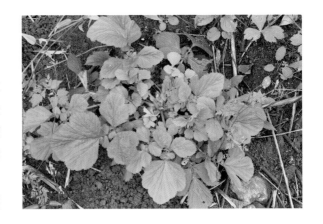

钝或急尖锯齿，两面绿色，被稀疏糙伏毛，下部茎生叶 3 小叶，上部茎生叶单叶，3 浅裂，裂片圆钝或急尖；茎生叶托叶草质，绿色，边缘有不规则粗大锯齿。花序疏散，顶生数朵，花梗密被粗硬毛及短柔毛；花直径 1.5～1.8 厘米；萼片三角状卵形，顶端渐尖，副萼片狭小，椭圆状披针形，顶端急尖，比萼片短 1 倍，外面被短柔毛；花瓣黄色，几圆形，比萼片长；花柱顶生，在上部 1/4 处扭曲，成熟后自扭曲处脱落，脱落部分下部被疏柔毛。聚合果卵球形或椭球形，瘦果被长硬毛，花柱宿存部分光滑，顶端有小钩，果托被长硬毛，长 2～3 毫米。花果期 5—10 月。

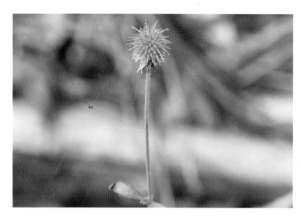 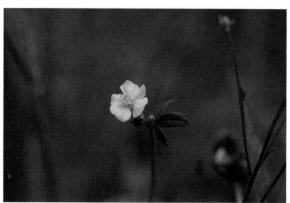

【生境与分布】生于山坡草地、田边、河边、灌丛及疏林下，海拔 200～2300 米。产于陕西、甘肃、新疆、山东、河南、江苏、安徽、浙江、江西、福建、湖北、湖南、广东、广西、四川、贵州、云南。本市广布。

【药材名】蓝布正。（《中华人民共和国药典》）

【来源】为蔷薇科植物柔毛路边青的全草。

【采收加工】夏、秋季采收全草，洗净，晒干或鲜用。

【性味】味甘、微苦，性凉。

【功能主治】益气健脾，补血养阴，润肺化痰。用于气血不足，虚劳咳嗽，脾虚带下。

【应用举例】（1）治高血压：华东水杨梅鲜全草、鲜夏枯草各 30 克，水煎服。（《浙江药用植物志》）

（2）治贫血：水杨梅 12 克，红糖为引，水煎服或炖肉服。（《云南中草药》）

161. 重瓣棣棠花 *Kerria japonica* f. *pleniflora*（Witte）Rehd.

【别名】金旦子花、三月花、通花条、清明花、小通花、青通花、鸡蛋花。

【植物形态】落叶灌木，高 1～2 米，稀达 3 米；小枝绿色，圆柱形，无毛，常拱垂，嫩枝有棱角。叶互生，三角状卵形或卵圆形，顶端长渐尖，基部圆形、截形或微心形，边缘有尖锐重锯齿，两面绿色，上面无毛或有稀疏柔毛，下面沿脉或脉腋有柔毛；叶柄长 5～10 毫米，无毛；托叶膜质，带状披针形，有缘毛，早落。单花，着生在当年生侧枝顶端，花梗无毛；花直径 2.5～6 厘米；萼片卵状椭圆形，顶端急尖，有小尖头，全缘，无毛，果时宿存；花瓣黄色，宽椭圆形，顶端下凹，比萼片长 1～4 倍。瘦果倒卵形至半球形，褐色或黑褐色，表面无毛，有皱褶。花期 4—6 月，果期 6—8 月。本变型花重瓣。

【生境与分布】野生于湖南、四川和云南，我国南北各地普遍栽培，供观赏用。本市新江口镇有栽培。

【药材名】棣棠花。（《植物名实图考》）

【来源】为蔷薇科植物重瓣棣棠花的花。

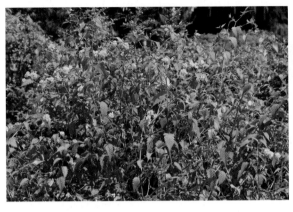 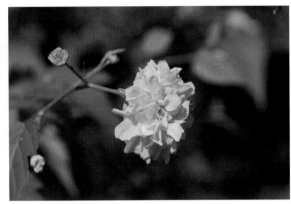

【采收加工】4—5 月采花，晒干。

【性味】味微苦、涩，性平。

【功能主治】化痰止咳，利湿消肿，解毒。用于咳嗽，风湿痹痛，产后劳伤痛，小便不利，水肿，消化不良，痈疽肿毒，湿疹，荨麻疹。

【应用举例】（1）治消化不良：通花条花 15 克，炒麦芽 12 克，水煎服。（《甘肃中草药手册》）

（2）治荨麻疹：通花条花适量，煎水外洗。（《甘肃中草药手册》）

162. 翻白草 *Potentilla discolor* Bge.

【别名】鸡腿根、鸡距草、湖鸡腿、老鸹枕、翻白萎陵菜、叶下白、金线吊葫芦。

【植物形态】多年生草本。根粗壮，下部常肥厚成纺锤形。花茎直立，上升或微铺散，高 10～45 厘米，密被白色绵毛。基生叶有小叶 2～4 对，间隔 0.8～1.5 厘米，连叶柄长 4～20 厘米，叶柄密被白色绵毛，有时并有长柔毛；小叶对生或互生，无柄，小叶片长圆形或长圆状披针形，长 1～5 厘米，宽 0.5～0.8 厘米，顶端圆钝，稀急尖，基部楔形、宽楔形或偏斜圆形，边缘具圆钝锯齿，稀急尖，上面暗绿色，被稀疏白色绵毛或脱落几无毛，下面密被白色或灰白色绵毛，脉不显或微显，茎生叶 1～2，有掌状 3～5 小叶；基生叶托叶膜质，褐色，外面被白色长柔毛，茎生叶托叶草质，绿色，卵形或宽卵形，边缘常有缺刻状齿，稀全缘，下面密被白色绵毛。聚伞花序有花数朵至多朵，疏散，花梗长 1～2.5 厘米，外被绵毛；花直径 1～2 厘米；萼片三角状卵形，副萼片披针形，比萼片短，外面被白色绵毛；花瓣黄色，倒卵形，顶端微凹或圆钝，比萼片长；花柱近顶生，基部具乳头状膨大，柱头稍微扩大。瘦果近肾形，宽约 1 毫米，光滑。花果期 5—9 月。

【生境与分布】生于荒地、山谷、沟边、山坡草地、草甸及疏林下，海拔 100～1850 米。产于黑龙江、辽宁、内蒙古、河北、山西、陕西、山东、河南、江苏、安徽、浙江、江西、湖北、湖南、四川、福建、台湾、广东。本市发现于洈水镇。

【药材名】翻白草。（《中华人民共和国药典》）

【来源】为蔷薇科植物翻白草的带根全草。

【采收加工】夏、秋季开花前采挖，除去泥土和杂质，洗净，晒干或鲜用。

【性味】味甘、微苦，性平。

【功能主治】清热解毒，止痢，止血。用于湿热泄泻，痈肿疮毒，血热吐衄，便血，崩漏。

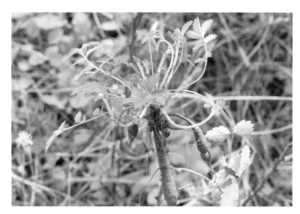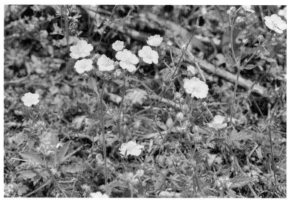

【应用举例】（1）治肺痈：鲜翻白草根 30 克，老鼠刺根、杜瓜根各 15 克，加水煎成半碗，饭前服，日服 2 次。（《福建民间草药》）

（2）治赤白痢疾：翻白草 18 ～ 24 克，赤芍、甘草各 6 克。水煎去渣，每日 2 次分服。（《食物中药与便方》）

163. 三叶委陵菜 *Potentilla freyniana* Bornm.

【别名】蜂子七、土蜂子、独立金蛋、三张叶、铁枕头、三叶蛇莓、地骨造、地蜘蛛。

【植物形态】多年生草本，有纤匐枝或不明显。根分枝多，簇生。花茎纤细，直立或上升，高 8 ～ 25 厘米，被平铺或开展疏柔毛。基生叶掌状三出复叶，连叶柄长 4 ～ 30 厘米，宽 1 ～ 4 厘米；小叶片长圆形、卵形或椭圆形，顶端急尖或圆钝，基部楔形或宽楔形，边缘有多数急尖锯齿，两面绿色，疏生平铺柔毛，下面沿脉较密；茎生叶 1 ～ 2，小叶与基生叶小叶相似，唯叶柄很短，叶边锯齿减少；基生叶托叶膜质，褐色，外面被稀疏长柔毛，茎生叶托叶草质，绿色，呈缺刻状锐裂，有稀疏长柔毛。伞房状聚伞花序顶生，多花，松散，花梗纤细，长 1 ～ 1.5 厘米，外被疏柔毛；花直径 0.8 ～ 1 厘米；萼片三角状卵形，顶端渐尖，副萼片披针形，顶端渐尖，与萼片近等长，外面被平铺柔毛；花瓣淡黄色，长圆状倒卵形，顶端微凹或圆钝；花柱近顶生，上部粗，基部细。成熟瘦果卵球形，直径 0.5 ～ 1 毫米，表面有显著脉纹。花果期 3—6 月。

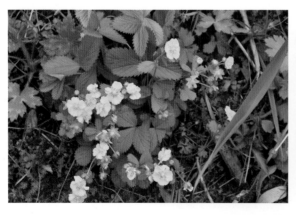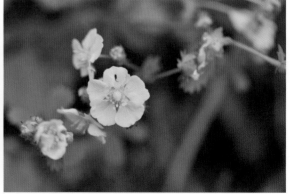

【生境与分布】生于山坡草地、溪边及疏林下阴湿处，海拔 300 ～ 2100 米。产于黑龙江、吉林、辽宁、河北、山西、山东、陕西、甘肃、湖北、湖南、浙江、江西、福建、四川、贵州、云南。本市发现于沅水镇、杨林市镇。

【药材名】地蜂子。（《贵州民间药物》）

【来源】为蔷薇科植物三叶委陵菜的根及全草。

【采收加工】夏季采挖带根的全草，洗净，晒干或鲜用。

【性味】味苦、涩，性微寒。

【功能主治】清热解毒，敛疮止血，散瘀止痛。用于咳喘，痢疾，肠炎，痈肿疔疮，烧烫伤，口舌生疮，骨髓炎，骨结核，瘰疬，痔疮，毒蛇咬伤，崩漏，月经过多，产后出血，外伤出血，胃痛，牙痛，胸骨痛，腰痛，跌打损伤。

【应用举例】（1）治喘息：地蜂子 15 克，煎甜酒吃；或粉末 3 克，开水吞服。（《贵阳民间药草》）

（2）治痢疾腹泻：地蜂子根茎，研粉，每服 1.5～3 克。（《恩施中草药手册》）

164. 蛇含委陵菜 *Potentilla kleiniana* Wight et Arn.

【别名】蛇衔、五叶莓、狗脚迹、蛇含、五爪龙、五皮风、蛇含草、五爪金龙。

【植物形态】一年生、二年生或多年生宿根草本。多须根。花茎上升或匍匐，常于节处生根并发育出新植株，长 10～50 厘米，被疏柔毛或开展长柔毛。基生叶为近于鸟足状 5 小叶，连叶柄长 3～20 厘米，叶柄被疏柔毛或开展长柔毛；小叶几无柄，稀有短柄，小叶片倒卵形或长圆状倒卵形，长 0.5～4 厘米，宽 0.4～2 厘米，顶端圆钝，基部楔形，边缘有多数急尖或圆钝锯齿，两面绿色，被疏柔毛，有时上面脱落几无毛，或下面沿脉密被伏生长柔毛，下部茎生叶有 5 小叶，上部茎生叶有 3 小叶，小叶与基生小叶相似，唯叶柄较短；基生叶托叶膜质，淡褐色，外面被疏柔毛或脱落几无毛，茎生叶托叶草质，绿色，卵形至卵状披针形，全缘，稀有 1～2 齿，顶端急尖或渐尖，外被稀疏长柔毛。聚伞花序密集于枝顶如假伞形，花梗长 1～1.5 厘米，密被开展长柔毛，下有茎生叶如苞片状；花直径 0.8～1 厘米；萼片三角状卵圆形，顶端急尖或渐尖，副萼片披针形或椭圆状披针形，顶端急尖或渐尖，花时比萼片短，果时略长或近等长，外被稀疏长柔毛；花瓣黄色，倒卵形，顶端微凹，长于萼片；花柱近顶生，圆锥形，基部膨大，柱头扩大。瘦果近圆形，一面稍平，直径约 0.5 毫米，具皱纹。花果期 4—9 月。

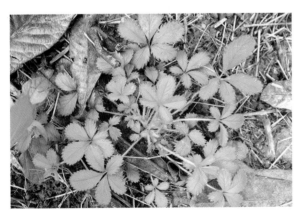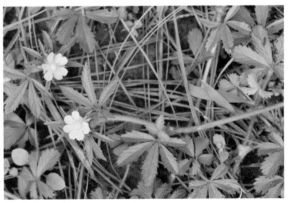

【生境与分布】生于田边、水旁、草甸及山坡草地。产于辽宁、陕西、山东、河南、安徽、江苏、浙江、湖北、湖南、江西、福建、广东、广西、四川、贵州、云南、西藏。本市广布。

【药材名】蛇含。（《神农本草经》）

【来源】为蔷薇科植物蛇含委陵菜的带根全草。

【采收加工】5 月和 9—10 月挖取全草，抖净泥沙，晒干。

【性味】味苦，性微寒。

【功能主治】清热定惊，截疟，止咳化痰，解毒活血。用于高热惊风，疟疾，肺热咳嗽，百日咳，痢疾，疮疖肿毒，咽喉肿痛，风火牙痛，带状疱疹，目赤肿痛，蛇虫咬伤，风湿麻木，跌打损伤，月经不调，外伤出血。

【应用举例】（1）治肺脓疡：鲜蛇含 90 克，或加百蕊草 30 克，煎服。（《安徽中草药》）

（2）治细菌性痢疾，阿米巴痢疾：蛇含 60 克，水煎加蜂蜜调服。（《全国中草药汇编》）

165. 火棘 *Pyracantha fortuneana*（Maxim.）Li

【别名】红子、赤阳子、水沙子、救军粮、救命粮、火把果。

【植物形态】常绿灌木，高达 3 米；侧枝短，先端成刺状，嫩枝外被锈色短柔毛，老枝暗褐色，无毛；芽小，外被短柔毛。叶片倒卵形或倒卵状长圆形，长 1.5～6 厘米，宽 0.5～2 厘米，先端圆钝或微凹，有时具短尖头，基部楔形，下延连于叶柄，边缘有钝锯齿，齿尖向内弯，近基部全缘，两面皆无毛；叶柄短，无毛或嫩时有柔毛。花集成复伞房花序，直径 3～4 厘米，花梗和总花梗近于无毛，花梗长约 1 厘米；花直径约 1 厘米；萼筒钟状，无毛；萼片三角状卵形，先端钝；花瓣白色，近圆形，长约 4 毫米，宽约 3 毫米；雄蕊 20，花丝长 3～4 毫米，药黄色；花柱 5，离生，与雄蕊等长，子房上部密生白色柔毛。果实近球形，直径约 5 毫米，橘红色或深红色。花期 3—5 月，果期 8—11 月。

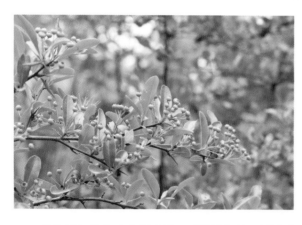 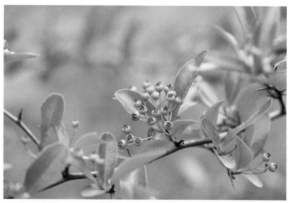

【生境与分布】生于山地、丘陵地阳坡、灌丛草地及河沟路旁。产于陕西、河南、江苏、浙江、福建、湖北、湖南、广西、贵州、云南、四川、西藏。本市各地分布。

【药材名】赤阳子。（《滇南本草》）

【来源】为蔷薇科植物火棘的果实。

【采收加工】秋季果实成熟时采摘，晒干。

【性味】味酸、涩，性平。

【功能主治】健脾消食，收涩止痢，止痛。用于食积停滞，脘腹胀满，痢疾，泄泻，崩漏，带下，跌打损伤。

【应用举例】（1）治水泻：火把果 30 克，水煎服。（《湖南药物志》）

（2）治带下，痢疾：红子果 15～30 克，水煎服。（《恩施中草药手册》）

166. 月季花 *Rosa chinensis* Jacq.

【别名】月月红、月月花、月季。

【植物形态】直立灌木，高 1～2 米；小枝粗壮，圆柱形，近无毛，有短粗的钩状皮刺或无刺。小叶 3～5，稀 7，连叶柄长 5～11 厘米，小叶片宽卵形至卵状长圆形，长 2.5～6 厘米，宽 1～3 厘米，先端长渐尖或渐尖，基部近圆形或宽楔形，边缘有锐锯齿，两面近无毛，上面暗绿色，常带光泽，下面颜色较浅，顶生小叶片有柄，侧生小叶片近无柄，总叶柄较长，有散生皮刺和腺毛；托叶大部贴生于叶柄，仅顶端分离部分成耳状，边缘常有腺毛。花几朵集生，稀单生，直径 4～5 厘米；花梗长 2.5～6 厘米，近无毛或有腺毛，萼片卵形，先端尾状渐尖，有时呈叶状，边缘常有羽状裂片，稀全缘，外面无毛，内面密

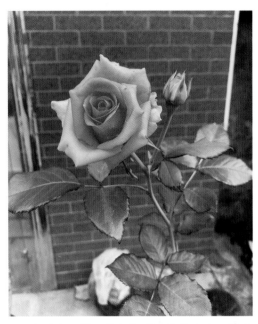

被长柔毛；花瓣重瓣至半重瓣，红色、粉红色至白色，倒卵形，先端有凹缺，基部楔形；花柱离生，伸出萼筒口外，约与雄蕊等长。果卵球形或梨形，长 1～2 厘米，红色，萼片脱落。花期 4—9 月，果期 6—11 月。

【生境与分布】原产于中国，各地普遍栽培。园艺品种很多。

【药材名】月季花。（《中华人民共和国药典》）

【来源】为蔷薇科植物月季花的花。

【采收加工】全年均可采收，花微开时采摘，阴干或低温干燥。

【性味】味甘，性温。

【功能主治】活血调经，疏肝解郁。用于气滞血瘀，月经不调，痛经，经闭，胸胁胀痛。

【应用举例】（1）治月经不调：鲜月季花 15～21 克，开水泡服。（《泉州本草》）

（2）治外伤肿痛：月季花、地鳖虫等量研细末。每次 4.5 克，每日 2 次，温酒少许冲服；另用鲜花捣烂敷患处。（《安徽中草药》）

（3）治高血压：月季花 9～15 克，开水泡服。（《福建药物志》）

167. 小果蔷薇 *Rosa cymosa* Tratt.

【别名】红荆藤、红刺根、小和尚头、小红根、山木香、倒钩笋。

【植物形态】攀援灌木，高 2～5 米；小枝圆柱形，无毛或稍有柔毛，有钩状皮刺。小叶 3～5，稀 7；连叶柄长 5～10 厘米；小叶片卵状披针形或椭圆形，稀长圆状披针形，长 2.5～6 厘米，宽 8～25 毫米，先端渐尖，基部近圆形，边缘有紧贴或尖锐细锯齿，两面均无毛，上面亮绿色，下面颜色较淡，中脉突起，沿脉有稀疏长柔毛；小叶柄和叶轴无毛或有柔毛，有稀疏皮刺和腺毛；托叶膜质，离生，线形，早落。花多朵成复伞房花序；花直径 2～2.5 厘米，花梗长约 1.5 厘米，幼时密被长柔毛，老时逐渐脱落近于无毛；

萼片卵形，先端渐尖，常有羽状裂片，外面近无毛，稀有刺毛，内面被稀疏白色茸毛，沿边缘较密；花瓣白色，倒卵形，先端凹，基部楔形；花柱离生，稍伸出花托口外，与雄蕊近等长，密被白色柔毛。果球形，直径 4 ～ 7 毫米，红色至黑褐色，萼片脱落。花期 5—6 月，果期 7—11 月。

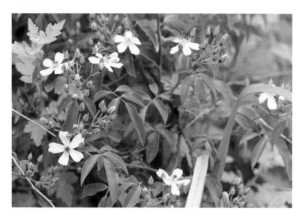 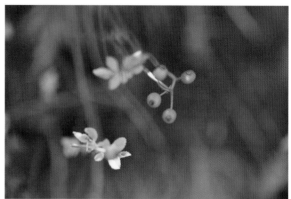

【生境与分布】多生于向阳山坡、路旁、溪边或丘陵地，海拔 250 ～ 1300 米。产于江西、江苏、浙江、安徽、湖南、四川、云南、贵州、福建、广东、广西、台湾等地。本市广布。

【药材名】小果蔷薇根。（《浙江天目山药用植物志》）

【来源】为蔷薇科植物小果蔷薇的根。

【采收加工】全年均可采挖，洗净，切段，鲜用或晒干。

【性味】味苦、酸，性微温。

【功能主治】散瘀，止血，消肿解毒。用于跌打损伤，外伤出血，月经不调，子宫脱垂，痔疮，风湿疼痛，腹泻，痢疾。

【应用举例】（1）治跌打损伤：小果蔷薇根 15 ～ 30 克，水煎，甜酒兑服。（《江西草药》）
（2）治痛经：小果蔷薇根 30 克，野木瓜 15 克，红酒适量，水煎服。（《福建药物志》）

168. 金樱子 *Rosa laevigata* Michx.

【别名】刺梨子、和尚头、糖罐、金茶瓶、糖刺果、刺橄榄、山石榴。

【植物形态】常绿攀援灌木，高可达 5 米；小枝粗壮，散生扁弯皮刺，无毛，幼时被腺毛，老时逐渐脱落减少。小叶革质，通常 3，稀 5，连叶柄长 5 ～ 10 厘米；小叶片椭圆状卵形、倒卵形或披针状卵形，长 2 ～ 6 厘米，宽 1.2 ～ 3.5 厘米，先端急尖或圆钝，稀尾状渐尖，边缘有锐锯齿，上面亮绿色，无毛，下面黄绿色，幼时沿中肋有腺毛，老时逐渐脱落无毛；小叶柄和叶轴有皮刺和腺毛；托叶离生或基部与叶柄合生，披针形，边缘有细齿，齿尖有腺体，早落。花单生于叶腋，直径 5 ～ 7 厘米；花梗长 1.8 ～ 2.5 厘米，偶有 3 厘米者，花梗和萼筒密被腺毛，随果实成长变为针刺；萼片卵状披针形，先端呈叶状，边缘羽状浅裂或全缘，常有刺毛和

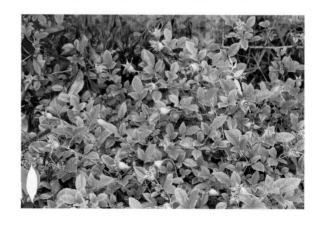

腺毛，内面密被柔毛，比花瓣稍短；花瓣白色，宽倒卵形，先端微凹；雄蕊多数；心皮多数，花柱离生，有毛，比雄蕊短很多。果梨形、倒卵形，稀近球形，紫褐色，外面密被刺毛，果梗长约 3 厘米，萼片宿存。花期 4—6 月，果期 7—11 月。

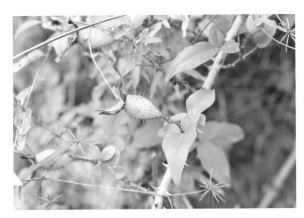
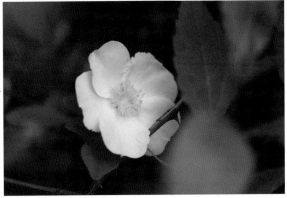

【生境与分布】生于向阳的山野、田边、溪畔灌丛中，海拔 200 ～ 1600 米。产于陕西、安徽、江西、江苏、浙江、湖北、湖南、广东、广西、台湾、福建、四川、云南、贵州等地。本市广布。

【药材名】金樱子。（《中华人民共和国药典》）

【来源】为蔷薇科植物金樱子的果实。

【采收加工】10—11 月果实成熟变红时采收，干燥，除去毛刺。

【性味】味酸、甘、涩，性平。

【功能主治】固精缩尿，固崩止带，涩肠止泻。用于遗精滑精，遗尿尿频，崩漏带下，久泻久痢。

【应用举例】（1）治遗精滑精，小便后遗沥：金樱子、鸡头肉各一两，白莲花蕊、龙骨煅各半两。上为末，糊丸梧桐子大，每服七十丸，空心盐汤下。（《古今医统大全》金樱子丸）

（2）治遗尿尿频：金樱子9克，桑螵蛸9克，莲须9克，山药12克，水煎服。（《陕甘宁青中草药选》）

169. 粉团蔷薇 *Rosa multiflora* var. *cathayensis* Rehd. et Wils.

【别名】野蔷薇、华蔷薇、白残花。

【植物形态】攀援灌木；小枝圆柱形，通常无毛，有短、粗稍弯曲皮束。小叶 5 ～ 9，近花序的小叶有时 3，连叶柄长 5 ～ 10 厘米；小叶片倒卵形、长圆形或卵形，长 1.5 ～ 5 厘米，宽 8 ～ 28 毫米，先端急尖或圆钝，基部近圆形或楔形，边缘有尖锐单锯齿，稀混有重锯齿，上面无毛，下面有柔毛；小叶柄和叶轴有柔毛或无毛，有散生腺毛；托叶篦齿状，大部贴生于叶柄，边缘有或无腺毛。花多朵，排成圆锥状花序，花梗长 1.5 ～ 2.5

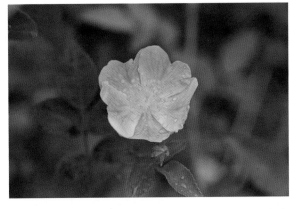

厘米，无毛或有腺毛，有时基部有篦齿状小苞片；花直径 1.5 ～ 2 厘米，萼片披针形，有时中部具 2 个线形裂片，外面无毛，内面有柔毛；花瓣粉红色，单瓣，宽倒卵形，先端微凹，基部楔形；花柱结合成束，

无毛，比雄蕊稍长。果近球形，直径 6～8 毫米，红褐色或紫褐色，有光泽，无毛，萼片脱落。

【生境与分布】多生于山坡、灌丛或河边等处。产于河北、河南、山东、安徽、浙江、甘肃、陕西、江西、湖北、广东、福建。本市发现于斯家场镇。

【药材名】红刺玫花。（《中药大辞典》）

【来源】为蔷薇科植物粉团蔷薇的花。

【采收加工】春、夏季花将开放时采摘，除去萼片等杂质，晒干。

【性味】味苦、涩，性寒。

【功能主治】清暑化湿，顺气和胃。用于暑热胸闷，口渴，呕吐，食少，口疮，口糜，烫伤。

【应用举例】（1）治暑热胸闷，口渴，胃呆：白残花、佩兰、滑石、生甘草等各适量，水煎服。（《浙江药用植物志》）

（2）治口角生疮，口腔糜烂，日久不愈：白残花、银花、连翘、玄参、生地等各适量，水煎服。（《浙江药用植物志》）

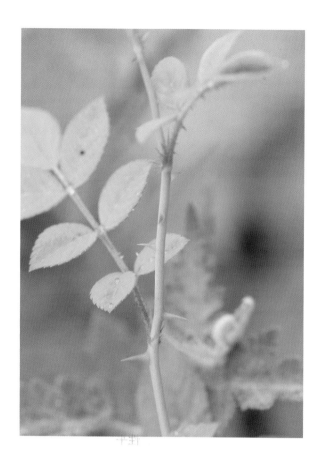

170. 山莓 *Rubus corchorifolius* L. f.

【别名】树莓、三月泡、刺葫芦、撒秧泡、龙船泡、山莓悬钩子、牛奶泡、大麦泡。

【植物形态】直立灌木，高 1～3 米；枝具皮刺，幼时被柔毛。单叶，卵形至卵状披针形，长 5～12 厘米，宽 2.5～5 厘米，顶端渐尖，基部微心形，有时近截形或近圆形，上面色较浅，沿叶脉有细柔毛，下面色稍深，幼时密被细柔毛，逐渐脱落至老时近无毛，沿中脉疏生小皮刺，边缘不分裂或 3 裂，通常不育枝上的叶 3 裂，有不规则锐锯齿或重锯齿，基部具 3 脉；叶柄长 1～2 厘米，疏生小皮刺，幼时密生细柔毛；托叶线状披针形，具柔毛。花单生或少数生于短枝上；花

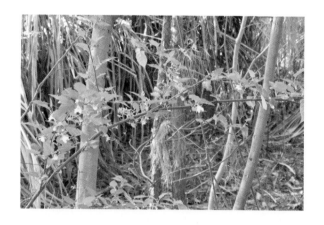

梗长 0.6～2 厘米，具细柔毛；花直径可达 3 厘米；花萼外密被细柔毛，无刺；萼片卵形或三角状卵形，长 5～8 毫米，顶端急尖至短渐尖；花瓣长圆形或椭圆形，白色，顶端圆钝，长 9～12 毫米，宽 6～8 毫米，长于萼片；雄蕊多数，花丝宽扁；雌蕊多数，子房有柔毛。果实由很多小核果组成，近球形或卵球形，直径 1～1.2 厘米，红色，密被细柔毛；核具皱纹。花期 2—3 月，果期 4—6 月。

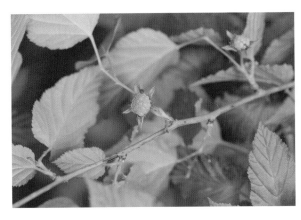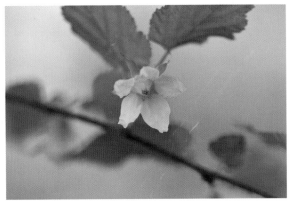

【生境与分布】生于向阳山坡、溪边、山谷、荒地和疏密灌丛潮湿处，海拔200～2200米。除东北、甘肃、青海、新疆、西藏外，全国均有分布。本市广布。

【药材名】山莓。（《浙江天目山药用植物志》）

【来源】为蔷薇科植物山莓的果实。

【采收加工】夏季，当果实饱满、外表呈绿色时摘收。用酒蒸晒干或用开水浸1～2分钟晒干。

【性味】味酸、微甘，性平。

【功能主治】醒酒止渴，化痰解毒，收涩。用于醉酒，痛风，丹毒，烫火伤，遗精，遗尿。

【应用举例】（1）治遗精：山莓干果实15～20克，水煎服。（《福建中草药》）

（2）治开水烫伤：山莓果实捣汁，敷患处。（《湖南药物志》）

171. 插田泡 *Rubus coreanus* Miq.

【别名】过江龙、插田藨、乌沙莓、乌龙毛、高丽悬钩子、大乌泡。

【植物形态】灌木，高1～3米；枝粗壮，红褐色，被白粉，具近直立或钩状扁平皮刺。小叶通常5枚，稀3枚，卵形、菱状卵形或宽卵形，长（2）3～8厘米，宽2～5厘米，顶端急尖，基部楔形至近圆形，上面无毛或仅沿叶脉有短柔毛，下面被稀疏柔毛或仅沿叶脉被短柔毛，边缘有不整齐粗锯齿或缺刻状粗锯齿，顶生小叶顶端有时3浅裂；叶柄长2～5厘米，顶生小叶柄长1～2厘米，侧生小叶近无柄，与叶轴均被短柔毛和疏生钩状小皮刺；托叶线状披针形，有柔毛。伞房花序生于侧枝顶端，具花数朵至30多朵，总花梗和花梗均被灰白色短柔毛；花梗长5～10毫米；苞片线形，有短柔毛；花直径7～10毫米；花萼外面被灰白色短柔毛；萼片长卵形至卵状披针形，长4～6毫米，顶端渐尖，边缘具茸毛，花时开展，果时反折；花瓣倒卵形，淡红色至深红色，与萼片近等长或稍短；雄蕊比花瓣短或近等长，花丝带粉红色；雌蕊多数；花柱无毛，子房被稀疏短柔毛。果实近球形，直径5～8毫米，深红色至紫黑色，无毛或近无毛；核具皱纹。花期4—6月，果期6—8月。

【生境与分布】生于海拔100～1700米的山坡灌丛或山谷、河边、路旁。产于陕西、甘肃、河南、江西、湖北、湖南、江苏、浙江、福建、安徽、四川、贵州、新疆。本市广布。

【药材名】倒生根。（《重庆草药》）

【来源】为蔷薇科植物插田泡的根。

【采收加工】9—10月挖根，洗净，切片，晒干。

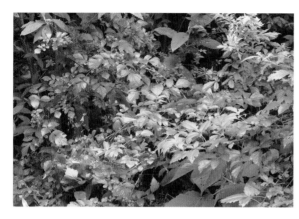 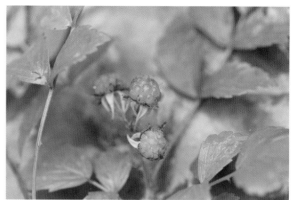

【性味】味苦、涩，性凉。

【功能主治】活血止血，祛风除湿。用于跌打损伤，骨折，月经不调，吐血，衄血，风湿痹痛，水肿，小便不利，瘰疬。

【应用举例】（1）治倒经：大乌泡不定根 15 克。用酒水各半蒸，内服，每日 2 次。（《草木便方今释》）

（2）治痨伤吐血：大乌泡根 120 克，淫羊藿头 60 克，青酒缸根 60 克，石竹根 60 克，老虎姜 60 克。水煎，炖杀口肉淡服。（《重庆草药》）

172. 白叶莓 *Rubus innominatus* S. Moore

【别名】白叶悬钩子、天青地白扭、早谷藨、刺泡、酸母子。

【植物形态】灌木，高 1～3 米；枝拱曲，褐色或红褐色，小枝密被茸毛状柔毛，疏生钩状皮刺。小叶常 3 枚，稀于不孕枝上具 5 小叶，长 4～10 厘米，宽 2.5～5（7）厘米，顶端急尖至短渐尖，顶生小叶卵形或近圆形，稀卵状披针形，基部圆形至浅心形，边缘常 3 裂或缺刻状浅裂，侧生小叶斜卵状披针形或斜椭圆形，基部楔形至圆形，上面疏生平贴柔毛或几无毛，下面密被灰白色茸毛，沿叶脉混生柔毛，边缘有不整齐粗锯齿或缺刻状粗重锯齿；叶柄长 2～4 厘米，顶生小叶柄长 1～2 厘米，侧生小叶近无柄，与叶轴均密被茸毛状柔毛；托叶线形，被柔毛。总状或圆锥状花序，顶生或腋生，腋生花序常为短总状；总花梗和花梗均密被黄灰色或灰色茸毛状长柔毛和腺毛；花梗长 4～10 毫米；苞片线状披针形，被茸毛状柔毛；花直径 6～10 毫米；花萼外面密被黄灰色或灰色茸毛状长柔毛和腺毛；萼片卵形，长 5～8 毫米，顶端急尖，内萼片边缘具灰白色茸毛，在花果时均直立；花瓣倒卵形或近圆形，紫红色，边啮蚀状，基部

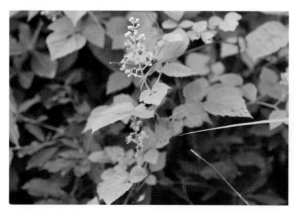 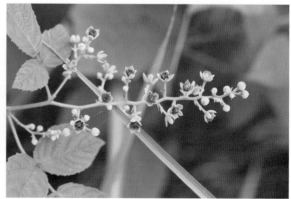

具爪，稍长于萼片；雄蕊稍短于花瓣；花柱无毛；子房稍具柔毛。果实近球形，直径约 1 厘米，橘红色，初期被疏柔毛，成熟时无毛；核具细皱纹。花期 5—6 月，果期 7—8 月。

【生境与分布】生于海拔 400 ～ 2500 米的山坡疏林、灌丛中或山谷河旁。产于陕西、甘肃、河南、湖北、湖南、江西、安徽、浙江、福建、广东、广西、四川、贵州、云南。本市发现于刘家场镇。

【药材名】白叶莓。（《浙江天目山药用植物志》）

【来源】为蔷薇科植物白叶莓的根。

【采收加工】秋、冬季采挖，洗净，鲜用或切片晒干。

【性味】味辛，性温。

【功能主治】祛风散寒，止咳平喘。用于风寒咳喘。

【应用举例】治小儿风寒咳逆，气喘：白叶莓鲜根 30 克，芫荽菜、紫苏、前胡各 9 克。水煎，冲红糖，早晚饭前各服 1 次。（《浙江天目山药用植物志》）

173. 茅莓 *Rubus parvifolius* L.

【别名】小叶悬钩子、倒筑伞、茅莓悬钩子、草杨梅子、蛇泡簕、仙人搭桥、婆婆头。

【植物形态】灌木，高 1 ～ 2 米；枝呈弓形弯曲，被柔毛和稀疏钩状皮刺；小叶 3 枚，在新枝上偶有 5 枚，菱状圆形或倒卵形，长 2.5 ～ 6 厘米，宽 2 ～ 6 厘米，顶端圆钝或急尖，基部圆形或宽楔形，上面伏生疏柔毛，下面密被灰白色茸毛，边缘有不整齐粗锯齿或缺刻状粗重锯齿，常具浅裂片；叶柄长 2.5 ～ 5 厘米，顶生小叶柄长 1 ～ 2 厘米，均被柔毛和稀疏小皮刺；托叶线形，长 5 ～ 7 毫米，具柔毛。伞房花序顶生或腋生，稀顶生花序成短总状，具花数朵至多朵，被柔毛和细刺；花梗长 0.5 ～ 1.5 厘米，具柔毛和稀疏小皮刺；苞片线形，有柔毛；花直径约 1 厘米；花萼外面密被柔毛和疏密不等的针刺；萼片卵状披针形或披针形，顶端渐尖，有时条裂，在花果时均直立开展；花瓣卵圆形或长圆形，粉红色至紫红色，基部具爪；雄蕊花丝白色，稍短于花瓣；子房具柔毛。果实卵球形，直径 1 ～ 1.5 厘米，红色，无毛或具稀疏柔毛；核有浅皱纹。花期 5—6 月，果期 7—8 月。

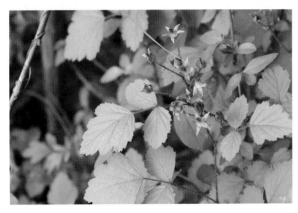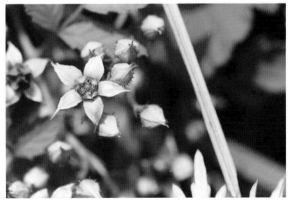

【生境与分布】生于山坡杂木林下、向阳山谷、路旁或荒野，海拔 400 ～ 2600 米。产于黑龙江、吉林、辽宁、河北、河南、山西、陕西、甘肃、湖北、湖南、江西、安徽、山东、江苏、浙江、福建、台湾、广东、广西、四川、贵州。本市发现于沱水镇。

【药材名】薅田藨。（《本草纲目》）

【来源】为蔷薇科植物茅莓的地上部分。

【采收加工】7—8 月采收，割取全草，捆成小把，晒干。

【性味】味苦、涩，性凉。

【功能主治】清热解毒，散瘀止血，杀虫疗疮。用于感冒发热，咳嗽痰血，痢疾，跌打损伤，产后腹痛，疔疮，疖肿，外伤出血。

【应用举例】（1）治痢疾：茅莓茎叶 30 克，水煎，去渣，酌加糖调服。（《战备草药手册》）

（2）治感冒发热：茅莓叶 15～30 克，水煎服。（景德镇《草药手册》）

174. 空心泡 *Rubus rosifolius* Smith

【别名】倒触伞、空心藨、七叶饭消扭、五月泡、空筒泡、龙船泡、刺莓、蔷薇莓。

【植物形态】直立或攀援灌木，高 2～3 米；小枝圆柱形，具柔毛或近无毛，常有浅黄色腺点，疏生较直立皮刺。小叶 5～7 枚，卵状披针形或披针形，长 3～5（7）厘米，宽 1.5～2 厘米，顶端渐尖，基部圆形，两面疏生柔毛，老时几无毛，有浅黄色发亮的腺点，下面沿中脉有稀疏小皮刺，边缘有尖锐缺刻状重锯齿；叶柄长 2～3 厘米，顶生小叶柄长 0.8～1.5 厘米，和叶轴均有柔毛和小皮刺，有时近无毛，被浅黄色腺点；托叶卵状披针形或披针形，具柔毛；花常 1～2 朵，顶生或腋生。花梗长 2～3.5 厘米，有较稀或较密柔毛，疏生小皮刺，有时被腺点；花直径 2～3 厘米；花萼外被柔毛和腺点；萼片披针形或卵状披针形，顶端长尾尖，花后常反折；花瓣长圆形、长倒卵形或近圆形，长 1～1.5 厘米，宽 0.8～1 厘米，白色，基部具爪，长于萼片，外面有短柔毛，逐渐脱落；花丝较宽；雌蕊很多，花柱和子房无毛；花托具短柄。果实卵球形或长圆状卵圆形，长 1～1.5 厘米，红色，有光泽，无毛；核有深窝孔。花期 3—5 月，果期 6—7 月。

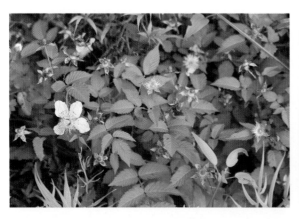
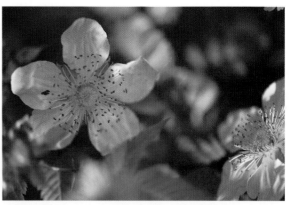

【生境与分布】生于路边或林缘。本市发现于斯家场镇。

【药材名】倒触伞。（《贵阳民间药草》）

【来源】为蔷薇科植物空心泡的根或嫩枝叶。

【采收加工】夏季采嫩枝、叶，鲜用或晒干；秋、冬季挖根，洗净，晒干。

【性味】味涩、微辛、苦，性平。

【功能主治】清热，止咳，收敛止血，解毒，接骨。用于肺热咳嗽，小儿百日咳，咯血，小儿惊风，月经不调，痢疾，跌打损伤，外伤出血，烧烫伤。

【应用举例】（1）治咳嗽，咯血：倒触伞根 15 ～ 30 克，水煎服。（《恩施中草药手册》）

（2）治小儿百日咳：倒触伞 12 克，破铜钱 12 克，钩藤根 3 克，蓝布正 12 克，水煎服。（《贵阳民间草药》）

175. 长叶地榆 *Sanguisorba officinalis* var. *longifolia*（Bertol）Yu et Li

【别名】绵地榆、血箭草、酸赭、黄瓜香。

【植物形态】多年生草本，高 30 ～ 120 厘米。根粗壮，多呈纺锤形，稀圆柱形，表面棕褐色或紫褐色，有纵皱及横裂纹，横切面黄白色或紫红色，较平正。茎直立，有棱，无毛或基部有稀疏腺毛。基生叶为羽状复叶，有小叶 4 ～ 6 对，叶柄无毛或基部有稀疏腺毛；小叶片有短柄，卵形或长圆状卵形，长 1 ～ 7 厘米，宽 0.5 ～ 3 厘米，顶端圆钝稀急尖，基部心形至浅心形，边缘有多数粗大圆钝稀急尖的锯齿，两面绿色，无毛；茎生叶较少，小叶片有短柄至几无柄，长圆形至长圆状披针形，狭长，基部微心形至圆形，顶端急尖；基生叶托叶膜质，褐色，外面无毛或被稀疏腺毛，茎生叶托叶大，草质，半卵形，外侧边缘有尖锐锯齿。穗状花序椭圆形、圆柱形或卵球形，直立，通常长 1 ～ 3（4）厘米，横径 0.5 ～ 1 厘米，从花序顶端向下开放，花序梗光滑或偶有稀疏腺毛；苞片膜质，披针形，顶端渐尖至尾尖，比萼片短或近等长，背面及边缘有柔毛；萼片 4 枚，紫红色，椭圆形至宽卵形，背面被疏柔毛，中央微有纵棱脊，顶端常具短尖头；雄蕊 4 枚，花丝丝状，不扩大，与萼片近等长或稍短；子房外面无毛或基部微被毛，柱头顶端扩大，盘形，边缘具流苏状乳头。果实包藏在宿存萼筒内，外面有 4 棱。花果期 7—10 月。

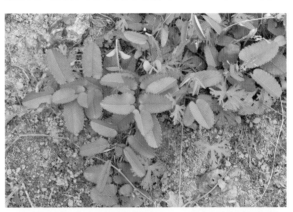

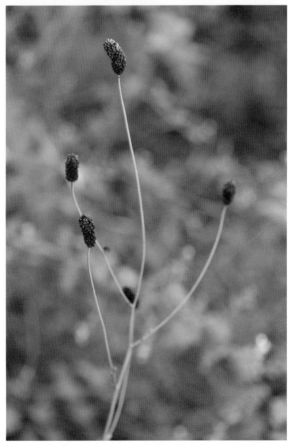

【生境与分布】生于山坡草地、溪边、灌丛中、湿草地及疏林中，海拔 100 ～ 3000 米。产于黑龙江、辽宁、河北、山西、甘肃、河南、山东、湖北、安徽、江苏、浙江、江西、四川、湖南、贵州、云南、广西、广东、台湾。本市广布。

【药材名】地榆。（《中华人民共和国药典》）

【来源】为蔷薇科植物长叶地榆的根。

【采收加工】春季将发芽时或秋季植株枯萎后采挖，除去地上茎叶和须根，洗净晒干，或趁鲜切片，干燥。

【性味】味苦、酸、涩，性微寒。

【功能主治】凉血止血，解毒敛疮。用于便血，痔血，血痢，崩漏，水火烫伤，痈肿疮毒。

【应用举例】（1）治下血不止二十年者：地榆、鼠尾草各二两。水二升，煮一升，顿服。（《肘后备急方》）

（2）治原发性血小板减少性紫癜：生地榆、太子参各30克，或加怀牛膝30克。水煎服，连服2月。（《全国中草药新医疗法展览会资料选编》）

176. 翠蓝绣线菊 *Spiraea henryi* Hemsl.

【别名】亨利绣线菊、秃子花、翠蓝茶。

【植物形态】灌木，高1～3米；枝条开展，小枝圆柱形，幼时被短柔毛，以后脱落近无毛；冬芽卵形，先端通常圆钝，稀急尖，有数枚外露鳞片，幼时棕褐色，被短柔毛。叶片椭圆形、椭圆状长圆形或倒卵状长圆形，长2～7厘米，宽0.8～2.3厘米，先端急尖或稍圆钝，基部楔形，有时具少数粗锯齿，有时全缘，上面深绿色，无毛或疏生柔毛，下面密生细长柔毛，沿叶脉较多；叶柄长2～5毫米，有短柔毛。复伞房花序密集在侧生短枝顶端，直径4～6厘米，多花，具长柔毛；花梗长5～8毫米；苞片披针形，上面有稀疏柔毛，下面毛较密；花直径5～6毫米；萼筒钟状，内外两面均被细长柔毛；萼片卵状三角形，先端急尖，外面近无毛，内面被细长柔毛；花瓣宽倒卵形至近圆形，先端常微凹，稀圆钝，长2～2.5毫米，宽2～3毫米，白色；雄蕊20，几与花瓣等长；花盘有10个肥厚的圆球形裂片；子房具细长柔毛，花柱短于雄蕊。蓇葖果开张，具细长柔毛，花柱顶生，稍向外倾斜开展，具直立萼片。花期4—5月，果期7—8月。

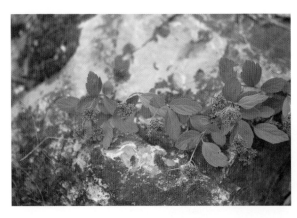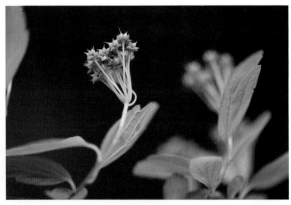

【生境与分布】常生于岩石坡地、山麓或山顶丛林中。产于陕西、甘肃、湖北、四川、贵州、云南。本市发现于刘家场镇。

【药材名】翠蓝茶。（《中国植物志》）

【来源】为蔷薇科植物翠蓝绣线菊的花、叶。

【采收加工】春、夏季采收，晒干。

【性味】味苦、微辛，性凉。

【功能主治】清热解毒，散瘀。用于咽喉肿痛，跌打损伤。

177. 粉花绣线菊 *Spiraea japonica* L. f.

【别名】蚂蟥梢、火烧尖、日本绣线菊、土黄连。

【植物形态】直立灌木，高达 1.5 米；枝条细长，开展，小枝近圆柱形，无毛或幼时被短柔毛；冬芽卵形，先端急尖，有数个鳞片。叶片卵形至卵状椭圆形，长 2～8 厘米，宽 1～3 厘米，先端急尖至短渐尖，基部楔形，边缘有缺刻状重锯齿或单锯齿，上面暗绿色，无毛或沿叶脉微具短柔毛，下面色浅或有白霜，通常沿叶脉有短柔毛；叶柄长 1～3 毫米，具短柔毛。复伞房花序生于当年生的直立新枝顶端，花朵密集，密被短柔毛；花梗长 4～6 毫米；苞片披针形至线状披针形，下面微被柔毛；花直径 4～7 毫米；花萼外面有稀疏短柔毛，萼筒钟状，内面有短柔毛；萼片三角形，先端急尖，内面近先端有短柔毛；花瓣卵形至圆形，先端通常圆钝，长 2.5～3.5 毫米，宽 2～3 毫米，粉红色；雄蕊 25～30，远较花瓣长；花盘圆环形，约有 10 个不整齐的裂片。蓇葖果半开张，无毛或沿腹缝有稀疏柔毛，花柱顶生，稍倾斜开展，萼片常直立。花期 6—7 月，果期 8—9 月。

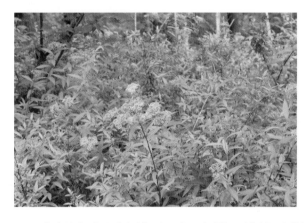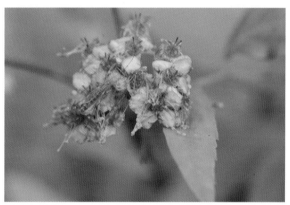

【生境与分布】原产于日本、朝鲜，我国各地栽培供观赏。本市新江口镇有栽培。

【药材名】绣线菊根。（《贵州草药》）

【来源】为蔷薇科植物粉花绣线菊的根。

【采收加工】7—8 月挖根，除去泥土，洗净，晒干。

【性味】味苦、微辛，性凉。

【功能主治】祛风清热，明目退翳。用于咳嗽，头痛，牙痛，目赤翳障。

【应用举例】（1）治咳嗽吐痰成泡，周身酸痛：土黄连（干品）60 克，熬水服，每日 3 次。（《贵州民间药物》）

（2）治头痛：绣线菊根、何首乌各 9～15 克，水煎服。（《浙江民间常用草药》）

178. 土庄绣线菊 *Spiraea pubescens* Turcz.

【别名】柔毛绣线菊、土庄花、石蒡子、小叶石棒子、蚂蚱腿。

【植物形态】灌木，高 1～2 米；小枝开展，稍弯曲，嫩时被短柔毛，褐黄色，老时无毛，灰褐色；冬芽卵形或近球形，先端急尖或圆钝，具短柔毛，外被数个鳞片。叶片菱状卵形至椭圆形，长 2～4.5 厘米，宽 1.3～2.5 厘米，先端急尖，基部宽楔形，边缘自中部以上有深刻锯齿，有时 3 裂，上面有稀疏柔毛，下面被灰色短柔毛；叶柄长 2～4 毫米，被短柔毛。伞形花序具总梗，有花 15～20 朵；花梗长 7～12 毫米，无毛；苞片线形，被短柔毛；花直径 5～7 毫米；萼筒钟状，外面无毛，内面有灰白色短柔毛；萼片卵状三角形，先端急尖，内面疏生短柔毛；花瓣卵形、宽倒卵形或近圆形，先端圆钝或微凹，长与宽各 2～3 毫米，白色；雄蕊 25～30，约与花瓣等长；花盘圆环形，具 10 个裂片，裂片先端稍凹陷；子房无毛或仅在腹部及基部有短柔毛，花柱短于雄蕊。蓇葖果开张，仅在腹缝微被短柔毛，花柱顶生，稍倾斜开展或几直立，多数具直立萼片。花期 5—6 月，果期 7—8 月。

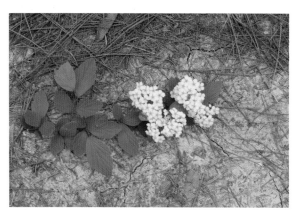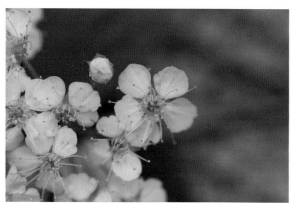

【生境与分布】生于干燥岩石坡地、向阳或半阴处、杂木林内，海拔 200～2500 米。产于黑龙江、吉林、辽宁、内蒙古、河北、河南、山西、陕西、甘肃、山东、湖北、安徽。本市发现于刘家场镇。

【药材名】土庄绣线菊。（《长白山植物药志》）

【来源】为蔷薇科植物土庄绣线菊的茎髓。

【性味】秋季采收，割取地上茎，截成段，趁鲜取出茎髓，理直，晒干。

【功能主治】利尿消肿。用于水肿。

【应用举例】治水肿：土庄绣线菊 6～9 克，煎汤内服。（《长白山植物药志》）

五十九、豆科 Leguminosae

乔木、灌木、亚灌木或草本，直立或攀援，常有能固氮的根瘤。叶常绿或落叶，通常互生，稀对生，常为一回或二回羽状复叶，少数为掌状复叶或 3 小叶、单小叶，或单叶，罕可变为叶状柄，叶具叶柄或无；托叶有或无，有时叶状或变为棘刺。花两性，稀单性，辐射对称或两侧对称，通常排成总状花序、聚伞花序、穗状花序、头状花序或圆锥花序；花被 2 轮；萼片 3～5（6），分离或连合成管，有时二唇形，稀退化或消失；花瓣 0～6，常与萼片的数目相等，稀较少或无，分离或连合成具花冠裂片的管，大小有时可不等，或有时构成碟形花冠，近轴的 1 片称旗瓣，侧生的 2 片称翼瓣，远轴的 2 片常合生，称龙骨瓣，遮盖住雄蕊和雌蕊；雄蕊通常 10 枚，有时 5 枚或多数（含羞草亚科），分离或连合成管，单体或二体雄蕊，花药 2 室，纵裂或有时孔裂，花粉单粒或常联成复合花粉；雌蕊通常由单心皮所组成，稀较多且离生，子房上位，1 室，基部常有柄或无，沿腹缝线具侧膜胎座，胚珠 2 至多颗，悬垂或上升，排成互生的 2 列，为横生、倒生或弯生的胚珠；花柱和柱头单一，顶生。果为荚果，形状种种，成熟后沿缝线开裂或不裂，或断裂成含单粒种子的荚节；种子通常具革质或有时膜质的种皮，生于长短不等的珠柄上，有时由珠柄形成一多少肉质的假种皮，胚大，内胚乳无或极薄。

本科约有 650 属 18000 种，广布于全世界。我国有 172 属 1485 种 13 亚种 153 变种 16 变型。

松滋境内的豆科植物有 32 属 39 种，分别为合萌属下 1 种、合欢属下 2 种、两型豆属下 1 种、落花生属下 1 种、黄耆属下 1 种、羊蹄甲属下 1 种、云实属下 1 种、杭子梢属下 1 种、刀豆属下 1 种、决明属下 1 种、紫荆属下 1 种、黄檀属下 1 种、山蚂蝗属下 1 种、镰扁豆属下 1 种、千斤拔属下 1 种、大豆属下 1 种、木蓝属下 2 种、鸡眼草属下 1 种、胡枝子属下 3 种、百脉根属下 1 种、苜蓿属下 1 种、草木犀属下 1 种、崖豆藤属下 2 种、鳖豆属下 1 种、豌豆属下 1 种、长柄山蚂蝗属下 1 种、葛属下 2 种、鹿藿属下 1 种、槐属下 1 种、车轴草属下 1 种、野豌豆属下 2 种、紫藤属下 1 种。

179. 合萌 *Aeschynomene indica* L.

【别名】田皂角、合明草、水皂角、野豆萁、梳子树、野含羞草、海柳。

【植物形态】一年生草本或亚灌木状，茎直立，高 0.3～1 米。多分枝，圆柱形，无毛，具小凸点而稍粗糙，小枝绿色。叶具 20～30 对小叶或更多；托叶膜质，卵形至披针形，长约 1 厘米，基部下延成耳状，通常有缺刻或啮蚀状；叶柄长约 3 毫米；小叶近无柄，薄纸质，线状长圆形，长 5～10（15）毫米，宽 2～2.5（3.5）毫米，上面密布腺点，下面稍带白粉，先端钝圆或微凹，具细刺尖头，基部歪斜，全缘；小托叶极小。总状花序比叶短，腋生，长 1.5～2 厘米；总花梗长 8～12 毫米；花梗长约 1 厘米；小苞片卵状披针形，宿存；花萼膜质，具纵脉纹，长约 4 毫米，无毛；花冠淡黄色，具紫色的纵脉纹，易脱落，旗瓣大，近圆形，基部具极短的瓣柄，翼瓣篦状，龙骨瓣比旗瓣稍短，比翼瓣稍长或近相等；雄蕊二体；子房扁平，线形。荚果线状长圆形，直或弯曲，长 3～4 厘米，宽约 3 毫米，腹缝直，背缝多少呈波状；荚节 4～8（10），平滑或中央有小疣突，不开裂，成熟时逐节脱落；种子黑棕色，肾形，长 3～3.5 毫米，宽 2.5～3 毫米。花期 7—8 月，果期 8—10 月。

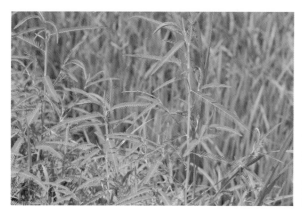
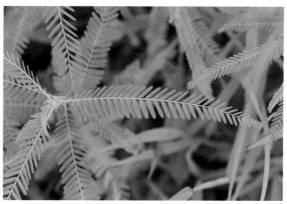

【生境与分布】常野生于低山区的湿润地、水田边或溪河边。除草原、荒漠外，全国林区及其边缘均有分布。本市各地有分布。

【药材名】合萌。（《中国药用植物志》）

【来源】为豆科植物合萌的地上部分。

【采收加工】9—10 月采收，齐地割取地上部分，鲜用或晒干。

【性味】味甘、苦，性微寒。

【功能主治】清热利湿，祛风明目，通乳。用于热淋，血淋，水肿，泄泻，痢疾，疔肿，疮疖，目赤肿痛，眼生云翳，夜盲症，关节疼痛，产妇乳少。

【应用举例】（1）治血淋：田皂角、鲜车前草各 30 克，水煎服。（《浙江药用植物志》）

（2）治疮疖：合萌 30 克，紫薇 30 克，水煎，加糖服。（《湖南药物志》）

180. 合欢 *Albizia julibrissin* Durazz.

【别名】黄昏、合昏、夜合、绒花树、交枝树、宜男、蓉花树、马缨花。

【植物形态】落叶乔木，高可达 16 米，树冠开展；小枝有棱角，嫩枝、花序和叶轴被茸毛或短柔毛。托叶线状披针形，较小叶小，早落。二回羽状复叶，总叶柄近基部及最顶一对羽片着生处各有 1 枚腺体；羽片 4 ～ 12 对，栽培的有时达 20 对；小叶 10 ～ 30 对，线形至长圆形，长 6 ～ 12 毫米，宽 1 ～ 4 毫米，向上偏斜，先端有小尖头，有缘毛，有时在下面或仅中脉上有短柔毛；中脉紧靠上边缘。头状花序于枝顶排成圆锥花序；花粉红色；花萼管状，长 3 毫米；花冠长 8 毫米，裂片三角形，长 1.5 毫米，花萼、花冠外均被短柔毛；花丝长 2.5 厘米。荚果带状，长 9 ～ 15 厘米，宽 1.5 ～ 2.5 厘米，嫩荚有柔毛，老荚无毛。花期 6—7 月，果期 8—10 月。

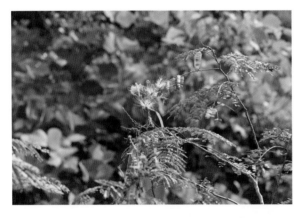 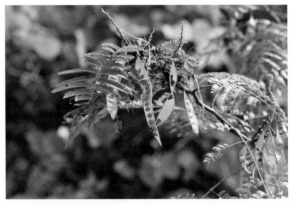

【生境与分布】生于山坡或栽培。产于我国东北至华南及西南部各省区。本市发现于杨林市镇、新江口镇。

【药材名】合欢皮，合欢花。（《中华人民共和国药典》）

【来源】为豆科植物合欢的树皮、花序或花蕾。

【采收加工】合欢皮：夏、秋季剥皮，切段，晒干或炕干。

合欢花：夏季花初开时择晴天采收，除去枝叶，及时晒干。

【性味】合欢皮：味甘，性平。合欢花：味甘，性平。

【功能主治】合欢皮：解郁安神，活血消肿。用于心神不安，忧郁失眠，肺痈，疮肿，跌扑伤痛。

合欢花：解郁安神。用于心神不安，忧郁失眠。

【应用举例】（1）合欢皮：①治心烦失眠：合欢皮 9 克，夜交藤 15 克，水煎服。（《浙江药用植物志》）

②治跌扑伤损筋骨：夜合树（去粗皮，取白皮，锉碎，炒令微黑色）四两，芥菜子（炒）一两。上为细末，

酒调，临夜服。粗滓罨疮上，扎缚之。此药专接骨。（《百一选方》）

（2）合欢花：①治神烦不宁，抑郁失眠：合欢花、柏子仁各9克，白芍6克，龙齿15克，琥珀粉3克（分2次冲服），煎服。（《安徽中草药》）

②治湿浊中阻，食欲不振：合欢花、扁豆花、厚朴花各6克，煎服。（《安徽中草药》）

181. 山槐 *Albizia kalkora*（Roxb.）Prain

【别名】山合欢、白夜合、马缨花。

【植物形态】落叶小乔木或灌木，通常高3～8米；枝条暗褐色，被短柔毛，有显著皮孔。二回羽状复叶；羽片2～4对；小叶5～14对，长圆形或长圆状卵形，长1.8～4.5厘米，宽7～20毫米，先端圆钝而有细尖头，基部不等侧，两面均被短柔毛，中脉稍偏于上侧。头状花序2～7枚生于叶腋，或于枝顶排成圆锥花序；花初白色，后变黄色，具明显的小花梗；花萼管状，长2～3毫米，5齿裂；花冠长6～8毫米，中部以下连合成管状，裂片披针形，花萼、花冠均密被长柔毛；雄蕊长2.5～3.5厘米，基部连合成管状。荚果带状，长7～17厘米，宽1.5～3厘米，深棕色，嫩荚密被短柔毛，老时无毛；种子4～12颗，倒卵形。花期5—6月，果期8—10月。

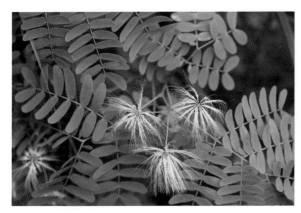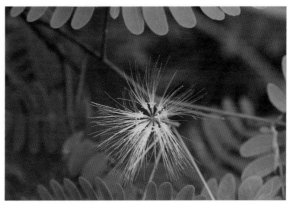

【生境与分布】生于山坡灌丛、疏林中。产于我国华北、西北、华东、华南至西南部各省区。本市发现于斯家场镇。

【药材名】山合欢皮，山合欢花。（《中华本草》地方用药）

【来源】为豆科植物山槐的树皮、花。

【采收加工】山合欢皮：夏至前后剥取，晒干。山合欢花：5—6月采摘，晒干。

【功能主治】山合欢皮：解郁安神，活血消肿。用于心神不安，忧郁失眠，肺痈，疮肿，跌扑伤痛。山合欢花：解郁安眠。用于心神不安，忧郁失眠。

182. 两型豆 *Amphicarpaea edgeworthii* Benth.

【别名】阴阳豆、山巴豆、野毛扁豆、山毛豆。

【植物形态】一年生缠绕草本。茎纤细，长0.3～1.3米，被淡褐色柔毛。叶具羽状3小叶；托叶小，披针形或卵状披针形，长3～4毫米，具明显线纹；叶柄长2～5.5厘米；小叶薄纸质或近膜质，顶生小叶菱状卵形或扁卵形，长 2.5～5.5 厘米，宽 2～5 厘米，稀更大或更宽，先端钝或有时短尖，常具细尖头，基部圆形、宽楔形或近截平，上面绿色，下面淡绿色，两面常被贴伏的柔毛，基出脉 3，纤细，小叶柄短，小托叶极小，常早落，侧生小叶稍小，常偏斜。花二型：生在茎上部的为正常花，排成腋生的短总状花序，有花 2～7 朵，各部被淡褐色长柔毛；苞片近膜质，卵形至椭圆形，长 3～5 毫米，具线纹多条，腋内通常具花 1 朵；花梗纤细，长 1～2 毫米；花萼管状，5 裂，裂片不等；花冠淡紫色或白色，长 1～1.7 厘米，各瓣近等长，旗瓣倒卵形，具瓣柄，两侧具内弯的耳，翼瓣长圆形亦具瓣柄和耳，龙骨瓣与翼瓣近似，先端钝，具长瓣柄；雄蕊二体，子房被毛。另生于下部为闭锁花，无花瓣，柱头弯至与花药接触，子房伸入地下结实。荚果二型：生于茎上部的完全花结的荚果为长圆形或倒卵状长圆形，长 2～3.5 厘米，宽约 6 毫米，扁平，微弯，被淡褐色柔毛，以背、腹缝线上的毛较密；种子 2～3 颗，肾状圆形，黑褐色，种脐小；由闭锁花伸入地下结的荚果呈椭圆形或近球形，不开裂，内含 1 粒种子。花果期 8—11 月。

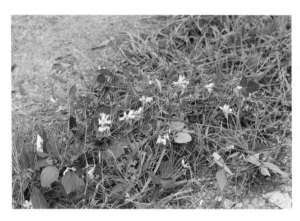 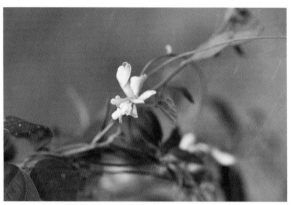

【生境与分布】常生于海拔 300～1800 米的山坡路旁及旷野草地上。产于东北、华北至陕西、甘肃及江南各省。本市发现于刘家场镇。

【药材名】两型豆。（《湖北利川药用植物志》）

【来源】为豆科植物两型豆的全草。

【采收加工】夏季采收，洗净，鲜用或晒干。

【性味】味甘，性温。

【功能主治】健脾消食，除湿止泻。用于脾胃虚弱，食欲不振，水肿，腹泻等。

183. 落花生 *Arachis hypogaea* L.

【别名】花生、地豆、落花参、及地果、番豆、长生果。

【植物形态】一年生草本。根部有丰富的根瘤；茎直立或匍匐，长 30～80 厘米，茎和分枝均有棱，被黄色长柔毛，后变无毛。叶通常具小叶 2 对；托叶长 2～4 厘米，具纵脉纹，被毛；叶柄基部抱茎，长 5～10 厘米，被毛；小叶纸质，卵状长圆形至倒卵形，长 2～4 厘米，宽 0.5～2 厘米，先端钝圆形，有时微凹，具小刺尖头，基部近圆形，全缘，两面被毛，边缘具毛；侧脉每边约 10 条；叶脉边缘互相联结成网状；小叶柄长 2～5 毫米，被黄棕色长毛；花长约 8 毫米；苞片 2，披针形；小苞片披针形，长约 5 毫米，具纵脉纹，被柔毛；萼管细，长 4～6 毫米；花冠黄色或金黄色，旗瓣直径 1.7 厘米，开展，先端凹入；翼瓣与龙骨瓣分离，翼瓣长圆形或斜卵形，细长；龙骨瓣长卵圆形，内弯，先端渐狭成喙状，较翼瓣短；花柱延伸于萼管咽部之外，柱头顶生，小，疏被柔毛。荚果长 2 ～ 5 厘米，宽 1 ～ 1.3 厘米，膨胀，荚厚，种子横径 0.5 ～ 1 厘米。花果期 6—8 月。

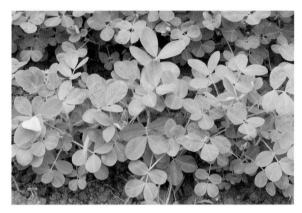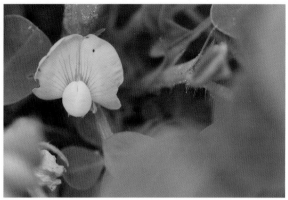

【生境与分布】全国各地均有栽培。本市有栽培。

【药材名】落花生（《滇南本草图说》）、花生衣（《全国中草药汇编》）。

【来源】为豆科植物落花生的成熟种子或种皮。

【采收加工】秋末挖出果实，剥去果壳，取种子或收集红色种皮，晒干。

【性味】落花生：味甘，性平。花生衣：味甘、微苦、涩，性平。

【功能主治】落花生：健脾养胃，润肺化痰。用于脾虚不运，反胃不舒，乳妇奶少，脚气，肺燥咳嗽，大便燥结。

花生衣：凉血止血，散瘀。用于血友病，血小板减少性紫癜，手术后出血，咯血，便血，衄血，子宫出血。

【应用举例】（1）落花生：①治久咳，秋燥，小儿百日咳：花生（去嘴尖），文火煎汤调服。（《杏林医学》）

②治脚气：生花生肉（带衣用）100 克，赤小豆 100 克，红皮枣 100 克。煮汤，1 日数回饮用。（《现代实用中药》）

（2）花生衣：治血小板减少性紫癜，花生衣 60 克，冰糖适量，水炖服。（《福建药物志》）

184. 紫云英 *Astragalus sinicus* L.

【别名】米布袋、滚龙珠、灯笼花、红花郎、翘摇、草籽、斑鸠花、螃蟹花。

【植物形态】二年生草本，多分枝，匍匐，高 10 ～ 30 厘米，被白色疏柔毛。奇数羽状复叶，具 7 ～ 13 片小叶，长 5 ～ 15 厘米；叶柄较叶轴短；托叶离生，卵形，长 3 ～ 6 毫米，先端尖，基部多少合生，具缘毛；小叶倒卵形或椭圆形，长 10 ～ 15 毫米，宽 4 ～ 10 毫米，先端钝圆或微凹，基部宽楔形，上面近无毛，下面散生白色柔毛，具短柄。总状花序生 5 ～ 10 花，呈伞形；总花梗腋生，较叶长；苞片三角状卵形，长约 0.5 毫米；花梗短；花萼钟状，长约 4 毫米，被白色柔毛，萼齿披针形，长约为萼筒的 1/2；花冠紫红色或橙黄色，旗瓣倒卵形，长 10 ～ 11 毫米，先端微凹，基部渐狭成瓣柄，翼瓣较旗瓣短，长约 8 毫米，瓣片长圆形，基部具短耳，瓣柄长约为瓣片的 1/2，龙骨瓣与旗瓣近等长，瓣片半圆形，瓣柄长约等于瓣片的 1/3；子房无毛或疏被白色短柔毛，具短柄。荚果线状长圆形，稍弯曲，长 12 ～ 20 毫米，宽约 4 毫米，具短喙，黑色，具隆起的网纹；种子肾形，栗褐色，长约 3 毫米。花期 2—6 月，果期 3—7 月。

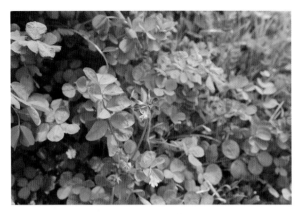 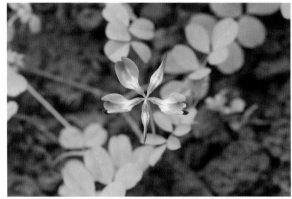

【生境与分布】生于山坡、溪边及潮湿处，现我国各地多栽培。本市广布。

【药材名】红花菜。（《植物名实图考》）

【来源】为豆科植物紫云英的全草。

【采收加工】春、夏季采收，洗净，鲜用或晒干。

【性味】味微甘、辛，性平。

【功能主治】清热解毒，祛风明目，凉血止血。用于咽喉痛，风痰咳嗽，目赤肿痛，疔疮，带状疱疹，疥癣，痔疮，齿衄，外伤出血，月经不调，带下，血小板减少性紫癜。

【应用举例】（1）治痔疮：翘摇适量，捣汁，外痔敷；内痔用 30 克，水煎服。（《贵州民间药物》）

（2）治外伤出血：紫云英叶捣烂敷。（《草药手册》）

（3）治血小板减少性紫癜：紫云英鲜幼苗 60 ～ 125 克，油、盐炒服。（《福建药物志》）

185. 鞍叶羊蹄甲 *Bauhinia brachycarpa* Wall. ex Benth.

【别名】马鞍叶羊蹄甲、夜关门、大金刀、柴米子、羊蹄藤、马鞍叶、夜合叶。

【植物形态】直立或攀援小灌木；小枝纤细，具棱，被微柔毛，很快变秃净。叶纸质或膜质，近圆形，通常宽度大于长度，长 3 ～ 6 厘米，宽 4 ～ 7 厘米，基部近截形、阔圆形或有时浅心形，先端 2 裂达中部，罅口狭，裂片先端圆钝，上面无毛，下面略被稀疏的微柔毛，多少具松脂质丁字毛；基出脉 7 ～ 9（11）条；托叶丝状早落；叶柄纤细，长 6 ～ 16 毫米，具沟，略被微柔毛。伞房式总状花序侧生，连总花梗长 1.5 ～ 3 厘米，有密集的花 10 余朵；总花梗短，与花梗同被短柔毛；苞片线形，锥尖，早落；花蕾椭圆形，多少被柔毛；花托陀螺形；萼佛焰状，裂片 2；花瓣白色，倒披针形，连瓣柄长 7 ～ 8 毫米，具羽状脉；能育雄蕊通常 10 枚，其中 5 枚较长，花丝长 5 ～ 6 毫米，无毛；子房被茸毛，具短的子房柄，柱头盾状。荚果长圆形，扁平，长 5 ～ 7.5 厘米，宽 9 ～ 12 毫米，两端渐狭，中部两荚缝近平行，先端具短喙，成熟时开裂，果瓣革质，初时被短柔毛，渐变无毛，平滑，开裂后扭曲；种子 2 ～ 4 颗，卵形，略扁平，褐色，有光泽。花期 5—7 月，果期 8—10 月。

【生境与分布】生于海拔 400 ～ 2800 米的山地草坡和河溪旁灌丛中。产于四川、云南、甘肃、湖北。本市发现于卸甲坪乡。

【药材名】鞍叶羊蹄甲。（《广西中药志》）

【来源】为豆科植物鞍叶羊蹄甲的枝叶或根。

【采收加工】夏、秋季采收枝叶，秋季挖取根，除去杂质，切段或片，鲜用或晒干。

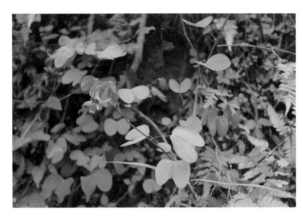
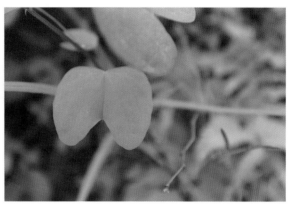

【性味】味苦、涩，性平。

【功能主治】祛湿通络，收敛解毒。用于风湿痹痛，睾丸肿痛，久咳盗汗，遗精，尿频，腹泻，心悸失眠，瘰疬，湿疹，疥癣，烫伤，痈肿疮毒。

【应用举例】（1）治筋骨疼痛：夜合叶根 15～30 克，泡酒服。（《贵州草药》）

（2）治盗汗，遗精，夜尿多：夜合叶根 30 克，菌子串、仙茅根、金樱子各 15 克，炖肉吃。（《贵州草药》）

186. 云实 *Caesalpinia decapetala*（Roth）Alston

【别名】药王子、草云母、云英、虎刺尖、斗米虫树、山油皂、铁场豆、马豆、水皂角。

【植物形态】藤本；树皮暗红色；枝、叶轴和花序均被柔毛和钩刺。二回羽状复叶长 20～30 厘米；羽片 3～10 对，对生，具柄，基部有刺 1 对；小叶 8～12 对，膜质，长圆形，长 10～25 毫米，宽 6～12 毫米，两端近圆钝，两面均被短柔毛，老时渐无毛；托叶小，斜卵形，先端渐尖，早落。总状花序顶生，直立，长 15～30 厘米，具多花；总花梗多刺；花梗长 3～4 厘米，被毛，在花萼下具关节，故花易脱落；萼片 5，长圆形，被短柔毛；花瓣黄色，膜质，圆形或倒卵形，长 10～12 毫米，盛开时反卷，基部具短柄；雄蕊与花瓣近等长，花丝基部扁平，下部被绵毛；子房无毛。荚果长圆状舌形，长 6～12 厘米，宽 2.5～3 厘米，脆革质，栗褐色，无毛，有光泽，沿腹缝线膨胀成狭翅，成熟时沿腹缝线开裂，先端具尖喙；种子 6～9 颗，椭圆状，长约 11 毫米，宽约 6 毫米，种皮棕色。花果期 4—10 月。

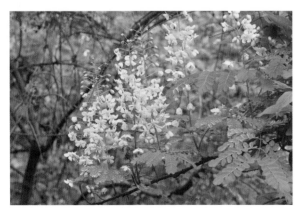
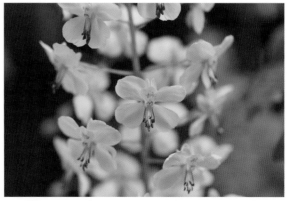

【生境与分布】生于山坡灌丛中及平原、丘陵、河旁等地。产于广东、广西、云南、四川、贵州、湖南、湖北、江西、福建、浙江、江苏、安徽、河南、河北、陕西、甘肃等地。本市发现于刘家场镇。

【药材名】云实。（《神农本草经》）

【来源】为豆科植物云实的种子。

【采收加工】秋季果实成熟时采收，剥取种子，晒干。

【性味】味辛，性温。

【功能主治】解毒除湿，止咳化痰，杀虫。用于痢疾，疟疾，慢性气管炎，小儿疳积，虫积。

【应用举例】（1）治赤白痢不瘥，羸困：云实二合，附子一两（炮裂，去皮、脐），龙骨一两（末），女萎一两（半）。上件药，捣罗为末，煮枣肉和丸如梧桐子大。每服，不计时候，以粥饮下十丸。（《太平圣惠方》云实丸）

（2）治慢性气管炎：云实子30克，水煎，每日2次分服。或研成粗粉，水煎3汁，浓缩成稠膏状，加入适量赋形剂，制成冲剂，连服10～20日。（《浙江药用植物志》）

187. 杭子梢 *Campylotropis macrocarpa*（Bunge）Rehd.

【别名】假花生、马料梢、细叶马料梢、万年梢、木本见肿消。

【植物形态】灌木，高1～2（3）米。小枝贴生或近贴生短柔毛或长柔毛，嫩枝毛密，少有具茸毛，老枝常无毛。羽状复叶具3小叶；托叶狭三角形、披针形或披针状钻形，长（2）3～6毫米；叶柄长（1）1.5～3.5厘米，稍密生短柔毛或长柔毛，少为毛少或无毛，枝上部（或中部）的叶柄常较短，有时长不及1厘米；小叶椭圆形或宽椭圆形，有时过渡为长圆形，长（2）3～7厘米，宽1.5～3.5（4）厘米，先端圆形、钝或微凹，具小突尖，基部圆形，稀近楔形，上面通常无毛，脉明显，下面通常贴生或近贴生短柔毛或长柔毛，疏生至密生，中脉明显隆起，毛较密。总状花序单一（稀二）腋生并顶生，花序连总花梗长4～10厘米或有时更长，总花梗长1～4（5）厘米，花序轴密生开展的短柔毛或微柔毛总花梗常斜生或贴生短柔毛，稀为具茸毛；苞片卵状披针形，长1.5～3毫米，早落或花后逐渐脱落，小苞片近线形或披针形，长1～1.5毫米，早落；花梗长（4）6～12毫米，具开展的微柔毛或短柔毛，极稀贴生毛；花萼钟形，长3～4（5）毫米，稍浅裂或近中裂，稀稍深裂或深裂，通常贴生短柔毛，萼裂片狭三角形或三角形，渐尖，下方萼裂片较狭长，上方萼裂片几乎全部合生或少有分离；花冠紫红色或近粉红色，长10～12（13）毫米，稀为长不及10毫米，旗瓣椭圆形、倒卵形或近长圆形等，近基部狭窄，瓣柄长0.9～1.6毫米，翼瓣微短于旗瓣或等长，龙骨瓣呈直角或微钝角内弯，瓣片上部通常比瓣片下部（连瓣柄）短1～3（3.5）毫米。荚果长圆形、近长圆形或椭圆形，长（9）10～14（16）毫米，宽（3.5）4.5～5.5（6）毫米，先端具短喙尖，

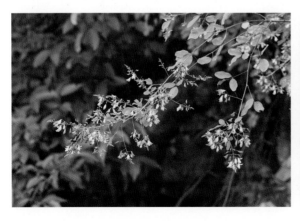
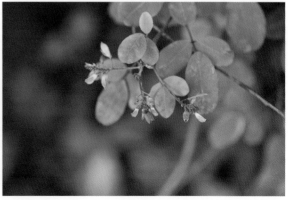

果颈长 1 ～ 1.4（1.8）毫米，稀短于 1 毫米，无毛，具网脉，边缘生纤毛。花果期（5）6—10 月。

【生境与分布】生于山坡、灌丛、林缘、山谷沟边及林中。产于河北、山西、陕西、甘肃、山东、江苏、安徽、浙江、江西、福建、河南、湖北、湖南、广西、四川、贵州、云南、西藏等地。本市发现于刘家场镇。

【药材名】壮筋草。（《陕西中草药》）

【来源】为豆科植物杭子梢的根或枝叶。

【采收加工】夏、秋季采挖根部或采收枝叶，洗净，切片或切段，晒干。

【性味】味苦、微辛，性平。

【功能主治】疏风解表，活血通络。用于风寒感冒，痧证，肾炎水肿，肢体麻木，半身不遂。

【应用举例】（1）治风寒感冒，头晕，发热，无汗：杭子梢叶或根 30 克，白茅根 12 ～ 15 克，紫苏 30 克，老姜 3 克（煨熟去皮）。水煎，早、晚饭前各服 1 次，盖被发汗，避风。（《河南中草药手册》）

（2）治肾炎：杭子梢 1 把，猪瘦肉 250 克。炖熟，吃肉喝汤。（《河南中草药手册》）

188. 刀豆 *Canavalia gladiata*（Jacq.）DC.

【别名】挟剑豆、大刀豆、刀豆子、刀鞘豆、刀巴豆、马刀豆。

【植物形态】缠绕草本，长达数米，无毛或稍被毛。羽状复叶具 3 小叶，小叶卵形，长 8 ～ 15 厘米，宽（4）8 ～ 12 厘米，先端渐尖或具急尖的尖头，基部宽楔形，两面薄被微柔毛或近无毛，侧生小叶偏斜；叶柄常较小叶片短；小叶柄长约 7 毫米，被毛。总状花序具长总花梗，有花数朵生于总轴中部以上；花梗极短，生于花序轴隆起的节上；小苞片卵形，长约 1 毫米，早落；花萼长 15 ～ 16 毫米，稍被毛，上唇约为萼管长的 1/3，具 2 枚阔而圆的裂齿，下唇 3 裂，齿小，长 2 ～ 3

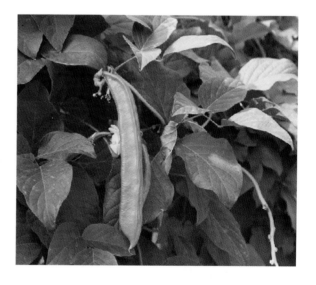

毫米，急尖；花冠白色或粉红色，长 3 ～ 3.5 厘米，旗瓣宽椭圆形，顶端凹入，基部具不明显的耳及阔瓣柄，翼瓣和龙骨瓣均弯曲，具向下的耳；子房线形，被毛。荚果带状，略弯曲，长 20 ～ 35 厘米，宽 4 ～ 6 厘米，离缝线约 5 毫米处有棱；种子椭圆形或长椭圆形，长约 3.5 厘米，宽约 2 厘米，厚约 1.5 厘米，种皮红色或褐色，种脐约为种子周长的 3/4。花期 7—9 月，果期 10 月。

【生境与分布】热带、亚热带及非洲地区广布。我国长江以南各省区有栽培。本市多栽培。

【药材名】刀豆。（《中华人民共和国药典》）

【来源】为豆科植物刀豆的成熟种子。

【采收加工】秋季采收成熟果实，剥取种子，晒干。

【性味】味甘，性温。

【功能主治】温中，下气，止呃。用于虚寒呃逆，呕吐。

【应用举例】（1）治气滞呃逆，胸闷不舒：刀豆（取老而绽者，切，炒，研用），每服二三钱，开水下。（《医级》刀豆散）

（2）治鼻窦炎：老刀豆焙干研末，每次6克，早晚各一次，黄酒冲服。（《安徽中草药》）

189. 决明 *Cassia tora* L.

【别名】草决明、假花生、羊角豆、还瞳子、野青豆、马蹄决明、钝叶决明、假绿豆。

【植物形态】直立、粗壮、一年生亚灌木状草本，高1～2米。叶长4～8厘米；叶柄上无腺体；叶轴上每对小叶间有棒状的腺体1枚；小叶3对，膜质，倒卵形或倒卵状长椭圆形，长2～6厘米，宽1.5～2.5厘米，顶端圆钝而有小尖头，基部渐狭，偏斜，上面被稀疏柔毛，下面被柔毛；小叶柄长1.5～2毫米；托叶线状，被柔毛，早落。花腋生，通常2朵聚生；总花梗长6～10毫米；花梗长1～1.5厘米，丝状；萼片稍不等大，卵形或卵状长圆形，膜质，外面被柔毛，长约8毫米；花瓣黄色，下面2片略长，长12～15毫米，宽5～7毫米；能育雄蕊7枚，花药四方形，顶孔开裂，长约4毫米，花丝短于花药；子房无柄，被白色柔毛。荚果纤细，近四棱形，两端渐尖，长达15厘米，宽3～4毫米，膜质；种子约25颗，菱形，光亮。花果期8—11月。

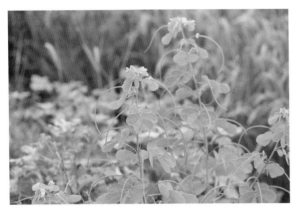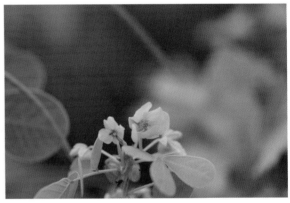

【生境与分布】生于山坡、旷野及河滩沙地上。我国长江以南各省区普遍分布。本市发现于斯家场镇、涴水镇。

【药材名】决明子。（《中华人民共和国药典》）

【来源】为豆科植物决明的成熟种子。

【采收加工】秋末果实成熟，荚果变黄褐色时采割植株，晒干，打下种子，除去杂质。

【性味】味苦、甘、咸，性微寒。

【功能主治】清热明目，润肠通便。用于目赤涩痛，羞明多泪，头痛眩晕，目暗不明，大便秘结。

【应用举例】（1）治失明，目中无他病，无所见，如绢中视：马蹄决明二升捣筛，以粥饮服方寸匕。忌鱼、蒜、猪肉、辛菜。（《僧深方》决明散）

（2）治视物不清：草决明（炒）二钱，白蒺藜（炒，去刺）四钱，防风二钱，为细末。用猪肝一块，竹刀薄剖，入末药在内，饭上蒸熟，去药食之。（《冯氏锦囊》还明散）

（3）治习惯性便秘：决明子18克，郁李仁18克，沸水冲泡代茶。（《安徽中草药》）

190. 湖北紫荆 *Cercis glabra* Pamp.

【别名】马藤、笋筐树、乌桑树、云南紫荆、石癣。

【植物形态】乔木，高 6～16 米，胸径达 30 厘米；树皮和小枝灰黑色。叶较大，厚纸质或近革质，心形或三角状圆形，长 5～12 厘米，宽 4.5～11.5 厘米，先端钝或急尖，基部浅心形至深心形，幼叶常呈紫红色，成长后绿色，上面光亮，下面无毛或基部脉腋间常有簇生柔毛；基脉（5）7 条；叶柄长 2～4.5 厘米。总状花序短，总轴长 0.5～1 厘米，有花数朵至十余朵；花淡紫红色或粉红色，先于叶或与叶同时开放，稍大，长 1.3～1.5 厘米，花梗细长，长 1～2.3 厘米。荚果狭长圆形，紫红色，长 9～14 厘米，少数短于 9 厘米，宽 1.2～1.5 厘米，翅宽约 2 毫米，先端渐尖，基部圆钝，二缝线不等长，背缝稍长，向外弯拱，少数基部渐尖而缝线等长；果颈长 2～3 毫米；种子 1～8 颗，近圆形，扁，长 6～7 毫米，宽 5～6 毫米。花期 3—4 月，果期 9—11 月。

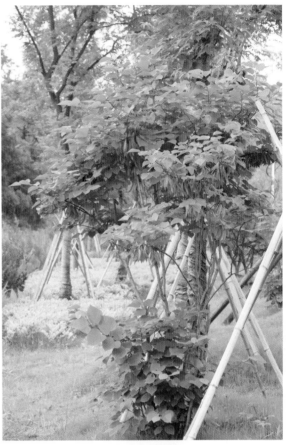

【生境与分布】产于湖北西部至西北部，河南西南部，陕西西南部至东南部，四川东北部至东南部，云南，贵州，广西北部，广东北部，湖南，浙江，安徽等地。本市有栽培。

【药材名】紫荆皮。（《开宝本草》）

【来源】为豆科植物湖北紫荆的树皮或叶、花。

【采收加工】树皮：7—8 月采收，晒干。叶、花：夏季采收，阴干。

【性味】树皮：味苦，性凉。花、叶：味苦，性平。

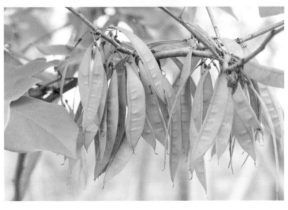

【功能主治】树皮：活血通经，消肿止痛，解毒。叶：用于背痈初起。花：通小肠，清热凉血，祛风解毒。

191. 黄檀 *Dalbergia hupeana* Hance

【别名】白檀、水檀、望水檀、檀树、檀木。

【植物形态】乔木，高 10～20 米；树皮暗灰色，呈薄片状剥落。幼枝淡绿色，无毛。羽状复叶长

15～25厘米；小叶3～5对，近革质，椭圆形至长圆状椭圆形，长3.5～6厘米，宽2.5～4厘米，先端钝或稍凹入，基部圆形或阔楔形，两面无毛，细脉隆起，上面有光泽。圆锥花序顶生或生于最上部的叶腋间，连总花梗长15～20厘米，直径10～20厘米，疏被锈色短柔毛；花密集，长6～7毫米；花梗长约5毫米，与花萼同疏被锈色柔毛；基生和副萼状小苞片卵形，被柔毛，脱落；花萼钟状，长2～3毫米，萼齿5，上方2枚阔圆形，近合生，侧方的卵形，最下一枚披针形，长为其余4枚之倍；花冠白色或淡紫色，长于花萼，各瓣均具柄，旗瓣圆形，先端微缺，翼瓣倒卵形，龙骨瓣关月形，与翼瓣内侧均具耳；雄蕊10，成（5+5）的二体；子房具短柄，除基部与子房柄外，无毛，胚珠2～3粒，花柱纤细，柱头小，头状。荚果长圆形或阔舌状，长4～7厘米，宽13～15毫米，顶端急尖，基部渐狭成果颈，果瓣薄革质，对种子部分有网纹，有1～2（3）粒种子；种子肾形，长7～14毫米，宽5～9毫米。花期5—7月。

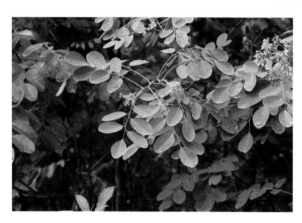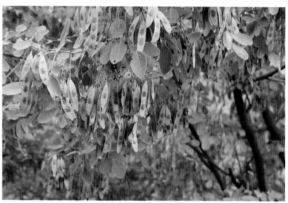

【生境与分布】生于山地林中或灌丛中。产于山东、江苏、安徽、浙江、江西、福建、湖北、湖南、广东、广西、四川、贵州、云南。本市广布。

【药材名】檀根。（《本草拾遗》）

【来源】为豆科植物黄檀的根或根皮。

【采收加工】夏、秋季采挖，洗净，切碎晒干。

【性味】味辛、苦，性平。有小毒。

【功能主治】清热解毒，止血消肿。用于疮疖疔毒，毒蛇咬伤，细菌性痢疾，跌打损伤。

【应用举例】（1）治疮疖：黄檀根皮研末，调敷患处。（《福建药物志》）

　　（2）治细菌性痢疾：黄檀根30～90克，水煎服。（《浙江药用植物志》）

192. 小槐花 *Desmodium caudatum*（Thunb.）DC.

【别名】山扁豆、草鞋板、山蚂蟥、青酒缸、拿身草、粘人麻。

【植物形态】直立灌木或亚灌木，高1～2米。树皮灰褐色，分枝多，上部分枝略被柔毛。叶为羽状三出复叶，小叶3；托叶披针状线形，长5～10毫米，基部宽约1毫米，具条纹，宿存，叶柄长1.5～4厘米，扁平，较厚，上面具深沟，多少被柔毛，两侧具极窄的翅；小叶近革质或纸质，顶生小叶披针形或长圆形，长5～9厘米，宽1.5～2.5厘米，侧生小叶较小，先端渐尖、急尖或短渐尖，基部楔形，全缘，上面绿色，有光泽，疏被极短柔毛，老时渐变无毛，下面疏被贴伏短柔毛，中脉上毛较密，侧脉每边10～12条，不达叶缘；小托叶丝状，长2～5毫米；小叶柄长达14毫米，总状花序顶生或腋生，长5～30厘米，花序轴密被柔毛并混生小钩状毛，每节生 2 花；苞片钻形，长约 3 毫米；花梗长 3～4 毫米，密被贴伏柔毛；花萼窄钟形，长 3.5～4 毫米，被贴伏柔毛和钩状毛，裂片披针形，上部裂片先端微 2 裂；花冠绿白色或黄白色，长约 5 毫米，具明显脉纹，旗瓣椭圆形，瓣柄极短，翼瓣狭长圆形，具瓣柄，龙骨瓣长圆形，具瓣柄；雄蕊二体；雌蕊长约 7 毫米，子房在缝线上密被贴伏柔毛。荚果线形，扁平，长 5～7 厘米，稍弯曲，被伸展的钩状毛，腹背缝线浅缢缩，有荚节 4～8，荚节长椭圆形，长 9～12 毫米，宽约 3 毫米。花期 7—9 月，果期 9—11 月。

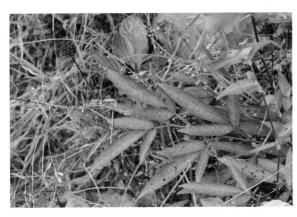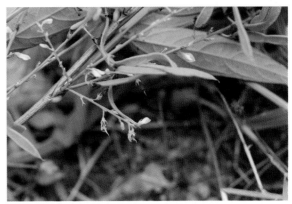

【生境与分布】生于山坡、路旁草地、沟边、林缘或林下。产于长江以南各省。本市广布。

【药材名】清酒缸。（《草木便方》）

【来源】为豆科植物小槐花的全草或根。

【采收加工】9—10 月采收全草或根，切段，晒干。

【性味】全草：味苦，性凉。根：味微苦，性温。

【功能主治】全草：清热利湿，消积散瘀。用于劳伤咳嗽，吐血，水肿，小儿疳积，痈疮溃疡，跌打损伤。

根：祛风利湿，化瘀拔毒。用于风湿痹痛，痢疾，黄疸，痈疽，瘰疬，跌打损伤。

【应用举例】（1）治小儿疳积：小槐花全草 10 克，水煎服。（《湖南药物志》）

（2）治急性肾炎：小槐花叶 9～15 克，水煎服。或配白茅根、大蓟各 15 克，水煎服。（《福建药物志》）

（3）治风湿关节痛：小槐花根、桑树根各 30 克，酒、水各半炖服。（《福建药物志》）

193. 扁豆 *Dolichos lablab* L.

【别名】藊豆、蛾眉豆、小刀豆、藤豆、南扁豆、羊眼豆、茶豆、膨皮豆。

【植物形态】多年生、缠绕藤本。全株几无毛，茎长可达 6 米，常呈淡紫色。羽状复叶具 3 小叶；托叶基着，披针形；小托叶线形，长 3～4 毫米；小叶宽三角状卵形，长 6～10 厘米，宽约与长相等，侧生小叶两边不等大，偏斜，先端急尖或渐尖，基部近截平。总状花序直立，长 15～25 厘米，花序轴粗壮，总花梗长 8～14 厘米；小苞片 2，近圆形，长 3 毫米，脱落；花 2 至多朵簇生于每一节上；花萼钟状，长约 6 毫米，上方 2 裂齿几完全合生，下方的 3 枚近相等；花冠白色或紫色，旗瓣圆形，基部两侧具 2 枚长而直立的小附属体，附属体下有 2 耳，翼瓣宽倒卵形，具截平的耳，龙骨瓣呈直角弯曲，基部渐狭成瓣柄；子房线形，无毛，花柱比子房长，弯曲不逾 90°，一侧扁平，近顶部内缘被毛。荚果长圆状镰形，长 5～7 厘米，近顶端最阔，宽 1.4～1.8 厘米，扁平，直或稍向背弯曲，顶端有弯曲的尖喙，基部渐狭；种子 3～5 颗，扁平，长椭圆形，在白花品种中为白色，在紫花品种中为紫黑色，种脐线形，长约占种子周长的 2/5。花期 4—12 月。

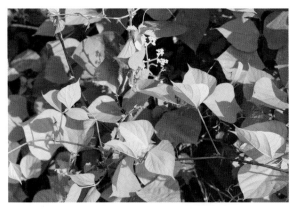
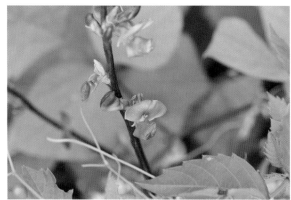

【生境与分布】全国各地均有栽培。本市广泛栽培。

【药材名】扁豆花。（《本草图经》）

【来源】为豆科植物扁豆的花。

【采收加工】7—8 月采收未完全开放的花，晒干或阴干。

【性味】味甘，性平。

【功能主治】解暑化湿，和中健脾。用于夏伤暑湿，发热，泄泻，痢疾，赤白带下，跌打损伤。

【应用举例】（1）治暑温，发汗后，暑证悉减，但头微胀，目不了了，余邪不解者：鲜荷叶边二钱，鲜银花二钱，西瓜翠衣二钱，鲜扁豆花一枝，丝瓜皮二钱，鲜竹叶心二钱。水二杯，煮取一杯，每日二服。凡暑伤肺经气分之轻证皆可用之。（《温病条辨》清络饮）

（2）解食物中毒：扁豆鲜花或叶，捣绞汁，多量灌服。（《本草钩沉》）

194. 千斤拔 *Flemingia prostrata* C. Y. Wu

【别名】蔓性千斤拔、金鸡落地、千斤吊、千金坠、吊马桩、老鼠尾、土黄鸡。

【植物形态】直立或披散亚灌木。幼枝三棱柱状，密被灰褐色短柔毛。叶具指状 3 小叶；托叶线状披针形，长 0.6～1 厘米，有纵纹，被毛，先端细尖，宿存；叶柄长 2～2.5 厘米；小叶厚纸质，长椭圆形或卵状披针形，偏斜长 4～7（9）厘米，宽 1.7～3 厘米，先端钝，有时有小突尖，

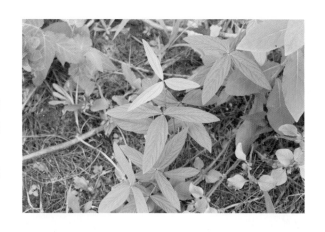

基部圆形，上面被疏短柔毛，背面密被灰褐色柔毛；基出脉 3，侧脉及网脉在上面多少凹陷，下面凸起，侧生小叶略小；小叶柄极短，密被短柔毛。总状花序腋生，通常长 2～2.5 厘米，各部密被灰褐色至灰白色柔毛；苞片狭卵状披针形；花密生，具短梗；萼裂片披针形，远较萼管长，被灰白色长伏毛；花冠紫红色，约与花萼等长，旗瓣长圆形，基部具极短瓣柄，两侧具不明显的耳，翼瓣镰状，基部具瓣柄及一侧具微耳，龙骨瓣椭圆状，略弯，基部具瓣柄，一侧具 1 尖耳；雄蕊二体；子房被毛。荚果椭圆状，长 7～8 毫米，

宽约5毫米，被短柔毛；种子2颗，近圆球形，黑色。花果期夏、秋季。

【生境与分布】生于海拔50～300米的平地旷野或山坡路旁草地上。产于云南、四川、贵州、湖北、湖南、广西、广东、海南、江西、福建和台湾。本市发现于万家乡。

【药材名】千斤拔。（《植物名实图考》）

【来源】为豆科植物千斤拔的根。

【采收加工】秋后采挖，洗净，切段，晒干。

【性味】味甘、微涩，性平。

【功能主治】祛风除湿，强筋壮骨，活血解毒。用于风湿痹痛，腰肌劳损，四肢痿软，跌打损伤，咽喉肿痛。

【应用举例】（1）治风湿性关节炎，腰腿痛：千斤拔30克，半枫荷15克，水煎服。（《香港中草药》）

（2）治肿毒：千斤拔根酒磨，搽患处。（《湖南药物志》）

195. 野大豆 *Glycine soja* Sieb. et Zucc.

【别名】稆豆、野毛扁豆、马豆、料豆、小落豆、山黄豆、马料豆。

【植物形态】一年生缠绕草本，长1～4米。茎、小枝纤细，全体疏被褐色长硬毛。叶具3小叶，长可达14厘米；托叶卵状披针形，急尖，被黄色柔毛。顶生小叶卵圆形或卵状披针形，长3.5～6厘米，宽1.5～2.5厘米，先端锐尖至钝圆，基部近圆形，全缘，两面均被绢状的糙伏毛，侧生小叶斜卵状披针形。总状花序通常短，稀长可达13厘米；花小，长约5毫米；花梗密生黄色长硬毛，苞片披针形；花萼钟状，密生长毛，裂片5，三角状披针形，先端锐尖；花冠淡红紫色或白色，旗瓣近圆形，先端微凹，基部具短瓣柄，翼瓣斜倒卵形，有明显的耳，

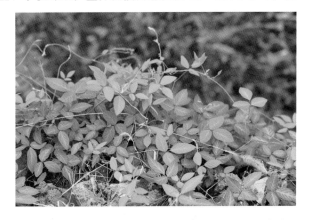

龙骨瓣比旗瓣及翼瓣短小，密被长毛；花柱短而向一侧弯曲。荚果长圆形，稍弯，两侧稍扁，长17～23毫米，宽4～5毫米，密被长硬毛，种子间稍缢缩，干时易裂；种子2～3颗，椭圆形，稍扁，长2.5～4毫米，宽1.8～2.5毫米，褐色至黑色。花期7—8月，果期8—10月。

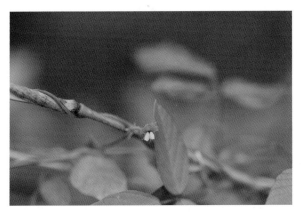

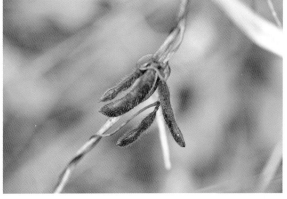

【生境与分布】生于海拔 150 ～ 2650 米潮湿的田边、园边、沟旁、河岸、湖边。除新疆、青海和海南外，遍布全国。本市广布。

【药材名】稆豆（《本草拾遗》）、野料豆（《饮片新参》）。

【来源】为豆科植物野大豆的种子。

【采收加工】秋季果实成熟时，割取全株，晒干，打开果荚，收集种子再晒至足干。

【性味】味甘，性凉。

【功能主治】补益肝肾，祛风解毒。用于肾虚腰痛，风痹，筋骨疼痛，阴虚盗汗，内热消渴，目昏头晕，产后风痉，小儿疳积，痈肿。

【应用举例】（1）治肾虚腰痛，并治阴亏目昏：腰式乌缸豆、马料豆各一两。煮汤入盐少许，五更时，乘热服。忌铁器。（《本草纲目拾遗》引《慈航活人书》）

（2）治妊娠腰痛酸软：马料豆二合，炒焦，熟白酒一碗，煎至七分。空心下。（《本草纲目拾遗》引《产家要览》）

（3）治小儿消化不良，消瘦：野大豆种子 15 克，鸡内金 6 克，水煎服。（《沙漠地区药用植物》）

196. 多花木蓝 *Indigofera amblyantha* Craib

【别名】野蓝枝、马黄消、景栗子。

【植物形态】直立灌木，高 0.8 ～ 2 米；少分枝。茎褐色或淡褐色，圆柱形，幼枝禾秆色，具棱，密被白色平贴丁字毛，后变无毛。羽状复叶长达 18 厘米；叶柄长 2 ～ 5 厘米，叶轴上面具浅槽，与叶柄均被平贴丁字毛；托叶微小，三角状披针形，长约 1.5 毫米；小叶 3 ～ 4（5）对，对生，稀互生，形状、大小变异较大，通常为卵状长圆形、长圆状椭圆形、椭圆形或近圆形，长 1 ～ 3.7（6.5）厘米，宽 1 ～ 2（3）厘米，先端圆钝，具小尖头，基部

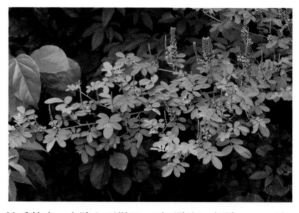

楔形或阔楔形，上面绿色，疏生丁字毛，下面苍白色，被毛较密，中脉上面微凹，下面隆起，侧脉 4 ～ 6 对，上面隐约可见；小叶柄长约 1.5 毫米，被毛；小托叶微小。总状花序腋生，长达 11（15）厘米，近无总花梗；苞片线形，长约 2 毫米，早落；花梗长约 1.5 毫米；花萼长约 3.5 毫米，被白色平贴丁字毛，萼筒长约 1.5 毫米，最下萼齿长约 2 毫米，两侧萼齿长约 1.5 毫米，上方萼齿长约 1 毫米；花冠淡红色，旗瓣倒阔卵形，长 6 ～ 6.5 毫米，先端螺壳状，瓣柄短，外面被毛，翼瓣长约 7 毫米，龙骨瓣较翼瓣短，距长约 1 毫米；花药球形，顶端具小突尖；子房线形，被毛，有胚珠 17 ～ 18 粒。荚棕褐色，线状圆柱形，长 3.5 ～ 6（7）厘米，被短丁字毛，种子间有横隔，内果皮无斑点；种子褐色，长圆形，长约 2.5 毫米。花期 5—7 月，果期 9—11 月。

【生境与分布】生于山坡草地、沟边、路旁、灌丛中及林缘。产于山西、陕西、甘肃、河南、河北、江苏、浙江、广东、湖北、贵州、四川。本市发现于刘家场镇、卸甲坪乡。

【药材名】木蓝山豆根。（《全国中草药名鉴》）

【来源】为豆科植物多花木蓝的根。

【采收加工】秋季采收，鲜用或晒干。

【性味】味苦，性寒。

【功能主治】清热利咽，解毒，通便。用于暑温，热结便秘，咽喉肿痛，肺热咳嗽，黄疸，痔疮，秃疮，蛇、虫、犬咬伤。

【应用举例】（1）治咽喉肿痛：木蓝山豆根 15 克，射干 6 克，甘草 3 克，水煎服。（《浙江药用植物志》）

（2）治痔疮：山豆根 12 克，猪大肠适量。水煮至肉烂，食肉喝汤。（《安徽中草药》）

197. 宜昌木蓝 *Indigofera decora* var. *ichangensis*（Craib）Y. Y. Fang et C. Z. Zheng

【别名】土豆根。

【植物形态】灌木，高 0.4 ～ 2 米。枝无毛；叶互生；奇数羽状复叶，长 15 ～ 22 厘米，小叶对生或下面叶互生，小叶 7 ～ 13 片；叶片卵形、卵圆状披针形、卵圆形，长 2 ～ 7 厘米，宽 1.2 ～ 4.2 厘米，先端急尖，有短针尖，基部楔形或阔楔形，全缘，两面被"丁"字形白色柔毛。总状花序腋生，与叶序几等长；花萼钟形，先端 5 齿裂；蝶形花红色，长 12 毫米；雄蕊 10；子房细长圆形，花柱内弯，柱头小。荚果直，线形，长 6.5 厘米，内有数颗种子；花期 5 月，果期 6—7 月。

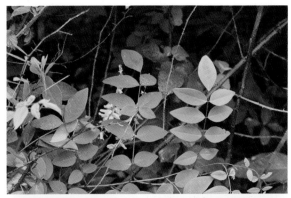

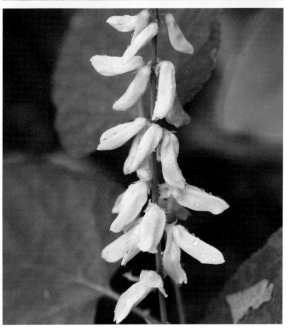

【生境与分布】生于灌丛或杂木林中。产于安徽、浙江、江西、福建、湖北、湖南、广东、广西、贵州。本市发现于斯家场镇。

【药材名】木蓝山豆根。（《全国中草药名鉴》）

【来源】为豆科植物宜昌木蓝的根。

【采收加工】同多花木蓝。

【性味】同多花木蓝。

【功能主治】同多花木蓝。

【应用举例】同多花木蓝。

198. 鸡眼草 *Kummerowia striata*（Thunb.）Schindl.

【别名】掐不齐、人字草、细花草、铺地龙、蚂蚁草、红骨丹、公母草。

【植物形态】一年生草本，披散或平卧，多分枝，高（5）10 ～ 45 厘米，茎和枝上被倒生的白色细毛。叶为三出羽状复叶；托叶大，膜质，卵状长圆形，比叶柄长，长 3 ～ 4 毫米，具条纹，有缘毛；叶柄极短；

小叶纸质，倒卵形、长倒卵形或长圆形，较小，长6～22毫米，宽3～8毫米，先端圆形，稀微缺，基部近圆形或宽楔形，全缘；两面沿中脉及边缘有白色粗毛，但上面毛较稀少，侧脉多而密。花小，单生或2～3朵簇生于叶腋；花梗下端具2枚大小不等的苞片，萼基部具4枚小苞片，其中1枚极小，位于花梗关节处，小苞片常具5～7条纵脉；花萼钟状，带紫色，5裂，裂片宽卵形，具网状脉，外面及边缘具白毛；花冠粉红色或紫色，长5～6毫米，较萼约长1倍，旗瓣椭圆形，下部渐狭成瓣柄，具耳，龙骨瓣比旗瓣稍长或近等长，翼瓣比龙骨瓣稍短。荚果圆形或倒卵形，稍侧扁，长3.5～5毫米，较萼稍长或长达1倍，先端短尖，被小柔毛。花期7—9月，果期8—10月。

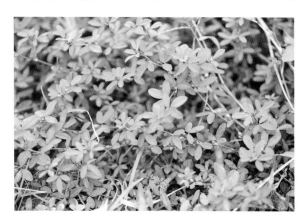 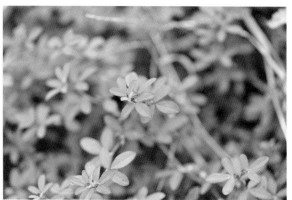

【生境与分布】生于路旁、田边、溪旁、砂质地或缓山坡草地，海拔500米以下。产于我国东北、华北、华东、中南、西南等地。本市广布。

【药材名】鸡眼草。（《救荒本草》）

【来源】为豆科植物鸡眼草的全草。

【采收加工】7—8月采收，鲜用或晒干。

【性味】味甘、辛、微苦，性平。

【功能主治】清热解毒，健脾利湿，活血止血。用于感冒发热，暑湿吐泻，黄疸，痈疖疔疮，痢疾，疳疾，血淋，咯血，衄血，跌打损伤，赤白带下。

【应用举例】（1）治上呼吸道感染：鸡眼草15克，水煎服。（《内蒙古中草药》）

（2）治中暑发痧：鲜鸡眼草90～120克，捣烂，冲开水服。（《福建中草药》）

199. 大叶胡枝子 *Lespedeza davidii* Franch.

【别名】粗筋胡枝子、翅茎胡枝子、大叶乌梢、山苜蓿。

【植物形态】直立灌木，高1～3米。枝条较粗壮，稍曲折，有明显的条棱，密被长柔毛。托叶2，卵状披针形，长5毫米；叶柄长1～4厘米，密被短硬毛；小叶宽卵圆形或宽倒卵形，长3.5～7（13）厘米，宽2.5～5（8）厘米，先端圆或微凹，基部圆形或宽楔形，全缘，两面密被黄白色绢毛。总状花序腋生或于枝顶形成圆锥花序，花稍密集，比叶长；总花梗长4～7厘米，密被长柔毛；小苞片卵状披针形，长2毫米，外面被柔毛；花萼阔钟形，5深裂，长6毫米，裂片披针形，被长柔毛；花红紫色，旗瓣倒卵状长圆形，长10～11毫米，宽约5毫米，顶端圆或微凹，基部具耳和短柄，翼瓣狭长圆形，比旗瓣和龙骨瓣短，长7毫米，基部具弯钩形耳和细长瓣柄，龙骨瓣略呈弯刀形，与旗瓣近等长，基部有明显的耳和柄，子房密被毛。

荚果卵形，长 8～10 毫米，稍歪斜，先端具短尖，基部圆，表面具网纹和稍密的绢毛。花期 7—9 月，果期 9—10 月。

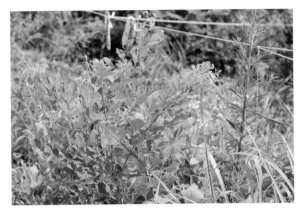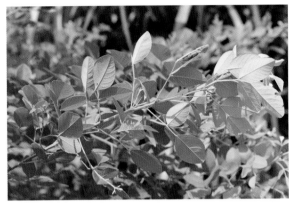

【生境与分布】生于干旱的向阳山坡、路旁草丛或灌丛中。本市发现于浍水镇。

【药材名】和血丹。（《植物名实图考》）

【来源】为豆科植物大叶胡枝子的带根全株。

【采收加工】夏、秋季采收，切段，晒干备用。

【性味】味甘，性平。

【功能主治】清热解表，止咳止血，通经活络。用于外感头痛，发热，痧疹不透，痢疾，咳嗽咯血，尿血，便血，崩漏，腰痛。

【应用举例】（1）治外感头痛：大叶胡枝子叶或根 30 克，紫苏 9 克，檵木、白茅根各 15 克，煨熟老姜 3 片。水煎，加红糖服。（《浙江药用植物志》）

（2）治痢疾：大叶胡枝子叶或根 30～60 克，水煎服。（《湖南药物志》）

200. 美丽胡枝子 *Lespedeza formosa*（Vog.）Koehne

【别名】柔毛胡枝子、羊古草、红布纱、三必根、鸡丢枝。

【植物形态】单一或丛生小灌木，高达 1 米余。分枝开展，枝灰褐色，具细条棱，密被长柔毛。托叶狭披针形，长 3～6 毫米，外面被疏柔毛；叶柄长 0.7～3 厘米，稍开展或反折，被短柔毛；小叶长圆形或椭圆状长圆形，长 2.5～4.5 厘米，宽 1～1.5 厘米，先端微凹，稀稍渐尖，基部近圆形，上面光滑，下面贴生丝状毛。总状花序腋生，水平开展或上升，长 1～5（7）厘米，被疏柔毛；花萼钟状，5 深裂，裂片披针形，上方 2 裂片大部

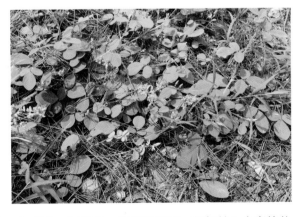

合生，先端分离，外面被丝状毛；花冠长 10～12（13）毫米，红紫色，旗瓣倒卵形，基部具 2 个弯钩状小耳和短柄，翼瓣狭长圆形，明显短于旗瓣和龙骨瓣，具弯钩状的耳和短柄，龙骨瓣斜倒卵形，与旗瓣近等长或稍长，基部亦具耳和细长瓣柄；雄蕊 10，二体（9+1）；子房被密毛，花柱线形。荚果宽卵圆形，

长 6～7 毫米，宽 4～5 毫米，先端极尖，密被
丝状毛。花果期 9—11 月。

【生境与分布】生于海拔 2800 米以下山坡、
路旁及林缘灌丛中。本市广布。

【药材名】马扫帚。（《全国中草药汇编》）

【来源】为豆科植物美丽胡枝子的茎叶或花。

【采收加工】茎、叶：夏季开花前采收，鲜
用或切段晒干。

花：夏季花盛开时采摘，鲜用或晒干。

【性味】茎、叶：味苦，性平。花：味甘，性平。

【功能主治】茎、叶：清热，利尿，通淋。
用于热淋，小便不利。

花：清热凉血。用于肺热咳嗽，便血，尿血。

【应用举例】（1）治小便不利：美丽胡枝子
鲜茎、叶 30～60 克，金丝草鲜全草 30 克，水煎服。
（《福建中草药》）

（2）治肺痨咯血：美丽胡枝子鲜花 30 克，
水煎，调冰糖服。（《浙江药用植物志》）

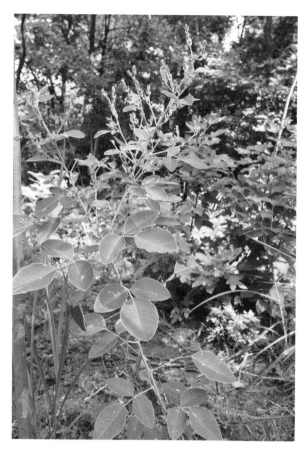

201. 尖叶铁扫帚 *Lespedeza juncea*（L. f.）Pers.

【别名】尖叶胡枝子、关门草、化食草、白指甲花、野鸡草。

【植物形态】小灌木，高可达 1 米。全株被伏毛，分枝或上部分枝呈扫帚状。托叶线形，长约 2 毫米；
叶柄长 0.5～1 厘米；羽状复叶具 3 小叶；小叶倒披针形、线状长圆形或狭长圆形，长 1.5～3.5 厘米，宽
（2）3～7 毫米，先端稍尖或钝圆，有小刺尖，基部渐狭，边缘稍反卷，上面近无毛，下面密被伏毛。总
状花序腋生，稍超出叶，有 3～7 朵排列较密集的花，近似伞形花序；总花梗长；苞片及小苞片卵状披针
形或狭披针形，长约 1 毫米；花萼狭钟状，长 3～4 毫米，5 深裂，裂片披针形，先端锐尖，外面被白色
状毛，花开后具明显 3 脉；花冠白色或淡黄色，旗瓣基部带紫斑，花期不反卷或稀反卷，龙骨瓣先端带紫色，

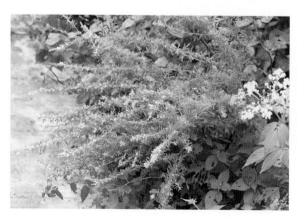

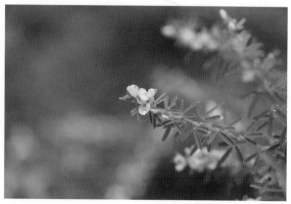

旗瓣、翼瓣与龙骨瓣近等长，有时旗瓣较短；闭锁花簇生于叶腋，近无梗。荚果宽卵形，两面被白色伏毛，稍超出宿存萼。花期 7—9 月，果期 9—10 月。

【生境与分布】生于海拔 1500 米以下的山坡灌丛间。本市发现于刘家场镇。

【药材名】尖叶铁扫帚。（《分类草药性》）

【来源】为豆科植物尖叶铁扫帚的全株。

【采收加工】夏、秋季花开时采收，晒干。

【性味】味微苦，性平。

【功能主治】止泻利尿，止血。用于痢疾，遗精，吐血，子宫下垂。

202. 百脉根 *Lotus corniculatus* L.

【别名】牛角花、都草、黄金花、五叶草、鸟距草。

【植物形态】多年生草本，高 15～50 厘米，全株散生稀疏白色柔毛或秃净，具主根。茎丛生，平卧或上升，实心，近四棱形。羽状复叶小叶 5 枚；叶轴长 4～8 毫米，疏被柔毛，顶端 3 小叶，基部 2 小叶呈托叶状，纸质，斜卵形至倒披针状卵形，长 5～15 毫米，宽 4～8 毫米，中脉不清晰；小叶柄甚短，长约 1 毫米，密被黄色长柔毛。伞形花序；总花梗长 3～10 厘米；花 3～7 朵集生于总花梗顶端，长（7）9～15 毫米；花梗短，基部有苞片 3 枚；苞片叶状，与萼等长，宿存；萼钟形，长 5～7 毫米，宽 2～3 毫米，无毛或稀被柔毛，萼齿近等长，狭三角形，渐尖，与萼筒等长；花冠黄色或金黄色，干后常变蓝色，旗瓣扁圆形，瓣片和瓣柄几等长，长 10～15 毫米，宽 6～8 毫米，翼瓣和龙骨瓣等长，均略短于旗瓣，龙骨瓣呈直角三角形弯曲，喙部狭尖；雄蕊两体，花丝分离部略短于雄蕊筒；花柱直，等长于子房成直角上指，柱头点状，子房线形，无毛，胚珠 35～40 粒。荚果直，线状圆柱形，长 20～25 毫米，直径 2～4 毫米，褐色，二瓣裂，扭曲；有多数种子，种子细小，卵圆形，长约 1 毫米，灰褐色。花期 5—9 月，果期 7—10 月。

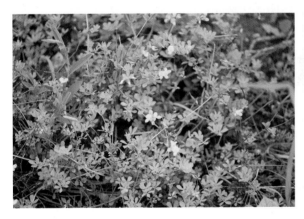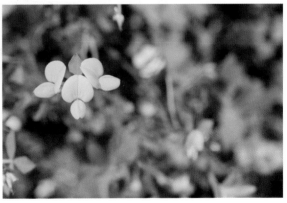

【生境与分布】生于湿润而呈弱碱性的山坡、草地、田野或河滩地。本市发现于刘家场镇。

【药材名】地羊鹊。（《四川常用中草药》）

【来源】为豆科植物百脉根的地上部分。

【采收加工】夏季采收地上部分，鲜用或晒干。

【性味】味甘、微苦，性凉。

【功能主治】清热解毒，止咳平喘，利湿消疮。用于风热咳嗽，咽喉肿痛，胃脘痞满疼痛，疔疮，无名肿毒，湿疹，痢疾，痔疮便血。

【应用举例】治肺热咳喘：百脉根（地上部分）15 克，吉祥草 15 克，麦冬草 15 克，水煎服。（《四川中药志》）

203. 南苜蓿 *Medicago polymorpha* L.

【别名】黄花草子、金花菜、磨盘草子、苜齐头、草头。

【植物形态】一年生或二年生草本，高 20 ～ 90 厘米。茎平卧、上升或直立，近四棱形，基部分枝，无毛或微被毛。羽状三出复叶；托叶大，卵状长圆形，长 4 ～ 7 毫米，先端渐尖，基部耳状，边缘具不整齐条裂，成丝状细条或深齿状缺刻，脉纹明显；叶柄柔软，细长，长 1 ～ 5 厘米，上面具浅沟；小叶倒卵形或三角状倒卵形，几等大，长 7 ～ 20 毫米，宽 5 ～ 15 毫米，纸质，先端钝，近截平或凹缺，具细尖，基部阔楔形，边缘在三分之一以上具浅锯齿，上面无毛，下面被疏柔毛，无斑纹。花序头状伞形，具花（1）2 ～ 10 朵；总花梗腋生，纤细无毛，长 3 ～ 15 毫米，通常比叶短，花序轴先端不呈芒状尖；苞片甚小，尾尖；花长 3 ～ 4 毫米；花梗不到 1 毫米；萼钟形，长约 2 毫米，萼齿披针形，与萼筒近等长，无毛或稀被毛；花冠黄色，旗瓣倒卵形，先端凹缺，基部阔楔形，比翼瓣和龙骨瓣长，翼瓣长圆形，基部具耳和稍阔的瓣柄，齿突甚发达，龙骨瓣比翼瓣稍短，基部具小耳，呈钩状；子房长圆形，镰状上弯，微被毛。荚果盘形，暗绿褐色，顺时针方向紧旋 1.5 ～ 2.5（6）圈，直径（不包括刺长）4 ～ 6（10）毫米，螺面平坦无毛，有多条辐射状脉纹，近边缘处环结，每圈具棘刺或瘤突 15 枚；种子每圈 1 ～ 2 粒。种子长肾形，长约 2.5 毫米，宽 1.25 毫米，棕褐色，平滑。花期 3—5 月，果期 5—6 月。

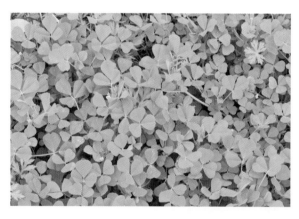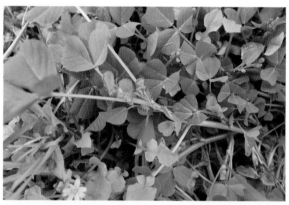

【生境与分布】生于田野草地或湿润地上。产于长江流域以南各省区，以及陕西、甘肃、贵州、云南。常栽培或呈半野生状态。本市各地广布。

【药材名】苜蓿。（《名医别录》）

【来源】为豆科植物南苜蓿的全草。

【采收加工】夏、秋季收割，鲜用或切段晒干备用。

【性味】味苦、涩、微甘，性平。

【功能主治】清热凉血，利湿退黄，通淋排石。用于热病烦满，黄疸，肠炎，痢疾，浮肿，尿路结石，痔疮出血。

【应用举例】（1）治热病烦满，目黄赤，小便黄，酒疸：苜蓿捣汁，服一升，令人吐利即愈。（《新

修本草》）

（2）治肠炎：苜蓿 15 ～ 30 克，水煎服。或鲜草 60 ～ 90 克，捣汁服。（《秦岭巴山天然药物志》）

204. 草木犀 *Melilotus officinalis*（L.）Pall.

【别名】鸡头花草、散血草、野苜蓿、败毒草、省头草、蛇退草、铁扫把、鸡虱子草、黄香草木犀。

【植物形态】二年生草本，高 40 ～ 100（250）厘米。茎直立，粗壮，多分枝，具纵棱，微被柔毛。羽状三出复叶；托叶镰状线形，长 3 ～ 5（7）毫米，中央有 1 条脉纹，全缘或基部有 1 尖齿；叶柄细长；小叶倒卵形、阔卵形、倒披针形至线形，长 15 ～ 25（30）毫米，宽 5 ～ 15 毫米，先端钝圆或截形，基部阔楔形，边缘具不整齐疏浅齿，上面无毛，粗糙，下面散生短柔毛，侧脉 8 ～ 12 对，平行直达齿尖，两面均不隆起，顶生小叶稍大，具较长的小叶柄，侧小叶的小叶柄短。总状花序长 6 ～ 15（20）厘米，腋生，具花 30 ～ 70 朵，初时稠密，花开后渐疏松，花序轴在花期中显著伸展；苞片刺毛状，长约 1 毫米；花长 3.5 ～ 7 毫米；花梗与苞片等长或稍长；萼钟形，长约 2 毫米，脉纹 5 条，甚清晰，萼齿三角状披针形，稍不等长，比萼筒短；花冠黄色，旗瓣倒卵形，与翼瓣近等长，龙骨瓣稍短或三者均近等长；雄蕊筒在花后常宿存包于果外；子房卵状披针形，胚珠（4）6 ～ 8 粒，花柱长于子房。荚果卵形，长 3 ～ 5 毫米，宽约 2 毫米，先端具宿存花柱，表面具凹凸不平的横向细网纹，棕黑色；有种子 1 ～ 2 粒。种子卵形，长 2.5 毫米，黄褐色，平滑。花期 5—9 月，果期 6—10 月。

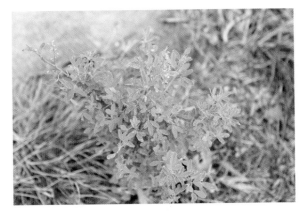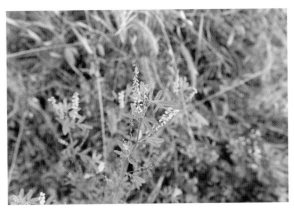

【生境与分布】生于山沟、溪边、路旁。产于东北、华南、西南各地，也有少量栽培。本市各地有分布。

【药材名】辟汗草。（《植物名实图考》）

【来源】为豆科植物草木犀的全草。

【采收加工】6—8 月开花期割取地上部分，鲜用或晒干，切段备用。

【性味】味辛、甘、微苦，性凉。有小毒。

【功能主治】消暑化湿，健脾和中。用于暑湿胸闷，头胀头痛，痢疾，疟疾，淋证，带下，口疮，口臭，疮疡，湿疮，疥癣，淋巴结结核。

【应用举例】（1）治赤白痢疾：草木犀、仙鹤草各 15 克，青木香 9 克，水煎服。（《青岛中草药手册》）

（2）治皮肤瘙痒：辟汗草 60 克，煨水洗患处。（《贵州草药》）

205. 香花崖豆藤 *Millettia dielsiana* Harms

【别名】山鸡血藤、血藤、五叶鸡血藤、血见愁、岩豆藤、崖豆藤。

【植物形态】攀援灌木，长 2～5 米。茎皮灰褐色，剥裂，枝无毛或被微毛。羽状复叶长 15～30 厘米；叶柄长 5～12 厘米，叶轴被稀疏柔毛，后秃净，上面有沟；托叶线形，长 3 毫米；小叶 2 对，间隔 3～5 厘米，纸质，披针形、长圆形至狭长圆形，长 5～15 厘米，宽 1.5～6 厘米，先端急尖至渐尖，偶钝圆，基部钝圆，偶近心形，上面有光泽，几无毛，下面被平伏柔毛或无毛，侧脉 6～9 对，近边缘环结，中脉在上面微凹，下面甚隆起，细脉网状，两面均显著；小叶柄长 2～3 毫米；小托叶锥刺状，长 3～5 毫米。圆锥花序顶生，宽大，长达 40 厘米，生花枝伸展，长 6～15 厘米，较短时近直生，较长时呈扇状开展并下垂，花序轴多少被黄褐色柔毛；花单生，近接；苞片线形，锥尖，略短于花梗，宿存，小苞片线形，贴萼生，早落，花长 1.2～2.4 厘米；花梗长约 5 毫米；花萼阔钟状，长 3～5 毫米，宽 4～6 毫米，与花梗同被细柔毛，萼齿短于萼筒，上方 2 齿几全合生，其余为卵形至三角状披针形，下方 1 齿最长；花冠紫红色，旗瓣阔卵形至倒阔卵形，密被锈色或银色绢毛，基部稍呈心形，具短瓣柄，无胼胝体，翼瓣甚短，约为旗瓣的二分之一，锐尖头，下侧有耳，龙骨瓣镰形；雄蕊二体，对旗瓣的 1 枚离生；花盘浅皿状；子房线形，密被茸毛，花柱长于子房，旋曲，柱头下指，胚珠 8～9 粒。荚果线形至长圆形，长 7～12 厘米，宽 1.5～2 厘米，扁平，密被灰色茸毛，果瓣薄，近木质，瓣裂，有种子 3～5 粒；种子长圆状凸镜形，长约 8 厘米，宽约 6 厘米，厚约 2 厘米。花期 5—9 月，果期 6—11 月。

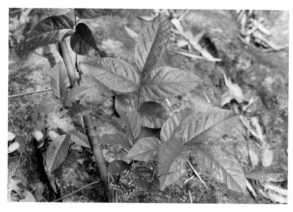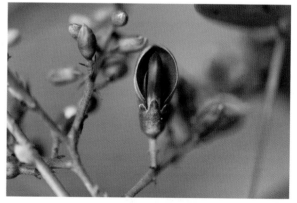

【生境与分布】生于山坡杂木林与灌丛中，或谷地、溪沟和路旁。本市发现于刘家场镇。

【药材名】山鸡血藤。（《湖北中草药志》）

【来源】为豆科植物香花崖豆藤的藤茎。

【采收加工】夏、秋季采收，切片晒干。

【性味】味苦、涩、微甘，性温。

【功能主治】补血行血，通经活络。用于血虚体弱，劳伤筋骨，月经不调，经闭，产后腹痛，恶露不净，各种出血，风湿痹痛，跌打损伤。

【应用举例】（1）治劳伤：山鸡血藤 30 克，白酒 500 毫升，浸泡 3 日。每日服 2 次，每次 10 毫升。（《湖北中草药志》）

（2）治风湿性关节炎：山鸡血藤 15 克，石楠藤、山乌龟各 9 克，五加皮 12 克，小蛇参 6 克。白酒 1000 毫升，浸泡 2 日。每日服 3 次，每次 30 毫升。（《湖北中草药志》）

206. 亮叶崖豆藤 *Millettia nitida* Benth.

【别名】贵州崖豆藤。

【植物形态】攀援灌木，长 2～6 米；茎皮茶褐色，粗糙，初被锈色细毛，旋秃净；羽状复叶长 15～20 厘米，叶柄长 3～6 厘米，与叶轴均疏被短柔毛；托叶线形，长约 5 毫米，脱落；小叶 5，硬纸质，卵状披针形或长圆形，硬纸质，长 5～9(11) 厘米，先端钝尖，基部圆，上面光亮无毛，下面有稀疏柔毛或无毛，侧脉 5～6 对，网脉两面均隆起；小托叶锥刺状，长约 2 毫米；圆锥花序顶生，粗壮，长 10～20 厘米；花序梗与序轴均密被茶褐色茸毛；花单生，苞片和小苞片均早落；花梗长 4～8 毫米，花萼钟形，长 6～8 毫米，萼齿短于萼筒；花冠紫色，长 1.8～2.5 厘米，旗瓣密被绢毛，基部具二胼胝体；子房具柄，密被毛，胚珠 4～8；荚果扁平长圆形，长 10～14 厘米，密被黄褐色茸毛，先端具喙，基部有短柄，具 4～5 种子；种子茶褐色，光亮，斜卵圆形，凸镜状，长 1 厘米。花期 5—9 月，果期 7—12 月。

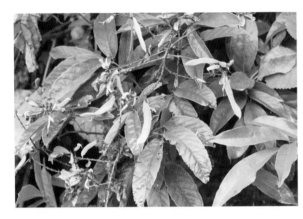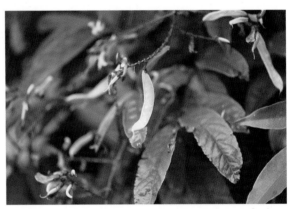

【生境与分布】生于低山疏林或灌丛中。本市发现于刘家场镇。

【药材名】亮叶崖豆藤。（《广西本草选编》）

【来源】为豆科植物亮叶崖豆藤的藤茎。

【采收加工】夏、秋季采收茎藤，切片晒干。

【性味】味苦，性温。

【功能主治】活血补血，舒经活络。用于贫血，产后虚弱，头晕目眩，月经不调，风湿痹痛，四肢麻木。

【应用举例】（1）治血虚经闭：亮叶崖豆藤 60 克，浸酒服。（《广西本草选编》）

（2）治乳痈：亮叶崖豆藤适量，水煎外洗。每日数次。（《广西本草选编》）

207. 常春油麻藤 *Mucuna sempervirens* Hemsl.

【别名】常绿油麻藤、过山龙、油麻血藤、牛马藤、棉麻藤、常绿黎豆。

【植物形态】常绿木质藤本，长可达 25 米。老茎直径超过 30 厘米，树皮有皱纹，幼茎有纵棱和皮孔。羽状复叶具 3 小叶，叶长 21～39 厘米；托叶脱落；叶柄长 7～16.5 厘米；小叶纸质或革质，顶生小叶椭圆形、长圆形或卵状椭圆形，长 8～15 厘米，宽 3.5～6 厘米，先端渐尖头可达 15 厘米，基部稍楔形，侧生小叶极偏斜，长 7～14 厘米，无毛；侧脉 4～5 对，在两面明显，下面凸起；小叶柄长 4～8 毫米，膨大。总状花序生于老茎上，长 10～36 厘米，每节上有 3 花，无香气或有臭味；苞片和小苞片不久脱落，苞片狭倒卵形，长、宽各 15 毫米；花梗长 1～2.5 厘米，具短硬毛；小苞片卵形或倒卵形；花萼密被暗褐色伏贴短毛，外面被稀疏的金黄色或红褐色脱落的长硬毛，萼筒宽杯形，长 8～12 毫米，宽 18～25 毫米；花冠深紫色，干后黑色，长约 6.5 厘米，旗瓣长 3.2～4 厘米，圆形，先端凹达 4 毫米，基部耳长 1～2 毫米，翼瓣长 4.8～6 厘米，宽 1.8～2 厘米，龙骨瓣长 6～7 厘米，基部瓣柄长约 7 毫米，耳长约 4 毫米；雄蕊管长约 4 厘米，花柱下部和子房被毛。果木质，带形，长 30～60 厘米，宽 3～3.5 厘米，厚 1～1.3 厘米，种子间缢缩，近念珠状，边缘多数加厚，凸起为一圆形脊，中央无沟槽，无翅，具伏贴红褐色短毛和长的脱落红褐色刚毛，种子 4～12 颗，内部隔膜木质；带红色，褐色或黑色，扁长圆形，长 2.2～3 厘米，宽 2～2.2 厘米，厚 1 厘米，种脐黑色，包围着种子的 3/4。花期 4—5 月，果期 8—10 月。

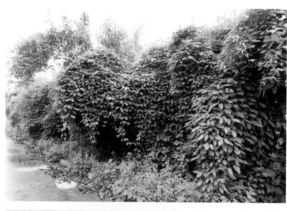
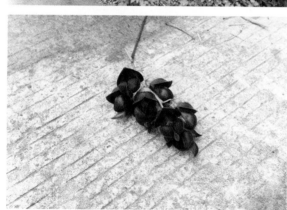
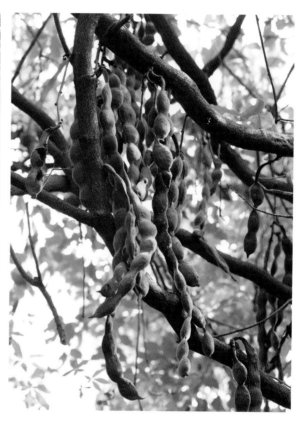

【生境与分布】生于海拔 300～3000 米的亚热带地区森林、灌丛、溪谷、河边。产于四川、贵州、云南、陕西南部（秦岭南坡）、湖北、浙江、江西、湖南、福建、广东、广西。本市野生、栽培均有。

【药材名】牛马藤。（《草木便方》）

【来源】为豆科植物常春油麻藤的茎。

【采收加工】全年均可采收，晒干。

【性味】味甘、微苦，性温。

【功能主治】活血调经，补血舒筋。用于月经不调，痛经，经闭，产后血虚，贫血，风湿痹痛，四肢麻木，跌打损伤。

【应用举例】（1）治再生障碍性贫血：油麻血藤 30～60 克，黄芪 30 克，龟板、鳖甲各 9～15 克。

水煎，每日 3 次分服。（《中草药资料》）

（2）治风湿关节痛，屈伸不利：牛马藤30克，常青藤30克，木瓜15克，水煎服。（《四川中药志》）

208. 豌豆 *Pisum sativum* L.

【别名】寒豆、麦豆、雪豆、荷兰豆。

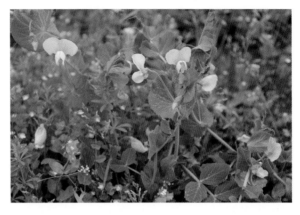

【植物形态】一年生攀援草本，高0.5～2米。全株绿色，光滑无毛，被粉霜。叶具小叶4～6片，托叶比小叶大，叶状，心形，下缘具细齿。小叶卵圆形，长2～5厘米，宽1～2.5厘米；花于叶腋单生或数朵排列为总状花序；花萼钟状，深5裂，裂片披针形；花冠颜色多样，随品种而异，但多为白色和紫色，雄蕊（9+1）二体。子房无毛，花柱扁，内面有髯毛。荚果肿胀，长椭圆形，长2.5～10厘米，宽0.7～14厘米，顶端斜急尖，背部近于伸直，内侧有坚硬纸质的内皮；种子2～10颗，圆形，青绿色，有皱纹或无，干后变为黄色。花期6—7月，果期7—9月。

【生境与分布】全国各地多有栽培。本市广布。

【药材名】豌豆。（《绍兴本草》）

【来源】为豆科植物豌豆的种子。

【采收加工】夏、秋季果实成熟时采收荚果，晒干，打出种子。

【性味】味甘，性平。

【功能主治】和中下气，通乳利水，解毒。用于消渴，吐逆，霍乱转筋，乳少，脚气水肿，疮痈。

【应用举例】（1）治消渴（糖尿病）：青豌豆适量，煮熟淡食。（《食物中药与便方》）

（2）治霍乱，吐利转筋，心膈烦闷：豌豆三合，香薷三两。上药以水三大盏，煎至一盏半，去滓。分为三服，温温服之，如人行五里再服。（《太平圣惠方》）

209. 长柄山蚂蝗 *Podocarpium podocarpum*（DC.）Yang et Huang

【别名】圆菱叶山蚂蝗、小粘子草。

【植物形态】直立草本，高50～100厘米。根茎稍木质；茎具条纹，疏被伸展短柔毛。叶为羽状三出复叶，小叶3；托叶钻形，长约7毫米，基部宽0.5～1毫米，外面与边缘被毛；叶柄长2～12厘米，着生于茎上部的叶柄较短，茎下部的叶柄较长，疏被伸展短柔毛；小叶纸质，顶生小叶宽倒卵形，长4～7厘米，宽3.5～6厘米，先端突尖，基部楔形或宽楔形，全缘，两面疏被短柔毛或几无毛，侧脉每边约4条，直达叶缘，侧生小叶斜卵形，较小，偏斜，小托叶丝状，长1～4毫米；小叶柄长1～2厘米，被伸展短柔毛。总状花序或圆锥花序，顶生或顶生和腋生，长20～30厘米，结果时延长至40厘米；总花梗被柔毛和钩状毛；通常每节生2花，花梗长2～4毫米，结果时增长至5～6毫米；苞片早落，窄卵形，长3～5

毫米，宽约 1 毫米，被柔毛；花萼钟形，长约 2 毫米，裂片极短，较萼筒短，被小钩状毛；花冠紫红色，长约 4 毫米，旗瓣宽倒卵形，翼瓣窄椭圆形，龙骨瓣与翼瓣相似，均无瓣柄；雄蕊单体；雌蕊长约 3 毫米，子房具子房柄。荚果长约 1.6 厘米，通常有荚节 2，背缝线弯曲，节间深凹入达腹缝线；荚节略呈宽半倒卵形，长 5 ～ 10 毫米，宽 3 ～ 4 毫米，先端截形，基部楔形，被钩状毛和小直毛，稍有网纹；果梗长约 6 毫米；果颈长 3 ～ 5 毫米。花果期 8—9 月。

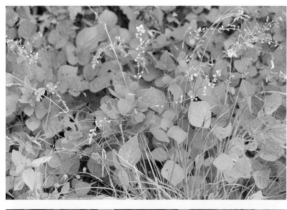
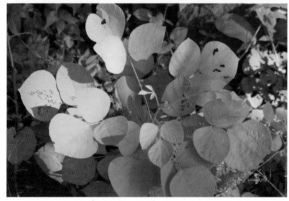
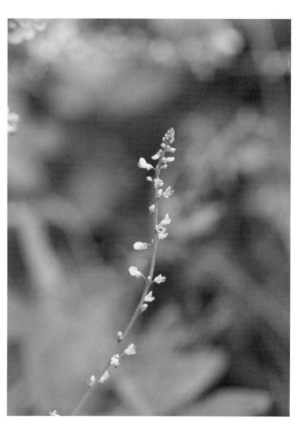

【生境与分布】生于山坡路旁、草坡、次生阔叶林下或高山草甸处，海拔 120 ～ 2100 米。产于河北、江苏、浙江、安徽、江西、山东、河南、湖北、湖南、广东、广西、四川、贵州、云南、西藏、陕西、甘肃等地。本市发现于刘家场镇、卸甲坪乡。

【药材名】菱叶山蚂蝗。（《贵州草药》）

【来源】为豆科植物长柄山蚂蝗的根、叶。

【采收加工】夏、秋季采收，鲜用或切段晒干。

【性味】味苦，性温。

【功能主治】散寒解表，止咳，止血。用于风寒感冒，咳嗽，刀伤出血。

【应用举例】（1）治感冒：小粘子草根、山苏麻、虎掌草根（溪畔银莲花）各 9 克，水煎服。（《贵州草药》）

（2）治哮喘：圆菱叶山蚂蝗 6 克，水煎服。（《青岛中草药手册》）

（3）治刀伤：小粘子草叶适量，捣绒，敷患处。（《贵州草药》）

210. 野葛 *Pueraria lobata*（Willd.）Ohwi

【别名】葛、葛藤、黄斤、野扁葛。

【植物形态】粗壮藤本，长可达8米，全体被黄色长硬毛，茎基部木质，有粗厚的块状根。羽状复叶具3小叶；托叶背着，卵状长圆形，具线条；小托叶线状披针形，与小叶柄等长或较长；小叶3裂，偶尔全缘，顶生小叶宽卵形或斜卵形，长7～15（19）厘米，宽5～12（18）厘米，先端长渐尖，侧生小叶斜卵形，稍小，上面被淡黄色、平伏的疏柔毛。下面较密；小叶柄被黄褐色茸毛。总状花序长15～30厘米，中部以上有颇密集的花；苞片线状披针形至线形，远比小苞片长，早落；小苞片卵形，长不及2毫米；花2～3朵聚生于花序轴的节上；花萼钟形，长8～10毫米，被黄褐色柔毛，裂片披针形，渐尖，比萼管略长；花冠长10～12毫米，紫色，旗瓣倒卵形，基部有2耳及一黄色硬痂状附属体，具短瓣柄，翼瓣镰状，较龙骨瓣为狭，基部有线形、向下的耳，龙骨瓣镰状长圆形，基部有极小、急尖的耳；对旗瓣的1枚雄蕊仅上部离生；子房线形，被毛。荚果长椭圆形，长5～9厘米，宽8～11毫米，扁平，被褐色长硬毛。花期9—10月，果期11—12月。

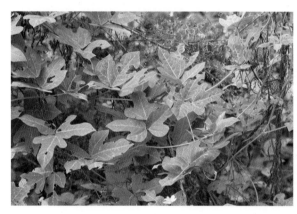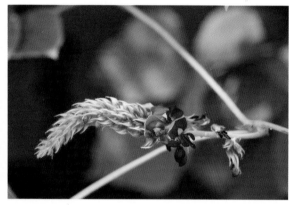

【生境与分布】生于山坡、路边草丛中及较阴湿的地方。除新疆、西藏外全国各地均有分布。本市广泛分布。

【药材名】葛根。（《中华人民共和国药典》）

【来源】为豆科植物野葛的块根。

【采收加工】秋、冬季叶片枯黄后到发芽前采挖，除去泥沙，趁鲜切成厚片或小块干燥。

【性味】味甘、辛，性凉。

【功能主治】解肌退热，生津止渴，透疹，升阳止泻，通经活络，解酒毒。用于外感发热头痛，项背强痛，口渴，消渴，麻疹不透，热痢，泄泻，眩晕头痛，中风偏瘫，胸痹心痛，酒毒伤中。

【应用举例】（1）治太阳病，项背强几几，无汗恶风：葛根四两，麻黄二两（去节），桂枝二两（去皮），生姜三两（切），甘草二两（炙），芍药二两，大枣十二枚（擘）。以水一斗，先煮葛根、麻黄，减二升，去白沫，内诸药，煮取三升，去滓。温服一升，复取微似汗。（《伤寒论》葛根汤）

（2）治大人小儿时气温疫，头痛发热，肢体烦痛，及疮疹已发及未发：升麻、白芍药、甘草（炙）各十两，葛根十五两。上为粗末，每服三钱。用水一盏半，煎取一中盏，去滓稍热服，不计时候。日二三服，以病气去，身清凉为度。小儿量力服之。（《局方》升麻葛根汤）

211. 甘葛藤 *Pueraria lobata* var. *thomsonii*（Benth.）van der Maesen

【别名】粉葛、葛根。

【植物形态】见"野葛"。本变种与原变种区别在于顶生小叶菱状卵形或宽卵形，侧生的斜卵形，长和宽 10～13 厘米，先端急尖或具长小尖头，基部截平或急尖，全缘或具 2～3 裂片，两面均被黄色粗伏毛；花冠长 16～18 毫米；旗瓣近圆形。花期 9 月，果期 11 月。

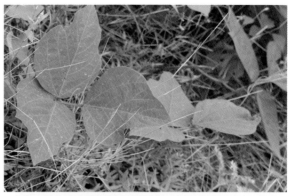

【生境与分布】生于山野灌丛或疏林中，或栽培。本市广布。

【药材名】粉葛。（《中华人民共和国药典》）

【来源】为豆科植物甘葛藤的根。

【采收加工】秋、冬季采挖，除去外皮，稍干，截段或再纵切两半或斜切成厚片，干燥。

【性味】味甘、辛，性凉。

【功能主治】解肌退热，生津止渴，透疹，升阳止泻，通经活络，解酒毒。用于外感发热头痛，项背强痛，口渴，消渴，麻疹不透，热痢，泄泻，眩晕头痛，中风偏瘫，胸痹心痛，酒毒伤中。

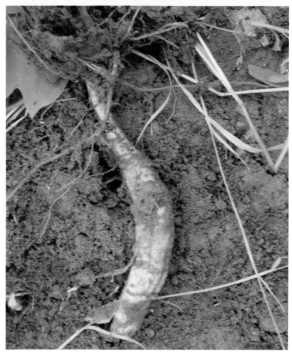

【应用举例】治酒醉不醒：葛根汁，一斗二升饮之。取醒止。（《备急千金要方》）

212. 鹿藿 *Rhynchosia volubilis* Lour.

【别名】老鼠眼、藤黄豆、野绿豆、野黄豆、酒壶藤、乌眼睛豆、鬼豆根。

【植物形态】缠绕草质藤本。全株各部多少被灰色至淡黄色柔毛；茎略具棱。叶为羽状或有时近指状3 小叶；托叶小，披针形，长 3～5 毫米，被短柔毛；叶柄长 2～5.5 厘米；小叶纸质，顶生小叶菱形或倒卵状菱形，长 3～8 厘米，宽 3～5.5 厘米，先端钝，或为急尖，常有小突尖，基部圆形或阔楔形，两面均被灰色或淡黄色柔毛，下面尤密，并被黄褐色腺点；基出脉3；小叶柄长 2～4 毫米，侧生小叶较小，常偏斜。总状花序长 1.5～4 厘米，1～3 个腋生；花长约 1 厘米，排列稍密集；花梗长约 2 毫米；花萼钟状，长约 5 毫米，裂片披针形，外面被短柔毛及腺点；花冠黄色，旗瓣近圆形，有宽而内弯的耳，翼瓣倒卵状长圆形，基部一侧具长耳，龙骨瓣具喙；雄蕊二体；子房被毛及密集的小腺点，胚珠 2 颗。荚果长圆形，红紫色，长 1～1.5 厘米，宽约 8 毫米，极扁平，在种子间略收缩，稍被毛或近无毛，先端有小喙；种子通常 2 颗，椭圆形或近肾形，黑色，光亮。花期 5—8 月，果期 9—12 月。

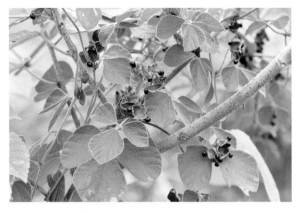
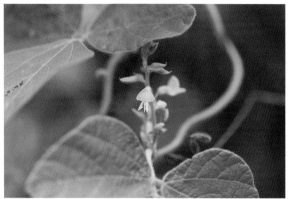

【生境与分布】常生于海拔 200～1000 米的山坡路旁草丛中。产于江南各省。本市广布。

【药材名】鹿藿、鹿藿根。（《湖南药物志》）

【来源】为豆科植物鹿藿的茎叶或根。

【采收加工】茎叶：5—6 月采收，鲜用或晒干，储干燥处。

根：秋季采挖，除去泥土，洗净，鲜用或晒干。

【性味】茎叶：味苦、酸，性平。根：味苦，性平。

【功能主治】鹿藿：祛风除湿，活血，解毒。用于风湿痹痛，头痛，牙痛，腰脊疼痛，瘀血腹痛，产褥热，瘰疬，痈肿疮毒，跌打损伤，烫火伤。

鹿藿根：活血止痛，解毒，消积。用于妇女痛经，瘰疬，疝肿，小儿疳积。

【应用举例】（1）治流注，痈肿：鲜鹿藿叶适量，捣烂，酌加烧酒捣匀，外敷。（《草药手册》）

（2）治痔疮：鹿藿 30～60 克，鸭蛋 1 个，炖服。（《福建药物志》）

（3）治瘰疬：鹿藿根 15 克，用瘦肉 60 克煮汤，以汤煎药服。（《草药手册》）

213. 槐 *Sophora japonica* L.

【别名】守宫槐、槐花木、豆槐、护房树、细叶槐、白槐。

【植物形态】乔木，高达 25 米；树皮灰褐色，具纵裂纹。当年生枝绿色，无毛。羽状复叶长达 25 厘米；叶轴初被疏柔毛，旋即脱净；叶柄基部膨大，包裹着芽；托叶形状多变，有时呈卵形、叶状，有时线形或钻状，早落；小叶 4～7 对，对生或近互生，纸质，卵状披针形或卵状长圆形，长 2.5～6 厘米，宽 1.5～3 厘米，先端渐尖，具小尖头，基部宽楔形或近圆形，稍偏斜，下面灰白色，初被疏短柔毛，旋变无毛；小托叶 2 枚，钻状。圆锥花序顶生，常呈金字塔形，长达 30 厘米；花梗比花萼短；小苞片 2 枚，形似小托叶；花萼浅钟状，长约 4 毫米，萼齿 5，近等大，圆形或钝三角形，被灰白色短柔毛，萼管近无毛；花冠白色或淡黄色，旗瓣近圆形，长和宽约 11 毫米，具短柄，有紫色脉纹，先端微缺，基部浅心形，翼瓣卵状长圆形，长 10 毫米，宽 4 毫米，先端浑圆，基部斜戟形，无皱褶，龙骨瓣阔卵状长圆形，与翼瓣等长，宽达 6 毫米；雄蕊近分离，宿存；子房近无毛。荚果串珠状，长 2.5～5 厘米或稍长，直径约 10 毫米，种子间缢缩不明显，种子排列较紧密，具肉质果皮，成熟后不开裂，具种子 1～6 粒；种子卵球形，淡黄绿色，干后黑褐色。花期 7—8 月，果期 8—10 月。

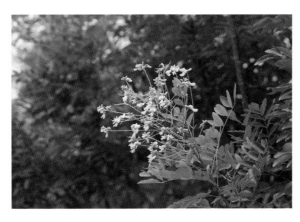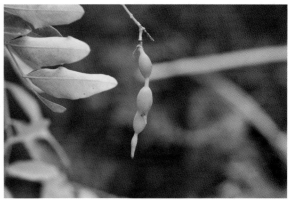

【生境与分布】原产于中国，现广泛栽培于山坡路旁或宅边。本市发现于王家桥镇。

【药材名】槐米、槐花、槐角。（《中华人民共和国药典》）

【来源】为豆科植物槐的花及花蕾、果实。

【采收加工】槐花：夏季花蕾（槐米）形成时或花（槐花）开放时采收，及时干燥，除去枝、梗和杂质。

槐角：多于11—12月果实成熟时采收。将打落或摘下的果实平铺席上，晒至干透成黄绿色时，除去果柄及杂质，或以沸水稍烫后再晒至足干。

【性味】槐花：味苦，性微寒。槐角：味苦，性寒。

【功能主治】槐花：凉血止血，清肝泻火。用于便血，痔血，血痢，崩漏，吐血，衄血，肝热目赤，头痛眩晕。

槐角：清热泻火，凉血止血。用于肠热便血，痔肿出血，肝热头痛，眩晕目赤。

【应用举例】（1）槐花：①治大肠下血：槐花、荆芥穗各等份。为末，酒服一钱匕。（《经验方》）

②治血淋：槐花烧过，去火毒，杵为末。每服一钱，水酒送下。（《滇南本草》）

（2）槐角：①治赤痢毒血：槐角子八两（酒洗，炒），白芍药二两（醋炒），木香五钱（焙），共为末。每早服三钱，白汤调下。（《本草汇言》）

②治小便尿血：槐角子三钱，车前、茯苓、木通各二钱，甘草七分，水煎服。（《杨氏简易方》）

214. 白车轴草 *Trifolium repens* L.

【别名】白三叶、白花苜蓿、螃蟹花、菽草翘摇、兰翅摇。

【植物形态】短期多年生草本，生长期达5年，高10～30厘米。主根短，侧根和须根发达。茎匍匐蔓生，上部稍上升，节上生根，全株无毛。掌状三出复叶；托叶卵状披针形，膜质，基部抱茎成鞘状，离生部分锐尖；叶柄较长，长10～30厘米；小叶倒卵形至近圆形，长8～20（30）毫米，宽8～16（25）毫米，先端凹头至钝圆，基部楔形渐窄至小叶柄，中脉在下面隆起，侧脉约13对，与中脉成50°角展开，两面均隆起，近叶边分叉并伸达锯齿齿尖；小叶柄长1.5毫米，微被柔毛。花序球形，顶生，直径15～40毫米；总花梗甚长，比叶柄长近1倍，具花20～50（80）朵，密集；无总苞；苞片披针形，膜质，锥尖；花长7～12毫米；花梗比花萼稍长或等长，开花立即下垂；萼钟形，具脉纹10条，萼齿5，披针形，稍不等长，短于萼筒，萼喉开张，无毛；花冠白色、乳黄色或淡红色，具香气。旗瓣椭圆形，比翼瓣和龙骨瓣长近1倍，龙骨瓣比翼瓣稍短；子房线状长圆形，花柱比子房略长，胚珠3～4粒。荚果长圆形；种子通常 3 粒, 阔卵形。花果期 5—10 月。

【生境与分布】常见于种植, 并在湿润草地、河岸、路边呈半自生状态。本市广布。

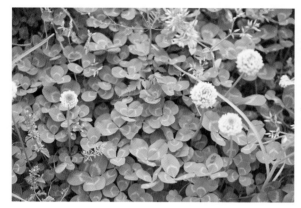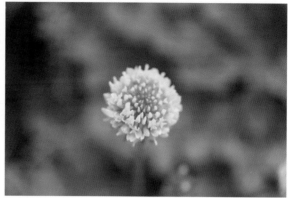

【药材名】三消草。(《贵州民间药物》)

【来源】为豆科植物白车轴草的全草。

【采收加工】夏、秋季花盛期采收全草, 晒干。

【性味】味微甘, 性平。

【功能主治】清热, 凉血, 宁心。用于癫痫, 痔疮出血, 硬结肿块。

【应用举例】(1)治癫痫: 三消草 30 克, 水煎服。并用 15 克捣绒包患者额上, 使患者清醒。(《贵州民间药物》)

(2)治痔疮出血: 三消草 30 克, 酒、水各半煎服。(《贵州民间药物》)

215. 蚕豆 *Vicia faba* L.

【别名】南豆、佛豆、胡豆、竖豆、夏豆、罗汉豆、川豆。

【植物形态】一年生草本, 高 30 ~ 100(120)厘米。主根短粗, 多须根, 根瘤粉红色, 密集。茎粗壮, 直立, 直径 0.7 ~ 1 厘米, 具 4 棱, 中空, 无毛。偶数羽状复叶, 叶轴顶端卷须短缩为短尖头; 托叶戟头形或近三角状卵形, 长 1 ~ 2.5 厘米, 宽约 0.5 厘米, 略有锯齿, 具深紫色密腺点; 小叶通常 1 ~ 3 对, 互生, 上部小叶可达 4 ~ 5 对, 基部较少, 小叶椭圆形、长圆形或倒卵形, 稀圆形, 长 4 ~ 6(10)厘米, 宽 1.5 ~ 4 厘米, 先端圆钝, 具短尖头, 基部楔形, 全缘, 两面均无毛。总状花序腋生, 花梗近无; 花萼钟形, 萼齿披针形, 下萼齿较长; 具花 2 ~ 4(6)朵呈丛状着生于叶腋, 花冠白色, 具紫色脉纹及黑色斑晕, 长 2 ~ 3.5 厘米, 旗瓣中部缢缩, 基部渐狭, 翼瓣短于旗瓣, 长于龙骨瓣; 雄蕊二体(9+1), 子房线形无柄, 胚珠 2 ~ 4(6), 花柱密被白柔毛, 顶端远轴面有一束髯毛。荚果肥厚, 长 5 ~ 10 厘米, 宽 2 ~ 3 厘米; 表皮绿色被茸毛, 内有白色海绵状横隔膜, 成熟后表皮变为黑色。种子 2 ~ 4(6), 长方圆形, 近长方形, 中间内凹, 种皮革质, 青绿色、灰绿色至棕褐色, 稀紫色或黑色; 种脐线形, 黑色, 位于种子一端。花期 4—5 月, 果期 5—6 月。

【生境与分布】全国各地均有栽培, 以长江以南地区为胜。本市广泛栽培。

【药材名】蚕豆。(《救荒本草》)

【来源】为豆科植物蚕豆的种子。

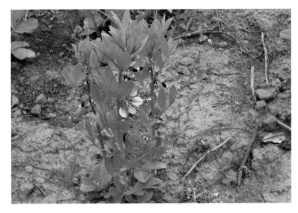
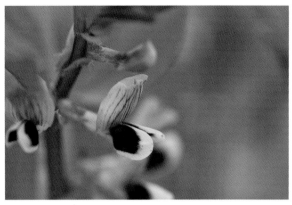

【采收加工】夏季果实成熟呈黑褐色时采收，晒干，打下种子，扬净后再晒干。

【性味】味甘、微辛，性平。

【功能主治】健脾利水，解毒消肿。用于膈食，水肿，疮毒。

【应用举例】（1）治水肿：蚕豆60克，冬瓜皮60克，水煎服。（《湖南药物志》）

（2）治癞痢秃疮：鲜蚕豆打如泥，涂疮上，干即换之，三五次即愈。如无鲜豆，即用干豆，浸胖打如泥敷之，干即换，数五次即愈。（《吉人集验方》）

216. 救荒野豌豆 *Vicia sativa* L.

【别名】大巢菜、野豌豆、硬毛果、苕子、肥田草、白翅摇、马豆草、麦豆藤。

【植物形态】一年生或二年生草本，高15～90（105）厘米。茎斜升或攀援，单一或多分枝，具棱，被微柔毛。偶数羽状复叶长2～10厘米，叶轴顶端卷须有2～3分支；托叶戟形，通常2～4裂齿，长0.3～0.4厘米，宽0.15～0.35厘米；小叶2～7对，长椭圆形或近心形，长0.9～2.5厘米，宽0.3～1厘米，先端圆或平截有凹，具短尖头，基部楔形，侧脉不甚明显，两面被贴伏黄柔毛。花1～2（4）腋生，近无梗；萼钟形，外面被柔毛，萼齿披针形或锥形；花冠紫红色或红色，旗瓣长倒卵圆形，先端圆，微凹，中部缢缩，翼瓣短于旗瓣，长于

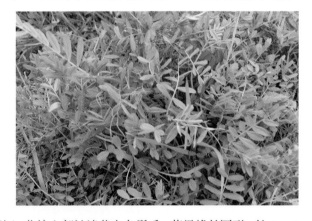

龙骨瓣；子房线形，微被柔毛，胚珠4～8，子房具柄短，花柱上部被淡黄白色髯毛。荚果线长圆形，长4～6厘米，宽0.5～0.8厘米，表皮土黄色种间缢缩，有毛，成熟时背腹开裂，果瓣扭曲。种子4～8，圆球形，棕色或黑褐色，种脐长相当于种子圆周长1/5。花期4—7月，果期7—9月。

【生境与分布】生于海拔50～3000米荒山、田边草丛及林中。全国各地均产。本市广布。

【药材名】救荒野豌豆、大巢菜（《本草纲目》）。

【来源】为豆科植物救荒野豌豆的全草或种子。

【采收加工】4—5月割取全草，晒干，亦可鲜用。

【性味】味甘、辛，性寒。

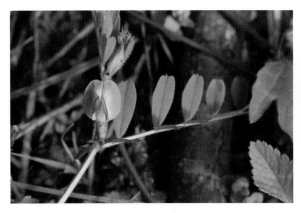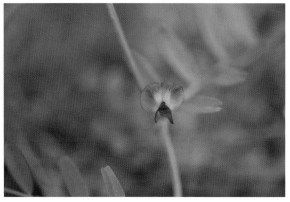

【功能主治】益肾，利水，止血，止咳。用于肾虚腰痛，遗精，黄疸，水肿，疟疾，鼻衄，心悸，咳嗽痰多，月经不调，疮疡肿毒。

【应用举例】（1）治鼻衄：肥田草30克，煨甜酒吃。（《贵州草药》）

（2）治痈疽发背，疔疮，痔疮：马豆草9克，水煎服。外用适量，煎水洗患处。（《云南中草药》）

217. 紫藤 *Wisteria sinensis*（Sims）Sweet

【别名】藤萝树、招豆藤、朱藤、黄环、藤花菜、小黄草、紫金藤、黄纤藤。

【植物形态】落叶藤本。茎左旋，枝较粗壮，嫩枝被白色柔毛，后秃净；冬芽卵形。奇数羽状复叶长15～25厘米；托叶线形，早落；小叶3～6对，纸质，卵状椭圆形至卵状披针形，上部小叶较大，基部1对最小，长5～8厘米，宽2～4厘米，先端渐尖至尾尖，基部钝圆或楔形，或歪斜，嫩叶两面被平伏毛，后秃净；小叶柄长3～4毫米，被柔毛；小托叶刺毛状，长4～5毫米，宿存。总状花序发自去年生短枝的腋芽或顶芽，长15～30厘米，直径8～10厘米，花序轴被白色柔毛；苞片披针形，早落；花长2～2.5厘米，芳香；花梗细，长2～3厘米；花萼杯状，长5～6毫米，宽7～8毫米，密被细绢毛，上方2齿甚钝，下方3齿卵状三角形；花冠被细绢毛，上方2齿甚钝，下方3齿卵状三角形；花冠紫色，旗瓣圆形，先端略凹陷，花开后反折，基部有2胼胝体，翼瓣长圆形，基部圆，龙骨瓣较翼瓣短，阔镰形，子房线形，密被茸毛，花柱无毛，上弯，胚珠6～8粒。荚果倒披针形，长10～15厘米，宽1.5～2厘米，密被茸毛，悬垂枝上不脱落，有种子1～3粒；种子褐色，具光泽，圆形，宽1.5厘米，扁平。花期4月中旬至5月上旬，果期5—8月。

【生境与分布】生于山坡、疏林缘、溪谷两旁，常栽培于庭院。本市各地有分布。

【药材名】紫藤（《本草拾遗》）、紫藤根（《浙江民间草药》）。

【来源】为豆科植物紫藤的茎或茎皮、根。

【采收加工】茎或茎皮：夏季采收，晒干。根：全年可采挖，洗净，切片晒干。

【性味】紫藤：味甘、苦，性微温。有小毒。紫藤根：味甘，性温。

【功能主治】紫藤：利水，除痹，杀虫。用于浮肿，关节疼痛，肠寄生虫病。

紫藤根：祛风除湿，舒筋活络。用于痛风，痹证。

【应用举例】（1）紫藤：①治休息痢肠滑：藤萝二两，捣细为散，每于食前以粥饮调下二钱。（《普济方》）

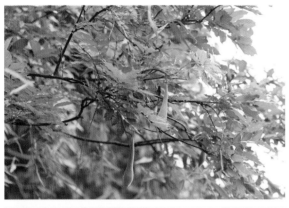
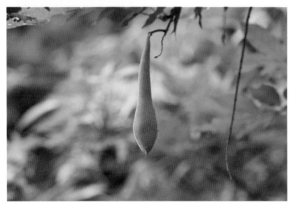
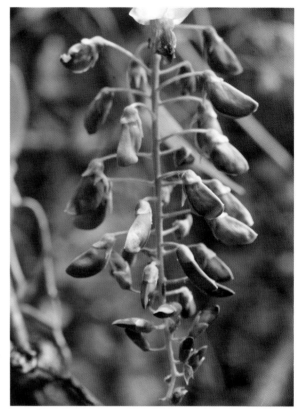

②治蛔虫病：紫藤茎皮、红藤各9克，水煎服。（《秦岭巴山天然药物志》）

（2）紫藤根：治痛风，紫藤根15克，配其他痛风药煎服。（《浙江民间草药》）

六十、酢浆草科 Oxalidaceae

一年生或多年生草本，极少为灌木或乔木。根茎或鳞茎状块茎，通常肉质，或有地上茎。指状或羽状复叶或小叶萎缩而成单叶，基生或茎生；小叶在芽时或晚间背折而下垂，通常全缘；无托叶或有而细小。花两性，辐射对称，单花或组成近伞形花序或伞房花序，少有总状花序或聚伞花序；萼片5，离生或基部合生，覆瓦状排列，少数为镊合状排列；花瓣5，有时基部合生，旋转排列；雄蕊10枚，2轮，5长5短，外轮与花瓣对生，花丝基部通常连合，有时5枚无药，花药2室，纵裂；雌蕊由5枚合生心皮组成，子房上位，5室，每室有1至数颗胚珠，中轴胎座，花柱5枚，离生，宿存，柱头通常头状，有时浅裂。果为开裂的蒴果或为肉质浆果。种子通常为肉质、干燥时产生弹力的外种皮，或极少具假种皮，胚乳肉质。

本科有7～10属，1000余种，其中酢浆草属约800种。主产于南美洲，其次为非洲、亚洲极少。我国有3属，约10种，分布于南北各地。其中阳桃属是已经驯化了的引进栽培乔木，是我国南方木本水果之一。

松滋境内的酢浆草科植物有1属1种，即酢浆草属下1种。

218. 酢浆草 *Oxalis corniculata* L.

【别名】酸味草、酸醋酱、酸迷迷草、雀儿酸、田字草、黄花梅、长血草、三叶酸。

【植物形态】草本，高 10 ～ 35 厘米，全株被柔毛。根茎稍肥厚。茎细弱，多分枝，直立或匍匐，匍匐茎节上生根。叶基生或茎上互生；托叶小，长圆形或卵形，边缘被密长柔毛，基部与叶柄合生，或同一植株下部托叶明显而上部托叶不明显；叶柄长 1 ～ 13 厘米，基部具关节；小叶 3，无柄，倒心形，长 4 ～ 16 毫米，宽 4 ～ 22 毫米，先端凹入，基部宽楔形，两面被柔毛或表面无毛，沿脉被毛较密，边缘具贴伏缘毛。花单生或数朵集为伞形花序状，腋生，总花梗淡红色，与叶近等长；花梗长 4 ～ 15 毫米，果后延伸；小苞片 2，披针形，长 2.5 ～ 4 毫米，膜质；萼片 5，披针形或长圆状披针形，长 3 ～ 5 毫米，背面和边缘被柔毛，宿存；花瓣 5，黄色，长圆状倒卵形，长 6 ～ 8 毫米，宽 4 ～ 5 毫米；雄蕊 10，花丝白色半透明，有时被疏短柔毛，基部合生，长、短互间，长者花药较大且早熟；子房长圆形，5 室，被短伏毛，花柱 5，柱头头状。蒴果长圆柱形，长 1 ～ 2.5 厘米，5 棱。种子长卵形，长 1 ～ 1.5 毫米，褐色或红棕色，具横向肋状网纹。花果期 2—9 月。

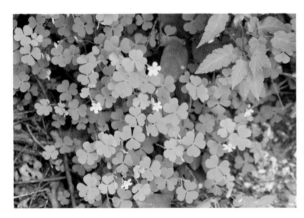 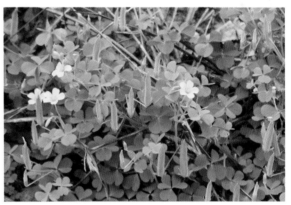

【生境与分布】生于山坡草池、河谷沿岸、路边、田边、荒地或林下阴湿处。全国广布。本市各地均有分布。

【药材名】酢浆草。（《新修本草》）

【来源】为酢浆草科植物酢浆草的全草。

【采收加工】全年均可采收，尤以夏、秋季为宜，洗净，鲜用或晒干。

【性味】味酸，性寒。

【功能主治】清热利湿，凉血散瘀，解毒消肿。用于湿热泄泻、痢疾、黄疸、淋证、带下、吐血、衄血、尿血、月经不调、跌打损伤、咽喉肿痛、痈肿疔疮、丹毒、湿疹、疥癣、痔疮、麻疹、烫火伤、蛇虫咬伤。

【应用举例】（1）治急性腹泻：酢浆草（鲜）60 克，洗净，取冷开水半碗，捣汁，一次顿服。（《江西草药》）

（2）治湿热发黄：酢浆草 15 克，土大黄 15 克，泡开水当茶喝。（《常用民间草药手册》）

六十一、牻牛儿苗科 Geraniaceae

草本，稀为亚灌木或灌木。叶互生或对生，叶片通常掌状或羽状分裂，具托叶。聚伞花序腋生或顶生，稀花单生；花两性，整齐，辐射对称，稀为两侧对称；萼片通常 5，稀为 4，覆瓦状排列；花瓣 5，稀为 4，覆瓦状排列；雄蕊 10 ～ 15，2 轮，外轮与花瓣对生，花丝基部合生或分离，花药 "丁" 字形着生，纵裂；蜜腺通常 5，与花瓣互生；子房上位，心皮 2 ～ 5，通常 3 ～ 5 室，每室具 1 ～ 2 倒生胚珠，花柱与心皮同数，通常下部合生，上部分离。果实为蒴果，通常由中轴延伸成喙，稀无喙，室间开裂，稀不开裂，每果瓣具 1 种子，成熟时果瓣通常爆裂，稀不开裂，开裂的果瓣常由基部向上反卷或成螺旋状卷曲，顶部通常附着于中轴顶端。种子具微小胚乳或无胚乳，子叶折叠。

本科有 11 属约 750 种。广泛分布于温带、亚热带和热带地区山地。我国有 4 属约 67 种，其中天竺葵属为栽培观赏花卉，基余各属主要分布于温带地区，少数分布于亚热带地区山地。

松滋境内的牻牛儿苗科植物有 1 属 1 种，即老鹳草属下 1 种。

219. 野老鹳草 *Geranium carolinianum* L.

【别名】短嘴老鹳草、五叶草。

【植物形态】一年生草本，高 20 ～ 60 厘米，根纤细，单一或分枝，茎直立或仰卧，单一或多数，具棱角，密被倒向短柔毛。基生叶早枯，茎生叶互生或最上部对生；托叶披针形或三角状披针形，长 5 ～ 7 毫米，宽 1.5 ～ 2.5 毫米，外被短柔毛；茎下部叶具长柄，柄长为叶片的 2 ～ 3 倍，被倒向短柔毛，上部叶柄渐短；叶片圆肾形，长 2 ～ 3 厘米，宽 4 ～ 6 厘米，基部心形，掌状 5 ～ 7 裂近基部，裂片楔状倒卵形或菱形，下部楔形、全缘，上部羽状深裂，小裂片条状矩圆形，先端急尖，表面被短伏毛，背面主要沿脉被短伏毛。花序腋生和顶生，长于叶，被倒生短柔毛和开展的长腺毛，每总花梗具 2 花，顶生总花梗常数个集生，花序呈伞状；花梗与总花梗相似，等于或稍短于花；苞片钻状，长 3 ～ 4 毫米，被短柔毛；萼片长卵形或近椭圆形，长 5 ～ 7 毫米，宽 3 ～ 4 毫米，先端急尖，具长约 1 毫米尖头，外被短柔毛或沿脉被开展的糙柔毛和腺毛；花瓣淡紫红色，倒卵形，稍长于萼，先端圆形，基部宽楔形，雄蕊稍短于萼片，

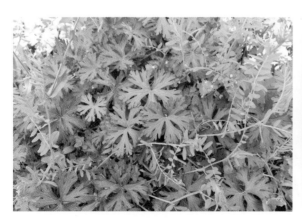
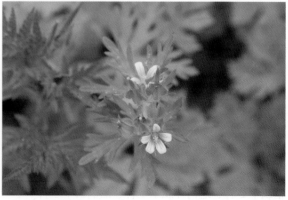

中部以下被长糙柔毛；雌蕊稍长于雄蕊，密被糙柔毛。蒴果长约 2 厘米，被短糙毛，果瓣由喙上部先裂向下卷曲。花期 4—7 月，果期 5—9 月。

【生境与分布】生于平原和低山荒坡杂草丛中。产于山东、安徽、江苏、浙江、江西、湖南、湖北、四川和云南。本市广布。

【药材名】老鹳草。（《中华人民共和国药典》）

【来源】为牻牛儿苗科植物野老鹳草的地上部分。

【采收加工】夏、秋季果实近成熟时采割，捆成把，晒干。

【性味】味辛、苦，性平。

【功能主治】祛风湿，通经络，止泄泻。用于风湿痹痛，麻木拘挛，筋骨酸痛，泄泻痢疾。

【应用举例】（1）治肌肤麻木，坐骨神经痛：老鹳草适量，清水煎成浓汁，去渣过滤，加糖收膏。每服 9 ～ 15 克，每日 2 次，温开水兑服。（《四川中药志》老鹳草膏）

（2）治妇人经行，预染风寒，寒邪闭塞子宫，令人月经参差，前后日期不定，经行发热，肚腹膨胀，腰肋作疼，不能受胎：五叶草五钱，川芎二钱，大蓟二钱，吴白芷二钱。引水酒一小杯，和水煎服。晚间服后忌风。（《滇南本草》）

六十二、大戟科 Euphorbiaceae

乔木、灌木或草本，稀为木质或草质藤本；木质根，稀为肉质块根；通常无刺；常有乳状汁液，白色，稀为淡红色。叶互生，少有对生或轮生，单叶，稀为复叶，或叶退化成鳞片状，边缘全缘或有锯齿，稀为掌状深裂；具羽状脉或掌状脉；叶柄长至极短，基部或顶端有时具有 1 ～ 2 枚腺体；托叶 2，着生于叶柄的基部两侧，早落或宿存，稀托叶鞘状，脱落后具环状托叶痕。花单性，雌雄同株或异株，单花或组成各式花序，通常为聚伞或总状花序，在大戟类中为特殊化的杯状花序（此花序由 1 朵雌花居中，周围环绕数朵或多朵仅有 1 枚雄蕊的雄花）；萼片分离或在基部合生，覆瓦状或镊合状排列，在特化的花序中有时萼片极度退化或无；花瓣有或无；花盘环状或分裂成为腺体状，稀无花盘；雄蕊 1 枚至多数，花丝分离或合生成柱状，在花蕾时内弯或直立，花药外向或内向，基生或背部着生，药室 2，稀 3 ～ 4，纵裂，稀顶孔开裂或横裂，药隔截平或突起；雄花常有退化雌蕊；子房上位，3 室，稀 2 或 4 室或更多或更少，每室有 1 ～ 2 颗胚珠着生于中轴胎座上，花柱与子房室同数，分离或基部连合，顶端常 2 至多裂，直立、平展或卷曲，柱头形状多变，常呈头状、线状、流苏状、折扇形或羽状分裂，表面平滑或有小颗粒状突起，稀被毛或有皮刺。果为蒴果，常从宿存的中央轴柱分离成分果爿，或为浆果状或核果状；种子常有显著种阜，胚乳丰富，肉质或油质，胚大而直或弯曲，子叶通常扁而宽，稀卷叠式。

本科约有 300 属 5000 种，广布于全球，但主产于热带和亚热带地区。最大的属是大戟属，约 2000 种。我国连引入栽培约 70 属 460 种，分布于全国各地，但主产地为西南地区至台湾。

松滋境内的大戟科植物有 12 属 19 种，分别为铁苋菜属下 1 种、山麻杆属下 1 种、假奓包叶属下 1 种、大戟属下 5 种、白饭树属下 1 种、算盘子属下 2 种、野桐属下 1 种、叶下珠属下 2 种、蓖麻属下 1 种、乌桕属下 2 种、地构叶属下 1 种、油桐属下 1 种。

220. 铁苋菜 *Acalypha australis* L.

【别名】海蚌含珠、人苋、小耳朵草、野麻草、铁灯碗、七盏灯、撮斗撮金珠。

【植物形态】一年生草本，高 0.2～0.5 米，小枝细长，被贴毛柔毛，毛逐渐稀疏。叶膜质，长卵形、近菱状卵形或阔披针形，长 3～9 厘米，宽 1～5 厘米，顶端短渐尖，基部楔形，稀圆钝，边缘具圆锯，上面无毛，下面沿中脉具柔毛；基出脉 3 条，侧脉 3 对；叶柄长 2～6 厘米，具短柔毛；托叶披针形，长 1.5～2 毫米，具短柔毛。雌雄花同序，花序腋生，稀顶生，长 1.5～5 厘米，花序梗长 0.5～3 厘米，花序轴具短毛，雌花苞片 1～2（4）枚，卵状心形，花后增大，长 1.4～2.5 厘米，宽 1～2 厘米，边缘具三角形齿，外面沿掌状脉具疏柔毛，苞腋具雌花 1～3 朵；花梗无；雄花生于花序上部，排列成穗状或头状，雄花苞片卵形，长约 0.5 毫米，苞腋具雄花 5～7 朵，簇生；花梗长 0.5 毫米。雄花：花蕾时近球形，无毛，花萼裂片 4 枚，卵形，长约 0.5 毫米；雄蕊 7～8 枚。雌花：萼片 3 枚，长卵形，长 0.5～1 毫米，具疏毛；子房具疏毛，花柱 3 枚，长约 2 毫米，撕裂 5～7 条。蒴果直径 4 毫米，具 3 个分果爿，果皮具疏生毛和毛基变厚的小瘤体；种子近卵状，长 1.5～2 毫米，种皮平滑，假种阜细长。花果期 4—12 月。

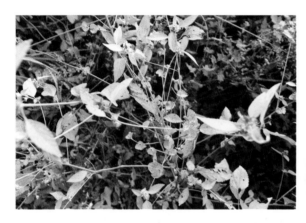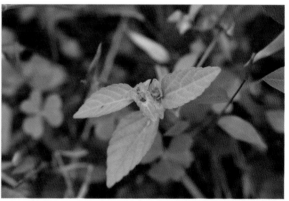

【生境与分布】生于海拔 20～1200 米平原或山坡较湿润耕地和空旷草地。我国除西部高原和干燥地区外，大部分省区均产。本市广布。

【药材名】铁苋。（《植物名实图考》）

【来源】为大戟科植物铁苋菜的全草。

【采收加工】5—7 月采收，除去泥土，晒干或鲜用。

【性味】味苦、涩，性凉。

【功能主治】清热利湿，凉血解毒，消积。用于痢疾，泄泻，吐血，衄血，尿血，便血，崩漏，小儿疳积，痈疖疮疡，皮肤湿疹。

【应用举例】（1）治吐血，便血，尿血：铁苋菜全草 30 克，煎服；或配地榆、甘草，疗效更确切。（《中草药学》）

（2）治乳汁不足：铁苋菜鲜品 15～30 克，或干品 6～10 克。水煎，煮鱼服。（《东北常用中草药手册》）

221. 山麻杆 *Alchornea davidii* Franch.

【别名】荷包麻、桂圆树、大叶泡、野火麻。

【植物形态】落叶灌木，高1～4（5）米；嫩枝被灰白色短茸毛，一年生小枝具微柔毛。叶薄纸质，阔卵形或近圆形，长8～15厘米，宽7～14厘米，顶端渐尖，基部心形、浅心形或近截平，边缘具粗锯齿或具细齿，齿端具腺体，上面沿叶脉具短柔毛，下面被短柔毛，基部具斑状腺体2或4个；基出脉3条；小托叶线状，长3～4毫米，具短毛；叶柄长2～10厘米，具短柔毛，托叶披针形，长6～8毫米，基部宽1～1.5毫米，具短毛，早落。

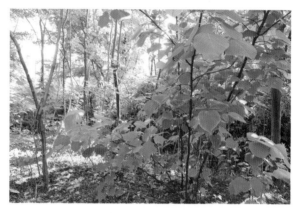

雌雄异株，雄花序穗状，1～3个生于一年生枝已落叶腋部，长1.5～2.5（3.5）厘米，花序梗几无，呈葇荑花序状，苞片卵形，长约2毫米，顶端近急尖，具柔毛，未开花时覆瓦状密生，雄花5～6朵簇生于苞腋，花梗长约2毫米，无毛，基部具关节；小苞片长约2毫米；雌花序总状，顶生，长4～8厘米，具花4～7朵，各部均被短柔毛，苞片三角形，长3.5毫米，小苞片披针形，长3.5毫米；花梗短，长约5毫米；雄花花萼花蕾时球形，无毛，直径约2毫米，萼片3（4）枚，雄蕊6～8枚；雌花萼片5枚，长三角形，长2.5～3毫米，具短柔毛；子房球形，被茸毛，花柱3枚，线状，长10～12毫米，合生部分长1.5～2毫米。蒴果近球形，具3圆棱，直径1～1.2厘米，密生柔毛；种子卵状三角形，长约6毫米，种皮淡褐色或灰色，具小瘤体。花期3—5月，果期6—7月。

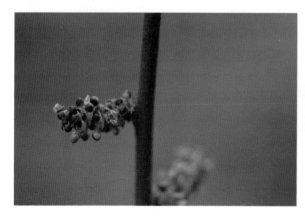
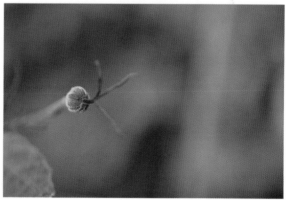

【生境与分布】生于海拔300～700米沟谷或溪畔、河边的坡地灌丛中。产于陕西南部、四川东部和中部、云南东北部、贵州、广西北部、河南、湖北、湖南、江西、江苏、福建西部。本市发现于斯家场镇。

【药材名】山麻杆。（《陕西中草药》）

【来源】为大戟科植物山麻杆的茎皮及叶。

【采收加工】春、夏季采收，洗净，鲜用或晒干。

【性味】味淡，性平。

【功能主治】驱虫，解毒，定痛。用于蛔虫病，狂犬、毒蛇咬伤，腰痛。

【应用举例】（1）治蛔虫病：山麻杆3克，研粉，加入面粉中做馒头吃。（《陕西中草药》）

（2）治蛇咬伤：鲜山麻杆适量，捣烂敷患处。（《陕西中草药》）

222. 假奓包叶 *Discocleidion rufescens*（Franch.）Pax et Hoffm.

【别名】艾桐、老虎麻、火麻官。

【植物形态】灌木或小乔木，高 1.5～5 米；小枝、叶柄、花序均密被白色或淡黄色长柔毛。叶纸质，卵形或卵状椭圆形，长 7～14 厘米，宽 5～12 厘米，顶端渐尖，基部圆形或近截平，稀浅心形或阔楔形，边缘具锯齿，上面被糙伏毛，下面被茸毛，叶脉上被白色长柔毛；基出脉 3～5 条，侧脉 4～6 对；近基部两侧常具褐色斑状腺体 2～4 个；叶柄长 3～8 厘米，顶端具 2 枚线形小托叶，长约 3 毫米，被毛，边缘具黄色小腺体。总状花序或下部多分枝呈圆锥花序，长 15～20 厘米，苞片卵形，长约 2 毫米；雄花 3～5 朵簇生于苞腋，花梗长约 3 毫米；花萼裂片 3～5，卵形，长约 2 毫米，顶端渐尖；雄蕊 35～60 枚，花丝纤细；腺体小，棒状圆锥形；雌花 1～2 朵生于苞腋，苞片披针形，长约 2 毫米，疏生长柔毛，花梗长约 3 毫米；花萼裂片卵形，长约 3 毫米；花盘具圆齿，被毛；子房被黄色糙伏毛，花柱长 1～3 毫米，外反，2 深裂至近基部，密生羽毛状突起。蒴果扁球形，直径 6～8 毫米，被柔毛。花期 4—8 月，果期 8—10 月。

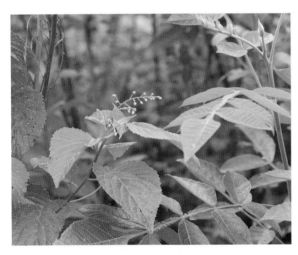 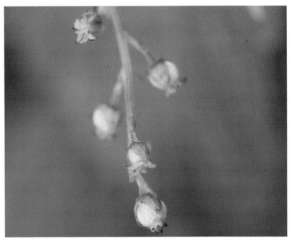

【生境与分布】生于海拔 250～1000 米林中或山坡灌丛中。产于甘肃、陕西、四川、湖北、湖南、贵州、广西、广东。本市卸甲坪乡、斯家场镇有分布。

【药材名】假奓包叶。（《全国中草药名鉴》）

【来源】为大戟科植物假奓包叶的根皮。

【采收加工】秋、冬季挖取根皮，洗净，晒干。

【性味】有小毒。

【功能主治】清热解毒，泻水消积。用于水肿，食积，毒疮。

223. 乳浆大戟 *Euphorbia esula* L.

【别名】烂疤眼、咪咪草、乳浆草、奶浆草。

【植物形态】多年生草本。根圆柱状，长 20 厘米以上，直径 3～5（6）毫米，不分枝或分枝，常曲折，褐色或黑褐色。茎单生或丛生，单生时自基部多分枝，高30～60厘米，直径3～5毫米；不育枝常发自基部，较矮，有时发自叶腋。叶线形至卵形，变化极不稳定，长2～7厘米，宽4～7毫米，先端尖或钝尖，基部楔形至平截；无叶柄；不育枝叶常为松针状，长2～3厘米，直径约1毫米；无柄；总苞叶3～5枚，与茎生叶同型；伞幅3～5，长2～4（5）厘米；苞叶2枚，常为肾形，少为卵形或三角状卵形，长4～12毫米，宽4～10毫米，先端渐尖或近圆，基部近平截。花序单生于二歧分枝的顶端，基部无柄；总苞钟状，高约3毫米，直径2.5～3毫米，边缘5裂，裂片半圆形至三角形，边缘及内侧被毛；腺体4，新月形，两端具角，角长而尖或短而钝，变异幅度较大，褐色。雄花多枚，苞片宽线形，无毛；雌花1枚，子房柄明显伸出总苞之外；子房光滑无毛；花柱3，分离；柱头2裂。蒴果三棱状球形，长与直径均5～6毫米，具3个纵沟；花柱宿存；成熟时分裂为3个分果爿。种子卵球状，长2.5～3毫米，直径2～2.5毫米，成熟时黄褐色；种阜盾状，无柄。花果期4—10月。

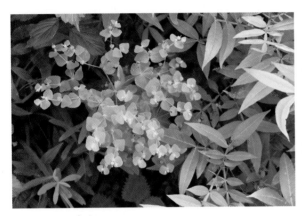 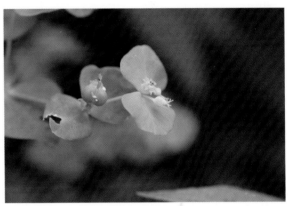

【生境与分布】生于路旁、杂草丛、山坡、林下、河沟边。分布于全国（除海南、贵州、云南和西藏外）。本市发现于卸甲坪乡。

【药材名】乳浆大戟。（《河北中草药》）

【来源】为大戟科植物乳浆大戟的全草。

【采收加工】春、夏季采收，鲜用或晒干用。

【性味】味微苦，性平。有毒。

【功能主治】利尿消肿，散结，杀虫。用于水肿，瘰疬，皮肤瘙痒。

【应用举例】（1）治颈淋巴结结核：乳浆大戟全草9克，切碎水煎，再将3个鸡蛋打入煮熟，单吃鸡蛋，7天1次，连吃7～10次。如已破成瘘，则用全草熬膏或研末麻油调敷，脓汁尽后改上生肌药。（《湖南药物志》）

（2）治烫烧伤：乳浆大戟叶研粉，麻油调敷。（《湖南药物志》）

224. 泽漆 *Euphorbia helioscopia* L.

【别名】五朵云、五灯草、猫儿眼草、凉伞草、灯台草、一把伞、铁骨伞、九头狮子草。

【植物形态】一年生草本。根纤细，长7～10厘米，直径3～5毫米，下部分枝。茎直立，单一或自基部多分枝，分枝斜展向上，高10～30（50）厘米，直径3～5（7）毫米，光滑无毛。叶互生，倒卵形或匙形，长1～3.5厘米，宽5～15毫米，先端具齿，中部以下渐狭或呈楔形；总苞叶5枚，倒卵状长圆形，长 3 ～ 4 厘米，宽 8 ～ 14 毫米，先端具齿，基部略渐狭，无柄；总伞幅 5 枚，长 2 ～ 4 厘米；苞叶 2 枚，卵圆形，先端具齿，基部呈圆形。花序单生，有柄或近无柄；总苞钟状，高约 2.5 毫米，直径约 2 毫米，光滑无毛，边缘 5 裂，裂片半圆形，边缘和内侧具柔毛；腺体 4，盘状，中部内凹，基部具短柄，淡褐色。雄花数枚，明显伸出总苞外；雌花 1 枚，子房柄略伸出总苞边缘。蒴果三棱状阔圆形，光滑，无毛；具明显的三纵沟，长 2.5 ～ 3 毫米，直径 3 ～ 4.5 毫米；成熟时分裂为 3 个分果爿。种子卵状，长约 2 毫米，直径约 1.5 毫米，暗褐色，具明显的脊网；种阜扁平状，无柄。花果期 4—10 月。

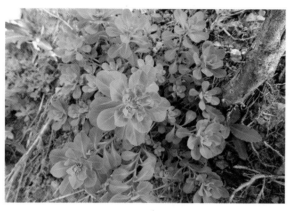 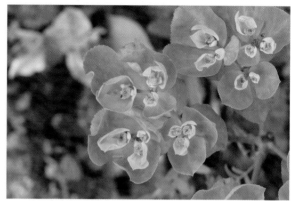

【生境与分布】生于山沟、路边、荒野、湿地。广布于全国（除黑龙江、吉林、内蒙古、广东、海南、台湾、新疆、西藏外）。本市各地有分布。

【药材名】泽漆。（《神农本草经》）

【来源】为大戟科植物泽漆的全草。

【采收加工】4—5 月开花时采收，除去根及泥沙，晒干。

【性味】味辛、苦，性微寒。有毒。

【功能主治】行水消肿，化痰止咳，解毒杀虫。用于水气肿满，痰饮喘咳，疟疾、细菌性痢疾、瘰疬、结核性瘘管，骨髓炎。

【应用举例】（1）治水气通身洪肿，四肢无力，喘息不安，腹中响响胀满，眼不得视：泽漆根十两，鲤鱼五斤，赤小豆二升，生姜八两，茯苓三两，人参、麦冬、甘草各二两。上八味细切，以水一斗七升，先煮鱼及豆，减七升，去滓，内药煮取四升半。一服三合，日三，人弱服二合，再服气下喘止，可至四合，晬时小便利，肿气减或小溏下。（《备急千金要方》泽漆汤）

（2）治癣疮有虫：猫儿眼草，晒干为末，香油调搽。（《卫生易简方》）

225. 飞扬草 *Euphorbia hirta* L.

【别名】飞相草、乳籽草、蜻蜓草、毛飞扬、天泡草、脚癣草、大乳草、催乳草。

【植物形态】一年生草本。根纤细，长 5 ～ 11 厘米，直径 3 ～ 5 毫米，常不分枝，偶 3 ～ 5 分枝。茎单一，自中部向上分枝或不分枝，高 30 ～ 60（70）厘米，直径约 3 毫米，被褐色或黄褐色的多细胞粗硬毛。叶对生，披针状长圆形、长椭圆状卵形或卵状披针形，长 1 ～ 5 厘米，宽 5 ～ 13 毫米，先端极尖或钝，基部略偏斜；边缘于中部以上有细锯齿，中部以下较少或全缘；叶面绿色，叶背灰绿色，有时具紫色斑，两面均具柔毛，叶背面脉上的毛较密；叶柄极短，长 1 ～ 2 毫米。花序多数，于叶腋处密集成头状，基部无梗或仅具极短的柄，变化较大，且具柔毛；总苞钟状，高与直径各约 1 毫米，被柔毛，边缘 5 裂，裂片三角状卵形；腺体 4，近于杯状，边缘具白色附属物；雄花数枚，微达总苞边缘；雌花 1 枚，具短梗，伸出总苞之外；子房三棱状，被少许柔毛；花柱 3，分离；柱头 2 浅裂。蒴果三棱状，长与直径均 1 ～ 1.5 毫米，被短柔毛，成熟时分裂为 3 个分果爿。种子近圆状四棱形，每个棱面有数个纵槽，无种阜。花果期 6—12 月。

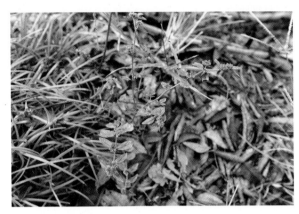
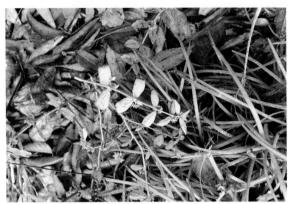

【生境与分布】生于路旁、草丛、灌丛及山坡，多见于砂质土。本市发现于新江口镇。

【药材名】飞扬草。（《中华人民共和国药典》）

【来源】为大戟科植物飞扬草的全草。

【采收加工】夏、秋季采挖，洗净，晒干。

【性味】味辛、酸，性凉。有小毒。

【功能主治】清热解毒，利湿止痒，通乳。用于肺痈，乳痈，疔疮肿毒，痢疾，泄泻，热淋，血尿，湿疹，脚癣，皮肤瘙痒，产后少乳。

【应用举例】（1）治肺痈：鲜大飞扬草全草一握，捣烂，绞汁半盏，开水冲服。（《福建民间草药》）

（2）治麦粒肿：鲜飞扬草折断，取乳汁涂患处。（《福建中草药》）

226. 通奶草 *Euphorbia hypericifolia* L.

【别名】蚂蝗草、小飞扬、光叶小飞扬、大地戟。

【植物形态】一年生草本，根纤细，长 10 ～ 15 厘米，直径 2 ～ 3.5 毫米，常不分枝，少数由末端分枝。茎直立，自基部分枝或不分枝，高 15 ～ 30 厘米，直径 1 ～ 3 毫米，无毛或被少许短柔毛。叶对生，狭长圆形或倒卵形，长 1 ～ 2.5 厘米，宽 4 ～ 8 毫米，先端钝或圆，基部圆形，通常偏斜，不对称，边缘全缘或基部以上具细锯齿，上面深绿色，下面淡绿色，有时略带紫红色，两面被稀疏的柔毛，或上面的毛早脱落；叶柄极短，长 1 ～ 2 毫米；托叶三角形，分离或合生。苞叶 2 枚，与茎生叶同型。花序数个簇生于叶腋或枝顶，每个花序基部具纤细的柄，柄长 3 ～ 5 毫米；总苞陀螺状，高与直径各约 1 毫米或稍大；边缘 5 裂，裂片卵状三角形；腺体 4，边缘具白色或淡粉色附属物。雄花数枚，微伸出总苞外；雌花 1 枚，子房柄长于总苞；子房三棱状，无毛；花柱 3，分离；柱头 2 浅裂。蒴果三棱状，长约 1.5 毫米，直径约 2 毫米，无毛，成熟时分裂为 3 个分果爿。种子卵棱状，长约 1.2 毫米，直径约 0.8 毫米，每个棱面具数个皱纹，无种阜。花果期 8—12 月。

【生境与分布】生于旷野荒地、路旁、灌丛及田间。产于长江以南各省区。本市各地有分布。

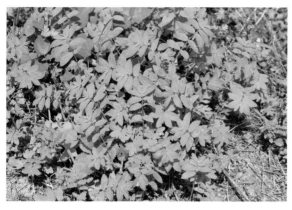
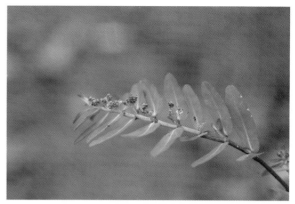

【药材名】大地锦。（《台湾药用植物志》）

【来源】为大戟科植物通奶草的全草。

【采收加工】春、夏季采收，鲜用或晒干。

【性味】味辛、微苦，性平。

【功能主治】通乳，利尿，清热解毒。用于妇人乳汁不通，水肿，泄泻，痢疾，皮炎，湿疹，烧烫伤。

【应用举例】治脚癣：飞扬草 330 克，白花丹 220 克，小飞扬、乌桕叶、五色梅、杠板归各 110 克。水煎 2 次，过滤去渣，浓缩成 1000 毫升，搽患处。（《全国中草药汇编》）

227. 大戟 *Euphorbia pekinensis* Rupr.

【别名】乳浆草、龙虎草、京大戟、将军草、穿山虎、千层塔、黄花大戟。

【植物形态】多年生草本。根圆柱状，长 20～30 厘米。直径 6～14 毫米，分枝或不分枝。茎单生或自基部多分枝，每个分枝上部又 4～5 分枝，高 40～80（90）厘米，直径 3～6（7）厘米，被柔毛或被少许柔毛或无毛。叶互生，常为椭圆形，少为披针形或披针状椭圆形，变异较大，先端尖或渐尖，基部渐狭或呈楔形或近圆形或近平截，边缘全缘；主脉明显，侧脉羽状，不明显，叶两面无毛或有时叶背具少许柔毛或被较密的柔 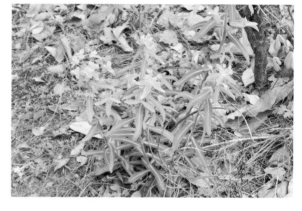 毛，变化较大且不稳定；总苞叶 4～7 枚，长椭圆形，先端尖，基部近平截；伞幅 4～7，长 2～5 厘米；苞叶 2 枚，近圆形，先端具短尖头，基部平截或近平截。花序单生于二歧分枝顶端，无柄；总苞杯状，高约 3.5 毫米，直径 3.5～4 毫米，边缘 4 裂，裂片半圆形，边缘具不明显的缘毛；腺体 4，半圆形或肾状圆形，淡褐色。雄花多数，伸出总苞之外；雌花 1 枚，具较长的子房柄，柄长 3～5（6）毫米；子房幼时被较密的瘤状突起；花柱 3，分离；柱头 2 裂。蒴果球状，长约 4.5 毫米，直径 4～4.5 毫米，被稀疏的瘤状突起，成熟时分裂为 3 个分果爿；花柱宿存且易脱落。种子长球状，长约 2.5 毫米，直径 1.5～2 毫米，暗褐色或微光亮，腹面具浅色条纹；种阜近盾状，无柄。花期 5—8 月，果期 6—9 月。

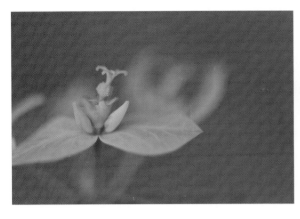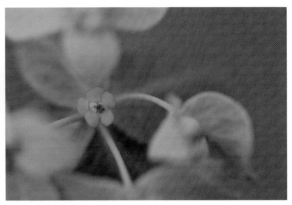

【生境与分布】生于山坡、灌丛、路旁、荒地、草丛、林缘和疏林内。广布于全国（除台湾、云南、西藏和新疆），北方地区尤为普遍。本市发现于浍水镇。

【药材名】京大戟。（《中华人民共和国药典》）

【来源】为大戟科植物大戟的根。

【采收加工】秋季地上部分枯萎后至早春萌芽前，挖掘地下根，除去残茎及须根，洗净泥土，切段或切片，晒干或烘干。

【性味】味苦，性寒。有毒。

【功能主治】泻水逐饮，消肿散结。用于水肿胀满，胸腹积水，痰饮积聚，气逆咳喘，二便不利，痈肿疮毒，瘰疬痰核。

【应用举例】（1）通身肿满喘息，小便涩：大戟（去皮，细切，微炒）二两、干姜（炮）半两。上二味捣罗为散，每服三钱匕，用生姜汤调下，良久，糯米饮投之，以大小便利为度。（《圣济总录》大戟散））

（2）治风癜疹：大戟末三两，以水二斗（升）煮取一升涂之。（《太平圣惠方》）

228. 一叶萩 *Flueggea suffruticosa*（Pall.）Baill.

【别名】叶底珠、山嵩树、狗梢条、白几木。

【植物形态】灌木，高1～3米，多分枝；小枝浅绿色，近圆柱形，有棱槽，有不明显的皮孔；全株无毛。叶片纸质，椭圆形或长椭圆形，稀倒卵形，长1.5～8厘米，宽1～3厘米，顶端急尖至钝，基部钝至楔形，全缘或间中有不整齐的波状齿或细锯齿，下面浅绿色；侧脉每边5～8条，两面凸起，网脉

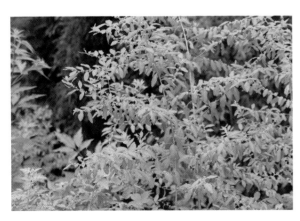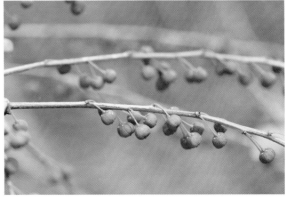

略明显；叶柄长 2 ～ 8 毫米；托叶卵状披针形，长 1 毫米，宿存。花小，雌雄异株，簇生于叶腋。雄花：3 ～ 18 朵簇生；花梗长 2.5 ～ 5.5 毫米；萼片通常 5，椭圆形、卵形或近圆形，长 1 ～ 1.5 毫米，宽 0.5 ～ 1.5 毫米，全缘或具不明显的细齿；雄蕊 5，花丝长 1 ～ 2.2 毫米，花药卵圆形，长 0.5 ～ 1 毫米；花盘腺体退化雌蕊圆柱形，高 0.6 ～ 1 毫米，顶端 2 ～ 3 裂。雌花：花梗长 2 ～ 15 毫米；萼片 5，椭圆形至卵形，长 1 ～ 1.5 毫米，近全缘，背部呈龙骨状凸起；花盘盘状，全缘或近全缘；子房卵圆形，3（2）室，花柱 3，长 1 ～ 1.8 毫米，分离或基部合生，直立或外弯。蒴果三棱状扁球形，直径约 5 毫米，成熟时淡红褐色，有网纹，3 片裂；果梗长 2 ～ 15 毫米，基部常有宿存的萼片；种子卵形而侧扁压状，长约 3 毫米，褐色而有小疣状突起。花期 3—8 月，果期 6—11 月。

【生境与分布】生于山坡灌丛中或山沟、路边，海拔 800 ～ 2500 米。除西北地区尚未发现外，全国各省区均有分布。本市发现于刘家场镇、斯家场镇。

【药材名】一叶萩。（《中国药用植物志》）

【来源】为大戟科植物一叶萩的嫩枝叶或根。

【采收加工】嫩枝叶：春末至秋末可采收，割取连叶的绿色嫩枝，扎成小把，阴干。

根：全年可挖，除去泥沙，洗净，切片晒干。

【性味】味辛、苦，性微温。有小毒。

【功能主治】祛风活血，益肾强筋。用于风湿腰痛，四肢麻木，阳痿，小儿疳积，面神经麻痹，小儿麻痹后遗症。

【应用举例】治阳痿：一叶萩根 15 ～ 18 克，水煎服。（《湖南药物志》）

229. 算盘子 *Glochidion puberum*（L.）Hutch.

【别名】野南瓜、狮子滚球、蝉子树、百荚橘、山馒头、果合草、血泡木。

【植物形态】直立灌木，高 1 ～ 5 米，多分枝；小枝灰褐色；小枝、叶片下面、萼片外面、子房和果实均密被短柔毛。叶片纸质或近革质，长圆形、长卵形或倒卵状长圆形，稀披针形，长 3 ～ 8 厘米，宽 1 ～ 2.5 厘米，顶端钝、急尖、短渐尖或圆，基部楔形至钝，上面灰绿色，仅中脉被疏短柔毛或几无毛，下面粉绿色；侧脉每边 5 ～ 7 条，下面凸起，网脉明显；叶柄长 1 ～ 3 毫米；托叶三角形，长约 1 毫米。花小，雌雄同株或异株，2 ～ 5 朵簇生于叶腋内，雄花束常着生于小枝下部，雌花束则在上部，或有时雌花和雄花同生于一叶腋内。雄花：花梗长 4 ～ 15 毫米；萼片 6，狭长圆形或长圆状倒卵形，长 2.5 ～ 3.5 毫米；雄蕊 3，

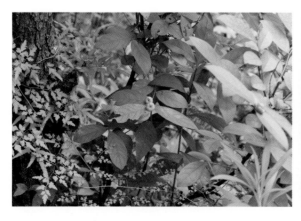
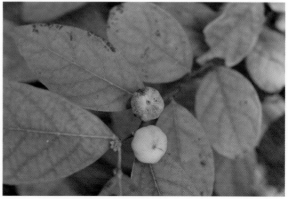

合生成圆柱状。雌花：花梗长约 1 毫米；萼片 6，与雄花的相似，但较短而厚；子房圆球状，5 ～ 10 室，每室有 2 颗胚珠，花柱合生成环状，长、宽与子房几相等，与子房接连处缢缩。蒴果扁球状，直径 8 ～ 15 毫米，边缘有 8 ～ 10 条纵沟，成熟时带红色，顶端具有环状而稍伸长的宿存花柱；种子近肾形，具 3 棱，长约 4 毫米，朱红色。花期 4—8 月，果期 7—11 月。

【生境与分布】生于山坡灌丛中。产于陕西、甘肃、江苏、安徽、浙江、江西、福建、台湾、河南、湖北、湖南、广东、海南、广西、四川、贵州、云南和西藏等。本市发现于刘家场镇。

【药材名】算盘子。（《植物名实图考》）

【来源】为大戟科植物算盘子的果实。

【采收加工】秋季采摘，拣净杂质，晒干。

【性味】味苦，性凉。有小毒。

【功能主治】清热除湿，解毒利咽，行气活血。用于痢疾，泄泻，黄疸，疟疾，淋浊，带下，咽喉肿痛，牙痛，疝痛，产后腹痛。

【应用举例】（1）治黄疸：算盘子 60 克，大米（炒焦黄）30 ～ 60 克，水煎服。（《甘肃中草药手册》）

（2）治尿道炎，小便不利：野南瓜果实 15 ～ 30 克，水煎服。（《湖北中草药志》）

230. 湖北算盘子 *Glochidion wilsonii* Hutch.

【别名】白背算盘子。

【植物形态】灌木，高 1 ～ 4 米；枝条具棱，灰褐色；小枝直而开展；除叶柄外，全株均无毛。叶片纸质，披针形或斜披针形，长 3 ～ 10 厘米，宽 1.5 ～ 4 厘米，顶端短渐尖或急尖，基部钝或宽楔形，上面绿色，下面带灰白色；中脉两面凸起，侧脉每边 5 ～ 6 条，下面凸起；叶柄长 3 ～ 5 毫米，被极细柔毛或几无毛；托叶卵状披针形，长 2 ～ 2.5 毫米。花绿色，雌雄同株，簇生于叶腋内，雌花生于小枝上部，雄花生于小枝下部。雄花：花梗长约 8 毫米；萼片 6，长圆形或倒卵形，长 2.5 ～ 3 毫米，宽约 1 毫米，顶端钝，边缘薄膜质；雄蕊 3，合生。雌花：花梗短；萼片与雄花的相同；子房圆球状，6 ～ 8 室，花柱合生成圆柱状，顶端多裂。蒴果扁球状，直径约 1.5 厘米，边缘有 6 ～ 8 条纵沟，基部常有宿存的萼片；种子近三棱形，红色，有光泽。花期 4—7 月，果期 6—9 月。

【生境与分布】生于山坡路旁向阳处和灌丛中。产于安徽、浙江、江西、福建、湖北、广西、四川、贵州等。本市发现于斯家场镇。

【药材名】馒头果。（《浙江药用植物志》）

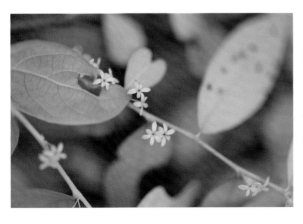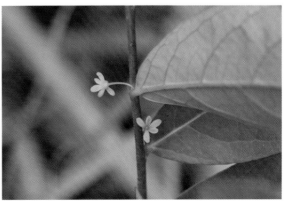

【来源】为大戟科植物湖北算盘子的叶。

【采收加工】夏、秋季采摘，去柄，拣净，鲜用或晒干。

【性味】味微苦，性平。

【功能主治】清热利湿，消滞散瘀，解毒消肿。用于湿热泄泻，咽喉肿痛，疮疖肿痛，蛇虫咬伤，跌打损伤。

【应用举例】内服：煎汤，15～30克。外用：适量，鲜品捣敷。

231. 白背叶 *Mallotus apelta*（Lour.）Muell. Arg.

【别名】白鹤叶、白面戟、白面风、白叶野桐、白帽顶、白泡树、酒药子树。

【植物形态】灌木或小乔木，高1～3（4）米；小枝、叶柄和花序均密被淡黄色星状柔毛和散生橙黄色颗粒状腺体。叶互生，卵形或阔卵形，稀心形，长和宽均6～16（25）厘米，顶端急尖或渐尖，基部截平或稍心形，边缘具疏齿，上面干后黄绿色或暗绿色，无毛或被疏毛，下面被灰白色星状茸毛，散生橙黄色颗粒状腺体；基出脉5条，最下一对常不明显，侧脉6～7对；基部近叶柄处有褐色斑状腺体2个；叶柄长5～15厘米。花雌雄异株，雄花序为开展的圆锥花序或穗状，长15～30厘米，苞片卵形，长约1.5毫米，雄花多朵簇生于苞腋。雄花：花梗长1～2.5毫米；花蕾卵形或球形，长约2.5毫米，花萼裂片4，卵形或卵状三角形，长约3毫米，外面密生淡黄色星状毛，内面散生颗粒状腺体；雄蕊50～75枚，长约3毫米；雌花序穗状，长15～30厘米，稀有分枝，花序梗长5～15厘米，苞片近三角形，长约2毫米。雌花：花梗极短；花萼裂片3～5枚，卵形或近三角形，长2.5～3毫米，外面密生灰白色星状毛和颗粒状腺体；花柱3～4枚，长约3毫米，基部合生，柱头密生羽毛状突起。蒴果近球形，密生被灰白色星状毛的软刺，软刺线形，黄褐色或浅黄色，长5～10毫米；种子近球形，直径约3.5毫米，褐色或黑色，具皱纹。花期6—9月，果期8—11月。

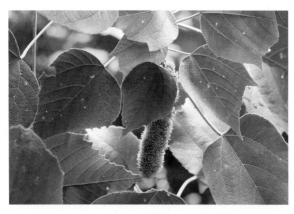
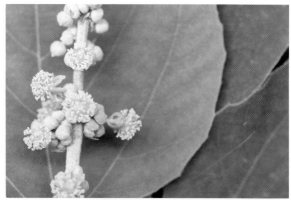

【生境与分布】生于海拔30～1000米山坡或山谷灌丛中。产于云南、广西、湖南、江西、福建、广东和海南。本市发现于卸甲坪乡。

【药材名】白背叶。（《南宁市药物志》）

【来源】为大戟科植物白背叶的叶。

【采收加工】全年均可采收，鲜用或晒干。

【性味】味苦，性平。

【功能主治】清热，解毒，祛湿，止血。用于蜂窝组织炎，化脓性中耳炎，鹅口疮，湿疹，跌打损伤，外伤出血。

【应用举例】（1）治蜂窝组织炎：白背叶、橘叶、桉树叶、乌桕叶各适量，捣烂敷患处。（《福建药物志》）

（2）治新生儿鹅口疮：白鹤叶适量蒸水，用消毒棉签蘸水，细心拭抹患处，随抹随清。每日3次，连抹2日。（《岭南草药志》）

232. 青灰叶下珠 *Phyllanthus glaucus* Wall. ex Muell. Arg.

【别名】叶下珠。

【植物形态】灌木，高达4米；枝条圆柱形，小枝细柔；全株无毛。叶片膜质，椭圆形或长圆形，长2.5～5厘米，宽1.5～2.5厘米，顶端急尖，有小尖头，基部钝至圆，下面稍苍白色；侧脉每边8～10条；叶柄长2～4毫米；托叶卵状披针形，膜质。花直径约3毫米，数朵簇生于叶腋；花梗丝状，顶端稍粗。雄花：花梗长约8毫米；萼片6，卵形；花盘腺体6；雄蕊5，花丝分离，药室纵裂；花粉粒圆球形，具3孔沟，沟细长，内孔圆形。雌花：通常1朵与数朵雄花同生于叶腋；花梗长约9毫米；萼片6，卵形；花盘环状；子房卵圆形，3室，每室2颗胚珠，花柱3，基部合生。蒴果浆果状，直径约1厘米，紫黑色，基部有宿存的萼片；种子黄褐色。花期4—7月，果期7—10月。

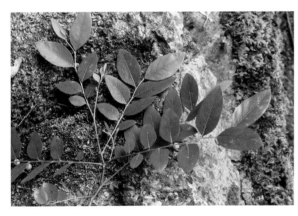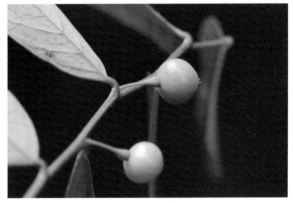

【生境与分布】生于海拔200～1000米的山地灌丛中或稀疏林下。产于江苏、安徽、浙江、江西、湖北、湖南、广东、广西、四川、贵州、云南和西藏等。本市发现于万家乡、卸甲坪乡。

【药材名】青灰叶下珠。（《浙江天目山药用植物志》）

【来源】为大戟科植物青灰叶下珠的根。

【采收加工】夏、秋季采挖，切片，晒干。

【性味】味辛、甘，性温。

【功能主治】祛风除湿，健脾消积。用于风湿痹痛，食积停滞，小儿疳积。

【应用举例】治风湿性关节炎：青灰叶下珠9～15克，煎汤。（《浙江药用植物志》）

233. 叶下珠 *Phyllanthus urinaria* L.

【别名】阴阳草、珍珠草、夜合草、叶后珠、油柑草、蓖其草、疳积草、夜盲草。

【植物形态】一年生草本，高 10～60 厘米，茎通常直立，基部多分枝，枝倾卧而后上升；枝具翅状纵棱，上部被纵列疏短柔毛。叶片纸质，因叶柄扭转而呈羽状排列，长圆形或倒卵形，长 4～10 毫米，宽 2～5 毫米，顶端圆、钝或急尖而有小尖头，下面灰绿色，近边缘或边缘有 1～3 列短粗毛；侧脉每边 4～5 条，明显；叶柄极短；托叶卵状披针形，长约 1.5 毫米。花雌雄同株，直径约 4 毫米。雄花：2～4 朵簇生于叶腋，通常仅上面 1 朵开花，下面的很小；花梗长约 0.5 毫米，基部有苞片 1～2 枚；萼片 6，倒卵形，长约 0.6 毫米，顶端钝；雄蕊 3，花丝全部合生成柱状；花粉粒长球形，通常具 5 孔沟，少数 3、4、6 孔沟，内孔横长椭圆形；花盘腺体 6，分离，与萼片互生。雌花：单生于小枝中下部的叶腋内；花梗长约 0.5 毫米；萼片 6，近相等，卵状披针形，长约 1 毫米，边缘膜质，黄白色；花盘圆盘状，边全缘；子房卵状，有鳞片状突起，花柱分离，顶端 2 裂，裂片弯卷。蒴果圆球状，直径 1～2 毫米，红色，表面具小凸刺，有宿存的花柱和萼片，开裂后轴柱宿存；种子长 1.2 毫米，橙黄色。花期 4—6 月，果期 7—11 月。

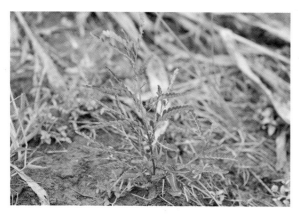 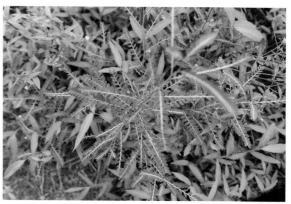

【生境与分布】生于低山平地、旱田、山地路旁或林缘。产于河北、山西、陕西、华东、华中、华南、西南等。本市各地有分布。

【药材名】叶下珠。（《植物名实图考》）

【来源】为大戟科植物叶下珠的带根全草。

【采收加工】夏、秋季采收，除去杂质，鲜用或晒干。

【性味】味微苦，性凉。

【功能主治】清热解毒，利水消肿，明目，消积。用于痢疾，泄泻，黄疸，水肿，热淋，石淋，目赤，夜盲症，疳积，痈肿，毒蛇咬伤。

【应用举例】（1）治夜盲症：鲜叶下珠 30～60 克，动物肝脏 120 克，苍术 9 克。水炖服。（《福建药物志》）

（2）治痢疾，肠炎腹泻：叶下珠、铁苋菜各 30 克。煎汤，加糖适量冲服，或配老鹳草水煎服。（《中草药学》）

234. 蓖麻 *Ricinus communis* L.

【别名】牛蓖子草、红蓖麻、杜麻、草麻。

【植物形态】一年生粗壮草本或草质灌木，高达 5 米；小枝、叶和花序通常被白霜，茎多液汁。叶轮廓近圆形，长和宽达 40 厘米或更大，掌状 7～11 裂，裂缺几达中部，裂片卵状长圆形或披针形，顶端急尖或渐尖，边缘具锯齿；掌状脉 7 ～ 11 条。网脉明显；叶柄粗壮，中空，长可达 40 厘米，顶端具 2 枚盘状腺体，基部具盘状腺体；托叶长三角形，长 2 ～ 3 厘米，早落。总状花序或圆锥花序，长 15 ～ 30 厘米或更长；苞片阔三角形，膜质，早落。雄花：花萼裂片卵状三角形，长 7 ～ 10 毫米；雄蕊束众多；雌花：萼片卵状披针形，长 5 ～ 8 毫米，凋落；子房卵状，直径约 5 毫米，密生软刺或无刺，花柱红色，长约 4 毫米，顶部 2 裂，密生乳头状突起。蒴果卵球形或近球形，长 1.5 ～ 2.5 厘米，果皮具软刺或平滑；种子椭圆形，微扁平，长 8 ～ 18 毫米，平滑，斑纹淡褐色或灰白色；种阜大。花期几全年或 6—9 月（栽培）。

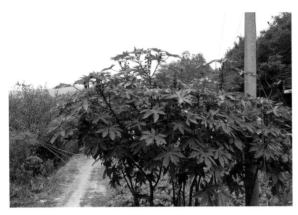
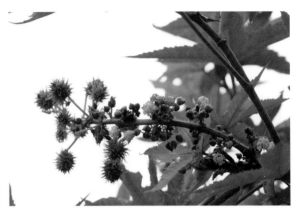

【生境与分布】全国各地有栽培。本市发现于刘家场镇。

【药材名】蓖麻子。（《新修本草》）

【来源】为大戟科植物蓖麻的种子。

【采收加工】8—11 月蒴果呈棕色、未开裂时，选晴天，分批剪下果序，摊晒，脱粒，扬净。

【性味】味甘、辛，性平。有小毒。

【功能主治】消肿拔毒，泻下导滞，通络利窍。用于痈疽肿毒，瘰疬，乳痈，喉痹，疥癞癣疮，烫伤，水肿胀满，大便燥结，口眼歪斜，跌打损伤。

【应用举例】（1）治痈疽、发背、附骨痈等疮：蓖麻子去皮，研为泥，旋摊膏药贴之，消肿散毒。（《普济方》白膏药）

（2）治喉痹：蓖麻子，取肉捶碎，纸卷作筒，烧烟吸之。（《医学正传》圣烟筒）

235. 白木乌桕 *Sapium japonicum*（Sieb. et Zucc.）Pax et Hoffm.

【别名】白木、银栗子、猛树。

【植物形态】灌木或乔木，高 1 ～ 8 米，各部均无毛；枝纤细，平滑。带灰褐色。叶互生，纸质，叶卵形、卵状长方形或椭圆形，长 7 ～ 16 厘米，宽 4 ～ 8 厘米，顶端短尖或突尖，基部钝、截平或有时呈微心形，两侧常不等，全缘，背面中上部常于近边缘的脉上有散生的腺体，基部靠近中脉之两侧亦具 2 腺体；中脉在背面显著凸起，侧脉 8 ～ 10 对，斜上举，离缘 3 ～ 5 毫米弯拱网

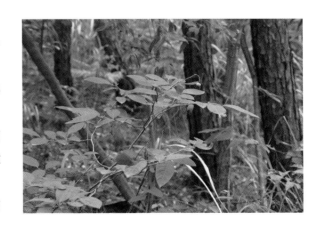

结，网状脉明显，网眼小；叶柄长 1.5～3 厘米，两侧薄，呈狭翅状，顶端无腺体；托叶膜质，线状披针形，长约 1 厘米。花单性，雌雄同株常同序，聚集成顶生，长 4.5～11 厘米的纤细总状花序，雌花数朵生于花序轴基部，雄花数朵生于花序轴上部，有时整个花序全为雄花。雄花：花梗丝状，长 1～2 毫米；苞片在花序下部的比花序上部的略长，卵形至卵状披针形，长 2～2.5 毫米，宽 1～1.2 毫米，顶端短尖至渐尖，边缘有不规则的小齿，基部两侧各具 1 近长圆形的腺体，每一苞片内有 3～4 朵花；花萼杯状，3 裂，裂片有不规则的小齿；雄蕊 3 枚，稀 2 枚，常伸出于花萼之外，花药球形，略短于花丝。雌花：花梗粗壮，长 6～10 毫米；苞片 3 深裂几达基部，裂片披针形，长 2～3 毫米，通常中间的裂片较大，两侧之裂片其边缘各具 1 腺体；萼片 3，三角形，长和宽近相等，顶端短尖或有时钝；子房卵球形，平滑，3 室，花柱基部合生，柱头 3，外卷。蒴果三棱状球形，直径 10～15 毫米。分果爿脱落后无宿存中轴；种子扁球形，直径 6～9 毫米，无蜡质的假种皮，有雅致的棕褐色斑纹。花期 5—6 月。

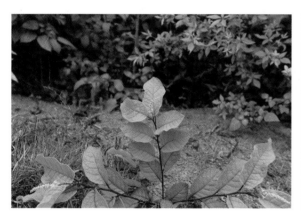 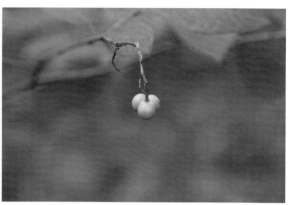

【生境与分布】生于林中湿润处或溪涧边。广布于山东、安徽、江苏、浙江、福建、江西、湖北、湖南、广东、广西、贵州和四川。本市发现于刘家场镇。

【药材名】白乳木。（《浙江天目山药用植物志》）

【来源】为大戟科植物白木乌桕的根皮、叶。

【采收加工】根皮：全年均可采，洗净，去木心，切碎，晒干。

叶：春、夏季采摘，鲜用或晒干。

【性味】味苦、辛，性微温。

【功能主治】散瘀血，强腰膝。用于劳伤腰膝酸痛。

【应用举例】（1）治腰部酸痛：白乳木根皮 18 克，何首乌、牛膝各 9 克，白酒 500 毫升浸泡。日服 2 次，各服 1 盅。（《青岛中草药手册》）

（2）治漆中毒：白乳木鲜叶捣汁外搽。（《青岛中草药手册》）

236. 乌桕 *Sapium sebiferum*（L.）Roxb.

【别名】乌桕木、鸦臼、蜡树、桕树、木子树、木油树、蜡烛树、红心郎。

【植物形态】乔木，高可达 15 米许，各部均无毛而具乳状汁液；树皮暗灰色，有纵裂纹；枝广展，具皮孔。叶互生，纸质，叶片菱形、菱状卵形，稀菱状倒卵形，长 3～8 厘米，宽 3～9 厘米，顶端骤然紧缩具长短不等的尖头，基部阔楔形或钝，全缘；中脉两面微凸起，侧脉 6～10 对，纤细，斜上升，离缘 2～5

毫米弯拱网结，网状脉明显；叶柄纤细，长2.5～6厘米，顶端具2腺体；托叶顶端钝，长约1毫米。花单性，雌雄同株，聚集成顶生，长6～12厘米的总状花序，雌花通常生于花序轴最下部或罕有在雌花下部亦有少数雄花着生，雄花生于花序轴上部或有时整个花序全为雄花。雄花：花梗纤细，长1～3毫米，向上渐粗；苞片阔卵形，长和宽近相等约2毫米，顶端略尖，基部两侧各具一近肾形的腺体，每一苞片内具10～15朵花；小苞

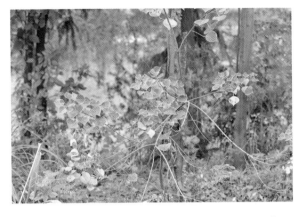

片3，不等大，边缘撕裂状；花萼杯状，3浅裂，裂片钝，具不规则的细齿；雄蕊2枚，罕有3枚，伸出于花萼之外，花丝分离，与球状花药近等长。雌花：花梗粗壮，长3～3.5毫米；苞片深3裂，裂片渐尖，基部两侧的腺体与雄花的相同，每一苞片内仅1朵雌花，间有1雌花和数雄花同聚生于苞腋内；花萼3深裂，裂片卵形至卵状披针形，顶端短尖至渐尖；子房卵球形，平滑，3室，花柱3，基部合生，柱头外卷。蒴果梨状球形，成熟时黑色，直径1～1.5厘米。具3种子，分果爿脱落后而中轴宿存；种子扁球形，黑色，长约8毫米，宽6～7毫米，外被白色、蜡质的假种皮。花期4—8月。

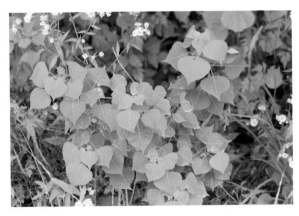
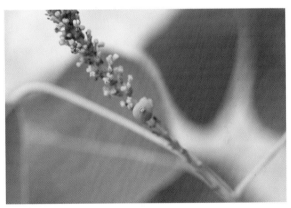

【生境与分布】生于山坡或山顶疏林中。分布于甘肃南部、四川、湖北、贵州、云南和广西。本市广布。

【药材名】乌桕叶。（《本草拾遗》）

【来源】为大戟科植物乌桕的叶。

【采收加工】全年均可采，鲜用或晒干。

【性味】味苦，性微温。有毒。

【功能主治】泻下逐水，消肿散瘀，解毒杀虫。用于水肿，大、小便不利，腹水，湿疹，疥癣，痈疮肿毒，跌打损伤，毒蛇咬伤。

【应用举例】（1）治水肿：鲜乌桕叶100克，鱼腥草一把，车前草一把，土黄芪50克，生地黄9克。水煎服。（《河南中草药手册》）

（2）治脚癣：乌桕鲜叶捣烂，加食盐少许调匀，敷患处。（《广西本草选编》）

237. 广东地构叶 *Speranskia cantonensis*（Hance）Pax et Hoffm.

【别名】瘤果地构叶、华南地构叶、黄鸡胆、仁砂草、地构叶、地胡椒、白花蛋不老。

【植物形态】草本，高 50～70 厘米；茎少分枝，上部稍被伏贴柔毛。叶纸质，卵形或卵状椭圆形至卵状披针形，长 2.5～9 厘米，宽 1～4 厘米，顶端急尖，基部圆形或阔楔形，边缘具圆齿或钝锯齿，齿端有黄色腺体，两面均被短柔毛；侧脉 4～5 对；叶柄长 1～3.5 厘米，被疏长柔毛，顶端常有黄色腺体。总状花序长 4～8 厘米，果时长约 15 厘米，通常上部有雄花 5～15 朵，下部有雌花 4～10 朵，位于花序中部的雌花两侧有

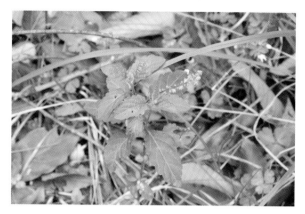

时有雄花 1～2 朵；苞片卵形或卵状披针形，长 1～2 毫米，被疏毛；雄花 1～2 朵生于苞腋；花梗长 1～2 毫米；花萼裂片卵形，长约 1.5 毫米，顶端渐尖，外面被疏柔毛；花瓣倒心形或倒卵形，长不及 1 毫米，无毛，膜质；雄蕊 10～12 枚，花丝无毛；花盘有离生腺体 5 枚。雌花：花梗长约 1.5 毫米，花后长达 6 毫米；花萼裂片卵状披针形，长 1～1.5 毫米，顶端急渐尖，外面疏被柔毛，无花瓣；子房球形，直径约 2 毫米，具疣状突起和疏柔毛；花柱 3，各 2 深裂，裂片呈羽状撕裂。蒴果扁球形，直径约 7 毫米，具瘤状突起；种子球形，直径约 2 毫米，稍具小突起，灰褐色或暗褐色。花期 2—5 月，果期 10—12 月。

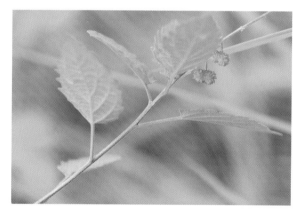
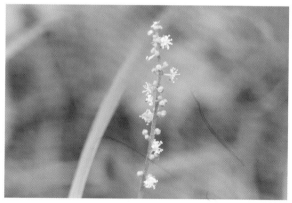

【生境与分布】生于草地或灌丛中。产于河北、陕西、甘肃、湖北、湖南、江西、广东、广西、四川、贵州、云南等地。本市发现于卸甲坪乡、刘家场镇。

【药材名】蛋不老。（《四川常用中草药》）

【来源】为大戟科植物广东地构叶的全草。

【采收加工】全年均可采，洗净，鲜用或晒干。

【性味】味苦，性平。

【功能主治】祛风湿，通经络，破瘀止痛。用于风湿痹痛，癥瘕积聚，瘰疬，疔疮肿毒，跌打损伤。

【应用举例】（1）治跌打损伤：地构叶全草捣烂，酒调罨包伤处。（《湖南药物志》）

（2）治疔疮：水煎或捣烂调第二次洗米水，取汁服。（《广西民族药简编》）

238. 油桐 *Vernicia fordii*（Hemsl.）*Airy Shaw*

【别名】桐油树、荏桐、桐子树、虎子桐、光面桐、罂子桐。

【植物形态】落叶乔木，高达10米；树皮灰色，近光滑；枝条粗壮，无毛，具明显皮孔。叶卵圆形，长8～18厘米，宽6～15厘米，顶端短尖，基部截平至浅心形，全缘，稀1～3浅裂，嫩叶上面被很快脱落微柔毛，下面被渐脱落棕褐色微柔毛，成长叶上面深绿色，无毛，下面灰绿色，被贴伏微柔毛；掌状脉5（7）条；叶柄与叶片近等长，几无毛，顶端有2枚扁平、无柄腺体。花雌雄同株，先于叶或与叶同时开放；花萼长约1厘米，2（3）裂，外面密被棕褐色微柔毛；花瓣白色，有淡红色脉纹，倒卵形，长2～3厘米，宽1～1.5厘米，顶端圆形，基部爪状。雄花：雄蕊8～12枚，2轮；外轮离生，内轮花丝中部以下合生。雌花：子房密被柔毛，3～5（8）室，每室有1颗胚珠，花柱与子房室同数，2裂。核果近球状，直径4～6（8）厘米，果皮光滑；种子3～4（8）颗，种皮木质。花期3—4月，果期8—9月。

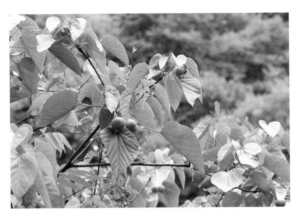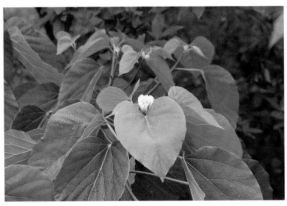

【生境与分布】喜生于较低的山坡，山麓和沟旁。产于陕西、河南、江苏、安徽、浙江、江西、福建、湖南、湖北、广东、海南、广西、四川、贵州、云南等地。本市丘陵山地均有分布。

【药材名】油桐子（《本草纲目》）、油桐叶（《福建民间草药》）。

【来源】为大戟科植物油桐的种子或叶。

【采收加工】油桐子：秋季果实成熟时采收，将其堆积于潮湿处，泼水，覆以干草，经10日左右，外壳腐烂，除去外皮，收集种子，晒干。

油桐叶：秋季采收，鲜用或晒干。

【性味】油桐子：味甘、微辛，性寒。有大毒。油桐叶：味甘、微辛，性寒。有毒。

【功能主治】油桐子：吐风痰，消肿毒，利二便。用于风痰喉痹，痰火瘰疬，食积腹胀，大、小便不通，丹毒，疥癣，烫伤，急性软组织炎症，寻常疣。

油桐叶：清热消肿，解毒杀虫。用于肠炎，痢疾，痈肿，臁疮，疥癣，漆疮，烫伤。

【应用举例】（1）油桐子：①治大小便不通：桐油树种子1粒，磨水服，大约半粒磨水30克。（《贵州草药》）

②治皮肤皲裂：油桐子1个，埋入土中，半月后取出烘焦研末。加冰片1.5克，桃仁3克，用猪油调制成软膏外搽。（《浙江民间常用草药》）

（2）油桐叶：①治痈肿：鲜油桐叶捣烂外敷。（《陕西中草药》）

②治肠炎，细菌性痢疾，阿米巴痢疾：油桐叶45克，水浓煎，分2次服。（《浙江民间常用草药》）

六十三、芸香科 Rutaceae

常绿或落叶乔木，灌木或草本，稀攀援灌木。通常有油点，有或无刺，无托叶。叶互生或对生。单叶或复叶。花两性或单性，稀杂性同株，辐射对称，很少两侧对称；聚伞花序，稀总状或穗状花序，更少单花，甚或叶上生花；萼片 4 或 5 片，离生或部分合生；花瓣 4 或 5 片，很少 2～3 片，离生，极少下部合生，覆瓦状排列，稀镊合状排列，极少无花瓣与萼片之分，则花被片 5～8 片，且排列成一轮；雄蕊 4 或 5 枚，或为花瓣数的倍数，花丝分离或部分连生成多束或呈环状，花药纵裂，药隔顶端常有油点；雌蕊通常由 4 或 5 个、稀较少或更多心皮组成，心皮离生或合生，蜜盆明显，环状，有时变态成子房柄，子房上位，稀半下位，花柱分离或合生，柱头常增大，很少约与花柱同粗，中轴胎座，稀侧膜胎座，每心皮有上下叠置，稀两侧并列的胚珠 2 颗，稀 1 颗或较多，胚珠向上转，倒生或半倒生。果为蓇葖、蒴果、翅果、核果，或具革质果皮，或具翼，或果皮稍近肉质的浆果；种子有或无胚乳，子叶平凸或皱褶，常富含油点，胚直立或弯生，很少多胚。染色体基数 $n = 7$，8，9，11，13，16。

本科约有 150 属 1600 种。全世界分布，主产于热带和亚热带地区，少数分布至温带地区。我国连引进栽培的共 28 属约 151 种 28 变种，分布于全国各地，主产于西南和南部。

松滋境内的芸香科植物有 4 属 8 种，分别为柑橘属下 3 种、吴茱萸属下 1 种、枳属下 1 种、花椒属下 3 种。

239. 酸橙 *Citrus aurantium* L.

【别名】皮头橙、钩头橙、枸头橙、朱栾、江津酸橙。

【植物形态】小乔木，枝叶密茂，刺多，徒长枝的刺长达 8 厘米。叶色浓绿，质地颇厚，翼叶倒卵形，基部狭尖，长 1～3 厘米，宽 0.6～1.5 厘米，或个别品种几无翼叶。总状花序有花少数，有时兼有腋生单花，有单性花倾向，即雄蕊发育，雌蕊退化；花蕾椭圆形或近圆球形；花萼 5 或 4 浅裂，有时花后增厚，无毛或个别品种被毛；花大小不等，花径 2～3.5 厘米；雄蕊 20～25 枚，通常基部合生成多束。果圆球形或扁圆形，果皮稍厚至甚厚，难剥离，橙黄色至朱红色，油胞大小不均匀，凹凸不平，果心实或半充实，瓤囊 10～13 瓣，果肉味酸，有时有苦味或兼有特异气味；种子多且大，常有肋状棱，子叶乳白色，单或多胚。花期 4—5 月，果期 9—12 月。

【生境与分布】我国长江流域及以南各省区均有栽培。本市广布。

【药材名】枳实、枳壳。（《中华人民共和国药典》）

【来源】为芸香科植物酸橙及其栽培变种的幼果、未成熟果实。

【采收加工】枳实：5—6 月采摘幼果或拾其自然脱落的幼果，除去杂质，自中部横切为两半，晒干或低温干燥；较小者直接晒干或低温干燥。

枳壳：7 月果皮尚绿时采摘，自中部横切为两半，晒干或低温干燥。

【性味】味苦、辛、酸，性微寒。

【功能主治】枳实：破气消积，化痰散痞。用于积滞内停，痞满胀痛，泻痢后重，大便不通，痰滞气阻，胸痹，结胸，脏器下垂。

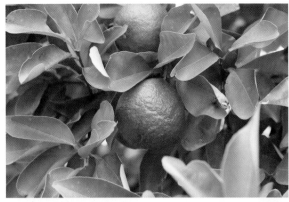

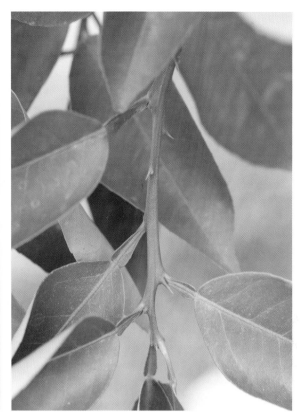

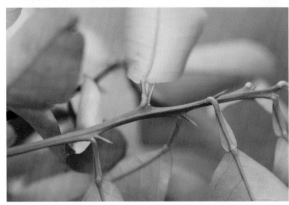

枳壳：理气宽中，行滞消胀。用于胸胁气滞，胀满疼痛，食积不化，痰饮内停，脏器下垂。

【应用举例】（1）枳实：①治痞，消食，强胃：白术二两，枳实（麸炒黄色，去瓤）一两。上同为极细末，荷叶炒裹，饭为丸，如梧桐子大。每服五十丸，多用白汤下，无时。（《内外伤辨惑论》枳术丸）

②治胸痹心中痞气，气结在胸，胸满胁下逆抢心：枳实四枚，厚朴四两，薤白半升，桂枝一两，栝楼实一枚（捣）。上五味，以水五升，先煮枳实、厚朴，取二升，去滓，纳诸药，煮数沸，分温三服。（《金匮要略》枳实薤白桂枝汤）

（2）枳壳：①治气滞，食饮痰火停结：枳壳一两，厚朴八钱，俱用小麦麸皮拌炒，去麸。每用枳壳二钱，厚朴一钱六分，水煎服。（《本草汇言》）

②治久嗽上焦热，胸膈不利：枳壳（炒）、桔梗各三两，黄芩二两。上㕮咀，每日早用二两作一服，水三盏煎二盏，匀作三服，午时一服，申时一服，临卧时一服。（《古今医统》枳壳汤）

240. 柚 *Citrus maxima*（Burm.）Merr.

【别名】文旦柚、香抛、柚子、香栾、胡柑、四季抛、沙田柚。

【植物形态】乔木。嫩枝、叶背、花梗、花萼及子房均被柔毛，嫩叶通常暗紫红色，嫩枝扁且有棱。叶质颇厚，色浓绿，阔卵形或椭圆形，连翼叶长9～16厘米，宽4～8厘米，或更大，顶端钝或圆，有时短尖，基部圆，翼叶长2～4厘米，宽0.5～3厘米，个别品种的翼叶甚狭窄。总状花序，有时兼有腋生单花；花蕾淡紫红色，稀乳白色；花萼不规则3～5浅裂；花瓣长1.5～2厘米；雄蕊25～35枚，有时部分雄蕊不育；花柱粗长，柱头略较子房大。果圆球形、扁圆形、梨形或阔圆锥状，横径通常10厘米以上，淡黄色或黄绿色，杂交种有朱红色的，果皮甚厚或薄，海绵质，油胞大，凸起，果心实但松软，瓤囊 10 ～ 15 或多至 19 瓣，汁胞白色、粉红色或鲜红色，少有带乳黄色；种子多达 200 余粒，亦有无种子的，形状不规则，通常近似长方形，上部质薄且常截平，下部饱满，多兼有发育不全的，有明显纵肋棱，子叶乳白色，单胚。花期 4—5 月，果期 9—12 月。

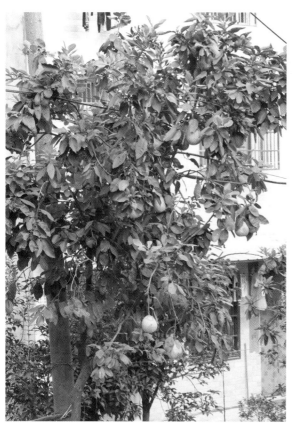 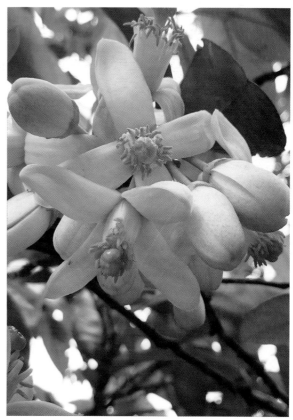

【生境与分布】长江以南各地栽培于丘陵和低山地带。本市各地有栽种。

【药材名】化橘红。（光橘红）（《中华人民共和国药典》）

【来源】为芸香科植物柚的外层果皮。

【采收加工】夏季果实未成熟时采收，置沸水中略烫后，将果皮割成 5 ～ 7 瓣，除去果瓤和部分中果皮，压制成形，晒干或阴干。

【性味】味辛、苦，性温。

【功能主治】理气宽中，燥湿化痰。用于咳嗽痰多，食积伤酒，呕恶痞闷。

【应用举例】（1）治宿食停滞不消：柚子皮 12 克，鸡内金、山楂肉各 10 克，砂仁 6 克，水煎服。（《食治本草》）

　　（2）治小儿咳喘：柚子皮、艾叶各 6 克，甘草 3 克，水煎服。（《全国中草药汇编》）

241. 柑橘 *Citrus reticulata* Blanco

【别名】桔子、橘子、番橘。

【植物形态】小乔木。分枝多，枝扩展或略下垂，刺较少。单身复叶，翼叶通常狭窄，或仅有痕迹，叶片披针形、椭圆形或阔卵形，大小变异较大，顶端常有凹口，中脉由基部至凹口附近成叉状分枝，叶缘至少上半段通常有钝或圆裂齿，很少全缘。花单生或 2～3 朵簇生；花萼不规则 3～5 浅裂；花瓣通常长 1.5 厘米以内；雄蕊 20～25 枚，花柱细长，柱头头状。果形种种，通常扁圆形至近圆球形，果皮甚薄而光滑，或厚而粗糙，淡黄色、朱红色或深红色，甚易或稍易剥离，橘络甚多或较少，呈网状，易分离，通常柔嫩，中心柱大而常空，稀充实，瓤囊 7～14 瓣，稀较多，囊壁薄或略厚，柔嫩或颇韧，汁胞通常纺锤形，短而膨大，稀细长，果肉酸或甜，或有苦味，或另有特异气味；种子或多或少数，稀无籽，通常卵形，顶部狭尖，基部浑圆，子叶深绿色、淡绿色或间有近于乳白色，合点紫色，多胚，少有单胚。花期 4—5 月，果期 10—12 月。

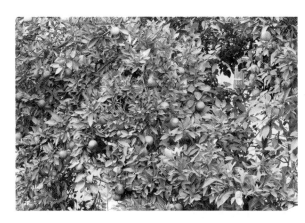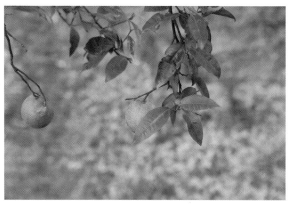

【生境与分布】产于秦岭南坡以南、伏牛山南坡诸水系及大别山区南部，向东南至台湾，南至海南岛，西南至西藏东南部海拔较低地区。广泛栽培，很少半野生。本市栽培有多个变种。

【药材名】陈皮、青皮、橘络、橘核。（《中华人民共和国药典》）

【来源】为芸香科植物橘及其栽培变种的成熟果皮、幼果或未成熟果实的果皮、果皮内层筋络、种子。

【采收加工】陈皮、橘络、橘核：10—12 月果实成熟时采收，剥取果皮，分离筋络，收集种子，洗净，晒干或低温干燥。

青皮：5—6 月收集自落的幼果，晒干，称"个青皮"；7—8 月采收未成熟的果实，在果皮上纵剖成四瓣至基部，除尽瓤瓣，晒干，习称"四花青皮"。

【性味】陈皮、青皮：味苦、辛，性温。橘络：味甘、苦，性平。橘核：味苦，性平。

【功能主治】陈皮：理气健脾，燥湿化痰。用于脘腹胀满，食少吐泻，咳嗽痰多。

青皮：疏肝破气，消积化滞。用于胸胁胀痛，疝气疼痛，乳癖，乳痈，食积气滞，脘腹胀痛。

橘络：通络，理气，化痰。用于经络气滞，久咳胸痛，痰中带血，伤酒口渴。

橘核：理气，散结，止痛。用于疝气疼痛，睾丸肿痛，乳痈乳癖。

【应用举例】（1）陈皮：①治脾胃不调，冷气暴折，客乘于中，寒则气收聚，聚则壅遏不通，是以胀满，其脉弦迟：黄橘皮四两，白术二两。上为细末，酒糊和丸如桐子大。煎木香汤下三十丸，食前。（《鸡峰普济方》宽中丸）

②治元气虚弱，饮食不消，或脏腑不调，心下痞闷：橘皮、枳实（麸炒黄色）各一两，白术二两。上

为极细末，荷叶裹烧饭为丸，如绿豆一倍大。每服五十丸，白汤下，量所伤加减服之。（《兰室秘藏》橘皮枳术丸）

（2）青皮：治疝气，青皮（炒黄色）、小茴香（炒黄）。上为末，空心酒调服。（《众妙仙方》偏气方）

（3）橘络：治胸闷胁痛，肋间神经痛，橘络、当归、红花各 3 克。黄酒与水合煎，每日 2 次分服。（《食物中药与便方》）

（4）橘核：治妇女乳房起核，乳癌初起，青橘叶、青橘皮、橘核各 15 克，以黄酒与水合煎，每日 2 次温服。（《食物中药与便方》）

242. 吴茱萸 *Evodia rutaecarpa*（Juss.）Benth.

【别名】食茱萸、气辣子、吴萸、臭辣子树、茶辣、漆辣子、曲药子、优辣子。

【植物形态】小乔木或灌木，高 3～5 米，嫩枝暗紫红色，与嫩芽同被灰黄色或红锈色茸毛，或疏短毛。叶有小叶 5～11 片，小叶薄至厚纸质、卵形、椭圆形或披针形，长 6～18 厘米，宽 3～7 厘米，叶轴下部的较小，两侧对称或一侧的基部稍偏斜，边全缘或浅波浪状，小叶两面及叶轴被长柔毛，毛密如毡状，或仅中脉两侧被短毛，油点大且多。花序顶生；雄花序的花彼此疏离，雌花序的花密集或疏离；萼片及花瓣均 5 片，偶有 4 片，镊合状排列；雄花花瓣长 3～4 毫米，腹面被疏长毛，退化雌蕊 4～5 深裂，下部及花丝均被白色长柔毛，

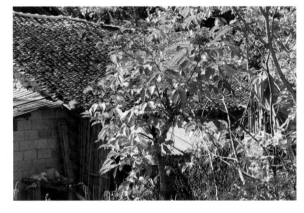

雄蕊伸出花瓣之上；雌花花瓣长 4～5 毫米，腹面被毛，退化雄蕊鳞片状或短线状或兼有细小的不育花药，子房及花柱下部被疏长毛。果序宽（3）12 厘米，果密集或疏离，暗紫红色，有大油点，每分果瓣有 1 种子；种子近圆球形，一端钝尖，腹面略平坦，长 4～5 毫米，褐黑色，有光泽。花期 4—6 月，果期 8—11 月。

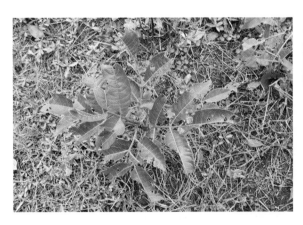

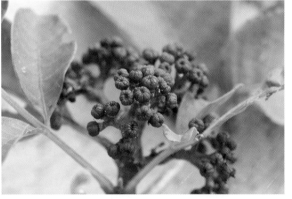

【生境与分布】生于低海拔向阳的疏林下或林缘旷地，多栽培。产于秦岭以南各地。本市发现于卸甲坪乡。

【药材名】吴茱萸。（《中华人民共和国药典》）

【来源】为芸香科植物吴茱萸未成熟的果实。

【采收加工】8—11 月，果实尚未开裂时，剪下果枝，晒干或低温干燥，除去枝、叶、果柄等杂质。

【性味】味辛、苦，性热。有小毒。

【功能主治】散寒止痛，降逆止呕，助阳止泻。用于厥阴头痛，寒疝腹痛，寒湿脚气，经行腹痛，脘腹胀痛，呕吐吞酸，五更泄泻。

【应用举例】（1）治心中寒，心背彻痛：吴茱萸一升，桂心、当归各二两。上三味，捣罗为末，炼蜜为丸，如梧桐子大。每服三十丸，温酒下，渐加至四十丸。（《圣济总录》茱萸丸）

（2）治牙齿疼痛：吴茱萸煎酒，含漱之。（《食疗本草》）

243. 枳 *Poncirus trifoliata*（L.）Raf.

【别名】枸橘、臭橘、铁篱笆、绿角刺、铁篱寨、野橙子、绿衣枳壳、土枳实。

【植物形态】小乔木，高 1 ～ 5 米，树冠伞形或圆头形。枝绿色，嫩枝扁，有纵棱，刺长达 4 厘米，刺尖干枯状，红褐色，基部扁平。叶柄有狭长的翼叶，通常指状三出叶，很少 4 ～ 5 小叶，或杂交种的则除 3 小叶外尚有 2 小叶或单小叶同时存在，小叶等长或中间的一片较大，长 2 ～ 5 厘米，宽 1 ～ 3 厘米，对称或两侧不对称，叶缘有细钝裂齿或全缘，嫩叶中脉上有细毛，花单朵或成对腋生，先于叶开放，也有先叶后花的，有完全花及不完全花，后者雄蕊发育，雌蕊萎缩，花有大、小二型，花径 3.5 ～ 8 厘米；萼片长 5 ～ 7 毫米；花瓣白色，匙形，长 1.5 ～ 3 厘米；雄蕊通常 20 枚，花丝不等长。果近圆球形或梨形，大小差异较大，通常纵径 3 ～ 4.5 厘米，横径 3.5 ～ 6 厘米，果顶微凹，有环圈，果皮暗黄色，粗糙，也有无环圈，果皮平滑的，油胞小而密，果心充实，瓤囊 6 ～ 8 瓣，汁胞有短柄，果肉含黏液，微有香橼气味，甚酸且苦，带涩味，有种子 20 ～ 50 粒；种子阔卵形，乳白或乳黄色，有黏液，平滑或间有不明显的细脉纹，长 9 ～ 12 毫米。花期 5—6 月，果期 10—11 月。

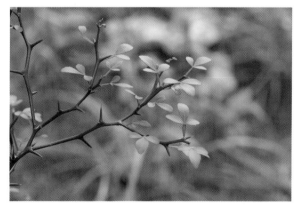
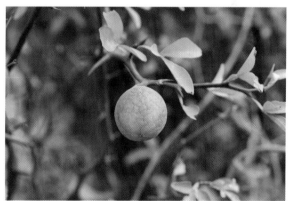

【生境与分布】多栽培于路旁、庭园作绿篱。在湖北、四川、湖南三省交界地区，有野生的枳与柑橘属植物的自然杂交种。本市发现于万家乡、王家桥镇。

【药材名】枸橘。（《本草纲目》）

【来源】为芸香科植物枳的幼果或未成熟果实。

【采收加工】5—6 月拾取自然脱落在地上的幼果，晒干；略大幼果自中部横切为两半，晒干者称绿衣枳实（福建）；未成熟果实，横切为两半，晒干者称绿衣枳壳（福建）。

【性味】味辛、苦，性温。

【功能主治】疏肝和胃，理气止痛，消积化滞。用于胸胁胀满，脘腹胀痛，乳房结块，疝气疼痛，睾丸肿痛，跌打损伤，食积，便秘，子宫脱垂。

【应用举例】（1）治胃脘胀痛，消化不良：枸橘9克，水煎服；或煅存性研粉，温酒送服。（《浙江药用植物志》）

（2）治疝气：枸橘6个。用250克白酒泡7日。每服药酒2盅，日服3次。（《河北中草药》）

244. 椿叶花椒 *Zanthoxylum ailanthoides* Sieb. et Zucc.

【别名】樗叶花椒、鼓钉柴、满天星、刺椒。

【植物形态】落叶乔木，高稀达15米，胸径30厘米；茎干有鼓钉状，基部宽达3厘米，长2～5毫米的锐刺，当年生枝的髓部甚大，常空心，花序轴及小枝顶部常散生短直刺，各部无毛。叶有小叶11～27片或稍多；小叶整齐对生，狭长披针形或位于叶轴基部的近卵形，长7～18厘米，宽2～6厘米，顶部渐狭长尖，基部圆，对称或一侧稍偏斜，叶缘有明显裂齿，油点多，肉眼可见，叶背灰绿色或有灰白色粉霜，中脉在叶面凹陷，侧脉每边11～16条。花序顶生，多花，几无花梗；萼片及花瓣均5片；花瓣淡黄白色，长约2.5毫米；雄花的雄蕊5枚，退化雌蕊极短，2～3浅裂；雌花有心皮3个，稀4个，果梗长1～3毫米；分果瓣淡红褐色，干后淡灰色或棕灰色，顶端无芒尖，直径约4.5毫米，油点多，干后凹陷；种子直径约4毫米，花期8—9月，果期10—12月。

【生境与分布】生于海拔500～1500米山地杂木林中。产于长江以南地区。本市发现于卸甲坪乡、刘家场镇。

【药材名】浙桐皮（《浙江药用植物志》），椿叶花椒果（《全国中草药汇编》）。

【来源】为芸香科植物椿叶花椒的树皮或果实。

【采收加工】浙桐皮：夏、秋季剥取树皮，晒干。

椿叶花椒果：10—11月果实成熟时采摘，晒干，除去果柄。

【性味】浙桐皮：味辛、微苦，性平。有小毒。

椿叶花椒果：味辛、苦，性温。

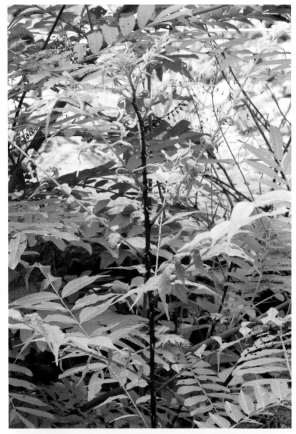

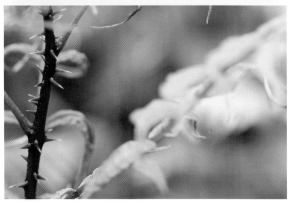

【功能主治】浙桐皮：祛风除湿，通络止痛，利小便。用于风寒湿痹，腰膝疼痛，跌打损伤，腹痛腹泻，小便不利，齿痛，湿疹，疥癣。

椿叶花椒果：温中，燥湿，健脾，杀虫。用于脘腹冷痛，食少，泄泻，久痢，虫积。

【应用举例】（1）浙桐皮：①治风湿痹痛，腰膝疼痛：浙桐皮、牛膝、五加皮、羌活各9克。水煎或浸酒服。（《浙江药用植物志》）

②治妇人产后关节风痛：椿叶花椒树皮9～15克，配五加皮、钻地风等同用。（《浙江天目山药用植物志》）

（2）椿叶花椒果：治胃寒，胃气痛，椿叶花椒果6克，水煎分服。（《食物中药与便方》）

245. 花椒 *Zanthoxylum bungeanum* Maxim.

【别名】秦椒、蜀椒、川椒、点椒、陆拨、汗椒、南椒、大椒。

【植物形态】高3～7米的落叶小乔木；茎干上的刺常早落，枝有短刺，小枝上的刺基部宽而扁且劲直的长三角形，当年生枝被短柔毛。叶有小叶5～13片，叶轴常有甚狭窄的叶翼；小叶对生，无柄，卵形、椭圆形，稀披针形，位于叶轴顶部的较大，近基部的有时圆形，长2～7厘米，宽1～3.5厘米，叶缘有细裂齿，齿缝有油点。其余无或散生肉眼可见的油点，叶背基部中脉两侧有丛毛或小叶两面均被柔毛，中脉在叶面微凹陷，

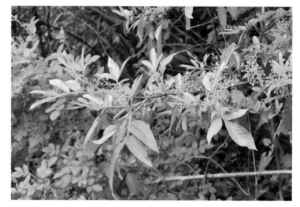

叶背干后常有红褐色斑纹。花序顶生或生于侧枝之顶，花序轴及花梗密被短柔毛或无毛；花被片6～8片，黄绿色，形状及大小大致相同；雄花的雄蕊5枚或多至8枚；退化雌蕊顶端叉状浅裂；雌花很少有发育雄蕊，有心皮2或3个，间有4个，花柱斜向背弯。果紫红色，单个分果瓣直径4～5毫米，散生微凸起的油点，顶端有甚短的芒尖或无；种子长3.5～4.5毫米。花期4—5月，果期8—9月或10月。

【生境与分布】生于海拔2600米以下山坡灌丛中，也有栽培。产于辽宁、青海、甘肃、宁夏、陕西、山西、山东、河北、河南、安徽、江苏、浙江、江西、湖北、湖南、广西、贵州、四川、云南及西藏。本市各地有栽培。

【药材名】花椒、椒目（《中华人民共和国药典》）。

【来源】为芸香科植物花椒的果皮或种子。

【采收加工】9—10月果实成熟，选晴天，剪下果穗，摊开晾晒，待果实开裂，分别收集果皮和种子，除去杂质，晒干。

【性味】花椒：味辛，性温。椒目：味苦、辛，性温。有小毒。

【功能主治】花椒：温中止痛，杀虫止痒。用于脘腹冷痛，呕吐泄泻，虫积腹痛；外治湿疹，阴痒。

椒目：利水消肿，祛痰平喘。用于水肿胀满，哮喘。

【应用举例】（1）花椒：①治胸中气满，心痛引背：蜀椒（出汗）一升，半夏（洗）一升，附子（炮）一两。上三味捣筛，蜜和为丸，如梧子大。一服五丸，日三。（《外台秘要》引张文仲蜀椒丸）

②治冻疮：蜀椒（去目并闭口者，炒出汗）、盐各二两。上二味以清酒五升，煎至二升，数数蘸之，其药可五六日用。（《圣济总录》）

（2）椒目：劫喘，椒目研极细末，一二钱，生姜汤调下止之。气虚不用。（《丹溪心法》）

246. 野花椒 *Zanthoxylum simulans* Hance

【别名】大花椒、红花椒、野川椒、黄总管、鸟不扑、小叶飞天蜈蚣。

【植物形态】灌木或小乔木；枝干散生基部宽而扁的锐刺，嫩枝及小叶背面沿中脉或仅中脉基部两侧或有时及侧脉均被短柔毛，或各部均无毛。叶有小叶 5～15 片；叶轴有狭窄的叶质边缘，腹面呈沟状凹陷；小叶对生，无柄或位于叶轴基部的有甚短的小叶柄，卵形、卵状椭圆形或披针形，长 2.5～7 厘米，宽 1.5～4 厘米，两侧略不对称，顶部急尖或短尖，常有凹口，油点多，干后半透明且常微凸起，间有窝状凹陷，叶面常有刚毛状细刺，中脉凹陷，叶缘有疏离而浅的钝裂齿。花序顶生，长 1～5 厘米；花被片 5～8 片，狭披针形、宽卵形或近于三角形，大小及形状有时不相同，长约 2 毫米，淡黄绿色；雄花的雄蕊 5～8（10）枚，花丝及半圆形凸起的退化雌蕊均淡绿色，药隔顶端有 1 干后暗褐黑色的油点；雌花的花被片为狭长披针形；心皮 2～3 个，花柱斜向背弯。果红褐色，分果瓣基部变狭窄且略延长 1～2 毫米成柄状，油点多，微凸起，单个分果瓣直径约 5 毫米；种子长 4～4.5 毫米。花期 3—5 月，果期 7—9 月。

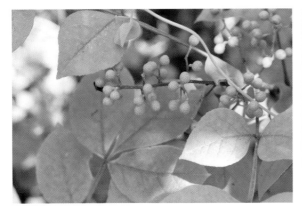 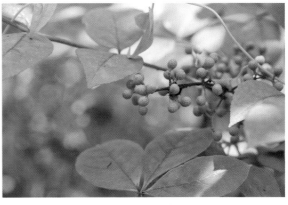

【生境与分布】生于平地、低丘陵或略高的山地疏或密林下。产于青海、甘肃、山东、河南、安徽、江苏、浙江、湖北、江西、台湾、福建、湖南及贵州东北部。本市发现于刘家场镇。

【药材名】野花椒叶（《泉州本草》），野花椒（《全国中草药汇编》）。

【来源】为芸香科植物野花椒的叶或果实。

【采收加工】叶：7—9 月采收带叶的小枝，晒干或鲜用。

果实：7—8 月采收成熟的果实，除去杂质，晒干。

【性味】叶：味辛，性温。果实：味辛，性温。有小毒。

【功能主治】野花椒叶：祛风除湿，活血通经。用于风寒湿痹，经闭，跌打损伤，阴疽，皮肤瘙痒。

野花椒：温中止痛，杀虫止痒。用于脾胃虚寒，脘腹冷痛，呕吐，泄泻，蛔虫腹痛，湿疹，皮肤瘙痒，阴痒，龋齿疼痛。

【应用举例】（1）野花椒叶：①治风湿痛：鲜野花椒叶 30 克，鲜白芙蓉叶、鲜艾叶各 15 克，生姜 30 克，麻油 120 毫升。合锅内炸至各药焦黑为度，去药取油，擦患处，以愈为度。（《泉州本草》）

②治跌打损伤：野花椒叶 15～30 克，煎汤，黄酒送服。（《泉州本草》）

（2）野花椒：治寒饮咳喘，野花椒果壳或种子 3 克，细辛 1.5～3 克，干姜 6 克，五味子 5 克（打碎）。水煎，分次缓服。（《湖南药物志》）

六十四、楝科 Meliaceae

乔木或灌木，稀为亚灌木。叶互生，很少对生，通常羽状复叶，很少 3 小叶或单叶；小叶对生或互生，很少有锯齿，基部多少偏斜。花两性或杂性异株，辐射对称，通常组成圆锥花序，间为总状花序或穗状花序；通常 5 基数，间为少基数或多基数；萼小，常浅杯状或短管状，4～5 齿裂或为 4～5 萼片组成，芽时覆瓦状或镊合状排列；花瓣 4～5，少有 3～7 枚的，芽时覆瓦状、镊合状或旋转排列，分离或下部与雄蕊管合生；雄蕊 4～10，花丝合生成一短于花瓣的圆筒形、圆柱形、球形或陀螺形等不同形状的管或分离，花药无柄，直立，内向，着生于管的内面或顶部，内藏或突出；花盘生于雄蕊管的内面或缺，如存在则成环状、管状或柄状等；子房上位，2～5 室，少有 1 室的，每室有胚珠 1～2 颗或更多；花柱单生或缺，柱头盘状或头状，顶部有槽纹或有小齿 2～4 个。果为蒴果、浆果或核果，开裂或不开裂；果皮革质、木质或很少肉质；种子有胚乳或无胚乳，常有假种皮。

本科约有 50 属 1400 种，大部分分布于热带和亚热带地区，少数分布于温带地区，我国产 15 属 62 种 12 变种，此外尚引入栽培的有 3 属 3 种，主产于长江以南各省区，少数分布至长江以北地区。

松滋境内的楝科植物有 1 属 1 种，即楝属下 1 种。

247. 楝 *Melia azedarach* L.

【别名】苦楝、楝树、翠书、森树、火枪树、花纹木、金斗木、紫花树。

【植物形态】落叶乔木，高达 10 余米；树皮灰褐色，纵裂。分枝广展，小枝有叶痕。叶为二至三回奇数羽状复叶，长 20～40 厘米；小叶对生，卵形、椭圆形至披针形，顶生一片通常略大，长 3～7 厘米，宽 2～3 厘米，先端短渐尖，基部楔形或宽楔形，多少偏斜，边缘有钝锯齿，幼时被星状毛，后两面均无毛，侧脉每边 12～16 条，广展，向上斜举。圆锥花序约与叶等长，无毛或幼时被鳞片状短柔毛；花芳香；花萼 5 深裂，裂片卵形或 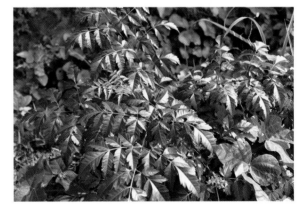 长圆状卵形，先端急尖，外面被微柔毛；花瓣淡紫色，倒卵状匙形，长约 1 厘米，两面均被微柔毛，通常外面较密；雄蕊管紫色，无毛或近无毛，长 7～8 毫米，有纵细脉，管口有钻形、2～3 齿裂的狭裂片 10 枚，花药 10 枚，着生于裂片内侧，且与裂片互生，长椭圆形，顶端微突尖；子房近球形，5～6 室，无毛，每室有胚珠 2 颗，花柱细长，柱头头状，顶端具 5 齿，不伸出雄蕊管。核果球形至椭圆形，长 1～2 厘米，宽 8～15 毫米，内果皮木质，4～5 室，每室有种子 1 颗；种子椭圆形。花期 4—5 月，果期 10—12 月。

【生境与分布】生于低海拔旷野、路旁或疏林中，常栽培于房前屋后。产于我国黄河以南各省区。本市广布。

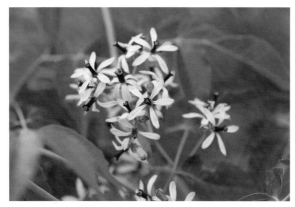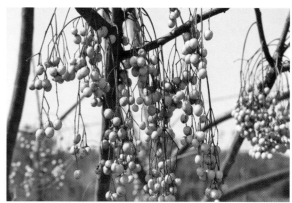

【药材名】苦楝皮（《中华人民共和国药典》），苦楝子（《证类本草》）。

【来源】为楝科植物楝的树皮或根皮、果实。

【采收加工】苦楝皮：春、秋季采收，晒干，或除去粗皮，晒干。

苦楝子：秋、冬季果实成熟呈黄色时采收，或收集落下的果实，晒干、阴干或烘干。

【性味】苦楝皮：味苦，性寒。有毒。苦楝子：味苦，性寒。有小毒。

【功能主治】苦楝皮：杀虫，疗癣。用于蛔虫病，蛲虫病，虫积腹痛；外治疥癣瘙痒。

苦楝子：行气止痛，杀虫。用于脘腹胁肋疼痛，疝痛，虫积腹痛，头癣，冻疮。

【应用举例】（1）苦楝皮：①治小儿虫痛不可忍者：苦楝根白皮二两，白芜荑半两。为末，每服一钱，水一小盏，煎取半盏，待发时服。量大小加减，无时。（《小儿卫生总微论方》抵圣散）

②治五种虫：以楝皮去其苍者，焙干为末，米饮下三钱匕。（《斗门方》）

（2）苦楝子：①治胃痛，肝气不舒的胸胁痛、疝痛：苦楝子、延胡索各 9 克，水煎服。（《北方常用中草药手册》）

②治秃疮，头癣：苦楝子研末。调猪板油、茶油、醋、松油均可。敷患处。（《福建药物志》）

六十五、远志科 Polygalaceae

一年生或多年生草本，或灌木或乔木，罕为寄生小草本。单叶互生、对生或轮生，具柄或无柄，叶片纸质或革质，全缘，具羽状脉，稀退化为鳞片状；通常无托叶，若有，则为棘刺状或鳞片状。花两性，两侧对称，白色、黄色或紫红色，排成总状花序、圆锥花序或穗状花序，腋生或顶生，具柄或无，基部具苞片或小苞片；花萼下位，宿存或脱落，萼片 5 枚，分离或稀基部合生，外面 3 枚小，里面 2 枚大，常呈花瓣状，或 5 枚几相等；花瓣 5 枚，稀全部发育，通常仅 3 枚，基部通常合生，中间 1 枚常内凹，呈龙骨瓣状，顶端背面常具 1 流苏状或蝶结状附属物，稀无；雄蕊 8，或 7、5、4，花丝通常合生成向后开放的鞘（管），或分离，花药基底着生，顶孔开裂；花盘通常无，若有，则为环状或腺体状；子房上位，通常2室，每室具1倒生下垂的胚珠，稀1室具多数胚珠，花柱1，直立或弯曲，柱头2，稀1，头状。果实或为蒴果，2室，或为翅果、坚果，开裂或不开裂，具种子2粒，或因1室败育，仅具1粒。种子卵形、球形或椭圆形，黄褐色、暗棕色或黑色，无毛或被毛，有种阜或无，胚乳有或无。

　　本科有13属近1000种，广布于全世界，尤以热带和亚热带地区最多。我国有4属51种9变种，南北地区均产，而以西南和华南地区较盛。

　　松滋境内的远志科植物有1属1种，即远志属下1种。

248. 瓜子金 *Polygala japonica* Houtt.

【别名】卵叶远志、苦远志、女儿红、蓝花地丁、苦草、金钥匙、辰砂草、小远志。

【植物形态】多年生草本，高15～20厘米；茎、枝直立或外倾，绿褐色或绿色，具纵棱，被卷曲短柔毛。单叶互生，叶片厚纸质或亚革质。卵形或卵状披针形，稀狭披针形，长1～2.3（3）厘米，宽（3）5～9毫米，先端钝，具短尖头，基部阔楔形至圆形，全缘，叶面绿色，背面淡绿色，两面无毛或被短柔毛，主脉上面凹陷，背面隆起，侧脉3～5对，两面凸起，并被短柔毛；叶柄长约1毫米，被短柔毛。总状花序与叶对生，或腋外生，最上1个花序低于茎顶。花梗细，长约7毫米，被短柔毛，基部具1披针形、早落的苞片；萼片5枚，宿存，外面3枚披针形，长4毫米，外面被短柔毛，里面2枚花瓣状，卵形至长圆形，长约6.5毫米，宽约3毫米，先端圆形，具短尖头，基部具爪；花瓣3，白色至紫色，基部合生，侧瓣长圆形，长约6毫米，基部内侧被短柔毛，龙骨瓣舟状，具流苏状鸡冠状附属物；雄蕊8，花丝长6毫米，全部合生成鞘，鞘1/2

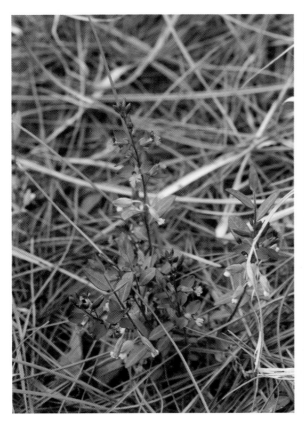
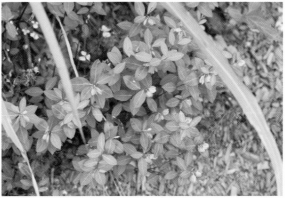
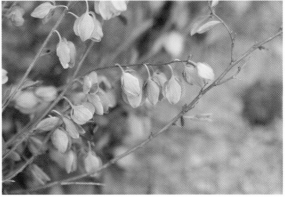

以下与花瓣贴生，且具缘毛，花药无柄，顶孔开裂；子房倒卵形，直径约 2 毫米，具翅，花柱长约 5 毫米，弯曲，柱头 2，间隔排列。蒴果圆形，直径约 6 毫米，短于内萼片，顶端凹陷，具喙状突尖，边缘具有横脉的阔翅，无缘毛。种子 2 粒，卵形，长约 3 毫米，直径约 1.5 毫米，黑色，密被白色短柔毛，种阜 2 裂下延，疏被短柔毛。花期 4—5 月，果期 5—8 月。

【生境与分布】生于海拔 1500 米以下的山坡、路旁草丛中。产于东北、华北、西北、华东、华中和西南地区。本市刘家场镇、涴水镇、斯家场镇有分布。

【药材名】瓜子金。（《中华人民共和国药典》）

【来源】为远志科植物瓜子金的全草。

【采收加工】春末花开时采挖，除去泥沙，晒干。

【性味】味辛、苦，性平。

【功能主治】祛痰止咳，活血消肿，解毒止痛。用于咳嗽痰多，咽喉肿痛；外治跌打损伤，疔疮疖肿，蛇虫咬伤。

【应用举例】（1）治咳嗽：瓜子金 60 克（或根 15 ～ 30 克），柿根 30 克，南沙参 15 克，煎服。（《安徽中草药》）

（2）治咽喉肿痛，扁桃体炎：鲜瓜子金 30 克，切碎捣烂，加冷开水 1 碗绞汁，频频含咽。（《安徽中草药》）

六十六、马桑科 Coriariaceae

灌木或多年生亚灌木状草本；小枝具棱角。单叶，对生或轮生，全缘，无托叶。花两性或单性，辐射对称，小，单生或排列成总状花序；萼片 5，小，覆瓦状排列；花瓣 5，比萼片小，里面龙骨状，肉质，宿存，花后增大而包于果外；雄蕊 10，分离或与花瓣对生的雄蕊贴生于龙骨状突起上，花药大，伸出，2 室，纵裂；心皮 5 ～ 10，分离，子房上位，每心皮有 1 个自顶端下垂的倒生胚珠，花柱顶生，分离，线形，柱头外弯。浆果状瘦果，成熟时红色至黑色；种子无胚乳，胚直立。

本科有 1 属约 15 种，分布于地中海区、新西兰、中南美洲、日本和中国。我国有 3 种，分布于西北、西南地区及台湾。

松滋境内的马桑科植物有 1 属 1 种，即马桑属下 1 种。

249. 马桑 *Coriaria nepalensis* Wall.

【别名】蛤蟆树、醉鱼儿、闹鱼儿、莲花献、黑虎大王、黑果果、紫桑、千年红。

【植物形态】灌木，高 1.5 ～ 2.5 米，分枝水平开展，小枝四棱形或成四狭翅，幼枝疏被微柔毛，后变无毛，常带紫色，老枝紫褐色，具显著圆形突起的皮孔；芽鳞膜质，卵形或卵状三角形，长 1 ～ 2 毫米，紫红色，无毛。叶对生，纸质至薄革质，椭圆形或阔椭圆形，长 2.5 ～ 8 厘米，宽 1.5 ～ 4 厘米，先端急尖，基部圆形，全缘，两面无毛或沿脉上疏被毛，基出 3 脉，弧形伸至顶端，在叶面微凹，叶背突起；叶短柄，长

2～3毫米，疏被毛，紫色，基部具垫状突起。总状花序生于二年生的枝条上，雄花序先于叶开放，长1.5～2.5厘米，多花密集，序轴被腺状微柔毛；苞片和小苞片卵圆形，长约2.5毫米，宽约2毫米，膜质，半透明，内凹，上部边缘具流苏状细齿；花梗长约1毫米，无毛；萼片卵形，长1.5～2毫米，宽1～1.5毫米，边缘半透明，上部具流苏状细齿；花瓣极小，卵形，长约0.3毫米，里面龙骨状；雄蕊10，花丝线形，长约1毫米，开花时伸长，

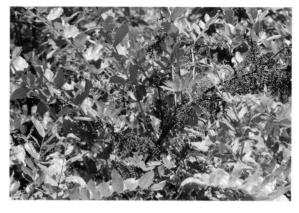

长3～3.5毫米，花药长圆形，长约2毫米，具细小疣状体，药隔伸出，花药基部短尾状；不育雌蕊存在；雌花序与叶同出，长4～6厘米，序轴被腺状微柔毛；苞片稍大，长约4毫米，带紫色；花梗长1.5～2.5毫米；萼片与雄花同；花瓣肉质，较小，龙骨状；雄蕊较短，花丝长约0.5毫米，花药长约0.8毫米，心皮5，耳形，长约0.7毫米，宽约0.5毫米，侧向压扁，花柱长约1毫米，具小疣体，柱头上部外弯，紫红色，具多数小疣休。果球形，果期花瓣肉质增大包于果外，成熟时由红色变紫黑色，直径4～6毫米；种子卵状长圆形。

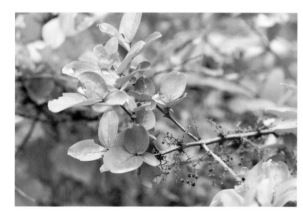
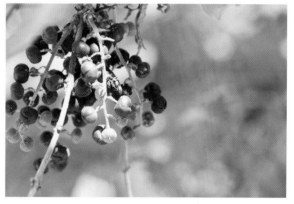

【生境与分布】生于海拔400～3200米的灌丛中。产于云南、贵州、四川、湖北、陕西、甘肃、西藏。本市山区多有分布。

【药材名】马桑叶、马桑根。（《草木便方》）

【来源】为马桑科植物马桑的叶、根。

【采收加工】马桑叶：4—5月采收，鲜用或晒干。

马桑根：秋、冬季采挖，除净泥土，晒干。

【性味】马桑叶：味辛、苦，性寒。有毒。马桑根：味苦、酸，性凉。有毒。

【功能主治】马桑叶：清热解毒，消肿止痛，杀虫。用于痈疽肿毒，疥癣，黄水疮，烫火伤，痔疮，跌打损伤。

马桑根：祛风除湿，清热解毒。用于风湿麻木，痈疮肿毒，风火牙痛，痞块，瘰疬，痔疮，急性结膜炎，烫火伤，跌打损伤。

【应用举例】（1）马桑叶：①治毒疮：马桑叶研末，调麻油外搽。（《贵阳民间草药》）

②治目赤痛：马桑叶、大血藤叶各适量，捣烂敷。（《湖南药物志》）

（2）马桑根：①治风湿麻木，大便不利：马桑根30克，铁连环12克，牛耳大黄12克，熬水服。（《重庆草药》）

②治骨折：鲜马桑根皮捣烂，外敷。（《恩施中草药手册》）

六十七、漆树科 Anacardiaceae

乔木或灌木，稀为木质藤本或亚灌木状草本，韧皮部具裂生性树脂道。叶互生，稀对生，单叶、掌状三小叶或奇数羽状复叶，无托叶或托叶不显。花小，辐射对称，两性或多为单性或杂性，排列成顶生或腋生的圆锥花序；通常为双被花，稀为单被或无被花；花萼多少合生，3～5裂，极稀分离，有时呈佛焰苞状撕裂或呈帽状脱落，裂片在芽中覆瓦状或镊合状排列，花后宿存或脱落；花瓣3～5，分离或基部合生，通常下位，覆瓦状或镊合状排列，脱落或宿存，有时花后增大，雄蕊着生于花盘外面基部或有时着生在花盘边缘，与花盘同数或为其2倍，稀仅少数发育，极稀更多，花丝线形或钻形，分离，花药卵形或长圆形或箭形，2室，内向或侧向纵裂；花盘环状或坛状或杯状，全缘或5～10浅裂或呈柄状突起；心皮1～5，稀较多，分离，仅1个发育或合生，子房上位，少有半下位或下位，通常1室，少有2～5室，每室有胚珠1颗，倒生，珠柄自子房室基部直立或伸长至室顶而下垂或沿子房壁上升。果多为核果，有的花后花托肉质膨大成棒状或梨形的假果或花托肉质下凹包于果之中下部，外果皮薄，中果皮通常厚，具树脂，内果皮坚硬，骨质或硬壳质或革质，1室或3～5室，每室具种子1颗；胚稍大，肉质，弯曲，子叶膜质扁平或稍肥厚，无胚乳或有少量薄的胚乳。

本科约有60属600种，分布于热带、亚热带地区，少数延伸到北温带地区。我国有16属59种。

松滋境内的漆树科植物有3属3种，分别为南酸枣属下1种、盐肤木属下1种、漆属下1种。

250. 南酸枣 *Choerospondias axillaris* (Roxb.) Burtt et Hill

【别名】五眼果、山枣子、鼻子树、棉麻树、冬东子、广枣、酸枣。

【植物形态】落叶乔木，高8～20米；树皮灰褐色，片状剥落，小枝粗壮，暗紫褐色，无毛，具皮孔。奇数羽状复叶长25～40厘米，有小叶3～6对，叶轴无毛，叶柄纤细，基部略膨大；小叶膜质至纸质，卵形或卵状披针形或卵状长圆形，长4～12厘米，宽2～4.5厘米，先端长渐尖，基部多少偏斜，阔楔形或近圆形，全缘或幼株叶边缘具粗锯齿，两面无毛或稀叶背脉腋被毛，侧脉8～10对，两面突起，网脉细，不显；小叶柄纤细，长2～5毫米。雄花序长4～10厘米，被微柔毛或近无毛；苞片小；花萼外面疏被白色微柔毛或近无毛，裂片三角状卵形或阔三角形，先端钝圆，长约1毫米，边缘具紫红色腺状毛，里面被白色微柔毛；花瓣长圆形，长2.5～3毫米，无毛，具褐色脉纹，开花时外卷；雄蕊10，与花瓣近等长，花丝线形，长约1.5毫米，无毛，花药长圆形，长约1毫米，花盘无毛；雄花无不育雌蕊；雌花单生于上部叶腋，较大；子房卵形，长约1.5毫米，无毛，5室，花柱长约0.5毫米。核果椭圆形或倒卵状椭圆形，成熟时黄色，长2.5～3厘米，直径约2厘米，果核长2～2.5厘米，直径1.2～1.5厘米，顶端具5个小孔。

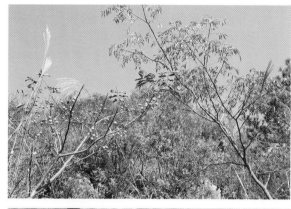
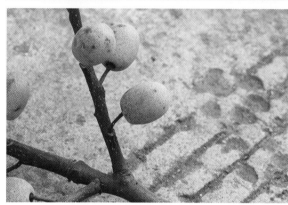
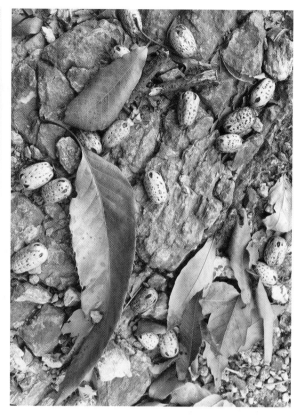

【生境与分布】生于海拔 300 ～ 2000 米的山坡、丘陵或沟谷林中。产于西藏、云南、贵州、广西、广东、湖南、湖北、江西、福建、浙江、安徽。本市发现于刘家场镇、卸甲坪乡。

【药材名】广枣。（《中华人民共和国药典》）

【来源】为漆树科植物南酸枣的果实。系蒙古族习用药材。

【采收加工】秋季果实成熟时采收，除去杂质，干燥。

【性味】味甘、酸，性平。

【功能主治】行气活血，养心，安神。用于气滞血瘀，胸痹作痛，心悸气短，心神不安。

【应用举例】（1）治神经衰弱，失眠，头晕：广枣 50 克，豆蔻 40 克，白巨子 30 克，荜拨 20 克，石决明（煅）20 克。碎成细粉，过筛，混匀，备用。每日 2 ～ 3 次，每次 3 ～ 4 克，牛奶为引，白开水送服。（《实用蒙药学》）

（2）治慢性支气管炎：冬东子（南酸枣）250 克，炖肉吃。（《四川中药志》）

（3）治食滞腹痛：南酸枣（鲜果）2 ～ 3 枚，嚼食。（《浙江药用植物志》）

251. 盐肤木 *Rhus chinensis* Mill.

【别名】五倍子树、乌桃叶、木附子、油盐果、酸桶、红盐果、盐夫木子。

【植物形态】落叶小乔木或灌木，高 2 ～ 10 米；小枝棕褐色，被锈色柔毛，具圆形小皮孔。奇数羽状复叶有小叶（2）3 ～ 6 对，叶轴具宽的叶状翅，小叶自下而上逐渐增大，叶轴和叶柄密被锈色柔毛；小叶多形，卵形或椭圆状卵形或长圆形，长 6 ～ 12 厘米，宽 3 ～ 7 厘米，先端急尖，基部圆形，顶生小叶基部楔形，边缘具粗锯齿或圆齿，叶面暗绿色，叶背粉绿色，被白粉，叶面沿中脉疏被柔毛或近无毛，叶背被锈色柔毛，脉上较密，侧脉和细脉在叶面凹陷，在叶背突起；小叶无柄。圆锥花序宽大，多分枝，雄花序长 30～40 厘米，雌花序较短，密被锈色柔毛；苞片披针形，长约 1 毫米，被微柔毛，小苞片极小，花白色，花梗长约 1 毫米，被微柔毛。雄花：花萼外面被微柔毛，裂片长卵形，长约 1 毫米，边缘具细毛；花瓣倒卵状长圆形，长约 2 毫米，开花时外卷；雄蕊伸出，花丝线形，长约 2 毫米，无毛，花药卵形，长约 0.7 毫米；子房不育。雌花：花萼裂片较短，长约 0.6 毫米，外面被微柔毛，边缘具细毛；花瓣椭圆状卵形，长约 1.6 毫米，边缘具细毛，里面下部被柔毛；雄蕊极短；花盘无毛；子房卵形，长约 1 毫米，密被白色微柔毛，花柱 3，柱头头状。核果球形，略压扁，直径 4～5 毫米，被具节柔毛和腺毛，成熟时红色，果核直径 3～4 毫米。花期 8—9 月，果期 10 月。本种为五倍子蚜虫寄主植物，在幼枝和叶上形成虫瘿，即五倍子。

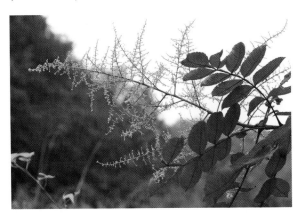 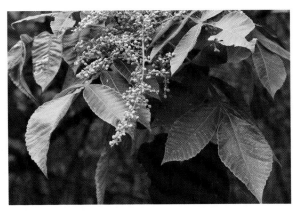

【生境与分布】生于海拔 170～2700 米的向阳山坡、沟谷、溪边的疏林或灌丛中。我国除东北、内蒙古和新疆外，其余省区均有。本市各地广为分布。

【药材名】盐肤子（《本草纲目》）、五倍子（《中华人民共和国药典》）。

【来源】为漆树科植物盐肤木的果实；叶上五倍子蚜虫寄生形成的虫瘿。

【采收加工】盐肤子：10 月采收成熟果实，鲜用或晒干。

五倍子：秋季采摘，置沸水中略煮或蒸至表面呈灰色，杀死蚜虫，取出，干燥。

【性味】盐肤子：味酸、咸，性凉。五倍子：味酸、涩，性寒。

【功能主治】盐肤子：生津润肺，降火化痰，敛汗，止痢。用于痰嗽，喉痹，黄疸，盗汗，痢疾，顽癣，痈毒，头风白屑。

五倍子：敛肺降火，涩肠止泻，敛汗，止血，收湿敛疮。用于肺虚久咳，肺热痰嗽，久痢久泻，自汗盗汗，消渴，便血痔血，外伤出血，痈肿疮毒，皮肤湿烂。

【应用举例】（1）盐肤子：①治肺虚久嗽胸痛：盐肤木干果研末。每晨服 3～9 克，开水送服。（《福建中草药》）

②治喉痹：盐肤子，捣罗为末，以赤糖和丸，如半枣大，含咽津。（《太平圣惠方》）

（2）五倍子：①治自汗，盗汗：五倍子研末，津调填脐中，缚定一夜即止也。又方，治寐中盗汗：五倍子末、荞麦面各等份，水和作饼，煨熟。夜卧待饥时，干吃二三个，勿饮茶水，甚妙。（《本草纲目》引《集灵方》）

②治虚劳遗浊：五倍子一斤，白茯苓四两，龙骨二两。为末，水糊丸，梧桐子大。每服七十丸，食前用盐汤送下，日三服。（《局方》秘传玉锁丹）

252. 毛漆树 *Toxicodendron trichocarpum*（Miq.）O. Kuntze

【别名】山漆树、白蜡、臭毛漆树、山漆、毛果漆树。

【植物形态】落叶乔木或灌木；小枝灰色，具褐色长圆形突起皮孔，幼枝被黄褐色微硬毛；顶芽大，密被黄色茸毛。奇数羽状复叶互生，有小叶4～7对，叶轴圆柱形，上面具槽，稀最上部具不明显狭翅，叶轴和叶柄被黄褐色微硬毛；叶柄长5～7厘米，基部膨大，上面平；小叶纸质，卵形或倒卵状长圆形或椭圆形，自下而上逐渐增大，长4～10厘米，宽2.5～4.5厘米，先端渐尖，具钝头，基部略偏斜，圆形至截形，全缘，稀边缘具粗齿，叶面沿脉上被卷曲微柔毛，其余疏被平伏柔毛或近无毛，叶背沿中侧脉密被黄色柔毛，其余疏被毛，边缘具缘毛，侧脉在叶背突起；小叶无柄或近无柄。圆锥花序长10～20厘米，密被黄褐色微硬毛，为叶长之半，分枝总状花序式，长1.5～3厘米；苞片狭线形，长约1毫米；花黄绿色；花梗长约1.5毫米，被毛；花萼无毛，裂片狭三角形，长约0.8毫米，无毛，先端钝；花瓣倒卵状长圆形，长约2毫米，无毛，先端开花时外卷，花丝线形，长约1.5毫米，花药卵形，大，长约0.8毫米；花盘5浅裂，无毛。核果扁圆形，长5～6毫米，宽7～8毫米，外果皮薄，黄色，疏被短刺毛；中果皮蜡质，具纵向褐色树脂道条纹，果核坚硬，长4～5毫米，宽约6毫米。花期6月，果期7—9月。

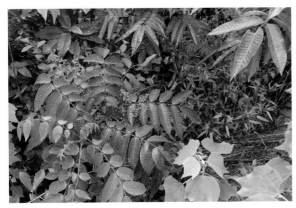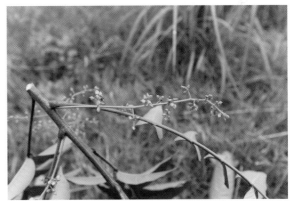

【生境与分布】生于海拔900～2500米的山坡密林或灌丛中。产于贵州、湖南、湖北、江西、福建、浙江、安徽。本市发现于斯家场镇。

【药材名】毛果漆。（《全国中草药名鉴》）

【来源】为漆树科植物毛漆树的根皮及茎叶。

【采收加工】根皮：秋、冬季采收。茎叶：春季采收，鲜用或晒干。

【性味】味苦、涩，性平。有小毒。

【功能主治】平喘，解毒，散瘀消肿，止痛止血。用于咯血，吐血，外伤出血，毒蛇咬伤。

六十八、槭树科 Aceraceae

乔木或灌木，落叶稀常绿。冬芽具多数覆瓦状排列的鳞片，稀仅具2或4枚对生的鳞片或裸露。叶对生，具叶柄，无托叶，单叶稀羽状或掌状复叶，不裂或掌状分裂。花序伞房状、穗状或聚伞状，由着叶的枝的几顶芽或侧芽生出；花序的下部常有叶，稀无叶，叶的生长在开花以前或同时，稀在开花以后；花小、绿色或黄绿色，稀紫色或红色，整齐、两性、杂性或单性，雄花与两性花同株或异株；萼片 5 或 4，覆瓦状排列；花瓣 5 或 4，稀不发育；花盘环状或褥状或现裂纹，稀不发育；生于雄蕊的内侧或外侧；雄蕊 4 ～ 12，通常 8；子房上位，2 室，花柱 2 裂仅基部连合，稀大部分连合，柱头常反卷；子房每室具 2 胚珠，每室仅 1 枚发育，直立或倒生。果实系小坚果常有翅又称翅果；种子无胚乳，外种皮很薄，膜质，胚倒生，子叶扁平，折叠或卷折。

本科现仅有 2 属。主要产于亚、欧、美三洲的北温带地区，中国约有 140 种。

松滋境内的槭树科植物有 1 属 1 种，即槭属下 1 种。

253. 苦茶槭 *Acer ginnala* Maxim. subsp. *theiferum*（Fang）Fang

【别名】女儿红、青桑、桑芽茶、鸡骨枫、苦津茶、银桑叶。

【植物形态】落叶灌木或小乔木，高 5 ～ 6 米。树皮粗糙、微纵裂，灰色，稀深灰色或灰褐色。小枝细瘦，近于圆柱形，无毛，当年生枝绿色或紫绿色，多年生枝淡黄色或黄褐色，皮孔椭圆形或近于圆形，淡白色。冬芽细小，淡褐色，鳞片 8 枚，近边缘具长柔毛，覆叠。叶为薄纸质，卵形或椭圆状卵形，长 5 ～ 8 厘米，宽 2.5 ～ 5 厘米，不分裂或不明显的 3 ～ 5 裂，边缘有不规则的锐尖重锯齿，下面有白色疏柔毛；叶柄长 4 ～ 5 厘米，

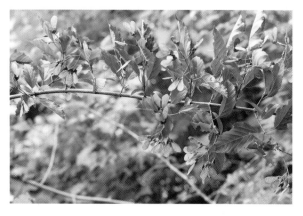

细瘦，绿色或紫绿色，无毛。花序长 3 厘米，有白色疏柔毛；子房有疏柔毛，翅果较大，长 2.5 ～ 3.5 厘米，张开近于直立或成锐角。花梗细瘦，长 3 ～ 5 厘米。花杂性，雄花与两性花同株；萼片 5，卵形，黄绿色，外侧近边缘被长柔毛，长 1.5 ～ 2 毫米；花瓣 5，长圆卵形，白色，较长于萼片；雄蕊 8，与花瓣近于等长，花丝无毛，花药黄色；花盘无毛，位于雄蕊外侧；花柱无毛，长 3 ～ 4 毫米，顶端 2 裂，柱头平展或反卷。果实黄绿色或黄褐色。花期 5 月，果期 9 月。

【生境与分布】生于低海拔的向阳山坡疏林中。产于华东和华中各省区。本市发现于刘家场镇。

【药材名】桑芽。（《江苏省植物药材志》）

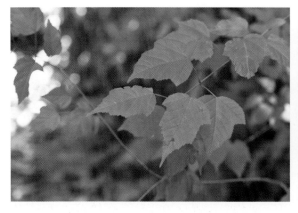
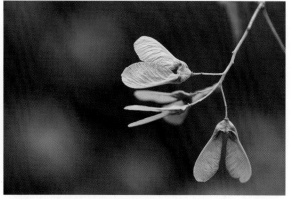

【来源】为槭树科植物苦茶槭的嫩叶。

【采收加工】3 月采收嫩叶，置锅中，微火炒焙数分钟，取出用手揉搓至均匀后，晒干。

【性味】味微苦、微甘，性寒。

【功能主治】清肝明目。用于风热头痛，肝热目赤，视物昏花。

【应用举例】治肝热目赤，昏花：开水冲泡，代茶饮。（《江苏省植物药材志》）

六十九、无患子科 Sapindaceae

乔木或灌木，有时为草质或木质藤本。羽状复叶或掌状复叶，很少单叶，互生，通常无托叶。聚伞圆锥花序顶生或腋生；苞片和小苞片小；花通常小，单性，很少杂性或两性，辐射对称或两侧对称。雄花：萼片 4 或 5，有时 6 片，等大或不等大，离生或基部合生，覆瓦状排列或镊合状排列；花瓣 4 或 5，很少 6 片，有时无花瓣或只有 1～4 个发育不全的花瓣，离生，覆瓦状排列，内面基部通常有鳞片或被毛；花盘肉质，环状、碟状、杯状或偏于一边，全缘或分裂，很少无花盘；雄蕊 5～10，通常 8，偶有多数，着生在花盘内或花盘上，常伸出，花丝分离，极少基部至中部连生，花药背着，纵裂，退化雌蕊很小，常密被毛。雌花：花被和花盘与雄花相同，不育雄蕊的外貌与雄花中能育雄蕊常相似，但花丝较短，花药有厚壁，不开裂；雌蕊由 2～4 心皮组成，子房上位，通常 3 室，很少 1 或 4 室，全缘或 2～4 裂，花柱顶生或着生在子房裂片间，柱头单一或 2～4 裂；胚珠每室 1 或 2 颗，偶有多颗，通常上升着生在中轴胎座上，很少为侧膜胎座。果为室背开裂的蒴果，或不开裂而浆果状或核果状，全缘或深裂为分果爿，1～4 室；种子每室 1 颗，很少 2 或多颗，种皮膜质至革质，很少骨质，假种皮有或无；胚通常弯拱，无胚乳或有很薄的胚乳，子叶肥厚。

本科约有 150 属 2000 种，分布于热带和亚热带地区，温带地区很少。我国有 25 属 53 种 2 亚种 3 变种，多数分布在西南部至东南部，北部很少。

松滋境内的无患子科植物有 1 属 1 种，即栾树属下 1 种。

254. 全缘叶栾树 *Koelreuteria bipinnata* var. *integrifoliola*（Merr.）T. Chen

【别名】图扎拉、山膀胱、黄山栾树、灯笼木、巴拉子。

【植物形态】乔木，高可达 20 余米；皮孔圆形至椭圆形；枝具小疣点。叶平展，二回羽状复叶，长 45～70 厘米；叶轴和叶柄向轴面常有一纵行皱曲的短柔毛；小叶 9～17 片，互生，很少对生，纸质或近革质，斜卵形，长 3.5～7 厘米，宽 2～3.5 厘米，顶端短尖至短渐尖，基部阔楔形或圆形，略偏斜，边缘有内弯的小锯齿，两面无毛或上面

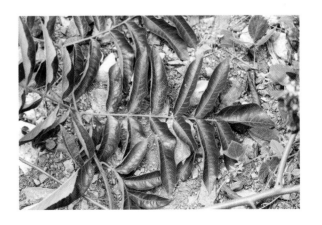

中脉上被微柔毛，下面密被短柔毛，有时杂以皱曲的毛；小叶柄长约3毫米或近无柄。小叶通常全缘，有时一侧近顶部边缘有锯齿。圆锥花序大型，长35～70厘米，分枝广展，与花梗同被短柔毛；萼5裂达中部，裂片阔卵状三角形或长圆形，有短而硬的缘毛及流苏状腺体，边缘呈啮蚀状；花瓣4，长圆状披针形，瓣片长6～9毫米，宽1.5～3毫米，顶端钝或短尖，瓣爪长1.5～3毫米，被长柔毛，鳞片深2裂；雄蕊8枚，长4～7毫米，花丝被白色、开展的长柔毛，下半部毛较多，花药有短疏毛；子房三棱状长圆形，被柔毛。蒴果椭圆形或近球形，具3棱，淡紫红色，老熟时褐色，长4～7厘米，宽3.5～5厘米，顶端钝或圆；有小突尖，果瓣椭圆形至近圆形，外面具网状脉纹，内面有光泽；种子近球形，直径5～6毫米。花期7—9月，果期8—10月。

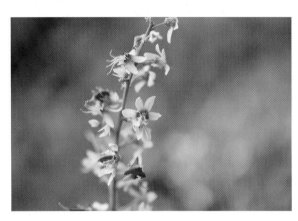 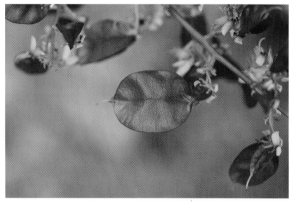

【生境与分布】生于海拔100～300米的丘陵地、村旁或600～900米的山地疏林中。产于广东、广西、江西、湖南、湖北、江苏、浙江、安徽、贵州等。本市广泛栽培。

【药材名】摇钱树根。（《全国中草药汇编》）

【来源】为无患子科植物全缘叶栾树的根、根皮。

【采收加工】全年均可采挖，剥皮或切片，洗净晒干。

【性味】味微苦，性平。

【功能主治】祛风清热，止咳，散瘀，杀虫。用于风热咳嗽，风寒湿痹，跌打肿痛，蛔虫病。

【应用举例】（1）治风湿痹痛：全缘叶栾树根9～15克，水煎冲黄酒服。（《浙江药用植物志》）

（2）治跌打损伤，瘀血阻滞肿痛：摇钱树根30克，水煎服；或加大血藤12克，川芎12克，浸酒服。（《四川中药志》）

七十、凤仙花科 Balsaminaceae

一年生或多年生草本，稀附生或亚灌木，茎通常肉质，直立或平卧，下部节上常生根。单叶，螺旋状排列，对生或轮生，具柄或无柄，无托叶或有时叶柄基具1对托叶状腺体，羽状脉，边缘具圆齿或锯齿，齿端具小尖头，齿基部常具腺状小尖。花两性，雄蕊先熟，两侧对称，常呈180°倒置，排成腋生或近顶生总状或假伞形花序，或无总花梗，束生或单生，萼片3枚，稀5枚，侧生萼片离生或合生，全缘或具齿，下面倒置的 1 枚萼片（亦称唇瓣）大，花瓣状，通常呈舟状、漏斗状或囊状，基部渐狭或急收缩成具蜜腺的距；距短或细长，直，内弯或拳卷，顶端肿胀，急尖或稀 2 裂，稀无距；花瓣 5 枚，分离，位于背面的 1 枚花瓣（即旗瓣）离生，小或大，扁平或兜状，背面常有鸡冠状突起，下面的侧生花瓣成对合生成 2 裂的翼瓣，基部裂片小于上部的裂片，雄蕊 5 枚，与花瓣互生，花丝短，扁平，内侧具鳞片状附属物，在雌蕊上部连合或贴生，环绕子房和柱头，在柱头成熟前脱落；花药 2 室，缝裂或孔裂；雌蕊由 4 或 5 心皮组成；子房上位，4 或 5 室，每室具 2 至多数倒生胚珠；花柱 1，极短或无花柱，柱头 1～5。果实为假浆果或多少肉质，4～5 裂爿片弹裂的蒴果。种子从开裂的裂爿中弹出，无胚乳，种皮光滑或具小瘤状突起。

　　本科仅有水角属和凤仙花属两个属，全世界有 900 余种。主要分布于亚洲热带和亚热带地区及非洲，少数种在欧洲、亚洲温带地区及北美洲也有分布。前者为单种属，产于印度和东南亚，而后者是本科中最大的属。我国 2 属均产，已知约有 220 种。

　　松滋境内的凤仙花科植物有 1 属 1 种，即凤仙花属下 1 种。

255. 凤仙花 *Impatiens balsamina* L.

【别名】小桃红、染指甲草、旱珍珠、金凤花、凤仙。

【植物形态】一年生草本，高 60～100 厘米。茎粗壮，肉质，直立，不分枝或有分枝，无毛或幼时被疏柔毛，基部直径可达 8 毫米，具多数纤维状根，下部节常膨大。叶互生，最下部叶有时对生；叶片披针形、狭椭圆形或倒披针形，长 4～12 厘米，宽 1.5～3 厘米，先端尖或渐尖，基部楔形，边缘有锐锯齿，

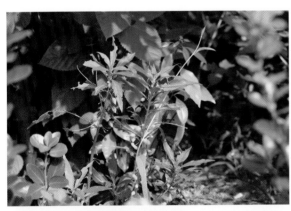

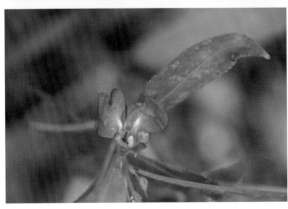

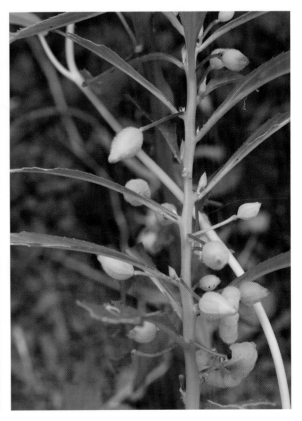

向基部常有数对无柄的黑色腺体，两面无毛或被疏柔毛，侧脉 4～7 对；叶柄长 1～3 厘米，上面有浅沟，两侧具数对具柄的腺体。花单生或 2～3 朵簇生于叶腋，无总花梗，白色、粉红色或紫色，单瓣或重瓣；花梗长 2～2.5 厘米，密被柔毛；苞片线形，位于花梗的基部；侧生萼片 2，卵形或卵状披针形，长 2～3 毫米，唇瓣深舟状，长 13～19 毫米，宽 4～8 毫米，被柔毛，基部急尖成长 1～2.5 厘米内弯的距；旗瓣圆形，兜状，先端微凹，背面中肋具狭龙骨状突起，顶端具小尖，翼瓣具短柄，长 23～35 毫米，2 裂，下部裂片小，倒卵状长圆形，上部裂片近圆形，先端 2 浅裂，外缘近基部具小耳；雄蕊 5，花丝线形，花药卵球形，顶端钝；子房纺锤形，密被柔毛。蒴果宽纺锤形，长 10～20 毫米，两端尖，密被柔毛。种子多数，圆球形，直径 1.5～3 毫米，黑褐色。花期 7—10 月。

【生境与分布】中国南北各省均有分布。本市有栽培。

【药材名】急性子（《中华人民共和国药典》）、凤仙透骨草（《中药材品种论述》）、凤仙花（《救荒本草》）。

【来源】为凤仙花科植物凤仙花的种子、茎、花。

【采收加工】急性子：夏、秋季当蒴果由绿转黄时，要及时分批采摘，否则果实过熟就会将种子弹射出去，造成损失。晒干，除去果皮和杂质。

凤仙透骨草：夏、秋季植株生长茂盛时割取地上部分，除去叶及花果，洗净，晒干。

凤仙花：夏、秋季开花时采收，鲜用或阴干，或烘干。

【性味】急性子：味微苦、辛，性温。有小毒。

凤仙透骨草：味苦、辛，性温。有小毒。

凤仙花：味甘、苦，性微温。

【功能主治】急性子：破血，软坚，消积。用于癥瘕痞块，经闭，噎膈。

凤仙透骨草：祛风湿，活血止痛，解毒。用于风湿痹痛，跌打肿痛，经闭，痛经，痈肿，丹毒，鹅掌风，蛇虫咬伤。

凤仙花：祛风除湿，活血止痛，解毒杀虫。用于风湿肢体痿废，腰胁疼痛，妇女经闭腹痛，产后瘀血未尽，跌打损伤，骨折，痈疽疮毒，毒蛇咬伤，带下，鹅掌风，灰指甲。

【应用举例】（1）急性子：①治产难催生：凤仙子二钱，为末，水服，勿近牙。外以蓖麻子，随年数捣涂足心。（《李时珍濒湖集简方》）

②治食管癌：急性子、黄药子、代赭石、半枝莲各 30 克。水煎服，每日 1 剂。（《抗癌本草》）

（2）凤仙透骨草：①治风湿关节痛：透骨草、木瓜各 15 克，威灵仙 12 克，桑枝 30 克。水煎服。（《湖北中草药志》）

②治寒湿气袭于经络血脉之中为痛，痛于两臂两股腰背环跳之间：凤仙梗（捣汁）、老姜汁、蒜汁、葱汁、韭汁各等份。熬至此膏滴水成珠，用蓖麻子油同黄蜡收起。每以此膏烘热贴上，追出湿气水液自愈。（《疡医大全》蠲痛五汁膏）

（3）凤仙花：①治风湿卧床不起：金凤花、柏子仁、朴硝、木瓜煎汤洗浴，每日二三次。内服独活寄生汤。（《扶寿精方》）

②治跌扑伤损筋骨，并血脉不行：凤仙花三两，当归尾二两。浸酒饮。（《兰台集》）

七十一、冬青科 Aquifoliaceae

乔木或灌木，常绿或落叶；单叶，互生，稀对生或假轮生，叶片通常革质、纸质，稀膜质，具锯齿、腺状锯齿或具刺齿，或全缘，具柄；托叶无或小，早落。花小，辐射对称，单性，稀两性或杂性，雌雄异株，排列成腋生、腋外生或近顶生的聚伞花序、假伞形花序、总状花序、圆锥花序或簇生，稀单生；花萼4～6片，覆瓦状排列，宿存或早落；花瓣4～6，分离或基部合生，通常圆形，或先端具1内折的小尖头，覆瓦状排列，稀镊合状排列；雄蕊与花瓣同数，且与之互生，花丝短，花药2室，内向，纵裂；或4～12，1轮，花丝短而粗或缺，药隔增厚，花药延长或增厚成花瓣状（雌花中退化雄蕊存在，常呈箭头状）；花盘缺；子房上位，心皮2～5，合生，2至多室，每室具1枚，稀2枚悬垂、横生或弯生的胚珠，花柱短或无，柱头头状、盘状或浅裂（雄花中败育雌蕊存在，近球形或叶枕状）。果通常为浆果状核果，具2至多数分核，通常4枚，稀1枚，每分核具1粒种子；种子含丰富的胚乳，胚小，直立，子房扁平。

本科有4属，400～500种，其中绝大部分种为冬青属，分布中心为热带美洲地区和热带至暖温带亚洲地区，仅有3种分布于欧洲。我国产1属约204种，分布于秦岭南坡、长江流域及其以南地区，以西南地区最盛。

松滋境内的冬青科植物有1属3种，即冬青属下3种。

256. 冬青 *Ilex chinensis* Sims

【别名】冻青、冻生、冬青木、万年枝、油叶树、四季青叶、水汤树、观音茶、红冬青。

【植物形态】常绿乔木，高达13米；树皮灰黑色，当年生小枝浅灰色，圆柱形，具细棱；二至多年生枝具不明显的小皮孔，叶痕新月形，凸起。叶片薄革质至革质，椭圆形或披针形，稀卵形，长5～11厘米，宽2～4厘米，先端渐尖，基部楔形或钝，边缘具圆齿，或有时在幼叶为锯齿，叶面绿色，有光泽，干时深褐色，背面淡绿色，主脉在叶面平，背面隆起，侧脉6～9对，在叶面不明显，叶背明显，无毛，或有时在雄株幼枝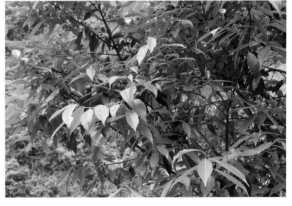顶芽、幼叶叶柄及主脉上有长柔毛；叶柄长8～10毫米，上面平或有时具窄沟。雄花：花序具三至四回分枝，总花梗长7～14毫米，二级轴长2～5毫米，花梗长2毫米，无毛，每分枝具花7～24朵；花淡紫色或紫红色，4～5基数；花萼浅杯状，裂片阔卵状三角形，具缘毛；花冠辐状，直径约5毫米，花瓣卵形，长2.5毫米，宽约2毫米，开放时反折，基部稍合生；雄蕊短于花瓣，长1.5毫米，花药椭圆形；退化子房圆锥状，长不足1毫米。雌花：花序具一至二回分枝，具花3～7朵，总花梗长3～10毫米，扁，二级轴发育不好；花梗长6～10毫米；花萼和花瓣同雄花，退化雄蕊长约为花瓣的1/2，败育花药心形；

子房卵球形，柱头具不明显的 4 ～ 5 裂，厚盘形。果长球形，成熟时红色，长 10 ～ 12 毫米，直径 6 ～ 8 毫米；分核 4 ～ 5，狭披针形，长 9 ～ 11 毫米，宽约 2.5 毫米，背面平滑，凹形，断面呈三棱形，内果皮厚革质。花期 4—6 月，果期 7—12 月。

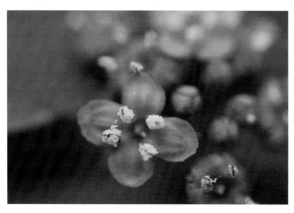 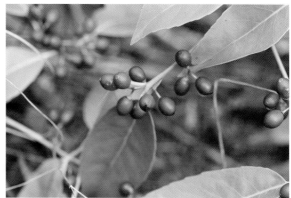

【生境与分布】常生于山坡疏林中。分布于长江以南各地。本市发现于刘家场镇。

【药材名】四季青（《中华人民共和国药典》）、冬青子（《本草拾遗》）。

【来源】为冬青科植物冬青的叶、果实。

【采收加工】四季青：秋、冬季采摘，鲜用或晒干。

冬青子：冬季果实成熟时采摘，晒干。

【性味】四季青：味苦、涩，性凉。冬青子：味甘、苦，性凉。

【功能主治】四季青：清热解毒，消肿祛瘀。用于肺热咳嗽，咽喉肿痛，痢疾，胁痛，热淋；外治烧烫伤，皮肤溃疡。

冬青子：补肝肾，祛风湿，止血敛疮。用于须发早白，风湿痹痛，消化性溃疡出血，痔疮，溃疡不敛。

【应用举例】（1）四季青：①治乳腺炎：四季青 60 克，夏枯草、木芙蓉各 45 克。捣烂如泥敷患处，干后加水调湿再敷。（《全国中草药汇编》）

②治皮肤皲裂，瘢痕：冬青叶适量烧灰加凡士林、面粉各适量，调成软膏外涂，每日 3 ～ 5 次。（《青岛中草药手册》）

（2）冬青子：①清心明目，乌须黑发，延年益寿，却百病，消痰火：冬至日采冬青子一斗五升，糯米三斗，拌匀蒸熟，以酒曲造成酒，去渣煮熟，随意饮五七杯，不拘时。（《医便》冬青子酒）

②治痔疮：冬至日取冻青树子，盐、酒浸一夜，九蒸九晒，瓶收。每日空心酒吞 70 粒，卧时再服。（《李时珍濒湖集简方》）

257. 华中枸骨 *Ilex centrochinensis S. Y. Hu*

【别名】小果冬青、针齿冬青、华中刺叶冬青、蜀鄂冬青。

【植物形态】常绿灌木，高 1.5 ～ 3 米；小枝细弱，褐色或灰褐色，具纵棱及沟，被微柔毛或变无毛，无皮孔；顶芽圆锥形，细瘦急尖，被微柔毛或变无毛，芽鳞具缘毛。叶片革质，椭圆状披针形，稀卵状椭圆形，长 4 ～ 9 厘米，宽 1.5 ～ 2.8 厘米，先端渐尖，具刺状尖头，基部宽楔形或近圆形，边缘具 3 ～ 10 对刺状齿，长 2 ～ 4 毫米，齿尖黄褐色或变黑色，叶面深绿色，具光泽，背面淡绿色，无光泽，主脉在叶面稍凹陷，在近基部附近被微柔毛，在背面隆起，无毛，侧脉 6～8 对，上面模糊，稀明显，背面略凸起或不明显；叶柄长 5～8 毫米，上面具浅槽，无毛或疏被微柔毛，下面具皱纹。雄花序簇生于二年生的叶腋内，花 4 基数，黄色，花梗长 1～2 毫米，被微柔毛，中部具 2 小苞片，三角形，具缘毛；花萼盘状，直径约 2.5 毫米，深裂，裂片卵形或三角形，常被微柔毛，具缘毛；花冠辐状，直径约 6 毫米，花瓣长圆形，长约 3 毫米，上部具缘毛，基部稍合生；雄蕊与花瓣互生，较花瓣长，花药长圆状卵形；退化子房近球形，先端圆形。雌花未见。果 1～3 个 1 束，生于叶腋内，果柄长约 2 毫米，被微柔毛，近基部具 2 枚具缘毛的小苞片。果球形，直径 6～7 毫米，基部具平展的宿存花萼，轮廓四角形，裂片具缘毛，顶端具宿存的薄盘状、4 裂的柱头。分核 4 粒，轮廓长圆状三棱形，长约 6 毫米，背部宽约 3 毫米，具 1 中央纵脊，侧面具皱纹和洼穴，内果皮石质。花期 3—4 月，果期 8—9 月。

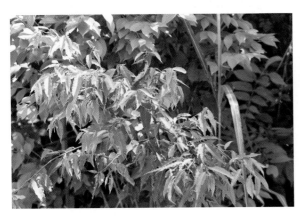
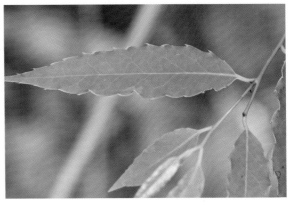

【生境与分布】生于海拔 700～1000 米的路旁、溪边的灌丛中或林缘。产于湖北西部、四川，安徽有栽培。本市发现于卸甲坪乡。

【药材名】华中冬青。（《湖北利川药用植物志》）

【来源】为冬青科植物华中枸骨的根或叶。

【采收加工】根：全年可挖，洗净泥土，鲜用或晒干。叶：夏季采摘，鲜用。

【性味】味甘，性凉。

【功能主治】清热解毒，祛风除湿。用于风湿，烫火伤。

258. 枸骨 *Ilex cornuta* Lindl. et Paxt.

【别名】猫儿刺、老虎刺、枸骨刺、八角茶、八角刺、老鼠怕、猫儿香。

【植物形态】常绿灌木或小乔木，高（0.6）1～3 米；幼枝具纵脊及沟，沟内被微柔毛或变无毛，二年生枝褐色，三年生枝灰白色，具纵裂缝及隆起的叶痕，无皮孔。叶片厚革质，二型，四角状长圆形或卵形，长 4～9 厘米，宽 2～4 厘米，先端具 3 枚尖硬刺齿，中央刺齿常反曲，基部圆形或近截形，两侧各具 1～2 刺齿，有时全缘（此情况常出现在卵形叶），叶面深绿色，具光泽，背淡绿色，无光泽，两面无毛，主脉在上面凹下，背面隆起，侧脉 5 或 6 对，于叶缘附近网结，在叶面不明显，在背面凸起，网状脉两面不明显；叶柄长 4～8 毫米，上面具狭沟，被微柔毛；托叶胼胝质，宽三角形。花序簇生于二年生枝的叶腋内，基部宿存鳞片近圆形，被柔毛，具缘毛；苞片卵形，先端钝或具短尖头，被短柔毛和缘毛；花淡黄色，4 基数。雄花：花梗长 5～6 毫米，无毛，基部具 1～2 枚阔三角形的小苞片；花萼盘状；直径约 2.5 毫米，裂片膜质，阔三角形，长约0.7毫米，宽约1.5毫米，疏被微柔毛，具缘毛；花冠辐状，直径约7毫米，花瓣长圆状卵形，长3～4毫米，反折，基部合生；雄蕊与花瓣近等长或稍长，花药长圆状卵形，长约1毫米；退化子房近球形，先端钝或圆形，不明显的4裂。雌花：花梗长8～9毫米，果期长达13～14毫米，无毛，基部具2枚小的阔三角形苞片；花萼与花瓣像雄花；退化雄蕊长为花瓣的4/5，略长于子房，败育花药卵状箭头形；子房长圆状卵球形，长3～4毫米，直径2毫米，柱头盘状，4浅裂。果球形，直径8～10毫米，成熟时鲜红色，基部具四角形宿存花萼，顶端宿存柱头盘状，明显4裂；果梗长8～14毫米。分核4，轮廓倒卵形或椭圆形，长7～8毫米，背部宽约5毫米，遍布皱纹和皱纹状纹孔，背部中央具1纵沟，内果皮骨质。花期4—5月，果期10—12月。

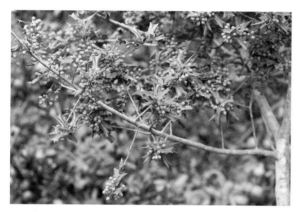 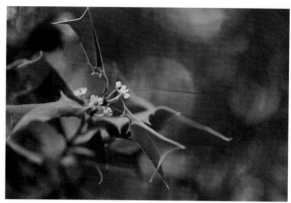

【生境与分布】生于海拔150～1900米的山坡、丘陵等的灌丛中、疏林中以及路边、溪旁和村舍附近。产于江苏、安徽、浙江、江西、湖北、湖南等地。本市各地均有分布。

【药材名】枸骨叶。（《中华人民共和国药典》）

【来源】为冬青科植物枸骨的叶。

【采收加工】秋季采叶，除去杂质，晒干。

【性味】味苦，性凉。

【功能主治】清热养阴，益肾，平肝。用于肺痨咯血，骨蒸潮热，头晕目眩。

【应用举例】（1）治劳伤失血痿弱：每用（枸骨叶）数斤，去刺，入红枣二三斤，熬膏蜜收。（《本经逢原》）

（2）治白癜风：鲜枸骨叶绞汁或浓煎收膏，涂搽患处。（《湖北中草药志》）

七十二、卫矛科 Celastraceae

常绿或落叶乔木、灌木或藤本灌木及匍匐小灌木。单叶对生或互生，少为三叶轮生并类似互生；托叶细小，早落或无，稀明显而与叶俱存。花两性或退化为功能性不育的单性花，杂性同株，较少异株；聚伞花序1至多次分枝，具有较小的苞片和小苞片；花4～5数，花部同数或心皮减数，花萼花冠分化明显，极少萼冠相似或花冠退化，花萼基部通常与花盘合生，花萼分为4～5萼片，花冠具4～5分离花瓣，少为基部贴合，常具明显肥厚花盘，极少花盘不明显或近无，雄蕊与花瓣同数，着生花盘之上或花盘之下，花药2室或1室，心皮2～5，合生，子房下部常陷入花盘而与之合生或与之融合而无明显界线，或仅基部与花盘相连，大部游离，子房室与心皮同数或退化成不完全室或1室，倒生胚珠，通常每室2～6，少为1，轴生、室顶垂生，较少基生。多为蒴果，亦有核果、翅果或浆果；种子多少被肉质具色假种皮包围，稀无假种皮，胚乳肉质丰富。染色体 $n = 7$、8、9、10、12、16、18、23、32、40。

本科约有60属850种。主要分布于热带、亚热带及温暖地区，少数分布于寒温带地区。我国有12属201种，全国均产，其中引进栽培有1属1种。

松滋境内的卫矛科植物有2属3种，分别为南蛇藤属下2种、卫矛属下1种。

259. 苦皮藤 *Celastrus angulatus* Maxim.

【别名】苦树皮、马断肠、萝卜药、老虎麻藤、酸枣子藤、菜虫药、苦树、大马桑。

【植物形态】藤状灌木；小枝常具4～6纵棱，皮孔密生，圆形到椭圆形，白色，腋芽卵圆状，长2～4毫米。叶大，近革质，长方阔椭圆形、阔卵形、圆形，长7～17厘米，宽5～13厘米，先端圆阔，中央具尖头，侧脉5～7对，在叶面明显突起，两面光滑或稀于叶背的主侧脉上具短柔毛；叶柄长1.5～3厘米；托叶丝状，早落。聚伞圆锥花序顶生，下部分枝长于上部分枝，略呈塔锥形，长10～20厘米，花序轴及小花轴光滑或被锈色短毛；小花梗较短，关节在顶部；花萼镊合状排列，三角形至卵形，长约1.2毫米，近全缘；花瓣长方形，长约2毫米，宽约1.2毫米，边缘不整齐；花盘肉质，浅盘状或盘状，5浅裂；雄蕊着生于花盘之下，长约3毫米，在雌花中退化雄蕊长约1毫米；雌蕊长3～4毫米，子房球状，柱头反曲，在雄花中退化雌蕊长约1.2毫米。蒴果近球状，直径8～10毫米；种子椭圆状，长3.5～5.5毫米，直径1.5～3毫米。花期4—6月，果期8—10月。

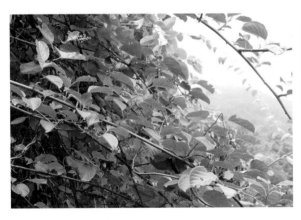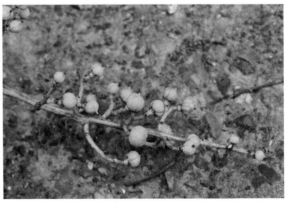

【生境与分布】生于山地丛林及山坡灌丛中。产于河北、山东、河南、陕西、甘肃、江苏、安徽、江西、湖北、湖南、四川、贵州、云南及广东、广西。本市山区广布。

【药材名】吊干麻。（《贵州草药》）

【来源】为卫矛科植物苦皮藤的根及根皮。

【采收加工】全年均可采挖，洗净，剥取根皮，晒干。

【性味】味辛、苦，性凉。有小毒。

【功能主治】祛风除湿，活血通经，解毒杀虫。用于风湿痛，骨折伤痛，经闭，疮疡溃烂，头癣，阴痒。

　　【应用举例】（1）治风湿，劳伤，关节疼痛：吊干麻、藤萝根、白金条各30克，泡酒服。（《贵州草药》）

　　（2）治阴道发痒：苦树皮、黄柏各适量。共研细粉，菜油调敷。（《陕西中草药》）

260. 短梗南蛇藤 *Celastrus rosthornianus* Loes.

　　【别名】黄绳儿、山货榔、白花藤、大藤菜、丛花南蛇藤。

　　【植物形态】小枝具较稀皮孔，腋芽圆锥状或卵状，长约3毫米。叶纸质，果期常稍革质，叶片长方椭圆形、长方窄椭圆形，稀倒卵椭圆形，长3.5～9厘米，宽1.5～4.5厘米，先端急尖或短渐尖，基部楔形或阔楔形，边缘是疏浅锯齿，或基部近全缘，侧脉4～6对；叶柄长5～8毫米，稀稍长。花序顶生及腋生，顶生者为总状聚伞花序，长2～4厘米，腋生者短小，具1至数花，花序梗短；小花梗长2～6毫米，关节在中部或稍下；萼片长圆形，长约1毫米，边缘啮蚀状；花瓣近长方形，长3～3.5毫米，宽1毫米或稍多；花盘浅裂，裂片顶端近平截；雄蕊较花冠稍短，在雌花中退化雄蕊长1～1.5毫米；雌蕊长3～3.5毫米，子房球状，柱头3裂，每裂再2深裂，近丝状。蒴果近球状，直径5.5～8毫米，小果梗长4～8毫米，近果处较粗；种子阔椭圆状，长3～4毫米，直径2～3毫米。花期4—5月，果期8—10月。

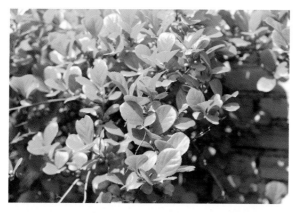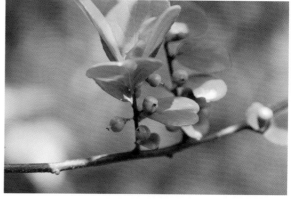

　　【生境与分布】生于海拔500～1800米山坡林缘和丛林下。产于陕西、浙江、福建、湖北、湖南、广东、广西、贵州、四川、云南。本市发现于刘家场镇。

　　【药材名】短柄南蛇藤根。（《福建药物志》）

　　【来源】为卫矛科植物短梗南蛇藤的根及根皮。

　　【采收加工】秋后采收，洗净切片或剥皮晒干。

　　【性味】味辛，性平。

　　【功能主治】祛风除湿，活血止痛，解毒消肿。用于风湿痹痛，跌打损伤，疝气痛，疮疡肿毒，带状疱疹，湿疹，毒蛇咬伤。

　　【应用举例】（1）治风湿痹痛：短梗南蛇藤根或藤、牯岭勾儿藤、楤木、五加皮、虎杖各9～15克。水煎服。（《浙江药用植物志》）

　　（2）治带状疱疹：短梗南蛇藤加水磨成糊状，外敷患处，每日4～5次。（《浙江药用植物志》）

261. 卫矛 *Euonymus alatus*（Thunb.）Sieb.

【别名】鬼见愁、千层皮、四楞茶、四楞棒、四方柴、鬼篦子。

【植物形态】灌木，高1～3米；小枝常具2～4列宽阔木栓翅；冬芽圆形，长2毫米左右，芽鳞边缘具不整齐细坚齿。叶卵状椭圆形、窄长椭圆形，偶为倒卵形，长2～8厘米，宽1～3厘米，边缘具细锯齿，两面光滑无毛；叶柄长1～3毫米。聚伞花序1～3花；花序梗长约1厘米，小花梗长5毫米；花白绿色，直径约8毫米，4数；萼片半圆形；花瓣近圆形；雄蕊着生于花盘边缘处，花丝极短，开花后稍增长，花药宽阔长方形，2室顶裂。蒴果1～4深裂，裂瓣椭圆状，长7～8毫米；种子椭圆状或阔椭圆状，长5～6毫米，种皮褐色或浅棕色，假种皮橙红色，全包种子。花期5—6月，果期7—10月。

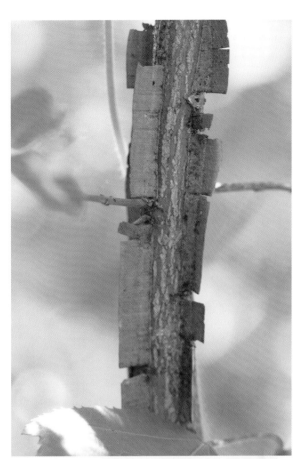

【生境与分布】生于山坡、沟地边沿。除东北、新疆、青海、西藏、广东及海南以外，全国各省区均产。本市发现于刘家场镇、涴水镇。

【药材名】鬼箭羽。（《日华子》）

【来源】为卫矛科植物卫矛的具翅状枝条或翅状附属物。

【采收加工】全年可采，割取枝条后，取其嫩枝，晒干。或收集其翅状附属物，晒干。

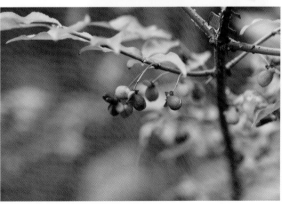

【性味】味苦、辛，性寒。

【功能主治】破血通经，解毒消肿，杀虫。用于癥瘕结块，心腹疼痛，经闭，痛经，崩中漏下，产后瘀滞腹痛，恶露不下，疝气，历节痹痛，疮肿，跌打伤痛，虫积腹痛，烫火伤，毒蛇咬伤。

【应用举例】（1）治妇人乳无汁：鬼箭羽五两，以水六升，煮取四升，一服八合，日三；亦可烧作灰，水服方寸匕，日三。（《备急千金要方》单行鬼箭汤）

（2）治干咳：卫矛、红枣各30克，煎服。（《浙江民间草药》）

（3）治漆性皮炎：鬼箭羽枝叶适量，加白果叶等量，煎水洗患处。或单用本品枝叶亦可。（《陕西中草药》）

七十三、省沽油科 Staphyleaceae

乔木或灌木。叶对生或互生，奇数羽状复叶或稀为单叶，有托叶或稀无托叶；叶有锯齿。花整齐，两性或杂性，稀为雌雄异株，在圆锥花序上花少（但有时花极多）；萼片5，分离或连合，覆瓦状排列；花瓣5，覆瓦状排列；雄蕊5，互生，花丝有时多扁平，花药背着，内向；花盘通常明显，且多少有裂片，有时缺；子房上位，3室，稀2或4室，连合或分离，每室有1至几个倒生胚珠，花柱各式分离到完全连合。果实为蒴果状，常为多少分离的蓇葖果或不裂的核果或浆果；种子数枚，肉质或角质。

本科有5属约60种，产于热带亚洲和美洲及北温带地区。我国有4属22种，主产于南方各省。

松滋境内的省沽油科植物有1属1种，即野鸦椿属下1种。

262. 野鸦椿 *Euscaphis japonica*（Thunb.）Dippel

【别名】鸡矢柴、狗椿子、芽子木、鸡眼睛、夜夜椿、红果枵、鸡肾树、山海椒、红椋。

【植物形态】落叶小乔木或灌木，高2～6（8）米，树皮灰褐色，具纵条纹，小枝及芽红紫色，枝叶揉碎后发出恶臭气味。叶对生，奇数羽状复叶，长（8）12～32厘米，叶轴淡绿色，小叶5～9，稀3～11，厚纸质，长卵形或椭圆形，稀为圆形，长4～6（9）厘米，宽2～3（4）厘米，先端渐尖，基部钝圆，边缘具疏短锯齿，齿尖有腺体，两面除背面沿脉有白色小柔毛外余无毛，主脉在上面明显，在背面突出，侧脉8～11，在两面可见，小叶柄长1～2毫米，小托叶线形，基部较宽，先端尖，有微柔毛。圆锥花序顶生，花梗长达21厘米，花多，较密集，黄白色，直径4～5毫米，萼片与花瓣均5，椭圆形，萼片宿存，花盘盘状，心皮3，分离。蓇葖果长1～2厘米，每一花发育为1～3个蓇葖，果皮软革质，紫红色，有纵脉纹，种子近圆形，直径约5毫米，假种皮肉质，黑色，有光泽。花期5—6月，果期8—9月。

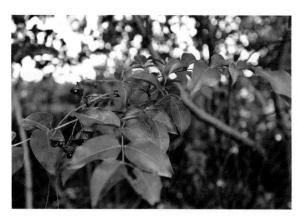 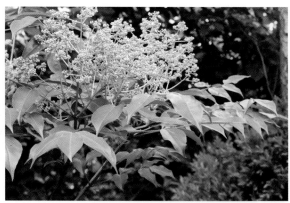

【生境与分布】生于山坡、谷地丛林中。除西北各省外，全国均产，主产于江南各省，西至云南东北部。本市多地有分布。

【药材名】野鸦椿子（《四川中药志》）、野鸦椿根（《中国药用植物志》）。

【来源】为省沽油科植物野鸦椿的果实或种子、根或根皮。

【采收加工】野鸦椿子：秋季采收成熟果实或种子，晒干。

野鸦椿根：9—10 月采挖，洗净，切片或剥取根皮，鲜用或晒干。

【性味】野鸦椿子：味辛、微苦，性温。野鸦椿根：味苦、微辛，性平。

【功能主治】野鸦椿子：祛风散寒，行气止痛，消肿散结。用于胃痛，寒疝疼痛，泄泻，痢疾，脱肛，月经不调，子宫下垂，睾丸肿痛。

野鸦椿根：祛风解表，清热利湿。用于外感头痛，风湿腰痛，痢疾，泄泻，跌打损伤。

【应用举例】（1）野鸦椿子：①治头痛：野鸦椿干果 15 ～ 30 克，水煎服。（《福建中草药》）

②治寒疝，肿痛：野鸦椿子（盐水炒）、荔核各 9 克，车前仁、小茴香各 15 克，猪腰子 1 付，水煎服。（《湖南药物志》）

（2）野鸦椿根：①治泄泻，痢疾：野鸦椿根 30 ～ 60 克，水煎服。（《浙江天目山药用植物志》）

②治风湿腰痛，产后风：野鸦椿鲜根 30 ～ 90 克，水煎调酒服。（《福建中草药》）

七十四、鼠李科 Rhamnaceae

灌木、藤状灌木或乔木，稀草本，通常具刺，或无刺。单叶互生或近对生，全缘或具齿，具羽状脉，或三至五基出脉；托叶小，早落或宿存，或有时变为刺。花小，整齐，两性或单性，稀杂性，雌雄异株，常排成聚伞花序、穗状圆锥花序、聚伞总状花序、聚伞圆锥花序，或有时单生或数个簇生，通常 4 基数，稀 5 基数；萼钟状或筒状，淡黄绿色，萼片镊合状排列，常坚硬，内面中肋中部有时具喙状突起，与花瓣互生；花瓣通常较萼片小，极凹，匙形或兜状，基部常具爪，或有时无花瓣，着生于花盘边缘下的萼筒上；雄蕊与花瓣对生，为花瓣抱持；花丝着生于花药外面或基部，与花瓣爪部离生，花药 2 室，纵裂，花盘明显发育，薄或厚，贴生于萼筒上，或填塞于萼筒内面，杯状、壳斗状或盘状，全缘，具圆齿或浅裂；子房上位、半下位至下位，通常 2 或 3 室，稀 4 室，每室有 1 基生的倒生胚珠，花柱不分裂或上部 3 裂。核果、浆果状核果、蒴果状核果或蒴果，沿腹缝线开裂或不开裂，或有时果实顶端具纵向的翅或具平展的翅状边缘，基部常为宿存的萼筒所包围，1 ～ 4 室，具 2 ～ 4 个开裂或不开裂的分核，每分核具 1 种子，种子背部无沟或具沟，或基部具孔状开口，通常有少而明显分离的胚乳或有时无胚乳，胚大而直，黄色或绿色。

本科有 58 属 900 种以上，广泛分布于温带至热带地区。我国产 14 属 133 种 32 变种和 1 变型，全国各省区均有分布，以西南和华南地区的种类较为丰富。

松滋境内的鼠李科植物有 6 属 7 种，分别为勾儿茶属下 1 种、枳椇属下 1 种、马甲子属下 2 种、猫乳属下 1 种、鼠李属下 1 种、枣属下 1 种。

263. 牯岭勾儿茶 *Berchemia kulingensis* Schneid.

【别名】小叶勾儿茶、小叶青、铁骨散、大叶铁包金、勾儿茶、山黄芪、青藤。

【植物形态】藤状或攀援灌木，高达 3 米；小枝平展，黄色，无毛，后变淡褐色。叶纸质，卵状椭圆形或卵状矩圆形，长 2 ～ 6.5 厘米，宽 1.5 ～ 3.5 厘米，顶端钝圆或锐尖，具小尖头，基部圆形或近心形，两面无毛，上面绿色，下面干时常灰绿色，侧脉每边 7～9（10）条，叶脉在两面稍凸起；叶柄长 6～10 毫米，无毛；托叶披针形，长约 3 毫米，基部合生。花绿色，无毛，通常 2～3 个簇生排成近无梗或具短总梗的疏散聚伞总状花序，或稀窄聚伞圆锥花序，花序长 3～5 厘米，无毛；梗长 2～3 毫米，无毛；花芽圆球形，顶端收缩成渐尖；萼片三角形，顶端渐尖，边缘被疏缘毛；花瓣倒卵形，稍长。核果长圆柱形，长 7～9 毫米，直径 3.5～4 毫米，红色，成熟时黑紫色，基部宿存的花盘盘状；果梗长 2～4 毫米，无毛。花期 6—7 月，果期翌年 4—6 月。

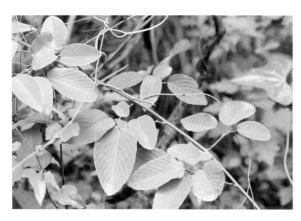 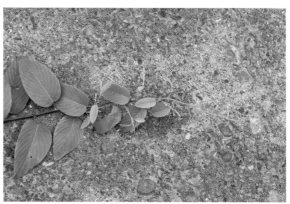

【生境与分布】生于山谷灌丛、林缘或林中，海拔 300～2150 米。产于安徽、江苏、浙江、江西、福建、湖南、湖北、四川、贵州、广西。本市发现于斯家场镇、卸甲坪乡。

【药材名】紫青藤。（《浙江药用植物志》）

【来源】为鼠李科植物牯岭勾儿茶的根或藤茎。

【采收加工】春、夏季采茎藤，秋后采根。鲜用或切段、片，晒干。

【性味】味微涩，性温。

【功能主治】祛风除湿，活血止痛，健脾消疳。用于风湿痹痛，产后腹痛，痛经，经闭，外伤肿痛，小儿疳积，毒蛇咬伤。

【应用举例】（1）治风湿骨痛：勾儿茶 60 克，猪蹄 1 只，甜酒酿 1 食匙。水煮至肉烂，食肉喝汤。（《安徽中草药》）

（2）治痛经：牯岭勾儿茶茎藤 30 克，加香附 12 克，艾叶 10 克。水煎服，每日 1 剂。（《民间常用草药》）

（3）治小儿疳积：牯岭勾儿茶根加白马骨根等量。水煎加红枣、冰糖炖服。（《浙江天目山药用植物志》）

264. 枳椇 *Hovenia acerba* Lindl.

【别名】拐枣、木蜜、还阳藤、棘枸、枳枣、九扭、金钩子、鸡爪树、南枳椇、金果梨。

【植物形态】高大乔木，高 10～25 米；小枝褐色或黑紫色，被棕褐色短柔毛或无毛，有明显白色的皮孔。叶互生，厚纸质至纸质，宽卵形、椭圆状卵形或心形，长 8～17 厘米，宽 6～12 厘米，顶端长渐尖或短渐尖，基部截形或心形，稀近圆形或宽楔形，边缘常具整齐浅而钝的细锯齿，上部或近顶端的叶有不明显的齿，稀近全缘，上面无毛，下面沿脉或脉腋常被短柔毛或无毛；叶柄长 2～5 厘米，无毛。

二歧式聚伞圆锥花序，顶生和腋生，被棕色短柔毛；花两性，直径 5 ～ 6.5 毫米；萼片具网状脉或纵条纹，无毛，长 1.9 ～ 2.2 毫米，宽 1.3 ～ 2 毫米；花瓣椭圆状匙形，长 2 ～ 2.2 毫米，宽 1.6 ～ 2 毫米，具短爪；花盘被柔毛；花柱半裂，稀浅裂或深裂，长 1.7 ～ 2.1 毫米，无毛。浆果状核果近球形，直径 5 ～ 6.5 毫米，无毛，成熟时黄褐色或棕褐色；果序轴明显膨大；种子暗褐色或黑紫色，直径 3.2 ～ 4.5 毫米。花期 5—7 月，果期 8—10 月。

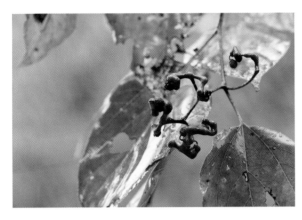
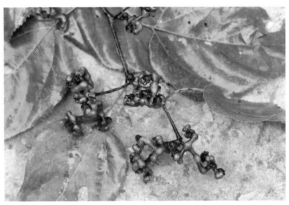

【生境与分布】生于海拔 2100 米以下的开旷地、山坡林缘或疏林中。产于甘肃、陕西、河南、安徽、江苏、浙江、江西、福建、广东、广西、湖南、湖北、四川、云南、贵州。本市发现于刘家场镇。

【药材名】枳椇子。（《新修本草》）

【来源】为鼠李科植物枳椇的成熟种子，亦有用带花轴的果实。

【采收加工】10—11 月果实成熟时连肉质花序轴一并摘下，晒干，取出种子。

【性味】味甘，性平。

【功能主治】止渴除烦，解酒毒，利二便。用于醉酒，烦渴，呕吐，二便不利。

【应用举例】（1）治醉酒：鲜拐枣 30 克，煎水冷服。或枳椇子 12 克（杵碎），葛花 9 克，煎水冷服。（《安徽中草药》）

（2）治伤暑烦渴，头晕，尿少：枳椇子、竹叶各 30 克，水煎服。（《华山药物志》）

265. 铜钱树 *Paliurus hemsleyanus* Rehd.

【别名】刺凉子、金钱树、摇钱树、钱串树、鸟不宿、马鞍楸、金钱木。

【植物形态】乔木，稀灌木，高达 13 米；小枝黑褐色或紫褐色，无毛。叶互生，纸质或厚纸质，宽椭圆形、卵状椭圆形或近圆形，长 4 ～ 12 厘米，宽 3 ～ 9 厘米，顶端长渐尖或渐尖，基部偏斜，宽楔形或近圆形，边缘具圆锯齿或钝细锯齿，两面无毛，基生三出脉；叶柄长 0.6 ～ 2 厘米，近无毛或仅上面被疏短柔毛；无托叶刺，但幼树叶柄基部有 2 个斜向直立的针刺。聚伞花序或聚伞圆锥花序，顶生或兼有腋生，无毛；萼片三角形或

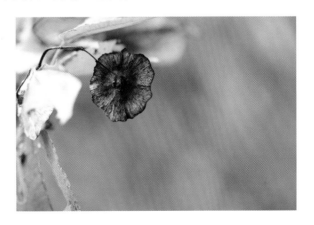

宽卵形，长 2 毫米，宽 1.8 毫米；花瓣匙形，长 1.8 毫米，宽 1.2 毫米；雄蕊长于花瓣；花盘五边形，5 浅裂；子房 3 室，每室具 1 胚珠，花柱 3 深裂。核果草帽状，周围具革质宽翅，红褐色或紫红色，无毛，直径 2～3.8 厘米；果梗长 1.2～1.5 厘米。花期 4—6 月，果期 7—9 月。

【生境与分布】生于海拔 1600 米以下的山地林中，庭园中常有栽培。产于甘肃、陕西、河南、安徽、江苏、浙江、江西、湖南、湖北、四川、云南、贵州、广西、广东。本市发现于刘家场镇。

【药材名】金钱木根。（《浙江天目山药用植物志》）

【来源】为鼠李科植物铜钱树的根。

【采收加工】秋后采根，洗净，切片晒干。

【性味】味甘，性平。

【功能主治】补气。用于劳伤乏力。

【应用举例】治劳伤乏力：金钱木根 15～18 克，仙鹤草、白马骨、紫青藤各 9～12 克。水煎，冲黄酒、红糖，早晚饭前各服 1 次。（《浙江天目山药用植物志》）

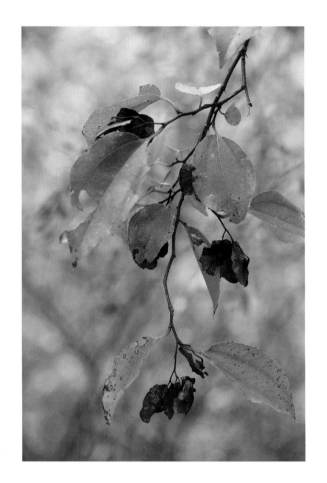

266. 马甲子 *Paliurus ramosissimus*（Lour.）Poir.

【别名】白棘、铁菱角、鸟刺仔、铁理风、铁篱笆、雄虎刺。

【植物形态】灌木，高达 6 米；小枝褐色或深褐色，被短柔毛，稀近无毛。叶互生，纸质，宽卵形、卵状椭圆形或近圆形，长 3～5.5（7）厘米，宽 2.2～5 厘米，顶端钝或圆形，基部宽楔形、楔形或近圆形，稍偏斜，边缘具钝细锯齿或细锯齿，稀上部近全缘，上面沿脉被棕褐色短柔毛，幼叶下面密生棕褐色细柔毛，后渐脱落仅沿脉被短柔毛或无毛，基生三出脉；叶柄长 5～9 毫米，被毛，基部有 2 个紫红色斜向直立的针刺，长 0.4～1.7 厘米。腋生聚伞花序，被黄色茸毛；萼片宽卵形，长 2 毫米，宽 1.6～1.8 毫米；花瓣匙形，短于萼片，长 1.5～1.6 毫米，宽 1 毫米；雄蕊与花瓣等长或略长于花瓣；花盘圆形，边缘 5 或 10 齿裂；子房 3 室，每室具 1 胚珠，花柱 3 深裂。核果杯状，被黄褐色或棕褐色茸毛，周围具木栓质 3 浅裂的窄翅，直径 1～1.7 厘米，长 7～8 毫米；果梗被棕褐色茸毛；种子紫红色或红褐色，扁圆形。花期 5—8 月，果期 9—10 月。

【生境与分布】生于海拔 2000 米以下的山地和平原。产于江苏、浙江、安徽、江西、湖南、湖北、福建、台湾、广东、广西、云南、贵州、四川。本市发现于刘家场镇。

【药材名】马甲子根（《植物名实图考》）、铁篱笆（《草木便方》）。

【来源】为鼠李科植物马甲子的根或刺、花及叶。

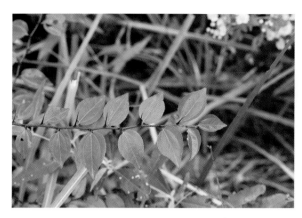
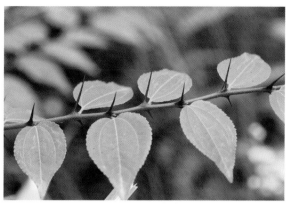

【采收加工】马甲子根：全年均可采，晒干。铁篱笆：全年均可采，鲜用或晒干。

【性味】味苦，性平。

【功能主治】马甲子根：祛风散瘀，解毒消肿。用于风湿痹痛，跌打损伤，咽喉肿痛，痈疽。
铁篱笆：清热解毒。用于疗疮痈肿，无名肿毒，下肢溃疡，眼目赤痛。

【应用举例】（1）马甲子根：①治风湿痛：马甲子根浸酒，内服外擦。（《广西中药志》）
②治跌打损伤：马甲子根、威灵仙、木防己各 30 克，加水酒为引，煎服。（《草药手册》）
（2）铁篱笆：①治痈疮初起：铁篱笆叶、芙蓉叶、金华头草冲绒外敷。（《四川中药志》）
②治疮疖肿痛，无名肿毒：鲜铁篱笆叶加红糖少许，共捣烂外敷。（《广西本草选编》）

267. 猫乳 *Rhamnella franguloides*（Maxim.）Weberb.

【别名】长叶绿柴、山黄、鼠矢枣、糯米牙。

【植物形态】落叶灌木或小乔木，高 2～9 米；幼枝绿色，被短柔毛或密柔毛。叶倒卵状矩圆形、倒卵状椭圆形、矩圆形、长椭圆形，稀倒卵形，长 4～12 厘米，宽 2～5 厘米，顶端尾状渐尖或骤然收缩成短渐尖，基部圆形，稀楔形，稍偏斜，边缘具细锯齿，上面绿色，无毛，下面黄绿色，被柔毛或仅沿脉被柔毛，侧脉每边 5～11（13）条；叶柄长 2～6 毫米，被密柔毛；托叶披针形，长 3～4 毫米，基部与茎离生，宿存。花黄绿色，两性，6～18 个排成腋生聚伞花序；总花梗长 1～4 毫米，被疏柔毛或无毛；萼片三角状卵形，边缘被疏短毛；花瓣宽倒卵形，顶端微凹；花梗长 1.5～4 毫米，被疏毛或无毛。核果圆柱形，长 7～9 毫米，直径 3～4.5 毫米，成熟时红色或橘红色，干后变黑色或紫黑色；果梗长 3～5

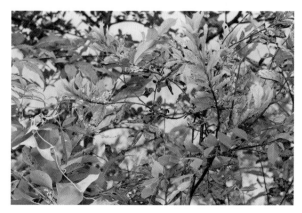
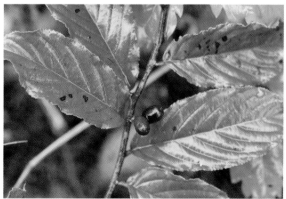

毫米，被疏柔毛或无毛。花期5—7月，果期7—10月。

【生境与分布】生于海拔1100米以下的山坡、路旁或林中。产于陕西南部、山西南部、河北、河南、山东、江苏、安徽、浙江、江西、湖南、湖北西部。本市发现于涴水镇。

【药材名】鼠矢枣。（《浙江天目山药用植物志》）

【来源】为鼠李科植物猫乳的成熟果实或根。

【采收加工】果实成熟后采收，晒干。秋后采根，洗净，切片，晒干。

【性味】味苦，性平。

【功能主治】补脾益肾，疗疮。用于体质虚弱，劳伤乏力，疔疮。

【应用举例】治霉季或暑天劳伤乏力：长叶绿柴根30克，石菖蒲、仙鹤草各15～18克，坚漆柴（金缕梅科檵木）根、野刚子（马钱科醉鱼草）根各9～12克，水煎，冲糖、酒服。（《浙江天目山药用植物志》）

268. 冻绿 *Rhamnus utilis* Decne.

【别名】红冻、皂李、羊史子、乌巢子、油葫芦子、牛李、鼠李。

【植物形态】灌木或小乔木，高达4米；幼枝无毛，小枝褐色或紫红色，稍平滑，对生或近对生，枝端常具针刺；腋芽小，长2～3毫米，有数个鳞片，鳞片边缘有白色缘毛。叶纸质，对生或近对生，或在短枝上簇生，椭圆形、矩圆形或倒卵状椭圆形，长4～15厘米，宽2～6.5厘米，顶端突尖或锐尖，基部楔形或稀圆形，边缘具细锯齿或圆齿状锯齿，上面无毛或仅中脉具疏柔毛，下面干后常变黄色，沿脉或脉腋有金黄色柔毛，

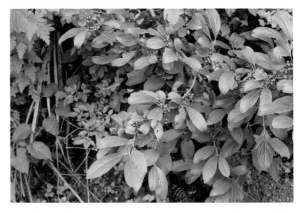

侧脉每边通常5～6条，两面均凸起，具明显的网脉，叶柄长0.5～1.5厘米，上面具小沟，有疏微毛或无毛；托叶披针形，常具疏毛，宿存。花单性，雌雄异株，4基数，具花瓣；花梗长5～7毫米，无毛；雄花数个簇生于叶腋，或10～30个聚生于小枝下部，有退化的雌蕊；雌花2～6个簇生于叶腋或小枝下部；退化雄蕊小，花柱较长，2浅裂或半裂。核果圆球形或近球形，成熟时黑色，具2分核，基部有宿存的萼筒；梗长5～12毫米，无毛；种子背侧基部有短沟。花期4—6月，果期5—8月。

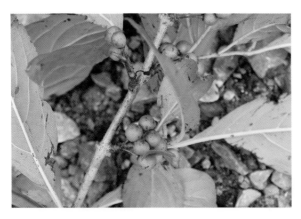

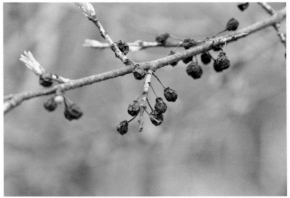

【生境与分布】生于海拔 1500 米以下的山地、丘陵、山坡草丛、灌丛或疏林下。产于甘肃、陕西、河南、河北、山西、安徽、江苏、浙江、江西、福建、广东、广西、湖北、湖南、四川、贵州。本市分布于刘家场镇、斯家场镇。

【药材名】鼠李。（《神农本草经》）

【来源】为鼠李科植物冻绿的果实。

【采收加工】8—9 月果实成熟时采收，除去果柄，鲜用或微火烘干。

【性味】味苦、甘，性凉。

【功能主治】清热利湿，消积通便。用于水肿腹胀，疝瘕，瘰疬，疮疡，便秘。

【应用举例】（1）治诸疮寒热，毒痹：鼠李生捣敷之。（《太平圣惠方》）

（2）治痘疮倒靥黑陷：牛李子杵汁，石器内密封。每服皂子大，煎杏胶汤化下。（《小儿药证直诀》牛李膏）

269. 枣 *Ziziphus jujuba* Mill.

【别名】大枣、刺枣、良枣、南枣、红枣、胶枣、木蜜、枣子、老鼠屎。

【植物形态】落叶小乔木，稀灌木，高达 10 余米；树皮褐色或灰褐色；有长枝，短枝和无芽小枝（即新枝）比长枝光滑，紫红色或灰褐色，呈"之"字形曲折，具 2 个托叶刺，长刺可达 3 厘米，粗直，短刺下弯，长 4～6 毫米；短枝短粗，矩状，自老枝发出；当年生小枝绿色，下垂，单生或 2～7 个簇生于短枝上。叶纸质，卵形、卵状椭圆形或卵状矩圆形，长 3～7 厘米，宽 1.5～4 厘米，顶端钝或圆形，稀锐尖，具小尖头，基部

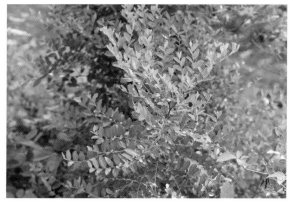

稍不对称，近圆形，边缘具圆齿状锯齿，上面深绿色，无毛，下面浅绿色，无毛或仅沿脉多少被疏微毛，基生三出脉；叶柄长 1～6 毫米，或在长枝上的可达 1 厘米，无毛或有疏微毛；托叶刺纤细，后期常脱落。花黄绿色，两性，5 基数，无毛，具短总花梗，单生或 2～8 个密集成腋生聚伞花序；花梗长 2～3 毫米；萼片卵状三角形；花瓣倒卵圆形，基部有爪，与雄蕊等长；花盘厚，肉质，圆形，5 裂；子房下部藏于花

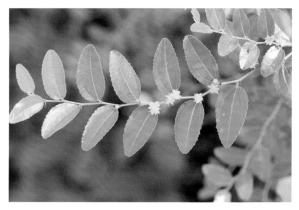

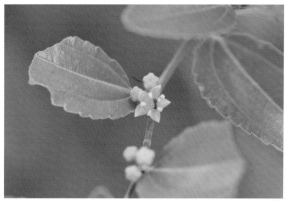

盘内，与花盘合生，2室，每室有1胚珠，花柱2半裂。核果矩圆形或长卵圆形，长2～3.5厘米，直径1.5～2厘米，成熟时红色，后变红紫色，中果皮肉质，厚，味甜，核顶端锐尖，基部锐尖或钝，2室，具1或2种子，果梗长2～5毫米；种子扁椭圆形，长约1厘米，宽8毫米。花期5—7月，果期8—9月。

【生境与分布】生于海拔1700米以下的山区、丘陵或平原。原产于我国，广为栽培。本市各地有栽培。

【药材名】大枣。（《中华人民共和国药典》）

【来源】为鼠李科植物枣的果实。

【采收加工】秋季果实成熟时采收，晒干。

【性味】味甘，性温。

【功能主治】补中益气，养血安神。用于脾虚食少，乏力便溏，妇人脏燥。

【应用举例】（1）治久患脾泻，脏腑虚滑，不进饮食：青州枣子去核，以木香掰破如枣核大，置枣中，十数枚，以水一盏，煮俟软熟，温嚼吃，以所煮汁送下。（《普济方》）

（2）治悬饮：芫花（熬）、甘遂、大戟各等份。上三味捣筛，以水一升五合，先煮肥大枣十枚，取八合，去滓，纳药末。强人服一钱匕，水一盏半，煎至八分，去滓温服，日二夜一，不计时。（《圣济总录》十枣汤）

七十五、葡萄科 Vitaceae

攀援木质藤本，稀草质藤本，具卷须，或直立灌木，无卷须。单叶、羽状或掌状复叶，互生；托叶通常小而脱落，稀大而宿存。花小，两性或杂性同株或异株，排列成伞房状多歧聚伞花序、复二歧聚伞花序或圆锥状多歧聚伞花序，4～5基数；萼呈碟形或浅杯状，萼片细小；花瓣与萼片同数，分离或凋谢时呈帽状黏合脱落；雄蕊与花瓣对生，在两性花中雄蕊发育良好，在单性花雌花中雄蕊常较小或极不发达，败育；花盘呈环状或分裂，稀极不明显；子房上位，通常2室，每室有2颗胚珠，或多室而每室有1颗胚珠，果实为浆果，有种子1至数颗。胚小，胚乳形状各异，W形、T形或呈嚼烂状。

本科有16属700余种，主要分布于热带和亚热带地区，少数种类分布于温带地区。我国有9属150余种，南北各省均产，野生种类主要集中分布于华中、华南及西南各省区，东北、华北各省区种类较少，新疆和青海迄今未发现有野生。

松滋境内的葡萄科植物有4属11种，分别为蛇葡萄属下4种、乌蔹莓属下1种、地锦属下3种、葡萄属下3种。

270. 东北蛇葡萄 *Ampelopsis brevipedunculata*（Maxim.）Trautv.

【别名】蛇葡萄、狗葡萄、山葡萄、山胡烂、见毒消。

【植物形态】木质藤本。小枝圆柱形，有纵棱纹，被疏柔毛。卷须2～3叉分枝，相隔2节间断与叶对生。叶为单叶，心形或卵形，3～5中裂，常混生有不分裂者，长3.5～14厘米，宽3～11厘米，顶端急尖，基部心形，基缺近呈钝角，稀圆形，边缘有粗钝或急尖锯齿，上面绿色，无毛，下面浅绿色，脉上被稀疏柔毛，基出脉5，中央脉有侧脉4～5对，网脉不明显突出；叶柄长1～7厘米，被疏柔毛。花序梗长1～2.5厘米，被疏柔毛；花梗长 1 ～ 3 毫米，疏生短柔毛；花蕾卵圆形，高 1 ～ 2 毫米，顶端圆形；萼碟形，边缘波状浅齿，外面疏生短柔毛；花瓣 5，卵状椭圆形，高 0.8 ～ 1.8 毫米，外面几无毛；雄蕊 5，花药长椭圆形，长甚于宽；花盘明显，边缘浅裂；子房下部与花盘合生，花柱明显，基部略粗，柱头不扩大。果实近球形，直径 0.5 ～ 0.8 厘米，有种子 2 ～ 4 颗；种子长椭圆形，顶端近圆形，基部有短喙，种脐在种子背面下部向上渐狭呈卵椭圆形，上部背面种脊突出，腹部中棱脊突出，两侧洼穴呈狭椭圆形，从基部向上斜展达种子顶端。花期 7—8 月，果期 9—10 月。

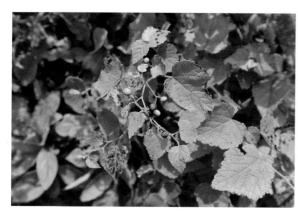 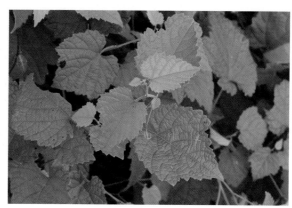

【生境与分布】生于山谷疏林或山坡灌丛，海拔 150 ～ 600 米。本市广布。

【药材名】蛇白蔹。（《东北常用中草药手册》）

【来源】为葡萄科植物东北蛇葡萄的根皮。

【采收加工】秋季采挖根部，除去地上部分及泥土，剥去根皮，晒干；或趁鲜切片，晒干。

【性味】味辛、苦、涩，性凉。

【功能主治】祛风除湿，解毒，敛疮。用于风湿性关节炎，胃溃疡，跌打损伤，烫伤，疮疡，丹毒。

【应用举例】治慢性风湿性关节炎：蛇葡萄、穿山龙各 15 克，珍珠梅茎 3 克，水煎服。（《长白山植物药志》）

271. 三裂蛇葡萄 *Ampelopsis delavayana* Planch.

【别名】绿葡萄、耳坠果、野葡萄、赤木通、红母猪藤、赤葛。

【植物形态】木质藤本，小枝圆柱形，有纵棱纹，疏生短柔毛，以后脱落。卷须 2 ～ 3 叉分枝，相隔 2 节间断与叶对生。叶为 3 小叶，中央小叶披针形或椭圆状披针形，长 5 ～ 13 厘米，宽 2 ～ 4 厘米，顶端渐尖，基部近圆形，侧生小叶卵状椭圆形或卵状披针形，长 4.5 ～ 11.5 厘米，宽 2 ～ 4 厘米，基部不对称，近截形，边缘有粗锯齿，齿端通常尖细，上面绿色，嫩时被稀疏柔毛，以后脱落几无毛，下面浅绿色，侧脉 5 ～ 7 对，网脉两面均不明显；叶柄长 3 ～ 10 厘米，中央小叶有柄或无柄，侧生小叶无柄，被稀疏柔毛。多歧聚伞花序与叶对生，花序梗长 2 ～ 4 厘米，被短柔毛；花梗长 1 ～ 2.5 毫米，伏生短柔毛；花蕾卵形，高 1.5 ～ 2.5 毫米，顶端圆形；萼碟形，边缘呈波状浅裂，无毛；花瓣 5，卵状椭圆形，高 1.3 ～ 2.3 毫米，外面无毛；雄蕊 5，花药卵圆形，长、宽近相等，花盘明显，5 浅裂；子房下部与花盘合生，花柱明显，柱头不明显扩大。果实近球形，直径 0.8 厘米，有种子 2 ～ 3 颗；种子倒卵圆形，顶端近圆形，基部有短喙，种脐在种子背面中部向上渐狭呈卵状椭圆形，顶端种脊突出，腹部中棱脊突出，两侧洼穴呈沟状楔形，上部宽，斜向上展达种子中部以上。花期6—8月，果期9—11月。

【生境与分布】生于山谷林中或山坡灌丛中。本市发现于斯家场镇、刘家场镇。

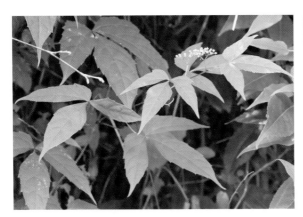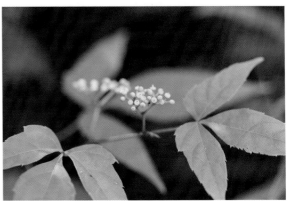

【药材名】金刚散。（《滇南本草》）

【来源】为葡萄科植物三裂蛇葡萄的根或藤茎。

【采收加工】夏、秋季采收藤茎，秋季采挖根部，洗净，分别切片，晒干或烘干。

【性味】味辛、淡、涩，性平。

【功能主治】清热利湿，活血通络，止血生肌，解毒消肿。用于淋证，白浊，疝气，偏坠，风湿痹痛，跌打瘀肿，创伤出血，烫伤，疮痈。

【应用举例】（1）治风湿关节痛，跌打损伤：三裂蛇葡萄根30克，酒浸或酒炒，水煎服；或根皮研粉，酒调外敷，并用酒送服3克。（《湖南药物志》）

（2）治乳汁不足：野葡萄汁100～200毫升，煮米酒，每日1次，连服3剂。（《湖北中草药志》）

272. 狭叶蛇葡萄（变种）*Ampelopsis delavayana* Planch. var. *tomentella*（Diels & Gilg）C.L.Li

【别名】五爪金龙、见肿消。

【植物形态】木质藤本，小枝圆柱形，有纵棱纹，疏生短柔毛，以后脱落。卷须2～3叉分枝，相隔2节间断与叶对生。叶掌状3～7小叶，小叶狭窄呈条形，上面绿色，嫩时被稀疏柔毛，以后脱落几无毛，下面浅绿色，侧脉5～7对，网脉两面均不明显；叶柄长3～10厘米，中央小叶有柄或无柄，侧生小叶无柄，被稀疏柔毛。多歧聚伞花序与叶对生，花序梗长2～4厘米，被短柔毛；花梗长1～2.5毫米，伏生短柔毛；花蕾卵形，高1.5～2.5毫米，顶端圆形；萼碟形，边缘呈波状浅裂，无毛；花瓣5，卵状椭圆形，高1.3～2.3毫米，外面无毛，雄蕊5，花药卵状圆形，长、宽近相等，花盘明显，5浅裂；子房下部与花盘合生，花柱明显，柱头不明显扩大。果实近球形，直径0.8厘米，有种子2～3颗；种子倒卵圆形，顶端近圆形，基部有短喙，种脐在种子背面中部向上渐狭呈卵状椭圆形，顶端种脊突出，腹部中棱脊突出，两侧洼穴呈沟状楔形，上部宽，斜向上展达种子中部以上。花期5—6月，果期7—10月。

【生境与分布】生于山坡林缘或灌丛。产于湖北、四川。本市发现于卸甲坪乡。

【药材名】玉葡萄根。（《中药志》）

【来源】为葡萄科植物狭叶蛇葡萄的根皮。

【采收加工】秋、冬季采收，洗净，晒干或鲜用。

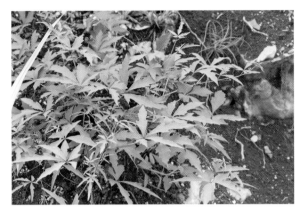
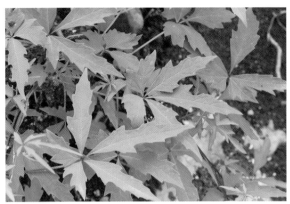

【性味】味辛、苦、涩，性温。

【功能主治】散瘀止痛，消炎，止血。用于肠炎腹泻，跌扑损伤；外用于烧、烫伤，外伤出血，骨折。

273. 白蔹 *Ampelopsis japonica*（Thunb.）Makino

【别名】白根、兔核、猫儿卵、野红薯、见肿消、母鸡抱蛋、鹅抱蛋、山葡萄秧。

【植物形态】木质藤本。小枝圆柱形，有纵棱纹，无毛。卷须不分枝或卷须顶端有短的分叉，相隔3节以上间断与叶对生。叶为掌状3～5小叶，小叶片羽状深裂或小叶边缘有深锯齿而不分裂，羽状分裂者裂片宽0.5～3.5厘米，顶端渐尖或急尖，掌状5小叶者中央小叶深裂至基部并有1～3个关节，关节间有翅，翅宽2～6毫米，侧小叶无关节或有1个关节，3小叶者中央小叶有1个或无关节，基部狭窄呈翅状，翅宽2～3毫米，上面绿色，无毛，下面浅绿色，无毛或有时在脉上被稀疏短柔毛；叶柄长1～4厘米，无毛；托叶早落。聚伞花序通常集生于花序梗顶端，直径1～2厘米，通常与叶对生；花序梗长1.5～5厘米，常呈卷须状卷曲，无毛；花梗极短或几无梗，无毛；花蕾卵球形，高1.5～2毫米，顶端圆形；萼碟形，边缘呈波状浅裂，无毛；花瓣5，卵圆形，高1.2～2.2毫米，无毛；雄蕊5，花药卵圆形，长、宽近相等；花盘发达，边缘波状浅裂；子房下部与花盘合生，花柱短棒状，柱头不明显扩大。果实球形，直径0.8～1厘米，成熟后带白色，有种子1～3颗；种子倒卵形，顶端圆形，基部喙短钝，种脐在种子背面中部呈带状椭圆形，向上渐狭，表面无肋纹，背部种脊突出，腹部中棱脊突出，两侧洼穴呈沟状，从基部向上达种子上部1/3处。花期5—6月，果期7—9月。

【生境与分布】生于山坡地边、灌丛或草地，海拔100～900米。产于辽宁、吉林、河北、山西、陕西、

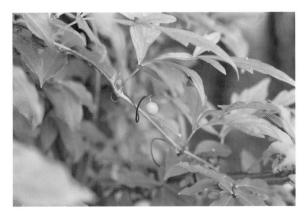
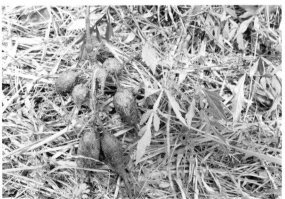

江苏、浙江、江西、河南、湖北、湖南、广东、广西、四川。本市各地均有分布。

【药材名】白蔹。（《中华人民共和国药典》）

【来源】为葡萄科植物白蔹的块根。

【采收加工】春、秋季采挖，除去泥沙和细根，切成纵瓣或斜片，晒干。

【性味】味苦，性微寒。

【功能主治】清热解毒，消痈散结，敛疮生肌。用于痈疽发背，疔疮，瘰疬，烧烫伤。

【应用举例】（1）治痈肿：白蔹、大黄、黄芩各等份。上三味捣筛，和鸡子白，涂布痈上，燥辄易之。（《刘涓子鬼遗方》）

（2）治冻耳成疮，或痒或痛者：黄柏、白蔹各半两，为末，先以汤洗疮，后用香油调涂。（《仁斋直指方》白蔹散）

274. 乌蔹莓 *Cayratia japonica*（Thunb.）Gagnep.

【别名】五爪龙、虎葛、地五加、过山龙、五叶藤、五叶莓。

【植物形态】草质藤本。小枝圆柱形，有纵棱纹，无毛或微被疏柔毛。卷须 2～3 叉分枝，相隔 2 节间断与叶对生。叶为鸟足状 5 小叶，中央小叶长椭圆形或椭圆状披针形，长 2.5～4.5 厘米，宽 1.5～4.5 厘米，顶端急尖或渐尖，基部楔形，侧生小叶椭圆形或长椭圆形，长 1～7 厘米，宽 0.5～3.5 厘米，顶端急尖或圆形，基部楔形或近圆形，边缘每侧有 6～15 个锯齿，上面绿色，无毛，下面浅绿色，无毛或微被毛；侧脉 5～9 对，

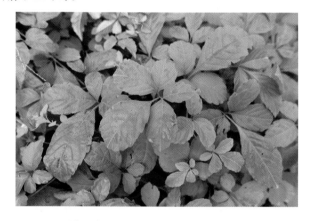

网脉不明显；叶柄长 1.5～10 厘米，中央小叶柄长 0.5～2.5 厘米，侧生小叶无柄或有短柄，侧生小叶总柄长 0.5～1.5 厘米，无毛或微被毛；托叶早落。花序腋生，复二歧聚伞花序；花序梗长 1～13 厘米，无毛或微被毛；花梗长 1～2 毫米，几无毛；花蕾卵圆形，高 1～2 毫米，顶端圆形；萼碟形，边缘全缘或波状浅裂，外面被乳突状毛或几无毛；花瓣 4，三角状卵圆形，高 1～1.5 毫米，外面被乳突状毛；雄蕊 4，花药卵圆形，长、宽近相等；花盘发达，4 浅裂；子房下部与花盘合生，花柱短，柱头微扩大。果实近球形，直径约 1 厘米，有种子 2～4 颗；种子三角状倒卵形，顶端微凹，基部有短喙，种脐在种子背面近中部呈带状椭圆形，上部种脊突出，表面有突出肋纹，腹部中棱脊突出，两侧洼穴呈半月形，从近基部向上达种子近顶端。花期 3—8 月，果期 8—11 月。

【生境与分布】生于山坡路边草丛或灌丛中。产于陕西、河南、山东、安徽、江苏、浙江、湖北、湖南、福建、台湾、广东、广西、海南、四川、贵州、云南。本市广布。

【药材名】乌蔹莓。（《新修本草》）

【来源】为葡萄科植物乌蔹莓的全草或根。

【采收加工】夏、秋季割取藤茎或挖出根部，除去杂质，洗净，切段，晒干或鲜用。

【性味】味苦、酸，性寒。

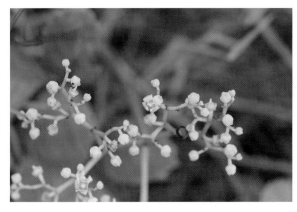
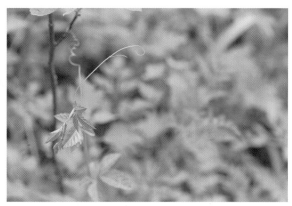

【功能主治】清热利湿，解毒消肿。用于热毒痈肿，疔疮，丹毒，咽喉肿痛，蛇虫咬伤，水火烫伤，风湿痹痛，黄疸，泄泻，白浊，尿血。

【应用举例】（1）治一切肿毒，发背，乳痈，便毒，恶疮初起者：五叶藤或根一握，生姜一块，捣烂，入好酒一盏，绞汁热服，取汗，以渣敷之。用大蒜代姜亦可。（《寿域神方》）

（2）治乳腺炎：鲜乌蔹莓适量，捣烂敷患处。（《青岛中草药手册》）

275. 绿叶地锦 *Parthenocissus laetevirens* Rehd.

【别名】绿爬山虎、青叶爬山虎、五叶壁藤、青龙藤、爬墙风、五盘藤、藤五加。

【植物形态】木质藤本。小枝圆柱形或有显著纵棱，嫩时被短柔毛，以后脱落无毛。卷须总状 5～10 分枝，相隔 2 节间断与叶对生，卷须顶端嫩时膨大呈块状，后遇附着物扩大成吸盘。叶为掌状 5 小叶，小叶倒卵状长椭圆形或倒卵状披针形，长 2～12 厘米，宽 1～5 厘米，最宽处在近中部或中部以上，顶端急尖或渐尖，基部楔形，边缘上半部有 5～12 个锯齿，上面深绿色，无毛，显著呈泡状隆起，下面浅绿色，在脉上被短柔毛；侧脉 4～9 对，网脉上面不明显，下面微突起；叶柄长 2～6 厘米，被短柔毛，小叶有短柄或几无柄。多歧聚伞花序圆锥状，长 6～15 厘米，中轴明显，假顶生，花序中常有退化小叶；花序梗长 0.5～4 厘米，被短柔毛；花梗长 2～3 毫米，无毛；花蕾椭圆形或微呈倒卵状椭圆形，高 2～3 毫米，顶端圆形；萼碟形，边缘全缘，无毛；花瓣 5，椭圆形，高 1.6～2.6 毫米，无毛；雄蕊 5，花丝长 1.4～2.4 毫米，无毛；雄蕊 5，花丝长 1.4～2.4 毫米，下部略宽，花药长椭圆形，长 1.6～2.6 毫米；花盘不明显；子房近球形，花柱明显，基部略粗，柱头不明显扩大。果实球形，直径 0.6～0.8 厘米，有种子 1～4 颗；

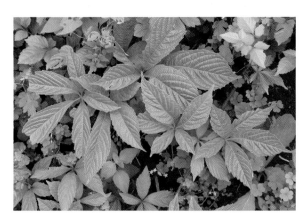
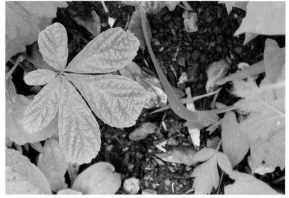

种子倒卵形，顶端圆形，基部急尖成短喙，种脐在背面不明显，种脊呈沟状从近中部达种子上部 1/3 处，腹部中棱脊突出，两侧洼穴呈沟状，向上斜展达种子顶端。花期 7—8 月，果期 9—11 月。

【生境与分布】生于山谷林中或山坡灌丛，攀援树上或崖石壁上。产于河南、安徽、江西、江苏、浙江、湖北、湖南、福建、广东、广西。本市发现于卸甲坪乡。

【药材名】大绿藤。（《云南思茅中草药选》）

【来源】为葡萄科植物绿叶地锦的根、茎或叶。

【采收加工】秋、冬季采收根及茎，洗净，切片或切段，鲜用或晒干。夏、秋季采叶，鲜用或晒干。

【性味】味辛，性温。

【功能主治】祛风除湿，散瘀通络，解毒消肿。用于风湿痹痛，腰肌劳损，四肢麻木，跌打瘀肿，骨折，痈肿，毒蛇咬伤。

【应用举例】（1）治风湿痹痛：五叶壁藤 60 克，花椒 9 克，水煎，兑酒服。（《湖南药物志》）

（2）治下肢慢性溃疡：青龙藤叶适量，研细粉调凡士林外敷。（《浙江药用植物志》）

276. 五叶地锦 *Parthenocissus quinquefolia*（L.）Planch.

【别名】五叶爬山虎、爬墙虎。

【植物形态】木质藤本。小枝圆柱形，无毛。卷须总状 5～9 分枝，相隔 2 节间断与叶对生，卷须顶端嫩时尖细卷曲，后遇附着物扩大成吸盘。叶为掌状 5 小叶，小叶倒卵圆形、倒卵状椭圆形或外侧小叶椭圆形，长 5.5～15 厘米，宽 3～9 厘米，最宽处在上部或外侧小叶最宽处在近中部，顶端短尾尖，基部楔形或阔楔形，边缘有粗锯齿，上面绿色，下面浅绿色，两面均无毛或下面脉上微被疏柔毛；侧脉 5～7 对，网脉两面均不明显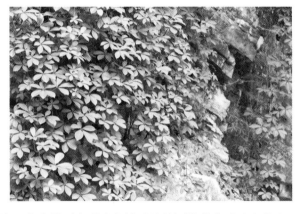

突出；叶柄长 5～14.5 厘米，无毛，小叶有短柄或几无柄。花序假顶生形成主轴明显的圆锥状多歧聚伞花序，长 8～20 厘米；花序梗长 3～5 厘米，无毛；花梗长 1.5～2.5 毫米，无毛；花蕾椭圆形，高 2～3 毫米，顶端圆形；萼碟形，边缘全缘，无毛；花瓣 5，长椭圆形，高 1.7～2.7 毫米，无毛；雄蕊 5，花丝长 0.6～0.8 毫米，花药长椭圆形，长 1.2～1.8 毫米；花盘不明显；子房卵锥形，渐狭至花柱，或后期花柱基部略微缩小，柱头不扩大。果实球形，直径 1～1.2 厘米，有种子 1～4 颗；种子倒卵形，顶端圆形，基部急尖成短喙，种脐在种子背面中部呈近圆形，腹部中棱脊突出，两侧洼穴呈沟状，从种子基部斜向上达种子顶端。花期 6—7 月，果期 8—10 月。

【生境与分布】生于林缘、灌丛。原产于北美，向南引种至长江流域，长势很好，是优良的城市垂直绿化植物。本市广布。

【药材名】五叶地锦。（《湖南药物志》）

【来源】为葡萄科植物五叶地锦的茎。

【采收加工】落叶前采茎，切断晒干。

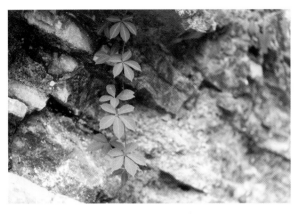 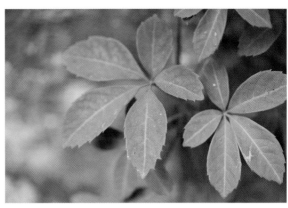

【性味】味甘、涩，性温。

【功能主治】活血通络，祛风解毒。用于风湿关节痛，跌打损伤，痈疖肿毒。

277. 三叶地锦 *Parthenocissus semicordata*（Wall.）Planch.

【别名】三叶爬山虎、三角风、小红藤。

【植物形态】木质藤本。小枝圆柱形，嫩时被疏柔毛，以后脱落几无毛。卷须总状 4～6 分枝，相隔 2 节间断与叶对生，顶端嫩时尖细卷曲，后遇附着物扩大成吸盘。叶为 3 小叶，着生在短枝上，中央小叶倒卵状椭圆形或倒卵状圆形，长 6～13 厘米，宽 3～6.5 厘米，顶端骤尾尖，基部楔形，最宽处在上部，边缘中部以上每侧有 6～11 个锯齿，侧生小叶卵状椭圆形或长椭圆形，长 5～10 厘米，宽（2）3～5 厘米，顶端短尾尖，基部不对称， 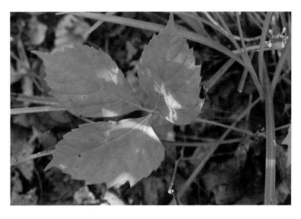 近圆形，外侧边缘有 7～15 个锯齿，内侧边缘上半部有 4～6 个锯齿，上面绿色，下面浅绿色，下面中脉和侧脉上被短柔毛；侧脉 4～7 对，网脉两面不明显或微突出；叶柄长 3.5～15 厘米，疏生短柔毛，小叶几无柄。多歧聚伞花序着生在短枝上，花序基部分枝，主轴不明显；花序梗长 1.5～3.5 厘米，无毛或被疏柔毛；花梗长 2～3 毫米，无毛；花蕾椭圆形，高 2～3 毫米，顶端圆形；萼碟形，边缘全缘，无毛；花瓣 5，卵状椭圆形，高 1.8～2.8 毫米，无毛；雄蕊 5，花丝长 0.6～0.9 毫米，花药卵状椭圆形，长 0.4～0.6 毫米；花盘不明显；子房扁球形，花柱短，柱头不扩大。果实近球形，直径 0.6～0.8 厘米，有种子 1～2 颗；种子倒卵形，顶端圆形，基部急尖成短喙，种脐在背面中部呈圆形，腹部中棱脊突出，两侧洼穴呈沟状，从基部向上斜展达种子顶端。花期 5—7 月，果期 9—10 月。

【生境与分布】生于山坡林中或灌丛中，海拔 500～3800 米。产于甘肃、陕西、湖北、四川、贵州、云南、西藏。本市发现于卸甲坪乡。

【药材名】三爪金龙。（《全国中草药汇编》）

【来源】为葡萄科植物三叶地锦的全株。

【采收加工】秋、冬季采收根及茎，洗净后切片或切段，鲜用或晒干。夏、秋季采叶，鲜用或晒干。

【性味】味辛，性温。

【功能主治】祛风除湿，散瘀通络。用于风湿痹痛，跌打损伤，骨折。

【应用举例】（1）治跌打损伤：小红藤、见血飞各30克，泡酒服。（《贵州民间方药集》）

（2）治骨折：小红藤、赤葛根各等份，捣烂，加酒炒热包患处。（《贵州民间方药集》）

278. 蘡薁 *Vitis bryoniifolia* Bunge

【别名】山葡萄、山蒲桃、野葡萄、华北葡萄、猫眼睛、烟黑。

【植物形态】木质藤本。小枝圆柱形，有棱纹，嫩枝密被蛛丝状茸毛或柔毛，以后脱落变稀疏。卷须2叉分枝，每隔2节间断与叶对生。叶长圆卵形，长2.5～8厘米，宽2～5厘米，叶片3～5（7）深裂或浅裂，稀混生有不裂叶者，中裂片顶端急尖至渐尖，基部常缢缩凹成圆形，边缘每侧有9～16缺刻粗齿或成羽状分裂，基部心形或深心形，基缺凹成圆形，下面密被蛛丝状茸毛和柔毛，以后脱落变稀疏；基生脉五出，中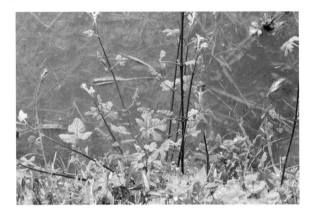
脉有侧脉4～6对，上面网脉不明显或微突出，下面有时茸毛脱落后柔毛明显可见；叶柄长0.5～4.5厘米，初时密被蛛丝状茸毛或茸毛和柔毛，以后脱落变稀疏；托叶卵状长圆形或长圆状披针形，膜质，褐色，长3.5～8毫米，宽2.5～4毫米，顶端钝，边缘全缘，无毛或近无毛。花杂性异株，圆锥花序与叶对生，基部分枝发达或有时退化成一卷须，稀狭窄而基部分枝不发达；花序梗长0.5～2.5厘米，初时被蛛状丝茸毛，以后变稀疏；花梗长1.5～3毫米，无毛；花蕾倒卵椭圆形或近球形，高1.5～2.2毫米，顶端圆形；萼碟形，高约0.2毫米，近全缘，无毛；花瓣5，呈帽状黏合脱落；雄蕊5，花丝丝状，长1.5～1.8毫米，花药黄色，椭圆形，长0.4～0.5毫米，在雌花内雄蕊短而不发达，败育；花盘发达，5裂；雌蕊1，子房椭圆卵形，花柱细短，柱头扩大。果实球形，成熟时紫红色，直径0.5～0.8厘米；种子倒卵形，顶端微凹，基部有短喙，种脐在种子背面中部呈圆形或椭圆形，腹面中棱脊突出，两侧洼穴狭窄，向上达种子3/4处。花期4—8月，果期6—10月。

【生境与分布】生于山谷林中、灌丛、沟边或田埂，海拔150～2500米。产于河北、陕西、山西、山东、

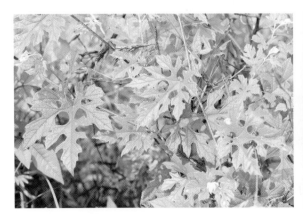

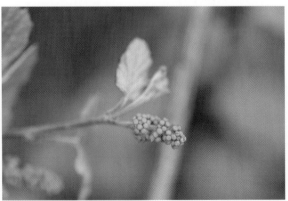

江苏、安徽、浙江、湖北、湖南、江西、福建、广东、广西、四川、云南。本市发现于浼水镇、斯家场镇。

【药材名】蘡薁藤。（《本草纲目》）

【来源】为葡萄科植物蘡薁的茎叶。

【采收加工】夏、秋季采收，洗净，茎切片或段，鲜用或晒干。

【性味】味甘、淡，性凉。

【功能主治】清热，利湿，止血，解毒，消肿。用于淋证，痢疾，崩漏，哕逆，风湿痹痛，跌打损伤，瘰疬，湿疹，痈疮肿毒。

【应用举例】（1）治皮肤湿疹：鲜蘡薁叶，捣绞汁抹患处。（《泉州本草》）

（2）治崩漏：蘡薁叶，研末。每次9克，热酒冲服。（《福建药物志》）

279. 毛葡萄 *Vitis heyneana* Roem. et Schult

【别名】茸毛葡萄、五角叶葡萄、野葡萄。

【植物形态】木质藤本。小枝圆柱形，有纵棱纹，被灰色或褐色蛛丝状茸毛。卷须2叉分枝，密被茸毛，每隔2节间断与叶对生。叶卵圆形、长卵状椭圆形或卵状五角形，长4～12厘米，宽3～8厘米，顶端急尖或渐尖，基部心形或微心形，基缺顶端凹成钝角，稀成锐角，边缘每侧有9～19个尖锐锯齿，上面绿色，初时疏被蛛丝状茸毛，以后脱落无毛，下面密被灰色或褐色茸毛，稀脱落变稀疏，基生脉三至五出，中脉有侧脉4～6对，上面脉上无毛或有时疏被短柔毛，下面脉上密被茸毛，有时被短柔毛或稀茸毛状柔毛；叶柄长2.5～6厘米，密被蛛丝状茸毛；托叶膜质，褐色，卵状披针形，长3～5毫米，宽2～3毫米，顶端渐尖，稀钝，边缘全缘，无毛。花杂性异株；圆锥花序疏散，与叶对生，分枝发达，长4～14厘米；花序梗长1～2厘米，被灰色或褐色蛛丝状茸毛；花梗长1～3毫米，无毛；花蕾倒卵圆形或椭圆形，高1.5～2毫米，顶端圆形；萼碟形，边缘近全缘，高约1毫米；花瓣5，呈帽状黏合脱落；雄蕊5，花丝丝状，长1～1.2毫米，花药黄色，椭圆形或阔椭圆形，长约0.5毫米，

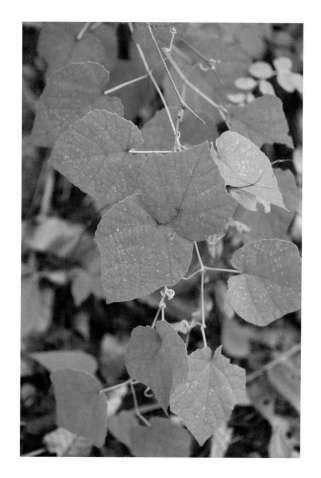

在雌花内雄蕊显著短，败育；花盘发达，5裂；雌蕊1，子房卵圆形，花柱短，柱头微扩大。果实圆球形，成熟时紫黑色，直径1～1.3厘米；种子倒卵形，顶端圆形，基部有短喙，种脐在背面中部呈圆形，腹面中棱脊突起，两侧洼穴狭窄呈条形，向上达种子1/4处。花期4—6月，果期6—10月。

【生境与分布】生于山坡、沟谷灌丛及林缘。产于山西、陕西、甘肃、山东、河南、安徽、江西、浙江、

福建、广东、广西、湖北、湖南、四川、贵州、云南、西藏。本市发现于刘家场镇。

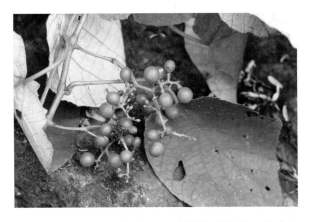

【药材名】毛葡萄根皮。(《全国中草药汇编》)

【来源】为葡萄科植物毛葡萄的根皮。

【采收加工】秋、冬季挖取根部，洗净，剥取根皮，切片，鲜用或晒干。

【性味】味酸、微苦，性平。

【功能主治】活血舒筋。用于月经不调，带下，风湿骨痛，跌打损伤。

【应用举例】治跌打损伤，筋骨疼痛：毛葡萄根皮 10 克，煎汤服；或鲜用，适量捣汁外敷。(《全国中草药汇编》)

280. 小叶葡萄 *Vitis sinocinerea* W. T. Wang

【别名】野葡萄、水泥背。

【植物形态】木质藤本。小枝圆柱形，有纵棱纹，疏被短柔毛和稀疏蛛丝状茸毛。卷须不分枝或 2 叉分枝每隔 2 节间断与叶对生。叶卵圆形，长 3 ～ 8 厘米，宽 3 ～ 6 厘米，三浅裂或不明显分裂，顶端急尖，基部浅心形或近截形，边缘每侧有 5 ～ 9 个锯齿，上面绿色，密被短柔毛或脱落几无毛，下面密被淡褐色蛛丝状茸毛；基生脉五出，中脉有侧脉 3 ～ 4 对，脉上密被短柔毛和疏生蛛丝状茸毛；叶柄长 1 ～ 3 厘米，密被短柔毛；托叶膜质，褐色，卵状披针形，长约 2 毫米，宽约 1 毫米，顶端钝或渐尖，几无毛。圆锥花序小，狭窄，长 3 ～ 6 厘米，与叶对生，基部分枝不发达，花序梗长 1.5 ～ 2 厘米，被短柔毛；花梗长 1.5 ～ 2 毫米，几无毛；花蕾倒卵状椭圆形，高 1.5 ～ 2 毫米，顶端圆形；萼碟形，边缘几全缘，无毛；花瓣 5，呈帽状黏合脱落；雄蕊 5，花丝丝状，长约 1 毫米，花药黄色，椭圆形，长约 0.5 毫米；花盘发达，5 裂。雌蕊在雄花内退化。果实成熟时紫褐色，直径 0.6 ～ 1 厘米；种子倒卵圆形，顶端微凹，基部有短喙，种脐在种子背面中部呈椭圆形，腹面中棱脊突起，两侧洼穴呈沟状，向上达顶端的 1/4 ～ 1/3 处。花期 4—6 月，果期 7—10 月。

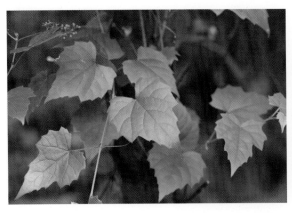
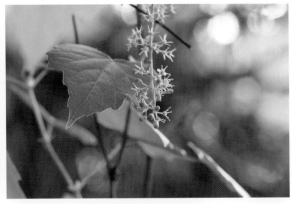

【生境与分布】生于山坡林中或灌丛，海拔 220 ～ 2800 米。产于江苏、浙江、福建、江西、湖北、湖南、台湾、云南。本市发现于涴水镇。

【药材名】浅裂蘡薁。（《浙南本草新编》）

【来源】为葡萄科植物小叶葡萄的全株。

【采收加工】夏、秋季采收，鲜用或晒干。

【性味】味酸、涩，性平。

【功能主治】清热解毒，消肿止痛，活血祛瘀。用于跌打损伤，筋骨疼痛。

七十六、锦葵科 Malvaceae

草本、灌木至乔木。叶互生，单叶或分裂，叶脉通常掌状，具托叶。花腋生或顶生，单生、簇生、聚伞花序至圆锥花序；花两性，辐射对称；萼片3～5片，分离或合生；其下面附有总苞状的小苞片（又称副萼）多数；花瓣5片，彼此分离，但与雄蕊管的基部合生；雄蕊多数，连合成一管称雄蕊柱，花药1室，花粉被刺；子房上位，多室，通常以5室较多，由2～5枚或较多的心皮环绕中轴而成，花柱上部分枝或者为棒状，每室被胚珠1至多枚，花柱与心皮同数或为其2倍。蒴果，常几枚果爿分裂，很少浆果状；种子肾形或倒卵形，被毛至光滑无毛，有胚乳。子叶扁平，折叠状或回旋状。

本科约有50属1000种，分布于热带至温带地区。我国有16属，计81种和36变种或变型，产于全国各地，以热带和亚热带地区种类较多。

松滋境内的锦葵科植物有4属6种，分别为秋葵属下2种、苘麻属下1种、木槿属下2种、黄花稔属下1种。

281. 咖啡黄葵 *Abelmoschus esculentus*（L.）Moench

【别名】毛茄、黄秋葵、羊角豆、越南芝麻、糊麻。

【植物形态】一年生草本，高1～2米；茎圆柱形，疏生散刺。叶掌状3～7裂，直径10～30厘米，裂片阔至狭，边缘具粗齿及凹缺，两面均被疏硬毛；叶柄长7～15厘米，被长硬毛；托叶线形，长7～10毫米，被疏硬毛。花单生于叶腋间，花梗长1～2厘米，疏被糙硬毛；小苞片8～10，线形，长约1.5厘米，疏被硬毛；花萼钟形，较长于小苞片，密被星状短茸毛；花黄色，内面基部紫色，直径5～7厘米，花瓣倒卵形，长4～5厘米。蒴果筒状尖塔形，长10～25厘米，直径1.5～2厘米，顶端具长喙，疏被糙硬毛；

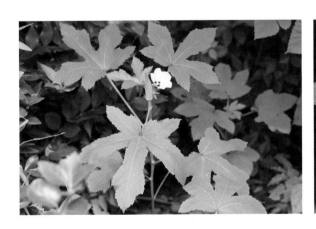
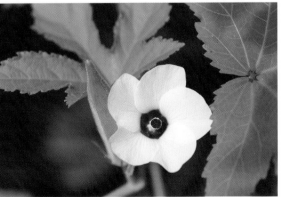

种子球形，多数，直径 4 ～ 5 毫米，具毛脉纹。花期 5—9 月。

【生境与分布】广泛栽培于热带和亚热带地区。本市各地有栽培。

【药材名】秋葵。（《台湾药用植物志》）

【来源】为锦葵科植物咖啡黄葵的根、叶、花或种子。

【采收加工】根：11 月到第 2 年 2 月前挖取，抖去泥土，晒干或炕干。叶：9—10 月采收，晒干。花：6—8 月采摘，晒干。种子：9—10 月果实成熟时采摘，脱粒，晒干。

【性味】味淡，性寒。

【功能主治】利咽，通淋，下乳，调经。用于咽喉肿痛，小便淋涩，产后乳汁稀少，月经不调。

【应用举例】治喉痛，淋证，小便困难：咖啡黄葵果实 15 克，煎汤服。（《台湾药用植物志》）

282. 黄蜀葵 *Abelmoschus manihot*（L.）Medicus

【别名】黄花莲、棉花葵、野芙蓉、金花捷报、霸天伞、疖疮药。

【植物形态】一年生或多年生草本，高 1 ～ 2 米，疏被长硬毛。叶掌状 5 ～ 9 深裂，直径 15 ～ 30 厘米，裂片长圆状披针形，长 8 ～ 18 厘米，宽 1 ～ 6 厘米，具粗钝锯齿，两面疏被长硬毛；叶柄长 6 ～ 18 厘米，疏被长硬毛；托叶披针形，长 1 ～ 1.5 厘米。花单生于枝端叶腋；小苞片 4 ～ 5，卵状披针形，长 15 ～ 25 毫米，宽 4 ～ 5 毫米，疏被长硬毛；萼佛焰苞状，5 裂，近全缘，较长于小苞片，被柔毛，果时脱落；花大，淡黄色，

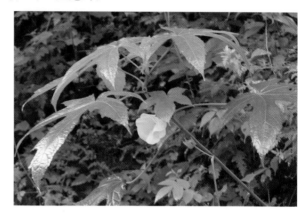

内面基部紫色，直径约 12 厘米；雄蕊柱长 1.5 ～ 2 厘米，花药近无柄；柱头紫黑色，匙状盘形。蒴果卵状椭圆形，长 4 ～ 5 厘米，直径 2.5 ～ 3 厘米，被硬毛；种子多数，肾形，被柔毛组成的条纹多条。花期 8—10 月。

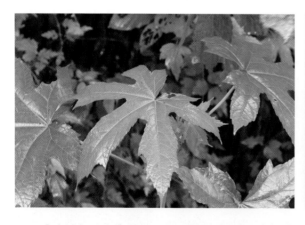

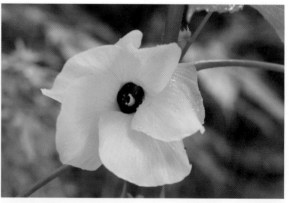

【生境与分布】常生于山谷草丛、田边或沟旁灌丛间。产于河北、山东、河南、陕西、湖北、湖南、四川、贵州、云南、广西、广东和福建等地。本市发现于卸甲坪乡。

【药材名】黄蜀葵花。（《中华人民共和国药典》）

【来源】为锦葵科植物黄蜀葵的花。

【采收加工】夏、秋季花开时采摘，及时干燥。

【性味】味甘，性寒。

【功能主治】清利湿热，消肿解毒。用于湿热壅遏，淋浊水肿；外用治痈疽肿毒，水火烫伤。

【应用举例】（1）治石淋：黄蜀葵花一两，炒，捣罗为散，每服一钱匕，食前米饮调下。（《圣济总录》独圣散）

（2）治痈疽肿毒：黄蜀葵花适量，用盐掺，取入瓷器密封，经年不坏，患处敷之。（《仁斋直指方》蜀葵膏）

283. 苘麻 *Abutilon theophrasti* Medicus

【别名】白麻、桐麻、磨盘草、椿麻、孔麻、青麻、野火麻、车轮草。

【植物形态】一年生亚灌木状草本，高达1～2米，茎枝被柔毛。叶互生，圆心形，长5～10厘米，先端长渐尖，基部心形，边缘具细圆锯齿，两面均密被星状柔毛；叶柄长3～12厘米，被星状细柔毛；托叶早落。花单生于叶腋，花梗长1～13厘米，被柔毛，近顶端具节；花萼杯状，密被短茸毛，裂片5，卵形，长约6毫米；花黄色，花瓣倒卵形，长约1厘米；雄蕊柱平滑无毛，心皮15～20，长1～1.5厘米，顶端平截，具扩展、被毛的长芒2，排列成轮状，密被软毛。蒴果半球形，直径约2厘米，长约1.2厘米，分果片15～20，被粗毛，顶端具长芒2；种子肾形，褐色，被星状柔毛。花期7—8月。

【生境与分布】常见于路旁、荒地和田野间。我国除青藏高原外，其他各省区均产。本市发现于刘家场镇。

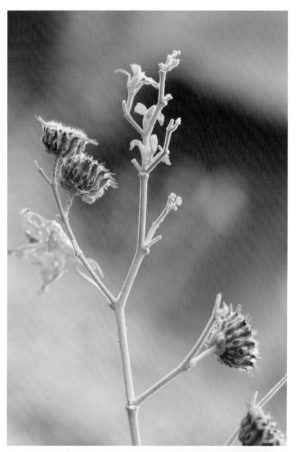

【药材名】苘麻子。（《中华人民共和国药典》）

【来源】为锦葵科植物苘麻的种子。

【采收加工】秋季果实成熟时采收，晒干后，打下种子，筛去果皮及杂质，再晒干。

【性味】味苦，性平。

【功能主治】清热解毒，利湿，退翳。用于赤白痢疾，淋证涩痛，痈肿疮毒，目生翳膜。

【应用举例】（1）治尿道炎，小便涩痛：苘

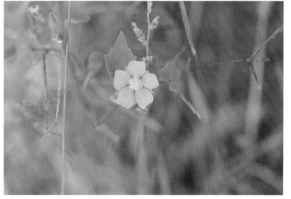

麻子 15 克，水煎服。（《长白山植物药志》）

（2）治腹泻：苘麻子焙干，研细末。每次 3 克，每日服 2 次。（《吉林中草药》）

284. 木芙蓉 *Hibiscus mutabilis* L.

【别名】芙蓉花、拒霜花、片掌花、三变花、酒醉芙蓉、七星花、九头花。

【植物形态】落叶灌木或小乔木，高 2～5 米；小枝、叶柄、花梗和花萼均密被星状毛与直毛相混的细绵毛。叶宽卵形至圆卵形或心形，直径 10～15 厘米，常 5～7 裂，裂片三角形，先端渐尖，具钝圆锯齿，上面疏被星状细毛和点，下面密被星状细茸毛；主脉 7～11 条；叶柄长 5～20 厘米；托叶披针形，长 5～8 毫米，常早落。花单生于枝端叶腋，花梗长 5～8 厘米，近端具节；小苞片 8，线形，长 10～16 毫米，宽约

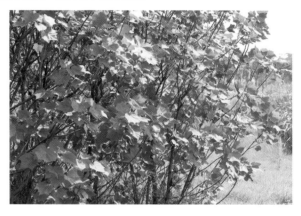

2 毫米，密被星状绵毛，基部合生；萼钟形，长 2.5～3 厘米，裂片 5，卵形，渐尖头；花初开时白色或淡红色，后变深红色，直径约 8 厘米，花瓣近圆形，直径 4～5 厘米，外面被毛，基部具髯毛；雄蕊柱长 2.5～3 厘米，无毛；花柱分枝 5，疏被毛。蒴果扁球形，直径约 2.5 厘米，被淡黄色刚毛和绵毛，果爿 5；种子肾形，背面被长柔毛。花期 8—10 月。

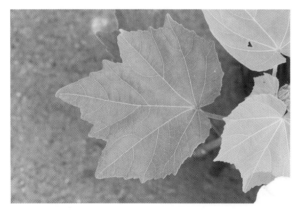
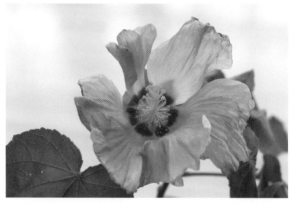

【生境与分布】原产于湖南，现各地均有栽培。本市发现于新江口镇。

【药材名】木芙蓉叶（《中华人民共和国药典》）、芙蓉花（《滇南本草》）。

【来源】为锦葵科植物木芙蓉的叶或花。

【采收加工】木芙蓉叶：夏、秋季采收，干燥。芙蓉花：8—10 月采摘初开放的花朵，晒干或烘干。

【性味】木芙蓉叶：味辛，性平。芙蓉花：味辛、微苦，性凉。

【功能主治】木芙蓉叶：凉血，解毒，消肿，止痛。用于痈疽肿毒，缠腰火丹，水火烫伤，目赤肿痛，跌打损伤。

芙蓉花：清热解毒，凉血止血，消肿排脓。用于肺热咳嗽，吐血，目赤肿痛，崩漏，带下，腹泻，腹痛，痈肿，疮疖，毒蛇咬伤，水火烫伤，跌打损伤。

【应用举例】（1）芙蓉花：治经血不止，芙蓉花、莲蓬壳各等份，为末，每服二钱，空心，米饮调服。（《妇人良方》）

（2）木芙蓉叶：①治痈疽肿毒：木芙蓉叶、丹皮各适量，煎水洗。（《湖南药物志》）

②治缠腰火丹（带状疱疹）：木芙蓉叶阴干研末，调米浆涂抹患处。（《福建中草药》）

③治肺痈：木芙蓉叶 15 克（或根 60 克），水煎，加蜂蜜适量调服。（《安徽中草药》）

285. 木槿 *Hibiscus syriacus* L.

【别名】木棉、朝开暮落花、清明篱、荆条、白饭花。

【植物形态】落叶灌木，高 3～4 米，小枝密被黄色星状茸毛。叶菱形至三角状卵形，长 3～10 厘米，宽 2～4 厘米，具深浅不同的 3 裂或不裂，先端钝，基部楔形，边缘具不整齐齿缺，下面沿叶脉微被毛或近无毛；叶柄长 5～25 毫米，上面被星状柔毛；托叶线形，长约 6 毫米，疏被柔毛。花单生于枝端叶腋间，花梗长 4～14 毫米，被星状短茸毛；小苞片 6～8，线形，长 6～15 毫米，宽 1～2 毫米，密被星状疏茸毛；花萼钟形，长 14～20 毫米，密被星状短茸毛，裂片 5，三角形；花钟形，淡紫色，直径 5～6 厘米，花瓣倒卵形，长 3.5～4.5 厘米，外面疏被纤毛和星状长柔毛；雄蕊柱长约 3 厘米；花柱分枝无毛。蒴果卵圆形，直径约 12 毫米，密被黄色星状茸毛；种子肾形，背部被黄白色长柔毛。花期 7—10 月。

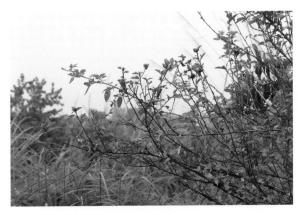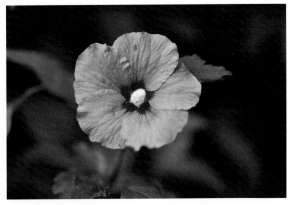

【生境与分布】原产于我国中部地区，多栽培。本市各地有栽培。

【药材名】木槿花（《日华子诸家本草》）、木槿皮（《本草纲目》）。

【来源】为锦葵科植物木槿的花、茎皮或根皮。

【采收加工】木槿花：夏、秋季选晴天早晨，花半开时采摘，晒干。

木槿皮：茎皮 4—5 月剥取，晒干；根皮于秋末挖根剥取，晒干。

【性味】木槿花：味甘、苦，性凉。木槿皮：味甘、苦，性微寒。

【功能主治】木槿花：清热利湿，凉血解毒。用于肠风泻血，赤白下痢，痔疮出血，肺热咳嗽，咯血，带下，疮疖痈肿，烫伤。

木槿皮：清热利湿，杀虫止痒。用于湿热泄泻，肠风下血，脱肛，痔疮，赤白带下，皮肤疥癣，阴囊湿疹。

【应用举例】（1）木槿花：①治下痢噤口：红木槿花去蒂，阴干为末，先煎面饼二个，蘸末食之。（《济急仙方》）

②治带下：白木槿花、败酱草、白鸡冠花各 15 克，每日 1 剂，水煎，分 2 次服。（《福建药物志》）

（2）木槿皮：①治一切顽癣：木槿皮60克，米醋120毫升。浸汁外涂，每日数次。（《安徽中草药》）
②治大肠脱肛：木槿皮或叶煎汤熏洗，后以白矾、生五倍子各等份为末，敷上。（《救急方》）

286. 白背黄花稔 *Sida rhombifolia* L.

【别名】拔毒散、大地丁草、素花草、地膏药、吸血草、千斤坠、黄花母。

【植物形态】直立亚灌木，高约1米，分枝多，枝被星状绵毛。叶菱形或长圆状披针形，长25～45毫米，宽6～20毫米，先端浑圆至短尖，基部宽楔形，边缘具锯齿，上面疏被星状柔毛至近无毛，下面被灰白色星状柔毛；叶柄长3～5毫米，被星状柔毛；托叶纤细，刺毛状，与叶柄近等长。花单生于叶腋，花梗长1～2厘米，密被星状柔毛，中部以上有节；萼杯形，长4～5毫米，被星状短绵毛，裂片5，三角形；花黄色，直径约1厘米，花瓣倒卵形，长约8毫米，先端圆，基部狭；雄蕊柱无毛，疏被腺状乳突，长约5毫米，花柱分枝8～10。果半球形，直径6～7毫米，分果爿8～10，被星状柔毛，顶端具2短芒。花期秋、冬季。

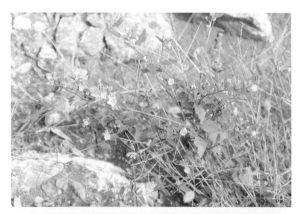

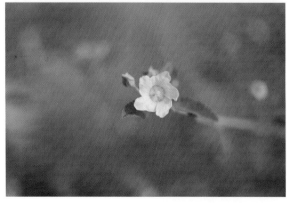

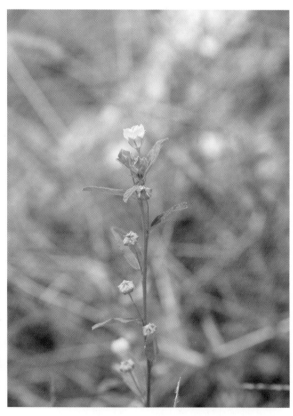

【生境与分布】常生于山坡灌丛间、旷野和沟谷两岸。产于台湾、福建、广东、广西、贵州、云南、四川和湖北等地。本市发现于刘家场镇。

【药材名】黄花母根。（《广西中药志》）

【来源】为锦葵科植物白背黄花稔的根。

【采收加工】夏、秋季采挖，洗净，鲜用或切片，晒干。

【性味】味辛，性凉。

【功能主治】清热利湿，生肌排脓。用于湿热痢疾，泄泻，黄疸，疮痈难溃或溃后不易收口。

【应用举例】（1）治痈肿成脓，但气虚不易溃破者：鲜黄花母根 30 ～ 90 克，或加猪排骨，水煎服。（《福建中草药》）

（2）治腰腿痛：干黄花母根 30 克，墨鱼干 2 条，酒、水各半炖服。（《中草药手册》）

七十七、椴树科 Tiliaceae

乔木、灌木或草本。单叶互生，稀对生，具基出脉，全缘或有锯齿，有时浅裂；托叶存在或缺，如果存在往往早落或宿存。花两性或单性雌雄异株，辐射对称，排成聚伞花序或再组成圆锥花序；苞片早落，有时大而宿存；萼片通常 5 数，有时 4 片，分离或多少连生，镊合状排列；花瓣与萼片同数，分离，有时或缺；内侧常有腺体，或有花瓣状退化雄蕊，与花瓣对生；雌雄蕊柄存在或缺；雄蕊多数，稀 5 数，离生或基部连生成束，花药 2 室，纵裂或顶端孔裂；子房上位，2 ～ 6 室，有时更多，每室有胚珠 1 至数颗，生于中轴胎座，花柱单生，有时分裂，柱头锥状或盾状，常有分裂。果为核果、蒴果、裂果，有时浆果状或翅果状，2 ～ 10 室；种子无假种皮，胚乳存在，胚直，子叶扁平。

本科约有 52 属 500 种，主要分布于热带及亚热带地区。我国有 13 属 85 种。

松滋境内的椴树科植物有 2 属 2 种，分别为田麻属下 1 种、扁担杆属下 1 种。

287. 田麻 *Corchoropsis tomentosa*（Thunb.）Makino

【别名】毛果田麻、黄花喉草、白喉草、野络麻。

【植物形态】一年生草本，高 40 ～ 60 厘米；分枝被星状短柔毛。叶卵形或狭卵形，长 2.5 ～ 6 厘米，宽 1 ～ 3 厘米，边缘有钝齿，两面均密生星状短柔毛，基出脉 3 条；叶柄长 0.2 ～ 2.3 厘米；托叶钻形，长 2 ～ 4 毫米，脱落。花有细柄，单生于叶腋，直径 1.5 ～ 2 厘米；萼片 5 片，狭窄披针形，长约 5 毫米；花瓣 5 片，黄色，倒卵形；发育雄蕊 15 枚，每 3 枚成一束，退化雄蕊 5 枚，与萼片对生，匙状条形，长约 1 厘米；子房被短茸毛。蒴果角状圆筒形，长 1.7 ～ 3 厘米，有星状柔毛。果期秋季。

【生境与分布】生于丘陵或低山山坡或多石处。产于东北、华北、华东、华中、华南及西南等地区。本市发现于刘家场镇。

【药材名】田麻。（《全国中草药汇编》）

【来源】为椴树科植物田麻的全草。

【采收加工】夏、秋季采收，切段，鲜用或晒干。

【性味】味苦，性凉。

【功能主治】清热利湿，解毒止血。用于痈疖肿毒，咽喉肿痛，疥疮，小儿疳积，带下，外伤出血。

【应用举例】（1）治疳积，痈疖肿毒：毛果田麻叶或全草 9 ～ 15 克，水煎服。（《浙江药用植物志》）

（2）治外伤出血：毛果田麻鲜全草适量，捣烂外敷。（《浙江药用植物志》）

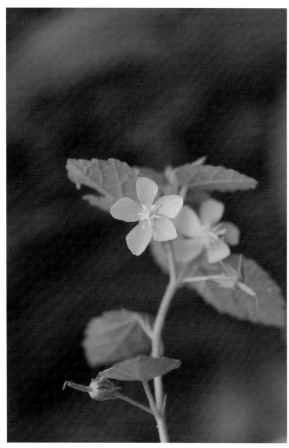
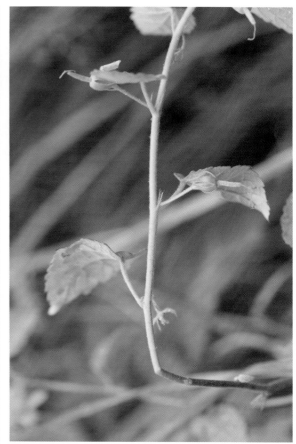

288. 扁担杆 *Grewia biloba* G. Don

【别名】孩儿拳头、麻糖果、拗山皮、狗糜子、月亮皮、夹板子、葛荆麻。

【植物形态】灌木或小乔木，高1～4米，多分枝；嫩枝被粗毛。叶薄革质，椭圆形或倒卵状椭圆形，长4～9厘米，宽2.5～4厘米，先端锐尖，基部楔形或钝，两面有稀疏星状粗毛，基出脉3条，两侧脉上行过半，中脉有侧脉3～5对，边缘有细锯齿；叶柄长4～8毫米，被粗毛；托叶钻形，长3～4毫米。聚伞花序腋生，多花，花序柄长不到1厘米；花柄长3～6毫米；苞片钻形，长3～5毫米；萼片狭长圆形，长4～7毫米，外面被毛，内面无毛；花瓣长1～1.5毫米；雌雄蕊柄长0.5毫米，有毛；雄蕊长2毫米；子房有毛，花柱与萼片平齐，柱头扩大，盘状，有浅裂。核果红色，有2～4颗分核。花期5—7月。

【生境与分布】生于丘陵、低山路边草地、灌丛或疏林。产于江西、湖南、浙江、广东、台湾、安徽、四川等地。本市广布。

【药材名】娃娃拳。（《民间常用草药汇编》）

【来源】为椴树科植物扁担杆的全株。

【采收加工】夏、秋季采收，洗净，晒干或鲜用。

【性味】味甘、苦，性温。

【功能主治】健脾益气，祛风除湿，固精止带。用于脾虚食少，久泻脱肛，小儿疳积，蛔虫病，风湿痹痛，遗精，崩漏，带下，子宫脱垂。

　　【应用举例】（1）治脾虚食少，小儿疳积：娃娃拳 30 克，糯米藤 15 克，鸡矢藤 15 克，广柑皮 9 克，水煎服。（《四川中药志》）

　　（2）治气瘩（胸痞胀满）：拗山皮枝、叶各 45 克，煨水服。（《贵州草药》）

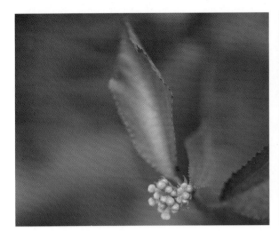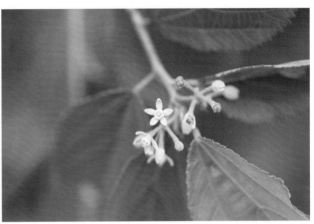

七十八、梧桐科 Sterculiaceae

　　乔木或灌木，稀为草本或藤本，幼嫩部分常有星状毛，树皮常有黏液和纤维。叶互生，单叶，稀为掌状复叶，全缘、具齿或深裂，通常有托叶。花序腋生，稀顶生，排成圆锥花序、聚伞花序、总状花序或伞房花序，稀为单生花；花单性、两性或杂性；萼片 5 枚，稀为 3～4 枚，或多或少合生，稀完全分离，镊合状排列；花瓣 5 片或无花瓣，分离或基部与雌雄蕊柄合生，排成旋转的覆瓦状排列；通常有雌雄蕊柄；雄蕊的花丝常合生成管状，有 5 枚舌状或线状的退化雄蕊与萼片对生，或无退化雄蕊，花药 2 室，纵裂；雌蕊由 2～5（稀 10～12）个多少合生的心皮或单心皮所组成，子房上位，室数与心皮数相同，每室有胚珠 2 个或多个，稀为 1 个，花柱 1 枚或与心皮同数。果通常为蒴果或蓇葖，开裂或不开裂，极少为浆果或核果。种子有胚乳或无胚乳，胚直立或弯生，胚轴短。

　　本科有 68 属约 1100 种，分布于东、西两半球的热带和亚热带地区，只有个别种可分布到温带地区。中国梧桐科植物，连栽培的种类在内，共有 19 属 82 种 3 变种，主要分布于华南和西南各省，而以云南为最盛。云南有 56 种，占全国种数的 68.3%，其次为广东，有 36 种，占全国种数的 43.9%，广西有 35 种，占全国种数的 42.7%。贵州、四川、福建、台湾、湖南也有不少梧桐科植物生长。其分布范围一般不超过长江以北，并以北回归线以南分布最多。

　　松滋境内的梧桐科植物有 1 属 1 种，即马松子属下 1 种。

289. 马松子 *Melochia corchorifolia* L.

　　【别名】野路葵、野棉花秸、假络麻。

【植物形态】半灌木状草本，高不及 1 米；枝黄褐色，略被星状短柔毛。叶薄纸质，卵形、矩圆状卵形或披针形，稀有不明显的 3 浅裂，长 2.5～7 厘米，宽 1～1.3 厘米，顶端急尖或钝，基部圆形或心形，边缘有锯齿，上面近于无毛，下面略被星状短柔毛，基生脉 5 条；叶柄长 5～25 毫米；托叶条形，长 2～4 毫米。花排成顶生或腋生的密聚伞花序或团伞花序；小苞片条形，混生在花序内；萼钟状，5 浅裂，长约 2.5 毫米，外面被长柔毛和刚毛，内面无毛，裂片三角形；花瓣 5 片，白色，后变为淡红色，矩圆形，长约 6 毫米，基部收缩；雄蕊 5 枚，下部连合成筒，与花瓣对生；子房无柄，5 室，密被柔毛，花柱 5 枚，线状。蒴果圆球形，有 5 棱，直径 5～6 毫米，被长柔毛，每室有种子 1～2 个；种子卵圆形，略呈三角状，褐黑色，长 2～3 毫米。花期夏、秋季。

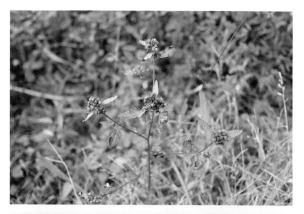

【生境与分布】生于田野间或低丘陵地原野间。分布于长江以南。本市丘陵、平原处广布。

【药材名】木达地黄。(《全国中草药汇编》)

【来源】为梧桐科植物马松子的茎、叶。

【采收加工】夏、秋季采收，扎成把，晒干。

【性味】味淡，性平。

【功能主治】清热利湿，止痒。用于急性黄疸型肝炎，皮肤痒疹。

【应用举例】治急性黄疸型肝炎：马松子 10～30 克，煎汤。(《全国中草药汇编》)

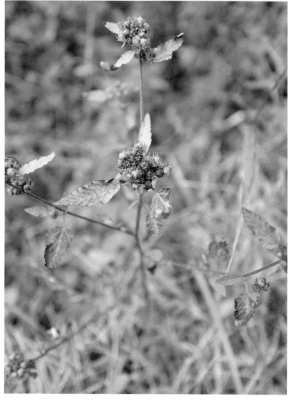

七十九、瑞香科 Thymelaeaceae

落叶或常绿灌木或小乔木，稀草本；茎通常具韧皮纤维。单叶互生或对生，革质或纸质，稀草质，边缘全缘，基部具关节，羽状叶脉，具短叶柄，无托叶。花辐射对称，两性或单性，雌雄同株或异株，头状、穗状、总状、圆锥或伞形花序，有时单生或簇生，顶生或腋生；花萼通常为花冠状，白色、黄色或淡绿色，稀红色或紫色，常连合成钟状、漏斗状、筒状的萼筒，外面被毛或无毛，裂片 4～5，在芽中覆瓦状排列；花瓣缺，或鳞片状，与萼裂片同数；雄蕊通常为萼裂片的 2 倍或同数，稀退化为 2，多与裂片对生，或另一轮与裂片互生，花药卵形、长圆形或线形，2 室，向内直裂，稀侧裂；花盘环状、杯状或鳞片状，稀不存；

子房上位，心皮 2～5 个合生，稀 1 个，1 室，稀 2 室，每室有悬垂胚珠 1 颗，稀 2～3 颗，近室顶端倒生，花柱长或短，顶生或近顶生，有时侧生，柱头通常头状。浆果、核果或坚果，稀为 2 瓣开裂的蒴果，果皮膜质、革质、木质或肉质；种子下垂或倒生；胚乳丰富或无胚乳，胚直立，子叶厚而扁平，稍隆起。

瑞香科约有 48 属 650 种，广布于南北两半球的热带和温带地区，多分布于非洲、大洋洲和地中海沿岸。我国有 10 属 100 种左右，各省均有分布，但主产于长江流域及以南地区。

松滋境内的瑞香科植物有 2 属 2 种，分别为瑞香属下 1 种、结香属下 1 种。

290. 芫花 *Daphne genkwa* Sieb. et Zucc.

【别名】药鱼草、头痛花、老鼠花、闷头花、闹鱼花、泡米花。

【植物形态】落叶灌木，高 0.3～1 米，多分枝；树皮褐色，无毛；小枝圆柱形，细瘦，干燥后多具皱纹，幼枝黄绿色或紫褐色，密被淡黄色丝状柔毛，老枝紫褐色或紫红色，无毛。叶对生，稀互生，纸质，卵形或卵状披针形至椭圆状长圆形，长 3～4 厘米，宽 1～2 厘米，先端急尖或短渐尖，基部宽楔形或钝圆形，边缘全缘，上面绿色，干燥后黑褐色，下面淡绿色，干燥后黄褐色，幼时密被绢状黄色柔毛，老时则仅叶脉基部散生绢状黄色柔毛，侧脉 5～7 对，在下面较上面显著；叶柄短或几无，长约 2 毫米，具灰色柔毛。花比叶先开放，紫色或淡紫蓝色，无香味，常 3～6 朵簇生于叶腋或侧生，花梗短，具灰黄色柔毛；花萼筒细瘦，筒状，长 6～10 毫米，外面具丝状柔毛，裂片 4，卵形或长圆形，长 5～6 毫米，宽 4 毫米，顶端圆形，外面疏生短柔毛；雄蕊 8，2 轮，分别着生于花萼筒的上部和中部，花丝短，长 0.5 毫米，花药黄色，卵状椭圆形，长约 1 毫米，伸出喉部，顶端钝尖；花盘环状，不发达；子房长倒卵形，长 2 毫米，密被淡黄色柔毛，花柱短或无，柱头头状，橘红色。果实肉质，白色，椭圆形，长约 4 毫米，包藏于宿存的花萼筒的下部，具 1 颗种子。花期 3—5 月，果期 6—7 月。

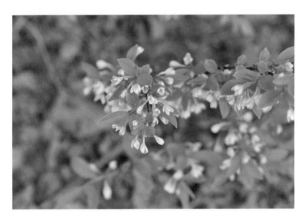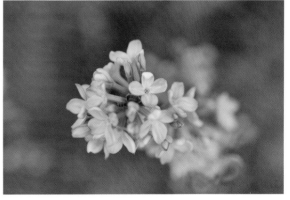

【生境与分布】生于海拔 300～1000 米路旁、山坡。产于河北、山西、陕西、甘肃、山东、江苏、安徽、浙江、江西、福建、台湾、河南、湖北、湖南、四川、贵州等地。本市发现于万家乡、斯家场镇、沧水镇、卸甲坪乡、刘家场镇。

【药材名】芫花。（《中华人民共和国药典》）

【来源】为瑞香科植物芫花的花蕾。

【采收加工】春季花未开放前采摘，除去杂质，干燥。

【性味】味苦、辛，性温。有毒。

【功能主治】泻水逐饮；外用杀虫疗疮。用于水肿胀满，胸腹积水，痰饮积聚，气逆咳喘，二便不利；外用治疥癣秃疮，痈肿，冻疮。

【应用举例】（1）治咳嗽有痰：芫花二两，煮汁去滓，和饴糖熬膏。每服枣许。（《华佗神医秘传》）

（2）治大小便不利：芫花（炒）、滑石（碎）各半两，大黄（锉、炒）三分。上三味，捣罗为末，炼蜜为丸，如梧桐子大。每服二十丸，葱汤下。（《圣济总录》芫花丸）

291. 结香 *Edgeworthia chrysantha* Lindl.

【别名】黄瑞香、岩泽兰、雪里开、打结花、蒙花、雪花树、梦花。

【植物形态】灌木，高 0.7～1.5 米，小枝粗壮，褐色，常作三叉分枝，幼枝常被短柔毛，韧皮极坚韧，叶痕大，直径约 5 毫米。叶在花前凋落，长圆形、披针形至倒披针形，先端短尖，基部楔形或渐狭，长 8～20 厘米，宽 2.5～5.5 厘米，两面均被银灰色绢状毛，下面较多，侧脉纤细，弧形，每边 10～13 条，被柔毛。头状花序顶生或侧生，具花 30～50 朵成绒球状，外围以 10 枚左右被长毛而早落的总苞；花序梗长 1～2 厘米，被灰白色长硬毛；花芳香，无梗，花萼长 1.3～2 厘米，宽 4～5 毫米，外面密被白色丝状毛，内面无毛，黄色，顶端 4 裂，裂片卵形，长约 3.5 毫米，宽约 3 毫米；雄蕊 8，2 列，上列 4 枚与花萼裂片对生，下列 4 枚与花萼裂片互生，花丝短，花药近卵形。长约 2 毫米；子房卵形，长约 4 毫米，直径约为 2 毫米，顶端被丝状毛，花柱线形，长约 2 毫米，无毛，柱头棒状，长约 3 毫米，具乳突，花盘浅杯状，膜质，边缘不整齐。果椭圆形，绿色，长约 8 毫米，直径约 3.5 毫米，顶端被毛。花期冬末春初，果期春、夏季。

【生境与分布】喜生于阴湿肥沃地。产于河南、陕西及长江流域以南诸省区。野生或栽培。本市各地有栽培。

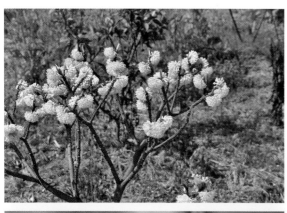

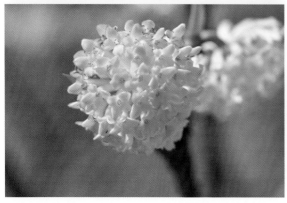

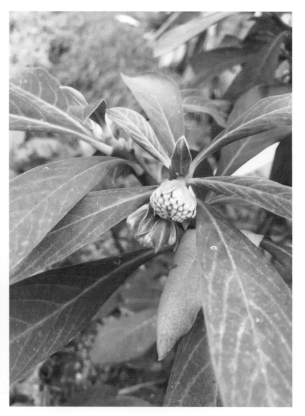

【药材名】梦花、梦花根。（《分类草药性》）

【来源】为瑞香科植物结香的花或根。

【采收加工】梦花：冬末春初花未开放时采摘花序，晒干备用。梦花根：全年可采，洗净，切片，晒干。

【性味】梦花：味甘，性平。梦花根：味辛，性平。

【功能主治】梦花：滋养肝肾，明目消翳。用于夜盲症，翳障，目赤流泪，羞明怕光，梦遗，虚淋，失音。

梦花根：祛风活络，滋养肝肾。用于风湿痹痛，跌打损伤，梦遗，早泄，白浊，虚淋，带下，血崩。

【应用举例】（1）梦花：①治肺虚久咳：结香花 9 ～ 15 克，水煎服。（《浙江药用植物志》）

②治夜盲症：结香花 10 克，夜明砂 10 克，谷精草 25 克，猪肝 1 具。将猪肝切几个裂口，再将前三味研细末撒入肝内，用线扎好，放入砂锅内煮熟。分服。（《四川中药志》）

（2）梦花根：①治风湿筋骨疼痛，麻木，瘫痪：结香根 10 克，威灵仙 10 克，常春藤 30 克，水煎服。（《四川中药志》）

②治跌打损伤：结香根 10 克，红活麻根 15 克，铁筷子根 15 克，山高粱根 15 克，泡酒或水煎服。（《四川中药志》）

八十、堇菜科 Violaceae

多年生草本、半灌木或小灌木，稀为一年生草本、攀援灌木或小乔木。叶为单叶，通常互生，少数对生，全缘、有锯齿或分裂，有叶柄；托叶小或叶状。花两性或单性，少有杂性，辐射对称或两侧对称，单生或组成腋生或顶生的穗状、总状或圆锥状花序，有 2 枚小苞片，有时有闭花受精花；萼片下位，5，同型或异型，覆瓦状，宿存；花瓣下位，5，覆瓦状或旋转状，异型，下面 1 枚通常较大，基部囊状或有距；雄蕊 5，通常下位，花药直立，分离或围绕子房成环状靠合，药隔延伸于药室顶端成膜质附属物，花丝很短或无，下方 2 枚雄蕊基部有距状蜜腺；子房上位，完全被雄蕊覆盖，1 室，由 3 ～ 5 心皮连合构成，具 3 ～ 5 侧膜胎座，花柱单一，稀分裂，柱头形状多变化，胚珠 1 至多数，倒生。果实为沿室背弹裂的蒴果或为浆果状；种子无柄或具极短的种柄，种皮坚硬，有光泽，常有油质体，有时具翅，胚乳丰富，肉质，胚直立。

本科约有 22 属，900 多种，广布于世界各洲，温带、亚热带及热带地区均产。我国有 4 属，约 130 种。

松滋境内的堇菜科植物有 1 属 4 种，即堇菜属下 4 种。

292. 鸡腿堇菜 *Viola acuminata* Ledeb.

【别名】鸡腿菜、红铧头草、走边疆。

【植物形态】多年生草本，通常无基生叶。根状茎较粗，垂直或倾斜，密生多条淡褐色根。茎直立，通常 2 ～ 4 条丛生，高 10 ～ 40 厘米，无毛或上部被白色柔毛。叶片心形、卵状心形或卵形，长 1.5 ～ 5.5 厘米，宽 1.5 ～ 4.5 厘米，先端锐尖、短渐尖至长渐尖，基部通常心形（狭或宽心形变异幅度较大），稀截形，边缘具钝锯齿及短缘毛，两面密生褐色腺点，沿叶脉被疏柔毛；叶柄下部者长达 6 厘米，上部者较短，长 1.5 ～ 2.5 厘米，无毛或被疏柔毛；托叶草质，叶状，长 1 ～ 3.5 厘米，宽 2 ～ 8 毫米，通常羽状深裂成流苏状，或浅裂成齿牙状，边缘被缘毛，两面有褐色腺点，沿脉疏生柔毛。花淡紫色或近白色，具长梗；花梗细，被细柔毛，通常均超出于叶，中部以上或在花附近具2枚线形小苞片；萼片线状披针形，长7～12毫米，宽1.5～2.5毫米，外面3片较长而宽，先端渐尖，基部附属物长2～3毫米，末端截形或有时具1～2齿裂，上面及边缘有短毛，具3脉；花瓣有褐色腺点，上方花瓣与侧方花瓣近等长，上瓣向上反曲，侧瓣里面近基部有长须毛，下瓣里面常有紫色脉纹，连距长0.9～1.6厘米；距通常直，长1.5～3.5毫米，呈囊状，末端钝；下方2枚雄蕊之距短而钝，长约1.5毫米；子房圆锥状，无毛，花柱基部微向前膝曲，向上渐增粗，顶部具数列明显的乳头状突起，先端具短喙，喙端微向上噘，具较大的柱头孔。蒴果椭圆形，长约1厘米，无毛，通常有黄褐色腺点，先端渐尖。花果期5—9月。

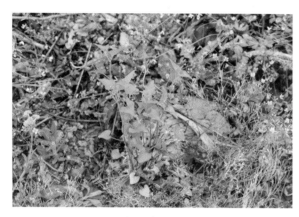
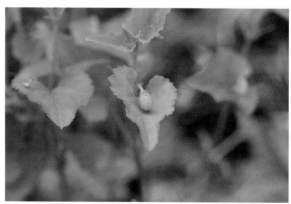

【生境与分布】生于杂木林下、林缘、灌丛、山坡草地或溪谷湿地等处。产于黑龙江、吉林、辽宁、内蒙古、河北、山西、陕西、甘肃、山东、江苏、安徽、浙江、河南。本市发现于斯家场镇。

【药材名】鸡腿堇菜。（《陕西中草药》）

【来源】为堇菜科植物鸡腿堇菜的全草。

【采收加工】夏、秋季采收，鲜用或晒干。

【性味】味淡，性寒。

【功能主治】清热解毒，消肿止痛。用于肺热咳嗽，急性传染性肝炎，疮疖肿毒，跌打损伤。

【应用举例】治急性传染性肝炎：鸡腿堇菜30克，茵陈15克，水煎服。（《山西中草药》）

293. 球果堇菜 *Viola collina* Bess.

【别名】山核桃、匙头菜、白毛叶地丁草、地丁子、怀胎草、毛果堇菜。

【植物形态】多年生草本，花期高4～9厘米，果期高可达20厘米。根状茎粗而肥厚，具结节，长2～6厘米，黄褐色，垂直或斜生，顶端常具分枝；根多条，淡褐色。叶均基生，呈莲座状；叶片宽卵形或近圆形，长1～3.5厘米，宽1～3厘米，先端钝、锐尖或稀渐尖，基部弯缺浅或深而狭窄，边缘具浅而钝的锯齿，两面密生白色短柔毛，果期叶片显著增大，长可达8厘米，宽约6厘米，基部心形；叶柄具狭翅，被倒生短柔毛，花期长2～5厘米，果期长达19厘米；托叶膜质，披针形，长1～1.5厘米，先端渐尖，基部与叶柄合生，边缘具较稀疏的流苏状细齿。花淡紫色，长约1.4厘米，具长梗，在花梗的中部或中部以上有2枚长约6毫米的小苞片；萼片长圆状披针形或披针形，长5～6毫米，具缘毛和腺体，基部的附属物短而钝；花瓣基部微带白色，上方花瓣及侧方花瓣先端钝圆，侧方花瓣里面有须毛或近无毛；下方花瓣的距白色，较短，长约3.5毫米，平伸而稍向上方弯曲，末端钝；子房被毛，花柱基部膝曲，向上渐增粗，常疏生乳头状突起，顶部向下方弯曲成钩状喙，喙端具较细的柱头孔。蒴果球形，密被白色柔毛，成熟时果梗通常向下方弯曲，致使果实接近地面。花果期5—8月。

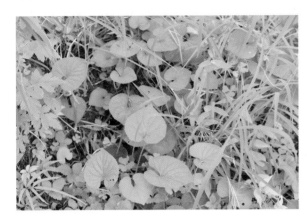
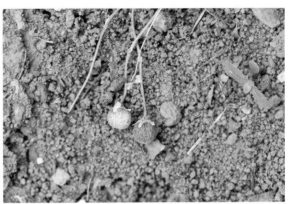

【生境与分布】生于草坡、路旁较阴湿处。产于黑龙江、吉林、辽宁、内蒙古、河北、山西、陕西、宁夏、甘肃、山东、江苏、安徽、浙江、河南及四川。本市发现于斯家场镇。

【药材名】地核桃。（《贵州民间方药集》）

【来源】为堇菜科植物球果堇菜的全草。

【采收加工】夏、秋季采收，洗净，鲜用或晒干。

【性味】味苦、辛，性寒。

【功能主治】清热解毒，散瘀消肿。用于疮疡肿毒，肺痈，跌打损伤，刀伤出血，外感咳嗽。

【应用举例】（1）治疗疮：鲜地核桃一把，捣烂敷患处；另用60克煮水内服。（《贵州民间方药集》）

（2）治肺痈：毛果堇菜24克，鱼腥草15克，宝剑草60克。水1500克，煎存500克，分4次调食盐或糖。每隔2小时服1次，连续5～7天。（《泉州本草》）

294. 七星莲 *Viola diffusa* Ging.

【别名】蔓茎堇菜、茶匙黄、狗儿草、抽脓拔、雪里青、地白菜、黄瓜草、匍伏堇。

【植物形态】一年生草本，全体被糙毛或白色柔毛，或近无毛，花期生出地上匍匐枝。匍匐枝先端具莲座状叶丛，通常生不定根。根状茎短，具多条白色细根及纤维状根。基生叶多数，丛生成莲座状，或于匍匐枝上互生；叶片卵形或卵状长圆形，长1.5～3.5厘米，宽1～2厘米，先端钝或稍尖，基部宽楔形或截形，稀浅心形，明显下延于叶柄，边缘具钝齿及缘毛，幼叶两面密被白色柔毛，后渐变稀疏，但叶脉上及两侧边缘仍被较密的毛；叶柄长2～4.5厘米，具明显的翅，通常有毛；托叶基部与叶柄合生，2/3离生，线状披针形，长4～12毫米，先端渐尖，边缘具稀疏的细齿或疏生流苏状齿。花较小，淡紫色或浅黄色，具长梗，生于基生叶或匍匐枝叶丛的叶腋间；花梗纤细，长1.5～8.5厘米，无毛或被疏柔毛，中部有1对线形苞片；萼片披针形，长4～5.5毫米，先端尖，基部附属物短，末端圆或具稀疏细齿，边缘疏生睫毛状毛；侧方花瓣倒卵形或长圆状倒卵形，长6～8毫米，无须毛，下方花瓣连距长约6毫米，较其他花瓣显著短；距极短，长仅1.5毫米，稍露出萼片附属物之外；下方2枚雄蕊背部的距短而宽，呈三角形；子房无毛，花柱棍棒状，基部稍膝曲，上部渐增粗，柱头两侧及后方具肥厚的缘边，中央部分稍隆起，前方具短喙。蒴果长圆形，直径约3毫米，长约1厘米，无毛，顶端常具宿存的花柱。花期3—5月，果期5—8月。

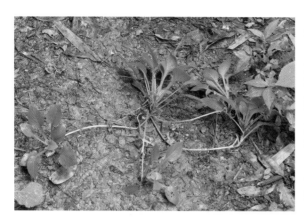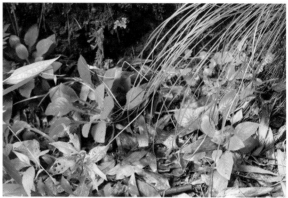

【生境与分布】生于山地林下、林缘、草坡、溪谷旁、岩石缝隙中。产于浙江、台湾、四川、云南、西藏。本市发现于刘家场镇。

【药材名】七星莲。（《植物名实图考》）

【来源】为堇菜科植物七星莲的全草。

【采收加工】夏、秋季挖取全草，洗净，除去杂质，晒干或鲜用。

【性味】味苦、辛，性寒。

【功能主治】清热解毒，散瘀消肿，止咳。用于疮疡肿毒，结膜炎，肺热咳嗽，百日咳，黄疸型肝炎，带状疱疹，水火烫伤，跌打损伤，骨折，毒蛇咬伤。

【应用举例】（1）治急性结膜炎，睑缘炎：七星莲15克（鲜草30克），水煎服，并用鲜草适量，捣烂敷患侧太阳穴，每日换2次。（《陕甘宁青中草药选》）

（2）治小儿久咳音嘶：匍伏堇15克，加冰糖炖服。（《浙江民间常用草药》）

295. 紫花地丁 *Viola philippica* Cav.

【别名】犁头草、独行虎、辽堇菜、野堇菜、兔耳草、地丁草、宝剑草。

【植物形态】多年生草本，无地上茎，高4～14厘米，果期高约20厘米。根状茎短，垂直，淡褐色，长4～13毫米，粗2～7毫米，节密生，有数条淡褐色或近白色的细根。叶多数，基生，莲座状；叶片下部者通常较小，呈三角状卵形或狭卵形，上部者较长，呈长圆形、狭卵状披针形或长圆状卵形，长1.5～4厘米，宽0.5～1厘米，先端圆钝，基部截形或楔形，稀微心形，边缘具较平的圆齿，两面无毛或被细短毛，有时仅下面沿叶脉被短毛，果期叶片增大，长可达10余厘米，宽可达4厘米；叶柄在花期通常长于叶片1～2倍，上部具极狭的翅，果期长可达10余厘米，上部具较宽之翅，无毛或被细短毛；托叶膜质，苍白色或淡绿色，长1.5～2.5厘米，2/3～4/5与叶柄合生，离生部分线状披针形，边缘疏生具腺体的流苏状细齿或近全缘。花中等大，紫堇色或淡紫色，稀呈白色，喉部色较淡并带有紫色条纹；花梗通常多数，细弱，与叶片等长或高出于叶片，无毛或有短毛，中部附近有2枚线形小苞片；萼片卵状披针形或披针形，长5～7毫米，先端渐尖，基部附属物短，长1～1.5毫米，末端圆形或截形，边缘具膜质白边，无毛或有短毛；花瓣倒卵形或长圆状倒卵形，侧方花瓣长1～1.2厘米，里面无毛或有须毛，下方花瓣连距长1.3～2厘米，里面有紫色脉纹；距细管状，长4～8毫米，末端圆；花药长约2毫米，药隔顶部的附属物长约1.5毫米，下方2枚雄蕊背部的距细管状，长4～6毫米，末端稍细；子房卵形，无毛，花柱棍棒状，比子房稍长，基部稍膝曲，柱头三角形，两侧及后方稍增厚成微隆起的缘边，顶部略平，前方具短喙。蒴果长圆形，长5～12毫米，无毛；种子卵球形，长1.8毫米，淡黄色。花果期4月中下旬至9月。

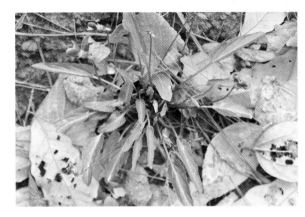 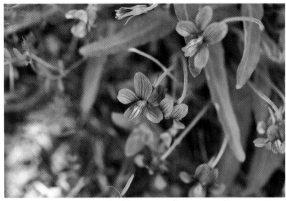

【生境与分布】生于田间、荒地、山坡草丛、林缘或灌丛中。产于黑龙江、吉林、辽宁、内蒙古、河北、山西、陕西、甘肃、山东、江苏、安徽、浙江、江西、福建、台湾、河南、湖北、湖南、广西、四川、贵州、云南。本市各地广布。

【药材名】紫花地丁。（《中华人民共和国药典》）

【来源】为堇菜科植物紫花地丁的全草。

【采收加工】春、秋季采收全草，除去杂质，晒干。

【性味】味苦、辛，性寒。

【功能主治】清热解毒，凉血消肿。用于疔疮肿毒，痈疽发背，丹毒，毒蛇咬伤。

【应用举例】（1）治痈疮疔肿：紫花地丁、野菊花、蒲公英、紫背天葵子各一钱二分，银花三钱。水煎服，药渣捣敷患处。（《医宗金鉴》五味消毒饮）

（2）治黄疸内热：紫花地丁末，酒服三钱。（《乾坤生意秘韫》）

（3）治腮腺炎：鲜紫花地丁9克，白矾6克，共捣烂外敷患处，每日换1次。（《青岛中草药手册》）

八十一、旌节花科 Stachyuraceae

灌木或小乔木，有时为攀援状灌木；落叶或常绿；小枝明显具髓。冬芽小，具2～6枚鳞片。单叶互生，膜质至革质，边缘具锯齿；托叶线状披针形，早落。总状花序或穗状花序腋生，直立或下垂；花小，整齐，两性或雌雄异株，具短梗或无梗；花梗基部具苞片1枚，花基部具小苞片2枚，基部连合；萼片4，覆瓦状排列；花瓣4，覆瓦状排列，分离或靠合；雄蕊8，2轮，花丝钻形，花药"丁"字形着生，内向纵裂；能结实花的雄蕊比雌蕊短，花药色浅，不含花粉，胚珠发育较大；不能结实花的雄蕊几等长于雌蕊，花药黄色，有花粉，后渐脱落；子房上位，4室，胚珠多数，着生于中轴胎座上；花柱短而单一，柱头头状，4

浅裂。果实为浆果，外果皮革质；种子小，多数，具柔软的假种皮，胚乳肉质，胚直立，子叶椭圆形，胚根短。染色体数目 $2n=24$。

东亚特有科，仅 1 属。我国有产。

松滋境内的旌节花科植物有 1 属 1 种，即旌节花属下 1 种。

296. 中国旌节花 *Stachyurus chinensis* Franch.

【别名】旌节花、小通花、萝卜药、通条树、小通藤、山通草、水凉子。

【植物形态】落叶灌木，高 2 ～ 4 米。树皮光滑，紫褐色或深褐色；小枝粗壮，圆柱形，具淡色椭圆形皮孔。叶于花后发出，互生，纸质至膜质、卵形、长圆状卵形至长圆状椭圆形，长 5 ～ 12 厘米，宽 3 ～ 7 厘米，先端渐尖至短尾状渐尖，基部钝圆至近心形，边缘为圆齿状锯齿，侧脉 5 ～ 6 对，在两面均凸起，细脉网状，上面亮绿色，无毛，下面灰绿色，无毛或仅沿主脉和侧脉疏被短柔毛，后很快脱落；叶柄长 1 ～ 2 厘米，通常暗紫色。穗状花序腋生，先于叶开放，长 5 ～ 10 厘米，无梗；花黄色，长约 7 毫米，近无梗或有短梗；苞片 1 枚，三角状卵形，顶端急尖，长约 3 毫米；小苞片 2 枚，卵形，长约 2 厘米；萼片 4 枚，黄绿色，卵形，长约 3.5 毫米，顶端钝；花瓣 4 枚，卵形，长约 6.5 毫米，顶端圆形；雄蕊 8 枚，与花瓣等长，花药长圆形，纵裂，2 室；子房瓶状，连花柱长约 6 毫米，被微柔毛，柱头头状，不裂。果实圆球形，直径 6 ～ 7 厘米，无毛，近无梗，基部具花被的残留物。花粉粒球形或近球形，赤道面观为近圆形或圆形，极面观为三裂圆形或近圆形，具三孔沟。染色体数目 $2n=24$。花期 3—4 月，果期 5—7 月。

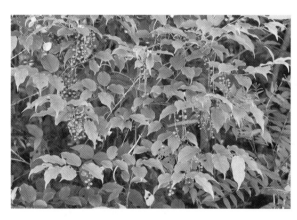 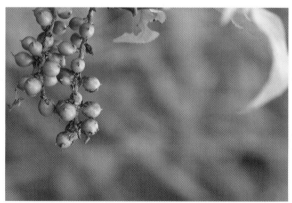

【生境与分布】生于海拔 400 ～ 3000 米的山坡谷地林中或林缘。产于河南、陕西、西藏、浙江、安徽、江西、湖南、湖北、四川、贵州、福建、广东、广西和云南。本市发现于卸甲坪乡。

【药材名】小通草。（《中华人民共和国药典》）

【来源】为旌节花科植物中国旌节花的茎髓。

【采收加工】秋季割取茎，截成段，趁鲜取出茎髓，理直，晒干。

【性味】味甘、淡，性寒。

【功能主治】清热，利尿，下乳。用于小便不利，淋证，乳汁不下。

【应用举例】（1）治产后乳汁不通：小通草 6 克，王不留行 9 克，黄蜀葵根 12 克，煎水当茶饮。如因血虚乳汁不多，加猪蹄 1 对，炖烂去药渣，吃肉喝汤。（《安徽中草药》）

（2）治淋证，小便不利：滑石 30 克，甘草 6 克，小通草 9 克，水煎服。（《甘肃中草药手册》）

八十二、秋海棠科 Begoniaceae

多年生肉质草本，稀为亚灌木。茎直立，匍匐状，稀攀援状或仅具根状茎、球茎或块茎。单叶互生，偶为复叶，边缘具齿或分裂极稀全缘，通常基部偏斜，两侧不相等；具长柄；托叶早落。花单性，雌雄同株，偶异株，通常组成聚伞花序；花被片花瓣状；雄花被片 2～4（10），离生极稀合生，雄蕊多数，花丝离生或基部合生；花药 2 室，药隔变化较大；雌花被片 2～5（10），离生，稀合生；雌蕊由 2～5（7）枚心皮形成；子房下位，稀半下位，1 室，具 3 个侧膜胎座或 2～4（7）室，而具中轴胎座，每室胎座有 1～2 裂片，裂片通常不分枝，偶尔分枝，花柱离生或基部合生；柱头呈螺旋状、头状、肾状以及 "U" 字形，并带刺状乳头。蒴果，有时呈浆果状，通常具不等大 3 翅，稀近等大，少数种无翅而带棱；种子极多数。

本科约有 5 属 1000 种。广布于热带和亚热带地区。中国仅有 1 属 130 多种，主要分布于南部和中部。

松滋境内的秋海棠科植物有 1 属 1 种，即秋海棠属下 1 种。

297. 中华秋海棠 *Begonia grandis* subsp. *sinensis*（A. DC.）Irmsch.

【别名】一点血、红白二元、老背少、一口血、红黑二丸、鸳鸯七、山海棠。

【植物形态】中型草本。茎高 20～40（70）厘米，几无分枝，外形似金字塔形。叶较小，椭圆状卵形至三角状卵形，长 5～12（20）厘米，宽 3.5～9（13）厘米，先端渐尖，下面色淡，偶带红色，基部心形，宽侧下延呈圆形，长 0.5～4 厘米，宽 1.8～7 厘米。花序较短，呈伞房状至圆锥状二歧聚伞花序；花小，雄蕊多数，短于 2 毫米，整体呈球状；花柱基部合生或微合生，有分枝，柱头呈螺旋状扭曲，稀呈 "U" 字形。蒴果具 3 不等大之翅。

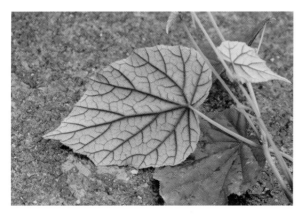 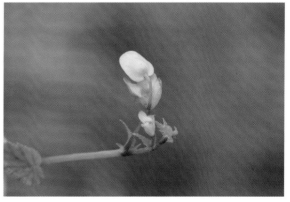

【生境与分布】生于山谷阴湿岩石上、滴水的石灰岩边、疏林阴处、荒坡阴湿处以及山坡林下，海拔 300～2900 米。产于河北、山东、河南、山西、甘肃（南部）、陕西、四川（东部）、贵州、广西、湖北、湖南、江苏、浙江、福建。本市发现于卸甲坪乡。

【药材名】红白二丸。（《神农架中草药》）

【来源】为秋海棠科植物中华秋海棠的根茎或全草。

【采收加工】夏季开花前采挖，除去须根，洗净，晒干或鲜用。

【性味】味苦、酸，性微寒。

【功能主治】活血调经，止血止痢，镇痛。用于崩漏，月经不调，赤白带下，外伤出血，痢疾，胃痛，腹痛，腰痛，疝气痛，痛经，跌打瘀痛。

【应用举例】（1）治月经不调：红白二丸粉3～6克，热酒冲服。（《陕西中草药土单验方选编》）

（2）治胃痛，腹痛，急慢性肠炎：红白二丸研末，每次3克，每日2～3次，开水吞服。（《湖北中草药志》）

八十三、葫芦科 Cucurbitaceae

一年生或多年生草质或木质藤本，极稀为灌木或乔木状；一年生植物的根为须根，多年生植物常为球状或圆柱状块根；茎通常具纵沟纹，匍匐或借助卷须攀援。具卷须或极稀无卷须，卷须侧生叶柄基部，单一，或2至多歧，大多数在分歧点之上旋卷，少数在分歧点上下同时旋卷，稀伸直、仅顶端钩状。叶互生，通常为2/5叶序，无托叶，具叶柄；叶片不分裂，或掌状浅裂至深裂，稀为鸟足状复叶，边缘具锯齿或稀全缘，具掌状脉。花单性（罕两性），雌雄同株或异株，单生、簇生或集成总状花序、圆锥花序或近伞形花序。雄花：花萼辐状、钟状或管状，5裂，裂片覆瓦状排列或开放式；花冠插生于花萼筒的檐部，基部合生成筒状或钟状，或完全分离，5裂，裂片在芽中覆瓦状排列或内卷式镊合状排列，全缘或边缘成流苏状；雄蕊5或3，插生在花萼筒基部、近中部或檐部，花丝分离或合生成柱状，花药分离或靠合，药室在具5枚雄蕊中，全部1室，在具3枚雄蕊中，通常为1枚1室，2枚2室或稀全部2室，药室通直、弓曲或"S"形折曲至多回折曲，药隔伸出或不伸出，纵向开裂，花粉粒圆形或椭圆形；退化雌蕊有或无。雌花：花萼与花冠同雄花；退化雄蕊有或无；子房下位或稀半下位，通常由3心皮合生而成，极稀具4～5心皮，3室或1～2室，有时为假4～5室，侧膜胎座，胚珠通常多数，在胎座上常排列成2列，水平生、下垂或上升呈倒生胚珠，有时仅具几个胚珠，极稀具1枚胚珠；花柱单一或在顶端3裂，稀完全分离，柱头膨大，2裂或流苏状。果实大型至小型，常为肉质浆果状或果皮木质，不开裂或在成熟后盖裂或3瓣纵裂，1室或3室。种子常多数，稀少数至1枚，扁压状，水平生或下垂生，种皮骨质、硬革质或膜质，有各种纹饰，边缘全缘或有齿；无胚乳；胚直，具短胚根，子叶大、扁平，常含丰富的油脂。

本科约有113属800种，大多数分布于热带和亚热带地区，少数种类散布到温带地区。我国有32属154种35变种，主要分布于西南部和南部，少数散布到北部。

松滋境内的葫芦科植物有9属9种，分别为盒子草属下1种、冬瓜属下1种、西瓜属下1种、南瓜属下1种、绞股蓝属下1种、丝瓜属下1种、赤瓟属下1种、栝楼属下1种、马㼎儿属下1种。

298. 盒子草 *Actinostemma tenerum* Griff.

【别名】合子草、盒儿藤、龟儿草、湿疹草、野瓜藤、鸳鸯木鳖、无百草、匍丝网草。

【植物形态】柔弱草本；枝纤细，疏被长柔毛，后变无毛。叶柄细，长 2～6 厘米，被短柔毛；叶形变异大，心状戟形、心状狭卵形或披针状三角形，不分裂或 3～5 裂或仅在基部分裂，边缘波状或具小圆齿或具疏齿，基部弯缺半圆形、长圆形、深心形，裂片顶端狭三角形，先端稍钝或渐尖，顶端有小尖头，两面具疏散疣状突起，长 3～12 厘米，宽 2～8 厘米。卷须细，2 歧。雄花总状，有时圆锥状，小花序基部具长 6 毫米

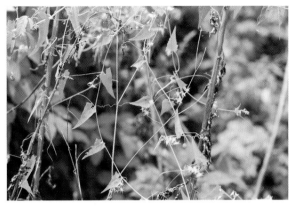

的叶状 3 裂总苞片，罕 1～3 花生于短缩的总梗上。花序轴细弱，长 1～13 厘米，被短柔毛；苞片线形，长约 3 毫米，密被短柔毛，长 3～12 毫米；花萼裂片线状披针形，边缘有疏小齿，长 2～3 毫米，宽 0.5～1 毫米；花冠裂片披针形，先端尾状钻形，具 1 脉或稀 3 脉，疏生短柔毛，长 3～7 毫米，宽 1～1.5 毫米；雄蕊 5，花丝被柔毛或无毛，长 0.5 毫米，花药长 0.3 毫米，药隔稍伸出于花药成乳头状。雌花单生、双生或雌雄同序；雌花梗具关节，长 4～8 厘米，花萼和花冠同雄花；子房卵状，有疣状突起。果实绿色，卵形、阔卵形、长圆状椭圆形，长 1.6～2.5 厘米，直径 1～2 厘米，疏生暗绿色鳞片状突起，自近中部盖裂，果盖锥形，具种子 2～4 枚。种子表面有不规则雕纹，长 11～13 毫米，宽 8～9 毫米，厚 3～4 毫米。花期 7—9 月，果期 9—11 月。

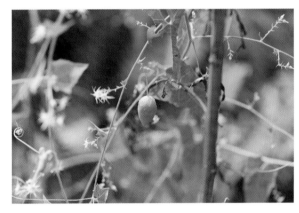
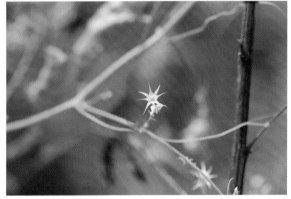

【生境与分布】多生于水边草丛中。产于辽宁、河北、河南、山东、江苏、浙江、安徽、湖南、四川、西藏南部、云南西部、广西、江西、福建、台湾。本市发现于杨林市镇。

【药材名】盒子草。（《本草纲目拾遗》）

【来源】为葫芦科植物盒子草的全草或种子。

【采收加工】夏、秋季采收全草，晒干。秋季采收成熟果实，收集种子，晒干。

【性味】味苦，性寒。

【功能主治】利水消肿，清热解毒。用于水肿，疳积，湿疹，疮疡，毒蛇咬伤。

【应用举例】（1）治钉铁独伤手足，肿痛不可忍：合子草细嚼，缚于伤处，一日三次，换贴即愈。（《普济方》）

（2）治疳积初起：鸳鸯木鳖（盒子草）三钱，水煎服。（《百草镜》）

299. 冬瓜 *Benincasa hispida*（Thunb.）Cogn.

【别名】广瓜、枕瓜、白瓜、扁蒲。

【植物形态】一年生蔓生或架生草本；茎被黄褐色硬毛及长柔毛，有棱沟。叶柄粗壮，长5～20厘米，被黄褐色硬毛和长柔毛；叶片肾状近圆形，宽15～30厘米，5～7浅裂或有时中裂，裂片宽三角形或卵形，先端急尖，边缘有小齿，基部深心形，弯缺张开，近圆形，深、宽均为2.5～3.5厘米，表面深绿色，稍粗糙，有疏柔毛，老后渐脱落，变近无毛；背面粗糙，灰白色，有粗硬毛，叶脉在叶背面稍隆起，密被毛。卷须2～3

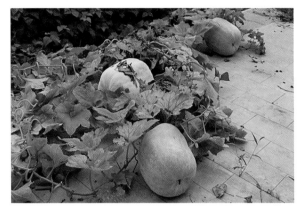

歧，被粗硬毛和长柔毛。雌雄同株；花单生。雄花梗长5～15厘米，密被黄褐色短刚毛和长柔毛，常在花梗的基部具一苞片，苞片卵形或宽长圆形，长6～10毫米，先端急尖，有短柔毛；花萼筒宽钟形，宽12～15毫米，密生刚毛状长柔毛，裂片披针形，长8～12毫米，有锯齿，反折；花冠黄色，辐状，裂片宽倒卵形，长3～6厘米，宽2.5～3.5厘米，两面有稀疏的柔毛，先端钝圆，具5脉；雄蕊3，离生，花丝长2～3毫米，基部膨大，被毛，花药长5毫米，宽7～10毫米，药室三回折曲，雌花梗长不及5厘米，密生黄褐色硬毛和长柔毛；子房卵形或圆筒形，密生黄褐色茸毛状硬毛，长2～4厘米；花柱长2～3毫米，柱头3，长12～15毫米，2裂。果实长圆柱状或近球状，大型，有硬毛和白霜，长25～60厘米，直径10～25厘米。种子卵形，白色或淡黄色，压扁，有边缘，长10～11毫米，宽5～7毫米，厚2毫米。

【生境与分布】我国各地有栽培。本市广布。

【药材名】冬瓜皮、冬瓜子。（《中华人民共和国药典》）

【来源】为葫芦科植物冬瓜的外层果皮、种子。

【采收加工】夏末秋初果实成熟食用时洗净，削取外层果皮，收集成熟种子，晒干。

【性味】冬瓜皮：味甘，性凉。冬瓜子：味甘，性微寒。

【功能主治】冬瓜皮：利尿消肿。用于水肿胀满，小便不利，暑热口渴，小便短赤。

冬瓜子：清肺化痰，消痈排脓，利湿。用于痰热咳嗽，肺痈，肠痈，白浊，带下，脚气，水肿，淋证。

【应用举例】（1）冬瓜皮：①治咳嗽：冬瓜皮（经霜者）五钱，蜂蜜少许，水煎服。（《滇南本草》）

②治夏日暑热烦渴，小便短赤：冬瓜皮、西瓜皮各等量，煎水代茶饮。（《四川中药志》）

（2）冬瓜子：治遗精，白浊，冬瓜仁炒为末，空心米饮调下五钱许。（《普济方》）

300. 西瓜 *Citrullus lanatus*（Thunb.）Matsum. et Nakai

【别名】寒瓜、天生白虎汤。

【植物形态】一年生蔓生藤本；茎、枝粗壮，具明显的棱沟，被长而密的白色或淡黄褐色长柔毛。卷须较粗壮，具短柔毛，2歧，叶柄粗，长3～12厘米，粗0.2～0.4厘米，具不明显的沟纹，密被柔毛；叶片纸质，轮廓三角状卵形，带白绿色，长8～20厘米，宽5～15厘米，两面具短硬毛，脉上和背面较多，3 深裂，中裂片较长，倒卵形、长圆状披针形或披针形，顶端急尖或渐尖，裂片又羽状或二重羽状浅裂或深裂，边缘波状或有疏齿，末次裂片通常有少数浅锯齿，先端钝圆，叶片基部心形，有时形成半圆形的弯缺，弯缺宽 1～2 厘米，深 0.5～0.8 厘米。雌雄同株。雌、雄花均单生于叶腋。雄花：花梗长 3～4 厘米，密被黄褐色长柔毛；花萼筒宽钟形，密被长柔毛，花萼裂片狭披针形，与花萼筒近等长，长 2～3 毫米；花冠淡黄色，直径 2.5～3

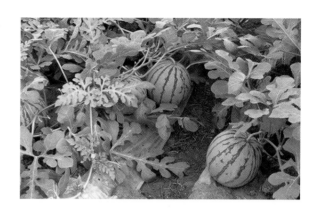

厘米，外面带绿色，被长柔毛，裂片卵状长圆形，长 1～1.5 厘米，宽 0.5～0.8 厘米，顶端钝或稍尖，脉黄褐色，被毛；雄蕊 3，近离生，1 枚 1 室，2 枚 2 室，花丝短，药室折曲。雌花：花萼和花冠与雄花同；子房卵形，长 0.5～0.8 厘米，宽 0.4 厘米，密被长柔毛，花柱长 4～5 毫米，柱头 3，肾形。果实大型，近于球形或椭圆形，肉质，多汁，果皮光滑，色泽及纹饰各式。种子多数，卵形、黑色、红色，有时为白色、黄色、淡绿色或有斑纹，两面平滑，基部钝圆，通常边缘稍拱起，长 1～1.5 厘米，宽 0.5～0.8 厘米，厚 1～2 毫米。花果期夏季。

【生境与分布】全国各地均有栽培。本市八宝镇广为栽培。

【药材名】西瓜翠衣（《临证指南医案》）、西瓜霜（《中华人民共和国药典》）。

【来源】为葫芦科植物西瓜的外层果皮、成熟鲜果与芒硝的加工品。

【采收加工】西瓜翠衣：夏季收集西瓜皮，削去内层柔软部分，洗净，晒干。

西瓜霜：选 3～3.5 千克成熟西瓜，切开瓜蒂，取出部分瓜瓤，装满芒硝，盖上切下的瓜蒂，用竹签钉牢，悬挂于阴凉通风处，待瓜皮外析出白霜时刮下即为西瓜霜。

【性味】西瓜翠衣：味甘，性凉。西瓜霜：味咸，性寒。

【功能主治】西瓜翠衣：清热，解渴，利尿。用于暑热烦渴，小便短少，水肿，口舌生疮。

西瓜霜：清热泻火，消肿止痛。用于咽喉肿痛，喉痹，口疮。

【应用举例】（1）西瓜翠衣：①治肾炎，水肿：西瓜皮干者 40 克，白茅根鲜者 60 克，水煎，每日 3 次分服。（《现代实用中药》）

②治烧伤：西瓜皮研细末，香油调搽伤处。（《青岛中草药手册》）

（2）西瓜霜：治白喉，西瓜霜二两，人中白一钱（煅），辰砂二钱，雄精二分，冰片一钱。共研细末，再乳无声。如非白喉，减去雄精。（《治喉捷要》瓜霜散）

301. 南瓜 *Cucurbita moschata*（Duch. ex Lam.）Duch. ex Poiret

【别名】倭瓜、癞瓜、伏瓜、金瓜、饭瓜、番南瓜、番瓜、北瓜。

【植物形态】一年生蔓生草本；茎常节部生根，伸长达 2～5 米，密被白色短刚毛。叶柄粗壮，长 8～19 厘米，被短刚毛；叶片宽卵形或卵圆形，质稍柔软，有 5 角或 5 浅裂，稀钝，长 12～25 厘米，宽 20～30 厘米，侧裂片较小，中间裂片较大，三角形，上面密被黄白色刚毛和茸毛，常有白斑，叶脉隆起，各裂片之中脉常延伸至顶端，成一小尖头，背面色较淡，毛更明显，边缘有小而密的细齿，顶端稍钝。卷须稍粗壮，与叶柄一样被短刚毛和茸毛，3～5歧。
雌雄同株。雄花单生；花萼筒钟形，长5～6毫米，
裂片条形，长1～1.5厘米，被柔毛，上部扩大成
叶状；花冠黄色，钟状，长8厘米，直径6厘米，
5中裂，裂片边缘反卷，具皱褶，先端急尖；雄蕊
3，花丝腺体状，长5～8毫米，花药靠合，长15
毫米，药室折曲。雌花单生；子房1室，花柱短，
柱头3，膨大，顶端2裂。果梗粗壮，有棱和槽，
长5～7厘米，瓜蒂扩大成喇叭状；瓠果形状多样，
因品种而异，外面常有数条纵沟或无。种子多数，
长卵形或长圆形，灰白色，边缘薄，长10～15
毫米，宽7～10毫米。

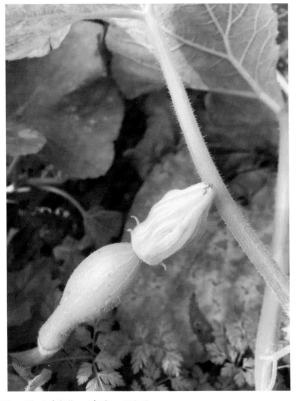

【生境与分布】原产于墨西哥到中美洲一带，
世界各地普遍栽培。明代传入我国，现南北各地
广泛种植。本市广布。

【药材名】南瓜子。（《本草纲目》）

【来源】为葫芦科植物南瓜的种子。

【采收加工】夏、秋季食用南瓜时，收集成熟种子，除去瓤膜，洗净，晒干。

【性味】味甘，性平。

【功能主治】杀虫，下乳，利水消肿。用于绦虫病，蛔虫病，血吸虫病，钩虫病，蛲虫病，产后缺乳，
产后手足浮肿，百日咳，痔疮。

【应用举例】（1）治钩虫病：南瓜子榨油，每次1茶匙，内服后4小时服泻下剂。（《泉州本草》）

（2）治产后缺乳：南瓜子60克，研末，加红糖适量，开水冲服。（《青岛中草药手册》）

（3）治产后手足浮肿，糖尿病：南瓜子30克，炒熟，水煎服。（《食物中药与便方》）

302. 绞股蓝 *Gynostemma pentaphyllum*（Thunb.）Makino

【别名】七叶胆、小苦药、落地生、公罗锅底、遍地生根。

【植物形态】草质攀援植物；茎细弱，具分
枝，具纵棱及槽，无毛或疏被短柔毛。叶膜质或
纸质，鸟足状，具3～9小叶，通常5～7小叶，
叶柄长3～7厘米，被短柔毛或无毛；小叶片卵
状长圆形或披针形，中央小叶长3～12厘米，宽
1.5～4厘米，侧生小叶较小，先端急尖或短渐尖，
基部渐狭，边缘具波状齿或圆齿状齿，上面深绿色，
背面淡绿色，两面均疏被短硬毛，侧脉6～8对，
上面平坦，背面凸起，细脉网状；小叶柄略叉开，

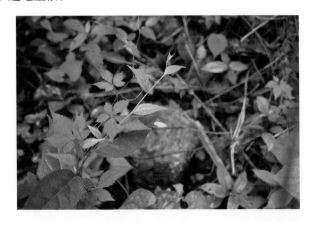

长1～5毫米。卷须纤细，2歧，稀单一，无毛或基部被短柔毛。花雌雄异株。雄花圆锥花序，花序轴纤细，多分枝，长10～15（30）厘米，分枝广展，长3～4（15）厘米，有时基部具小叶，被短柔毛；花梗丝状，长1～4毫米，基部具钻状小苞片；花萼筒极短，5裂，裂片三角形，长约0.7毫米，先端急尖；花冠淡绿色或白色，5深裂，裂片卵状披针形，长2.5～3毫米，宽约1毫米，先端长渐尖，具1脉，边缘具缘毛状小齿；雄蕊5，花丝短，连合成柱，花药着生于柱之顶端。雌花圆锥花序远较雄花之短小，花萼及花冠似雄花；子房球形，2～3室，花柱3枚，短而叉开，柱头2裂；具短小的退化雄蕊5枚。果实肉质不裂，球形，直径5～6毫米，成熟后黑色，光滑无毛，内含倒垂种子2粒。种子卵状心形，直径约4毫米，灰褐色或深褐色，顶端钝，基部心形，压扁，两面具乳突状突起。花期3—11月，果期4—12月。

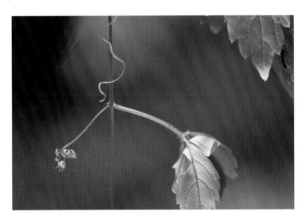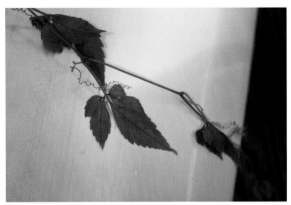

【生境与分布】生于海拔300～3200米的沟旁或灌丛中、林下。产于陕西南部和长江以南各省区。本市发现于卸甲坪乡。

【药材名】绞股蓝。（《救荒本草》）

【来源】为葫芦科植物绞股蓝的全草。

【采收加工】每年夏、秋季可采收3～4次，洗净，晒干。

【性味】味苦、微甘，性凉。

【功能主治】清热，补虚，解毒。用于体虚乏力，虚劳失精，白细胞减少症，高脂血症，病毒性肝炎，慢性胃肠炎，慢性支气管炎。

【应用举例】（1）治劳伤虚损，遗精：绞股蓝15～30克，水煎服，每日1剂。（《浙江民间常用草药》）

（2）治慢性支气管炎：绞股蓝晒干研粉，每次3～6克，吞服，每日3次。（《浙江药用植物志》）

303. 丝瓜 *Luffa cylindrica*（L.）Roem.

【别名】天罗瓜、天吊瓜、纯阳瓜、洗锅罗瓜、蛮瓜、砌瓜。

【植物形态】一年生攀援藤本；茎、枝粗糙，有棱沟，被微柔毛。卷须稍粗壮，被短柔毛，通常2～4歧。叶柄粗糙，长10～12厘米，具不明显的沟，近无毛；叶片三角形或近圆形，长、宽均为10～20厘米，通常掌状5～7裂，裂片三角形，中间的较长，长8～12厘米，顶端急尖或渐尖，边缘有锯齿，基部深心形，弯缺深2～3厘米，宽2～2.5厘米，上面深绿色，粗糙，有疣点，下面浅绿色，有短柔毛，脉掌状，具白色的短柔毛。雌雄同株。雄花：通常15～20朵花，生于总状花序上部，花序梗稍粗壮，长12～14厘米，被柔毛；花梗长1～2厘米，花萼筒宽钟形，直径0.5～0.9厘米，被短柔毛，裂片卵状披针形或近三角形，上端向外反折，长 0.8 ～ 1.3 厘米，宽 0.4 ～ 0.7 厘米，里面密被短柔毛，边缘尤为明显，外面毛被较少，先端渐尖，具 3 脉；花冠黄色，辐状，开展时直径 5 ～ 9 厘米，裂片长圆形，长 2 ～ 4 厘米，宽 2 ～ 2.8 厘米，里面基部密被黄白色长柔毛，外面具 3 ～ 5 条凸起的脉，脉上密被短柔毛，顶端钝圆，基部狭窄；雄蕊通常 5，稀 3，花丝长 6 ～ 8 毫米，基部有白色短柔毛，花初开放时稍靠合，最后完全分离，药室多回折曲。雌花：单生，花梗长 2 ～ 10 厘米；子房长圆柱状，有柔毛，柱头 3，膨大。果实圆柱状，直或稍弯，长 15 ～ 30 厘米，直径 5 ～ 8 厘米，表面平滑，通常有深色纵条纹，未熟时肉质，成熟后干燥，里面呈网状纤维，由顶端盖裂。种子多数，黑色，卵形，扁，平滑，边缘狭翼状。花果期夏、秋季。

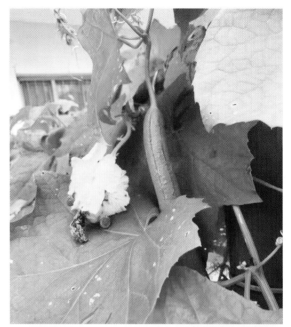

【生境与分布】我国南北各地普遍栽培，也广泛栽培于世界温带、热带地区。云南南部有野生，但果较短小。本市广布。

【药材名】丝瓜络。（《中华人民共和国药典》）

【来源】为葫芦科植物丝瓜成熟果实的维管束。

【采收加工】夏、秋季果实成熟、果皮变黄、内部干枯时采摘，除去外皮和果肉，洗净，晒干，除去种子。

【性味】味甘，性平。

【功能主治】祛风，通络，活血，下乳。用于痹痛拘挛，胸胁胀痛，乳汁不通，乳痈肿痛。

【应用举例】（1）治乳少不通：丝瓜络 30 克，无花果 60 克，炖猪蹄或猪肉服。（《四川中药志》）

（2）治急性乳腺炎，疮疖肿毒：丝瓜络、丹皮各 9 克，金银花、蒲公英各 15 克，炒枳壳 12 克，水煎服。（《安徽中草药》）

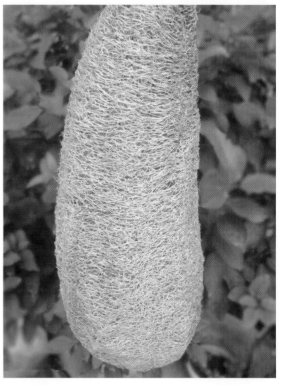

304. 南赤瓟 *Thladiantha nudiflora* Hemsl. ex Forbes et Hemsl.

【别名】野丝瓜、丝瓜南、地黄瓜、野瓜蒌、麻皮栝楼、野冬瓜。

【植物形态】全体密生柔毛状硬毛；根块状。茎草质攀援状，有较深的棱沟。叶柄粗壮，长 3 ～ 10 厘米；叶片质稍硬，卵状心形、宽卵状心形或近圆心形，长 5 ～ 15 厘米，宽 4 ～ 12 厘米，先端渐尖或锐尖，边缘具胼胝状小尖头的细锯齿，基部弯缺开放或有时闭合，弯缺深 2 ～ 2.5 厘米，宽 1 ～ 2 厘米，上面深绿色，粗糙，有短而密的细刚毛，背面色淡，密被淡黄色短柔毛，基部侧脉沿叶基弯缺向外展开。卷须稍粗壮，密被硬毛，下部有明显的沟纹，上部2歧。雌雄异株。雄花为总状花序，多数花集生于花序轴的上部。花序轴纤细，长4～8厘米，密生短柔毛；花梗纤细，长1～1.5厘米；花萼密生淡黄色长柔毛，筒部宽钟形，上部宽5～6毫米，裂片卵状披针形，长5～6毫米，基部宽2.5毫米，顶端急尖，3脉；花冠黄色，裂片卵状长圆形，长

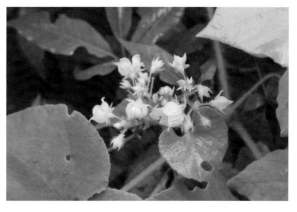

1.2～1.6厘米，宽0.6～0.7厘米，顶端急尖或稍钝，5脉；雄蕊5，着生在花萼筒的基部，花丝有微柔毛，长4毫米，花药卵状长圆形，长2.5毫米。雌花单生，花梗细，长1～2厘米，有长柔毛；花萼和花冠同雄花，但较之为大；子房狭长圆形，长1.2～1.5厘米，直径0.4～0.5厘米，密被淡黄色的长柔毛状硬毛，上部渐狭，基部钝圆，花柱粗短，自2毫米长处3裂，分生部分长1.5毫米，柱头膨大，圆肾形，2浅裂；退化雄蕊5，棒状，长1.5毫米。果梗粗壮，长2.5～5.5厘米；果实长圆形，干后红色或红褐色，长4～5厘米，直径3～3.5厘米，顶端稍钝或有时渐狭，基部钝圆，有时密生毛极不甚明显的纵纹，后渐无毛。种子卵形或宽卵形，长5毫米，宽3.5～4毫米，厚1～1.5毫米，顶端尖，基部圆，表面有明显的网纹，两面稍拱起。春、夏季开花，秋季果成熟。

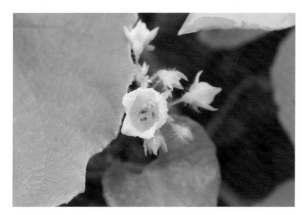

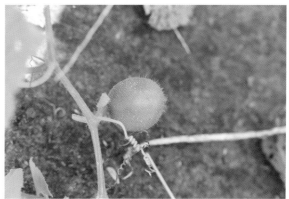

　　【生境与分布】生于沟边、林缘或山坡灌丛中。产于我国秦岭及长江中下游以南各省区。本市发现于卸甲坪乡。

　　【药材名】南赤瓟。（《湖南药物志》）

　　【来源】为葫芦科植物南赤瓟的根或叶。

　　【采收加工】春、夏季采叶，鲜用或晒干。秋后采根，鲜用或切片晒干。

　　【性味】味苦，性凉。

　　【功能主治】清热解毒，消食化滞。用于痢疾，肠炎，消化不良，脘腹胀闷，毒蛇咬伤。

　　【应用举例】（1）治肠炎，细菌性痢疾：南赤瓟叶18克，人苋、水蓼各9克，水煎服。（《湖南药物志》）

　　（2）治消化不良，脘腹胀闷：南赤瓟鲜叶120克，水煎服。（《浙江药用植物志》）

305. 栝楼 *Trichosanthes kirilowii* Maxim.

【别名】药瓜、天瓜、天圆子、泽姑、地楼、瓜蒌、大肚瓜、野苦瓜、吊瓜、大圆瓜。

【植物形态】攀援藤本，长达 10 米；块根圆柱状，粗大肥厚，富含淀粉，淡黄褐色。茎较粗，多分枝，具纵棱及槽，被白色伸展柔毛。叶片纸质，轮廓近圆形，长、宽均为 5 ～ 20 厘米，常 3 ～ 5（7）浅裂至中裂，稀深裂或不分裂而仅有不等大的粗齿，裂片菱状倒卵形、长圆形，先端钝，急尖，边缘常再浅裂，叶基心形，弯缺深 2 ～ 4 厘米，上表面深绿色，粗糙，背面淡绿色，两面沿脉被长柔毛状硬毛，基出掌状脉 5 条，细脉网状；叶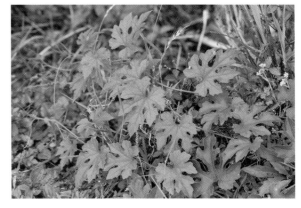

柄长 3 ～ 10 厘米，具纵条纹，被长柔毛。卷须 3 ～ 7 歧，被柔毛。花雌雄异株。雄总状花序单生，或与一单花并生，或在枝条上部者单生，总状花序长 10 ～ 20 厘米，粗壮，具纵棱与槽，被微柔毛，顶端有 5 ～ 8 花，单花花梗长约 15 厘米，花梗长约 3 毫米，小苞片倒卵形或阔卵形，长 1.5 ～ 2.5（3）厘米，宽 1 ～ 2 厘米，中上部具粗齿，基部具柄，被短柔毛；花萼筒筒状，长 2 ～ 4 厘米，顶端扩大，直径约 10 毫米，中、下部直径约 5 毫米，被短柔毛，裂片披针形，长 10 ～ 15 毫米，宽 3 ～ 5 毫米，全缘；花冠白色，裂片倒卵形，长 20 毫米，宽 18 毫米，顶端中央具 1 绿色尖头，两侧具丝状流苏，被柔毛；花药靠合，长约 6 毫米，直径约 4 毫米，花丝分离，粗壮，被长柔毛。雌花单生，花梗长 7.5 厘米，被短柔毛；花萼筒圆筒形，长 2.5 厘米，直径 1.2 厘米，裂片和花冠同雄花；子房椭圆形，绿色，长 2 厘米，直径 1 厘米，花柱长 2 厘米，柱头 3。果梗粗壮，长 4 ～ 11 厘米；果实椭圆形或圆形，长 7 ～ 10.5 厘米，成熟时黄褐色或橙黄色；种子卵状椭圆形，压扁，长 11 ～ 16 毫米，宽 7 ～ 12 毫米，淡黄褐色，近边缘处具棱线。花期 5—8 月，果期 8—10 月。

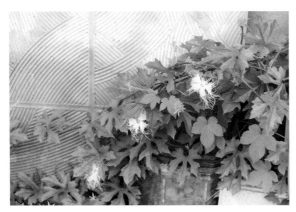
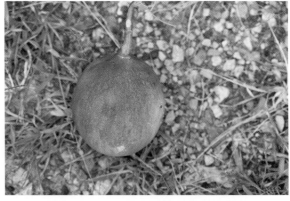

【生境与分布】生于 200 ～ 1800 米的山坡林下、灌丛中、草地和村旁田边。产于辽宁、华北、华东、中南、陕西、甘肃、四川、贵州和云南。本市广布。

【药材名】瓜蒌、瓜蒌子、瓜蒌皮、天花粉。（《中华人民共和国药典》）

【来源】为葫芦科植物栝楼的果实、种子、果皮和根。

【采收加工】瓜蒌：秋季果实成熟时采收，连果梗剪下，悬挂通风干燥处晾干，即成全瓜蒌。

瓜蒌子：秋季分批采摘成熟果实，将果实纵剖，瓜瓤和种子放入盆内，加木灰反复搓洗，取种子冲洗干净后晒干。

瓜蒌皮：取成熟的栝楼果实，用刀切成 2 ～ 4 瓣至瓜蒂处，除去种子和果瓤，阴干。

天花粉：秋、冬季采挖，挖出后，洗净，除去外皮，切段或纵剖成瓣，干燥。

【性味】瓜蒌：味甘、微苦，性寒。瓜蒌皮、瓜蒌子：味苦，性寒。天花粉：味甘、微苦，性微寒。

【功能主治】瓜蒌：清热涤痰，宽胸散结，润燥滑肠。用于肺热咳嗽，痰浊黄稠，胸痹心痛，结胸痞满，乳痈，肺痈，肠痈，大便秘结。

瓜蒌子：润肺化痰，滑肠通便。用于燥咳痰黏，肠燥便秘。

瓜蒌皮：清热化痰，利气宽胸。用于痰热咳嗽，胸闷胁痛。

天花粉：清热泻火，生津止渴，消肿排脓。用于热病烦渴，肺热燥咳，内热消渴，疮疡肿毒。

【应用举例】（1）瓜蒌：①治肝气躁急而胁痛：大瓜蒌（连皮捣烂）一枚（重一二两者），粉甘草二钱，红花七分，水煎服。（《医学心悟》瓜蒌散）

②治小结胸病，正在心下，按之则痛，脉浮滑者：黄连一两，半夏半升（洗），栝楼实大者一枚。上三味，以水六升，先煮栝楼，取三升，去滓，内诸药，煮取二升，去滓，分温三服。（《伤寒论》小陷胸汤）

（2）瓜蒌子：①治胸膈痛彻背，心腹痞满，气不得通及治痰嗽：大栝楼去瓤取子，熟炒别研，和子皮面糊为丸，如梧桐子大，米饮下十五丸。（《医准》）

②治胃气痛：瓜蒌一个，取仁炒熟。煎酒服，连服六七日。（《万氏秘传外科心法》）

（3）瓜蒌皮：①治肺痈：瓜蒌皮、冬瓜子各 15 克，薏苡仁、鱼腥草各 30 克，煎服。（《安徽中草药》）

②治胸闷咳嗽：栝楼果皮 15 克，陈皮 9 克，枇杷叶（去毛）9 克，水煎服，冰糖为引。（《江西草药》）

（4）天花粉：①治虚热咳嗽：天花粉一两，人参三钱，为末。每服一钱，米汤下。（《李时珍濒湖集简方》）

②治肝经火盛，胁肋胀闷，遍身走注疼痛：天花粉五钱，牡丹皮、白芍药、白芥子各二钱，水煎服。（《本草汇言》）

306. 马㼎儿 *Zehneria indica*（Lour.）Keraudren

【别名】老鼠拉冬瓜、野苦瓜、扣子草。

【植物形态】攀援或平卧草本；茎、枝纤细，疏散，有棱沟，无毛。叶柄细，长 2.5 ～ 3.5 厘米，初时有长柔毛，最后变无毛；叶片膜质，三角状卵形、卵状心形或戟形，不分裂或 3 ～ 5 浅裂，长 3 ～ 5 厘米，宽 2 ～ 4 厘米，若分裂时中间的裂片较长，三角形或披针状长圆形；侧裂片较小，三角形或披针状三角形，上面深绿色，粗糙，脉上有极短的柔毛，背面淡绿色，无毛；顶端急尖

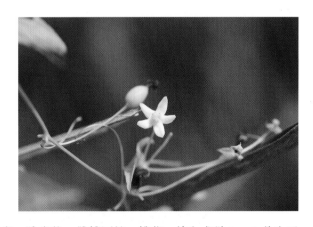

或稀短渐尖，基部弯缺半圆形，边缘微波状或有疏齿，脉掌状。雌雄同株。雄花：单生或稀 2 ～ 3 朵生于

短的总状花序上；花序梗纤细，极短，无毛；花
梗丝状，长 3～5 毫米，无毛；花萼宽钟形，基
部急尖或稍钝，长 1.5 毫米；花冠淡黄色，有极短
的柔毛，裂片长圆形或卵状长圆形，长 2～2.5 毫
米，宽 1～1.5 毫米；雄蕊 3，2 枚 2 室，1 枚 1 室，
有时全部 2 室，生于花萼筒基部，花丝短，长 0.5
毫米，花药卵状长圆形或长圆形，有毛，长 1 毫米，
药室稍弓曲，有毛，药隔宽，稍伸出。雌花：在
与雄花同一叶腋内单生或稀双生；花梗丝状，无毛，
长 1～2 厘米，花冠阔钟形，直径 2.5 毫米，裂片
披针形，先端稍钝，长 2.5～3 毫米，宽 1～1.5
毫米；子房狭卵形，有疣状突起，长 3.5～4 毫米，
直径 1～2 毫米，花柱短，长 1.5 毫米，柱头 3 裂，
退化雄蕊腺体状。果梗纤细，无毛，长 2～3 厘米；
果实长圆形或狭卵形，两端钝，外面无毛，长 1～1.5
厘米，宽 0.5～0.8（1）厘米，成熟后橘红色或红
色。种子灰白色，卵形，基部稍变狭，边缘不明显，
长 3～5 毫米，宽 3～4 毫米。花期 4—7 月，果
期 7—10 月。

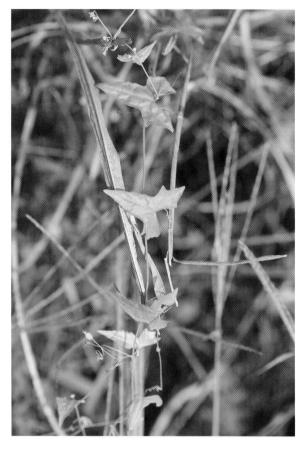

【生境与分布】常生于林中阴湿处以及路旁、田边及灌丛中。分布于四川、湖北、安徽、江苏、浙江、
福建、江西、湖南、广东、广西、贵州和云南。本市陈店镇、杨林市镇有分布。

【药材名】马㼎儿。（《救荒本草》）

【来源】为葫芦科植物马㼎儿的块根或全草。

【采收加工】夏、秋季采收，挖块根，除去泥及细根，洗净，切厚片；茎叶切碎，鲜用或晒干。

【性味】味甘、苦，性凉。

【功能主治】清热解毒，消肿散结，化痰利尿。用于痈疮疔肿，痰核瘰疬，咽喉肿痛，疟腮，石淋，
小便不利，皮肤湿疹，目赤黄疸，痔瘘，脱肛，外伤出血，毒蛇咬伤。

【应用举例】（1）治痈疽疔疮，冻疮：马㼎儿干根研末，调茶油敷。（《泉州本草》）

（2）治疝肿，湿火骨痛，皮肤湿疹：马㼎儿干根 15～30 克，水煎内服；外用适量，捣敷或煮水外洗。
（《广东中草药》）

八十四、千屈菜科 Lythraceae

草本、灌木或乔木；枝通常四棱形，有时具棘状短枝。叶对生，稀轮生或互生，全缘，叶片下面有时

具黑色腺点；托叶细小或无托叶。花两性，通常辐射对称，稀左右对称，单生或簇生，或组成顶生或腋生的穗状花序、总状花序或圆锥花序；花萼筒状或钟状，平滑或有棱，有时有距，与子房分离而包围子房，3～6裂，很少至16裂，镊合状排列，裂片间有或无附属体；花瓣与萼裂片同数或无花瓣，花瓣如存在，则着生萼筒边缘，在花芽时呈皱褶状，雄蕊通常为花瓣的倍数，有时较多或较少，着生于萼筒上，但位于花瓣的下方，花丝长短不在芽时常内折，花药2室，纵裂；子房上位，通常无柄，2～16室，每室具倒生胚珠数颗，极少减少到2或3颗，着生于中轴胎座上，其轴有时不到子房顶部，花柱单生，长短不一，柱头头状，稀2裂。蒴果革质或膜质，2～6室，稀1室，横裂、瓣裂或不规则开裂，稀不裂；种子多数，形状不一，有翅或无翅，无胚乳；子叶平坦，稀折叠。

　　本科约有25属550种，广布于全世界，但主要分布于热带和亚热带地区。我国有11属约47种，南北地区均有。

　　松滋境内的千屈菜科植物有2属2种，分别为紫薇属下1种、千屈菜属下1种。

307. 紫薇 *Lagerstroemia indica* L.

【别名】痒痒树、无皮树、怕痒树。

【植物形态】落叶灌木或小乔木，高可达7米；树皮平滑，灰色或灰褐色；枝干多扭曲，小枝纤细，具4棱，略成翅状。叶互生或有时对生，纸质，椭圆形、阔矩圆形或倒卵形，长2.5～7厘米，宽1.5～4厘米，顶端短尖或钝形，有时微凹，基部阔楔形或近圆形，无毛或下面沿中脉有微柔毛，侧脉3～7对，小脉不明显；无柄或叶柄很短。花淡红色或紫色、白色，直径3～4厘米，常组成7～20厘米的顶生圆锥花序；花梗长3～15毫米，中轴及花梗均被柔毛；花萼长7～10毫米，外面平滑无棱，但鲜时萼筒有微突起短棱，两面无毛，裂片6，三角形，直立，无附属体；花瓣6，皱缩，长12～20毫米，具长爪；雄蕊36～42，外面6枚着生于花萼上，比其余的长得多；子房3～6室，无毛。蒴果椭圆状球形或阔椭圆形，长1～1.3厘米，幼时绿色至黄色，成熟时或干燥时呈紫黑色，室背开裂；种子有翅，长约8毫米。花期6—9月，果期9—12月。

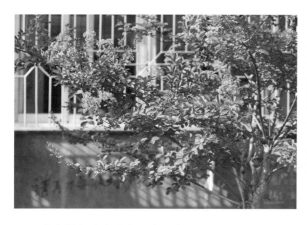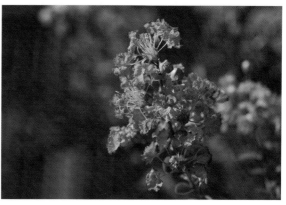

【生境与分布】半阴生，喜生于肥沃湿润的土壤上。我国广东、广西、湖南、福建、江西、浙江、江苏、湖北、河南、河北、山东、安徽、陕西、四川、云南、贵州及吉林均有生长或栽培。本市发现于新江口镇。

【药材名】紫薇根（《民间常用草药汇编》）、紫薇皮（《全国中草药汇编》）。

【来源】为千屈菜科植物紫薇的根及树皮。

【采收加工】5—6 月剥取茎皮，根全年可采挖。

【性味】紫薇根：味微苦，性微寒。紫薇皮：味苦，性寒。

【功能主治】紫薇根：清热利湿，活血止血，止痛。用于痢疾，水肿，烧烫伤，湿疹，痈肿疮毒，跌打损伤，血崩，偏头痛，牙痛，痛经，产后腹痛。

紫薇皮：清热解毒，利湿祛风，散瘀止血。用于无名肿毒，丹毒，乳痈，咽喉肿痛，肝炎，疥癣，鹤膝风，跌打损伤，内外出血，崩漏带下。

【应用举例】（1）治痈疽肿毒，头面疮疖，手脚生疮：紫薇根或花研末，醋调敷，亦可煎服。（《湖南药物志》）

（2）治无名肿毒：怕痒树树皮研末，调酒敷患处。（《贵州草药》）

308. 千屈菜 *Lythrum salicaria* L.

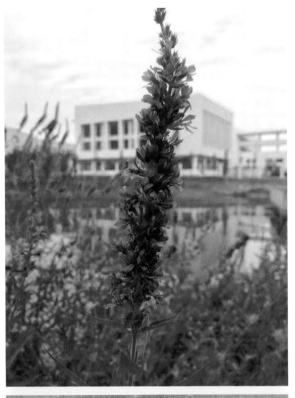

【别名】对叶莲、大钓鱼竿、乌鸡腿、铁菱角、水柳、哮喘药。

【植物形态】多年生草本，根茎横卧于地下，粗壮；茎直立，多分枝，高 30 ～ 100 厘米，全株青绿色，略被粗毛或密被茸毛，枝通常具 4 棱。叶对生或三叶轮生，披针形或阔披针形，长 4 ～ 6（10）厘米，宽 8 ～ 15 毫米，顶端钝形或短尖，基部圆形或心形，有时略抱茎，全缘，无柄。花组成小聚伞花序，簇生，因花梗及总梗极短，因此花枝全形似一大型穗状花序；苞片阔披针形至三角状卵形，长 5 ～ 12 毫米；萼筒长 5 ～ 8 毫米，有纵棱 12 条，稍被粗毛，裂片 6，三角形；附属体针状，直立，长 1.5 ～ 2 毫米；花瓣 6，红紫色或淡紫色，倒披针状长椭圆形，基部楔形，长 7 ～ 8 毫米，着生于萼筒上部，有短爪，稍皱缩；雄蕊 12，6 长 6 短，伸出萼筒之外；子房 2 室，花柱长短不一。蒴果扁圆形。

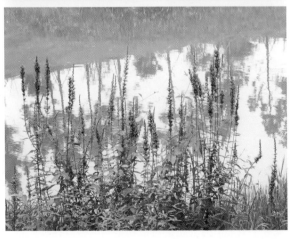

【生境与分布】生于河岸、湖畔、溪沟边和潮湿地。分布于全国各地。本市发现于新江口镇。

【药材名】千屈菜。（《救荒本草》）

【来源】为千屈菜科植物千屈菜的全草。

【采收加工】秋季采收全草，洗净，切碎，鲜用或晒干。

【性味】味苦，性寒。

【功能主治】清热解毒，收敛止血。用于痢疾，泄泻，便血，血崩，疮疡溃烂，吐血，衄血，外伤出血。

　　【应用举例】（1）治痢疾：千屈菜 15 克，陈茶叶 12 克，水煎服。（《中草药学》）

　　（2）治外伤出血：千屈菜鲜草捣烂绞汁，外用。（《食物中药与便方》）

八十五、菱科 Trapaceae

　　一年生浮水或半挺水草本。根二型：着泥根细长，黑色，呈铁丝状，生于水底泥中；同化根（photosynthetic root）由托叶边缘衍生而成，生于沉水叶叶痕两侧，对生或轮生状，呈羽状丝裂，淡绿褐色，不脱落，是具有同化和吸收作用的不定根。茎常细长柔软，分枝，出水后节间缩短。叶二型：沉水叶互生，仅见于幼苗或幼株上，叶片小，宽圆形，边缘有锯齿，叶柄半圆柱状、肉质、早落；浮水叶互生或轮生状，先后发出多数绿叶集聚于茎的顶部，呈旋叠莲座状镶嵌排列，形成菱盘，叶片菱状圆形，边缘中上部具凹圆形或不整齐的缺刻状锯齿，边缘中下部宽楔形或半圆形，全缘；叶柄上部膨大成海绵质气囊；托叶 2 枚，生于沉水叶或浮水叶的叶腋，卵形或卵状披针形，膜质，早落，着生在水下的常衍生出羽状丝裂的同化根。花小，两性，单生于叶腋，由下向上顺序发生，水面开花，具短柄；花萼宿存或早落，与子房基部合生，裂片 4，排成 2 轮，其中部分或全部膨大形成刺角，或部分或全部退化；花瓣 4，排成 1 轮，在芽内呈覆瓦状排列，白色或带淡紫色，着生在上部花盘的边缘；花盘常呈鸡冠状分裂或全缘；雄蕊 4，排成 2 轮，与花瓣交互对生；花丝纤细，花药背着，呈"丁"字形着生，内向；雌蕊，基部膨大为子房，花柱细，柱头头状，子房半下位或稍呈周位，2 室，每室胚珠 1 颗，生于室内之上部，下垂，仅 1 胚珠发育。果实为坚果状，革质或木质，在水中成熟，有刺状角 1～4 个，稀无角，不开裂，果的顶端具 1 果喙；胚芽、胚根和胚茎三者共形成一个锥状体，藏于果颈和果喙内的空腔中，胚根向上，位于胚芽之一侧而较胚芽为小，萌发时由果喙伸出果外，果实表面有由花萼、花瓣、雄蕊退化残存而成的各形结节物和刺角。种子 1 颗，子叶 2 片，通常 1 大 1 小，其间有一细小子叶柄相连接，较大一片萌发后仍保留在果实内，另一片极小，鳞片状，位于胚芽和胚根之间，随胚茎伸长而伸出果外，有时亦有 2 片等大的子叶，萌发后，均留在果内；胚乳不存在。开花在水面之上，果实成熟后掉落水底；子叶肥大，充满果腔，内富含淀粉。

　　本科仅有 1 属，约 30 种和变种。分布于欧亚及非洲热带、亚热带和温带地区，北美和澳大利亚有引种栽培。我国有 15 种和 11 变种，产于全国各地，以长江流域亚热带地区分布与栽培最多。

　　松滋境内的菱科植物有 1 属 1 种，即菱属下 1 种。

309. 乌菱 *Trapa bicornis* Osbeck

　　【别名】菱角。

　　【植物形态】一年生浮水或半挺水草本。根二型：着泥根铁丝状，着生于水底泥中；同化根，羽状细裂，裂片丝状，淡绿色或暗红褐色。茎圆柱形、细长或粗短。叶二型：浮水叶互生，聚生于茎端，在水面形成莲座状菱盘，叶片广菱形，长 3～4.5 厘米，宽 4～6 厘米，表面深亮绿色，无毛，背面绿色或紫红色，密被淡黄褐色短毛（幼叶）或灰褐色短毛（老叶），边缘中上部具凹形的浅齿，边缘下部全缘，基部广楔形；叶柄长 2 ～ 10.5 厘米；中上部膨大成海绵质气囊，被短毛；沉水叶小，早落。花小，单生于叶腋，花梗长 1 ～ 1.5 厘米；萼筒 4 裂，仅一对萼裂被毛，其中 2 裂片演变为角；花瓣 4，白色，着生于上位花盘的边缘；雄蕊 4，花丝纤细，花药 "丁" 字形着生，背着药、内向；雌蕊 2 心皮，2 室，子房半下位，花柱钻状，柱头头状。果具水

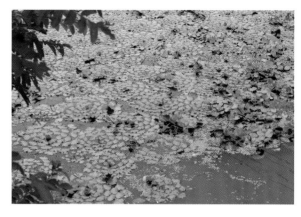

平开展的 2 肩角，无或有倒刺，先端向下弯曲，两角间端宽 7 ～ 8 厘米，弯牛角形，果高 2.5 ～ 3.6 厘米，果表幼皮紫红色，老熟时紫黑色，微被极短毛，果喙不明显，果梗粗壮有关节，长 1.5 ～ 2.5 厘米。种子白色，两角钝，白色粉质。花期 4—8 月，果期 7—9 月。

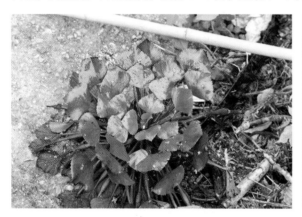
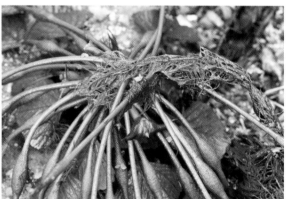

【生境与分布】各地均有栽培。分布于长江以南地区。本市发现于涴水镇。

【药材名】菱叶。（《滇南本草》）

【来源】为菱科植物乌菱的叶。

【采收加工】夏季采收，鲜用或晒干。

【性味】味甘，性凉。

【功能主治】清热解毒。用于小儿走马牙疳，疮肿。

【应用举例】治小儿走马牙疳：菱叶晒干为末，外搽患处。（《滇南本草》）

八十六、石榴科 Punicaceae

落叶乔木或灌木；冬芽小，有 2 对鳞片。单叶，通常对生或簇生，有时呈螺旋状排列，无托叶。花顶生或近顶生，单生或几朵簇生或组成聚伞花序，两性，辐射对称；萼革质，萼管与子房贴生，且高于子房，近钟形，裂片 5 ～ 9，镊合状排列，宿存；花瓣 5 ～ 9，多皱褶，覆瓦状排列；雄蕊生于萼筒内壁上部，多数，花丝分离，芽中内折，花药背部着生，2 室纵裂，子房下位或半下位，心皮多数，1 轮或 2 ～ 3 轮，

初呈同心环状排列，后渐成叠生（外轮移至内轮之上），最低一轮具中轴胎座，较高的 1 ～ 2 轮具侧膜胎座，胚珠多数。浆果球形，顶端有宿存花萼裂片，果皮厚；种子多数，种皮外层肉质，内层骨质；胚直，无胚乳，子叶旋卷。

本科有 1 属 2 种，产于地中海至亚洲西部地区。

松滋境内的石榴科植物有 1 属 1 种，即石榴属下 1 种。

310. 石榴 *Punica granatum* L.

【别名】若榴木、丹若、山力叶、安石榴、花石榴。

【植物形态】落叶灌木或乔木，高通常 3 ～ 5 米，稀达 10 米，枝顶常成尖锐长刺，幼枝具棱角，无毛，老枝近圆柱形。叶通常对生，纸质，矩圆状披针形，长 2 ～ 9 厘米，顶端短尖、钝尖或微凹，基部短尖至稍钝形，上面光亮，侧脉稍细密；叶柄短。花大，1 ～ 5 朵生于枝顶；萼筒长 2 ～ 3 厘米，通常红色或淡黄色，裂片略外展，卵状三角形，长 8 ～ 13 毫米，外面近顶端有 1 黄绿色腺体，边缘有小乳突；花瓣通常大，红色、黄色或白色，长 1.5 ～ 3 厘米，宽 1 ～ 2 厘米，顶端圆形；花丝无毛，长达 13 毫米；花柱长超过雄蕊。浆果近球形，直径 5 ～ 12 厘米，通常为淡黄褐色或淡黄绿色，有时白色，稀暗紫色。种子多数，钝角形，红色至乳白色，肉质的外种皮供食用。

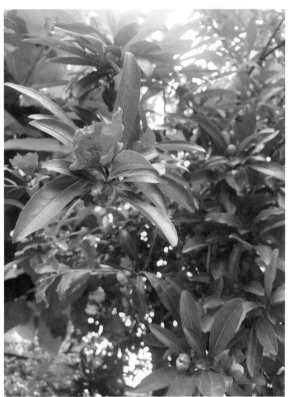

【生境与分布】原产于巴尔干半岛至伊朗及其邻近地区，温带和热带地区都有种植。石榴是一种常见果树，我国南北地区都有栽培。本市有栽培。

【药材名】石榴皮。（《中华人民共和国药典》）

【来源】为石榴科植物石榴的果皮。

【采收加工】秋季果实成熟后收集果皮，晒干。

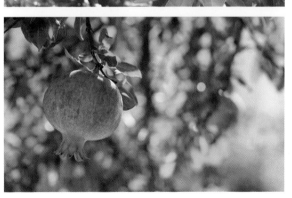

【性味】味酸、涩，性温。

【功能主治】涩肠止泻，止血，驱虫。用于久泻，久痢，便血，脱肛，崩漏，带下，虫积腹痛。

【应用举例】（1）治暴泻不止及痢赤白：酸石榴皮，烧存性，不以多少，干为末。空心，米饮调下二钱。（《袖珍方》）

（2）治产后泻：酸石榴皮（米醋炒）、香附子。上二味，为末，每服二钱，米饮下。（《朱氏集验方》榴附散）

（3）治小儿冷热痢：酸石榴皮三分（炙令焦，锉），黄连三分（去须，锉），赤石脂三分。上药捣粗罗为末。以水二升，煎至五合，去滓，纳蜡一两，更煎三五沸。不计时候，温服半合，量儿大小，以意加减。（《太平圣惠方》石榴皮煎）

八十七、柳叶菜科 Onagraceae

一年生或多年生草本，有时为半灌木或灌木，稀为小乔木，有的为水生草本。叶互生或对生；托叶小或不存在。花两性，稀单性，辐射对称或两侧对称，单生于叶腋或排成顶生的穗状花序、总状花序或圆锥花序。花通常 4 数，稀 2 或 5 数；花管（由花萼、花冠，有时还有花丝之下部合生而成）存在或不存在；萼片（2）4 或 5；花瓣无或（2）4 或 5，在芽时常旋转或覆瓦状排列，脱落；雄蕊（2）4，或 8 或 10 排成 2 轮；花药"丁"字形着生，稀基部着生；花粉单一，或为四分体，花粉粒间以粘丝连接；子房下位，（1）4～5 室，每室有少数或多数胚珠，中轴胎座；花柱 1，柱头头状、棍棒状或具裂片。果为蒴果，室背开裂、室间开裂或不开裂，有时为浆果或坚果。种子为倒生胚珠，多数或少数，稀 1，无胚乳。

本科有 15 属约 650 种，广泛分布于温带与热带地区，以温带地区为多，大多数属分布于北美西部。我国有 7 属 68 种 8 亚种，广布于全国各地。

松滋境内的柳叶菜科植物有 2 属 2 种，分别为柳叶菜属下 1 种、丁香蓼属下 1 种。

311. 柳叶菜 *Epilobium hirsutum* L.

【别名】地母怀胎草、水接骨丹、光明草、小杨柳、通经草、水丁香。

【植物形态】多年生粗壮草本，有时近基部木质化，在秋季自根颈常平卧生出长可达 1 米多粗壮地下匍匐根状茎，茎上疏生鳞片状叶，先端常生莲座状叶芽。茎高 25～120（250）厘米，粗 3～12（22）毫米，常在中上部多分枝，周围密被伸展长柔毛，常混生较短而直的腺毛，尤花序上如此，稀密被白色绵毛。叶草质，对生，茎上部的互生，无柄，并多少抱茎；茎生叶披针状椭圆形至狭倒卵形或椭圆形，稀狭披针形，长 4～12

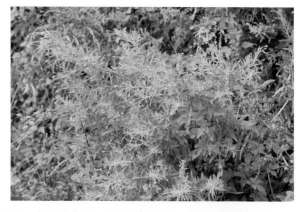

（20）厘米，宽 0.3～3.5（5）厘米，先端锐尖至渐尖，基部近楔形，边缘每侧具 20～50 枚细锯齿，两面被长柔毛，有时在背面混生短腺毛，稀背面密被绵毛或近无毛，侧脉常不明显，每侧 7～9 条。总状花序直立，苞片叶状。花直立，花蕾卵状长圆形，长 4.5～9 毫米，直径 2.5～5 毫米；子房灰绿色至紫色，长 2～5 厘米，密被长柔毛与短腺毛，有时主要被腺毛，稀被绵毛并无腺毛；花梗长 0.3～1.5 厘米；花管长 1.3～2 毫米，直径 2～3 毫米，在喉部有一圈长白毛；萼片长圆状线形，长 6～12 毫米，宽 1～2 毫米，背面隆起成龙骨状，被毛如子房上的；花瓣常玫瑰红色，或粉红色、紫红色，宽倒心形，长 9～20 毫米，宽 7～15 毫米，先端凹缺，深 1～2 毫米；花药乳黄色，长圆形，长 1.5～2.5 毫米，宽 0.6～1 毫米；花丝外轮的长 5～10 毫米，内轮的长 3～6 毫米；花柱直立，长 5～12 毫米，白色或粉红色，无毛，稀疏生长柔毛；柱头白色，4 深裂，裂片长圆形，长 2～3.5 毫米，初时直立，彼此合生，开放时展开，不久下弯，外面无毛或有稀疏的毛，长稍高过雄蕊。蒴果长 2.5～9 厘米，被毛同子房上的；果梗长 0.5～2 厘米。种子倒卵状，长 0.8～1.2 毫米，直径 0.4～0.6 毫米，顶端具很短的喙，深褐色，表面具粗乳突；种缨长 7～10 毫米，黄褐色或灰白色，易脱落。花期 6—8 月，果期 7—9 月。

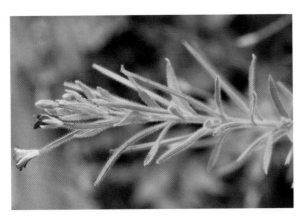 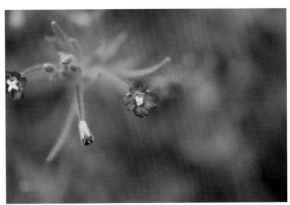

【生境与分布】生于稻田、河滩、溪谷旁湿处。广布于我国温带与热带省区，吉林、辽宁、内蒙古、河北、山西、山东、河南、陕西、宁夏南部、青海东部、甘肃、新疆、安徽、江苏、浙江、江西、广东、湖南、湖北、四川、贵州、云南和西藏东部。本市王家桥镇、斯家场镇有分布。

【药材名】柳叶菜。（《陕西中草药》）

【来源】为柳叶菜科植物柳叶菜的全草。

【采收加工】全年均可采收，鲜用或晒干。

【性味】味苦、淡，性寒。

【功能主治】清热解毒，利湿止泻，消食理气，活血接骨。用于湿热泄泻，食积，脘腹胀痛，牙痛，月经不调，经闭，带下，跌打骨折，疮肿，烫火伤，疥疮。

【应用举例】（1）治水泻肠炎：柳叶菜全草 30 克，水煎服。（《湖南药物志》）

（2）治月经不调：水丁香鲜草 30 克，红糖为引，水煎服。（《云南中草药》）

312. 丁香蓼 *Ludwigia prostrata* Roxb.

【别名】喇叭草、水杨柳、红麻草、小疔药、田痞草、山鼠瓜。

【植物形态】一年生直立草本；茎高 25～60 厘米，粗 2.5～4.5 毫米，下部圆柱状，上部四棱形，常淡红色，近无毛，多分枝，小枝近水平开展。叶狭椭圆形，长 3～9 厘米，宽 1.2～2.8 厘米，先端锐尖或稍钝，基部狭楔形，在下部骤变窄，侧脉每侧 5～11 条，至近边缘渐消失，两面近无毛或幼时脉上疏生微柔毛；叶柄长 5～18 毫米，稍具翅；托叶几乎全退化。萼片 4，三角状卵形至披针形，长 1.5～3 毫米，宽 0.8～1.2 毫米，疏被微柔毛或近无毛；花瓣黄色，匙形，长 1.2～2 毫米，宽 0.4～0.8 毫米，

先端近圆形，基部楔形，雄蕊4，花丝长0.8～1.2
毫米；花药扁圆形，宽0.4～0.5毫米，开花时以
四合花粉直接授在柱头上；花柱长约1毫米；柱
头近卵状或球状，直径约0.6毫米；花盘围以花柱
基部，稍隆起，无毛。蒴果四棱形，长1.2～2.3
厘米，粗1.5～2毫米，淡褐色，无毛，熟时迅速
不规则室背开裂；果梗长3～5毫米。种子呈一
列横卧于每室内，里生，卵状，长0.5～0.6毫米，
直径约0.3毫米，顶端稍偏斜，具小尖头，表面有
横条排成的棕褐色纵横条纹；种脊线形，长约0.4
毫米。花期6—7月，果期8—9月。

【生境与分布】生于稻田、河滩、溪谷旁湿
处。产于江苏、江西、安徽、浙江、福建、湖南、
湖北、贵州等地。本市王家桥镇、斯家场镇有
分布。

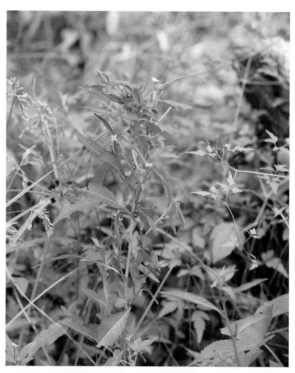

【药材名】丁香蓼。（《中国药用植物志》）

【来源】为柳叶菜科植物丁香蓼的全草。

【采收加工】秋季结果时采收，切段，鲜用
或晒干。

【性味】味苦，性寒。

【功能主治】清热解毒，利尿通淋，化瘀止
血。用于肺热咳嗽，咽喉肿痛，目赤肿痛，湿
热泄泻，黄疸，淋痛，水肿，带下，吐血，尿血，
肠风便血，疔肿，跌打伤肿，外伤出血，蛇虫、
狂犬咬伤。

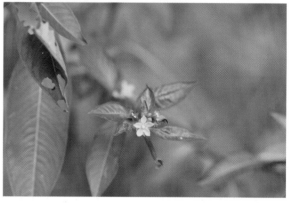

【应用举例】（1）治小便淋沥：丁香蓼全草30克，车前草15克，冲开水炖1小时，饭前服。日2次。
（《福建民间草药》）

（2）治妇女赤白带下，或色黄秽臭，头晕目眩，肢软足酸：鲜丁香蓼全草45克，白鸡冠花30克，
加水2碗半，煎成1碗，去渣取汁和小肚炖服。服药期间，勿食富含蛋白质食物，如豆腐、豆干、鸡蛋、
鸭蛋等；禁食辛酸物，如辣椒、酒、醋等。（《泉州本草》）

八十八、八角枫科 Alangiaceae

落叶乔木或灌木，稀攀援，极稀有刺。枝圆柱形，有时略呈"之"字形。单叶互生，有叶柄，无托叶，

全缘或掌状分裂，基部两侧常不对称，羽状叶脉或由基部生出 3 ～ 7 条主脉成掌状。花序腋生，聚伞状，极稀伞形或单生，小花梗常分节；苞片线形、钻形或三角形，早落。花两性，淡白色或淡黄色，通常有香气，花萼小，萼管钟形与子房合生，具 4 ～ 10 齿状的小裂片或近截形，花瓣 4 ～ 10，线形，在花芽中彼此密接，镊合状排列，基部常互相黏合或否，花开后花瓣的上部常向外反卷；雄蕊与花瓣同数而互生或为花瓣数目的 2 ～ 4 倍，花丝略扁，线形，分离或其基部和花瓣微黏合，内侧常有微毛，花药线形，2 室，纵裂；花盘肉质，子房下位，1（2）室，花柱位于花盘的中部，柱头头状或棒状，不分裂或 2 ～ 4 裂，胚珠单生，下垂，有 2 层珠被。核果椭圆形、卵形或近球形，顶端有宿存的萼齿和花盘；种子 1 颗，具大型的胚和丰富的胚乳，子叶矩圆形至近于圆形。

本科仅有 1 属。我国有 1 属 9 种。

松滋境内的八角枫科植物有 1 属 1 种，即八角枫属下 1 种。

313. 八角枫 *Alangium chinense*（Lour.）Harms

【别名】白龙须、白筋条、木八角、五角枫、华瓜木、野罗桐、豆腐柴。

【植物形态】落叶乔木或灌木，高 3 ～ 5 米，稀达 15 米，胸高直径 20 厘米；小枝略呈"之"字形，幼枝紫绿色，无毛或有疏柔毛，冬芽锥形，生于叶柄的基部内，鳞片细小。叶纸质，近圆形或椭圆形、卵形，顶端短锐尖或钝尖，基部两侧常不对称，一侧微向下扩张，另一侧向上倾斜，阔楔形、截形，稀近于心形，长 13 ～ 19（26）厘米，宽 9 ～ 15（22）厘米，不分裂或 3 ～ 7（9）裂，裂片短锐尖或钝尖，叶上面深绿色，无毛，下面淡绿色，除脉腋有丛状毛外，其余部分近无毛；基出脉 3 ～ 5（7），呈掌状，侧脉 3 ～ 5 对；叶柄长 2.5 ～ 3.5 厘米，紫绿色或淡黄色，幼时有微柔毛，后无毛。聚伞花序腋生，长 3 ～ 4 厘米，被稀疏微柔毛，有 7 ～ 30（50）花，花梗长 5 ～ 15 毫米；小苞片线形或披针形，长 3 毫米，常早落；总花梗长 1 ～ 1.5 厘米，常分节；花冠圆筒形，长 1 ～ 1.5 厘米，花萼长 2 ～ 3 毫米，顶端分裂为 6 ～ 8 枚齿状萼片，长 0.5 ～ 1 毫米，宽 2.5 ～ 3.5 毫米；花瓣 6 ～ 8，线形，长 1 ～ 1.5 厘米，宽 1 毫米，基部黏合，上部开花后反卷，外面有微柔毛，初为白色，后变黄色；雄蕊和花瓣同数而近等长，花丝略扁，长 2 ～ 3 毫米，有短柔毛，花药长 6 ～ 8 毫米，药隔无毛，外面有时有褶皱；花盘近球形；子房 2 室，花柱无毛，疏生短柔毛，柱头头状，常 2 ～ 4 裂。核果卵圆形，长 5 ～ 7 毫米，直径 5 ～ 8 毫米，幼时绿色，成熟后黑色，顶端有宿存的萼齿和花盘，种子 1 颗。花期 5—7 月和 9—10 月，果期 7—11 月。

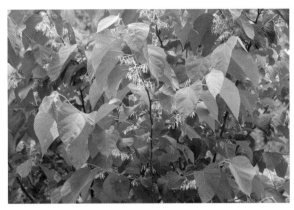 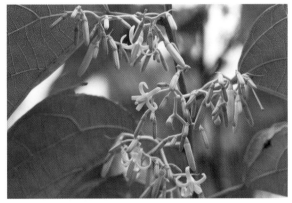

【生境与分布】生于海拔 1800 米以下的山地或疏林中。产于河南、陕西、甘肃、江苏、浙江、安徽、福建、台湾、江西、湖北、湖南、四川、贵州、云南、广东、广西和西藏南部。本市发现于卸甲坪乡、刘家场镇。

【药材名】白龙须。（《简易草药》）

【来源】为八角枫科植物八角枫的根、须根及根皮。

【采收加工】全年均可采挖，取根或须根，洗净，晒干。

【性味】味辛、苦，性微温。有小毒。

【功能主治】祛风除湿，舒筋活络，散瘀止痛。用于风湿痹痛，四肢麻木，跌打损伤。

【应用举例】（1）治风湿骨痛：干八角枫根 21 克，好酒 500 克，浸 7 天，每日早、晚各服 15 克。（《广西民间常用中草药手册》）

（2）治无名肿毒：白龙须根捣绒外敷。（《贵州草药》）

八十九、蓝果树科 Nyssaceae

落叶乔木，稀灌木。单叶互生，有叶柄，无托叶，卵形、椭圆形或矩圆状椭圆形，全缘或边缘锯齿状。花序头状、总状或伞形；花单性或杂性，异株或同株，常无花梗或有短花梗。雄花：花萼小，裂片齿状或短裂片状或不发育；花瓣 5，稀更多，覆瓦状排列；雄蕊常为花瓣的 2 倍或较少，常排列成 2 轮，花丝线形或钻形，花药内向，椭圆形；花盘肉质，垫状，无毛。雌花：花萼的管状部分常与子房合生，上部裂成齿状的裂片 5；花瓣小，5 或 10，排列成覆瓦状；花盘垫状，无毛，有时不发育；子房下位，1 室或 6～10 室，每室有 1 枚下垂的倒生胚珠，花柱钻形，上部微弯曲，有时分枝。果实为核果或翅果，顶端有宿存的花萼和花盘，1 室或 3～5 室，每室有下垂种子 1 颗，外种皮很薄，纸质或膜质；胚乳肉质，子叶较厚或较薄，近叶状，胚根圆筒状。

本科有 3 属约 10 种，分布于亚洲和美洲。我国有 3 属 8 种，分布于长江流域、西南和华南各省区。

松滋境内的蓝果树科植物有 1 属 1 种，即喜树属下 1 种。

314. 喜树 *Camptotheca acuminata* Decne.

【别名】旱莲木、千丈树、野芭蕉、南京梧桐。

【植物形态】落叶乔木，高达 20 余米。树皮灰色或浅灰色，纵裂成浅沟状。小枝圆柱形，平展，当年生枝紫绿色，有灰色微柔毛，多年生枝淡褐色或浅灰色，无毛，有很稀疏的圆形或卵形皮孔；冬芽腋生，锥状，有 4 对卵形的鳞片，外面有短柔毛。叶互生，纸质，矩圆状卵形或矩圆状椭圆形，长 12～28 厘米，宽 6～12 厘米，顶端短锐尖，基部近圆形或阔楔形，全缘，上面亮绿色，幼时脉上有短柔毛，其后无毛，下面淡绿色，疏生短柔毛，叶脉上更密，中脉在上面微下凹，在下面凸起，侧脉 11～15 对，在上面显著，在下面略凸起；叶柄长 1.5～3 厘米，上面扁平或略呈浅沟状，下面圆形，幼时有微柔毛，其后几无毛。头状花序近球形，直径 1.5～2 厘米，常由 2～9 个头状花序组成圆锥花序，顶生或腋生，通常上部为雌花序，下部为雄花序，总花梗圆柱形，长 4～6 厘米，幼时有微柔毛，其后无毛。花杂性，同株；苞片 3 枚，三角状卵形，长 2.5～3 毫米，内外两面均有短柔毛；花萼杯状，5 浅裂，裂片齿状，边缘睫毛状；花瓣 5 枚，淡绿色，矩圆形或矩圆状卵形，顶端锐尖，长 2 毫米，外面密被短柔毛，早落；花盘显著，微裂；雄蕊 10，外轮 5 枚较长，常长于花瓣，内轮 5 枚较短，花丝纤细，无毛，花药 4 室；子房在两性花中发育良好，下位，花柱无毛，长 4 毫米，顶端通常分 2 枝。翅果矩圆形，长 2～2.5 厘米，顶端具宿存的花盘，两侧具窄翅，幼时绿色，干燥后黄褐色，着生成近球形的头状果序。花期 5—7 月，果期 9 月。

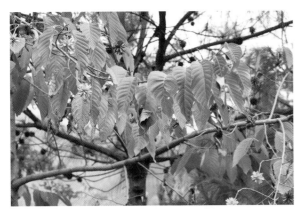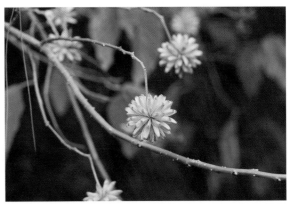

【生境与分布】生于海拔 1000 米以下的山坡谷地、溪流岸边。产于江苏南部、浙江、福建、江西、湖北、湖南、四川、贵州、广东、广西、云南等地，在四川西部成都平原和江西东南部均较常见。本市发现于刘家场镇。

【药材名】喜树果、喜树皮。（《浙江民间常用草药》）

【来源】为蓝果树科植物喜树的果实或根及根皮。

【采收加工】果实于 10—11 月成熟时采收，晒干；根及根皮全年可采，秋季采剥为佳，除去外层粗皮，晒干或烘干。

【性味】味苦、辛，性寒。有毒。

【功能主治】清热解毒，散结消癥。用于食道癌，胃癌，肠癌，肝癌，膀胱癌，白血病，牛皮癣，疮肿。

【应用举例】（1）治胃癌，直肠癌，肝癌，膀胱癌：喜树皮研末，每日 3 次，每次 3 克；喜树果研末，每日 1 次，每次 6 克。（《辩证施治》）

（2）治牛皮癣：喜树皮或树枝切碎，水煎浓缩，然后加羊毛脂、凡士林调成 10% 或 20% 油膏外搽。另取树皮或树枝 30～60 克，水煎服，每日 1 剂。（《浙江民间常用草药》）

九十、五加科 Araliaceae

乔木、灌木或木质藤本，稀多年生草本，有刺或无刺。叶互生，稀轮生，单叶、掌状复叶或羽状复叶；托叶通常与叶柄基部合生成鞘状，稀无托叶。花整齐，两性或杂性，稀单性异株，聚生为伞形花序、头状花序、总状花序或穗状花序，通常再组成圆锥状复花序；苞片宿存或早落；小苞片不显著；花梗无关节或有关节；

萼筒与子房合生，边缘波状或有萼齿；花瓣5～10，在花芽中镊合状排列或覆瓦状排列，通常离生，稀合生成帽状体；雄蕊与花瓣同数而互生，有时为花瓣的两倍，或无定数，着生于花盘边缘；花丝线形或舌状；花药长圆形或卵形，"丁"字状着生；子房下位，2～15室，稀1室或多室至无定数；花柱与子房室同数，离生，或下部合生上部离生，或全部合生成柱状，稀无花柱而柱头直接生于子房上；花盘上位，肉质，扁圆锥形或环形；胚珠倒生，单个悬垂于子房室的顶端。果实为浆果或核果，外果皮通常肉质，内果皮骨质、膜质或肉质而与外果皮不易区别。种子通常侧扁，胚乳匀一或呈嚼烂状。

　　本科约有80属900种，分布于热带至温带地区。我国有22属160多种，除新疆未发现外，分布于全国各地。

　　松滋境内的五加科植物有6属6种，分别为五加属下1种、楤木属下1种、八角金盘属下1种、常春藤属下1种、刺楸属下1种、梁王茶属下1种。

315. 白簕 *Acanthopanax trifoliatus*（L.）Merr.

　　【别名】鹅掌簕、刺三甲、白簕花、三叶五加、三加皮。

　　【植物形态】灌木，高1～7米。枝细弱铺散，老枝灰白色，新枝棕黄色，疏生向下的针刺，刺先端钩曲，基部扁平。叶互生，叶柄长2～6厘米，无毛，具皮刺；小叶柄长2～8毫米；小叶3（5），卵形、椭圆状卵形，或长圆形，长4～10厘米，宽2～4.5厘米，纸质，正面无毛或者上面脉上疏生刚毛，下面无毛，边缘有细锯齿或疏钝齿。伞

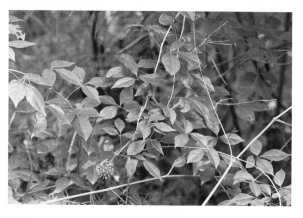

形花序3～10，稀多至20个组成顶生的伞形花序或圆锥花序，生于多叶的嫩枝；总花梗长2～7厘米；萼筒边缘具5小齿，无毛。花黄绿色，花瓣5，三角状卵形，长约2毫米，开花时反曲；雄蕊5，花丝长约3毫米；子房2室，花柱2，合生到中间。果球状，侧面压扁，直径3～4毫米。花期8—11月，果期9—12月。

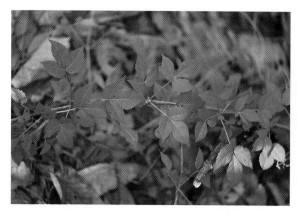

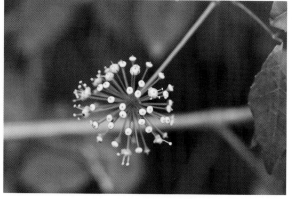

　　【生境与分布】生于山坡、灌丛中或林缘。广布于我国中部和南部。本市广布。

　　【药材名】三加皮。（《广西药用植物志》）

【来源】为五加科植物白簕的根或根皮。

【采收加工】9—10月挖取，鲜用或趁鲜剥取根皮，晒干。

【性味】味苦、辛，性凉。

【功能主治】清热解毒，祛风除湿，活血舒筋。用于感冒发热，咽痛，咳嗽胸痛，胃脘疼痛，泄泻，痢疾，胁痛，黄疸，石淋，带下，风湿痹痛，腰腿酸痛，筋骨拘挛麻木，跌打骨折，痄腮，乳痈，疮疡肿毒，蛇虫咬伤。

【应用举例】（1）治感冒发热：三加皮15～60克，水煎服。（《广西本草选编》）

（2）治风湿关节痛：白簕花根30～60克，酌加酒水各半炖服。（《福建民间草药》）

316. 楤木 *Aralia chinensis* L.

【别名】鹊不踏、鸟不宿、刺龙柏、通刺、黄龙苞。

【植物形态】灌木或乔木，高2～5米，稀达8米，胸径达10～15厘米；树皮灰色，疏生粗壮直刺；小枝通常淡灰棕色，有黄棕色茸毛，疏生细刺。叶为二回或三回羽状复叶，长60～110厘米；叶柄粗壮，长可达50厘米；托叶与叶柄基部合生，纸质，耳廓形，长1.5厘米或更长，叶轴无刺或有细刺；羽片有小叶5～11，稀13，基部

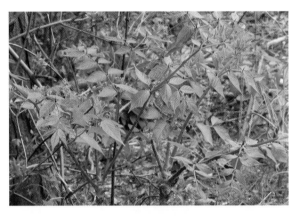

有小叶1对；小叶片纸质至薄革质，卵形、阔卵形或长卵形，长5～12厘米，稀长达19厘米，宽3～8厘米，先端渐尖或短渐尖，基部圆形，上面粗糙，疏生糙毛，下面有淡黄色或灰色短柔毛，脉上更密，边缘有锯齿，稀为细锯齿或不整齐粗重锯齿，侧脉7～10对，两面均明显，网脉在上面不甚明显，下面明显；小叶无柄或有长3毫米的柄，顶生小叶柄长2～3厘米。圆锥花序大，长30～60厘米；分枝长20～35厘米，密生淡黄棕色或灰色短柔毛；伞形花序直径1～1.5厘米，有花多数；总花梗长1～4厘米，密生短柔毛；苞片锥形，膜质，长3～4毫米，外面有毛；花梗长4～6毫米，密生短柔毛，稀为疏毛；花白色，芳香，萼无毛，长约1.5毫米，边缘有5个三角形小齿；花瓣5，卵状三角形，长1.5～2毫米；雄蕊5，花丝长约3毫米；子房5室；花柱5，离生或基部合生。果实球形，黑色，直径约3毫米，有5棱；宿存花柱长1.5毫米，离生或合生至中部。花期7～9月，果期9—12月。

【生境与分布】生于海拔400～2700米杂木林中。分布于西南及河北、陕西、山西、甘肃、江苏、浙江、福建、湖南、湖北等地。本市发现于刘家场镇、卸甲坪乡。

【药材名】楤木。（《闽东本草》）

【来源】为五加科植物楤木的茎皮或茎。

【采收加工】幼苗成林后采收，鲜用或晒干。

【性味】味苦、辛，性平。

【功能主治】祛风除湿，利水和中，活血解毒。用于风湿关节痛，腰腿酸痛，肾虚水肿，消渴，胃脘痛，跌打损伤，骨折，吐血，衄血，疟疾，漆疮，骨髓炎，深部脓疡。

【应用举例】（1）治风湿关节痛：楤木皮（刮去表面粗皮）30克，用猪瘦肉120克煎汤，以汤煎药服。（《战备草药手册》）

（2）治骨髓炎，深部脓疡：楤木、三白草、狭叶山胡椒、白蔹（均为鲜品）各等量。捣烂敷溃疡处，夏天每日换药1次，冬天间日换药1次。（《全国中草药汇编》）

317. 八角金盘 *Fatsia japonica*（Thunb.）Decne. et Planch.

【别名】手树、金刚纂。

【植物形态】常绿灌木或小乔木，高可达5米。茎光滑无刺。叶柄长10～30厘米；叶片大，革质，近圆形，直径12～30厘米，掌状7～9深裂，裂片长椭圆状卵形，先端短渐尖，基部心形，边缘有疏离粗锯齿，上表面暗亮绿色，下面色较浅，有粒状突起，边缘有时呈金黄色；侧脉在两面隆起，网脉在下面稍显著。圆锥花序顶生，长20～40厘米；伞形花序直径3～5厘米，花序轴被褐色

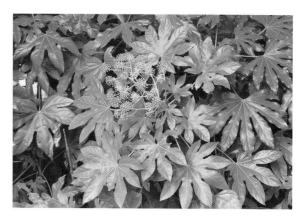

茸毛；花萼近全缘，无毛；花瓣5，卵状三角形，长2.5～3毫米，黄白色，无毛；雄蕊5，花丝与花瓣等长；子房下位，5室，每室有1胚珠；花柱5，分离；花盘凸起半圆形。果实近球形，直径5毫米，熟时黑色。花期10—11月，果熟期翌年4月。

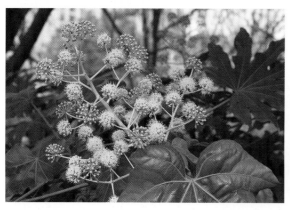

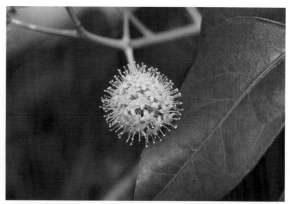

【生境与分布】我国多地有栽培，作观赏植物。本市公园内常见。

【药材名】八角金盘。（《现代实用中药》）

【来源】为五加科植物八角金盘的叶或根皮。

【采收加工】夏、秋季采叶，根皮全年可采收，均洗净，鲜用或晒干。

【性味】味辛、苦，性温。有小毒。

【功能主治】化痰止咳，散风除湿，化瘀止痛。用于咳嗽痰多，风湿痹痛，痛风，跌打损伤。

【应用举例】（1）治风湿性关节炎：鲜八角金盘叶适量，水煎熏洗。（《青岛中草药手册》）

（2）治跌打损伤：鲜八角金盘、鲜鸡矢藤各适量，捣烂敷患处。（《青岛中草药手册》）

318. 常春藤 *Hedera nepalensis* K. Koch var. *sinensis*（Tobl.）Rehd.

【别名】三角藤、上天龙、钻天风、爬树龙、三角尖、三角枫。

【植物形态】常绿攀援灌木；茎长3～20米，灰棕色或黑棕色，有气生根；一年生枝疏生锈色鳞片，鳞片通常有10～20条辐射肋。叶片革质，在不育枝上通常为三角状卵形或三角状长圆形，稀三角形或箭形，长5～12厘米，宽3～10厘米，先端短渐尖，基部截形，稀心形，边缘全缘或3裂，花枝上的叶片通常为椭圆状卵形至椭圆状披针形，略歪斜而带菱形，稀卵形或披针形，极稀为阔卵形、圆卵形或箭形，长5～16厘米，宽1.5～10.5厘米，先端渐尖或长渐尖，基部楔形或阔楔形，稀圆形，全缘或有1～3浅裂，上面深绿色，有光泽，下面淡绿色或淡黄绿色，无毛或疏生鳞片，侧脉和网脉两面均明显；叶柄细长，长2～9厘米，有鳞片，无托叶。伞形花序单个顶生，或2～7个总状排列或伞房状排列成圆锥花序，直径1.5～2.5厘米，有花5～40朵；总花梗长1～3.5厘米，通常有鳞片；苞片小，三角形，长1～2毫米；花梗长0.4～1.2厘米；花淡黄白色或淡绿白色，芳香；萼密生棕色鳞片，长2毫米，边缘近全缘；花瓣5，三角状卵形，长3～3.5毫米，外面有鳞片；雄蕊5，花丝长2～3毫米，花药紫色；子房5室；花盘隆起，黄色；花柱全部合生成柱状。果实球形，红色或黄色，直径7～13毫米；宿存花柱长1～1.5毫米。花期9—11月，果期翌年3—5月。

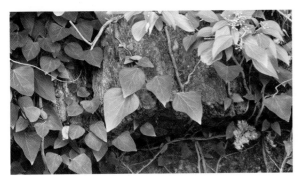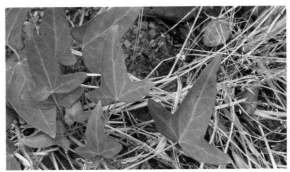

【生境与分布】攀援于林缘树木岩石上。分布地区广。本市各地均有分布。

【药材名】常春藤。（《本草拾遗》）

【来源】为五加科植物常春藤的茎叶。

【采收加工】在生长茂盛季节采收，切断，晒干。鲜用可随采随用。

【性味】味辛、苦，性平。

【功能主治】祛风利湿，活血解毒。用于风湿痹痛、瘫痪、口眼㖞斜、衄血、月经不调、跌打损伤、咽喉肿痛、疔疖痈肿、肝炎、蛇虫咬伤。

【应用举例】（1）治关节疼痛和腰部酸痛：常春藤茎及根9～12克，黄酒、水各半煎服，连服数日，并用水煎洗患处。（《浙江民间常用草药》）

（2）治肤痒：三角枫全草500克，熬水沐浴，每3天1次，经常洗用。（《贵阳民间药草》）

319. 刺楸 *Kalopanax septemlobus*（Thunb.）Koidz.

【别名】鼓钉刺、刺桐、丁桐树、狼牙棒、野海桐皮。

【植物形态】落叶乔木，高约 10 米，最高可达 30 米，胸径达 70 厘米以上，树皮暗灰棕色；小枝淡黄棕色或灰棕色，散生粗刺；刺基部宽阔扁平，通常长 5 ~ 6 毫米，基部宽 6 ~ 7 毫米，在苗壮枝上的长达 1 厘米以上，宽 1.5 厘米以上。叶片纸质，在长枝上互生，在短枝上簇生，圆形或近圆形，直径 9 ~ 25 厘米，稀达 35 厘米，掌状 5 ~ 7 浅裂，裂片阔三角状卵形至长圆状卵形，长不及全叶片的 1/2，苗壮枝上的叶片分裂较深，裂片长超过全叶片的 1/2，先端渐尖，基部心形，上面深绿色，无毛或几无毛，下面淡绿色，幼时疏生短柔毛，边缘有细锯齿，放射状主脉 5 ~ 7 条，两面均明显；叶柄细长，长 8 ~ 50 厘米，无毛。圆锥花序大，长 15 ~ 25 厘米，直径 20 ~ 30 厘米；伞形花序直径 1 ~ 2.5 厘米，有花多数；总花梗细长，长 2 ~ 3.5 厘米，无毛；花梗细长，无关节，无毛或稍有短柔毛，长 5 ~ 12 毫米；花白色或淡绿黄色；萼无毛，长约 1 毫米，边缘有 5 小齿；花瓣 5，三角状卵形，长约 1.5 毫米；雄蕊 5；花丝长 3 ~ 4 毫米；子房 2 室，花盘隆起；花柱合生成柱状，柱头离生。果实球形，直径约 5 毫米，蓝黑色；宿存花柱长 2 毫米。花期 7—10 月，果期 9—12 月。

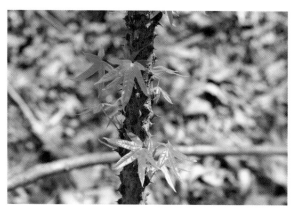 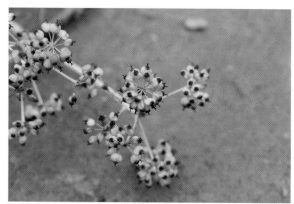

【生境与分布】生于森林、灌木林中和林缘，湿润、腐殖质较多的密林。分布广，北自东北，南至广东、广西、云南，西自四川西部，东至海滨的广大区域内均有分布。本市广布。

【药材名】刺楸树皮。（《四川中药志》）

【来源】为五加科植物刺楸的树皮。

【采收加工】栽后 15 ~ 20 年，胸径达 20 厘米以上者，全年可采，剥取树皮，洗净晒干。

【性味】味辛、苦，性凉。

【功能主治】祛风除湿，活血止痛，杀虫止痒。用于风湿痹痛，肢体麻木，风火牙痛，跌打损伤，骨折，痈疽疮肿，口疮，痔肿，疥癣。

【应用举例】（1）治风湿腰腿筋骨痛：鲜刺楸茎皮 9 克，桑寄生 30 克，鸡血藤 12 克，水煎服。（《河北中草药》）

（2）治跌打损伤：丁桐树皮 30 克，酒泡服。（《湖北中草药志》）

320. 异叶梁王茶 *Nothopanax davidii*（Franch.）Harms ex Diels

【别名】三叶树、鸡骨头叶、小五加皮、良旺头、梁王茶、阔叶良旺茶。

【植物形态】灌木或乔木，高 2 ~ 12 米。叶为单叶，稀在同一枝上有 3 小叶的掌状复叶；叶柄长 5 ~ 20 厘米；叶片薄革质至厚革质，长圆状卵形至长圆状披针形，或三角形至卵状三角形，不分裂、掌状 2～3 浅裂或深裂，长 6～21 厘米，宽 2.5～7 厘米，先端长渐尖，基部阔楔形或圆形，有主脉 3 条，上面深绿色，有光泽，下面淡绿色，两面均无毛，边缘疏生细锯齿，有时为锐尖锯齿，侧脉 6～8 对，上面明显，下面不明显，网脉不明显；小叶片披针形，几无小叶柄。圆锥花序顶生，长达 20 厘米；伞形花序直径约 2 厘米，有花 10 余朵；总花梗长 1.5～2 厘米；花梗有关节，长 7～10 毫米；花白色或淡黄色，芳香；萼无毛，长约 1.5 毫米，边缘有 5 小齿；花瓣 5，三角状卵形，长约 1.5 毫米；雄蕊 5，花丝长约 1.5 毫米；子房 2 室，花盘稍隆起；花柱 2，合生至中部，上部离生，反曲。果实球形，侧扁，直径 5～6 毫米，黑色；宿存花柱长 1.5～2 毫米。花期 6—8 月，果期 9—11 月。

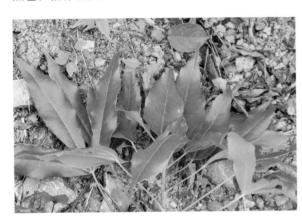
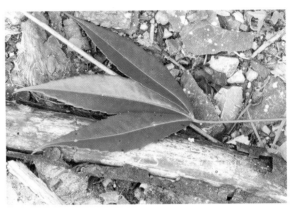

【生境与分布】生于林缘、沟边。分布于陕西、湖北、湖南、四川、贵州、云南。本市发现于卸甲坪乡。

【药材名】异叶梁王茶、树五加。（《峨眉山药用植物调查报告》）

【来源】为五加科植物异叶梁王茶的茎皮、根皮或叶。

【采收加工】秋、冬季剥取茎皮，或挖根剥取根皮，洗净，切片，鲜用或晒干。夏、秋季采叶，鲜用。

【性味】味苦、微辛，性凉。

【功能主治】祛风除湿，活血止痛。用于风湿痹痛，劳伤腰痛，跌打损伤，骨折，月经不调。

【应用举例】（1）治风湿关节痛，肩周炎，跌打损伤：梁王茶根皮 9～15 克，煎服或泡酒服。外用鲜皮、叶捣敷。（《红河中草药》）

（2）治月经不调：梁王茶根 6 克，扁竹兰子 0.3 克，蜂蜜花根 6 克，胡椒 0.3 克，炖鸡蛋吃。（《红河中草药》）

九十一、伞形科 Umbelliferae

　　一年生至多年生草本，很少是矮小的灌木（在热带与亚热带地区）。根通常直生，肉质而粗，有时为圆锥形或有分枝自根颈斜出，很少根成束、圆柱形或棒形。茎直立或匍匐上升，通常圆形，稍有棱和槽，或有钝棱，空心或有髓。叶互生，叶片通常分裂或多裂，一回掌状分裂或一至四回羽状分裂的复叶，或一至二回三出式羽状分裂的复叶，很少为单叶；叶柄的基部有叶鞘，通常无托叶，稀为膜质。花小，两性或杂性，成顶生或腋生的复伞形花序或单伞形花序，很少为头状花序；伞形花序的基部有总苞片，全缘、齿裂，很少羽状分裂；小伞形花序的基部有小总苞片，全缘或很少羽状分裂；花萼与子房贴生，萼齿 5 或无；花瓣 5，在花蕾时呈覆瓦状或镊合状排列，基部窄狭，有时成爪或内卷成小囊，顶端钝圆或有内折的小舌片或顶端延长如细线；雄蕊 5，与花瓣互生。子房下位，2 室，每室有一个倒悬的胚珠，顶部有盘状或短圆锥状的花柱基；花柱 2，直立或外曲，柱头头状。果实在大多数情况下是干果，通常裂成两个分生果，很少不裂，呈卵形、圆心形、长圆形至椭圆形，果实由 2 个背面或侧面扁压的心皮合成，成熟时 2 心皮从合生面分离，每个心皮有 1 纤细的心皮柄和果柄相连而倒悬其上，因此 2 个分生果又称双悬果，心皮柄顶端分裂或裂至基部，心皮的外面有 5 条主棱（1 条背棱，2 条中棱，2 条侧棱），外果皮表面平滑或有毛、皮刺、瘤状突起，棱和棱之间有沟槽，有时槽处发展为次棱，而主棱不发育，很少全部主棱和次棱（共 9 条）都同样发育；中果皮层内的棱槽内和合生面通常有纵走的油管 1 至多数。胚乳软骨质，胚乳的腹面有平直、凸出或凹入的，胚小。

本科有 200 余属 2500 种，广布于温热带地区。我国约有 90 属 520 种。

松滋境内的伞形科植物有 9 属 10 种，分别为当归属下 2 种、积雪草属下 1 种、芫荽属下 1 种、鸭儿芹属下 1 种、胡萝卜属下 1 种、天胡荽属下 1 种、前胡属下 1 种、变豆菜属下 1 种、窃衣属下 1 种。

321. 杭白芷 *Angelica dahurica* cv. **Hangbaizhi**

【别名】川白芷、白芷、芳香、香白芷。

【植物形态】多年生高大草本，高 1～1.5 米。根长圆锥形，上部近方形，外表皮灰棕色，有多数较大的皮孔样横向突起，略排成数纵行，质硬较重，断面白色，粉性大，有浓烈气味。茎基部直径 2～5 厘米，有时可达 7～8 厘米，黄绿色，中空，有纵长沟纹。基生叶一回羽状分裂，有长柄，叶柄下部有管状抱茎、边缘膜质的叶鞘；茎上部叶二至三回羽状分裂，叶片轮廓为卵形至三角形，长 15～30 厘米，宽 10～25 厘米，叶柄长至 15

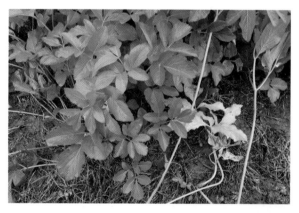

厘米，下部为囊状膨大的膜质叶鞘，无毛或稀有毛，黄绿色；末回裂片长圆形、卵形或线状披针形，多无柄，长 2.5～7 厘米，宽 1～2.5 厘米，急尖，边缘有不规则的白色软骨质粗锯齿，具短尖头，基部两侧常不等大，沿叶轴下延成翅状；花序下方的叶简化成无叶的、显著膨大的囊状叶鞘，外面无毛。复伞形花序顶生或侧生，直径 10～30 厘米，花序梗长 5～20 厘米，花序梗、伞辐和花柄均有短糙毛；伞辐 18～40，中央主伞有时伞辐多至 70；总苞片通常缺或有 1～2，呈长卵形膨大的鞘；小总苞片 5～10，线状披针形，膜质，花白色；无萼齿；花瓣倒卵形，顶端内曲成凹头状；子房无毛或有短毛；花柱比短圆锥状的花柱基长 2 倍。果实长圆形至卵圆形，黄棕色，有时带紫色，长 4～7 毫米，宽 4～6 毫米，无毛，背棱扁，厚而钝圆，近海绵质，远较棱槽为宽，侧棱翅状，较果体狭；棱槽中有油管 1，合生面油管 2。花期 7—8 月，果期 8—9 月。

【生境与分布】栽培于四川、浙江、湖南、湖北、江西、江苏、安徽及南方一些省区。本市老城镇、王家桥镇有栽培。

【药材名】白芷。(《中华人民共和国药典》)

【来源】为伞形科植物杭白芷的根。

【采收加工】夏、秋季叶枯萎时采收,除去须根和泥沙,晒干或低温干燥。

【性味】味辛,性温。

【功能主治】解表散寒,祛风止痛,宣通鼻窍,燥湿止带,消肿排脓。用于感冒头痛,眉棱骨痛,鼻塞流涕,鼻鼽,鼻渊,牙痛,带下,疮疡肿痛。

【应用举例】(1)治鼻流清涕不止:白芷为细末,以葱白捣烂为丸,小豆大。每服二十丸,茶水送下。(《证治准绳》白芷丸)

(2)治肿毒热痛:醋调白芷末敷之。(《卫生易简方》)

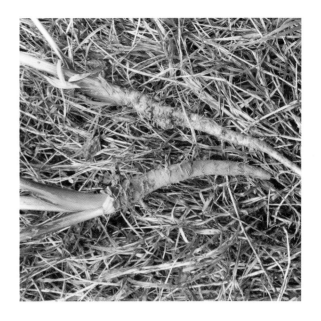

322. 紫花前胡 *Angelica decursiva* (Miq.) Franch. et Sav.

【别名】土当归、鸭脚前胡、小独活、野当归、麝香菜、老虎爪、大猫脚趾。

【植物形态】多年生草本。根圆锥状,有少数分枝,直径1~2厘米,外表棕黄色至棕褐色,有强烈气味。茎高1~2米,直立,单一,中空,光滑,常为紫色,无毛,有纵沟纹。根生叶和茎生叶有长柄,柄长13~36厘米,基部膨大成圆形的紫色叶鞘,抱茎,外面无毛;叶片三角形至卵圆形,坚纸质,长10~25厘米,一回三全裂或一至二回羽状分裂;第一回裂片的小叶柄翅状延长,侧方裂片和顶端裂片的基部连合,沿叶轴

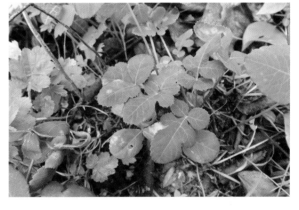

呈翅状延长,翅边缘有锯齿;末回裂片卵形或长圆状披针形,长5~15厘米,宽2~5厘米,顶端锐尖,边缘有白色软骨质锯齿,齿端有尖头,表面深绿色,背面绿白色,主脉常带紫色,表面脉上有短糙毛,背面无毛;茎上部叶简化成囊状膨大的紫色叶鞘。复伞形花序顶生和侧生,花序梗长3~8厘米,有柔毛;伞辐10~22,长2~4厘米;总苞片1~3,卵圆形,阔鞘状,宿存,反折,紫色;小总苞片3~8,线形至披针形,绿色或紫色,无毛;伞辐及花柄有毛;花深紫色,萼齿明显,线状锥形或三角状锥形,花瓣倒卵形或椭圆状披针形,顶端通常不内折成凹头状,花药暗紫色。果实长圆形至卵状圆形,长4~7毫米,宽3~5毫米,无毛,背棱线形隆起,尖锐,侧棱有较厚的狭翅,与果体近等宽,棱槽内有油管1~3,合生面油管4~6,胚乳腹面稍凹入。花期8—9月,果期9—11月。

【生境与分布】生于山坡林缘、溪沟边或杂木林灌丛中。产于辽宁、河北、陕西、河南、四川、湖北、安徽、江苏、浙江、江西、广西、广东、台湾等地。本市发现于新江口镇、王家桥镇。

【药材名】紫花前胡。(《中华人民共和国药典》)

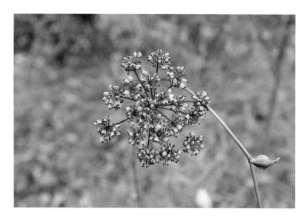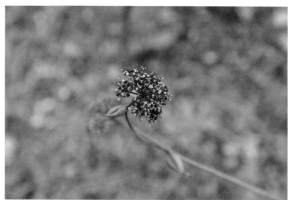

【来源】为伞形科植物紫花前胡的根。

【采收加工】秋、冬季地上部分枯萎时采挖，除去须根，晒干。

【性味】味苦、辛，性微寒。

【功能主治】降气化痰，散风清热。用于痰热喘满，咯痰黄稠，风热咳嗽痰多。

【应用举例】治咳嗽涕唾稠黏，心胸不利，时有烦热：前胡一两（去芦头），麦门冬一两半（去心），贝母一两（煨微黄），桑根白皮一两（锉），杏仁半两（汤浸，去皮、尖，麸炒微黄），甘草一分（炙微赤，锉），上药捣筛为散。每服四钱，以水一中盏，入生姜半分，煎至六分，去滓，不计时候，温服。（《太平圣惠方》前胡散）

323. 积雪草 *Centella asiatica*（L.）Urban

【别名】地钱草、马蹄草、崩大碗、落得打、铜钱草、崩口碗。

【植物形态】多年生草本，茎匍匐，细长，节上生根。叶片膜质至草质，圆形、肾形或马蹄形，长 1～2.8 厘米，宽 1.5～5 厘米，边缘有钝锯齿，基部阔心形，两面无毛或在背面脉上疏生柔毛；掌状脉 5～7，两面隆起，脉上部分叉；叶柄长 1.5～27 厘米，无毛或上部有柔毛，基部叶鞘透明，膜质。伞形花序梗 2～4 个，聚生于叶腋，长 0.2～1.5 厘米，有或无毛；苞片通常 2，很少 3，卵形，膜质，长 3～4 毫米，宽 2.1～3 毫米；每一伞形花序有花 3～4，聚集呈头状，花无柄或有 1 毫米长的短柄；花瓣卵形，紫红色或乳白色，膜质，长 1.2～1.5 毫米，宽 1.1～1.2 毫米；花柱长约 0.6 毫米；花丝短于花瓣，与花柱等长。果实两侧扁压，圆球形，基部心形至平截形，长 2.1～3 毫米，宽 2.2～3.6 毫米，每侧有纵棱数条，棱间有明显的小横脉，

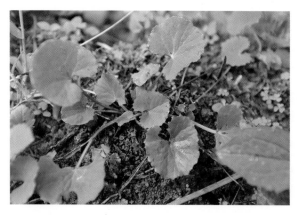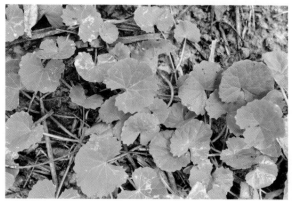

网状，表面有毛或平滑。花果期 4—10 月。

【生境与分布】生于路旁、田边阴湿处。分布于陕西、江苏、安徽、浙江、江西、湖南、湖北、福建、台湾、广东、广西、四川、云南等地。本市广布。

【药材名】积雪草。（《中华人民共和国药典》）

【来源】为伞形科植物积雪草的全草。

【采收加工】夏、秋季采收全草，除去泥沙，晒干或鲜用。

【性味】味苦、辛，性寒。

【功能主治】清热利湿，解毒消肿。用于湿热黄疸，中暑腹泻，石淋，血淋，痈肿疮毒，跌扑损伤。

【应用举例】（1）治黄疸型传染性肝炎：鲜积雪草全草 15 ～ 30 克，或加茵陈 15 克，栀子 6 克，白糖 15 克，水煎服。（《福建中草药》）

（2）治咯血，吐血，鼻出血：鲜积雪草全草 60 ～ 90 克，水煎或捣汁服。（《福建中草药》）

324. 芫荽 *Coriandrum sativum* L.

【别名】香菜、臭菜、香荽、胡荽、园荽。

【植物形态】一年生或二年生，有强烈气味的草本，高 20 ～ 100 厘米。根纺锤形，细长，有多数纤细的支根。茎圆柱形，直立，多分枝，有条纹，通常光滑。根生叶有柄，柄长 2 ～ 8 厘米；叶片一或二回羽状全裂，羽片广卵形或扇形半裂，长 1 ～ 2 厘米，宽 1 ～ 1.5 厘米，边缘有钝锯齿、缺刻或深裂，上部的茎生叶三回以至多回羽状分裂，末回裂片狭线形，长 5 ～ 10 毫米，宽 0.5 ～ 1 毫米，顶端钝，全缘。伞形花序顶生或与叶对生，花序梗长 2 ～ 8 厘米；伞辐 3 ～ 7，长 1 ～ 2.5 厘米；小总苞片 2 ～ 5，线形，全

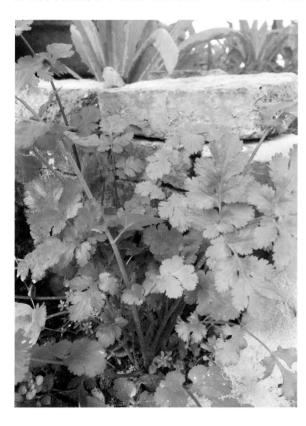
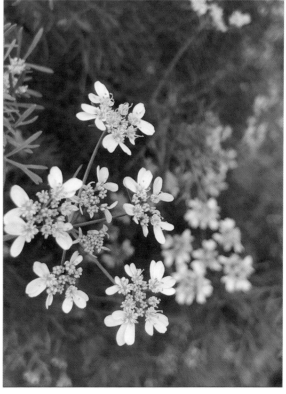

缘；小伞形花序有孕花3～9，花白色或带淡紫色；萼齿通常大小不等，小的卵状三角形，大的长卵形；花瓣倒卵形，长1～1.2毫米，宽约1毫米，顶端有内凹的小舌片，辐射瓣长2～3.5毫米，宽1～2毫米，通常全缘，有3～5脉；花丝长1～2毫米，花药卵形，长约0.7毫米；花柱幼时直立，果熟时向外反曲。果实圆球形，背面主棱及相邻的次棱明显。胚乳腹面内凹。油管不明显，或有1个位于次棱的下方。花果期4—11月。

【生境与分布】原产于地中海地区，现全国各地有栽培。本市广布。

【药材名】胡荽。（《食疗本草》）

【来源】为伞形科植物芫荽的带根全草。

【采收加工】全年均可采收，洗净，晒干。

【性味】味辛，性温。

【功能主治】发表透疹，消食开胃，止痛解毒。用于风寒感冒，麻疹、痘疹透发不畅，食积，脘腹胀痛，呕恶，头痛，牙痛，脱肛，丹毒，疮肿初起，蛇咬伤。

【应用举例】（1）治风寒感冒，头痛鼻塞：苏叶6克，生姜6克，芫荽9克，水煎服。（《甘肃中草药手册》）

（2）治小儿痘疹，欲令速出：胡荽三两，细切。以酒两大盏，煎令沸，沃胡荽，便以物合定，不令气出，候冷去滓，微微从项以下，喷背臀及两脚胸腹令遍，勿喷于面。（《太平圣惠方》胡荽酒）

325. 鸭儿芹 *Cryptotaenia japonica* Hassk.

【别名】野芹菜、当田、野蜀葵、三叶芹、水白芷、水芹菜、鸭脚板。

【植物形态】多年生草本，高20～100厘米。主根短，侧根多数，细长。茎直立，光滑，有分枝。表面有时略带淡紫色。基生叶或上部叶有柄，叶柄长5～20厘米，叶鞘边缘膜质；叶片轮廓三角形至广卵形，长2～14厘米，宽3～17厘米，通常为3小叶；中间小叶片呈菱状倒卵形或心形，长2～14厘米，宽1.5～10厘米，顶端短尖，基部楔形；两侧小叶片斜倒卵形至长卵形，长1.5～13厘米，宽1～7厘米，近无柄，所有的小叶片边缘有不规则的尖锐重锯齿，表面绿色，背面淡绿色，两面叶脉隆起，最上部的茎生叶近无柄，小叶片呈卵状披针形至窄披针形，边缘有锯齿。复伞形花序呈圆锥状，花序梗不等长，总苞片1，呈线形或钻形，长4～10毫米，宽0.5～1.5毫米；伞辐2～3，不等长，长5～35毫米；小总苞片1～3，长2～3毫米，宽不及1毫米。小伞形花序有花2～4；花柄极不等长；萼齿细小，呈三角形；花瓣白色，

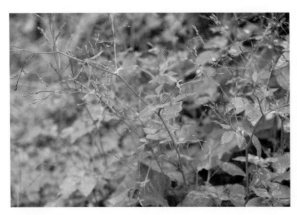
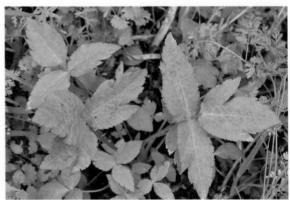

倒卵形，长 1～1.2 毫米，宽约 1 毫米，顶端有内折的小舌片；花丝短于花瓣，花药卵圆形，长约 0.3 毫米；花柱基圆锥形，花柱短，直立。分生果线状长圆形，长 4～6 毫米，宽 2～2.5 毫米，合生面略收缩，胚乳腹面近平直，每棱槽内有油管 1～3，合生面油管 4。花期 4—5 月，果期 6—10 月。

【生境与分布】生于林下阴湿处。产于河北、安徽、江苏、浙江、福建、江西、广东、广西、湖北、湖南、山西、陕西、甘肃、四川、贵州、云南。本市各地均有分布。

【药材名】鸭儿芹。（《国药提要》）

【来源】为伞形科植物鸭儿芹的茎叶。

【采收加工】夏、秋季采收，割取茎叶，鲜用或晒干。

【性味】味辛、苦，性平。

【功能主治】祛风止咳，利湿解毒，化瘀止痛。用于感冒咳嗽，肺痈，淋痛，疝气，月经不调，风火牙痛，目赤翳障，痈疽疮肿，皮肤瘙痒，跌打肿痛，蛇虫咬伤。

【应用举例】（1）治皮肤瘙痒：鸭儿芹适量，煎水洗。（《陕西中草药》）

（2）治肺脓肿：鸭儿芹 30 克，鱼腥草 60 克，桔梗、山苦瓜各 6 克，瓜蒌根 15 克，水煎，每日 3 次分服。（《常用中草药配方》）

326. 野胡萝卜 *Daucus carota* L.

【别名】野胡萝卜子、窃衣子、鹤虱草。

【植物形态】二年生草本，高 15～120 厘米。茎单生，全体有白色粗硬毛。基生叶薄膜质，长圆形，二至三回羽状全裂，末回裂片线形或披针形，长 2～15 毫米，宽 0.5～4 毫米，顶端尖锐，有小尖头，光滑或有糙硬毛；叶柄长 3～12 厘米；茎生叶近无柄，有叶鞘，末回裂片小或细长。复伞形花序，花序梗长 10～55 厘米，有糙硬毛；总苞有多数苞片，呈叶状，羽状分裂，少有不裂的，裂片线形，长 3～30 毫米；伞辐多数，长 2～7.5

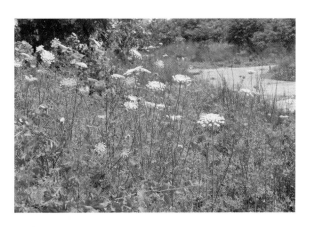

厘米，结果时外缘的伞辐向内弯曲；小总苞片 5～7，线形，不分裂或 2～3 裂，边缘膜质，具纤毛；花通常白色，有时带淡红色；花柄不等长，长 3～10 毫米。果实圆卵形，长 3～4 毫米，宽 2 毫米，棱上有白色刺毛。花期 5—7 月，果期 6—8 月。

【生境与分布】生于山坡路旁、旷野或田间。产于四川、贵州、湖北、江西、安徽、江苏、浙江等省。本市各地广布。

【药材名】南鹤虱。（《中华人民共和国药典》）

【来源】为伞形科植物野胡萝卜的果实。

【采收加工】秋季果实成熟时割取果枝，晒干，打下果实，除去杂质。

【性味】味苦，辛，性平。

【功能主治】杀虫消积。用于蛔虫病，蛲虫病，绦虫病，虫积腹痛，小儿疳积。

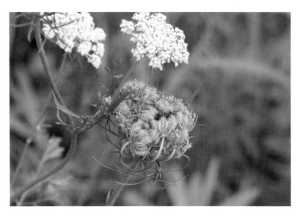
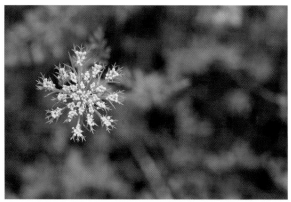

【采收加工】（1）治蛔虫病，绦虫病，蛲虫病：南鹤虱 6 克，研末水调服。（《湖北中草药志》）

（2）治蛲虫病肛痒：南鹤虱、花椒、白鲜皮各 15 克，苦楝根皮 9 克，水煎，趁热熏洗或坐浴。（《浙江药用植物志》）

（3）治虫积腹痛：南鹤虱 9 克，南瓜子、槟榔各 15 克，水煎服。（《湖北中草药志》）

327. 天胡荽 *Hydrocotyle sibthorpioides* Lam.

【别名】破钱草、翳草、铺地锦、千光草、鸡肠菜、小金钱、遍地金、地星宿、滴滴金。

【植物形态】多年生草本，有气味。茎细长而匍匐，平铺地上成片，节上生根。叶片膜质至草质，圆形或圆肾形，长 0.5～1.5 厘米，宽 0.8～2.5 厘米，基部心形，两耳有时相接，不分裂或 5～7 裂，裂片阔倒卵形，边缘有钝齿，表面光滑，背面脉上疏被粗伏毛，有时两面光滑或密被柔毛；叶柄长 0.7～9 厘米，无毛或顶端有毛；托叶略呈半圆形，薄膜质，全缘或稍浅裂。伞形花序与叶对生，单生于节上；花序梗纤细，长 0.5～3.5 厘米；小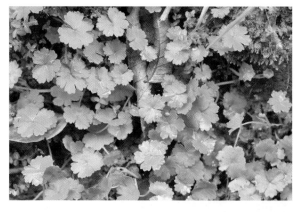总苞片卵形至卵状披针形，长 1～1.5 毫米，膜质，有黄色透明腺点，背部有 1 条不明显的脉；小伞形花序有花 5～18，花无柄或有极短的柄，花瓣卵形，长约 1.2 毫米，绿白色，有腺点；花丝与花瓣同长或稍超出，花药卵形；花柱长 0.6～1 毫米。果实略呈心形，长 1～1.4 毫米，宽 1.2～2 毫米，两侧扁压，中棱在果熟时极为隆起，幼时表面草黄色，成熟时有紫色斑点。花果期 4—9 月。

【生境与分布】生于湿润的草地、河沟边、林下。产于陕西、江苏、安徽、浙江、江西、福建、湖南、湖北、广东、广西、台湾、四川、贵州、云南等地。本市广布。

【药材名】天胡荽。（《千金食治》）

【来源】为伞形科植物天胡荽的全草。

【采收加工】夏、秋季采收全草，洗净，鲜用或晒干。

【性味】味辛、微苦，性凉。

【功能主治】清热利湿，解毒消肿。用于黄疸，痢疾，水肿，淋证，目翳，喉肿，痈肿疮毒，带状疱疹，跌打损伤。

【应用举例】（1）治石淋：鲜天胡荽 60 克，海金沙茎叶 30 克，水煎服，每日 1 剂。(《湖北中草药志》)

（2）治目翳，明目：翳草揉塞鼻中，左翳塞右，右翳塞左。（《医林纂要·药性》）

328. 前胡 *Peucedanum praeruptorum* Dunn

【别名】白花前胡、山独活、姨妈菜、水前胡、官前胡、罗鬼菜。

【植物形态】多年生草本，高 0.6 ～ 1 米。根颈粗壮，直径 1 ～ 1.5 厘米，灰褐色，存留多数越年枯鞘纤维；根圆锥形，末端细瘦，常分叉。茎圆柱形，下部无毛，上部分枝多有短毛，髓部充实。基生叶具长柄，叶柄长 5 ～ 15 厘米，基部有卵状披针形叶鞘；叶片轮廓宽卵形或三角状卵形，三出式二至三回分裂，第一回羽片具柄，柄长 3.5 ～ 6 厘米，末回裂片菱状倒卵形，先端渐尖，基部楔形至截形，无柄或具短柄，边缘具不整齐的 3 ～ 4 粗或圆锯齿，有时下部锯齿呈浅裂或深裂状，长 1.5 ～ 6 厘米，宽 1.2 ～ 4 厘米，下表面叶脉明显突起，两面无毛，或有时在下表面叶脉上以及边缘有稀疏短毛；茎下部叶具短柄，叶片形状与茎生叶相似；茎上部叶无柄，叶鞘稍宽，边缘膜质，叶片三出分裂，裂片狭窄，基部楔形，中间一枚基部下延。复伞形花序多数，顶生或侧生，伞形花序直径 3.5 ～ 9 厘米；花序梗上端多短毛；总苞片无或 1 至数片，线形；伞辐 6 ～ 15，不等长，长 0.5 ～ 4.5 厘米，内侧有短毛；小总苞片 8 ～ 12，卵状披针形，在同一小伞形花序上，宽度和大小常有差异，比花柄长，与果柄近等长，有短糙毛；小伞形花序有花 15 ～ 20；花瓣卵形，小舌片内曲，白色；萼齿不显著；花柱短，弯曲，花柱基圆锥形。果实卵圆形，背部扁压，长约 4 毫米，宽 3 毫米，棕色，有稀疏短毛，背棱线形稍突起，侧棱呈翅状，比果体窄，稍厚；

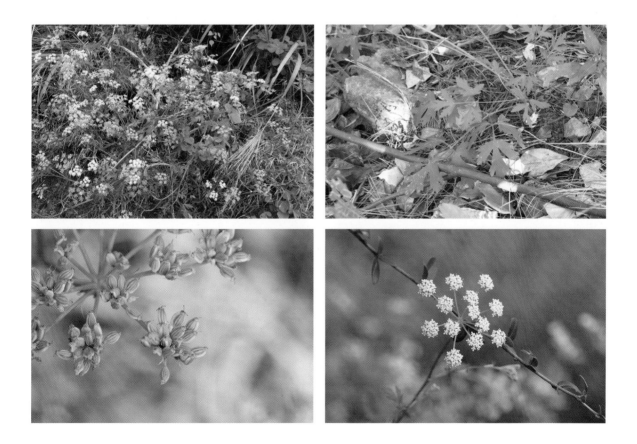

棱槽内油管 3 ～ 5，合生面油管 6 ～ 10；胚乳腹面平直。花期 8—9 月，果期 10—11 月。

【生境与分布】生于海拔 250 ～ 2000 米的山坡林缘、路旁或半阴性的山坡草丛中。产于甘肃、河南、贵州、广西、四川、湖北、湖南、江西、安徽、江苏、浙江、福建。本市各乡镇广为分布。

【药材名】前胡。（《中华人民共和国药典》）

【来源】为伞形科植物前胡的根。

【采收加工】冬季至次春茎叶枯萎或未抽花茎时采挖，除去须根，晒干或低温干燥。

【性味】味苦、辛，性微寒。

【功能主治】降气化痰，散风清热。用于痰热喘满，咯痰黄稠，风热咳嗽痰多。

【应用举例】治肺喘，毒壅滞心膈，昏闷：前胡（去芦头）、紫菀（洗去苗土）、诃黎勒皮、枳实（麸炒微黄）各一两。上为散。每服一钱，不计时候，以温水调下。（《普济方》前胡汤）

329. 变豆菜 *Sanicula chinensis* Bunge

【别名】山芹菜、山芹、蓝布正、鸭脚板。

【植物形态】多年生草本，高达 1 米。根茎粗而短，斜生或近直立，有许多细长的支根。茎粗壮或细弱，直立，无毛，有纵沟纹，下部不分枝，上部重覆叉式分枝。基生叶少数，近圆形、圆肾形至圆心形，通常 3 裂，少至 5 裂，中间裂片倒卵形，基部近楔形，长 3 ～ 10 厘米，宽 4 ～ 13 厘米，主脉 1，无柄或有 1 ～ 2 毫米长的短柄，两侧裂片通常各有 1 深裂，很少不裂，裂口深达基部 1/3 ～ 3/4，内裂片的形状、大小同中间裂片，外裂片披针形，大小约为内裂片的一半，所有裂片表面绿色，背面淡绿色，边缘有大小不等的重锯齿；叶柄长 7 ～ 30 厘米，稍扁平，基部有透明的膜质鞘；茎生叶逐渐变小，有柄或近无柄，通常 3 裂，裂片边缘有大小不等的重锯齿。花序二至三回叉式分枝，侧枝向两边开展而伸长，中间的分枝较短，长 1 ～ 2.5 厘米，总苞片叶状，通常 3 深裂；伞形花序二至三出；小总苞片 8 ～ 10，卵状披针形或线形，长 1.5 ～ 2 毫米，宽约 1 毫米，顶端尖；小伞形花序有花 6 ～ 10，雄花 3 ～ 7，稍短于两性花，花柄长 1 ～ 1.5 毫米；萼齿窄线形，长约 1.2 毫米，宽 0.5 毫米，顶端渐尖；花瓣白色或绿白色，倒卵形至长倒卵形，长 1 毫米，宽 0.5 毫米，顶端内折；花丝与萼齿等长或稍长；两性花 3 ～ 4，无柄；萼齿和花瓣的形状、大小同雄花；花柱与萼齿同长，很少超过。果实圆卵形，长 4 ～ 5 毫米，宽 3 ～ 4 毫米，顶端萼齿成喙状突出，皮刺直立，顶端钩状，基部膨大；果实的横剖面近圆形，胚乳的腹面略凹陷。油管 5，中型，合生面通常 2，大而显著。花果期 4—10 月。

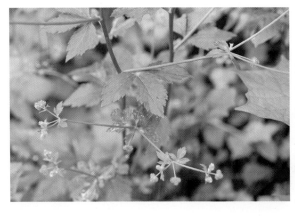
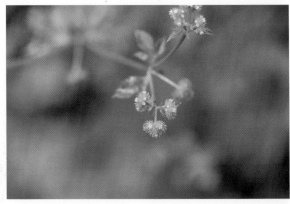

【生境与分布】生于阴湿的山坡路旁、杂木林下、溪边等草丛中。产于东北、华东、中南、西北和西南各省区。本市发现于刘家场镇。

【药材名】变豆菜。（《救荒本草》）

【来源】为伞形科植物变豆菜的全草。

【采收加工】夏、秋季采收，鲜用或晒干。

【性味】味辛、微甘，性凉。

【功能主治】解毒，止血。用于咽痛，咳嗽，月经过多，尿血，外伤出血，疮痈肿毒。

【应用举例】治疗疮红肿：山芹菜 15 克，地丁 15 克，捣烂敷患处。（《青岛中草药手册》）

330. 窃衣 *Torilis scabra*（Thunb.）DC.

【别名】华南鹤虱、水防风。

【植物形态】一年生或多年生草本，全体被刺毛、粗毛或柔毛。根细长，圆锥形。茎直立，单生，有分枝。叶有柄，柄有鞘；叶片近膜质，一至二回羽状分裂或多裂，一回羽片卵状披针形，边缘羽状深裂或全缘，有短柄，末回裂片狭窄。复伞形花序顶生、腋生或与叶对生，花序梗长 2～8 厘米；总苞片通常无，很少有 1 线形或钻形的苞片；伞辐 2～4，长 1～5 厘米，粗壮，有纵棱及向上紧贴的粗毛；小总苞片 5～8，钻形或线形；小伞形花序有花 4～12；萼齿细小，三角状披针形；花瓣白色，倒圆卵形，先端内折；花柱基圆锥形，花柱短，向外反曲，心皮柄顶端 2 浅裂。果实长圆形，长 4～7 毫米，宽 2～3 毫米。有内弯或呈钩状的皮刺，粗糙；胚乳腹面凹陷，在每棱槽下有油管 1，合生面油管 2。花果期 4—11 月。

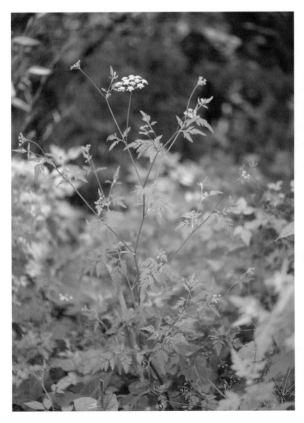

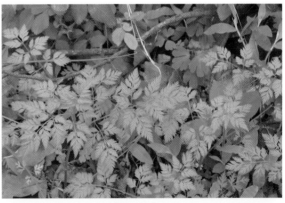

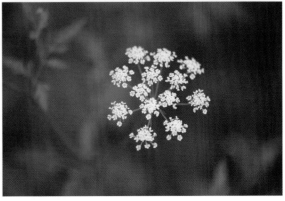

【生境与分布】生于山坡、路旁、荒坡草丛中。产于安徽、江苏、浙江、江西、福建、湖北、湖南、广东、广西、四川、贵州、陕西、甘肃等地。本市各地均有分布。

【药材名】窃衣。（《福建药物志》）

【来源】为伞形科植物窃衣的果实或全草。

【采收加工】夏末秋初采收，晒干或鲜用。

【性味】味苦、辛，性平。

【功能主治】杀虫止泻，收湿止痒。用于虫积腹痛，泄泻，疮疡溃烂，阴痒带下，风湿疹。

【应用举例】（1）治蛔虫病：窃衣果实6～9克，水煎服。（《湖南药物志》）

（2）治痈疮溃烂久不收口，滴虫性阴道炎：窃衣果实适量，水煎冲洗或坐浴。（《广西本草选编》）

九十二、杜鹃花科 Ericaceae

木本植物，灌木或乔木，体型小至大；地生或附生；通常常绿，少有半常绿或落叶；有具芽鳞的冬芽（主产于非洲的欧石南亚科除外）。叶革质，少有纸质，互生，极少假轮生，稀交互对生，全缘或有锯齿，不分裂，被各式毛或鳞片，或无覆被物；不具托叶。花单生或组成总状、圆锥状或伞形总状花序，顶生或腋生，两性，辐射对称或略两侧对称；具苞片；花萼4～5裂，宿存，有时花后肉质；花瓣合生成钟状、坛状、漏斗状或高脚碟状，稀离生，花冠通常5裂，稀4裂、6裂、8裂，裂片覆瓦状排列；雄蕊为花冠裂片的2倍，少有同数，稀更多，花丝分离，稀略黏合，除杜鹃花亚科外，花药背部或顶部通常有芒状或距状附属物，或顶部具伸长的管，顶孔开裂，稀纵裂；除吊钟花属（Enkianthus）为单分体外，花粉粒为四分体；花盘盘状，具厚圆齿；子房上位或下位，（2）5（12）室，稀更多，每室有胚珠多数，稀1枚；花柱和柱头单一。蒴果或浆果，少有浆果状蒴果；种子小，粒状或锯屑状，无翅或有狭翅，或两端具伸长的尾状附属物；胚圆柱形，胚乳丰富。

本科约有103属3350种，全世界分布，除沙漠地区外，广布于南、北半球的温带地区及北半球亚寒带地区，少数属、种环北极或北极分布，也分布于热带高山地区，大洋洲种类极少。我国有15属约757种，分布于全国各地，主产地在西南部山区，尤以四川、云南、西藏三省区相邻地区为盛。

松滋境内的杜鹃花科植物有2属2种，分别为杜鹃属下1种、越橘属下1种。

331. 满山红 *Rhododendron mariesii* Hemsl. et Wils.

【别名】山石榴、马礼士杜鹃、守城满山红、映山红。

【植物形态】落叶灌木，高1～4米；枝轮生，幼时被淡黄棕色柔毛，成长时无毛。叶厚纸质或近于革质，常2～3片集生于枝顶，椭圆形、卵状披针形或三角状卵形，长4～7.5厘米，宽2～4厘米，先端锐尖，具短尖头，基部钝或近于圆形，边缘微反卷，初时具细钝齿，后不明显，上面深绿色，下面淡绿色，幼时两面均被淡黄棕色长柔毛，后无毛或近于无毛，叶脉在上面凹陷，下面凸出，细脉与中脉或侧脉间的夹角近于90°；叶柄长5～7毫米，近于无毛。花芽卵球形，鳞片阔卵形，顶端钝尖，外面沿中脊以上被淡黄棕色绢状柔毛，边缘具睫毛状毛。花通常2朵顶生，先花后叶，出自同一顶生花芽；花梗直立，常为芽鳞所包，长 7～10 毫米，密被黄褐色柔毛；花萼环状，5 浅裂，密被黄褐色柔毛；花冠漏斗形，淡紫红色或紫红色，长 3～3.5 厘米，花冠管长约 1 厘米，基部直径 4 毫米，裂片 5，深裂，长圆形，先端钝圆，上方裂片具紫红色斑点，两面无毛；雄蕊 8～10，不等长，比花冠短或与花冠等长，花丝扁平，无毛，花药紫红色；子房卵球形，密被淡黄棕色长柔毛，花柱比雄蕊长，无毛。蒴果椭圆状卵球形，长 6～9 毫米，稀达 1.8 厘米，密被亮棕褐色长柔毛。花期 4—5 月，果期 6—11 月。

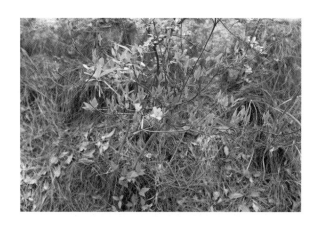

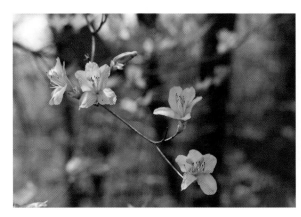
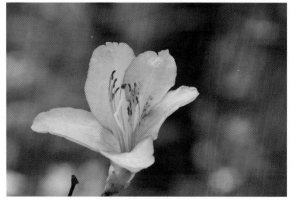

【生境与分布】生于海拔 600～1500 米的山地稀疏灌丛。产于河北、陕西、江苏、安徽、浙江、江西、福建、台湾、河南、湖北、湖南、广东、广西、四川和贵州。本市发现于刘家场镇。

【药材名】满山红。（《全国中草药汇编》）

【来源】为杜鹃花科植物满山红的根、花、叶。

【采收加工】夏、秋季采收，晒干。

【性味】味辛、苦，性温。

【功能主治】根：祛风除湿，活血祛瘀，止痛止血，有毒。

花、叶：清热解毒，化痰止咳，止痒。用于咳嗽气喘痰多。

【应用举例】（1）治慢性支气管炎：满山红叶 60 克，研粗粉，白酒 500 克，浸 7 日，1 次 10～15 毫升，1 日 2～3 次。（《全国中草药汇编》）

（2）治肠炎，痢疾：满山红根 15 克，水煎服。（《全国中草药汇编》）

332. 江南越橘 *Vaccinium mandarinorum* Diels

【别名】米饭花、糯米饭、杨春花树、小三条筋子树。

【植物形态】常绿灌木或小乔木，高 1～4 米。幼枝通常无毛，有时被短柔毛，老枝紫褐色或灰褐色，无毛。叶片厚革质，卵形或长圆状披针形，长 3～9 厘米，宽 1.5～3 厘米，顶端渐尖，基部楔形至钝圆，边缘有细锯齿，两面无毛，或有时在表面沿中脉被微柔毛，中脉和侧脉纤细，在两面稍突起；叶柄长 3～8

毫米，无毛或被微柔毛。总状花序腋生和生于枝顶叶腋，长 2.5 ～ 7（10）厘米，有多数花，序轴无毛或被短柔毛；苞片未见，小苞片 2，着生于花梗中部或近基部，线状披针形或卵形，长 2 ～ 4 毫米，无毛；花梗纤细，长（2）4 ～ 8 毫米，无毛或被微毛；萼筒无毛，萼齿三角形或卵状三角形或半圆形，长 1 ～ 1.5毫米，无毛；花冠白色，有时带淡红色，微香，筒状或筒状坛形，口部稍缢缩或开放，长 6 ～ 7 毫米，外面无毛，内面有微毛，裂齿三角形或狭三角形，直立或反折；雄蕊内藏，药室背部有短距，药管长为药室的 1.5 倍，花丝扁平，密被毛；花柱内藏或微伸出花冠。浆果，熟时紫黑色，无毛，直径 4 ～ 6 毫米。花期 4—6 月，果期 6—10 月。

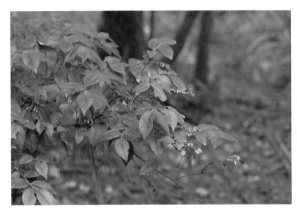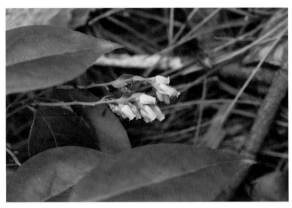

【生境与分布】生于海拔 180 ～ 1600 米的山坡灌丛或杂木林中。产于江苏、安徽、浙江、江西、福建、湖北、湖南、广东、广西、四川、贵州、云南等地。本市发现于刘家场镇。

【药材名】米饭花果。（《新华本草纲要》）

【来源】为杜鹃花科植物江南越橘的果实。

【采收加工】夏、秋季果实成熟时采收，晒干。

【性味】味甘，性平。

【功能主治】消肿散瘀。用于全身浮肿，跌打肿痛。

【应用举例】治全身浮肿：米饭花果 15 克，煎汤服。（《贵州民间药物》）

九十三、紫金牛科 Myrsinaceae

灌木、乔木或攀援灌木，稀藤本或近草本。单叶互生，稀对生或近轮生，通常具腺点或脉状腺条纹，稀无，全缘或具各式齿，齿间有时具边缘腺点；无托叶。总状花序、伞房花序、伞形花序、聚伞花序及上述各式花序组成的圆锥花序或花簇生、腋生、侧生、顶生或生于侧生特殊花枝顶端，或生于具覆瓦状排列的苞片的小短枝顶端；具苞片，有的具小苞片；花通常两性或杂性，稀单性，有时雌雄异株或杂性异株，辐射对称，覆瓦状或镊合状排列，或螺旋状排列，4 或 5 数，稀 6 数；花萼基部连合或近分离，或与子房合生，通常具腺点，宿存；花冠通常仅基部连合或成管，稀近分离，裂片各式，通常具腺点或脉状腺条纹；雄蕊与花冠裂片同数，对生，着生于花冠上，分离或仅基部合生，稀呈聚药（我国不产）；花丝长、短或几无；花药 2 室，纵裂，稀孔裂或室内具横隔（蜡烛果属），有时在雌花中常退化；雌蕊 1，子房上位，稀半下位或下位（杜茎山属），1 室，中轴胎座或特立中央胎座（有时为基生胎座）；胚珠多数，1 或多轮，通常埋藏于多分枝的胎座中，倒生或半弯生，常仅 1 枚发育，稀多数发育；花柱 1，长或短；柱头点尖或分裂、扁平、腊肠形或流苏状。浆果核果状，外果皮肉质、微肉质或坚脆，内果皮坚脆，有种子 1 枚或多数；种子具丰富的肉质或角质胚乳；胚圆柱形，通常横生。

本科有 32～35 属，1000 余种，主要分布于南、北半球热带和亚热带地区，南非及新西兰亦有。我国有 6 属 129 种 18 变种，主要产于长江流域以南各省区。

松滋境内的紫金牛科植物有 2 属 2 种，分别为紫金牛属下 1 种、铁仔属下 1 种。

333. 紫金牛 *Ardisia japonica*（Thunberg）Blume

【别名】不出林、叶下红、矮脚樟、矮茶风、野枇杷叶、小青、老勿大。

【植物形态】小灌木或亚灌木，近蔓生，具匍匐生根的根茎；直立茎长达 30 厘米，稀达 40 厘米，不分枝，幼时被细微柔毛，以后无毛。叶对生或近轮生，叶片坚纸质或近革质，椭圆形至椭圆状倒卵形，顶端急尖，基部楔形，长 4～7 厘米，宽 1.5～4 厘米，边缘具细锯齿，多少具腺点，两面无毛或有时背面仅中脉被细微柔毛，侧脉 5～8 对，细脉网状；叶柄长 6～10 毫米，被微柔毛。亚伞形花序，腋生或生于近茎顶端的叶腋，总梗长约 5 毫米，有花 3～5 朵；花梗长 7～10 毫米，常下弯，二者均被微柔毛；花长 4～5 毫米，有时 6 数，

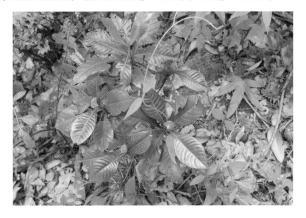

花萼基部连合，萼片卵形，顶端急尖或钝，长约 1.5 毫米或略短，两面无毛，具缘毛，有时具腺点；花瓣粉红色或白色，广卵形，长 4～5 毫米，无毛，具密腺点；雄蕊较花瓣略短，花药披针状卵形或卵形，背部具腺点；雌蕊与花瓣等长，子房卵珠形，无毛；胚珠 15 枚，3 轮。果球形，直径 5～6 毫米，鲜红色转黑色，多少具腺点。花期 5—6 月，果期 11—12 月，有时 5—6 月仍有果。

【生境与分布】生于山间林下或竹林下，阴湿的地方。产于陕西及长江流域以南各省区。本市丘陵低山区广布。

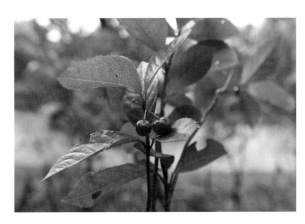
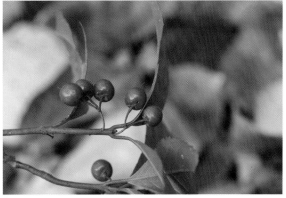

【药材名】矮地茶。(《中华人民共和国药典》)

【来源】为紫金牛科植物紫金牛的全草。

【采收加工】夏、秋季茎叶茂盛时采挖，除去泥沙，干燥。

【性味】味辛、微苦，性平。

【功能主治】化痰止咳，清利湿热，活血化瘀。用于新久咳嗽，喘满痰多，湿热黄疸，经闭瘀阻，风湿痹痛，跌打损伤。

【应用举例】(1)治小儿肺炎：紫金牛30克，枇杷叶7片，陈皮15克；如有咯血或痰中带血者，加旱莲草15克。每日1剂，水煎分2次服。(《全国中草药汇编》)

(2)治肺痈：紫金牛30克，鱼腥草30克，水煎，分2次服。(《江西民间草药》)

334. 铁仔 *Myrsine africana* L.

【别名】簸赭子、铁帚把、矮零子、炒米柴、碎米果、豆瓣柴。

【植物形态】灌木，高0.5~1米；小枝圆柱形，叶柄下延处多少具棱角，幼嫩时被锈色微柔毛。叶片革质或坚纸质，通常为椭圆状倒卵形，有时呈近圆形、倒卵形、长圆形或披针形，长1~2厘米，稀达3厘米，宽0.7~1厘米，顶端广钝或近圆形，具短刺尖，基部楔形，边缘常从中部以上具锯齿，齿端常具短刺尖，两面无毛，背面常具小腺点，尤以边缘较多，侧脉很多，不明显，不连成边缘脉；叶柄短或几无，下延至小枝上。花簇生或近伞形花序，腋生，基部具1圈苞片；花梗长0.5~1.5毫米，无毛或被腺状微柔毛；花4数，长2~2.5毫米，花萼长约0.5毫米，基部微微连合或近分离，萼片广卵形至椭圆状卵形，两面无毛，具缘毛及腺点；花冠在雌花中长为萼的2倍或略长，基部连合成管，管长为全长的1/2或更多；雄蕊微微伸出花冠，花丝基部连合成管，管与花冠管等长，基部与花冠管合生，上部分离，管口具缘毛，里面无毛；花药长圆形，与花冠裂片等大且略长，雌蕊长过雄蕊，子房长卵形或圆锥形，无毛，花柱伸长，柱头点尖、微裂、2半裂或边缘流苏状；花冠在雄花中长为管的1倍左右，花冠管为全长的1/2或略短，外面无毛，里面与花丝合生部分被微柔毛，裂片卵状披针形，具缘毛及腺毛；雄蕊伸出花冠很多，花丝基部连合的管与花冠管合生且等长，上部分离，分离部分长为花药的1/2或略短，均被微柔毛，花药长圆状卵形，伸出花冠约2/3；雌蕊在雄花中退化。果球形，直径达5毫米，红色变紫黑色，光亮。花期2—3月，有时5—6月，果期10—11月，有时2月或6月。

【生境与分布】生于石山坡、荒坡疏林中或林缘，向阳干燥的地方。产于甘肃、陕西、湖北、湖南、

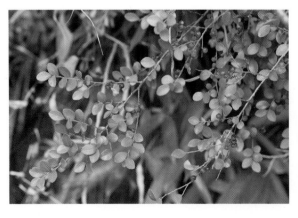
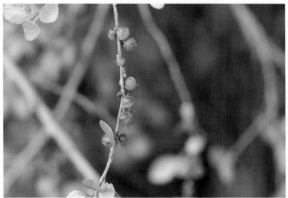

四川、贵州、云南、西藏、广西、台湾。本市发现于刘家场镇、卸甲坪乡。

【药材名】大红袍。（《贵州民间药物》）

【来源】为紫金牛科植物铁仔的根或枝叶。

【采收加工】夏、秋季采收，洗净，切段，晒干。

【性味】味苦、微甘，性凉。

【功能主治】祛风止痛，清热利湿，收敛止血。用于风湿痹痛，牙痛，泄泻，痢疾，血崩，便血，肺结核咯血。

【应用举例】（1）治痢疾：大红袍、仙鹤草根各 30 克，水煎服。（《贵州民间药物》）

（2）治红淋：大红袍 9 ～ 15 克，水煎服。（《贵州民间药物》）

九十四、报春花科 Primulaceae

多年生或一年生草本，稀为亚灌木。茎直立或匍匐，具互生、对生或轮生之叶，或无地上茎而叶全部基生，并常形成稠密的莲座丛。花单生或组成总状、伞形或穗状花序，两性，辐射对称；花萼通常 5 裂，稀 4 裂或 6 ～ 9 裂，宿存；花冠下部合生成短或长筒，上部通常 5 裂，稀 4 裂或 6 ～ 9 裂，仅 1 单种属（海乳草属 *Glaux*）无花冠；雄蕊多少贴生于花冠上，与花冠裂片同数而对生，极少具 1 轮鳞片状退化雄蕊，花丝分离或下部连合成筒；子房上位，仅 1 属（水茴草属 *Samolus*）半下位，1 室；花柱单一；胚珠通常多数，生于特立中央胎座上。蒴果通常 5 齿裂或瓣裂，稀盖裂；种子小，有棱角，常为盾状，种脐位于腹面的中心；胚小而直，藏于丰富的胚乳中。

本科共有 22 属，近 1000 种，分布于全世界，主产于北半球温带地区。我国有 13 属，近 500 种，产于全国各地，尤以西部高原和山区种类特别丰富。四川西部、云南西北部和西藏东南部是报春花属（*Primula*）、点地梅属（*Androsace*）和独花报春属（*Omphalogramma*）的现代分布中心；珍珠菜属（*Lysimachia*）亦主要分布于我国西南和中南部；羽叶点地梅属（*Pomatosace*）则为我国所特有。

松滋境内的报春花科植物有 2 属 7 种，分别为珍珠菜属下 6 种、报春花属 1 种。

335. 狼尾花 *Lysimachia barystachys* Bunge

【别名】虎尾草、狼尾珍珠菜、酸溜子、红四毛草、重穗排草、活血莲、血经草。

【植物形态】多年生草本，具横走的根茎，全株密被卷曲柔毛。茎直立，高 30 ～ 100 厘米。叶互生或近对生，长圆状披针形、倒披针形至线形，长 4 ～ 10 厘米，宽 6 ～ 22 毫米，先端钝或锐尖，基部楔形，近于无柄。总状花序顶生，花密集，常转向一侧；花序轴长 4 ～ 6 厘米，后渐伸长，

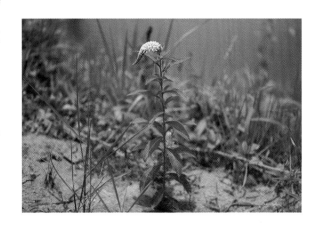

果时长可达 30 厘米；苞片线状钻形，花梗长 4～6
毫米，通常稍短于苞片；花萼长 3～4 毫米，分
裂近达基部，裂片长圆形，周边膜质，顶端圆形，
略呈啮蚀状；花冠白色，长 7～10 毫米，基部合
生部分长约 2 毫米，裂片舌状狭长圆形，宽约 2
毫米，先端钝或微凹，常有暗紫色短腺条；雄蕊
内藏，花丝基部约 1.5 毫米连合并贴生于花冠基部，
分离部分长约 3 毫米，具腺毛；花药椭圆形，长
约 1 毫米；花粉粒具 3 孔沟，长球形（（29～31.5）
微米 ×（20～24）微米），表面近于平滑；子房
无毛，花柱短，长 3～3.5 毫米。蒴果球形，直径
2.5～4 毫米。花期 5—8 月，果期 8—10 月。

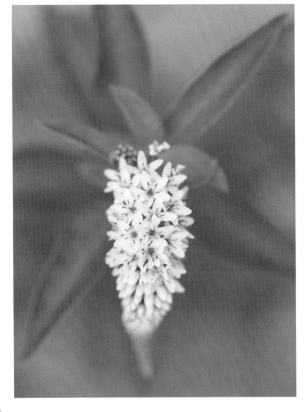

【生境与分布】生于中高山山坡草丛、路边。
产于黑龙江、吉林、辽宁、内蒙古、河北、山西、
陕西、甘肃、四川、云南、贵州、湖北、河南、安徽、
山东、江苏、浙江等地。本市发现于万家乡。

【药材名】狼尾巴花。（《陕西中草药》）

【来源】为报春花科植物狼尾花的全草或根茎。

【采收加工】花期采挖，阴干或鲜用。

【性味】味苦、辛，性平。

【功能主治】活血利水，解毒消肿。用于月经不调，风湿痹痛，水肿，小便不利，咽喉肿痛，乳痈，
无名肿毒，跌打损伤。

【应用举例】（1）治月经不调，痛经：狼尾巴花、益母草各 9 克，月季花、马鞭草各 6 克，水煎服。
（《华山药物志》）

（2）治淋巴结结核，小儿疳热：鲜狼尾巴花 30 克，鸡蛋 1 个同煮熟，蛋、汤同服。（《秦岭巴山天
然药物志》）

336. 展枝过路黄 *Lysimachia brittenii* R. Knuth

【植物形态】茎直立，高 60～100 厘米，基
部直径达 6 毫米，近圆柱形，下部常带暗紫色，节
间长 8～11 厘米，被稀疏柔毛，老时近于无毛，
近中部分枝；枝纤细，通常近水平伸展。叶对生，
披针形至长圆状披针形，长 6～12 厘米，宽 1.5～3.5
厘米，先端渐尖或成尾状，基部楔形，下延，上面
绿色，无毛，下面粉绿色，沿叶脉被极稀疏的柔毛，
其余部分近于无毛；叶柄长（5）10～20 毫米，

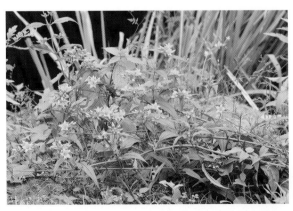

具狭翅，基部扩展成小耳状抱茎。花6至多朵在茎端和枝端排成伞形花序，在花序下方的1对叶腋中，偶有少数花（2～4朵）生于不发育的短枝端；果梗长 10～15 毫米，被稀疏柔毛及腺体；果萼长 6～7 毫米，分裂近达基部，裂片披针形，宽约 1.5 毫米，先端渐尖成钻形，背面中肋隆起。蒴果近球形，直径 3.5～4 毫米。果期 8 月。

【生境与分布】生于山坡草地和山谷中。产于湖北西部、湖南东北部。本市发现于卸甲坪乡。

【药材名】展枝过路黄。（《中国中药资源志要》）

【来源】为报春花科植物展枝过路黄的全草。

【采收加工】花期采收，晒干或鲜用。

【性味】味苦，性凉。

【功能主治】清热解毒。用于红肿，痈疖。

【应用举例】治疗疮：鲜品适量，捣烂外敷。

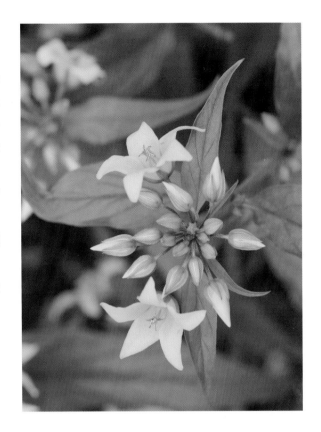

337. 过路黄 *Lysimachia christinae* Hance

【别名】神仙对坐草、遍地黄、蜈蚣草、黄疸草、水侧耳根、一串钱、铜钱草、铺地莲。

【植物形态】茎柔弱，平卧延伸，长 20～60 厘米，无毛、被疏毛或密被铁锈色多细胞柔毛，幼嫩部分密被褐色无柄腺体，下部节间较短，常发出不定根，中部节间长 1.5～5（10）厘米。叶对生，卵圆形、近圆形至圆肾形，长（1.5）2～6（8）厘米，宽 1～4（6）厘米，先端锐尖或圆钝以至圆形，基部截形至浅心形，鲜时稍厚，透光可见密布的透明腺条，干时腺条变黑色，两面无毛或密被糙伏毛；叶柄比叶片短或与之近等长，无毛或密被毛。花单生于叶腋；花梗长 1～5 厘米，通常不超过叶长，毛被如茎，多少具褐色无柄腺体；花萼长（4）5～7（10）毫米，分裂近达基部，裂片披针形、椭圆状披针形至线形或上部稍扩大而近匙形，先端锐尖或稍钝，无毛、被柔毛或仅边缘具缘毛；花冠黄色，长 7～15 毫米，基部

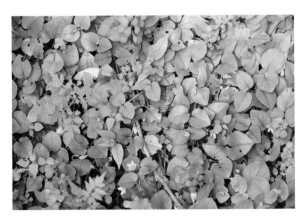

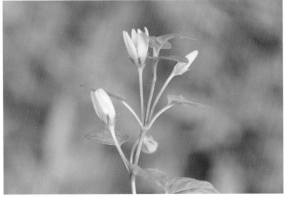

合生部分长 2 ～ 4 毫米，裂片狭卵形至近披针形，先端锐尖或钝，质地稍厚，具黑色长腺条；花丝长 6 ～ 8 毫米，下半部合生成筒；花药卵圆形，长 1 ～ 1.5 毫米；花粉粒具 3 孔沟，近球形，表面具网状纹饰；子房卵珠形，花柱长 6 ～ 8 毫米。蒴果球形，直径 4 ～ 5 毫米，无毛，有稀疏黑色腺条。花期 5—7 月，果期 7—10 月。

【生境与分布】生于沟边、路旁阴湿处和山坡林下。产于云南、四川、贵州、陕西（南部）、河南、湖北、湖南、广西、广东、江西、安徽、江苏、浙江、福建。本市广布。

【药材名】金钱草。（《中华人民共和国药典》）

【来源】为报春花科植物过路黄的全草。

【采收加工】夏、秋季采收，除去杂质，洗净，晒干。

【性味】味甘、咸，性微寒。

【功能主治】利湿退黄，利尿通淋，解毒消肿。用于湿热黄疸，胆胀胁痛，石淋，热淋，小便涩痛，痈肿疔疮，蛇虫咬伤。

【应用举例】（1）治胆石症：过路黄 60 克，鸡内金 18 克，共研细末，分 3 次开水冲服。（《福建药物志》）

（2）治胆囊炎：金钱草 45 克，虎杖根 15 克，水煎服。如有疼痛加郁金 15 克。（《全国中草药汇编》）

338. 矮桃 *Lysimachia clethroides* Duby

【别名】山柳珍珠菜、山高粱、野鸡公花、红根草、通经草、九节莲、狗尾巴。

【植物形态】多年生草本，全株多少被黄褐色卷曲柔毛。根茎横走，淡红色。茎直立，高 40 ～ 100 厘米，圆柱形，基部带红色，不分枝。叶互生，长椭圆形或阔披针形，长 6 ～ 16 厘米，宽 2 ～ 5 厘米，先端渐尖，基部渐狭，两面散生黑色粒状腺点，近于无柄或具长 2 ～ 10 毫米的柄。总状花序顶生，盛花期长约 6 厘米，花密集，常转向一侧，后渐伸长，果时长 20 ～ 40 厘米；苞片线状钻形，比花梗稍长；花梗长 4 ～ 6 毫米；花萼长 2.5 ～ 3 毫米，分裂近达基部，裂片卵状椭圆形，先端圆钝，周边膜质，有腺状缘毛；花冠白色，长 5 ～ 6 毫米，基部合生部分长约 1.5 毫米，裂片狭长圆形，先端圆钝；雄蕊内藏，花丝基部约 1 毫米连合并贴生于花冠基部，分离部分长约 2 毫米，被腺毛；花药长圆形，长约 1 毫米；花粉粒具 3 孔沟，长球形，表面近于平滑；子房卵珠形，花柱稍粗，长 3 ～ 3.5 毫米。蒴果近球形，直径 2.5 ～ 3 毫米。花期 5—7 月，果期 7—10 月。

【生境与分布】生于路旁及荒山草坡中。产于我国东北、华中、西南、华南、华东各省区以及河北、

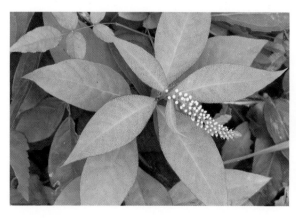 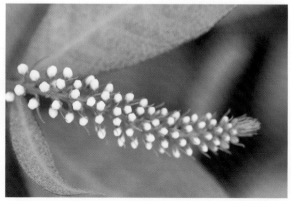

陕西等省。本市广布。

【药材名】珍珠菜。(《南京民间药草》)

【来源】为报春花科植物矮桃的根及全草。

【采收加工】秋季采收，鲜用或晒干。

【性味】味苦、辛，性平。

【功能主治】清热利湿，活血散瘀，解毒消痈。用于水肿，热淋，黄疸，痢疾，风湿热痹，带下，经闭，跌打骨折，外伤出血，乳痈，疔疮，蛇咬伤。

【应用举例】(1)治尿路感染：珍珠菜、萹蓄各15克，车前草30克，水煎服。(《安徽中草药》)

(2)治月经过多：珍珠菜、金樱子根各30克，棕榈根15克，水煎服，每日1剂。(《草药手册》)

339. 临时救 *Lysimachia congestiflora* Hemsl.

【别名】聚花过路黄、小过路黄、胡氏排草、红头绳、九莲灯、大疮药、爬地黄。

【植物形态】茎下部匍匐，节上生根，上部及分枝上升，长6～50厘米，圆柱形，密被多细胞卷曲柔毛；分枝纤细，有时仅顶端具叶。叶对生，茎端的2对间距短，近密聚，叶片卵形、阔卵形以至近圆形，近等大，长(0.7)1.4～3(4.5)厘米，宽(0.6)1.3～2.2(3)厘米，先端锐尖或钝，基部近圆形或截形，稀略呈心形，上面绿色，下面较淡，有时沿中肋和侧脉染紫红色，两面多少被具节糙伏毛，稀近于无毛，近边缘有暗红色或有时变为黑色的腺点，侧脉2～4对，在下面稍隆起，网脉纤细，不明显；叶柄比叶片短，具草质狭边缘。花2～4朵集生于茎端和枝端成近头状的总状花序，在花序下方的1对叶腋有时具单生之花；花梗极短或长至2毫米；花萼长5～8.5毫米，分裂近达基部，裂片披针形，宽约1.5毫米，背面被疏柔毛；花冠黄色，内面基部紫红色，长9～11毫米，基部合生部分长2～3毫米，5裂(偶有6裂的)，裂片卵状椭圆形至长圆形，宽3～6.5毫米，先端锐尖或钝，散生暗红色或变黑色的腺点；花丝下部合生成高约2.5毫米的筒，分离部分长2.5～4.5毫米；花药长圆形，长约1.5毫米；花粉粒近长球形，表面具网状纹饰；子房被毛，花柱长5～7毫米。蒴果球形，直径3～4毫米。花期5—6月，果期7—10月。

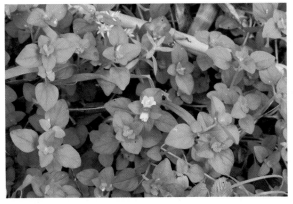 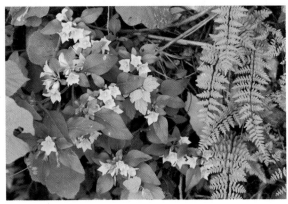

【生境与分布】生于路边、溪边。产于我国长江以南各省区以及陕西、甘肃南部和台湾。本市各地有分布。

【药材名】风寒草。(《常用草药治疗手册》)

【来源】为报春花科植物临时救的全草。

【采收加工】在栽种当年10—11月采收一次，第2、第3年的5—6月和10—11月可采收两次，齐地面割下，择净杂草，晒干或炕干。

【性味】味辛、微苦，性微温。

【功能主治】祛风散寒，止咳化痰，解毒利湿，消积排石。用于风寒头痛，咳嗽痰多，咽喉肿痛，黄疸，胆道结石，尿路结石，小儿疳积，痈疽疔疮，毒蛇咬伤。

【应用举例】（1）治月经不调，痛经：风寒草同鸡肉煲服。（《广西民族药简编》）

（2）治咳嗽，腹痛，腹泻：单用小过路黄泡酒服。（《四川中药志》）

340. 点腺过路黄 *Lysimachia hemsleyana* Maxim.

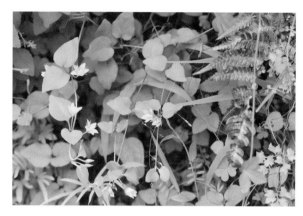

【别名】女儿红、露天过路黄、露天金钱草。

【植物形态】茎簇生，平铺地面，先端伸长成鞭状，长可达90厘米，圆柱形，基部直径1.5～2毫米，密被多细胞柔毛。叶对生，卵形或阔卵形，长1.5～4厘米，宽1.2～3厘米，先端锐尖，基部近圆形、截形以至浅心形，上面绿色，密被小糙伏毛，下面淡绿色，毛被较疏或近于无毛，两面均有褐色或黑色粒状腺点，极少为透明腺点，侧脉3～4对，在下面稍明显，网脉隐蔽。叶柄长5～18毫米。花单生于茎中部叶腋，极少生于短枝上叶腋；花梗长7～15毫米，果时下弯，可增长至2.5厘米；花萼长7～8毫米，分裂近达基部，裂片狭披针形，宽1～1.5毫米，背面中肋明显，被稀疏小柔毛，散生褐色腺点；花冠黄色，长6～8毫米，基部合生部分长约2毫米，裂片椭圆形或椭圆状披针形，宽3.5～4毫米，先端锐尖或稍钝，散生暗红色或褐色腺点；花丝下部合生成高约2毫米的筒，分离部分长3～5毫米；花药长圆形，长约1.5毫米；子房卵珠形，花柱长6～7毫米。蒴果近球形，直径3.5～4毫米。花期4—6月，果期5—7月。

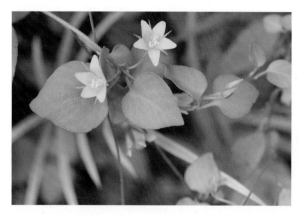

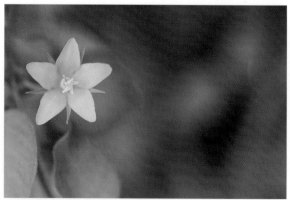

【生境与分布】生于山谷林缘、溪旁和路边草丛中。产于陕西南部、四川东部、河南南部、湖北、湖南、江西、安徽、江苏、浙江、福建。本市发现于卸甲坪乡。

【药材名】点腺过路黄。（《湖南药物志》）

【来源】为报春花科植物点腺过路黄的全草。

【采收加工】夏季采收，鲜用或晒干。

【性味】味微苦，性凉。

【功能主治】清热利湿，活血通经。用于肝炎，肾盂肾炎，膀胱炎，经闭。

【应用举例】（1）治慢性肝炎：点腺过路黄全草60克，酢浆草30克，夏枯草、虎杖、筋骨草各15克，水煎服。（《湖南药物志》）

（2）治虫牙痛：点腺过路黄全草60克，加鸡蛋3个。煮熟后去蛋壳再煮，吃蛋饮汁，取渣外敷患处。（《湖南药物志》）

341. 鄂报春 *Primula obconica* Hance

【别名】四季报春、四季樱草、仙鹤莲、岩丸子。

【植物形态】多年生草本。根状茎粗短或有时伸长，向下发出棕褐色长根。叶卵圆形、椭圆形或矩圆形，长3～14（17）厘米，宽2.5～11厘米，先端圆形，基部心形或有时圆形，边缘近全缘具小齿或呈浅波状而具圆齿状裂片，干时纸质或近膜质，上面近于无毛或被毛，毛极短，呈小刚毛状或为多细胞柔毛，下面沿叶脉被多细胞柔毛，其余部分无毛或疏被柔毛，中肋及4～6

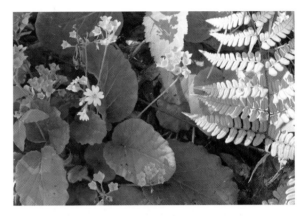

对侧脉在下面显著；叶柄长3～14厘米，被白色或褐色的多细胞柔毛，基部增宽，多少呈鞘状。花葶1至多枚自叶丛中抽出，高6～28厘米，被毛同叶柄，但通常较稀疏；伞形花序2～13花，在栽培条件下可出现第二轮花序；苞片线形至线状披针形，长5～10毫米，被柔毛；花梗长5～20（25）毫米，被柔毛；花萼杯状或阔钟状，长5～10毫米，具5脉，外面被柔毛，通常基部毛较长且稍密，5浅裂，裂片长0.5～2毫米，阔三角形或半圆形而具小骤尖头，花冠玫瑰红色，稀白色，冠筒长于花萼0.5～1倍，喉部具环状附属物，冠檐直径1.5～2.5厘米，裂片倒卵形，先端2裂；花异型或同型。长花柱花：雄蕊靠近冠筒基部着生，花柱长近达冠筒口。短花柱花：雄蕊着生于冠筒中上部，花柱长2～2.5毫米。同型花：雄蕊着生处和花柱长均近达冠筒口。蒴果球形，直径约3.5毫米。花期3—6月。

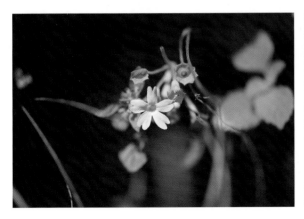

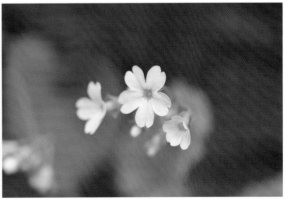

【生境与分布】生于林下、水沟边和湿润岩石上，海拔 500～2200 米。产于云南、四川、贵州、湖北（西部）、湖南、广西、广东（北部）和江西（宜丰）。本市低山地区广布。

【药材名】鄂报春。（《陕西中草药》）

【来源】为报春花科植物鄂报春的根。

【采收加工】秋季或初春采挖，除去地上部分，洗净，晒干。

【性味】味苦，性凉。

【功能主治】解酒毒，止腹痛。用于嗜酒无度，酒毒伤脾，腹痛便泄。

【应用举例】治腹痛，解酒毒：鄂报春 9～15 克，煎汤服。（《全国中草药汇编》）

九十五、柿科 Ebenaceae

乔木或直立灌木，不具乳汁，少数有枝刺。叶为单叶，互生，很少对生，排成二列，全缘，无托叶，具羽状叶脉。花多半单生，通常雌雄异株，或为杂性，雌花腋生，单生，雄花常生在小聚伞花序上或簇生，或为单生，整齐；花萼 3～7 裂，多少深裂，在雌花或两性花中宿存，常在果时增大，裂片在花蕾中镊合状或覆瓦状排列，花冠 3～7 裂，早落，裂片旋转排列，很少覆瓦状排列或镊合状排列；雄蕊离生或着生在花冠管的基部，常为花冠裂片数的 2～4 倍，很少和花冠裂片同数而与之互生，花丝分离或两枚连生成对，花药基着，2 室，内向，纵裂，雌花常具退化雄蕊或无雄蕊；子房上位，2～16 室，每室具 1～2 悬垂的胚珠；花柱 2～8 枚，分离或基部合生；柱头小，全缘或 2 裂；在雄花中，雌蕊退化或缺。浆果多肉质；种子有胚乳，胚乳有时为嚼烂状，胚小，子叶大，叶状；种脐小。

本科有 3 属 500 余种，主要分布于热带地区，在亚洲的温带地区和美洲的北部种类少。我国有 1 属约 57 种。

松滋境内的柿科植物有 1 属 2 种，即柿属下 2 种。

342. 柿 *Diospyros kaki* Thunb.

【别名】柿子、镇头迦。

【植物形态】落叶大乔木，通常高达 10～14 米，胸径达 65 厘米，高龄老树有高达 27 米的；树皮深灰色至灰黑色，或者黄灰褐色至褐色，沟纹较密，裂成长方块状；树冠球形或长圆球形，老树冠直径达 10～13 米，有达 18 米的。枝开展，带绿色至褐色，无毛，散生纵裂的长圆形或狭长圆形皮孔；嫩枝初时有棱，有棕色柔毛或茸毛或无毛。冬芽小，卵形，长 2～3 毫米，先端钝。叶纸质，卵状椭圆形至倒卵形或近圆形，通常较大，长 5～18 厘米，宽 2.8～9 厘米，先端渐尖或钝，基部楔形，钝，圆形或近截形，很少为心形，新叶疏生柔毛，老叶上面有光泽，深绿色，无毛，下面绿色，有柔毛或无毛，中脉在上面凹下，有微柔毛，在下面凸起，侧脉每边 5～7 条，上面平坦或稍凹下，下面略凸起，下部的脉较长，上部的较短，向上斜生，稍弯，将近叶缘网结，小脉纤细，在上面平坦或微凹下，联结成小网状；叶柄长 8～20 毫米，变无毛，上面有浅槽。花雌雄异株，但间或有雄株中有少数雌花，雌株中有少数雄花的，花序腋生，为聚伞花序；雄花序小，长 1 ～ 1.5 厘米，弯垂，有短柔毛或茸毛，有花 3 ～ 5 朵，通常有花 3 朵；总花梗长约 5 毫米，有微小苞片；雄花小，长 5 ～ 10 毫米；花萼钟状，两面有毛，深 4 裂，裂片卵形，长约 3 毫米，有睫毛状毛；花冠钟状，不长过花萼的两倍，黄白色，外面或两面有毛，长约 7 毫米，4 裂，裂片卵形或心形，开展，两面有绢毛或外面脊上有长伏柔毛，里面近无毛，先端钝，雄蕊 16 ～ 24 枚，

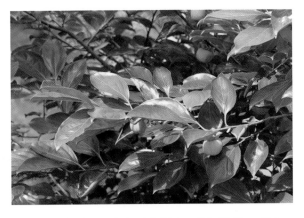

着生在花冠管的基部，连生成对，腹面 1 枚较短，花丝短，先端有柔毛，花药椭圆状长圆形，顶端渐尖，药隔背部有柔毛，退化子房微小；花梗长约 3 毫米。雌花单生于叶腋，长约 2 厘米，花萼绿色，有光泽，直径约 3 厘米或更大，深 4 裂，萼管近球状钟形，肉质，长约 5 毫米，直径 7 ～ 10 毫米，外面密生伏柔毛，里面有绢毛，裂片开展，阔卵形或半圆形，有脉，长约 1.5 厘米，两面疏生伏柔毛或近无毛，先端钝或急尖，两端略向背后弯卷；花冠淡黄白色或黄白色而带紫红色，壶形或近钟形，较花萼短小，长和直径各 1.2 ～ 1.5 厘米，4 裂，花冠管近四棱形，直径 6 ～ 10 毫米，裂片阔卵形，长 5 ～ 10 毫米，宽 4 ～ 8 毫米，上部向外弯曲；退化雄蕊 8 枚，着生在花冠管的基部，带白色，有长柔毛；子房近扁球形，直径约 6 毫米，多少具 4 棱，无毛或有短柔毛，8 室，每室有胚珠 1 颗；花柱 4 深裂，柱头 2 浅裂；花梗长 6 ～ 20 毫米，密生短柔毛。果形种种，有球形、扁球形、球形而略呈方形、卵形等，直径 3.5 ～ 8.5 厘米，基部通常有棱，嫩时绿色，后变黄色、橙黄色，果肉较脆硬，老熟时果肉变成柔软多汁，呈橙红色或大红色等，有种子数颗；种子褐色，椭圆状，长约 2 厘米，宽约 1 厘米，侧扁，在栽培品种中通常无种子或有少数种子；宿存萼在花后增大增厚，宽 3 ～ 4 厘米，4 裂，方形或近圆形，近平扁，厚革质或干时近木质，外面有伏柔毛，后变无毛，里面密被棕色绢毛，裂片革质，宽 1.5 ～ 2 厘米，长 1 ～ 1.5 厘米，两面无毛，有光泽；果柄粗壮，长 6 ～ 12 毫米。花期 5—6 月，果期 9—10 月。

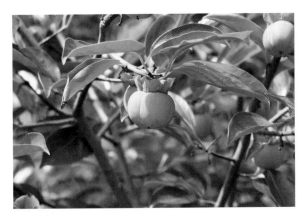
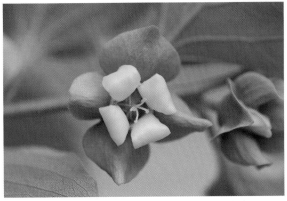

【生境与分布】原产于我国长江流域，现各地广为栽培。本市广布。

【药材名】柿蒂。（《中华人民共和国药典》）

【来源】为柿科植物柿的宿萼。

【采收加工】秋、冬季收集成熟柿子的果蒂（带宿存花萼），去柄，晒干。

【性味】味苦、涩，性平。

【功能主治】降逆止呃。用于呃逆。

【应用举例】（1）治呃逆不止：柿蒂，烧灰存性为末，黄酒调服，或用姜汁、砂糖各等份和匀，炖热徐服。（《村居救急方》）

（2）治伤寒呕哕不止：干柿蒂7枚，白梅3枚。上二味，粗捣筛，只作一服，用水一盏，煎至半盏，去滓温服，不拘时。（《圣济总录》柿蒂汤）

343. 野柿 *Diospyros kaki* var. *sylvestris* Makino

【别名】野柿子。

【植物形态】本变种是山野自生柿树。小枝及叶柄常密被黄褐色柔毛，叶较栽培柿树的叶小，叶片下面的毛较多，花较小，果亦较小，直径2～5厘米。

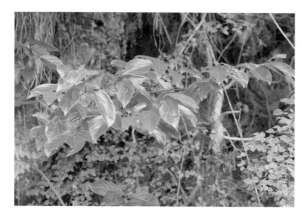
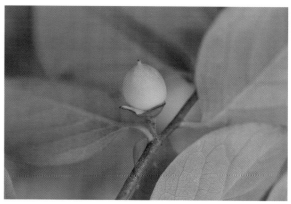

【生境与分布】生于山地自然林或次生林中，或在山坡灌丛中。产于我国中部，云南、广东和广西北部，江西、福建等地的山区。本市发现于刘家场镇。

【药材名】柿漆。（《本草纲目》）

【来源】为柿科植物柿或野柿的未成熟果实，经加工制成的胶状液。

【采收加工】采收未成熟果实，捣烂，置于缸中，加入清水，搅动，放置若干天，将渣滓除去，剩下胶状液，即为柿漆，也称柿涩。

【性味】味苦、涩，性平。

【功能主治】平肝，降血压。用于高血压。

【应用举例】治高血压：柿漆1～2匙，用牛乳或米饮汤和服，每日2～3回。（《现代实用中药》）

九十六、山矾科 Symplocaceae

灌木或乔木。单叶，互生，通常具锯齿、腺质锯齿或全缘，无托叶。花辐射对称，两性，稀杂性，排成穗状花序、总状花序、圆锥花序或团伞花序，很少单生；花通常为1枚苞片和2枚小苞片所承托；萼3～5深裂或浅裂，通常5裂，裂片镊合状排列或覆瓦状排列，通常宿存；花冠裂片分裂至近基部或中部，裂片3～11片，通常5片，覆瓦状排列；雄蕊通常多数，很少4～5枚，着生于花冠筒上，花丝呈各式连生或分离，排成1～5列，花药近球形，2室，纵裂；子房下位或半下位，顶端常具花盘和腺点，2～5室，通常3室，花柱1，纤细，柱头小，头状或2～5裂；胚珠每室2～4颗，下垂。果为核果，顶端冠以宿存的萼裂片，通常具薄的中果皮和坚硬木质的核（内果皮）；核光滑或具棱，1～5室，每室有种子1颗，具丰富的胚乳，胚直或弯曲，子叶很短，线形。

本科仅有1属约300种，广布于亚洲、大洋洲和美洲的热带和亚热带地区，非洲不产。我国有77种，主要分布于西南部至东南部，以西南部的种类较多，东北部仅有1种。

松滋境内的山矾科植物有1属2种，即山矾属下2种。

344. 白檀 *Symplocos paniculata* (Thunb.) Miq.

【别名】碎米子树、乌子树、十里香、蛤蟆涎、白花茶、檀花青。

【植物形态】落叶灌木或小乔木；嫩枝有灰白色柔毛，老枝无毛。叶膜质或薄纸质，阔倒卵形、椭圆状倒卵形或卵形，长3～11厘米，宽2～4厘米，先端急尖或渐尖，基部阔楔形或近圆形，边缘有细尖锯齿，叶面无毛或有柔毛，叶背通常有柔毛或仅脉上有柔毛；中脉在叶面凹下，侧脉在叶面平坦或微凸起，每边4～8条；叶柄长3～5毫米。圆锥花序长5～8厘米，通常有柔毛；苞片早落，通常条形，有褐色腺点；花萼长2～3毫米，萼筒褐色，无毛或有疏柔毛，裂片半圆形或卵形，稍长于萼筒，淡黄色，有纵脉纹，边缘有毛；花冠白色，长4～5毫米，5深裂几达基部；雄蕊40～60枚，子房2室，花盘具5凸起的腺点。核果熟时蓝色，卵状球形，稍偏斜，长5～8毫米，顶端宿萼裂片直立。

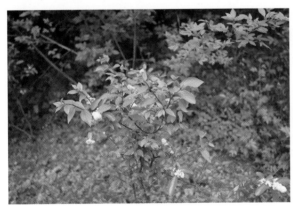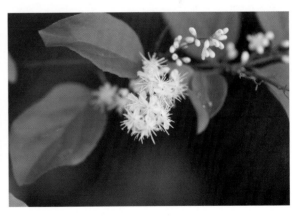

【生境与分布】生于山坡、路边、疏林或密林中。产于东北、华北、华中、华南、西南各地。本市发现于涴水镇。

【药材名】白檀。（《浙江中药资源名录》）

【来源】为山矾科植物白檀的根。

【采收加工】秋、冬季挖取，洗净，晒干。

【性味】味苦，性微寒。

【功能主治】清热解毒，调气散结，祛风止痒。用于乳腺炎，淋巴腺炎，肠痈，疮疖，疝气，荨麻疹，皮肤瘙痒。

【应用举例】（1）治乳腺炎，淋巴腺炎：白檀9～24克，水煎服，红糖为引。（《玉溪中草药》）

（2）治胃炎：白檀根、猪瘦肉各 45 克，同炖服。（《福建药物志》）

345. 山矾 *Symplocos sumuntia* Buch. –Ham. ex D. Don

【别名】美山矾、郑花、七里香、山桂花、芸香、坛果山矾。

【植物形态】乔木，嫩枝褐色。叶薄革质，卵形、狭倒卵形、倒披针状椭圆形，长 3.5 ～ 8 厘米，宽 1.5 ～ 3 厘米，先端常呈尾状渐尖，基部楔形或圆形，边缘具浅锯齿或波状齿，有时近全缘；中脉在叶面凹下，侧脉和网脉在两面均凸起，侧脉每边 4 ～ 6 条；叶柄长 0.5 ～ 1 厘米。总状花序长 2.5 ～ 4 厘米，被展开的柔毛；苞片早落，阔卵形至倒卵形，长约 1 毫米，密被柔毛，小苞片与苞片同型；花萼长 2 ～ 2.5 毫米，萼筒倒圆锥形，无毛，裂片三角状卵形，与萼筒等长或稍短于萼筒，背面有微柔毛；花冠白色，5 深裂几达基部，长 4 ～ 4.5 毫米，裂片背面有微柔毛；雄蕊 25 ～ 35 枚，花丝基部稍合生；花盘环状，无毛；子房 3 室。核果卵状坛形，长 7 ～ 10 毫米，外果皮薄而脆，顶端宿萼裂片直立，有时脱落。花期 2—3 月，果期 6—7 月。

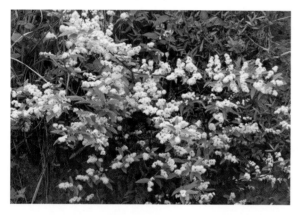
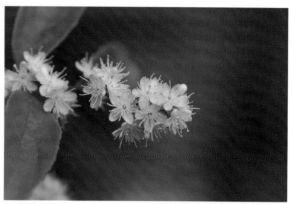

【生境与分布】生于海拔 200 ～ 1500 米的山林中。产于江苏、浙江、福建、台湾、广东、广西、江西、湖南、湖北、四川、贵州、云南。本市发现于洈水镇。

【药材名】山矾根、土白芷。（《闽东本草》）

【来源】为山矾科植物山矾的根。

【采收加工】夏、秋季采挖，洗净，切片，晒干。

【性味】味苦、辛，性平。

【功能主治】清热利湿，凉血止血，祛风止痛。用于黄疸，泄泻，痢疾，血崩，风火牙痛，头痛，风湿痹痛。

【应用举例】（1）治腹泻：山矾根 15 克，胡颓子根 15 克，水煎服。（《湖南药物志》）

（2）治关节炎：山矾根 120 克，猪蹄 1 只，水炖，服汤食肉。（《江西草药》）

九十七、木犀科 Oleaceae

乔木，直立或藤状灌木。叶对生，稀互生或轮生，单叶、三出复叶或羽状复叶，稀羽状分裂，全缘或具齿；具叶柄，无托叶。花辐射对称，两性，稀单性或杂性，雌雄同株、异株或杂性异株，通常聚伞花序排列成圆锥花序，或为总状、伞状、头状花序，顶生或腋生，或聚伞花序簇生于叶腋，稀花单生；花萼4裂，有时多达12裂，稀无花萼；花冠4裂，有时多达12裂，浅裂、深裂至近离生，或有时在基部成对合生，稀无花冠，花蕾时呈覆瓦状或镊合状排列；雄蕊2枚，稀4枚，着生于花冠管上或花冠裂片基部，花药纵裂，花粉通常具3沟；子房上位，由2心皮组成2室，每室具胚珠2枚，有时1或多枚，胚珠下垂，稀向上，花柱单一或无花柱，柱头2裂或头状。果为翅果、蒴果、核果、浆果或浆果状核果；种子具1枚伸直的胚；具胚乳或无胚乳；子叶扁平；胚根向下或向上。

　　本科约有27属，400余种，广布于热带和温带地区，亚洲地区种类尤为丰富。我国产12属，178种，6亚种，25变种，15变型，其中14种，1亚种，7变型系栽培，南北各地均有分布。连翘属（Forsythia）、丁香属（Syringa）、女贞属（Ligustrum）和木犀属（Osmanthus）的绝大部分种类均产于我国，故我国为上述各属的现代分布中心。

　　松滋境内的木犀科植物有4属6种，分别为连翘属下1种、素馨属下2种、女贞属下2种、木犀属下1种。

346. 金钟花 *Forsythia viridissima* Lindl.

　　【别名】迎春柳、土连翘、迎春条、金梅花、金铃花、单叶连翘。

　　【植物形态】落叶灌木，高可达3米，全株除花萼裂片边缘具睫毛状毛外，其余均无毛。枝棕褐色或红棕色，直立，小枝绿色或黄绿色，呈四棱形，皮孔明显，具片状髓。叶片长椭圆形至披针形，或倒卵状长椭圆形，长3.5～15厘米，宽1～4厘米，先端锐尖，基部楔形，通常上半部具不规则锐锯齿或粗锯齿，稀近全缘，上面深绿色，下面淡绿色，两面无毛，中脉和侧脉在上面凹入，下面凸起；叶柄长6～12毫米。花1～3（4）朵着生于叶腋，先于叶开放；花梗长3～7毫米；花萼长3.5～5毫米，裂片绿色，卵形、宽卵形或宽长圆形，长2～4毫米，具睫毛状毛；花冠深黄色，长1.1～2.5厘米，花冠管长5～6毫米，裂片狭长圆形至长圆形，长0.6～1.8厘米，宽3～8毫米，内面基部具橘黄色条纹，反卷；在雄蕊长3.5～5毫米的花中，雌蕊长5.5～7毫米，在雄蕊长6～7毫米的花中，雌蕊长约3毫米。

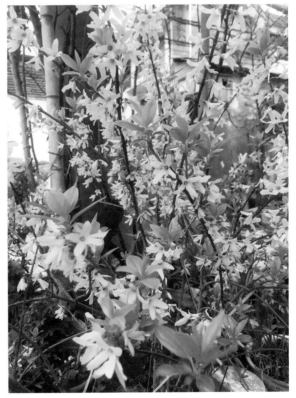

米。果卵形或宽卵形，长1～1.5厘米，宽0.6～1厘米，基部稍圆，先端喙状渐尖，具皮孔；果梗长3～7毫米。花期3—4月，果期8—11月。

　　【生境与分布】生于山地、谷地或河谷边林缘，溪沟边或山坡路旁灌丛中，海拔300～2600米。产于江苏、安徽、浙江、江西、福建、湖北、湖南、云南西北部。除华南地区外，全国各地均有栽培，尤以长江流域一带栽培较为普遍。本市发现于新江口镇。

【药材名】金钟花。（《浙江药用植物志》）

【来源】为木犀科植物金钟花的果壳、根或叶。

【采收加工】果：夏、秋季采收，晒干。根：全年可采挖，洗净，切段，晒干或鲜用。叶：春、夏、秋季采集，鲜用或晒干。

【性味】味苦，性凉。

【功能主治】清热，解毒，散结。用于感冒发热，目赤肿痛，痈疮，丹毒，瘰疬。

【应用举例】（1）治流行性感冒：金钟花叶或果9～15克，水煎服。（《浙江药用植物志》）

（2）治疥疮：金钟花叶适量，水煎外洗。（《浙江药用植物志》）

347. 探春花 *Jasminum floridum* Bunge

【别名】迎夏、黄素馨、山救驾、败火草、鸡蛋黄、牛虱子。

【植物形态】直立或攀援灌木，高0.4～3米。小枝褐色或黄绿色，当年生枝草绿色，扭曲，四棱，无毛。叶互生，复叶，小叶3或5枚，稀7枚，小枝基部常有单叶；叶柄长2～10毫米；叶片和小叶片上面光亮，干时常具横皱纹，两面无毛，稀沿中脉被微柔毛；小叶片卵形、卵状椭圆形至椭圆形，稀倒卵形或近圆形，长0.7～3.5厘米，宽0.5～2厘米，先端急尖，具小尖头，稀钝或圆形，基部楔形或圆形，中脉在上面凹入，下面凸起，侧脉不明显；顶生小叶片常稍大，具小叶柄，长0.2～1.2厘米，侧生小叶片近无柄；单叶通常为宽卵形、椭圆形或近圆形，长1～2.5厘米，宽0.5～2厘米。聚伞花序或伞状聚伞花序顶生，有花3～25朵；苞片锥形，长3～7毫米；花梗缺或长达2厘米；花萼具5条突起的肋，无毛，萼管长1～2毫米，裂片锥状线形，长1～3毫米；花冠黄色，近漏斗状，花冠管长0.9～1.5厘米，裂片卵形或长圆形，长4～8毫米，宽3～5毫米，先端锐尖，稀圆钝，边缘具纤毛。果长圆形或球形，长5～10毫米，直径5～10毫米，成熟时呈黑色。花期5—9月，果期9—10月。

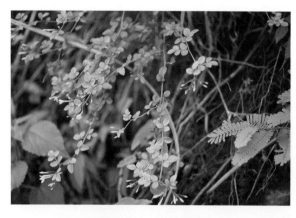 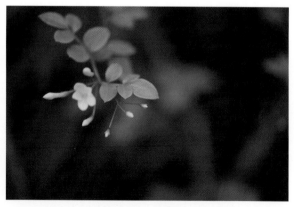

【生境与分布】生于山坡林缘。产于河北、陕西南部、山东、河南西部、湖北西部、四川、贵州北部。本市卸甲坪乡有分布。

【药材名】小柳拐。（《陕西草药》）

【来源】为木犀科植物探春花的根或叶。

【采收加工】自栽后3～4年起，每隔1年收获1次，根全年可采，洗净，切片，晒干。叶于夏、秋季生长茂盛时采摘，晒干。

【性味】味苦、涩、辛，性寒。

【功能主治】清热解毒，散瘀，消食。用于咽喉肿痛，疮疡肿毒，跌打损伤，烫伤，刀伤，食积腹胀。

【应用举例】（1）治咽喉肿痛：牛虱子根24克，桔梗9克，甘草3克，水煎服。（《万县中草药》）

（2）治跌打肿痛：探春花根、大血藤各15克，酢浆草30克，加酒煎服。（《四川中药志》）

348. 野迎春 *Jasminum mesnyi* Hance

【别名】南迎春、迎春柳、云南黄素馨、金梅花、金铃花、云南黄馨。

【植物形态】常绿直立亚灌木，高0.5～5米，枝条下垂。小枝四棱形，具沟，光滑无毛。叶对生，三出复叶或小枝基部具单叶；叶柄长0.5～1.5厘米，具沟；叶片和小叶片近革质，两面几无毛，叶缘反卷，具睫毛状毛，中脉在下面凸起，侧脉不甚明显；小叶片长卵形或长卵状披针形，先端钝或圆，具小尖头，基部楔形，顶生小叶片长2.5～6.5厘米，宽0.5～2.2厘米，基部延伸成短柄，侧生小叶片较小，长1.5～4厘米，宽0.6～2厘米，无柄；单叶为宽卵形或椭圆形，有时几近圆形，长3～5厘米，宽1.5～2.5厘米。花通常单生于叶腋，稀双生或单生于小枝顶端；苞片叶状，倒卵形或披针形，长5～10毫米，宽2～4毫米；花梗粗壮，长3～8毫米；花萼钟状，裂片5～8枚，小叶状，披针形，长4～7毫米，宽1～3毫米，先端锐尖；花冠黄色，漏斗状，直径2～4.5厘米，花冠管长1～1.5厘米，裂片6～8枚，宽倒卵形或长圆形，长1.1～1.8厘米，宽0.5～1.3厘米，栽培时出现重瓣。果椭圆形，两心皮基部愈合，直径6～8毫米。花期11月至翌年8月，果期3—5月。

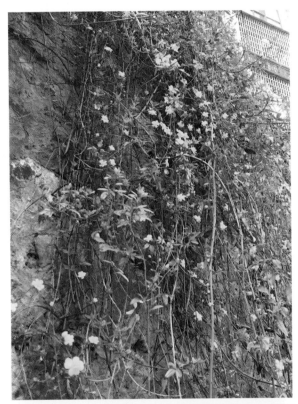

【生境与分布】生于峡谷、林中，海拔500～2600米。产于四川西南部、贵州、云南，我国各地均有栽培。本市各地有栽培。

【药材名】云南黄素馨。（《广西药园药录》）

【来源】为木犀科植物野迎春的全株。

【采收加工】花开时采收，鲜用或晒干。

【性味】味苦，性平。

【功能主治】清热，消炎。用于发热头痛，咽喉肿痛，恶疮肿毒。

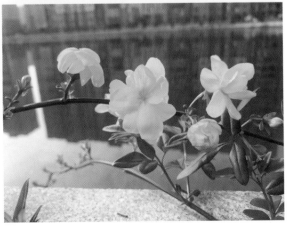

349. 女贞 *Ligustrum lucidum Ait.*

【别名】青蜡树、小叶冻青、女贞木、蜡树、大叶蜡树、白蜡树。

【植物形态】灌木或乔木，高可达 25 米；树皮灰褐色。枝黄褐色、灰色或紫红色，圆柱形，疏生圆形或长圆形皮孔。叶片常绿，革质，卵形、长卵形或椭圆形至宽椭圆形，长 6～17 厘米，宽 3～8 厘米，先端锐尖至渐尖或钝，基部圆形或近圆形，有时宽楔形或渐狭，叶缘平坦，上面光亮，两面无毛，中脉在上面凹入，下面凸起，侧脉 4～9 对，两面稍凸起或有时不明显；叶柄长 1～3 厘米，上面具沟，无毛。圆锥花序顶生，长 8～20 厘米，

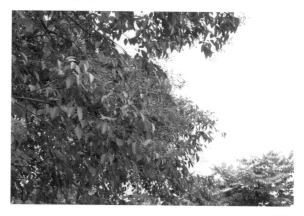

宽 8～25 厘米；花序梗长 0～3 厘米；花序轴及分枝轴无毛，紫色或黄棕色，果时具棱；花序基部苞片常与叶同型，小苞片披针形或线形，长 0.5～6 厘米，宽 0.2～1.5 厘米，凋落；花无梗或近无梗，长不超过 1 毫米；花萼无毛，长 1.5～2 毫米，齿不明显或近截形；花冠长 4～5 毫米，花冠管长 1.5～3 毫米，裂片长 2～2.5 毫米，反折；花丝长 1.5～3 毫米，花药长圆形，长 1～1.5 毫米；花柱长 1.5～2 毫米，柱头棒状。果肾形或近肾形，长 7～10 毫米，直径 4～6 毫米，深蓝黑色，成熟时呈红黑色，被白粉；果梗长 0～5 毫米。花期 5—7 月，果期 7 月至翌年 5 月。

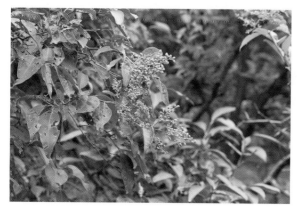
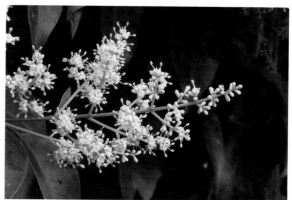

【生境与分布】生于混交林中或林缘或谷地。产于长江以南至华南、西南各省区，多为栽培种。本市各地有分布。

【药材名】女贞子。（《中华人民共和国药典》）

【来源】为木犀科植物女贞的果实。

【采收加工】每年 12 月果实变黑而有白粉时打下，除去杂质，晒干。也可稍蒸或置热水中略烫后晒干。

【性味】味甘、苦，性凉。

【功能主治】滋补肝肾，明目乌发。用于肝肾阴虚，眩晕耳鸣，腰膝酸软，须发早白，目暗不明，内热消渴，骨蒸潮热。

【应用举例】（1）治脂溢性脱发：女贞子 10 克，何首乌 10 克，菟丝子 10 克，当归 10 克。水煎服，每日 1 剂，连服 2 个月。（《四川中草药》）

（2）治白细胞减少症：炙女贞子、龙葵各 45 克，煎服。（《安徽中草药》）

350. 小蜡 *Ligustrum sinense* Lour.

【别名】水黄杨、黄心柳、水冬青、光叶小蜡、水白蜡。

【植物形态】落叶灌木或小乔木，高 2～4（7）米。小枝圆柱形，幼时被淡黄色短柔毛或柔毛，老时近无毛。叶片纸质或薄革质，卵形、椭圆状卵形、长圆形、长圆状椭圆形至披针形，或近圆形，长 2～7（9）厘米，宽 1～3（3.5）厘米，先端锐尖、短渐尖至渐尖，或钝而微凹，基部宽楔形至近圆形，或为楔形，上面深绿色，疏被短柔毛或无毛，或仅沿中脉被短柔毛，下面淡绿色，疏被短柔毛或无毛，常沿中脉被短柔毛，侧脉 4～8 对，上面微凹入，下面略凸起；叶柄长 2～8 毫米，被短柔毛。圆锥花序顶生或腋生，塔形，长 4～11 厘米，宽 3～8 厘米；花序轴被较密淡黄色短柔毛或柔毛以至近无毛；花梗长 1～3 毫米，被短柔毛或无毛；花萼无毛，长 1～1.5 毫米，先端呈截形或呈浅波状齿；花冠长 3.5～5.5 毫米，花冠管长 1.5～2.5 毫米，裂片长圆状椭圆形或卵状椭圆形，长 2～4 毫米；花丝与裂片近等长或长于裂片，花药长圆形，长约 1 毫米。果近球形，直径 5～8 毫米。花期 3—6 月，果期 9—12 月。

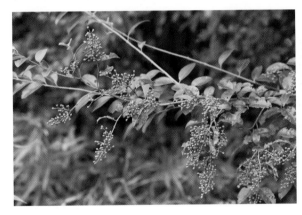
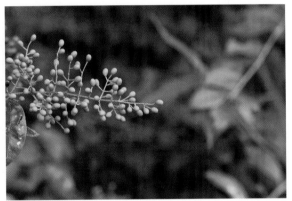

【生境与分布】生于山坡、山谷、溪边、河旁、路边的密林、疏林或混交林中。产于江苏、浙江、安徽、江西、福建、台湾、湖北、湖南、广东、广西、贵州、四川、云南。本市发现于浭水镇。

【药材名】小蜡树。（《植物名实图考》）

【来源】为木犀科植物小蜡的树皮及枝叶。

【采收加工】夏、秋季采树皮及枝叶，鲜用或晒干。

【性味】味苦、性凉。

【功能主治】清热利湿，解毒消肿。用于感冒发热，肺热咳嗽，咽喉肿痛，口舌生疮，湿热黄疸，痢疾，痈肿疮毒，湿疹，皮炎，跌打损伤，烫伤。

【应用举例】（1）治痢疾，肝炎：小蜡树鲜叶 30～60 克（干叶 9～15 克），水煎服。对急性细菌性痢疾，用干叶 90 克（或鲜叶 150 克）水煎，分 2 次内服，每日 1 剂。（《全国中草药汇编》）

（2）治跌打肿痛，疮疡：小蜡树鲜嫩叶捣烂外敷，每日换药 1～2 次。（《广西本草选编》）

351. 木犀 *Osmanthus fragrans*（Thunb.）Lour.

【别名】桂花、银桂、九里香。

【植物形态】常绿乔木或灌木，高 3～5 米，最高可达 18 米；树皮灰褐色。小枝黄褐色，无毛。叶片革质，椭圆形、长椭圆形或椭圆状披针形，长 7～14.5 厘米，宽 2.6～4.5 厘米，先端渐尖，基部渐狭呈楔形或宽楔形，全缘或通常上半部具细锯齿，两面无毛，腺点在两面连成小水泡状突起，中脉在上面凹入，下面凸起，侧脉 6～8 对，多达 10 对，在上面凹入，下面凸起；叶柄长 0.8～1.2 厘米，最长可达 15 厘米，无毛。聚伞花序簇生于叶腋，或近于帚状，每腋内有花多朵；苞片宽卵形，质厚，长 2～4 毫米，具小尖头，无毛；花梗细弱，长 4～10 毫米，无毛；花极芳香；花萼长约 1 毫米，裂片稍不整齐；花冠黄白色、淡黄色、黄色或橘红色，长 3～4 毫米，花冠管仅长 0.5～1 毫米；雄蕊着生于花冠管中部，花丝极短，长约 0.5 毫米，花药长约 1 毫米，药隔在花药先端稍延伸呈不明显的小尖头；雌蕊长约 1.5 毫米，花柱长约 0.5 毫米。果歪斜，椭圆形，长 1～1.5 厘米，呈紫黑色。花期 9 月至 10 月上旬，果期翌年 3 月。

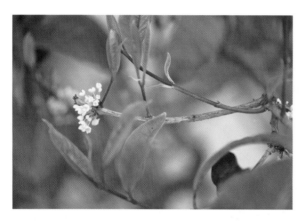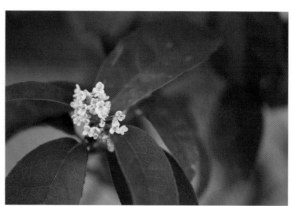

【生境与分布】原产于我国西南部，现全国广泛栽培。本市有栽培。

【药材名】桂花。（《本草纲目拾遗》）

【来源】为木犀科植物木犀的花。

【采收加工】9—10 月开花时采收，拣去杂质，阴干，密闭储藏。

【性味】味辛，性温。

【功能主治】温肺化饮，散寒止痛。用于痰饮咳喘，脘腹冷痛，肠风血痢，经闭痛经，寒疝腹痛，牙痛，口臭。

【应用举例】（1）治胃寒腹痛：桂花、高良姜各 4.5 克，小茴香 3 克，煎服。（《安徽中草药》）
（2）治口臭：桂花适量，煎水含漱。（《安徽中草药》）

九十八、马钱科 Loganiaceae

乔木、灌木、藤本或草本；根、茎、枝和叶柄通常具有内生韧皮部；植株无乳汁，毛被为单毛、星状毛或腺毛；通常无刺，稀枝条变态而成伸直或弯曲的腋生棘刺。单叶对生或轮生，稀互生，全缘或有锯齿；通常为羽状脉，稀 3～7 条基出脉；具叶柄；托叶存在或缺，分离或连合成鞘，或退化成连接 2 个叶柄间的托叶线。花通常两性，辐射对称，单生或孪生，或组成 2～3 歧聚伞花序，再排成圆锥花序、伞形花序或伞房花序、总状花序或穗状花序，有时也密集成头状花序或为无梗的花束；有苞片和小苞片；花萼4～5裂，裂片覆瓦状或镊合状排列；合瓣花冠，4～5裂，少数8～16裂，裂片在花蕾时为镊合状或覆瓦状排列，少数为旋卷状排列；雄蕊通常着生于花冠管内壁上，与花冠裂片同数，且与其互生，稀退化为1枚，内藏或略伸出，花药基生或略呈背部着生，2室，稀4室，纵裂，内向，基部浅或深2裂，药隔突尖或圆；无花盘或有盾状花盘；子房上位，稀半下位，通常2室，稀为1室或3～4室，中轴胎座或子房1室为侧膜胎座，花柱通常单生，柱头头状，全缘或2裂，稀4裂，胚珠每室多颗，稀1颗，横生或倒生。果为蒴果、浆果或核果；种子通常小而扁平或椭圆状球形，有时具翅，有丰富的肉质或软骨质的胚乳，胚细小，直立，子叶小。

本科约有28属550种，分布于热带至温带地区。我国产8属54种9变种，分布于西南部至东部，少数分布于西北部，分布中心在云南。

松滋境内的马钱科植物有1属2种，即醉鱼草属下2种。

352. 紫花醉鱼草 *Buddleja fallowiana* Balf. f. et W. W. Smith

【别名】蓝花密蒙花、白叶花。

【植物形态】灌木，高1～5米。枝条圆柱形；枝条、叶片下面、叶柄、花序、苞片、花萼和花冠的外面均密被白色或黄白色星状茸毛及腺毛。叶对生，叶片纸质，窄卵形、披针形或卵状披针形，长5～14厘米，宽2～5厘米，顶端渐尖或急尖，基部圆形、宽楔形或楔形，有时下延至叶柄基部，叶缘具细齿，齿端有尖突尖，上面深绿色，幼时被疏星状毛，后变无毛；侧脉每边8～10条，上面扁平，干后稍凹陷，下面略凸起；叶柄长5～10毫米。花芳香，多朵组成顶生的穗状聚伞花序；花序长5～15厘米，宽2～3厘米；花梗极短或几无梗；苞片线状披针形，长1～2.5厘米；小苞片线形，长约6毫米；花萼钟状，长3～4.5毫米，内面无毛，花萼裂片狭三角形，长1.5～2毫米，宽0.5～1毫米；花冠紫色，喉部橙色，长9～14毫米，花冠管长8～10毫米，内面除基部无毛外均被星状柔毛，花冠裂片卵形或近圆形，长2～4毫米，宽1.5～3毫米，边缘啮蚀状，内面和花冠管喉部密被小鳞片状腺体；雄蕊着生于花冠管内壁上部，花丝长0.5毫米，花药长圆形，长约1.5毫米，顶端不达花冠管喉部；子房卵形，长约2毫米，被星状毛，花柱长约1.5毫米，基部被星状毛，柱头棍棒状，长约1毫米。蒴果长卵形，长6～9毫米，直径3～4毫米，被疏星状毛，基部有宿存花萼；种子长圆形，长0.5毫米，褐色，周围有翅，翅宽约0.5毫米。花期5—10月，果期7—12月。

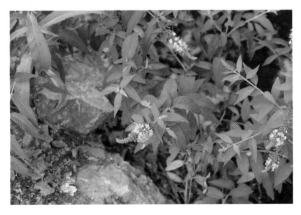
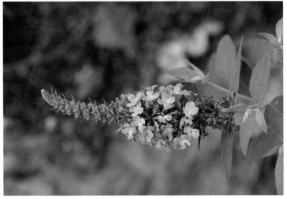

【生境与分布】生于山地疏林或山坡灌丛中。产于四川、云南和西藏。本市发现于涴水镇。

【药材名】紫花醉鱼草。（《贵州药录》）

【来源】为马钱科植物紫花醉鱼草的嫩茎及花。

【采收加工】春季花开时采收，晒干。

【性味】味微辛、苦，性温。

【功能主治】祛风明目，退翳，止咳。用于咳嗽，眼疾等。

353. 密蒙花 *Buddleja officinalis* Maxim.

【别名】鸡骨头花、小锦花、羊耳朵、黄饭花、蒙花。

【植物形态】灌木，高1～4米。小枝略呈四棱形，灰褐色；小枝、叶下面、叶柄和花序均密被灰白色星状短茸毛。叶对生，叶片纸质，狭椭圆形、长卵形、卵状披针形或长圆状披针形，长4～19厘米，宽2～8厘米，顶端渐尖、急尖或钝，基部楔形或宽楔形，有时下延至叶柄基部，通常全缘，稀有疏锯齿，叶上面深绿色，被星状毛，下面浅绿色；侧脉每边8～14条，上面扁平，干后凹陷，下面凸起，网脉明显；叶柄长2～20毫米；托叶在两叶柄基部之间缢缩成一横线。花多而密集，组成顶生聚伞圆锥花序，花序长5～15（30）厘米，宽2～10厘米；花梗极短，小苞片披针形，被短茸毛；花萼钟状，长2.5～4.5毫米，外面与花冠外面均密被星状短茸毛和一些腺毛，花萼裂片三角形或宽三角形，长和宽均为0.6～1.2毫米，顶端急尖或钝；花冠紫堇色，后变白色或淡黄白色，喉部橘黄色，长1～1.3厘米，张开直径2～3毫米，花冠管圆筒形，长8～11毫米，直径1.5～2.2毫米，内面黄色，被疏柔毛，花冠裂片卵形，长1.5～3毫米，宽1.5～2.8毫米，内面无毛；雄蕊着生于花冠管内壁中部，花丝极短，花药长圆形，黄色，基部耳状，内向，2室；雌蕊长3.5～5毫米，子房卵珠状，长1.5～2.2毫米，宽1.2～1.8毫米，中部以上至花柱基部被星状短茸毛，花柱长1～1.5毫米，柱头棍棒状，长1～1.5毫米。蒴果椭圆状，长4～8毫米，宽2～3毫米，2瓣裂，外果皮被星状毛，基部有宿存花被；种子多颗，狭椭圆形，长1～1.2毫米，宽0.3～0.5毫米，两端具翅。花期3—4月，果期5—8月。

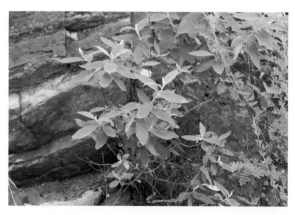 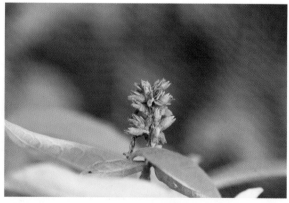

【生境与分布】生于海拔200～2800米的向阳山坡、河边、村旁的灌丛中或林缘。产于山西、陕西、甘肃、江苏、安徽、福建、河南、湖北、湖南、广东、广西、四川、贵州、云南和西藏等地。本市发现于刘家场镇。

【药材名】密蒙花。（《中华人民共和国药典》）

【来源】为马钱科植物密蒙花的花蕾和花序。

【采收加工】春季花未开放时采收，除去杂质，晒干。

【性味】味甘，性微寒。

【功能主治】清热泻火，养肝明目，退翳。用于目赤肿痛，多泪羞明，目生翳膜，肝虚目暗，视物昏花。

【应用举例】（1）治目畏日羞明：密蒙花三钱，生地黄、黄芩各二钱，水煎服。（《本草汇言》）

（2）治肝虚，视力减退：密蒙花 12 克，枸杞 12 克，菊花 12 克，生地 12 克，楮实子 12 克，木瓜 6 克，秦皮 6 克。以上炼蜜为丸，每服 9 克，日服 3 次。（《四川中药志》）

九十九、龙胆科 Gentianaceae

一年生或多年生草本。茎直立或斜升，有时缠绕。单叶，稀为复叶，对生，少有互生或轮生，全缘，基部合生，筒状抱茎或为一横线所联结；无托叶。花序一般为聚伞花序或复聚伞花序，有时减退至顶生的单花；花两性，极少数为单性，辐射状或在个别属中为两侧对称，一般 4～5 数，稀达 6～10 数；花萼筒状、钟状或辐状；花冠筒状、漏斗状或辐状，基部全缘，稀有距，裂片在蕾中右向旋转排列，稀镊合状排列；雄蕊着生于冠筒上与裂片互生，花药背着或基着，2 室，雌蕊由 2 个心皮组成，子房上位，1 室，侧膜胎座，稀心皮结合处深入而形成中轴胎座，致使子房变成 2 室；柱头全缘或 2 裂；胚珠常多数；腺体或腺窝着生于子房基部或花冠上。蒴果 2 瓣裂，稀不开裂。种子小，常多数，具丰富的胚乳。

本科约有 80 属 700 种，广布于世界各洲，但主要分布在北半球温带和寒温带地区。我国有 22 属 427 种，绝大多数的属和种集中于西南山岳地区。其中龙胆属（*Gentiana*）、獐牙菜属（*Swertia*）以及肋柱花属（*Lomatogonium*）等属的种类较多。黄秦艽属（*Veratrilla*）、大钟花属（*Megacodon*）和口药花属（*Jaeschkea*）三属是中国 - 喜马拉雅地区的特有属，而真正为我国特有的属仅有匙叶草属（*Latouchea*）、辐花属（*Lomatogoniopsis*）两属。虽然我国特有属很少，但特有种却较多，几达国产种类的一半以上。这一特有现象在西南山岳地区尤为显著。龙胆属（*Gentiana*）与报春花属（*Primula*）、杜鹃花属（*Rhododendron*）通称为"三大名花"，并在高山"五花草甸"的组成中占有重要地位。

松滋境内的龙胆科植物有 1 属 1 种，即獐牙菜属下 1 种。

354. 紫红獐牙菜 *Swertia punicea* Hemsl.

【别名】草龙胆、苦胆草、青叶胆、水黄莲、土黄莲。

【植物形态】一年生草本，高 15～80 厘米。主根明显，淡黄色。茎直立，四棱形，棱上具窄翅，基部直径 2～7 毫米，中部以上分枝，枝斜伸，开展。基生叶在花期多凋谢；茎生叶近无柄，披针形、线状披针形或狭椭圆形，长达 6 厘米，宽至 1.8 厘米，茎上部及枝上叶较小，先端急尖或渐尖，基部狭缩，叶质厚，叶脉 1～3 条，于下面明显突起。圆锥状复聚伞花序开展，多花；花梗直立，细瘦，长至 3.2 厘米；花大小不等，顶生者大，侧生者小，5 数，稀在小枝上者 4 数，直径 1～1.5 厘米；花萼绿色，长为花冠的 1/2～2/3，稀近等长或稍长，裂片披针形或线状披针形，长 4～7 毫米，直立或有时开展，先端急尖或渐尖，背面仅中脉明显；花冠暗紫红色，裂片披针形，长 6～11 毫米，先端渐尖，具长尖头，基部具 2 个腺窝，腺窝矩圆形，深陷，沟状，边缘具长柔毛状流苏；花丝线形，长 4～6 毫米，花药椭圆形，长约 1.5 毫米；子房无柄，矩圆形，花柱短，明显，柱头 2 裂，裂片半圆形。蒴果无柄，卵状矩圆形，长 1.2～1.5 厘米，先端渐狭；种子矩圆形，黄褐色，直径 0.5～0.6 毫米，表面具小疣状突起。花果期 8—11 月。

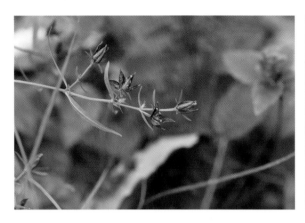
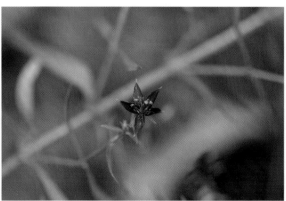

【生境与分布】生于山坡草地、河滩、林下、灌丛中。产于云南、四川、贵州、湖北西部、湖南。本市发现于卸甲坪乡。

【药材名】紫红当药、山飘儿草。（《峨眉药用植物》）

【来源】为龙胆科植物紫红獐牙菜的全草。

【采收加工】秋季采收，洗净，切段，晒干。

【性味】味苦，性寒。

【功能主治】清肝利胆，清热解毒，利湿。用于急性黄疸型肝炎，胆囊炎，风热感冒，风火牙痛，咽喉肿痛，消化不良，急性细菌性痢疾，尿路感染，耳鸣耳聋，烧烫伤。

【应用举例】（1）治急性骨髓炎，急性黄疸型肝炎，急性细菌性痢疾：山飘儿草 6～15 克，水煎服。（《湖南药物志》）

（2）治烧烫伤：山飘儿草熬膏，加鸡蛋清及桐油（或麻油）调搽。（《湖南药物志》）

一〇〇、夹竹桃科 Apocynaceae

乔木、直立灌木或木质藤本，也有多年生草本；具乳汁或水液；无刺，稀有刺。单叶对生、轮生，稀互生，全缘，稀有细齿；羽状脉；通常无托叶或退化成腺体，稀有假托叶。花两性，辐射对称，单生或多杂组成聚伞花序，顶生或腋生；花萼裂片 5 枚，稀 4 枚，基部合生成筒状或钟状，裂片通常为双盖覆瓦状排列，基部内面通常有腺体；花冠合瓣，高脚碟状、漏斗状、坛状、钟状、盆状，稀辐状，裂片 5 枚，稀 4 枚，覆瓦状排列，其基部边缘向左或向右覆盖，稀镊合状排列，花冠喉部通常有副花冠或鳞片或膜质或毛状附属体；雄蕊 5 枚，着生在花冠筒上或花冠喉部，内藏或伸出，花丝分离，花药长圆形或箭头状，2 室，分离或互相黏合并贴生在柱头上；花粉颗粒状；花盘环状、杯状或舌状，稀无花盘；子房上位，稀半下位，

1～2室，或为2枚离生或合生心皮所组成；花柱1枚，基部合生或裂开；柱头通常环状、头状或棍棒状，顶端通常2裂；胚珠1至多颗，着生于腹面的侧膜胎座上。果为浆果、核果、蓇葖果或蓇葖；种子通常一端被毛，稀两端被毛或仅有膜翅或毛翅均缺，通常有胚乳及直胚。

本科约有250属2000种，分布于热带、亚热带地区，少数在温带地区。我国产46属176种33变种，主要分布于长江以南各省区，少数分布于北部及西北部。

松滋境内的夹竹桃科植物有3属5种，分别为长春花属下1种、夹竹桃属下2种、络石属下2种。

355. 长春花 *Catharanthus roseus*（L.）G. Don

【别名】日日草、日日新、三万花、四时花、雁来红。

【植物形态】半灌木，略有分枝，高达60厘米，有水液，全株无毛或仅有微毛；茎近方形，有条纹，灰绿色；节间长1～3.5厘米。叶膜质，倒卵状长圆形，长3～4厘米，宽1.5～2.5厘米，先端浑圆，有短尖头，基部广楔形至楔形，渐狭而成叶柄；叶脉在叶面扁平，在叶背略隆起，侧脉约8对。聚伞花序腋生或顶生，有花2～3朵；花萼5深裂，内面无腺体或腺体不明显，萼片披针形或钻状渐尖，长约3毫米；花冠红色，高脚碟状，花冠筒圆筒状，长约2.6厘米，内面具疏柔毛，喉部紧缩，具刚毛；花冠裂片宽倒卵形，长和宽约1.5厘米；雄蕊着生于花冠筒的上半部，但花药隐藏于花喉之内，与柱头离生；子房和花盘与属的特征相同。蓇葖双生，直立，平行或略叉开，长约2.5厘米，直径3毫米；外果皮厚纸质，有条纹，被柔毛；种子黑色，长圆状圆筒形，两端截形，具有颗粒状小瘤。花期、果期几乎全年。

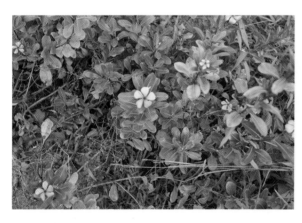 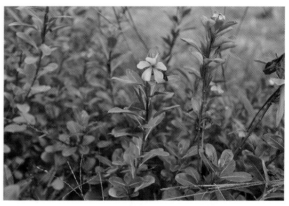

【生境与分布】原产于非洲东部，全国各地有栽培。本市发现于新江口镇。

【药材名】长春花。（《植物名实图考》）

【来源】为夹竹桃科植物长春花的全草。

【采收加工】9月下旬至10月上旬采收，选晴天收割地上部分，先切除植株木质化硬茎，再切成长6厘米的小段，晒干。

【性味】味苦，性寒。有毒。

【功能主治】解毒抗癌，清热平肝。用于多种癌肿，高血压，痈肿疮毒，烧烫伤。

【应用举例】（1）治急性淋巴细胞白血病：长春花15克，水煎服。（《抗癌本草》）

（2）治疮疡肿毒，烧烫伤：长春花鲜叶适量，捣烂外敷。（《广西本草选编》）

（3）治高血压：长春花全草6～9克，煎服。（《广西本草选编》）

356. 夹竹桃 *Nerium indicum* Mill.

【别名】柳叶桃、枸那、水甘草、红花夹竹桃、大节肿、三季红。

【植物形态】常绿直立大灌木，高达5米，枝条灰绿色，含水液；嫩枝条具棱，被微毛，老时毛脱落。叶3～4枚轮生，下枝为对生，窄披针形，顶端急尖，基部楔形，叶缘反卷，长11～15厘米，宽2～2.5厘米，叶面深绿色，无毛，叶背浅绿色，有多数洼点，幼时被疏微毛，老时毛渐脱落；中脉在叶面陷入，在叶背凸起，侧脉两面扁平，纤细，密生而平行，每边达120条，直达叶缘；叶柄扁平，基部稍宽，长5～8毫米，幼时被微毛，老时毛脱落；叶柄内具腺体。聚伞花序顶生，着花数朵；总花梗长约3厘米，被微毛；花梗长7～10毫米，苞片披针形，长7毫米，宽1.5毫米；花芳香；花萼5深裂，红色，披针形，长3～4毫米，宽1.5～2毫米，外面无毛，内面基部具腺体；花冠深红色或粉红色，栽培演变有白色或黄色，花冠为单瓣呈5裂时，其花冠为漏斗状，长和直径约3厘米，其花冠筒圆筒形，上部扩大成钟形，长1.6～2厘米，花冠筒内面被长柔毛，花冠喉部具5片宽鳞片状副花冠，每片其顶端撕裂，并伸出花冠喉部之外，花冠裂片倒卵形，顶端圆形，长1.5厘米，宽1厘米；花冠为重瓣呈15～18枚时，裂片组成三轮，内轮为漏斗状，外面二轮为辐状，分裂至基部或每2～3片基部连合，裂片长2～3.5厘米，宽1～2厘米，每花冠裂片基部具长圆形而顶端撕裂的鳞片；雄蕊着生在花冠筒中部以上，花丝短，被长柔毛，花药箭头状，内藏，与柱头连生，基部具耳，顶端渐尖，药隔延长呈丝状，被柔毛；无花盘；心皮2，离生，被柔毛，花柱丝状，长7～8毫米，柱头近圆球形，顶端突尖；每心皮有胚珠多颗。蓇葖2，离生，平行或并连，长圆形，两端较窄，长10～23厘米，直径6～10毫米，绿色，无毛，具细纵条纹；种子长圆形，基部较窄，顶端钝，褐色，种皮被锈色短柔毛，顶端具黄褐色绢质种毛；种毛长约1厘米。花期几乎全年，夏、秋季为最盛；果期一般在冬、春季，栽培种很少结果。

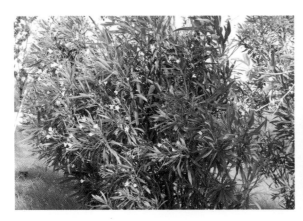
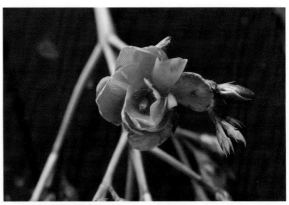

【生境与分布】全国各地有栽培，南方地区尤多。本市发现于新江口镇。

【药材名】夹竹桃。（《植物名实图考》）

【来源】为夹竹桃科植物夹竹桃的叶及枝皮。

【采收加工】对3年以上的植株，结合整枝修剪，采集叶片及枝皮，晒干或炕干。

【性味】味苦，性寒。有大毒。

【功能主治】强心利尿，祛痰定喘，镇痛，祛瘀。用于心脏病心力衰竭，喘病，癫痫，跌打肿痛，血瘀经闭。

【应用举例】（1）治斑秃：夹竹桃老叶（11—12月雨后采），阴干，研末，过筛，装有色瓶内，用

乙醇泡浸 1～2 个星期，配成 10% 酊剂外搽。（《全国中草药汇编》）

（2）治哮喘：夹竹桃叶 7 片，黏米 1 小杯，同捣烂，加冰糖煮粥食之，但不宜多服。（《岭南采药录》）

357. 白花夹竹桃 *Nerium indicum* Mill. cv. Paihua

【别名】三季白。

【植物形态】同"夹竹桃"，此种花为白色，花期几乎全年。

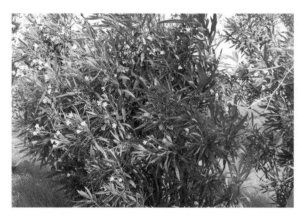 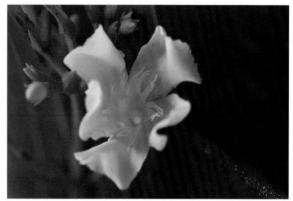

【生境与分布】各地有栽培。本市发现于新江口镇。

【药材名】白花夹竹桃。（《云南中草药》）

【来源】为夹竹桃科植物白花夹竹桃的皮、叶。

【采收加工】对 3 年以上的植株，结合整枝修剪，采集叶片及枝皮，晒干或炕干。

【性味】味苦，性寒。有大毒。

【功能主治】强心利尿，祛痰杀虫。用于心脏病心力衰竭，喘病，癫痫。

【应用举例】治癫痫：白花夹竹桃小叶 3 片，铁落 60 克，水煎，日服 3 次，2 天服完。（《云南中草药》）

358. 络石 *Trachelospermum jasminoides*（Lindl.）Lem.

【别名】石鲮、悬石、石龙藤、白花藤、藤络、软筋藤、爬墙虎。

【植物形态】常绿木质藤本，长达 10 米，具乳汁；茎赤褐色，圆柱形，有皮孔；小枝被黄色柔毛，老时渐无毛。叶革质或近革质，椭圆形至卵状椭圆形或宽倒卵形，长 2～10 厘米，宽 1～4.5 厘米，顶端锐尖至渐尖或钝，有时微凹或有小突尖，基部渐狭至钝，叶面无毛，叶背被疏短柔毛，老渐无毛；叶面中脉微凹，侧脉扁平，叶背中脉凸起，侧脉每边 6～12 条，扁平或稍凸起；叶柄短，被短柔毛，老渐无毛；叶柄内和叶腋外腺体钻形，长约 1 毫米。二歧聚伞花序腋生或顶生，花多朵组成圆锥状，与叶等长或较长；花白色，芳香；总花梗长 2～5 厘米，被柔毛，老时渐无毛；苞片及小苞片狭披针形，长 1～2 毫米；花萼 5 深裂，裂片线状披针形，顶部反卷，长 2～5 毫米，外面被长柔毛及缘毛，内面无毛，基部具 10 枚鳞片状腺体；花蕾顶端钝，花冠筒圆筒形，中部膨大，外面无毛，内面在喉部及雄蕊着生处被短柔毛，长 5～10 毫米，花冠裂片长 5～10 毫米，无毛；雄蕊着生在花冠筒中部，腹部黏生在柱头上，花药箭头状，基部具耳，隐藏在花喉内；花盘环状 5 裂与子房等长；子房由 2 个离生心皮组成，无毛，花柱圆柱状，柱头卵圆形，顶端全缘；每心皮有胚珠多颗，着生于 2 个并生的侧膜胎座上。蓇葖双生，叉开，无毛，线状披针形，向先端渐尖，长 10 ～ 20 厘米，宽 3 ～ 10 毫米；种子多颗，褐色，线形，长 1.5 ～ 2 厘米，直径约 2 毫米，顶端具白色绢质种毛；种毛长 1.5 ～ 3 厘米。花期 3—7 月，果期 7—12 月。

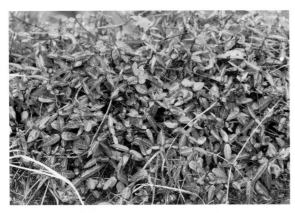
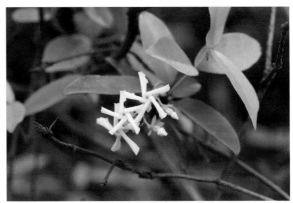

【生境与分布】生于山野、溪边、路旁、林缘或杂木林中，常缠绕于树上或攀援于墙壁上、岩石上。本种分布很广，山东、安徽、江苏、浙江、福建、台湾、江西、河北、河南、湖北、湖南、广东、广西、云南、贵州、四川、陕西等地都有分布。本市广布。

【药材名】络石藤。（《中华人民共和国药典》）

【来源】为夹竹桃科植物络石的带叶藤茎。

【采收加工】冬季至次春采割，除去杂质，晒干。

【性味】味苦，性微寒。

【功能主治】祛风通络，凉血消肿。用于风湿热痹，筋脉拘挛，腰膝酸痛，喉痹，痈肿，跌扑损伤。

【应用举例】（1）治关节炎：络石藤、五加根皮各 30 克，牛膝根 15 克，水煎服，白酒引。（《江西草药》）

（2）治尿血，血淋：络石一两（酒洗），牛膝五钱，山栀仁（韭汁炒焦）二钱，共一剂，煎服立愈。（《何氏济生论》）

359. 石血 *Trachelospermum jasminoides*（Lindl.）Lem. var. *heterophyllum* Tsiang

【别名】风车花、对叶肾、铁栏杆、家阿豆、石龙藤、铁信。

【植物形态】常绿木质藤本。全株具乳汁；茎皮褐色，嫩枝被黄色柔毛；茎和枝条以气根攀援树木、岩石或墙壁上。叶对生，具短柄，异型叶，通常披针形，长 4 ～ 8 厘米，宽 0.5 ～ 3 厘米，叶面深绿色，叶背浅绿色，叶面无毛，叶背被疏短柔毛；侧脉两面扁平。花白色；萼片长圆形，外面被疏柔毛；花冠高脚碟状，花冠筒中部膨大，外面无毛，内面被柔毛；花药内藏；子房 2 枚心皮离生；花盘比子房短。蓇葖双生，线状披针形，长达 17 厘米，宽 0.8 厘米；种子线状披针形，顶端具白色绢质种毛；种毛长 4 厘米。花期夏季，果期秋季。

【生境与分布】生于山野岩石上或攀附在墙壁或树上。分布于山东、安徽、江苏、浙江、河北、河南、湖北、湖南、广东、广西、贵州、四川、陕西、甘肃、宁夏等地。本市发现于刘家场镇。

【药材名】石血。（《新修本草》）

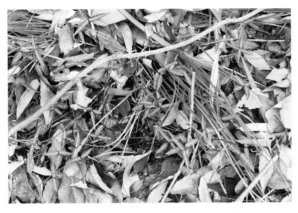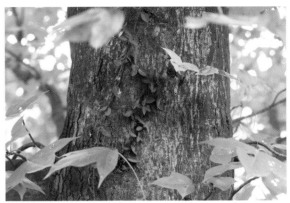

【来源】为夹竹桃科植物石血的带叶藤茎。

【采收加工】秋季采收，切段，晒干。

【性味】味苦、微涩，性温。

【功能主治】祛风湿，强筋骨，补肾止泻。用于风湿久痹，腰膝酸痛，跌打损伤，肾虚腹泻。

【应用举例】（1）治肾虚便溏（五更泻）：石血 60 克（小儿酌减），红枣 10 枚，水煎服。（《浙南本草新编》）

（2）治腰肌劳损：石血、扶芳藤各 30 克，水煎服。（《浙南本草新编》）

一〇一、萝藦科 Asclepiadaceae

具有乳汁的多年生草本、藤本、直立或攀援灌木；根部木质或肉质成块状。叶对生或轮生，具柄，全缘，羽状脉；叶柄顶端通常具有丛生的腺体，稀无叶；通常无托叶。聚伞花序通常伞形，有时呈伞房状或总状，腋生或顶生；花两性，整齐，5 数；花萼筒短，裂片 5，双盖覆瓦状或镊合状排列，内面基部通常有腺体；花冠合瓣，辐状、坛状，稀高脚碟状，顶端 5 裂片，裂片旋转，覆瓦状或镊合状排列；副花冠通常存在，为 5 枚离生或基部合生的裂片或鳞片所组成，有时双轮，生在花冠筒上或雄蕊背部或合蕊冠上，稀退化成 2 纵列毛或瘤状突起；雄蕊 5，与雌蕊合生成中心柱，称合蕊柱；花药连生成一环而腹部贴生于柱头基部的膨大处；花丝合生成为 1 个有蜜腺的筒，称合蕊冠，或花丝离生，药隔顶端通常具有阔卵形而内弯的膜片；花粉粒连合包在 1 层软制的薄膜内而成块状，称花粉块，通常通过花粉块柄而系结于着粉腺上，每花药有花粉块 2 个或 4 个；或花粉器通常为匙形，直立，其上部为载粉器，内藏有四合花粉，载粉器下面有 1 载粉器柄，基部有 1 黏盘，黏于柱头上，与花药互生，稀有 4 个载粉器黏生成短柱状，基部有 1 共同的载粉器柄和黏盘；无花盘；雌蕊 1，子房上位，由 2 个离生心皮所组成，花柱 2，合生，柱头基部具 5 棱，顶端各式；胚珠多数，数排，着生于腹面的侧膜胎座上。蓇葖双生，或因 1 个不发育而成单生；种子多数，其顶端具有丛生的白（黄）色绢质的种毛；胚直立，子叶扁平。

本科约有 180 属 2200 种，分布于热带、亚热带地区，少数分布于温带地区。我国产 44 属 245 种 33 变种，分布于西南及东南部为多，少数在西北与东北各省区。

松滋境内的萝藦科植物有 2 属 2 种，分别为萝藦属下 1 种、杠柳属下 1 种。

360. 萝藦 *Metaplexis japonica* (Thunb.) Makino

【别名】乳浆藤、婆婆针线包、鸡肠、野隔山消、刀口药、千层须、奶浆藤。

【植物形态】多年生草质藤本，长达8米，具乳汁；茎圆柱状，下部木质化，上部较柔韧，表面淡绿色，有纵条纹，幼时密被短柔毛，老时被毛渐脱落。叶膜质，卵状心形，长5～12厘米，宽4～7厘米，顶端短渐尖，基部心形，叶耳圆，长1～2厘米，两叶耳展开或紧接，叶面绿色，叶背粉绿色，两面无毛，或幼时被微毛，老时被毛脱落；侧脉每边10～12条，在叶背略明显；叶柄长，长3～6厘米，顶端具丛生腺体。总状式聚伞花序腋生或腋外生，具长总花梗；总花梗长6～12厘米，被短柔毛；花梗长8毫米，被短柔毛，着花通常13～15朵；小苞片膜质，披针形，长3毫米，顶端渐尖；花蕾圆锥状，顶端尖；花萼裂片披针形，长5～7毫米，宽2毫米，外面被微毛；花冠白色，有淡紫红色斑纹，近辐状，花冠筒短，花冠裂片披针形，张开，顶端反折，基部向左覆盖，内面被柔毛；副花冠环状，着生于合蕊冠上，短5裂，裂片兜状；雄蕊连生成圆锥状，并包围雌蕊在其中，花药顶端具白色膜片；花粉块卵圆形，下垂；子房无毛，柱头延伸成1长喙，顶端2裂。蓇葖叉生，纺锤形，平滑无毛，长8～9厘米，直径2厘米，顶端急尖，基部膨大；种子扁平，卵圆形，长5毫米，宽3毫米，有膜质边缘，褐色，顶端具白色绢质种毛；种毛长1.5厘米。花期7—8月，果期9—12月。

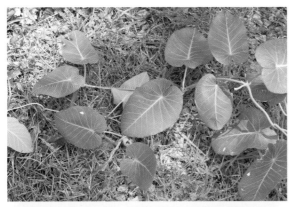

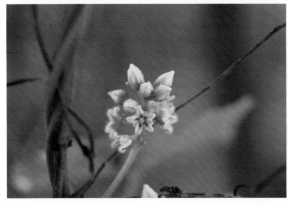

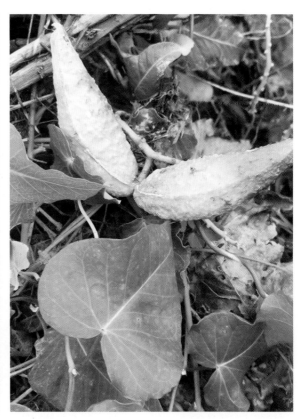

【生境与分布】生于林边荒地、山脚、河边、路旁灌丛中。分布于东北、华北、华东和甘肃、陕西、贵州、河南和湖北等地。本市各地有分布。

【药材名】萝藦、萝藦子、天浆壳。（《本草经集注》）

【来源】为萝藦科植物萝藦的全草或块根，果实，果壳。

【采收加工】7—8 月采收全草，鲜用或晒干；块根于夏、秋季采挖，洗净，晒干；果实于秋季果实成熟时采收，或剥取果壳，晒干。

【性味】萝藦：味甘、辛，性平。萝藦子：味甘、微辛，性温。天浆壳：味甘、辛，性平。

【功能主治】萝藦：补精益气，通乳，解毒。用于虚损劳伤，阳痿，遗精带下，乳汁不足，丹毒，瘰疬，疔疮，蛇虫咬伤。

萝藦子：补肾益精，生肌止血。用于虚劳，阳痿，遗精，金疮出血。

天浆壳：清肺化痰，散瘀止血。用于咳嗽痰多，气喘，百日咳，惊痫，麻疹不透，跌打损伤，外伤出血。

【应用举例】（1）萝藦：①治吐血虚损：萝藦、地骨皮、柏子仁、五味子各三两。上为细末，空心米饮下。（《不居集》萝藦散）

②治阳痿：萝藦根、淫羊藿根、仙茅根各 9 克，水煎服，每日 1 剂。（《江西草药》）

（2）天浆壳：治跌打损伤，外伤出血，天浆壳 9～15 克，加开水捣烂，再用开水 1 杯浸泡，取汁内服，用渣外敷伤处。（《陕西中草药》）

361. 黑龙骨 *Periploca forrestii* Schltr.

【别名】青风藤、柳叶夹、黑骨藤、柳叶过山龙、达风藤、山筋线、西南杠柳。

【植物形态】藤状灌木，长达 10 米，具乳汁，多分枝，全株无毛。叶革质，披针形，长 3.5～7.5 厘米，宽 5～10 毫米，顶端渐尖，基部楔形；中脉两面略凸起，侧脉纤细，密生，几平行，两面扁平，在叶缘前联结成 1 条边脉；叶柄长 1～2 毫米。聚伞花序腋生，比叶为短，着花 1～3 朵；花序梗和花梗柔细；花小，直径约 5 毫米，黄绿色；花萼裂片卵圆形或近圆形，长 1.5 毫米，无毛；花冠近辐状，花冠筒短，裂片长圆形，长 2.5 毫米，两面无毛，中间不加厚，不反折；副花冠丝状，被微毛；花粉器匙形，四合花粉藏在载粉器内；雄蕊着生于花冠基部，花丝背部与副花冠裂片合生，花药彼此黏生，包围并黏在柱头上；子房无毛，心皮离生，胚珠多个，柱头圆锥状，基部具 5 棱。蓇葖双生，长圆柱形，长达 11 厘米，直径 5 毫米；种子长圆形，扁平，顶端具白色绢质种毛；种毛长 3 厘米。花期 3—4 月，果期 6—7 月。

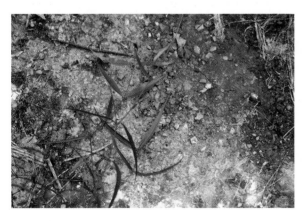
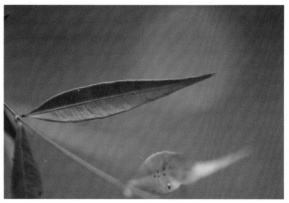

【生境与分布】生于山地疏林向阳处或阴湿的杂木林下或灌丛中。产于西藏、青海、四川、贵州、云南和广西等地。本市发现于卸甲坪乡。

【药材名】滇杠柳、黑骨头。（《贵州草药》）

【来源】为萝藦科植物黑龙骨的根或全株。

【采收加工】秋、冬季采集，洗净，切片或切段晒干。

【性味】味苦、辛，性温。有小毒。

【功能主治】祛风除湿，活血消痈。用于风湿痹痛，经闭，乳痈，跌打损伤，骨折。

【应用举例】（1）治风湿关节痛：黑骨藤15克，大青藤根9克，泡酒服，并取温酒擦患处。（《贵州草药》）

（2）治跌打伤后筋骨疼痛：黑骨藤9克，煎酒温服。（《贵州草药》）

一○二、茜草科 Rubiaceae

乔木、灌木或草本，有时为藤本，少数为具肥大块茎的适蚁植物；植物体中常累积铝，以吲哚类生物碱最常见；草酸钙结晶存在于叶表皮细胞和薄壁组织中，类型多样，以针晶为多；茎有时有不规则次生生长，但无内生韧皮部，节为单叶隙，较少为3叶隙。叶对生或有时轮生，有时具不等叶性，通常全缘，极少有齿缺，托叶通常生于叶柄间，较少生于叶柄内，分离或程度不等地合生，宿存或脱落，极少退化至仅存一条连接对生叶叶柄间的横线纹，里面常有黏液毛（colleter）。花序各式，均由聚伞花序复合而成，很少单花或少花的聚伞花序；花两性、单性或杂性，通常花柱异长，动物（主要是昆虫）传粉；萼通常4～5裂，很少更多裂，极少2裂，裂片通常小或几乎消失，有时其中1或几个裂片明显增大成叶状，其色白或艳丽；花冠合瓣，管状、漏斗状、高脚碟状或辐状，通常4～5裂，很少3裂或8～10裂，裂片镊合状、覆瓦状或旋转状排列，整齐，很少不整齐，偶有二唇形；雄蕊与花冠裂片同数而互生，偶有2枚，着生在花冠管的内壁上，花药2室，纵裂或少有顶孔开裂；雌蕊通常由2心皮，极少3或更多个心皮组成，合生，子房下位，极罕上位或半下位，子房室数与心皮数相同，有时隔膜消失而为1室，或由于假隔膜的形成而为多室，通常为中轴胎座或有时为侧膜胎座，花柱顶生，具头状或分裂的柱头，很少花柱分离；胚珠每子房室1至多数，倒生、横生或曲生。浆果、蒴果或核果，或干燥而不开裂，或为分果，有时为双果爿；种子裸露或嵌于果肉或肉质胎座中，种皮膜质或革质，较少脆壳质，极少骨质，表面平滑、蜂巢状或有小瘤状突起，有时有翅或有附属物，胚乳核型，肉质或角质，有时退化为一薄层或无胚乳，坚实或呈嚼烂状；胚直或弯，轴位于背面或顶部，有时棒状而内弯，子叶扁平或半柱状，靠近种脐或远离，位于上方或下方。

本科属、种数无准确记载，Airy-Shaw 的统计为500属6000种；而 E.Robbrecht 的统计为637属10700种。广布于热带和亚热带地区，少数分布至北温带地区。我国有18族，98属，约676种，其中有5属是自国外引种的经济植物或观赏植物。主要分布在东南部、南部和西南部，少数分布于西北部和东北部。

松滋境内的茜草科植物有7属9种，分别为水团花属下1种、拉拉藤属下2种、栀子属下1种、玉叶金花属下1种、鸡矢藤属下1种、茜草属下2种、白马骨属下1种。

362. 细叶水团花 *Adina rubella* Hance

【别名】串鱼木、水泡木、水杨梅、水金铃、白消木、水杨柳。

【植物形态】落叶小灌木，高1～3米；小枝延长，具赤褐色微毛，后无毛；顶芽不明显，被开展的托叶包裹。叶对生，近无柄，薄革质，卵状披针形或卵状椭圆形，全缘，长2.5～4厘米，宽8～12毫米，顶端渐尖或短尖，基部阔楔形或近圆形；侧脉5～7对，被稀疏或稠密短柔毛；托叶小，早落。头状花序不计花冠直径4～5毫米，单生、顶生或兼有腋生，总花梗略被柔毛；小苞片线形或线状棒形；花萼管疏被短柔毛，萼裂片匙形或匙状棒形；花冠管长2～3毫米，5裂，花冠裂片三角状，紫红色。果序直径8～12毫米；小蒴果长卵状楔形，长3毫米。花果期5—12月。

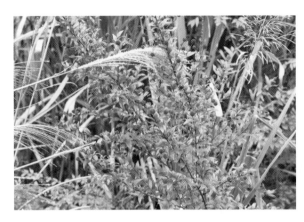 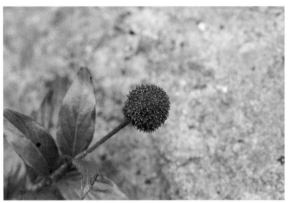

【生境与分布】生于溪边、河边、沙滩等湿润地区。产于广东、广西、福建、江苏、浙江、湖南、江西和陕西（秦岭南坡）。本市发现于刘家场镇。

【药材名】水杨梅（《本草纲目》）、水杨梅根（《贵州草药》）。

【来源】为茜草科植物细叶水团花的地上部分或根。

【采收加工】春、秋季采收茎叶，鲜用或晒干。8—11月果实未成熟时采摘花果序，拣除杂质，鲜用或晒干；夏、秋季采挖多年老植株的根，洗净，切片鲜用或晒干。

【性味】水杨梅：味苦、涩，性凉。水杨梅根：味苦、辛，性凉。

【功能主治】水杨梅：清热利湿，解毒消肿。用于湿热泄泻，痢疾，湿疹，疮疖肿毒，风火牙痛，跌打损伤，外伤出血。

水杨梅根：清热解表，活血解毒。用于感冒发热，咳嗽，腮腺炎，咽喉肿痛，肝炎，风湿关节痛，创伤出血。

【应用举例】（1）水杨梅：治牙根肿，水杨梅花叶捣烂敷。（《湖南药物志》）

（2）水杨梅根：治肺热咳嗽，水杨梅根10克，鱼腥草30克，水煎服。（《广西中草药》）

363. 猪殃殃 *Galium aparine* L. var. *tenerum*（Gren. et Godr.）Rchb.

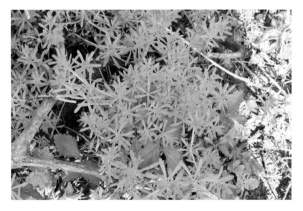

【别名】锯子草、拉拉藤、八仙草、小锯藤、细茜草、小血藤、血见愁。

【植物形态】多枝、蔓生或攀援状草本，通常高30～90厘米；茎有4棱角；棱上、叶缘、叶脉上均有倒生的小刺毛。叶纸质或近膜质，6～8片轮生，稀为4～5片，带状倒披针形或长圆状倒披针形，长1～5.5厘米，宽1～7毫米，顶端有针状突尖头，基部渐狭，两面常有紧贴的刺状毛，常萎软状，干时常卷缩，1脉，近无柄。聚伞花序腋生或顶生，少至多花，花小，4数，有纤细的花梗；花萼被钩毛，萼檐近截平；花冠黄绿色或白色，辐状，裂片长圆形，长不及1毫米，镊合状排列；子房被毛，花柱2裂至中部，柱头头状。果干燥，有1个或2个近球状的分果爿，直径达5.5毫米，肿胀，密被钩毛；果柄直，长可达2.5厘米，较粗，每一爿有1颗平凸的种子。本变种与拉拉藤的不同：植株矮小，柔弱；花序常单花。花期3—7月，果期4—9月。

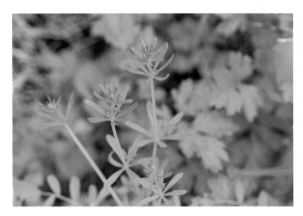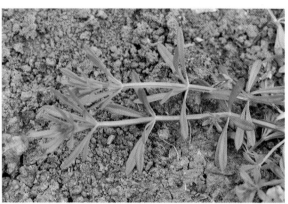

【生境与分布】生于路边宅旁及荒地。我国除海南及南海诸岛外，全国均有分布。本市广布。

【药材名】猪殃殃（《野菜谱》）、八仙草（《滇南本草》）。

【来源】为茜草科植物猪殃殃的全草。

【采收加工】秋季采收，鲜用或晒干。

【性味】味辛、微苦，性微寒。

【功能主治】清热解毒，利尿通淋，消肿止痛。用于痈疽肿毒，乳腺炎，阑尾炎，水肿，感冒发热，痢疾，尿路感染，尿血，牙龈出血，刀伤出血。

【应用举例】（1）治细菌性痢疾：猪殃殃15～60克，水煎服。（《安徽中草药》）

（2）治创伤肿胀：猪殃殃全草适量，捣烂，敷患处。（《湖南药物志》）

364. 四叶葎 *Galium bungei* Steud.

【别名】四方草、小锯子草、散血丹、四角金、小拉马藤、蛇舌癀。

【植物形态】多年生丛生直立草本，高5～50厘米，有红色丝状根；茎有4棱，不分枝或稍分枝，常无毛或节上有微毛。叶纸质，4片轮生，叶形变化较大，常在同一株内上部与下部的叶形均不同，卵状长圆形、卵状披针形、披针状长圆形或线状披针形，长0.6～3.4厘米，宽2～6毫米，顶端尖或稍钝，基部楔形，中脉和边缘常有刺状硬毛，有时两面亦有糙伏毛，1脉，近无柄或有短柄。聚伞花序顶生和腋生，稠密或稍疏散，总花梗纤细，常3歧分枝，再形成圆锥状花序；花小；花梗纤细，长1～7毫米；花冠黄绿色或白色，辐状，直径1.4～2毫米，无毛，花冠裂片卵形或长圆形，长0.6～1毫米。果爿近球状，直径1～2毫米，通常双生，有小疣点、小鳞片或短钩毛，稀无毛；果柄纤细，常比果长，长可达9毫米。花期4—9月，果期5月至翌年1月。

【生境与分布】生于山地、丘陵、旷野、田间、沟边的林中、灌丛或草地，海拔50～2520米。产于黑龙江、辽宁、内蒙古、河北、山西、陕西、宁夏、甘肃、山东、江苏、安徽、浙江、江西、福建、台湾、河南、湖北、湖南、广东、广西、四川、贵州、云南。本市发现于卸甲坪乡。

【药材名】四叶葎。（《江西草药》）

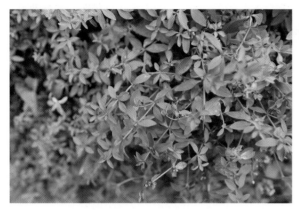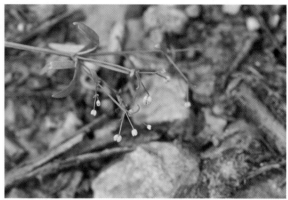

【来源】为茜草科植物四叶葎的全草。

【采收加工】夏季花期采收，鲜用或晒干。

【性味】味甘、苦，性平。

【功能主治】清热解毒，利尿消肿。用于尿路感染，痢疾，咯血，妇女赤白带下，小儿疳积，痈肿疔毒，跌打损伤，毒蛇咬伤。

【应用举例】（1）治咯血：鲜四叶葎6克，洗净捣烂，冷开水送服。（《江西草药》）

（2）治痈肿疔毒：鲜四叶葎适量，加白酒少许，捣烂外敷。（《安徽中草药》）

365. 白蟾 *Gardenia jasminoides* J. Ellis var. *fortuneana*（Lindl.）H. Hara

【别名】白蟾花、重瓣栀子、雀舌花、玉荷花。

【植物形态】灌木，高0.3～3米；嫩枝常被短毛，枝圆柱形，灰色。叶对生，革质，稀为纸质，少为3枚轮生，叶形多样，通常为长圆状披针形、倒卵状长圆形、倒卵形或椭圆形，长3～25厘米，宽1.5～8厘米，顶端渐尖、骤然长渐尖或短尖而钝，基部楔形或短尖，两面常无毛，上面亮绿色，下面色较暗；侧脉8～15对，在下面凸起，在上面平；叶柄长0.2～1厘米；托叶膜质。花芳香，通常单朵生于枝顶，花梗长3～5毫米；萼管倒圆锥形或卵形，长8～25毫米，有纵棱，萼檐管形，膨大，顶部5～8裂，通常6裂，裂片披针形或线状披针形，长10～30毫米，宽1～4毫米，结果时增长，宿存；花冠白色或乳黄色，高脚碟状，喉部有疏柔毛，冠管狭圆筒形，长3～5厘米，宽4～6毫米，顶部5至8裂，通常6裂，裂片广展，倒卵形或倒卵状长圆形，长1.5～4厘米，宽0.6～2.8厘米；花丝极短，花药线形，长1.5～2.2厘米，伸出；花柱粗厚，长约4.5厘米，柱头纺锤形，伸出，长1～1.5厘米，宽3～7毫米，子房直径约3毫米，黄色，平滑。果卵形、近球形、椭圆形或长圆形，黄色或橙红色，长1.5～7厘米，直径1.2～2厘米，有翅状纵棱5～9条，顶部的宿存萼片长达4厘米，宽达6毫米；种子多数，扁，近圆形而稍有棱角，长约3.5毫米，宽约3毫米。花期3—7月，果期5月至翌年2月。本变种与原变种不同之处在于花重瓣。

【生境与分布】华东、中南各地有栽培。本市各地有栽培。

【药材名】栀子花。（《滇南本草》）

【来源】为茜草科植物白蟾的花。

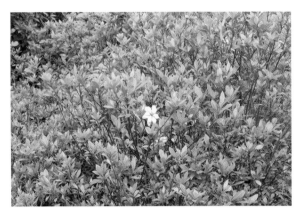
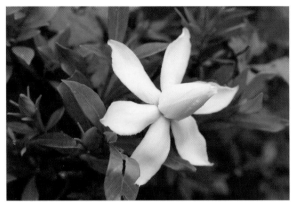

【采收加工】6—7月采摘，鲜用或晒干。

【性味】味苦，性寒。

【功能主治】清肺止咳，凉血止血。用于肺热咳嗽，鼻衄。

【应用举例】（1）治伤风，肺有实痰、实火，肺热咳嗽：栀子花3朵，蜂蜜少许，同煎服。（《滇南本草》）

（2）治鼻血不止：栀子花数片，焙干，为末，吹鼻。（《滇南本草》）

366. 大叶白纸扇 *Mussaenda esquirolii* Levl.

【别名】黐花、白纸扇、大叶靛青、臭叶树、鸡母樵、惊风草、山膏药、合叶通草。

【植物形态】直立或攀援灌木，高1～3米；嫩枝密被短柔毛。叶对生，薄纸质，广卵形或广椭圆形，长10～20厘米，宽5～10厘米，顶端骤渐尖或短尖，基部楔形或圆形，上面淡绿色，下面浅灰色，幼嫩时两面有稀疏贴伏毛，脉上毛较稠密，老时两面均无毛；侧脉9对，向上拱曲；叶柄长1.5～3.5厘米，有毛；托叶卵状披针形，常2深裂或浅裂，短尖，长8～10毫米，外面疏被贴伏短柔毛。聚伞花序顶生，有花序梗，花疏散；

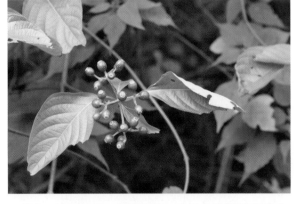

苞片托叶状，较小，小苞片线状披针形，渐尖，长5～10毫米，被短柔毛；花梗长约2毫米；花萼管陀螺形，长约4毫米，被贴伏的短柔毛，萼裂片近叶状，白色，披针形，长渐尖或短尖，长达1厘米，宽2～2.5毫米，外面被短柔毛；花叶倒卵形，短渐尖，长3～4厘米，近无毛，柄长5毫米；花冠黄色，花冠管长1.4厘米，上部略膨大，外面密被贴伏短柔毛，膨大部内面密被棒状毛，花冠裂片卵形，有短尖头，长2毫米，基部宽3毫米，外面有短柔毛，内面密被黄色小疣突；雄蕊着生于花冠管中部，花药内藏；花柱无毛，柱头2裂，略伸出花冠外。浆果近球形，直径约1厘米。花期5—7月，果期7—10月。

【生境与分布】生于山地疏林下或路边。我国特有，产于广东、广西、江西、贵州、湖南、湖北、四川、安徽、福建和浙江。本市发现于涴水镇。

【药材名】大叶白纸扇。（《浙江药用植物志》）

【来源】为茜草科植物大叶白纸扇的茎叶或根。

【采收加工】茎叶于夏季采集，根全年可采，切碎，晒干或鲜用。

【性味】味苦、微甘，性凉。

【功能主治】清热解毒，解暑利湿。用于感冒，中暑高热，咽喉肿痛，痢疾，泄泻，小便不利，无名肿毒，毒蛇咬伤。

【应用举例】（1）治咽喉肿痛：大叶白纸扇鲜叶加食盐少许捣烂绞汁，频频咽服。（《浙江药用植物志》）

（2）治小便不利：大叶白纸扇藤、忍冬藤、车前草各 30 克，水煎服。（《浙江药用植物志》）

367. 鸡矢藤 *Paederia scandens*（Lour.）Merr.

【别名】鸡屎藤、女青、臭狗藤、臭藤、雀儿藤、母狗藤、解暑藤。

【植物形态】藤本，茎长 3～5 米，无毛或近无毛。叶对生，纸质或近革质，形状变化很大，卵形、卵状长圆形至披针形，长 5～9（15）厘米，宽 1～4（6）厘米，顶端急尖或渐尖，基部楔形或近圆或截平，有时浅心形，两面无毛或近无毛，有时下面脉腋内有束毛；侧脉每边 4～6 条，纤细；叶柄长 1.5～7 厘米；托叶长 3～5 毫米，无毛。圆锥花序式的聚伞花序腋生和顶生，扩展，分枝对生，末次分枝上着生的花常呈蝎尾状排列；小苞片披针形，长约 2 毫米；花具短梗或无；萼管陀螺形，长 1～1.2 毫米，萼檐裂片 5，裂片三角形，长 0.8～1 毫米；花冠浅紫色，管长 7～10 毫米，外面被粉末状柔毛，里面被茸毛，顶部 5 裂，裂片长 1～2 毫米，顶端急尖而直，花药背着，花丝长短不齐。果球形，成熟时近黄色，有光泽，平滑，直径 5～7 毫米，顶冠以宿存的萼檐裂片和花盘；小坚果无翅，浅黑色。花期 5—7 月。

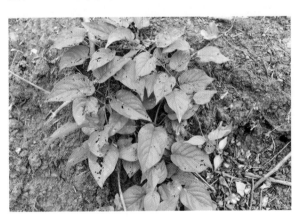
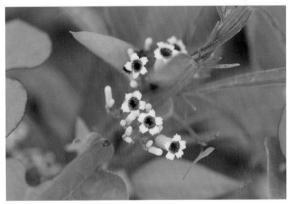

【生境与分布】生于山坡、林中、林缘、沟谷边灌丛中或缠绕在灌木上。广布于长江流域及以南地区。本市各地广布。

【药材名】鸡矢藤。（《植物名实图考》）

【来源】为茜草科植物鸡矢藤的全草或根。

【采收加工】9—10 月割取地上部分，晒干或秋季挖根，洗净，切片，晒干。

【性味】味甘、微苦，性平。

【功能主治】祛风除湿，消食化积，解毒消肿，活血止痛。用于风湿痹痛，食积腹胀，小儿疳积，腹泻，痢疾，中暑，黄疸，肝炎，肝脾肿大，咳嗽，瘰疬，肠痈，无名肿毒，脚湿肿烂，烫火伤，湿疹，皮炎，跌打损伤，蛇咬蝎蜇。

【应用举例】（1）治风湿关节痛：鸡屎藤、络石藤各30克，水煎服。（《福建药物志》）

（2）治食积腹泻：鸡矢藤30克，水煎服。（《福建中草药》）

368. 东南茜草 *Rubia argyi*（Levl. et Vant）Hara ex L. A. Lauener et D. K. Ferguson

【别名】主线草。

【植物形态】多年生草质藤本。茎、枝均有4直棱，或4狭翅，棱上有倒生钩状皮刺，无毛。叶4片轮生，茎生的偶有6片轮生，通常一对较大，另一对较小，叶片纸质，心形至阔卵状心形，有时近圆心形，长0.1～5厘米或过之，宽1～4.5厘米或过之，顶端短尖或骤尖，基部心形，极少近浑圆，边缘和叶背面的基出脉上通常有短皮刺，两面粗糙，或兼有柔毛；基出脉通常5～7条，在上面凹陷，在下面多少凸起；叶柄长通常0.5～5厘米，有时可达9厘米，有直棱，棱上生许多皮刺。聚伞花序分枝成圆锥花序式，顶生和小枝上部腋生，有时结成顶生、带叶的大型圆锥花序，花序梗和总轴上有4直棱，棱上通常有小皮刺，多少被柔毛或有时近无毛；小苞片卵形或椭圆状卵形，长1.5～3毫米；花梗稍粗壮，长1～2.5毫米，近无毛或稍被硬毛；萼管近球形，干时黑色；花冠白色，干时变黑，质地稍厚，冠管长0.5～0.7毫米，裂片（4）5，伸展，卵形至披针形，长1.3～1.4毫米，外面稍被毛或近无毛，里面通常有许多微小乳突；雄蕊5，花丝短，带状，花药通常微露出冠管口外；花柱粗短，2裂，柱头2，头状。浆果近球形（1心皮发育），直径5～7毫米，有时臀状（2心皮均发育），宽达9毫米，成熟时黑色。

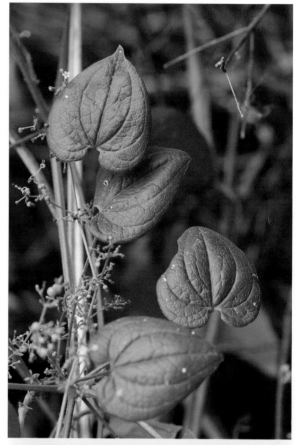

【生境与分布】常生于林缘、灌丛或村边园篱等处。产于陕西南部（秦岭南坡）、江苏、安徽、浙江、江西、福建（北部）、台湾、河南、湖北、湖南、广东（北部）、广西（北部）、四川东部和东北部。本市发现于刘家场镇。

【药材名】茜根。（地方用药）

【来源】为茜草科植物东南茜草的根及根茎。

【采收加工】秋季采挖，洗净，晒干。

【性味】味苦，性寒。

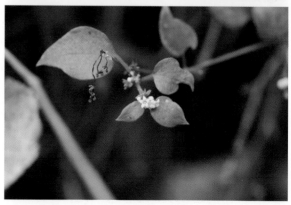

【功能主治】凉血止血。用于吐血，衄血，崩漏下血，外伤出血，经闭瘀阻，跌打肿痛。

369. 茜草 *Rubia cordifolia* L.

【别名】茜根、红龙须根、活血丹、红茜根、红内消、小活血龙、小女儿红、九龙根。

【植物形态】草质攀援藤本，长通常 1.5～3.5 米；根状茎和其节上的须根均红色；茎数条，从根状茎的节上发出，细长，方柱形，有 4 棱，棱上生倒生皮刺，中部以上多分枝。叶通常 4 片轮生，纸质，披针形或长圆状披针形，长 0.7～3.5 厘米，顶端渐尖，有时钝尖，基部心形，边缘有齿状皮刺，两面粗糙，脉上有微小皮刺；基出脉 3 条，极少外侧有 1 对很小的基出脉。叶柄长通常 1～2.5 厘米，有倒生皮刺。聚伞花序腋生和顶生，多回分枝，有花 10 余朵至数十朵，花序和分枝均细瘦，有微小皮刺；花冠淡黄色，干时淡褐色，盛开时花冠檐部直径 3～3.5 毫米，花冠裂片近卵形，微伸展，长约 1.5 毫米，外面无毛。果球形，直径通常 4～5 毫米，成熟时橘黄色。花期 8—9 月，果期 10—11 月。

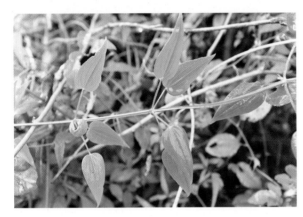 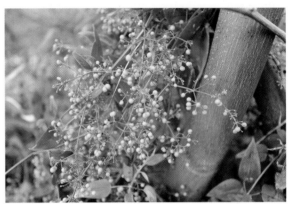

【生境与分布】常生于疏林、林缘、灌丛或草地上。分布于全国大部分地区。本市各地有分布。

【药材名】茜草。（《中华人民共和国药典》）

【来源】为茜草科植物茜草的根及根茎。

【采收加工】春、秋季挖取根部，洗净，晒干。

【性味】味苦，性寒。

【功能主治】凉血，祛瘀，止血，通经。用于吐血，衄血，崩漏，外伤出血，瘀阻经闭，关节痹痛，跌扑肿痛。

【应用举例】（1）治咯血，尿血：茜草 9 克，白茅根 30 克，水煎服。（《河南中草药手册》）

（2）治月经过多，子宫出血：茜草根 7 克，艾叶 5 克，侧柏叶 6 克，生地 10 克。水 500 毫升，煎至 200 毫升，去渣后，加阿胶 10 克，熔化。每日 3 次分服。（《现代实用中药》）

370. 六月雪 *Serissa japonica*（Thunb.）Thunb. Nov. Gen.

【别名】路边金、满天星、六月冷、千年矮、黄羊脑、朱米雪、鸡骨柴。

【植物形态】小灌木，高 60～90 厘米，有臭气。叶革质，卵形至倒披针形，长 6～22 毫米，宽 3～6 毫米，顶端短尖至长尖，边全缘，无毛；叶柄短。花单生或数朵丛生于小枝顶部或腋生，有被毛、边缘浅波状的苞片；萼檐裂片细小，锥形，被毛；花冠淡红色或白色，长 6～12 毫米，裂片扩展，顶端 3 裂；雄蕊突出冠管喉部外；花柱长突出，柱头 2，直，略分开。花期 5—7 月。

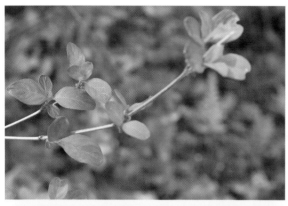

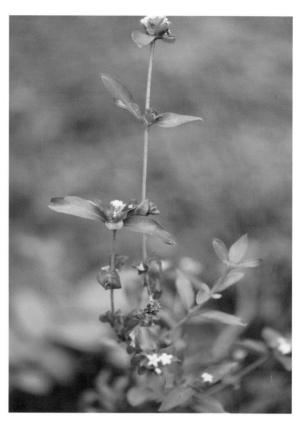

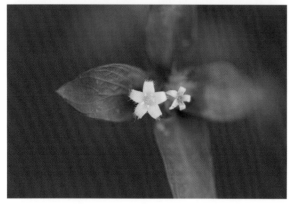

【生境与分布】生于河溪边或丘陵的杂木林内。分布于我国中部及南部。本市各地均有分布。

【药材名】白马骨。（《本草拾遗》）

【来源】为茜草科植物六月雪的全草。

【采收加工】4—6 月采收茎叶，秋季挖根，洗净，切段，鲜用或晒干。

【性味】味淡、苦、微辛，性凉。

【功能主治】祛风利湿，清热解毒。用于感冒，黄疸型肝炎，肾炎水肿，咳嗽，喉痛，角膜炎，肠炎，痢疾，腰腿疼痛，咯血，尿血，妇女经闭，带下，小儿疳积，惊风，风火牙痛，痈疽肿毒，跌打损伤。

【应用举例】（1）治感冒伤风：六月雪全草 15 克，水煎服。（《湖南药物志》）

（2）治大便下血：六月雪、炒地榆各 15 克，水煎服。（《安徽中草药》）

一〇三、旋花科 Convolvulaceae

草本、亚灌木或灌木，偶为乔木，在干旱地区有些种类变成多刺的矮灌丛，或为寄生植物（菟丝子属 *Cuscuta*）；被各式单毛或分叉的毛；植物体常有乳汁；具双韧维管束；有些种类地下具肉质的块根。茎缠绕或攀援，有时平卧或匍匐，偶有直立。叶互生，螺旋排列，寄生种类无叶或退化成小鳞片，通常为单叶，全缘，或不同深度的掌状或羽状分裂，甚至全裂，叶基常心形或戟形；无托叶，有时有假托叶（为缩短的腋枝的叶）；通常有叶柄。花通常美丽，单生于叶腋，或少花至多花组成腋生聚伞花序，有时总状、圆锥状、伞形或头状，极少为二歧蝎尾状聚伞花序。苞片成对，通常很小，有时叶状，有时总苞状，或在盾苞藤属（Neuropeltis）苞片在果期极增大托于果下。花整齐，两性，5数；花萼分离或仅基部连合，外萼片常比内萼片大，宿存，有些种类在果期增大。花冠合瓣，漏斗状、钟状、高脚碟状或坛状；冠檐近全缘或5裂，极少每裂片又具2小裂片，蕾期旋转折扇状或镊合状至内向镊合状；花冠外常有5条明显的被毛或无毛的瓣中带。雄蕊与花冠裂片等数互生，着生于花冠管基部或中部稍下，花丝丝状，有时基部稍扩大，等长或不等长；花药2室，内向开裂或侧向纵长开裂；花粉粒无刺或有刺；在菟丝子属中，花冠管内雄蕊之下有流苏状的鳞片。花盘环状或杯状。子房上位，由2（稀3～5）心皮组成，1～2室，或因有发育的假隔膜而为4室，稀3室，心皮合生，极少深2裂；中轴胎座，每室有2枚倒生无柄胚珠，子房4室时每室1胚珠；花柱1～2，丝状，顶生或少有着生心皮基底间，不裂或上部2尖裂，或几无花柱；柱头各式。通常为蒴果，室背开裂、周裂、盖裂或不规则破裂，或为不开裂的肉质浆果，或果皮干燥坚硬呈坚果状。种子和胚珠同数，或由于不育而减少，通常呈三棱形，种皮光滑或有各式毛；胚乳小，肉质至软骨质；胚大，具宽的、折扇状、全缘或凹头或2裂的子叶，菟丝子属的胚线形螺蜷，无子叶或退化为细小的鳞片状。

本科约有56属，1800种以上，广泛分布于热带、亚热带和温带地区，主产于美洲和亚洲的热带、亚热带地区。我国有22属，大约125种，南北地区均有，大部分属、种则产于西南和华南地区。

松滋境内的旋花科植物有4属6种，分别为打碗花属下2种、菟丝子属下1种、番薯属下2种、牵牛属下1种。

371. 毛打碗花 *Calystegia dahurica*（Herb.）Choisy

【别名】欧旋花、夫儿苗、狗娃秧、打碗花。

【植物形态】多年生草本，外形和旋花 *Calystegia sepium*（L.）R. Br. 很相似，可以区别的是本种除萼片和花冠外，植物体各部分均被柔毛；叶通常为卵状长圆形，长4～6厘米，宽1～3厘米，基部戟形，基裂片不明显伸展，圆钝或2裂，有时叶形相似于旋花及其变种；叶柄较短，长1～4（5）厘米；花单生于叶腋，苞片宽卵形，顶端稍钝；萼片5，卵形；花冠淡红色，漏斗形，冠檐微5裂，雄蕊5，内藏；子房卵形，柱头2裂，裂片卵形。蒴果卵形，为增大的宿存萼片和苞片所包被；种子卵圆形，黑色。

【生境与分布】生于海拔400～3000米的路旁、荒地、田间、沟边或山坡等处。产于内蒙古、黑龙江、

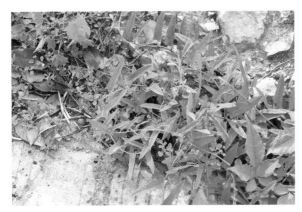
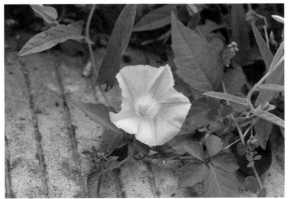

吉林、辽宁、河北、山东、江苏、河南、山西、陕西、甘肃、四川北部和东北部。本市发现于刘家场镇。

【药材名】狗狗秧。（《河南中草药手册》）

【来源】为旋花科植物毛打碗花的带根全草。

【采收加工】夏、秋季连根挖取，洗净，切段，晒干。

【性味】味甘，性寒。

【功能主治】清肝热，滋阴，利小便。用于肝阳上亢，头晕，目眩，小便不利。

【应用举例】（1）治小便不利：狗狗秧全草（带根）45克，糠谷老2～3个，水煎服。（《河南中草药手册》）

（2）治高血压：狗狗秧根30克，水煎服，每日2次。（《河南中草药手册》）

372. 旋花 *Calystegia sepium*（L.）R. Br.

【别名】打碗花、饭藤、筋根、篱天剑、鼓子花、狗儿秧、兔儿苗、续筋根。

【植物形态】多年生草本，全体不被毛。茎缠绕，伸长，有细棱。叶形多变，三角状卵形或宽卵形，长4～10（15）厘米，宽2～6（10）厘米或更宽，顶端渐尖或锐尖，基部戟形或心形，全缘或基部稍伸展为具2～3个大齿缺的裂片；叶柄常短于叶片或两者近等长。花腋生，1朵；花梗通常稍长于叶柄，长达10厘米，有细棱或有时具狭翅；苞片宽卵形，长1.5～2.3厘米，顶端锐尖；萼片卵形，长1.2～1.6厘米，顶端渐尖或有时锐尖；花冠通常白色或有时淡红色或紫色，漏斗状，长5～6（7）厘米，冠檐微裂；雄蕊花丝基部扩大，被小鳞毛；子房无毛，柱头2裂，裂片卵形，扁平。蒴果卵形，长约1厘米，为增大宿存的苞片和萼片所包被。种子黑褐色，长4毫米，表面有小疣。

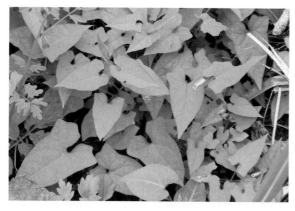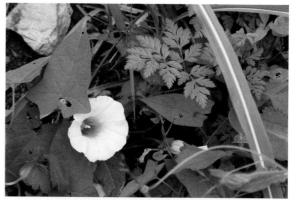

【生境与分布】生于海拔140～2080米的路旁、溪边草丛、田边或山坡林缘。我国大部分地区均有。本市广布。

【药材名】旋花根、旋花（《神农本草经》）、旋花苗（《本草拾遗》）。

【来源】为旋花科植物旋花的根、花或茎叶。

【采收加工】旋花根：3—9月采挖，洗净，晒干或鲜用。旋花：6—7月花开时采收，晾干。旋花苗：夏季采收，洗净，鲜用或晒干。

【性味】旋花根：味甘、微苦，性温。旋花：味甘，性温。旋花苗：味甘、微苦，性平。

【功能主治】旋花根：益气补虚，续筋接骨，解毒杀虫。用于劳损，金疮，丹毒，蛔虫病。

旋花：益气，养颜，涩精。用于面䵟，遗精，遗尿。

旋花苗：清热解毒。用于丹毒，小儿热毒。

【应用举例】（1）治被斫筋断：以旋花根捣汁，沥疮中，仍以滓傅之，即封裹之。（《外台秘要》）

（2）治头痛：篱天剑根 12 克，水煎服；另用叶捣烂，敷痛处。（《湖南药物志》）

373. 南方菟丝子 *Cuscuta australis* R. Br.

【别名】女萝、吐丝子、黄藤子、金线藤、豆寄生、黄丝。

【植物形态】一年生寄生草本。茎缠绕，金黄色，纤细，直径 1 毫米左右，无叶。花序侧生，少花或多花簇生成小伞形或小团伞花序，总花序梗近无；苞片及小苞片均小，鳞片状；花梗稍粗壮，长 1 ~ 2.5 毫米；花萼杯状，基部连合，裂片 3 ~ 5，长圆形或近圆形，通常不等大，长 0.8 ~ 1.8 毫米，顶端圆；花冠乳白色或淡黄色，杯状，长约 2 毫米，裂片卵形或长圆形，顶端圆，约与花冠管近等长，直立，宿存；雄蕊着生于花冠裂片弯缺处，比花冠裂片稍短；鳞片小，边缘短流苏状；子房扁球形，花柱 2，等长或稍不等长，柱头球形。蒴果扁球形，直径 3 ~ 4 毫米，下半部为宿存花冠所包，成熟时不规则开裂，不为周裂。通常有 4 种子，淡褐色，卵形，长约 1.5 毫米，表面粗糙。

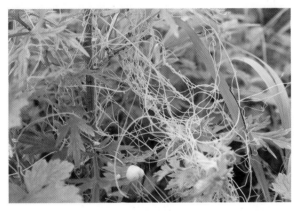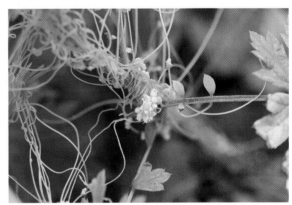

【生境与分布】寄生于灌木或农作物。产于吉林、辽宁、河北、山东、甘肃、宁夏、新疆、陕西、安徽、江苏、浙江、福建、江西、湖南、湖北、四川、云南、广东、台湾等地。本市各地有分布。

【药材名】菟丝子。（《中华人民共和国药典》）

【来源】为旋花科植物南方菟丝子的种子。

【采收加工】秋季采收成熟果实，晒干，打下种子，除去杂质。

【性味】味辛、甘，性平。

【功能主治】补益肝肾，固精缩尿，安胎，明目，止泻；外用消风祛斑。用于肝肾不足，腰膝酸软，阳痿遗精，遗尿尿频，肾虚胎漏，胎动不安，目昏耳鸣，脾肾虚泻；外治白癜风。

【应用举例】（1）补肾气，壮阳道，助精神，轻腰脚：菟丝子一斤（淘净，酒煮，捣成饼，焙干），附子（制）四两。共为末，酒糊丸，梧桐子大，酒下五十丸。（《扁鹊心书》菟丝子丸）

（2）治肝肾俱虚，眼常昏暗：菟丝子五两（酒浸三日，晒干，别捣为末），车前子一两，熟干地黄三两。上药捣罗为末，炼蜜和捣，丸如梧桐子大。每于空心以温酒下三十丸。晚食前再服。（《太平圣惠方》驻景丸）

（3）治滑胎：菟丝子（炒熟）四两，桑寄生二两，川续断二两，真阿胶二两。上药将前味轧细，水化阿胶和为丸,一分重(干足一分)。每服二十丸,开水送下,日再服。气虚者,加人参二两。大气陷者,加生黄芪三两。食少者,加炒白术二两。凉者,加炒补骨脂二两。热者,加生地二两。(《医学衷中参西录》寿胎丸)

(4)治白癜风:菟丝子9克,浸入60克95%乙醇内,2~3日后取汁,外涂,每日2~3次。(《青岛中草药手册》)

374. 蕹菜 *Ipomoea aquatica* Forsk.

【别名】空心菜、瓮菜、无心菜、水蕹菜、藤藤菜、通菜。

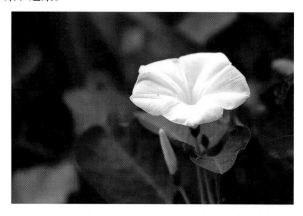

【植物形态】一年生草本,蔓生或漂浮于水。茎圆柱形,有节,节间中空,节上生根,无毛。叶片形状、大小有变化,卵形、长卵形、长卵状披针形或披针形,长3.5~17厘米,宽0.9~8.5厘米,顶端锐尖或渐尖,具小短尖头,基部心形、戟形或箭形,偶尔截形,全缘或波状,或有时基部有少数粗齿,两面近无毛或偶有稀疏柔毛;叶柄长3~14厘米,无毛。聚伞花序腋生,花序梗长1.5~9厘米,基部被柔毛,向上无毛,具1~3(5)朵花;苞片小鳞片状,长1.5~2毫米;花梗长1.5~5厘米,无毛;萼片近于等长,卵形,长7~8毫米,顶端钝,具小短尖头,外面无毛;花冠白色、淡红色或紫红色,漏斗状,长3.5~5厘米;雄蕊不等长,花丝基部被毛;子房圆锥状,无毛。蒴果卵球形至球形,直径约1厘米,无毛。种子密被短柔毛或有时无毛。

【生境与分布】原产于我国,中部和南部广泛作为蔬菜栽培。本市广泛栽培。

【药材名】蕹菜。(《本草纲目拾遗》)

【来源】为旋花科植物蕹菜的茎叶。

【采收加工】夏、秋季采收,多鲜用。

【性味】味甘,性寒。

【功能主治】凉血清热,利湿解毒。用于鼻衄,便血,尿血,便秘,淋浊,痔疮,痈肿,蛇虫咬伤。

【应用举例】(1)治鼻血不止:蕹菜数根,和糖捣烂,冲入沸水服。(《岭南采药录》)

(2)治淋浊,便血,尿血:鲜蕹菜洗净,捣烂取汁,和蜂蜜酌量服之。(《闽南民间草药》)

(3)治皮肤湿痒:鲜蕹菜适量,水煎数沸,候微温洗患部,日洗1次。(《闽南民间草药》)

(4)治蜈蚣咬伤:鲜蕹菜适量,食盐少许,共搓烂,擦患处。(《闽南民间草药》)

375. 番薯 *Ipomoea batatas*(L.)Lam.

【别名】地瓜、朱薯、红薯、白薯、红苕、甘薯、甜薯。

【植物形态】一年生草本,地下部分具圆形、椭圆形或纺锤形的块根,块根的形状、皮色和肉色因品种或土壤不同而异。茎平卧或上升，偶有缠绕，多分枝，圆柱形或具棱，绿色或紫色，被疏柔毛或无毛，茎节易生不定根。叶片形状、颜色常因品种不同而异，也有时在同一植株上具有不同叶形，通常为宽卵形，长 4～13 厘米，宽 3～13 厘米，全缘或 3～5（7）裂，裂片宽卵形、三角状卵形或线状披针形，叶片基部心形或近于平截，顶端渐尖，两面被疏柔毛或近于无毛，叶色有浓绿、黄绿、紫绿等，顶叶的颜色为品种的特征之一；叶柄长短不一，长 2.5～20 厘米，被疏柔毛或无毛。聚伞花序腋生，有 1～7 朵花聚集成伞形，花序梗长 2～10.5 厘米，稍粗壮，无毛或有时被疏柔毛；苞片小，披针形，长 2～4 毫米，顶端芒尖或骤尖，早落；花梗长 2～10 毫米；萼片长圆形或椭圆形，不等长，外萼片长 7～10 毫米，内萼片长 8～11 毫米，顶端骤然成芒尖状，无毛或疏生缘毛；花冠粉红色、白色、淡紫色或紫色，钟状或漏斗状，长 3～4 厘米，外面无毛；雄蕊及花柱内藏，花丝基部被毛；子房 2～4 室，被毛或有时无毛。开花习性随品种和生长条件而不同，有的品种容易开花，有的品种在气候干旱时会开花，在气温高、日照短的地区常见开花，温度较低的地区很少开花。蒴果卵形或扁圆形，有假隔膜分为 4 室。种子 1～4 粒，通常 2 粒，无毛。由于番薯属于异花授粉，自花授粉常不结实，所以有时只见开花不见结果。

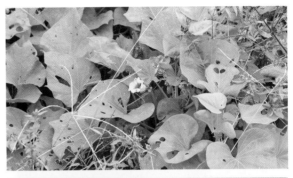

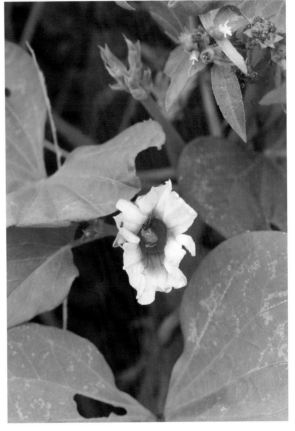

【生境与分布】原产于南美洲，现全国普遍栽培。本市各地有栽培。

【药材名】番薯。（《本草纲目拾遗》）

【来源】为旋花科植物番薯的块根。

【采收加工】秋、冬季采挖，洗净，切片，晒干。亦可窖藏。

【性味】味甘，性平。

【功能主治】补中和血，益气生津，宽肠胃，通便秘。用于脾虚水肿，便泄，疮疡肿毒，大便秘结。

【应用举例】（1）治乳疮：白薯捣烂敷患处，见热即换，连敷数天。（《岭南草药志》）

（2）治疮毒发炎：生番薯洗净磨烂，敷患处，有消炎去毒生肌之效。（《岭南草药志》）

（3）治酒食入脾，因而飧泄者：番薯煨熟吃。（《金薯传习录》）

（4）治湿热黄疸：番薯煮吃，其黄自退。（《金薯传习录》）

376. 牵牛 *Ipomoea nil* (L.) Roth

【别名】牵牛花、喇叭花、牵牛郎、黑丑、白丑。

【植物形态】一年生缠绕草本，茎上被倒向的短柔毛及杂有倒向或开展的长硬毛。叶宽卵形或近圆形，深或浅的 3 裂，偶 5 裂，长 4～15 厘米，宽 4.5～14 厘米，基部圆，心形，中裂片长圆形或卵圆形，渐尖或骤尖，侧裂片较短，三角形，裂口锐或圆，叶面或疏或密被微硬的柔毛；叶柄长 2～15 厘米，毛被同茎。花腋生，单一或通常 2 朵着生于花序梗顶，花序梗长短不一，长 1.5～18.5 厘米，通常短于叶柄，有时较长，毛被同茎；苞片线形或叶状，被开展的微硬毛；花梗长 2～7 毫米；小苞片线形；萼片近等长，长 2～2.5 厘米，披针状线形，内面 2 片稍狭，外面被开展的刚毛，基部更密，有时也杂有短柔毛；花冠漏斗状，长 5～8（10）厘米，蓝紫色或紫红色，花冠管色淡；雄蕊及花柱内藏；雄蕊不等长；花丝基部被柔毛；子房无毛，柱头头状。蒴果近球形，直径 0.8～1.3 厘米，3 瓣裂。种子卵状三棱形，长约 6 毫米，黑褐色或米黄色，被褐色短茸毛。

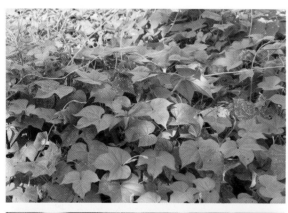
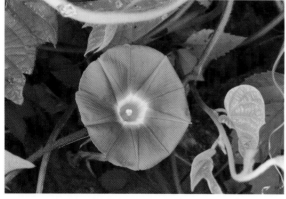
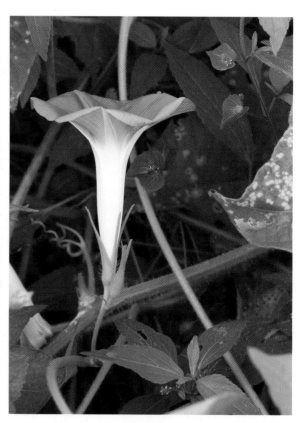

【生境与分布】生于荒地或篱间。我国除西北和东北的一些省外，大部分地区都有分布。本市各地均有分布。

【药材名】牵牛子。（《中华人民共和国药典》）

【来源】为旋花科植物牵牛的种子。

【采收加工】秋末果实成熟、果壳未开裂时采割植株，晒干，打下种子，除去杂质。

【性味】味苦，性寒。有毒。

【功能主治】泻水通便，消痰涤饮，杀虫攻积。用于水肿胀满，二便不通，痰饮积聚，气逆喘咳，虫积腹痛。

【应用举例】（1）治水肿：牵牛子末之。水服方寸匕，日一，以小便利为度。（《备急千金要方》）

（2）治大肠风秘，壅热结涩：牵牛子（黑色，微炒，捣取其中粉）一两，别以麸炒去皮、尖桃仁（末）半两。以熟蜜和丸如梧桐子。温水服二三十丸。不可久服。（《本草衍义》）

（3）治腰脚湿气疼痛：黑牵牛、大黄各二两，白术一两。上为细末，滴水丸如桐子大。每服三十丸，食前生姜汤下。如要快利，加至百丸。（《世传神效名方》牛黄白术丸）

一〇四、紫草科 Boraginaceae

多数为草本，较少为灌木或乔木，一般被硬毛或刚毛。叶为单叶，互生，极少对生，全缘或有锯齿，不具托叶。花序为聚伞花序或镰状聚伞花序，极少花单生，有苞片或无苞片。花两性，辐射对称，很少左右对称；花萼具5个基部至中部合生的萼片，大多宿存；花冠筒状、钟状、漏斗状或高脚碟状，一般可分筒部、喉部、檐部三部分，檐部具5裂片，裂片在蕾中覆瓦状排列，很少旋转状，喉部或筒部具或不具5个附属物，附属物大多为梯形，较少为其他形状；雄蕊5，着生于花冠筒部，稀上升到喉部，轮状排列，极少螺旋状排列，内藏，稀伸出花冠外，花药内向，2室，基部背着，纵裂；蜜腺在花冠筒内面基部环状排列，或在子房下的花盘上；雌蕊由2心皮组成，子房2室，每室含2胚珠，或由内果皮形成隔膜而成4室，每室含1胚珠，或子房（2）4裂，每裂瓣含1胚珠，花柱顶生或生在子房裂瓣之间的雌蕊基上，不分枝或分枝；胚珠近直生、倒生或半倒生；雌蕊基果期平或不同程度升高呈金字塔形至锥形。果实为含1～4粒种子的核果，或为子房（2）4裂瓣形成的（2）4个小坚果，果皮多汁或大多干燥，常具各种附属物。种子直立或斜生，种皮膜质，无胚乳，稀含少量内胚乳；胚伸直，很少弯曲，子叶平，肉质，胚根在上方。

本科约有100属2000种，分布于温带和热带地区，地中海地区为其分布中心。我国有48属（其中 *Anchusa*、*Symphytum* 二属系引种的属），269种，遍布全国，但以西南部最为丰富。

松滋境内的紫草科植物4属4种，分别为紫草属下1种、聚合草属下1种、盾果草属下1种、附地菜属下1种。

377. 梓木草 *Lithospermum zollingeri* DC.

【别名】小紫草、墨飞、马非、猫舌头草。

【植物形态】多年生匍匐草本。根褐色，稍含紫色物质。匍匐茎长可达30厘米，有开展的糙伏毛；茎直立，高5～25厘米。基生叶有短柄，叶片倒披针形或匙形，长3～6厘米，宽8～18毫米，两面都有短糙伏毛但下面毛较密；茎生叶与基生叶同型而较小，先端急尖或钝，基部渐狭，近无柄。花序长2～5厘米，有花1至数朵，苞片叶状；花有短花梗；花萼长约6.5毫米，裂片线状披针形，两面都有毛；花冠蓝色或蓝紫色，长1.5～1.8厘米，外面稍有毛，筒部与檐部无明显界限，檐部直径约1厘米，裂片宽倒卵形，近等大，长5～6毫米，全缘，无脉，喉部有5条向筒部延伸的纵褶，纵褶长约4毫米，稍肥厚并有乳头；雄蕊着生于纵褶之下，花药长1.5～2毫米；花柱长约4毫米，柱头头状。小坚果斜卵球形，长3～3.5毫米，乳白色而稍带淡黄褐色，平滑，有光泽，腹面中线凹陷呈纵沟。花果期5—8月。

【生境与分布】生于丘陵或低山草坡，或灌丛下。产于华北、华中及台湾、浙江、江苏、安徽、贵州、四川、陕西、甘肃等地。本市发现于涴水镇。

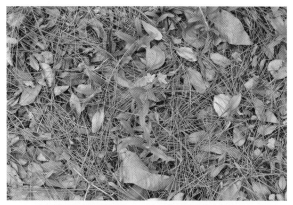

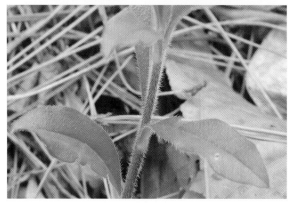

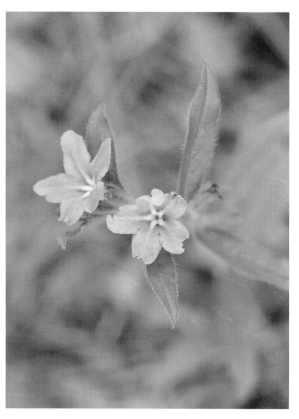

【药材名】地仙桃。（《陕西中草药》）

【来源】为紫草科植物梓木草的果实。

【采收加工】7—9月果熟时采收，晒干。

【性味】味甘、辛，性温。

【功能主治】温中散寒，行气活血，消肿止痛。用于胃脘冷痛，泛吐酸水，跌打肿痛，骨折。

【应用举例】（1）治胃寒反酸：地仙桃1～1.5克，研粉，生姜煎水冲服。（《陕西中草药》）

（2）治呕血：地仙桃3克，芋儿七3克，共嚼食。（《陕西中草药》）

378. 聚合草 *Symphytum officinale* L.

【别名】友谊草、爱国草。

【植物形态】丛生型多年生草本，高30～90厘米，全株被向下稍弧曲的硬毛和短伏毛。根发达、主根粗壮，淡紫褐色。茎数条，直立或斜升，有分枝。基生叶通常50～80片，最多可达200片，具长柄，叶片带状披针形、卵状披针形至卵形，长30～60厘米，宽10～20厘米，稍肉质，先端渐尖；茎中部和上部叶较小，无柄，基部下延。花序含多数花；花萼裂至近基部，裂片披针形，先端渐尖；花冠长14～15毫米，淡紫色、紫红色至黄白色，裂片三角形，先端外卷，喉部附属物披针形，长约4毫米，不伸出花冠檐；花药长约 3.5 毫米，顶端有稍突出的药隔，花丝长约 3 毫米，下部与花药近等宽；子房通常不育，偶个别花内成熟 1 个小坚果。小坚果歪卵形，长 3 ～ 4 毫米，黑色，平滑，有光泽。花期 5—10 月。

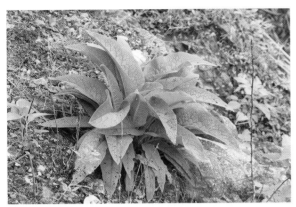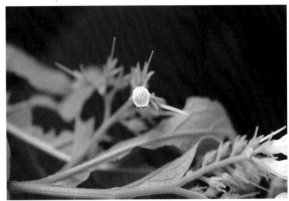

【生境与分布】原产于苏联欧洲部分及高加索地区，生于山林地带，为典型的中生植物。我国于 1963 年引进该种，现广泛栽培。

【药材名】聚合草。（《全国中草药名鉴》）

【来源】为紫草科植物聚合草的根及根茎。

【采收加工】夏、秋季采收，洗净，切段，晒干。

【性味】味辛，性凉。

【功能主治】活血凉血，清热解毒。用于刀伤，跌打损伤，牙痛，咽喉肿痛等。

379. 盾果草 *Thyrocarpus sampsonii* Hance

【别名】盾形草、野生地、猫条干、黑骨风、铺墙草。

【植物形态】茎 1 条至数条，直立或斜升，高 20 ～ 45 厘米，常自下部分枝，有开展的长硬毛和短糙毛。基生叶丛生，有短柄，匙形，长 3.5 ～ 19 厘米，宽 1 ～ 5 厘米，全缘或有疏细锯齿，两面都有具基盘的长硬毛和短糙毛；茎生叶较小，无柄，狭长圆形或倒披针形。花序长 7 ～ 20 厘米；苞片狭卵形至披针形，花生于苞腋或腋外；花梗长 1.5 ～ 3 毫米；花萼长约 3 毫米，裂片狭椭圆形，背面和边缘有开展的长硬毛，腹面稍有短伏毛；

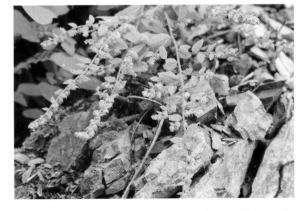

花冠淡蓝色或白色，显著比萼长，筒部比檐部短 2.5 倍，檐部直径 5 ～ 6 毫米，裂片近圆形，开展，喉部附属物线形，长约 0.7 毫米，肥厚，有乳头突起，先端微缺；雄蕊 5，着生于花冠筒中部，花丝长约 0.3 毫米，花药卵状长圆形，长约 0.5 毫米。小坚果 4，长约 2 毫米，黑褐色，碗状突起的外层边缘色较淡，齿长约为碗高的一半，伸直，先端不膨大，内层碗状突起不向里收缩。花果期 5 ～ 7 月。

【生境与分布】生于山坡草丛或灌丛下。产于台湾、浙江、广东、广西、江苏、安徽、江西、湖南、湖北、河南、陕西、四川、贵州、云南。本市发现于刘家场镇、卸甲坪乡。

【药材名】盾果草。（《湖南药物志》）

【来源】为紫草科植物盾果草的全草。

【采收加工】4—6月采收，鲜用或晒干。

【性味】味苦，性凉。

【功能主治】清热解毒，消肿，利咽止渴。用于痈肿，疔疮，咽喉疼痛，泄泻，痢疾。

【应用举例】（1）治疗疮疖肿：鲜盾果草30克，水煎服，每日1剂，药渣外敷患处。或用鲜全草捣烂外敷患部。（《全国中草药汇编》）

（2）治咽喉疼痛，口渴：盾果草鲜草捣烂取汁，每次服2匙，每日数次。（《湖南药物志》）

（3）治细菌性痢疾，肠炎：盾果草15克，每日2次煎服。（《全国中草药汇编》）

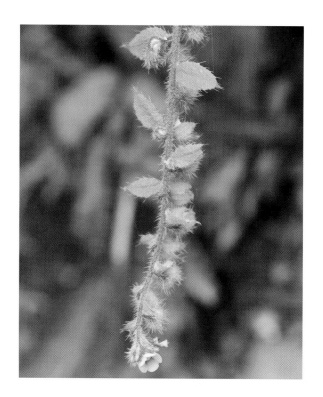

380. 附地菜 *Trigonotis peduncularis*（Trev.）Benth. ex Baker et Moore

【别名】鸡肠草、伏地草、地胡椒、搓不死、山苦菜、地瓜香。

【植物形态】一年生或二年生草本。茎通常多条丛生，稀单一，密集，铺散，高5～30厘米，基部多分枝，被短糙伏毛。基生叶呈莲座状，有叶柄，叶片匙形，长2～5厘米，先端圆钝，基部楔形或渐狭，两面被糙伏毛，茎上部叶长圆形或椭圆形，无叶柄或具短柄。花序生于茎顶，幼时卷曲，后渐次伸长，长5～20厘米，通常占全茎的1/2～4/5，只在基部具2～3个叶状苞片，其余部分无苞片；花梗短，花后伸长，长3～5毫米，顶端与花萼连接部分变粗呈棒状；花萼裂片卵形，长1～3毫米，先端急尖；花冠淡蓝色或粉色，筒部甚短，檐部直径1.5～2.5毫米，裂片平展，倒卵形，先端圆钝，喉部附属5，白色或带黄色；花药卵形，长0.3毫米，先端具短尖。小坚果4，斜三棱锥状四面体形，长0.8～1毫米，有短毛或平滑无毛，背面三角状卵形，具3锐棱，腹面的2个侧面近等大而基底面略小，凸起，具短柄，柄长约1毫米，向一侧弯曲。早春开花，花期甚长。

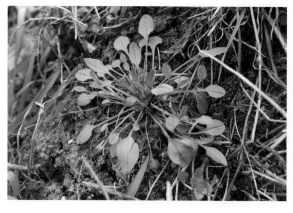
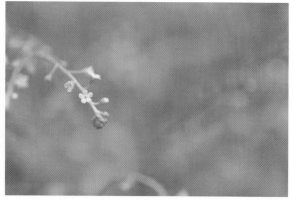

【生境与分布】生于田野、路旁、荒草地或丘陵林缘、灌木林间。分布于东北、华北、华东、西南及陕西、广西、广东、新疆等地。本市广布。

【药材名】附地菜。(《植物名实图考》)

【来源】为紫草科植物附地菜的全草。

【采收加工】初夏采收，鲜用或晒干。

【性味】味苦、辛，性平。

【功能主治】行气止痛，解毒消肿。用于胃痛吐酸，痢疾，热毒痈肿，手脚麻木。

【应用举例】(1) 治胃痛吐酸吐血：附地菜 3 ～ 6 克，煎服；或研粉冲服 0.9 ～ 1.5 克。(《全国中草药汇编》)

(2) 治热肿：鸡肠草适量，敷患处。(《补辑肘后方》)

(3) 治气淋，小腹胀，满闷：石韦(去毛)一两，鸡肠草一两。上件药，捣碎，煎取一盏半，去滓，食前分为三服。(《太平圣惠方》)

(4) 治手脚麻木：地胡椒 30 克，泡酒服。(《贵州草药》)

一〇五、马鞭草科 Verbenaceae

灌木或乔木，有时为藤本，极少数为草本。叶对生，很少轮生或互生，单叶或掌状复叶，很少羽状复叶；无托叶。花序顶生或腋生，多数为聚伞、总状、穗状、伞房状聚伞或圆锥花序；花两性，极少退化为杂性，左右对称或很少辐射对称；花萼宿存，杯状、钟状或管状，稀漏斗状，顶端有 4 ～ 5 齿或为截头状，很少有 6 ～ 8 齿，通常在果实成熟后增大或不增大，或有颜色；花冠管圆柱形，管口裂为二唇形或略不相等的 4 ～ 5 裂，很少多裂，裂片通常向外开展，全缘或下唇中间 1 裂片的边缘呈流苏状；雄蕊 4，极少 2 枚或 5 ～ 6 枚，着生于花冠管上，花丝分离，花药通常 2 室，基部或背部着生于花丝上，内向纵裂或顶端先开裂而成孔裂；花盘通常不显著；子房上位，通常为 2 心皮组成，少为 4 或 5，全缘或微凹或 4 浅裂，极稀深裂，通常 2 ～ 4 室，有时为假隔膜分为 4 ～ 10 室，每室有 2 胚珠，或因假隔膜而每室有 1 胚珠；胚珠倒生而基生，半倒生而侧生，或直立，或顶生而悬垂，珠孔向下；花柱顶生，极少数多少下陷于子房裂片中；柱头明显分裂或不裂。果实为核果、蒴果或浆果状核果，外果皮薄，中果皮干或肉质，内果皮多少质硬成核，核单一或可分为 2 个或 4 个，稀 8 ～ 10 个分核。种子通常无胚乳，胚直立，有扁平、厚或褶皱的子叶，胚根短，通常下位。

本科约有 80 属 3000 种，主要分布于热带和亚热带地区，少数延至温带地区；我国现有 21 属 175 种 31 变种 10 变型。

松滋境内的马鞭草科植物有 5 属 7 种，分别为紫珠属下 1 种、莸属下 2 种、大青属下 1 种、马鞭草属下 1 种、牡荆属下 2 种。

381. 老鸦糊 *Callicarpa giraldii* Hesse ex Rehd.

【别名】鸡米树、细米油珠、猴草、小米团花、红炮果、珍珠子。

【植物形态】灌木，高 1 ～ 3（5）米；小枝圆柱形，灰黄色，被星状毛。叶片纸质，宽椭圆形至披针状长圆形，长 5 ～ 15 厘米，宽 2 ～ 7 厘米，顶端渐尖，基部楔形或下延成狭楔形，边缘有锯齿，表面黄绿色，稍有微毛，背面淡绿色，疏被星状毛和细小黄色腺点，侧脉 8 ～ 10 对，主脉、侧脉和细脉在叶背隆起，细脉近平行；叶柄长 1 ～ 2 厘米。聚伞花序宽 2 ～ 3 厘米，4 ～ 5 次分歧，被毛与小枝同；花萼钟状，疏被星状毛，老后常脱落，具黄色腺点，长约 1.5 毫米，萼齿钝三角形；花冠紫色，稍有毛，具黄色腺点，长约 3 毫米；雄蕊长约 6 毫米，花药卵圆形，药室纵裂，药隔具黄色腺点；子房被毛。果实球形，初时疏被星状毛，熟时无毛，紫色，直径 2.5 ～ 4 毫米。花期 5—6 月，果期 7—11 月。

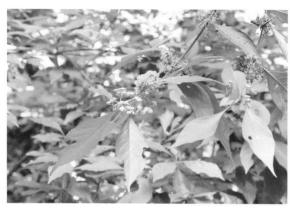
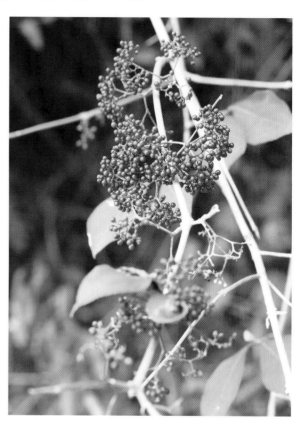
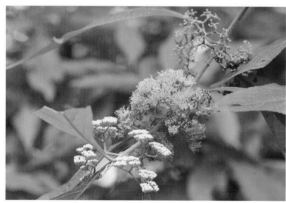

【生境与分布】生于海拔 200 ～ 3400 米的疏林和灌丛中。产于甘肃、陕西（南部）、河南、江苏、安徽、浙江、江西、湖南、湖北、福建、广东、广西、四川、贵州、云南。本市发现于刘家场镇、涴水镇、卸甲坪乡。

【药材名】紫珠叶、老鸦糊叶。（《本草拾遗》）

【来源】为马鞭草科植物老鸦糊的叶。

【采收加工】7—8 月采收，晒干。

【性味】味苦、涩，性凉。

【功能主治】收敛止血，清热解毒。用于咯血，呕血，衄血，牙龈出血，尿血，便血，崩漏，皮肤紫癜，外伤出血，痈疽肿毒，毒蛇咬伤，烧伤。

【应用举例】（1）治咯血：干紫珠叶 1.5 ～ 2.1 克，调鸡蛋清，每 4 小时服 1 次；继用干紫珠叶末 6 克，水煎，代茶常饮。（《福建民间草药》）

（2）治肺结核咯血，胃十二指肠溃疡出血：紫珠叶、白及各等量，共研细粉。每服 6 克，每日 3 次。

（《全国中草药汇编》）

（3）治跌打内伤出血：鲜紫珠叶和果实 60 克，冰糖 30 克。开水炖，分 2 次服。（《闽东本草》）

382. 兰香草 *Caryopteris incana*（Thunb.）Miq.

【别名】石将军、九层楼、石仙草、婆绒花、石母草、节节花、马蒿。

【植物形态】小灌木，高 26 ～ 60 厘米；嫩枝圆柱形，略带紫色，被灰白色柔毛，老枝毛渐脱落。叶片厚纸质，披针形、卵形或长圆形，长 1.5 ～ 9 厘米，宽 0.8 ～ 4 厘米，顶端钝或尖，基部楔形或近圆形至截平，边缘有粗齿，很少近全缘，被短柔毛，表面色较淡，两面有黄色腺点，背脉明显，叶柄被柔毛，长 0.3 ～ 1.7 厘米。聚伞花序紧密，腋生和顶生，无苞片和小苞片；花萼杯状，开花时长约 2 毫米，果萼长 4 ～ 5 毫米，外面密被短柔毛；花冠淡紫色或淡蓝色，二唇形，外面具短柔毛，花冠管长约 3.5 毫米，喉部有毛环，花冠 5 裂，下唇中裂片较大，边缘流苏状；雄蕊 4 枚，开花时与花柱均伸出花冠管外；子房顶端被短毛，柱头 2 裂。蒴果倒卵状球形，被粗毛，直径约 2.5 毫米，果瓣有宽翅。花果期 6—10 月。

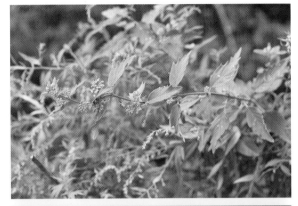

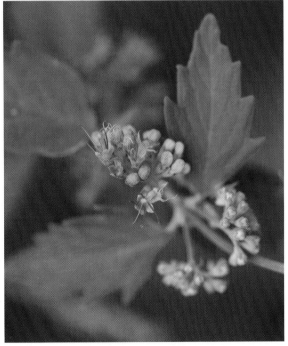

【生境与分布】多生于较干旱的山坡、路旁或林边。产于江苏、安徽、浙江、江西、湖南、湖北、福建、广东、广西。本市发现于刘家场镇。

【药材名】兰香草。（《植物名实图考》）

【来源】为马鞭草科植物兰香草的全草。

【采收加工】夏、秋季采收，洗净，切段晒干或鲜用。

【性味】味辛，性温。

【功能主治】疏风解毒，祛寒除湿，散瘀止痛。用于风寒感冒，头痛，咳嗽，脘腹冷痛，伤食吐泻，寒瘀痛经，产后瘀滞腹痛，风寒湿痹，跌打瘀肿，阴疽不消，湿疹，蛇咬伤。

【应用举例】（1）治感冒头痛，咽喉痛：兰香草 15 克，白英 9 克，水煎服。（《浙江民间常用草药》）

（2）治慢性支气管炎：兰香草全草 40%，石韦 40%，百部 20%，共研细粉，炼蜜为丸。每服 18 ～ 27 克，每日 3 次，10 天为一疗程。（《全国中草药汇编》）

（3）治产后瘀血腹痛：兰香草全草 15 ～ 45 克，水煎服。（《广西本草选编》）

（4）治疗肿：鲜兰香草适量，捣烂敷患处。（《浙江民间常用草药》）

383. 三花莸 *Caryopteris terniflora* Maxim.

【别名】大风寒草、化骨丹、野荆芥、蜂子草、路边梢、风寒草、红花野芝麻、山卷莲。

【植物形态】直立亚灌木，常自基部即分枝，高 15～60 厘米；茎方形，密生灰白色向下弯曲柔毛。叶片纸质，卵圆形至长卵形，长 1.5～4 厘米，宽 1～3 厘米，顶端尖，基部阔楔形至圆形，两面具柔毛和腺点，以背面较密，边缘具规则钝齿，侧脉 3～6 对；叶柄长 0.2～1.5 厘米，被柔毛。聚伞花序腋生，花序梗长 1～3 厘米，通常 3 花，偶有 1 或 5 花，花柄长 3～6 毫米；苞片细小，锥形；花萼钟状，长 8～9 毫米，两面有柔毛和腺点，5 裂，裂片披针形；花冠紫红色或淡红色，长 1.1～1.8 厘米，外面疏被柔毛和腺点，顶端 5 裂，二唇形，裂片全缘，下唇中裂片较大，圆形；雄蕊 4 枚，与花柱均伸出花冠管外；子房顶端被柔毛，花柱长过雄蕊。蒴果成熟后四瓣裂，果瓣倒卵状舟形，无翅，表面明显凹凸成网纹，密被糙毛。花果期 6—9 月。

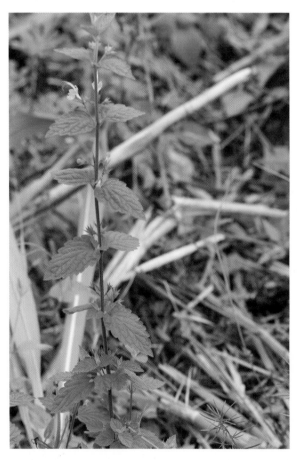
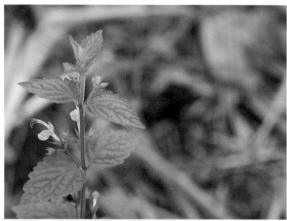
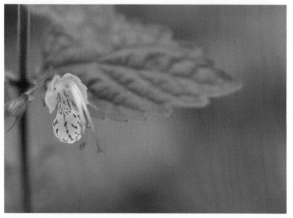

【生境与分布】生于海拔 550～2600 米的山坡、平地或水沟河边。产于河北、山西、陕西、甘肃、江西、湖北、四川、云南。本市发现于卸甲坪乡。

【药材名】六月寒。（《天宝本草》）

【来源】为马鞭草科植物三花莸的全草。

【采收加工】夏季采收，洗净，晒干或鲜用。

【性味】味辛、微苦，性平。

【功能主治】疏风解表，宣肺止咳。用于感冒，咳嗽，百日咳，外障目翳，烫火伤。

【应用举例】（1）治外感风寒咳嗽：六月寒 15 克，五匹风、肺经草、风寒草、兔耳风各 9 克，水煎服。（《万县中草药》）

（2）治烫火伤：路边梢研粉，香油或蛋黄油调敷患处。若有溃烂，可加冰片少许。（《陕西中草药》）

（3）治已溃淋巴结结核：路边梢鲜叶适量，捣烂加白糖外敷；或干叶研粉，凡士林调敷。（《陕西中草药》）

384. 臭牡丹 *Clerodendrum bungei* Steud.

【别名】臭八宝、臭茉莉、臭芙蓉、矮童子、大红袍、臭梧桐、大红花、矮桐、逢仙草。

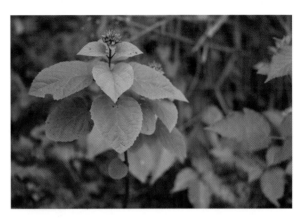

【植物形态】灌木，高 1～2 米，植株有臭味；花序轴、叶柄密被褐色、黄褐色或紫色脱落性的柔毛；小枝近圆形，皮孔显著。叶片纸质，宽卵形或卵形，长 8～20 厘米，宽 5～15 厘米，顶端尖或渐尖，基部宽楔形、截形或心形，边缘具粗或细锯齿，侧脉 4～6 对，表面散生短柔毛，背面疏生短柔毛和散生腺点或无毛，基部脉腋有数个盘状腺体；叶柄长 4～17 厘米。伞房状聚伞花序顶生，密集；苞片叶状，披针形或卵状披针形，长约 3 厘米，早落或花时不落，早落后在花序梗上残留凸起的痕迹，小苞片披针形，长约 1.8 厘米；花萼钟状，长 2～6 毫米，被短柔毛及少数盘状腺体，萼齿三角形或狭三角形，长 1～3 毫米；花冠淡红色、红色或紫红色，花冠管长 2～3 厘米，裂片倒卵形，长 5～8 毫米；雄蕊及花柱均突出花冠外；花柱短于、等于或稍长于雄蕊；柱头 2 裂，子房 4 室。核果近球形，直径 0.6～1.2 厘米，成熟时蓝黑色。花果期 5—11 月。

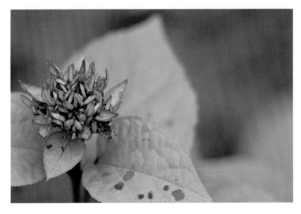
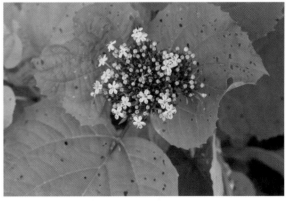

【生境与分布】生于海拔 2500 米以下山坡、林缘或沟旁。产于华北、西北、西南以及江苏、安徽、浙江、江西、湖南、湖北、广西。本市各地有分布。

【药材名】臭牡丹根（《植物名实图考》）、臭牡丹（《本草纲目拾遗》）。

【来源】为马鞭草科植物臭牡丹的根或茎叶。

【采收加工】夏、秋季采收，根洗净，切片，晒干；茎叶鲜用或切段晒干。

【性味】臭牡丹根：味辛、苦，性微温。臭牡丹：味辛、微苦，性平。

【功能主治】臭牡丹根：行气健脾，祛风除湿，解毒消肿，降血压。用于食滞腹胀，头昏，虚咳，久痢脱肛，肠痔下血，淋浊带下，风湿痛，脚气，痈疽肿毒，漆疮，高血压。

茎叶、花：解毒消肿，祛风湿，降血压。用于痈疽，疔疮，发背，乳痈，痔疮，湿疹，丹毒，风湿痹痛，高血压。

【应用举例】（1）臭牡丹：①治肺脓疡，多发性疖肿：臭牡丹全草 90 克，鱼腥草 30 克，水煎服。（《浙江民间常用草药》）

②治火牙痛：鲜臭牡丹叶 30 ～ 60 克，煮豆腐服。（《草药手册》）

③治高血压：臭牡丹、玉米须、夏枯草各 30 克，野菊花、豨莶草各 10 克，水煎服。（《四川中药志》）

（2）臭牡丹根：①治头昏痛：臭牡丹根 15 ～ 30 克，水煎，打入鸡蛋 2 个去滓，食蛋喝汤。（《江西民间草药》）

②治痔疮，脱肛：臭牡丹根 30 克，煮猪大肠 60 克服；并用臭牡丹根适量，水煎熏洗。（《广西本草选编》）

③治风湿关节痛：臭牡丹根 30 ～ 45 克，水酒各半煎，分两次服。或与猪蹄筋 60 克炖汤服。（《江西民间草药》）

385. 马鞭草 *Verbena officinalis* L.

【别名】凤颈草、狗牙草、铁马鞭、紫顶龙芽、蜻蜓草。

【植物形态】多年生草本，高 30 ～ 120 厘米。茎四方形，近基部可为圆形，节和棱上有硬毛。叶片卵圆形至倒卵形或长圆状披针形，长 2 ～ 8 厘米，宽 1 ～ 5 厘米，基生叶的边缘通常有粗锯齿和缺刻，茎生叶多数 3 深裂，裂片边缘有不整齐锯齿，两面均有硬毛，背面脉上尤多。穗状花序顶生和腋生，细弱，结果时长达 25 厘米；花小，无柄，最初密集，结果时疏离；苞片稍短于花萼，具硬毛；花萼长约 2 毫米，有硬毛，有 5 脉，脉间凹穴处质薄而色淡；花冠淡紫至蓝色，长 4 ～ 8 毫米，外面有微毛，裂片 5；雄蕊 4，着生于花冠管的中部，花丝短；子房无毛。果长圆形，长约 2 毫米，外果皮薄，成熟时 4 瓣裂。花期 6—8 月，果期 7—10 月。

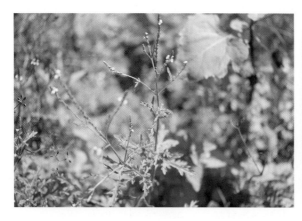 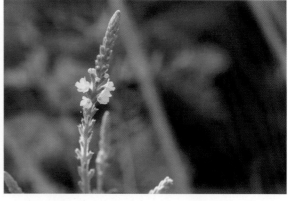

【生境与分布】常生长在低至高海拔的路边、山坡、溪边或林旁。产于山西、陕西、甘肃、江苏、安徽、浙江、福建、江西、湖北、湖南、广东、广西、四川、贵州、云南、新疆、西藏。本市各地有分布。

【药材名】马鞭草。（《中华人民共和国药典》）

【来源】为马鞭草科植物马鞭草的地上部分。

【采收加工】6—8 月花开时采割，除去杂质，晒干。

【性味】味苦，性凉。

【功能主治】活血散瘀，解毒，利水，退黄，截疟。用于癥瘕积聚，痛经经闭，喉痹，痈肿，水肿，黄疸，疟疾。

【应用举例】（1）治喉痹深肿连颊，吐气数者，名马喉痹：马鞭草根 1 握，截去两头，捣取汁服。（《备急千金要方》）

（2）治经闭：马鞭草 30 克，益母草 15 克，艾叶 6 克，水煎服。（《青岛中草药手册》）

（3）治痛经：马鞭草、香附、益母草各 15 克，水煎服。（《福建药物志》）

386. 黄荆 *Vitex negundo* L.

【别名】五指柑、山黄荆、黄荆条、黄金子。

【植物形态】灌木或小乔木；小枝四棱形，密生灰白色茸毛。掌状复叶，小叶 5，少有 3；小叶片长圆状披针形至披针形，顶端渐尖，基部楔形，全缘或每边有少数粗锯齿，表面绿色，背面密生灰白色茸毛；中间小叶长 4 ～ 13 厘米，宽 1 ～ 4 厘米，两侧小叶依次递小，若具 5 小叶时，中间 3 片小叶有柄，最外侧的 2 片小叶无柄或近于无柄。聚伞花序排成圆锥花序式，顶生，长 10 ～ 27 厘米，

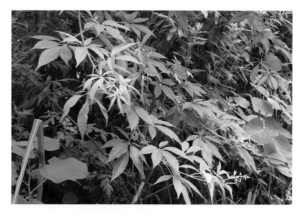

花序梗密生灰白色茸毛；花萼钟状，顶端有 5 裂齿，外有灰白色茸毛；花冠淡紫色，外有微柔毛，顶端 5 裂，二唇形；雄蕊伸出花冠管外；子房近无毛。核果近球形，直径约 2 毫米；宿萼接近果实的长度。花期 4—6 月，果期 7—10 月。

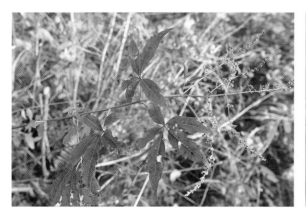
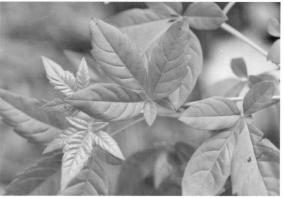

【生境与分布】生于山坡路旁或灌丛中。主要产于长江以南各省，北达秦岭淮河。本市广布。

【药材名】黄荆叶、黄荆子。（《本草纲目拾遗》）

【来源】为马鞭草科植物黄荆的叶或果实。

【采收加工】黄荆叶：夏末开花时采叶，鲜用或堆叠发汗，倒出晒至半干再堆叠踏实，待绿色变黑润，

再晒至足干。

黄荆子：8—9 月采摘果实，晾晒干燥。

【性味】黄荆叶：味辛、苦，性凉。黄荆子：味辛、苦，性温。

【功能主治】黄荆叶：解表散热，化湿和中，杀虫止痒。用于感冒发热，伤暑吐泻，痧气腹痛，肠炎，痢疾，疟疾，湿疹，癣，疥，蛇虫咬伤。

黄荆子：祛风解表，止咳平喘，理气消食止痛。用于伤风感冒，咳嗽，哮喘，胃痛吞酸，消化不良，食积泄泻，胆囊炎，胆结石，疝气。

【应用举例】（1）黄荆叶：①治脚趾湿痒：鲜黄荆叶适量，捣汁涂搽或煎水洗。（《安徽中草药》）

②治外伤，犬及蜈蚣咬伤：黄荆叶 60 ～ 120 克，捣烂，擦、敷患处。（《农村常用草药手册》）

（2）黄荆子：①治肝胃痛：黄荆子研末，和粉作团食。（《本草纲目拾遗》）

②治疝气：黄荆子、小茴香各 9 克，荔枝核 12 克，水煎服。（《甘肃中草药手册》）

387. 牡荆 *Vitex negundo* var. *cannabifolia*（Sieb. et Zucc.）Hand. –Mazz.

【别名】牡荆实、土柴胡、蚊香草、黄荆柴、洋公柴、荆条果、五指柑。

【植物形态】落叶灌木或小乔木；小枝四棱形。叶对生，掌状复叶，小叶 5，少有 3；小叶片披针形或椭圆状披针形，顶端渐尖，基部楔形，边缘有粗锯齿，表面绿色，背面淡绿色，通常被柔毛。圆锥花序顶生，长 10 ～ 20 厘米；花冠淡紫色。果实近球形，黑色。花期 6—7 月，果期 8—11 月。

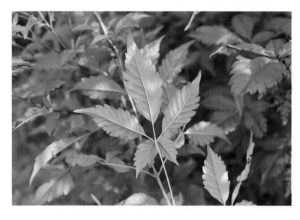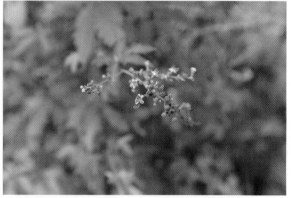

【生境与分布】生于山坡路边灌丛中。产于华东各省及河北、湖南、湖北、广东、广西、四川、贵州、云南。本市广布。

【药材名】牡荆子（《本草经集注》）、牡荆叶（《中华人民共和国药典》）。

【来源】为马鞭草科植物牡荆的果实或新鲜叶。

【采收加工】牡荆子：秋季果实成熟时采收，用手搓下，扬净，晒干。

牡荆叶：夏、秋季叶茂盛时采收，除去茎枝，鲜用，可提取牡荆油。

【性味】牡荆子：味苦、辛，性温。牡荆叶：味微苦、辛，性平。

【功能主治】牡荆子：化湿祛痰，止咳平喘，理气止痛。用于咳嗽气喘，胃痛，泄泻，痢疾，疝气痛，脚气肿胀，带下，白浊。

牡荆叶：祛痰，止咳，平喘。用于咳嗽痰多。

【应用举例】（1）牡荆子：①治寒咳，哮喘：牡荆子 12 克，炒黄研末，每次 6～9 克，每日 3 次，开水送服。（《江西草药》）

②治胃痛：牡荆果实、樟树二层皮各 15 克，生姜 2 片（火烘赤），水煎服。（《福建药物志》）

（2）牡荆叶：①治风寒感冒：鲜牡荆叶 24 克，或加紫苏鲜叶 12 克，水煎服。（《福建中草药》）

②治急性胃肠炎：鲜牡荆茎叶 30～60 克，水煎服。（《福建中草药》）

一〇六、唇形科 Labiatae

多年生至一年生草本，半灌木或灌木，极稀乔木或藤本，常具含芳香油的表皮，有柄或无柄的腺体，及各种各式的单毛、具节毛、星状毛和树枝状毛，常具四棱及沟槽的茎和对生或轮生的枝条。根纤维状，稀增厚成纺锤形，极稀具小块根。偶有新枝形成具多少退化叶的气生走茎或地下匍匐茎，后者往往具肥短节间及无色叶片。叶为单叶，全缘至具有各种锯齿，浅裂至深裂，稀为复叶，对生（常交互对生），稀 3～8 枚轮生，极稀部分互生。花很少单生。花序聚伞式，通常由两个小的 3 至多花的二歧聚伞花序在节上形成明显轮状的轮伞花序（假轮）；或多分枝而过渡成为一对单歧聚伞花序，稀仅为 1～3 花的小聚伞花序，后者形成每节双花的现象。由于主轴完全退化而形成密集的无柄花序，或主轴及侧枝均或多或少发达，苞叶退化成苞片状，而由数个至许多轮伞花序聚合成顶生或腋生的总状、穗状、圆锥状、稀头状的复合花序，稀由于花向主轴一面聚集而成背腹状（开向一面），极稀每苞叶承托一花，由于花亦互生而形成真正的总状花序。苞叶常在茎上向上逐渐过渡成苞片，每花下常又有一对纤小的小苞片（在单歧花序中则仅一片发达）；很少不具苞片及小苞片，或苞片及小苞片趋于发达而有色，具针刺，叶状或特殊形状。花两侧对称，稀多少辐射对称，两性，或经过退化而成雌花两性花异株，稀杂性，极稀花为两型而具闭花受精的花，较稀有大小花或大中小花不同株的现象。花图式为 $S_5P_5A_4G_{(2)}$。花萼下位，宿存（稀二片盾形，其中至少一片脱落），在果时常不同程度的增大，加厚，甚至肉质，钟状、管状或杯状，稀壶状或球形，直至弯，合萼，芽时开放，有分离相等或近相等的齿或裂片，极稀分裂至近底部，如连合则常形成各式各样的二唇形（3/2 或 1/4 式，极稀 5/0 式），主脉 5 条，其间简单、交叉或重复，分枝的第二次脉在较大或小的范围内发育，因之形成 8 脉，11 脉，13 脉，15～19 脉，贯入萼齿内的侧脉有时缘边或网结，齿间极稀有侧脉联结形成的胼胝体，脉尖偶成附属物或附齿，如此，则齿有 10 枚（有时 5 长 5 短），萼口部平或斜，喉内面有时被毛，或在萼筒内中部形成毛环（果盖），萼外有时被各种毛茸及腺体。花冠合瓣，通常有色，大小不一，具相当发育的，通常伸出萼外（稀内藏），管状或向上宽展，直或弯（极稀倒扭）的花冠筒，筒内有时有各式的毛茸或毛环（蜜腺盖），基部极稀具囊或距，内有蜜腺；冠檐 5 裂，稀 4 裂，通常经过不同形式和程度的连合而成二唇形（2/3 式，或较少 4/1 式），稀成假单唇形或单唇形（0/5 式），稀（4）5 裂片近相等，卷叠式覆瓦状，通常在芽内开放，或双盖覆瓦状，后裂片在芽时最外，如为二唇形，则上唇常外凸或盔状，较稀扁平，下唇中裂片常最发达，多半平展，侧裂片有时不发达，稀形成盾片或小齿，颚上有时有褶襞或加厚部分，但在 4/1 式中则下唇有时成舟状、囊状或各种形状。雄蕊在花冠上着生，与花冠裂片互生，通常 4 枚，二强，有时退化为 2 枚，稀具第 5 枚（后）退化雄蕊，分离或药室贴近两两成对，极稀在基部连合或成鞘状（如鞘蕊花属 Coleus），通常前对较长，稀后对较长（荆芥族 Nepeteae），通常不同程度的伸出花冠筒外，稀内藏，通常两两平行，上升而靠于花冠的盔状上唇内，或平展而直伸向前，稀下倾，平卧于花冠下唇上或包于其内（罗勒族 Ocimeae），稀两对不互相平行（则后对雄蕊下倾或上升）；花丝有毛或否，通常直伸，稀在芽时内卷，有时较长，稀在花后伸出很长，后对花丝基部有时有各式附属器；药隔伸出或否；花药通常长圆形、卵圆形至线形，稀球形，2 室，内向，有时平行，但通常不同程度地叉开、平叉开，甚至平展开，每室纵裂，稀在花后贯通为 1 室，有时前对或后对药室退化为 1 室形成半药，有时平展开（则花药球形），稀被发达的药隔分开，后者变成丝状并在着生于花丝处具关节（鼠尾草族 Salvieae），无毛或被各式毛。下位花盘通常肉质，显著，全缘至通常 2 ～ 4浅裂，至具与子房裂片对生或互生的裂片，前（或偶有后）裂片有时呈指状增大，稀不具而花托中央有一突起（保亭花属 Wenchengia）。雌蕊由 2 中向心皮形成，早期即因收缩而分裂为 4 枚具胚珠的裂片，极稀浅裂或不裂（筋骨草亚科 Ajugoideae 部分，保亭花亚科 Wenchengioideae）；子房上位，无柄，稀具柄（黄芩属 Scutellaria）；胚珠单被，倒生、直立、基生，着生于中轴胎座上，珠脊向轴，珠孔向下，极稀侧生而多少半倒生，直立，例外的为多少弯生；花柱一般着生于子房基部，稀着生点高于子房基部，顶端具 2等长，稀不等长的裂片，稀不裂，例外为 4 裂。果通常裂成 4 枚果皮干燥的小坚果，稀核果状（锥花亚科 Prasioideae)而具多少坚硬的内果皮及肉质或多汁的外果皮，倒卵圆形或四棱形，光滑，具毛或有皱纹、雕纹，稀具边或顶生或周生的翅（有时背腹压扁，稀背腹分化），具小的基生果脐，稀由于侧腹面相接而形成大而显著、高度有时超过果轴一半的果脐，极稀近背面相接（如薰衣草属 Lavandula），稀花托的小部分与小坚果分离而形成一油质体（如筋骨草属 Ajuga，野芝麻属 Laxmium 及迷迭香属 Rosmarinus）；种子每坚果单生，直立，极稀横生而皱曲，具薄而以后常全部被吸收的种皮，基生，稀侧生。胚乳在果时无或如存在则极不发育。胚具扁平，稀凸或有折，微肉质，与果轴平行或横生的子叶；幼根短，在下面，例外的为弯曲而位于一片子叶上（即背依子叶，如黄芩属 Scutellaria）。

本科为世界性分布的较大的科。全世界有 10 个亚科，约 220 属 3500 种，其中单种属约占三分之一，寡种属亦约占三分之一。我国有 99 属 800 余种。

松滋境内的唇形科植物有 15 属 22 种，分别为筋骨草属下 2 种、风轮菜属下 2 种、香薷属下 1 种、小野芝麻属下 1 种、活血丹属下 2 种、野芝麻属下 1 种、益母草属下 1 种、薄荷属下 1 种、石荠苎属下 2 种、紫苏属下 2 种、夏枯草属下 1 种、香茶菜属下 2 种、鼠尾草属下 2 种、黄芩属下 1 种、水苏属下 1 种。

388. 金疮小草 Ajuga decumbens Thunb.

【别名】白毛夏枯草、地龙胆、苦草、散血草、雪里青。

【植物形态】一或二年生草本，平卧或上升，具匍匐茎，茎长 10 ～ 20 厘米，被白色长柔毛或绵状长柔毛，幼嫩部分尤多，绿色，老茎有时呈紫绿色。基生叶较多，较茎生叶长而大，叶柄长 1 ～ 2.5 厘米或以上，具狭翅，呈紫绿色或浅绿色，被长柔毛；叶片薄纸质，匙形或倒卵状披针形，长 3 ～ 6 厘米，宽 1.5 ～ 2.5厘米，有时长达 14 厘米，宽 5 厘米，先端钝至圆形，基部渐狭，下延，边缘具不整齐的波状圆齿或几全缘，具缘毛，两面被疏糙伏毛或疏柔毛，尤以脉上为密，侧脉 4 ～ 5 对，斜上升，与中脉在上面微隆起，下面十分突起。轮伞花序多花，排列成间断长 7 ～ 12 厘米的穗状花序，位于下部的轮伞花序疏离，上部者密集；下部苞叶与茎叶同型，匙形，上部者呈苞片状，披针形；花梗短。花萼漏斗状，长 5 ～ 8 毫米，外面仅萼齿及其边缘被疏柔毛，内面无毛，具 10 脉，萼齿 5，狭三角形或短三角形，长约为花萼的 1/2。花冠淡蓝色或淡红紫色，稀白色，筒状，挺直，基部略膨大，长 8～10 毫米，外面被疏柔毛，内面仅冠筒被疏微柔毛，近基部有毛环，冠檐二唇形，上唇短，直立，圆形，顶端微缺，下唇宽大，伸长，3 裂，中裂片狭扇形或倒心形，侧裂片长圆形或近椭圆形。雄蕊 4，二强，微弯，伸出，花丝细弱，被疏柔毛或儿无毛。花柱超出雄蕊，微弯，先端 2 浅裂，裂片细尖。花盘环状，裂片不明显，前面微呈指状膨大。子房 4 裂，无毛。小坚果倒卵状三棱形，背部具网状皱纹，腹部有果脐，果脐约占腹面 2/3。花期 3—7 月，果期 5—11 月。

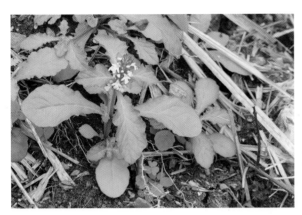
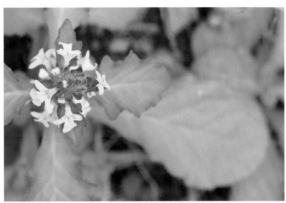

【生境与分布】生于溪边、路旁及湿润的草坡上，海拔 360～1400 米。产于长江以南各省区。本市发现于卸甲坪乡、刘家场镇。

【药材名】筋骨草。（《中华人民共和国药典》）

【来源】为唇形科植物金疮小草的全草。

【采收加工】春季花开时采收，除去泥沙，鲜用或晒干。

【性味】味苦，性寒。

【功能主治】清热解毒，凉血消肿。用于咽喉肿痛，肺热咯血，跌打肿痛。

【应用举例】（1）治肺痨：金疮小草全草 6～9 克，晒干研末服，每日 3 次。（《湖南药物志》）

（2）治痢疾：鲜筋骨草 90 克，捣烂绞汁，调蜜炖温服。（《福建中草药》）

（3）治痔：雪里青汤洗之。（《本草纲目拾遗》）

389. 多花筋骨草 *Ajuga multiflora* Bunge

【别名】花夏枯草。

【植物形态】多年生草本。茎直立，不分枝，高 6～20 厘米，四棱形，密被灰白色绵毛状长柔毛，幼嫩部分尤密。基生叶具柄，柄长 0.7～2 厘米，茎上部叶无柄；叶片均纸质，椭圆状长圆形或椭圆状卵圆形，长 1.5～4 厘米，宽 1～1.5 厘米，先端钝或微急尖，基部楔状下延，抱茎，边缘有不甚明显的波状齿或波状圆齿，具长柔毛状缘毛，上面密被下面疏被柔毛状糙伏毛，脉三出或五出，

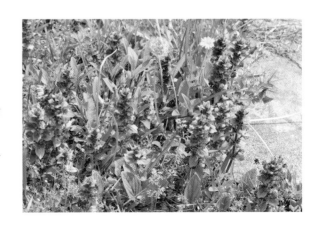

两面突起。轮伞花序自茎中部向上渐靠近，至顶端呈一密集的穗状聚伞花序；苞叶大，下部者与茎叶同型，向上渐小，呈披针形或卵形，渐变为全缘；花梗极短，被柔毛。花萼宽钟形，长 5～7 毫米，外面被绵毛状长柔毛，以萼齿上毛最密，内面无毛，萼齿 5，整齐，钻状三角形，长为花萼的 2/3，先端锐尖，具柔毛状缘毛。花冠蓝紫色或蓝色，筒状，长 1～1.2 厘米，内外两面被微柔毛，内面近基部有毛环，冠檐二唇形，上唇短，先端 2 裂，裂片圆形，下唇伸长，宽大，3 裂，中裂片扇形，侧裂片长圆形。雄蕊 4，二强，伸出，微弯，花丝粗壮，具长柔毛。花柱细长，微弯，超出雄蕊，上部被疏柔毛，先端 2 浅裂，裂片细尖。花盘环状，裂片不明显，前面呈指状膨大。子房顶端被微柔毛。小坚果倒卵状三棱形，背部具网状皱纹，腹部中间隆起，具 1 大果脐，其长度占腹面 2/3，边缘被微柔毛。花期 4—5 月，果期 5—6 月。

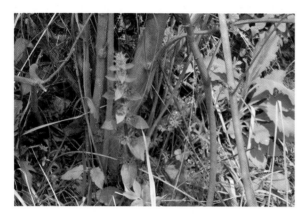 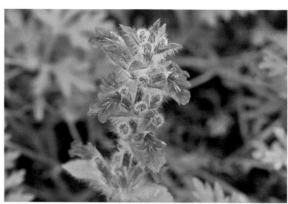

【生境与分布】生于山坡疏草丛或河边草地或灌丛中。产于内蒙古、黑龙江、辽宁、河北、江苏、安徽。本市发现于洈水镇。

【药材名】多花筋骨草。（《内蒙古植物药志》）

【来源】为唇形科植物多花筋骨草的全草。

【采收加工】4—5 月开花时采收，洗净，晒干。

【性味】味苦，性寒。

【功能主治】清热解毒，止血。用于肺热咳嗽，咯血，疮痈肿毒。

【应用举例】治肺热咳嗽，咯血：多花筋骨草 6～9 克，煎汤服。（《内蒙古植物药志》）

390. 风轮菜 *Clinopodium chinense*（Benth.）O. Ktze.

【别名】蜂窝草、九层塔、苦刀草、熊胆草、节节草。

【植物形态】多年生草本。茎基部匍匐生根，上部上升，多分枝，高可达 1 米，四棱形，具细条纹，密被短柔毛及腺微柔毛。叶卵圆形，不偏斜，长 2～4 厘米，宽 1.3～2.6 厘米，先端急尖或钝，基部圆形或阔楔形，边缘具大小均匀的圆齿状锯齿，坚纸质，上面橄榄绿色，密被平伏短硬毛，下面灰白色，被疏柔毛，脉上尤密，侧脉 5～7 对，

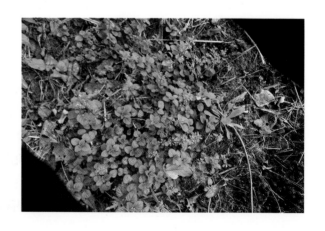

与中肋在上面微凹陷，下面隆起，网脉在下面清晰可见；叶柄长 3 ～ 8 毫米，腹凹背凸，密被疏柔毛。轮伞花序多花密集，半球状，位于下部者直径达 3 厘米，最上部者直径 1.5 厘米，彼此远隔；苞叶叶状，向上渐小至苞片状，苞片针状，极细，无明显中肋，长 3 ～ 6 毫米，多数，被柔毛状缘毛及微柔毛；总梗长 1 ～ 2 毫米，分枝多数；花梗长约 2.5 毫米，与总梗及序轴被柔毛状缘毛及微柔毛。花萼狭管状，常染紫红色，长约 6 毫米，13 脉，外面主要沿脉上被疏柔毛及腺微柔毛，内面在齿上被疏柔毛，果时基部稍一边膨胀，上唇 3 齿，齿近外反，长三角形，先端具硬尖，下唇 2 齿，齿稍长，直伸，先端芒尖。花冠紫红色，长约 9 毫米，外面被微柔毛，内面在下唇下方喉部具二列毛茸，冠筒伸出，向上渐扩大，至喉部宽近 2 毫米，冠檐二唇形，上唇直伸，先端微缺，下唇 3 裂，中裂片稍大。雄蕊 4，前对稍长，均内藏或前对微露出，花药 2 室，室近水平叉开。花柱微露出，先端不相等 2 浅裂，裂片扁平。花盘平顶。子房无毛。小坚果倒卵形，长约 1.2 毫米，宽约 0.9 毫米，黄褐色。花期 5—8 月，果期 8—10 月。

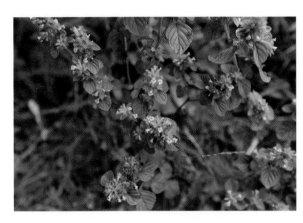
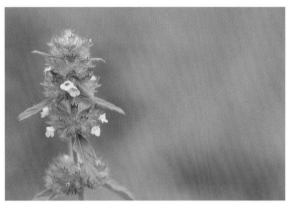

【生境与分布】生于山坡、荒地、沟边、路旁。产于山东、浙江、江苏、安徽、江西、福建、台湾、湖南、湖北、广东、广西及云南东北部。本市各地有分布。

【药材名】断血流。（《中华人民共和国药典》）

【来源】为唇形科植物风轮菜的地上部分。

【采收加工】夏、秋季采收，洗净，切段，晒干或鲜用。

【性味】味微苦、涩，性凉。

【功能主治】收敛止血。用于崩漏，尿血，鼻衄，牙龈出血，创伤出血。

【应用举例】（1）治各种出血：风轮菜全草 15 ～ 30 克，水煎服。（《浙江药用植物志》）

（2）治毒蛇咬伤，无名肿毒：鲜风轮菜适量，捣烂敷患处。（《青岛中草药手册》）

391. 寸金草 *Clinopodium megalanthum*（Diels）C. Y. Wu et Hsuan ex H. W. Li

【别名】山夏枯草、灯笼花、莲台夏枯草、盐烟苏。

【植物形态】多年生草本。茎多数，自根茎生出，高可达 60 厘米，基部匍匐生根，简单或分枝，四棱形，具浅槽，常染紫红色，极密被白色平展刚毛，下部较疏，节间伸长，比叶片长很多。叶三角状卵圆形，长 1.2 ～ 2 厘米，宽 1 ～ 1.7 厘米，先端钝或锐尖，基部圆形或近浅心形，边缘为圆齿状锯齿，上面橄榄绿色，被白色纤毛，近边缘较密，下面较淡，主沿各级脉上被白色纤毛，余部有不明显小凹腺点，侧脉 4 ～ 5 对，与中脉在上面微凹陷或近平坦，下面带紫红色，明显隆起；叶柄极短，长 1 ～ 3 毫米，常带紫红色，密被

白色平展刚毛。轮伞花序多花密集，半球形，花
时连花冠径达 3.5 厘米，生于茎、枝顶部，向上聚
集；苞叶叶状，下部的略超出花萼，向上渐变小，
呈苞片状，苞片针状，具肋，与花萼等长或略短，
被白色平展缘毛及微小腺点，先端染紫红色。花
萼圆筒状，开花时长约 9 毫米，13 脉，外面主要
沿脉上被白色刚毛，余部满布微小腺点，内面在
喉部以上被白色疏柔毛，果时基部稍一边膨胀，
上唇 3 齿，齿长三角形，多少外反，先端短芒尖，

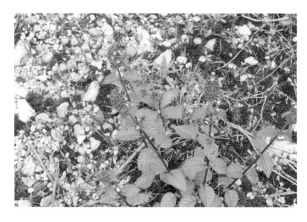

下唇 2 齿，齿与上唇近等长，三角形，先端长芒尖。花冠粉红色，较大，长 1.5 ～ 2 厘米，外面被微柔毛，
内面在下唇下方具二列柔毛，冠筒十分伸出，基部宽 1.5 毫米，自伸出部分向上渐扩大，至喉部宽达 5 毫
米，冠檐二唇形，上唇直伸，先端微缺，下唇 3 裂，中裂片较大。雄蕊 4，前对较长，均延伸至上唇下，
几不超出，花药卵圆形，2 室。花柱微超出上唇片，先端不相等 2 浅裂，裂片扁平。花盘平顶。子房无毛。
小坚果倒卵形，长约 1 毫米，宽约 0.9 毫米，褐色，无毛。花期 7—9 月，果期 8—11 月。

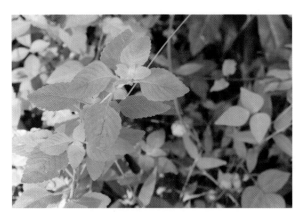
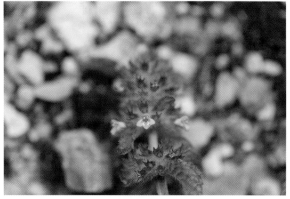

【生境与分布】生于山坡、草地、路旁、灌丛中及林下。产于云南、四川南部及西南部、湖北西南部
及贵州北部。本市各地有分布。

【药材名】寸金草。(《昆明民间常用草药》)

【来源】为唇形科植物寸金草的全草。

【采收加工】秋季采收，洗净，切段，晒干。

【性味】味辛、微苦，性微寒。

【功能主治】清热解毒，消肿活血。用于牙痛，风湿痛，疮肿，小儿疳积，跌打肿痛。

【应用举例】内服：9 ～ 15 克，煎汤。外用：适量，捣敷。

392. 紫花香薷 *Elsholtzia argyi* Levl.

【别名】牙刷花、野薄荷、臭草、荆芥草、假紫苏、金鸡草。

【植物形态】草本，高 0.5 ～ 1 米。茎四棱形，具槽，紫色，槽内被疏生或密集的白色短柔毛。叶卵
形至阔卵形，长 2 ～ 6 厘米，宽 1 ～ 3 厘米，先端短渐尖，基部圆形至宽楔形，边缘在基部以上具圆齿

或圆齿状锯齿，近基部全缘，上面绿色，被疏柔毛，下面淡绿色，沿叶脉被白色短柔毛，满布凹陷的腺点，侧脉5～6对，与中脉在两面微显著；叶柄长0.8～2.5厘米，具狭翅，腹凹背凸，被白色短柔毛。穗状花序长2～7厘米，生于茎、枝顶端，偏向一侧，由具8花的轮伞花序组成；苞片圆形，长、宽约5毫米，先端骤然短尖，尖头刺芒状，长达2毫米，外面被白色柔毛及黄色透明腺点，常带紫色，内面无毛，边缘具缘毛；花梗长约1毫米，与序轴被白色柔毛。花萼管状，长约2.5毫米，外面被白色柔毛，萼齿5，钻形，近相等，先端具芒刺，边缘具长缘毛。花冠玫瑰红紫色，长约6毫米，外面被白色柔毛，在上部具腺点，冠筒向上渐宽，至喉部宽达2毫米，冠檐二唇形，上唇直立，先端微缺，边缘被长柔毛，下唇稍开展，中裂片长圆形，先端通常具突尖，侧裂片弧形。雄蕊4，前对较长，伸出，花丝无毛，花药黑紫色。花柱纤细，伸出，先端相等2浅裂。小坚果长圆形，长约1毫米，深棕色，外面具细微疣状突起。花果期9—11月。

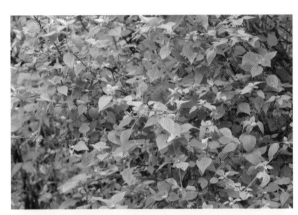

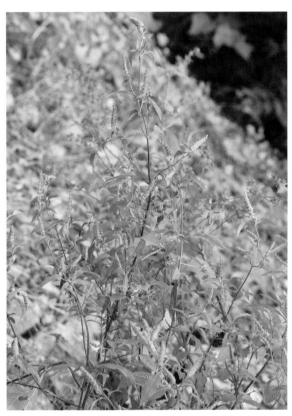

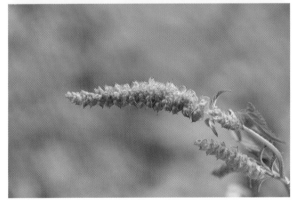

【生境与分布】生于山坡灌丛中、林下、溪旁及河边草地。产于浙江、江苏、安徽、福建、江西、广东、广西、湖南、湖北、四川、贵州。本市发现于卸甲坪乡。

【药材名】紫花香薷。（《中国中药资源志要》）

【来源】为唇形科植物紫花香薷的全草。

【采收加工】夏、秋季花开时采收，鲜用或晒干。

【性味】味辛，性微温。

【功能主治】发汗解暑，利尿，止吐泻，散寒湿。用于感冒，发热无汗，黄疸，淋证，带下，咳嗽，暑热口臭，吐泻。

393. 小野芝麻 *Galeobdolon chinense*（Benth.）C. Y. Wu

【别名】蜘蛛草、假野芝麻、中华野芝麻。

【植物形态】一年生草本，根有时具块根。茎高 10 ～ 60 厘米，四棱形，具槽，密被污黄色茸毛。叶卵圆形、卵圆状长圆形至阔披针形，长 1.5 ～ 4 厘米，宽 1.1 ～ 2.2 厘米，先端钝至急尖，基部阔楔形，边缘为具圆齿状锯齿，草质，上面橄榄绿色，密被贴生的纤毛，下面色较淡，被污黄色茸毛；叶柄长 5 ～ 15 毫米。轮伞花序 2 ～ 4 花；苞片极小，线形，长约 6 毫米，早落。花萼管状钟形，长约 1.5 厘米，直径约 0.7 厘米，外面密被茸毛，萼齿披针形，长 4 ～ 6 毫米，先端渐尖成芒状。花冠粉红色，长约 2.1 厘米，外面被白色长柔毛，尤以上唇为甚，冠筒内面下部有毛环，冠檐二唇形，上唇长 1.1 厘米，倒卵圆形，基部渐狭，下唇长约 8 毫米，宽约 9 毫米，3 裂，中裂片较大，侧裂片与之相似，近圆形。雄蕊花丝扁平，无毛，花药紫色，无毛。花柱丝状，先端不相等的 2 浅裂。花盘杯状。子房无毛。小坚果三棱状倒卵圆形，长约 2.1 毫米，直径 0.9 毫米，顶端截形。花期 3—5 月，果期在 6 月以后。

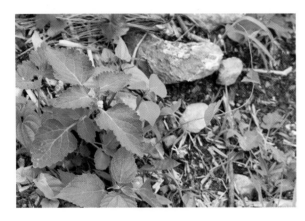 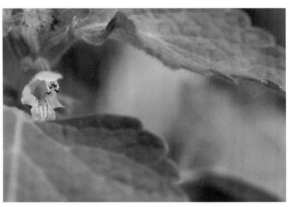

【生境与分布】生于疏林中，海拔 50 ～ 300 米。产于江苏、安徽、浙江、江西、福建、台湾、湖南、广东北部及广西东北部。本市斯家场镇、卸甲坪乡有分布。

【药材名】地绵绵。（《全国中草药汇编》）

【来源】为唇形科植物小野芝麻的块根。

【采收加工】夏季采挖，洗净，鲜用。

【性味】味苦，性寒。

【功能主治】止血。用于外伤出血。

【应用举例】治外伤出血：地绵绵鲜品适量，捣敷。（《全国中草药汇编》）

394. 白透骨消 *Glechoma biondiana*（Diels）C. Y. Wu et C. Chen

【别名】透骨消、见肿消。

【植物形态】多年生草本，高 15 ～ 30 厘米，全体被具节的长柔毛，具较长的匍匐茎，上升，逐节生根。茎四棱形，基部有时带紫色。叶草质，茎中部的最大，心形，长 2 ～ 4.2 厘米，宽 1.9 ～ 3.8 厘米，先端急尖，通常具针状小尖头，基部心形，具长方形基凹，边缘具卵形粗圆齿，齿顶端钝，两面被具节长柔毛，下面通常带紫色，叶柄长 1.2 ～ 2.5 厘米，被长柔毛；茎基部的叶片同型较小，叶柄细长，长约为叶片之 3 倍。

聚伞花序通常 3 花，呈轮伞花序；苞片及小苞片线形，长约 4 毫米，具缘毛。花萼管状，微弯，长 1～1.2
厘米，外面被长柔毛及微柔毛，内面无毛，齿 5，略呈二唇形，上唇 3 齿，较长，下唇 2 齿，稍短，齿均
狭三角形，长 4～5 毫米，先端渐尖成芒状，边缘被缘毛。花冠粉红色至淡紫色，钟形，长 2～2.4 厘米，
外面被疏长柔毛，内面仅在下唇中裂片下方被长柔毛，冠筒自花萼喉部向上渐宽大，至喉部宽达 6 毫米，
冠檐二唇形，上唇直立，宽卵形，先端凹入，下唇伸长，斜展，3 裂，中裂片最大，扇形，先端微凹，两
侧裂片卵形。雄蕊 4，后对着生于上唇下面近喉部，短于上唇，前对着生于下唇侧裂片下方花冠筒中部，
长仅达花冠筒喉部，花丝细长，长 2.5～4 毫米，花药 2 室，室叉开。子房 4 裂，无毛。花盘杯状，裂片
不明显，前方呈指状膨大。花柱细长，花时与上唇等长，先端 2 裂。成熟小坚果长圆形，深褐色，具小凹点，
无毛，基部略呈三棱形，果脐位于基部。花期 4—5 月，果期 5—6 月。

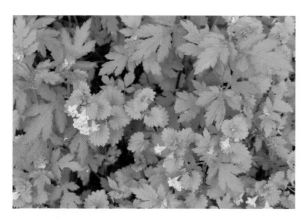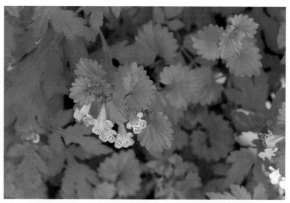

【生境与分布】生于山谷林下、水沟边及阴湿肥沃土上。产于陕西南部秦岭一带。本市发现于斯家
场镇。

【药材名】白透骨消。（《陕西草药》）

【来源】为唇形科植物白透骨消的全草。

【采收加工】4—5 月采收全草，晒干或鲜用。

【性味】味辛，性温。

【功能主治】祛风活血，利湿解毒。用于风湿痹痛，跌打损伤，肺痈，黄疸，急性肾炎，尿路结石，
疔腮。

【应用举例】（1）治风湿性关节炎：透骨消 15 克，酢浆草、松节、八角枫、青木香各 12 克，水煎服。
（《秦岭巴山天然药物志》）

（2）治急性肝炎：透骨消、茵陈、柴胡、夏枯草各 12 克，水煎服。（《秦岭巴山天然药物志》）

395. 活血丹 *Glechoma longituba* (Nakai) Kupr.

【别名】大金钱草、破铜钱、透骨消、遍地金钱、佛耳草、一串钱。

【植物形态】多年生草本，具匍匐茎，上升，逐节生根。茎高 10～20（30）厘米，四棱形，基部通
常呈淡紫红色，几无毛，幼嫩部分被疏长柔毛。叶草质，下部者较小，叶片心形或近肾形，叶柄长为叶片
的 1～2 倍；上部者较大，叶片心形，长 1.8～2.6 厘米，宽 2～3 厘米，先端急尖或钝三角形，基部心形，
边缘具圆齿或粗锯齿状圆齿，上面被疏粗伏毛或微柔毛，叶脉不明显，下面常带紫色，被疏柔毛或长硬毛，

常仅限于脉上，脉隆起，叶柄长为叶片的 1.5 倍，被长柔毛。轮伞花序通常 2 花，稀具 4～6 花；苞片及小苞片线形，长达 4 毫米，被缘毛。花萼管状，长 9～11 毫米，外面被长柔毛，尤沿肋上为多，内面多少被微柔毛，齿 5，上唇 3 齿，较长，下唇 2 齿，略短，齿卵状三角形，长为萼长 1/2，先端芒状，边缘具缘毛。花冠淡蓝色、蓝色至紫色，下唇具深色斑点，冠筒直立，上部渐膨大成钟形，有长筒与短筒两型，长筒者长 1.7～2.2 厘米，短筒者通常藏于花萼内，长 1～1.4 厘米，外面多少被长柔毛及微柔毛，内面仅下唇喉部被疏柔毛或几无毛，冠檐二唇形。上唇直立，2 裂，裂片近肾形，下唇伸长，斜展，3 裂，中裂片最大，肾形，较上唇片大 1～2 倍，先端凹入，两侧裂片长圆形，宽为中裂片之半。雄蕊 4，内藏，无毛，后对着生于上唇下，较长，前对着生于两侧裂片下方花冠筒中部，较短；花药 2 室，略叉开。子房 4 裂，无毛。花盘杯状，微斜，前方呈指状膨大。花柱细长，无毛，略伸出，先端近相等 2 裂。成熟小坚果深褐色，长圆状卵形，长约 1.5 毫米，宽约 1 毫米，顶端圆，基部略呈三棱形，无毛，果脐不明显。花期 4—5 月，果期 5—6 月。

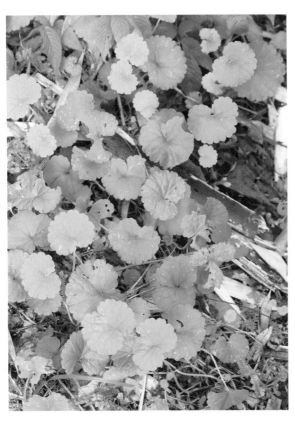
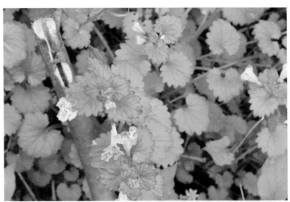
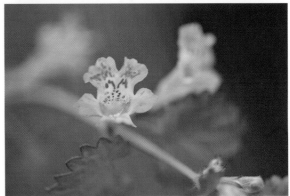

【生境与分布】生于林缘、疏林下、草地中、溪边等阴湿处。除青海、甘肃、新疆及西藏外，全国各地均产。本市各地有分布。

【药材名】连钱草。（《中华人民共和国药典》）

【来源】为唇形科植物活血丹的地上部分。

【采收加工】春季至秋季采收，除去杂质，晒干或鲜用。

【性味】味辛、微苦，性微寒。

【功能主治】利尿通淋，清热解毒，散瘀消肿。用于热淋，石淋，湿热黄疸，疮痈肿痛，跌打损伤。

【应用举例】（1）治肾炎水肿：连钱草、萹蓄各 30 克，荠菜花 15 克，煎服。（《上海常用中草药》）

（2）治伤风咳嗽：鲜连钱草 15～24 克（干品 9～15 克），冰糖 15 克，酌加开水，炖 1 小时，日服 2 次。（《福建民间草药》）

（3）治跌打损伤：鲜连钱草 30 克，杜衡根（鲜）3 克，捣汁，水酒冲服，药渣捣烂敷患处。（《江西草药》）

396. 宝盖草 *Lamium amplexicaule* L.

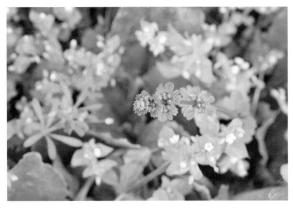

【别名】接骨草、毛叶夏枯、灯笼草、佛座、风盏、莲台夏枯草。

【植物形态】一年生或二年生植物。茎高 10～30 厘米，基部多分枝，上升，四棱形，具浅槽，常为深蓝色，几无毛，中空。茎下部叶具长柄，柄与叶片等长或超过之，上部叶无柄，叶片均圆形或肾形，长 1～2 厘米，宽 0.7～1.5 厘米，先端圆，基部截形或截状阔楔形，半抱茎，边缘具极深的圆齿，顶部的齿通常较其余的为大，上面暗橄榄绿色，下面色稍淡，两面均疏生小糙伏毛。轮伞花序 6～10 花，其中常有闭花受精的花；苞片披针状钻形，长约 4 毫米，宽约 0.3 毫米，具缘毛。花萼管状钟形，长 4～5 毫米，宽 1.7～2 毫米，外面密被白色直伸的长柔毛，内面除萼上被白色直伸长柔毛外，余部无毛，萼齿 5，披针状锥形，长 1.5～2 毫米，边缘具缘毛。花冠紫红色或粉红色，长 1.7 厘米，外面除上唇被较密带紫红色的短柔毛外，余部均被微柔毛，内面无毛环，冠筒细长，长约 1.3 厘米，直径约 1 毫米，筒口宽约 3 毫米，冠檐二唇形，上唇直伸，长圆形，长约 4 毫米，先端微弯，下唇稍长，3 裂，中裂片倒心形，先端深凹，基部收缩，侧裂片浅圆裂片状。雄蕊花丝无毛，花药被长硬毛。花柱丝状，先端不相等 2 浅裂。花盘杯状，具圆齿。子房无毛。小坚果倒卵圆形，具三棱，先端近截状，基部收缩，长约 2 毫米，宽约 1 毫米，淡灰黄色，表面有白色大疣状突起。花期 3—5 月，果期 7—8 月。

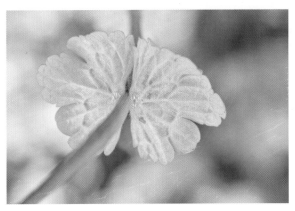

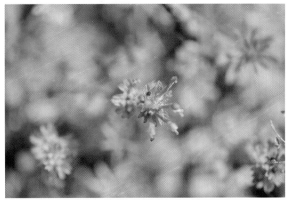

【生境与分布】生于林缘、荒坡、田边。产于江苏、安徽、浙江、福建、湖南、湖北、河南、陕西、甘肃、青海、新疆、四川、贵州、云南及西藏。本市各地有分布。

【药材名】宝盖草。（《植物名实图考》）

【来源】为唇形科植物宝盖草的全草。

【采收加工】夏季采收全草，洗净，晒干或鲜用。

【性味】味辛、苦，性微温。

【功能主治】清热利湿，活血祛风，消肿解毒。用于跌打损伤，筋骨疼痛，四肢麻木，半身不遂，面瘫，黄疸，鼻渊，瘰疬，肿毒，黄水疮。

【应用举例】（1）治口歪眼斜，半身麻木疼痛：接骨草、防风、钩藤、胆南星各适量，引点水酒、烧酒服。（《滇南本草》）

（2）治黄疸型肝炎：宝盖草9克，夏枯草9克，木贼9克，龙胆草9克，水煎服。（《湖南药物志》）

（3）治筋骨酸痛：宝盖草60克，白酒250克，浸泡数日后，每次15克，每日3次。（《青岛中草药手册》）

397. 益母草 *Leonurus japonicus* Houttuyn

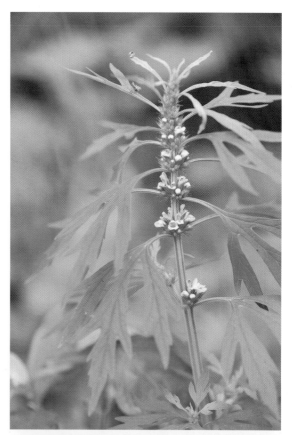

【别名】益母艾、茺蔚、九重楼、郁臭草、坤草、益母蒿。

【植物形态】一年生或二年生草本，有于其上密生须根的主根。茎直立，通常高30～120厘米，钝四棱形，微具槽，有倒向糙伏毛，在节及棱上尤为密集，在基部有时近于无毛，多分枝，或仅于茎中部以上有能育的小枝条。叶轮廓变化很大，茎下部叶轮廓为卵形，基部宽楔形，掌状3裂，裂片呈长圆状菱形至卵圆形，通常长2.5～6厘米，宽1.5～4厘米，裂片上再分裂，上面绿色，有糙伏毛，叶脉稍下陷，下面淡绿色，被疏柔毛及腺点，叶脉突出，叶柄纤细，长2～3厘米，由于叶基下延而在上部略具翅，腹面具槽，背面圆形，被糙伏毛；茎中部叶轮廓为菱形，较小，通常分裂成3个或偶有多个长圆状线形的裂片，基部狭楔形，叶柄长0.5～2厘米；花序最上部的苞叶近于无柄，线形或线状披针形，长3～12厘米，宽2～8毫米，全缘或具稀少牙齿。轮伞花序腋生，具8～15花，轮廓为圆球形，直径2～2.5厘米，多数远离而组成长穗状花序；小苞片刺状，向上伸出，基部略弯曲，比萼筒短，长约5毫米，有贴生的微柔毛；花梗无。花萼管状钟形，长6～8毫米，外面有贴生微柔毛，内面于离基部1/3以上被微柔毛，5脉，显著，齿5，前2齿靠合，长约3毫米，后3齿较短，等长，长约2毫米，齿均宽三角形，先端刺尖。花冠粉红色至淡紫红色，长1～1.2厘米，外面于伸出萼筒部分被柔毛，冠筒长约6毫米，等大，内面在离基部1/3处有近水平向的不明显鳞毛毛环，

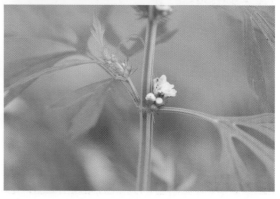

毛环在背面间断，其上部多少有鳞状毛，冠檐二唇形，上唇直伸，内凹，长圆形，长约 7 毫米，宽 4 毫米，全缘，内面无毛，边缘具纤毛，下唇略短于上唇，内面在基部疏被鳞状毛，3 裂，中裂片倒心形，先端微缺，边缘薄膜质，基部收缩，侧裂片卵圆形，细小。雄蕊 4，均延伸至上唇片之下，平行，前对较长，花丝丝状，扁平，疏被鳞状毛，花药卵圆形，二室。花柱丝状，略超出于雄蕊而与上唇片等长，无毛，先端相等 2 浅裂，裂片钻形。花盘平顶。子房褐色，无毛。小坚果长圆状三棱形，长 2.5 毫米，顶端截平而略宽大，基部楔形，淡褐色，光滑。花期通常在 6—9 月，果期 9—10 月。

【生境与分布】生于海拔 3400 米以下荒坡、路旁、田埂等处。产于全国各地。本市广布。

【药材名】益母草、茺蔚子。（《中华人民共和国药典》）

【来源】为唇形科植物益母草的地上部分或果实。

【采收加工】益母草：鲜品幼苗期至初夏花前期采割，干品夏季茎叶茂盛、花未开或初开时采割，晒干，或切段晒干。茺蔚子：秋季果实成熟时采收，晒干，除去杂质。

【性味】益母草：味苦、辛，性微寒。茺蔚子：味辛、苦，性微寒。

【功能主治】益母草：活血调经，利尿消肿，清热解毒。用于月经不调，痛经经闭，恶露不净，水肿尿少，疮疡肿毒。

茺蔚子：活血调经，清肝明目。用于月经不调，经闭痛经，目赤翳障，头昏胀痛。

【应用举例】（1）益母草：①产后恶露不下：益母草适量，捣、绞汁。每服一小盏，入酒一合，暖过搅匀服之。（《太平圣惠方》）

②治痛经：益母草 30 克，香附 9 克，水煎，冲酒服。（《福建药物志》）

③治疗肿至甚：益母草茎叶适量，捣烂敷疮上，又绞取汁五合服之，即内消。（《太平圣惠方》）

（2）茺蔚子：①治头昏晕，目赤肿痛：茺蔚子 10 克，菊花 10 克，白蒺藜 10 克，川牛膝 10 克，水煎服。（《四川中药志》）

②治乳痈恶痛：茺蔚子适量捣敷及取汁服。（《普济方》）

398. 薄荷 *Mentha haplocalyx* Briq.

【别名】野薄荷、升阳菜、夜息香、鱼香草、接骨草、土薄荷、香薷草。

【植物形态】多年生草本。茎直立，高 30 ~ 60 厘米，下部数节具纤细的须根及水平匍匐根状茎，锐四棱形，具四槽，上部被倒向微柔毛，下部仅沿棱上被微柔毛，多分枝。叶片长圆状披针形、披针形、椭圆形或卵状披针形，稀长圆形，长 3 ~ 5（7）厘米，宽 0.8 ~ 3 厘米，先端锐尖，基部楔形至近圆形，边缘在基部以上疏生粗大的牙齿状锯齿，侧脉 5 ~ 6 对，与中肋在上面微凹陷，下面显著，上面绿色；沿脉上密生、余部疏生微柔毛，或除脉外余部近于无毛，上面淡绿色，通常沿脉上密生微柔毛；叶柄长 2 ~ 10 毫米，腹凹背凸，被微柔毛。轮伞花序腋生，轮廓球形，花时直径约 18 毫米，具梗或无梗，具梗时梗可长达 3 毫米，被微柔毛；花梗纤细，长 2.5 毫米，被微柔毛或近于无毛。花萼管状钟形，长约 2.5 毫米，外被微柔毛及腺点，内面无毛，10 脉，不明显，萼齿 5，狭三角状钻形，先端长锐尖，长 1 毫米。花冠淡紫色，长 4 毫米，外面略被微柔毛，内面在喉部以下被微柔毛，冠檐 4 裂，上裂片先端 2 裂，较大，其余 3 裂片近等大，长圆形，先端钝。雄蕊 4，前对较长，长约 5 毫米，均伸出于花冠之外，花丝丝状，无毛，花药卵圆形，2 室，室平行。花柱略超出雄蕊，先端近相等 2 浅裂，裂片钻形。花盘平顶。小坚果卵珠形，黄褐色，具小腺窝。花期 7—9 月，果期 10 月。

【生境与分布】生于水旁潮湿地，海拔可高达 3500 米。产于南北各地。本市各地有分布。

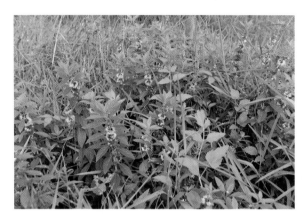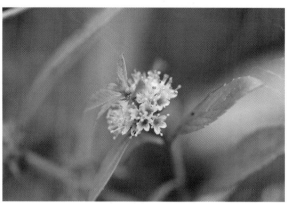

【药材名】薄荷。（《中华人民共和国药典》）

【来源】为唇形科植物薄荷的地上部分。

【采收加工】夏、秋季茎叶茂盛或花开至三轮时，选晴天，分次采割，晒干或阴干。

【性味】味辛，性凉。

【功能主治】疏散风热，清利头目，利咽，透疹，疏肝行气。用于风热感冒，风温初期，头痛，目赤，喉痹，口疮，风疹，麻疹，胸胁胀闷。

【应用举例】（1）治男妇伤风咳嗽，鼻塞声重：野薄荷二钱，陈皮二钱，杏仁二钱（去皮、尖）。引用竹叶十五片，水煎服。（《滇南本草》）

（2）治温病初得，头疼，周身骨节酸疼，肌肤壮热，背微感寒无汗，脉浮滑者：薄荷叶四钱，蝉蜕（去足、土）三钱，生石膏（捣细）六钱，甘草一钱五分，水煎服。（《医学衷中参西录》清解汤）

（3）治风热攻目，昏涩，疼痛，眩晕，咽喉壅塞，语声不出：薄荷叶、恶实（微炒）各一两，甘菊花、甘草（炙）各半两。上四味，捣罗为散，每服一钱匕，生姜温水调下，食后临卧服。（《圣济总录》薄荷散）

399. 小鱼仙草 *Mosla dianthera*（Buch. –Ham.）Maxim.

【别名】土荆芥、干汗草、假鱼香、痱子草、四方草、霍乱草、山苏麻。

【植物形态】一年生草本。茎高至 1 米，四棱形，具浅槽，近无毛，多分枝。叶卵状披针形或菱状披针形，有时卵形，长 1.2～3.5 厘米，宽 0.5～1.8 厘米，先端渐尖或急尖，基部渐狭，边缘具锐尖的疏齿，近基部全缘，纸质，上面橄榄绿色，无毛或近无毛，下面灰白色，无毛，散布凹陷腺点；叶柄长 3～18 毫米，腹凹背凸，腹面被微柔毛。总状花序生于主茎及分枝的顶部，通常多数，长 3～15 厘米，密花或疏花；苞片针状或线状披针形，先端渐尖，基部阔楔形，具肋，近无毛，与花梗等长或略超过，至果时则较之为短，稀与之等长；

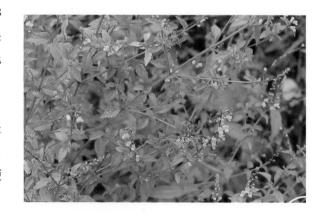

花梗长1毫米，果时伸长至4毫米，被极细的微柔毛，序轴近无毛。花萼钟形，长约2毫米，宽2～2.6毫米，外面脉上被短硬毛，二唇形，上唇3齿，卵状三角形，中齿较短，下唇2齿，披针形，与上唇近等长或微超过之，果时花萼增大，长约3.5毫米，宽约4毫米，上唇反向上，下唇直伸。花冠淡紫色，长4～5毫米，外面被微柔毛，内面具不明显的毛环或无毛环，冠檐二唇形，上唇微缺，下唇3裂，中裂片较大。雄蕊4，后对能育，药室2，叉开，前对退化，药室极不明显。花柱先端相等2浅裂。小坚果灰褐色，近球形，直径1～1.6毫米，具疏网纹。果花期5—11月。

【生境与分布】生于山坡、路旁或水边，海拔175～2300米。产于江苏、浙江、江西、福建、台湾、湖南、湖北、广东、广西、云南、贵州、四川及陕西。本市广布。

【药材名】热痱草。（《常用中草药手册》）

【来源】为唇形科植物小鱼仙草的全草。

【采收加工】夏、秋季采收全草，晒干或鲜用。

【性味】味辛、苦，性微温。

【功能主治】发表祛暑，利湿和中，消肿止血，散风止痒。用于风寒感冒，阴暑头痛，恶心，脘痛，水肿，衄血，痔血，疮疖，阴痒，湿疹，痱毒，外伤出血，蛇虫咬伤。

【应用举例】（1）治外感风寒：小鱼仙草30克，生姜9克，水煎服。（《湖南药物志》）

（2）治中暑头痛，恶心，汗不出：山苏麻30克，煨水服。（《贵州草药》）

400. 石荠苧 *Mosla scabra* (Thunb.) C. Y. Wu et H. W. Li

【别名】鬼香油、小鱼仙草、痱子草、香茹草、土茵陈、月斑草。

【植物形态】一年生草本。茎高20～100厘米，多分枝，分枝纤细，茎、枝均四棱形，具细条纹，密被短柔毛。叶卵形或卵状披针形，长1.5～3.5厘米，宽0.9～1.7厘米，先端急尖或钝，基部圆形或宽楔形，边缘近基部全缘，自基部以上为锯齿状，纸质，上面橄榄绿色，被灰色微柔毛，下面灰白色，密布凹陷腺点，近无毛或被极疏短柔毛；叶柄长3～16（20）毫米，被短柔毛。总状花序生于主茎及侧枝上，长2.5～15厘米；苞片卵形，长2.7～3.5毫米，先端尾状渐尖，花时及果时均超过花梗；花梗花时长约1毫米，果时长至3毫米，与序轴密被灰白色小疏柔毛。花萼钟形，长约2.5毫米，宽约2毫米，外面被疏柔毛，二唇形，上唇3齿呈卵状披针形，先端渐尖，中齿略小，下唇2齿，线形，先端锐尖，果时花萼长至4毫米，宽至3毫米，脉纹显著。花冠粉红色，长4～5毫米，外面被微柔毛，内面基部具毛环，冠筒向上渐扩大，冠檐二唇形，上唇直立，扁平，先端微凹，下唇3裂，中裂片较大，边缘具齿。雄蕊4，后对能育，药室2，叉开，前对退化，药室不明显。花柱先端相等2浅裂。花盘前方呈指状膨大。小坚果黄褐色，球形，直径约1毫米，具深雕纹。花期5—11月，果期9—11月。

【生境与分布】生于山坡、路旁或灌丛下，海拔50～1150米。产于辽宁、陕西、甘肃、河南、江苏、安徽、浙江、江西、湖南、湖北、四川、福建、台湾、广东、广西。本市王家桥镇、陈店镇有分布。

【药材名】石荠苧。（《本草拾遗》）

【来源】为唇形科植物石荠苧的全草。

【采收加工】7—8月采收全草，晒干或鲜用。

【性味】味辛、苦，性凉。

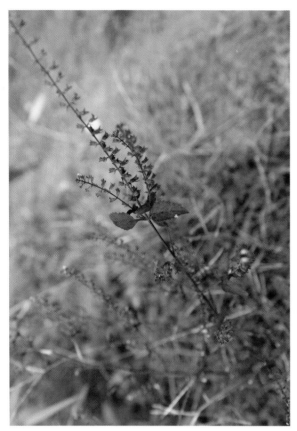
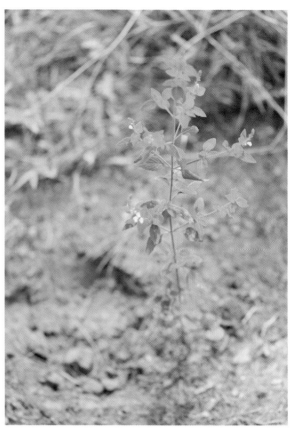

【功能主治】疏风解表，清暑除湿，解毒止痒。用于感冒头痛，咳嗽，中暑，风疹，肠炎，痢疾，痔血，血崩，热痱，湿疹，脚癣，蛇虫咬伤。

【应用举例】（1）治感冒：石荠苎全草9～15克，白菊花9～15朵，酌冲开水炖服。（《福建民间草药》）

（2）治痢疾里急后重：石荠苎45克，捣绞汁，调乌糖服。（《泉州本草》）

401. 紫苏 *Perilla frutescens*（L.）Britt.

【别名】白苏、臭苏、香苏、苏麻、红苏、皱紫苏。

【植物形态】一年生、直立草本。茎高0.3～2米，绿色或紫色，钝四棱形，具四槽，密被长柔毛。叶阔卵形或圆形，长7～13厘米，宽4.5～10厘米，先端短尖或突尖，基部圆形或阔楔形，边缘在基部以上有粗锯齿，膜质或草质，两面绿色或紫色，或仅下面紫色，上面被疏柔毛，下面被贴生柔毛，侧脉7～8对，位于下部者稍靠近，斜上升，与中脉在上面微突起，下面明显突起，色稍淡；叶柄长3～5厘米，背腹扁平，密被长柔毛。轮伞花序2花，组成长1.5～15厘米、密被长柔毛、偏向一侧的顶生及腋生总状花序；苞片宽卵圆形或近圆形，长、宽约4毫米，先端具短尖，外被红褐色腺点，无毛，边缘膜质；花梗长1.5毫米，密被柔毛。花萼钟形，10脉，长约3毫米，直伸，下部被长柔毛，夹有黄色腺点，内面喉部有疏柔毛环，结果时增大，长至1.1厘米，平伸或下垂，基部一边肿胀，萼檐二唇形，上唇宽大，3齿，中齿较小，下唇比上唇稍长，2齿，齿披针形。花冠白色至紫红色，长3～4毫米，外面略被微柔毛，内面在下唇片基部略被微柔毛，冠筒短，长2～2.5毫米，喉部斜钟形，冠檐近二唇形，上唇微缺，下唇3裂，中裂片较大，侧裂片与上唇相近似。雄蕊 4，几不伸出，前对稍长，离生，插生喉部；花丝扁平，花药 2 室，室平行，其后略叉开或极叉开。花柱先端相等 2 浅裂。花盘前方呈指状膨大。小坚果近球形，灰褐色，直径约 1.5 毫米，具网纹。花期 8—11 月，果期 8—12 月。

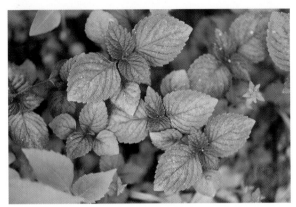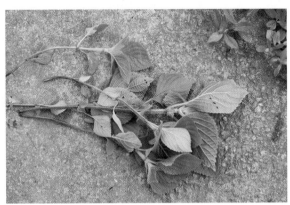

【生境与分布】全国各地广泛栽培，或逸为野生。本市各地有分布。

【药材名】紫苏子、紫苏叶、紫苏梗。（《中华人民共和国药典》）

【来源】为唇形科植物紫苏的果实、叶、茎。

【采收加工】紫苏子：秋季果实成熟时采收，除去杂质，晒干。

紫苏叶：夏季枝叶茂盛时采收，除去杂质，晒干。

紫苏梗：秋季果实成熟后采割，除去杂质，晒干，或趁鲜切片，晒干。

【性味】紫苏子、紫苏叶、紫苏梗：味辛，性温。

【功能主治】紫苏子：降气化痰，止咳平喘，润肠通便。用于痰壅气逆，咳嗽气喘，肠燥便秘。

紫苏叶：解表散寒，行气和胃。用于风寒感冒，咳嗽呕恶，妊娠呕吐，鱼蟹中毒。

紫苏梗：理气宽中，止痛，安胎。用于胸膈痞闷，胃脘疼痛，嗳气呕吐，胎动不安。

【应用举例】（1）治水肿：紫苏梗 24 克，大蒜根 9 克，老姜皮、冬瓜皮各 15 克，水煎服。（《湖南药物志》）

（2）治咳逆短气：紫苏茎叶（锉）一两，人参半两。上二味，粗捣筛，每服三钱匕，水一盏，煎至七分，去滓，温服，日再。（《博济方》紫苏汤）

（3）治小儿久咳，喉内痰声如拉锯，老人咳嗽吼喘：紫苏子一钱，八达杏仁一两（去皮、尖），年老人加白蜜二钱。共为末，大人每服三钱，小儿每服一钱，白滚水送下。（《滇南本草》苏子散）

402. 回回苏 *Perilla frutescens*（L.）Britt. var. *crispa*（Thunb.）Hand.–Mazz.

【别名】鸡冠紫苏。

【植物形态】该变种与原变种不同之处在于叶具狭而深的锯齿，常为紫色；果萼较小。

【生境与分布】我国各地栽培。本市发现于斯家场镇。

【药材名】回回苏。（《食疗本草》）

【来源】为唇形科植物回回苏的茎、叶或果实。

【采收加工】同紫苏。

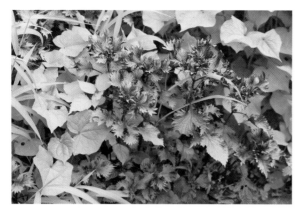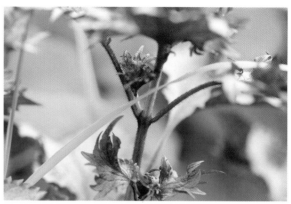

【性味】味辛，性温。

【功能主治】同紫苏。（地方用药）

403. 夏枯草 *Prunella vulgaris* L.

【别名】古牛草、牯牛岭、乃东、夏枯球、牛低头。

【植物形态】多年生草木；根茎匍匐，在节上生须根。茎高 20～30 厘米，上升，下部伏地，自基部多分枝，钝四棱形，其浅槽，紫红色，被稀疏的糙毛或近于无毛。茎叶卵状长圆形或卵圆形，大小不等，长 1.5～6 厘米，宽 0.7～2.5 厘米，先端钝，基部圆形、截形至宽楔形，下延至叶柄成狭翅，边缘具不明显的波状齿或几近全缘，草质，上面橄榄绿色，具短硬毛或几无毛，下面淡绿色，几无毛，侧脉 3～4 对，在下面略突出，叶柄长 0.7～2.5 厘米，自下部向上渐变短；花序下方的一对苞叶似茎叶，近卵圆形，无柄或具不明显的短柄。轮伞花序密集组成顶生长 2～4 厘米的穗状花序，每一轮伞花序下承以苞片；苞片宽心形，通常长约 7 毫米，宽约 11 毫米，先端具长 1～2 毫米的骤尖头，脉纹放射状，外面在中部以下沿脉上疏生刚毛，内面无毛，边缘具睫毛状毛，膜质，浅紫色。花萼钟形，连齿长约 10 毫米，筒长 4 毫米，倒圆锥形，外面疏生刚毛，二唇形，上唇扁平，宽大，近扁圆形，先端几截平，具 3 个不很明显的短齿，中齿宽大，齿尖均呈刺状微尖，下唇较狭，2 深裂，裂片达唇片之半或以下，边缘具缘毛，先端渐尖，尖头微刺状。花冠紫色、蓝紫色或红紫色，长约 13 毫米，略超出于萼，冠筒长 7 毫米，基部宽约 1.5 毫米，其上向前方膨大，至喉部宽约 4 毫米，外面无毛，内面约近基部 1/3 处具鳞毛毛环，冠檐二唇形，上唇近圆形，直径约 5.5 毫米，内凹，多少呈盔状，先端微缺，下唇约为上唇 1/2，3 裂，中裂片较大，近倒心形，先端边缘具流苏状小裂片，侧裂片长圆形，垂向下方，细小。雄蕊 4，前对长很多，均上升至上唇片之下，彼此分离，花丝略扁平，无毛，前对花丝先端 2 裂，1 裂片能育具花药，另 1 裂片钻形，长过花药，稍弯曲或近于直立，后对花丝的不育裂片微呈瘤状突出，花药 2 室，室极叉开。花柱纤细，先端相等 2 裂，裂片钻形，外弯。花盘近平顶。子房无毛。小坚果黄褐色，长圆状卵珠形，长 1.8 毫米，宽约 0.9 毫米，微具沟纹。花期 4—6 月，果期 7—10 月。

【生境与分布】多生于荒地、路旁、田埂等处。产于陕西、甘肃、新疆、河南、湖北、湖南、江西、浙江、福建、台湾、广东、广西、贵州、四川及云南等地。本市广布。

【药材名】夏枯草。（《中华人民共和国药典》）

【来源】为唇形科植物夏枯草的果穗。

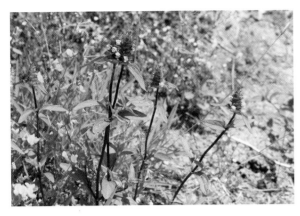
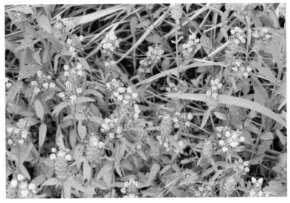

【采收加工】夏季果穗呈棕红色时采收，除去杂质，晒干。

【性味】味辛、苦，性寒。

【功能主治】清肝泻火，明目，散结消肿。用于目赤肿痛，目珠夜痛，头痛眩晕，瘰疬，瘿瘤，乳痈，乳癖，乳房胀痛。

【应用举例】（1）治乳痈初起：夏枯草、蒲公英各等份。酒煎服，或作丸亦可。（《本草汇言》）

（2）治癫痫，高血压：夏枯草（鲜）三两，冬蜜一两，开水冲服。（《闽东本草》）

404. 显脉香茶菜 *Rabdosia nervosa*（Hemsl.）C. Y. Wu et H. W. Li

【别名】蓝花柴胡、铁菱角、山薄荷、脉叶香茶菜。

【植物形态】多年生草本，高达1米；根茎稍增大成结节块状，其上生出直径1～3毫米的细根和多数纤细须根。茎自根茎生出，直立，不分枝或少分枝，四棱形，明显具槽，幼时被微柔毛，老时毛被脱落或变无毛。叶交互对生，披针形至狭披针形，长3.5～13厘米，宽1～2厘米，先端长渐尖，基部楔形至狭楔形，边缘有具胼胝尖的粗浅齿，侧脉4～5对，在两面隆起，细脉多少明显，薄纸质，上面绿色，沿脉被微柔毛，余部近无毛，下面色较淡，近无毛，脉白绿色；下部叶柄长0.2～1厘米，被微柔毛，上部叶无柄。聚伞花序（3）5～9（15）花，具长5～8毫米的总梗，于茎顶组成疏散的圆锥花序，花梗与总梗及序轴均密被微柔毛；苞片狭披针形，叶状，长1～1.5厘米，密被微柔毛，小苞片线形，长1～2毫米，密被微柔毛。花萼紫色，钟形，长约1.5毫米，外密被微柔毛，萼齿5，近相等，披针形，锐尖，

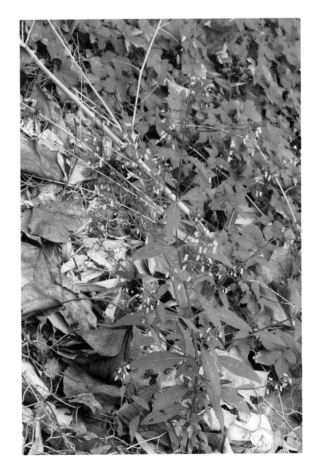

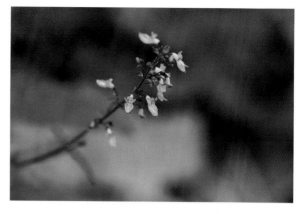

与萼筒等长，果时萼增大成阔钟形，长 2.5 毫米，宽达 3 毫米，萼齿直伸，三角状披针形，与萼筒等长，齿间具宽圆凹。花冠蓝色，长 6～8 毫米，外疏被微柔毛，冠筒长 3～4 毫米，近基部上方呈浅囊状，冠檐二唇形，上唇 4 等裂，裂片长圆形或椭圆形，下唇舟形，较上唇稍长，长约 4 毫米，椭圆形。雄蕊 4，二强，伸出于花冠外，花丝下部疏被微柔毛。花柱丝状，伸出于花冠外，先端相等 2 浅裂。花盘盘状。小坚果卵圆形，长 1～1.5 毫米，宽约 1 毫米，顶端被微柔毛。花期 7—10 月，果期 8—11 月。

【生境与分布】生于山谷、草丛或林下阴处。产于陕西、河南、湖北、江苏、浙江、安徽、江西、广东、广西、贵州及四川。本市发现于卸甲坪乡。

【药材名】大叶蛇总管。（《广西中草药》）

【来源】为唇形科植物显脉香茶菜的全草。

【采收加工】7—9 月采收，鲜用或切段晒干。

【性味】味微辛、苦，性寒。

【功能主治】利湿和胃，解毒敛疮。用于急性肝炎，消化不良，脓疱疮，毒蛇咬伤，湿疹，皮肤瘙痒，烧烫伤。

【应用举例】（1）治毒蛇咬伤：大叶蛇总管 15～60 克，水煎服；另用鲜叶捣烂敷伤口周围。（《广西中草药》）

（2）治脓疱疮，湿疹，皮肤瘙痒：大叶蛇总管鲜草适量，煎水洗患处。（《广西中草药》）

405. 碎米桠 *Rabdosia rubescens*（Hemsl.）Hara

【别名】山香草、破血丹、雪花草、野藿香、冰凌草。

【植物形态】小灌木，高（0.3）0.5～1（1.2）米；根茎木质，有长纤维状须根。茎直立，多数，基部近圆柱形，灰褐色或褐色，无毛，皮层纵向剥落，上部多分枝，分枝具花序，茎上部及分枝均四棱形，具条纹，褐色或带紫红色，密被小疏柔毛，幼枝密被茸毛，带紫红色。茎叶对生，卵圆形或菱状卵圆形，长 2～6 厘米，宽 1.3～3 厘米，先端锐尖或渐尖，后一情况顶端一齿较长，基部宽楔形，骤然渐狭下延成假翅，边缘具粗圆齿状锯齿，齿尖具胼胝体，膜质至坚纸质，上面橄榄绿色，疏被小疏柔毛及腺点，有时近无毛，下面淡绿色，密被灰白色短茸毛至近无毛，侧脉 3～4 对，两面十分明显，脉纹常带紫红色；叶柄连具翅假柄在内长 1～3.5 厘米，向茎、枝顶部渐变短。聚伞花序 3～5 花，最下部者有时多至 7 花，具长 2～5 毫米的总梗，在茎及分枝顶上排列成长 6～15 厘米狭圆锥花序，总梗与长 2～5 毫米的花梗及序轴密被微柔毛，但常带紫红色；苞叶菱形或菱状卵圆形至披针形，向上渐变小，在圆锥花序下部者十分超出于聚伞花序，在上部者则往往短于聚伞花序很多，先端急尖，基部宽楔形，边缘具疏齿至近全缘，具短柄至近无柄，小苞片钻状线形或线形，长达 1.5 毫米，被微柔毛。花萼钟形，长 2.5～3 毫米，外密被灰色微柔毛及腺点，明显带紫红色，内面无毛，10 脉，萼齿 5，微呈 3/2 式二唇形，齿均卵圆状三角形，近钝尖，约占花萼长之半，上唇 3 齿，中齿略小，下唇 2 齿稍大而平伸，果时花萼增大，管状钟形，略弯曲，长 4 ～ 5 毫米，脉纹明显。花冠长约 7 毫米，有时达 12 毫米，但也有雄蕊退化的花冠变小，长仅 5 毫米，外疏被微柔毛及腺点，内面无毛，冠筒长 3.5 ～ 5 毫米，基部上方浅囊状突起，至喉部直径 2 ～ 2.5 毫米，冠檐二唇形，上唇长 2.5 ～ 4 毫米，外反，先端具 4 圆齿，下唇宽卵圆形，长 3.5 ～ 7 毫米，内凹。雄蕊 4，略伸出，或有时雄蕊退化而内藏，花丝扁平，中部以下具髯毛。花柱丝状，伸出，先端相等 2 浅裂。花盘环状。小坚果倒卵状三棱形，长 1.3 毫米，淡褐色，无毛。花期 7—10 月，果期 8—11 月。

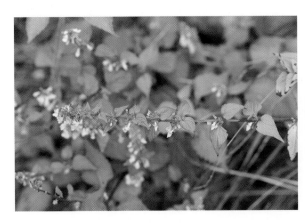
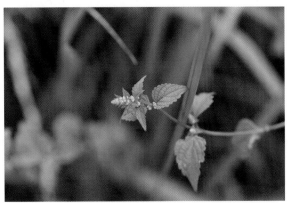

【生境与分布】生于山坡、灌丛、林地、砾石地及路边等向阳处，海拔 100 ～ 2800 米。产于湖北、四川、贵州、广西、陕西、甘肃、山西、河南、河北、浙江、安徽、江西及湖南。本市低山区广布。

【药材名】冬凌草。（《中华人民共和国药典》）

【来源】为唇形科植物碎米桠的地上部分。

【采收加工】夏、秋季茎叶茂盛时采割，晒干。

【性味】味苦、甘，性微寒。

【功能主治】清热解毒，活血止痛。用于咽喉肿痛，癥瘕痞块，蛇虫咬伤。

【应用举例】（1）治风湿筋骨痛：山香草 90 克，泡酒 500 克。早晚各服 30 克。（《贵州草药》）

（2）治感冒头痛：山香草 30 克，煨水服。（《贵州草药》）

406. 华鼠尾草 *Salvia chinensis* Benth.

【别名】紫参、小丹参、乌沙草、红根参、石打穿、活血草。

【植物形态】一年生草本；根略肥厚，多分枝，紫褐色。茎直立或基部倾卧，高 20 ～ 60 厘米，单一或分枝，钝四棱形，具槽，被短柔毛或长柔毛。叶全为单叶或下部具 3 小叶的复叶，叶柄长 0.1 ～ 7 厘米，疏被长柔毛，叶片卵圆形或卵圆状椭圆形，先端钝或锐尖，基部心形或圆形，边缘有圆齿或钝锯齿，两面除叶脉被短柔毛外余部近无毛，单叶叶片长 1.3 ～ 7 厘米，宽 0.8 ～ 4.5 厘米，复叶时顶生小叶片较大，长 2.5 ～ 7.5 厘米，小叶柄长 0.5 ～ 1.7 厘米，侧生小叶较小，长 1.5 ～ 3.9 厘米，宽 0.7 ～ 2.5 厘米，有极短的小叶柄。轮伞花序 6 花，在下部的疏离，上部较密集，组成长 5 ～ 24 厘米顶生的总状花序或总状圆锥花序；苞片披针形，长 2 ～ 8 毫米，宽 0.8 ～ 2.3 毫米，先端渐尖，基部宽楔形或近圆形，在边缘及脉上被短柔毛，比花梗稍长；花梗长 1.5 ～ 2 毫米，与花序轴被短柔毛。花萼钟形，长 4.5 ～ 6 毫米，紫色，外面沿脉上被长柔毛，内面喉部密被长硬毛环，萼筒长 4 ～ 4.5 毫米，萼檐二唇形，上唇近半圆形，长 1.5 毫米，宽 3

毫米，全缘，先端有 3 个聚合的短尖头，3 脉，两边侧脉有狭翅，下唇略长于上唇，长约 2 毫米，宽 3 毫米，半裂成 2 齿，齿长三角形，先端渐尖。花冠蓝紫色或紫色，长约 1 厘米，伸出花萼，外被短柔毛，内面离冠筒基部 1.8 ~ 2.5 毫米有斜向的不完全疏柔毛毛环，冠筒长约 6.5 毫米，基部宽不及 1 毫米，向上渐宽大，至喉部宽达 3 毫米，冠檐二唇形，上唇长圆形，长 3.5 毫米，宽 3.3 毫米，平展，先端微凹，下唇长约 5 毫米，宽 7 毫米，3 裂，中裂片倒心形，向下弯，长约 4 毫米，宽约 7 毫米，顶端微凹，边缘具小圆齿，基部收缩，侧裂片半圆形，直立，宽 1.25 毫米。能育雄蕊 2，近外伸，花丝短，长 1.75 毫米，药隔长约 4.5 毫米，关节处有毛，上臂长约 3.5 毫米，具药室，下臂瘦小，无药室，分离。花柱长 1.1 厘米，稍外伸，先端不相等 2 裂，前裂片较长。花盘前方略膨大。小坚果椭圆状卵圆形，长约 1.5 毫米，直径 0.8 毫米，褐色，光滑。花期 8—10 月。

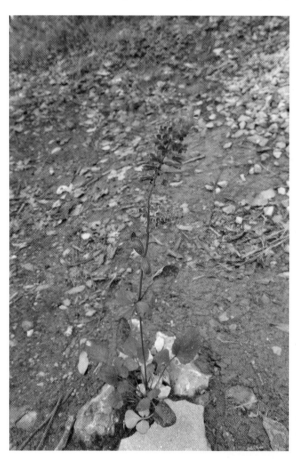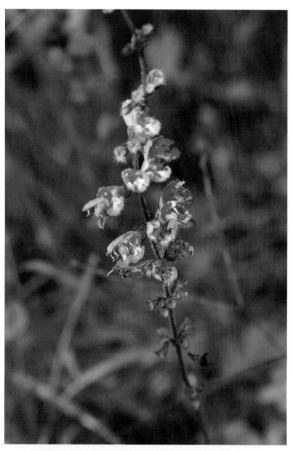

【生境与分布】生于山坡或平地的林阴处或草丛中，海拔 120 ~ 500 米。产于山东、江苏南部、安徽南部、浙江、湖北、江西、湖南、福建、台湾、广东北部、广西东北部、四川。本市发现于王家桥镇。

【药材名】石见穿。（《本草纲目》）

【来源】为唇形科植物华鼠尾草的地上部分。

【采收加工】开花期采割地上部分，鲜用或晒干。

【性味】味辛、苦，性微寒。

【功能主治】活血化瘀，清热利湿，散结消肿。用于月经不调、痛经、经闭、崩漏、便血、湿热黄疸、热毒血痢、淋痛、带下、风湿骨痛、瘰疬、疮肿、乳痈、带状疱疹、麻风、跌打损伤。

【应用举例】（1）治痛经：紫参全草 60 ~ 120 克，红糖适量，煎服；或紫参全草 15 克，生姜 2 片，

红糖适量，煎服。（《庐山中草药》）

（2）治带状疱疹：紫参鲜叶捣汁，加烧酒外搽。（《浙江民间常用草药》）

407. 荔枝草 *Salvia plebeia* R. Br.

【别名】水羊耳、癫子草、臭草、雪里青、泽泻。

【植物形态】一年生或二年生草本；主根肥厚，向下直伸，有多数须根。茎直立，高15～90厘米，粗壮，多分枝，被向下的灰白色疏柔毛。叶椭圆状卵圆形或椭圆状披针形，长2～6厘米，宽0.8～2.5厘米，先端钝或急尖，基部圆形或楔形，边缘具圆齿、牙齿状齿或尖锯齿，草质，上面被稀疏的微硬毛，下面被短疏柔毛，余部散布黄褐色腺点；叶柄长4～15毫米，腹凹背凸，密被疏柔毛。轮伞花序6花，多数，在茎、枝顶端密集组成总状或总状圆锥花序，花序长10～25厘米，结果时延长；苞片披针形，长于或短于花萼；先端渐尖，基部渐狭，全缘，两面被疏柔毛，下面较密，边缘具缘毛；花梗长约1毫米，与花序轴密被疏柔毛。花萼钟形，长约2.7毫米，外面被疏柔毛，散布黄褐色腺点，内面喉部有微柔毛，二唇形，唇裂约至花萼长1/3，上唇全缘，先端具3个小尖头，下唇深裂成2齿，齿三角形，锐尖。花冠淡红色、淡紫色、紫色、蓝紫色至蓝色，稀白色，长4.5毫米，冠筒外面无毛，内面中部有毛环，冠檐二唇形，上唇长圆形，长约1.8毫米，宽1毫米，先端微凹，外面密被微柔毛，两侧折合，下唇长约1.7毫米，宽3毫米，外面被微柔毛，3裂，中裂片最大，阔倒心形，顶端微凹或呈浅波状，侧裂片近半圆形。能育雄蕊2，着生于下唇基部，略伸出花冠外，花丝长1.5毫米，药隔长约1.5毫米，弯成弧形，上臂和下臂等长，上臂具药室，二下臂

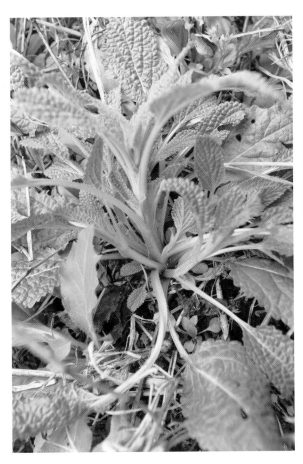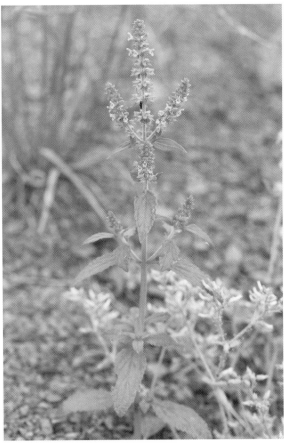

不育，膨大，互相连合。花柱和花冠等长，先端不相等 2 裂，前裂片较长。花盘前方微隆起。小坚果倒卵圆形，直径 0.4 毫米，成熟时干燥，光滑。花期 4—5 月，果期 6—7 月。

【生境与分布】生于山坡、路旁、沟边、田野潮湿的土壤上。除新疆、甘肃、青海及西藏外几乎全国各地均产。本市广布。

【药材名】荔枝草。（《本草纲目》）

【来源】为唇形科植物荔枝草的地上部分。

【采收加工】6—7 月割取地上部分，除净泥土，扎成小把，晒干或鲜用。

【性味】味苦、辛，性凉。

【功能主治】清热解毒，凉血散瘀，利水消肿。用于感冒发热，咽喉肿痛，肺热咳嗽，咯血，吐血，尿血，痔血，肾炎水肿，白浊，痢疾，痈肿疮毒，湿疹瘙痒，跌打损伤，蛇虫咬伤。

【应用举例】（1）治小儿高热：荔枝草 15 克，鸭跖草 30 克，水煎服。（《浙江药用植物志》）

（2）治痈肿疮毒：荔枝草 30 克，银花藤 30 克，野菊花 30 克，水煎服。（《四川中药志》）

408. 韩信草 *Scutellaria indica* L.

【别名】大力草、耳挖草、印度黄芩、向天盏、顺经草。

【植物形态】多年生草本；根茎短，向下生出多数簇生的纤维状根，向上生出 1 至多数茎。茎高 12～28 厘米，上升直立，四棱形，粗 1～1.2 毫米，通常带暗紫色，被微柔毛，尤以茎上部及沿棱角为密集，不分枝或多分枝。叶草质至近坚纸质，心状卵圆形或圆状卵圆形至椭圆形，长 1.5～2.6（3）厘米，宽 1.2～2.3 厘米，先端钝或圆，基部圆形、浅心形至心形，边缘密生整齐圆齿，两面被微柔毛或糙伏毛，尤以下面为甚；叶柄长 0.4～1.4（2.8）厘米，腹平背凸，密被微柔毛。花对生，在茎或分枝顶上排列成长 4～8（12）厘米的总状花序；花梗长 2.5～3 毫米，与序轴均被微柔毛；最下一对苞片叶状，卵圆形，长达 1.7 厘米，边缘具圆齿，其余苞片均细小，卵圆形至椭圆形，长 3～6 毫米，宽 1～2.5 毫米，全缘，无柄，被微柔毛。花萼开花时长约 2.5 毫米，被硬毛及微柔毛，果时十分增大，盾片花时高约 1.5 毫米，果时竖起，增大一倍。花冠蓝紫色，长 1.4～1.8 厘米，外疏被微柔毛，内面仅唇片被短柔毛；冠筒前方基部膝曲，其后直伸，向上逐渐增大，至喉部宽约 4.5 毫米；冠檐二唇形，上唇盔状，内凹，先端微缺，下唇中裂片圆状卵圆形，两侧中部微内缢，先端微缺，具深紫色斑点，两侧裂片卵圆形。雄蕊 4，二强；花丝扁平，中部以下具小纤毛。花盘肥厚，前方隆起；子房柄短。花柱细长。子房光滑，4 裂。成熟小坚果栗色或暗褐色，卵形，长约 1 毫米，

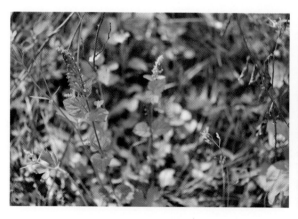
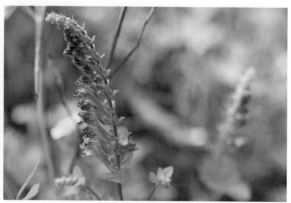

直径不到 1 毫米，具瘤，腹面近基部具 1 果脐。花果期 2—6 月。

【生境与分布】生于海拔 1500 米以下的山地或丘陵地、疏林下、路旁空地及草地上。产于江苏、浙江、安徽、江西、福建、台湾、广东、广西、湖南、河南、陕西、贵州、四川及云南等地。本市广布。

【药材名】向天盏。（《福建中草药》）

【来源】为唇形科植物韩信草的全草。

【采收加工】春、夏季采收，晒干或鲜用。

【性味】味辛、苦，性寒。

【功能主治】清热解毒，活血止痛，止血消肿。用于痈肿疔毒，肺痈，肠痈，瘰疬，毒蛇咬伤，肺热咳喘，牙痛，喉痹，咽痛，筋骨疼痛，吐血，咯血，便血，跌打损伤，创伤出血，皮肤瘙痒。

【应用举例】（1）治背痈：韩信草全草 60 克，捣汁，冲热酒服，渣敷患处。（《福建中草药》）

（2）治一切咽喉诸证：印度黄芩鲜全草 30 ～ 60 克，捣、绞汁，调蜜服。（《泉州本草》）

409. 针筒菜 *Stachys oblongifolia* Benth.

【别名】长圆叶水苏、千密灌、地参、水茴香。

【植物形态】多年生草本，高 30 ～ 60 厘米，有在节上生须根的横走根茎。茎直立或上升，或基部多少匍匐，锐四棱形，具四槽，基部微粗糙，在棱及节上被长柔毛，余部多少被微柔毛，不分枝或少分枝。茎生叶长圆状披针形，通常长 3 ～ 7 厘米，宽 1 ～ 2 厘米，先端微急尖，基部浅心形，边缘为圆齿状锯齿，上面绿色，疏被微柔毛及长柔毛，下面灰绿色，密被灰白色柔毛状茸毛，沿脉上被长柔毛，叶柄长约 2 毫米，至近于无柄，密被长柔毛；苞叶向上渐变小，披针形，无柄，通常均比花萼长，近全缘，毛被与茎叶相同。轮伞花序通常 6 花，下部者远离，上部者密集组成长 5 ～ 8 厘米的顶生穗状花序；小苞片线状刺形，微小，长约 1 毫米，被微柔毛；花梗短，长约 1 毫米，被微柔毛。花萼钟形，连齿长约 7 毫米，外面被具腺柔毛状茸毛，沿肋上疏生长柔毛，内面无毛，10 脉，肋间次脉不明显，齿 5，三角状披针形，近于等大，长约 2.5 毫米，或下 2 齿略长，先端具刺尖头。花冠粉红色或粉红紫色，长 1.3 厘米，外面疏被微柔毛，但在冠檐上被较多疏柔毛，内面在喉部被微柔毛，毛环不明显或缺如，冠筒长 7 毫米，冠檐二唇形，上唇长圆形，下唇开张，3 裂，中裂片最大，肾形，侧裂片卵圆形。雄蕊 4，前对较长，均延伸至上唇片之下，花丝丝状，被微柔毛，花药卵圆形，2 室，室极叉开。花柱丝状，稍超出雄蕊，先端相等 2 浅裂，裂片钻形。花盘平顶，波状。子房黑褐色，无毛。小坚果卵珠状，直径约 1 毫米，褐色，光滑。

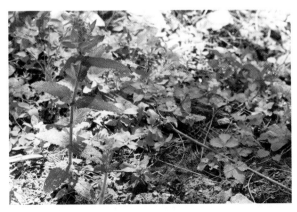
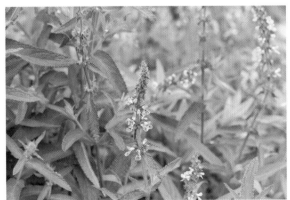

【生境与分布】生于林下、河岸、竹丛、灌丛、苇丛、草丛及湿地中。产于江苏、台湾、安徽、江西、河南、湖北、湖南、广东、广西、贵州、四川及云南等地。本市发现于斯家场镇。

【药材名】野油麻。（《贵州草药》）

【来源】为唇形科植物针筒菜的全草或根。

【采收加工】夏、秋季采收，洗净，鲜用或晒干。

【性味】味辛、微甘，性平。

【功能主治】补中益气，止血生肌。用于病后体弱，气虚乏力，久痢，外伤出血。

【应用举例】（1）治久痢：野油麻 30 克，煨水服。（《贵州草药》）

（2）治病后虚弱：野油麻根 30 克，炖肉吃。（《贵州草药》）

（3）治外伤出血：野油麻适量，捣绒敷患处。（《贵州草药》）

一〇七、茄科 Solanaceae

一年生至多年生草本、半灌木、灌木或小乔木；直立、匍匐、扶升或攀援；有时具皮刺，稀具棘刺。单叶全缘、不分裂或分裂，有时为羽状复叶，互生或在开花枝段上大小不等的二叶双生；无托叶。花单生、簇生或为蝎尾式、伞房式、伞状式、总状式、圆锥式聚伞花序，稀为总状花序；顶生、枝腋或叶腋生，或者腋外生；两性或稀杂性，辐射对称或稍微两侧对称，通常 5 基数，稀 4 基数。花萼通常具 5 齿、5 中裂或 5 深裂，稀具 2 齿、3 齿、4～10 齿或裂片，极稀截形而无裂片，裂片在花蕾中镊合状、外向镊合状、内向镊合状或覆瓦状排列，或者不闭合，花后几乎不增大或极度增大，果时宿存，稀自近基部周裂而仅基部宿存；花冠具短筒或长筒，辐状、漏斗状、高脚碟状、钟状或坛状，檐部 5（稀 4～7 或 10）浅裂、中裂或深裂，裂片大小相等或不相等，在花蕾中覆瓦状、镊合状、内向镊合状排列或折合而旋转；雄蕊与花冠裂片同数而互生，伸出或不伸出于花冠，同型或异型，有时其中 1 枚较短而不育或退化，插生于花冠筒上，花丝丝状或在基部扩展，花药基底着生或背面着生、直立或向内弓曲，有时靠合或合生成管状而围绕花柱，药室 2，纵缝开裂或顶孔开裂；子房通常由 2 枚心皮合生而成，2 室，有时 1 室或有不完全的假隔膜而在下部分隔成 4 室，稀 3～5（6）室，2 心皮不位于正中线上而偏斜，花柱细瘦，具头状或 2 浅裂的柱头；中轴胎座；胚珠多数，稀少数至 1 枚，倒生、弯生或横生。果实为多汁浆果或干浆果，或者为蒴果。种子圆盘形或肾形；胚乳丰富、肉质；胚弯曲成钩状、环状或螺旋状卷曲，位于周边而埋藏于胚乳中，或直而位于中轴位上。

本科约有 30 属 3000 种，广泛分布于温带及热带地区，美洲热带地区种类最为丰富。我国产 24 属 105 种 35 变种。

松滋境内的茄科植物有 6 属 12 种，分别为辣椒属下 1 种、曼陀罗属下 1 种、枸杞属下 1 种、烟草属下 1 种、酸浆属下 2 种、茄属下 6 种。

410. 辣椒 *Capsicum annuum* L.

【别名】辣茄、番椒、辣虎、红海椒、大椒、辣角。

【植物形态】一年生或有限多年生植物，高 40～80 厘米。茎近无毛或微生柔毛，分枝稍呈"之"字形折曲。叶互生，枝顶端节不伸长而成双生或簇生状，矩圆状卵形、卵形或卵状披针形，长 4～13 厘米，宽 1.5～4 厘米，全缘，顶端短渐尖或急尖，基部狭楔形；叶柄长 4～7 厘米。花单生，俯垂；花萼杯状，不显著 5 齿；花冠白色，裂片卵形；花药灰紫色。果梗较粗壮，俯垂；果实长指状，顶端渐尖且常弯曲，未成熟时绿色，成熟后成红色、橙色或紫红色，味辣。种子扁肾形，长 3～5 毫米，淡黄色。花果期 5—11 月。

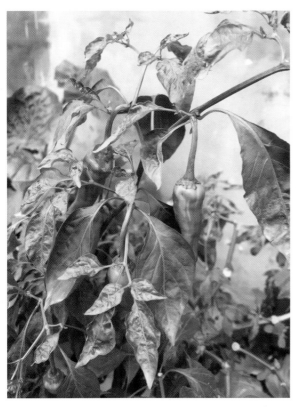
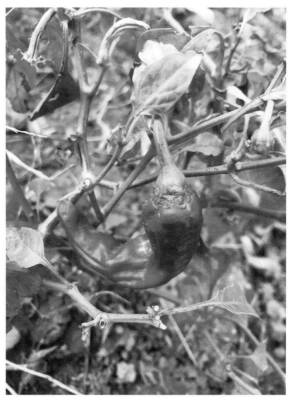
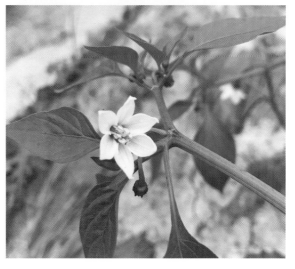

【生境与分布】全国各地广泛栽培。本市广布。

【药材名】辣椒。（《中华人民共和国药典》）

【来源】为茄科植物辣椒的果实。

【采收加工】夏、秋季果皮变红色时采收，除去枝梗，晒干。

【性味】味辛，性热。

【功能主治】温中散寒，开胃消食。用于寒滞腹痛，呕吐、泄泻、冻疮。

【应用举例】（1）治痢疾水泻：辣茄 1 个，为丸，清晨热豆腐皮裹，吞下。（《本草纲目拾遗》）

（2）治风湿性关节炎：辣椒 20 个，花椒 30 克，

先将花椒煎水，数沸后放入辣椒煮软，取出撕开，贴患处，再用水热敷。（《全国中草药汇编》）

（3）治冻疮：剥辣茄皮，贴上即愈。（《本草纲目拾遗》）

411. 毛曼陀罗 *Datura innoxia* Mill.

【别名】软刺曼陀罗、毛花曼陀罗、北洋金花。

【植物形态】一年生直立草本或半灌木状，高1～2米，全体密被细腺毛和短柔毛。茎粗壮，下部灰白色，分枝灰绿色或微带紫色。叶片广卵形，长10～18厘米，宽4～15厘米，顶端急尖，基部不对称近圆形，全缘而微波状或有不规则的疏齿，侧脉每边7～10条。花单生于枝杈间或叶腋，直立或斜升；花梗长1～2厘米，初直立，花萎谢后渐转向下弓曲。花萼圆筒状而不具棱角，长8～10厘米，直径2～3厘米，向下渐稍膨大，5裂，裂片狭三角形，有时不等大，长1～2厘米，花后宿存部分随果实增大而渐大成五角形，果时向外反折；花冠长漏斗状，长15～20厘米，檐部直径7～10厘米，下半部带淡绿色，上部白色，花开放后呈喇叭状，边缘有10尖头；花丝长约5.5厘米，花药长1～1.5厘米；子房密生白色柔针毛，花柱长13～17厘米。蒴果俯垂，近球状或卵球状，直径3～4厘米，密生细针刺，针刺有韧曲性，全果亦密生白色柔毛，成熟后淡褐色，由近顶端不规则开裂。种子扁肾形，褐色，长约5毫米，宽3毫米。花果期6—9月。

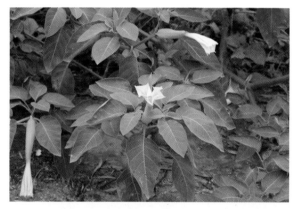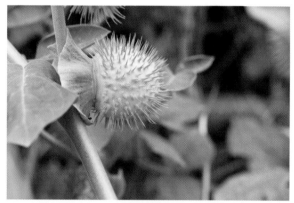

【生境与分布】原为栽培种，生于村边、路旁。现新疆阿勒泰地区、河北、山东、河南、湖北、江苏等地有野生。本市发现于刘家场镇。

【药材名】北洋金花、曼陀罗子。（《本草纲目》）

【来源】为茄科植物毛曼陀罗的花或果实、种子。

【采收加工】北洋金花：7月至8月下旬盛花期，下午4—5时采摘，晒干或50～60℃烘4～6小时即干。曼陀罗子：夏、秋季果实成熟时采收，亦可晒干后取出种子。

【性味】北洋金花：味辛，性温。有毒。曼陀罗子：味辛、苦，性温。有毒。

【功能主治】北洋金花：平喘止咳，麻醉止痛，解痉止搐。用于哮喘咳嗽，脘腹冷痛，风湿痹痛，癫痫，小儿慢惊，外科麻醉。

曼陀罗子：平喘，祛风，止痛。用于喘咳，惊痫，风寒湿痹，脱肛，跌打损伤，疮疖。

【应用举例】（1）治风湿关节痛：毛曼陀罗花30克，白酒500克。将花放酒内泡半个月，每次饮5毫升，每日2次。（《内蒙古中草药》）

（2）治肌肉疼痛，麻木：北洋金花6克，煎水外洗。（《广西本草选编》）

（3）治骨折疼痛，关节疼痛：毛曼陀罗全草晒干，研末，每服0.03克。（《全国中草药汇编》）

（4）治脱肛：曼陀罗子（连壳）一对，橡碗十六个，捣碎，水煎三五沸，入朴硝热洗，其肛自上。（《儒门事亲》）

412. 枸杞 *Lycium chinense* Mill.

【别名】枸杞菜、地仙、狗牙子、红珠子刺、牛吉力、苦杞、枸棘、仙人杖。

【植物形态】多分枝灌木，高0.5～1米，栽培时可达2米多；枝条细弱，弓状弯曲或俯垂，淡灰色，有纵条纹，棘刺长0.5～2厘米，生叶和花的棘刺较长，小枝顶端锐尖成棘刺状。叶纸质或栽培者质稍厚，单叶互生或2～4枚簇生，卵形、卵状菱形、长椭圆形、卵状披针形，顶端急尖，基部楔形，长1.5～5厘米，宽0.5～2.5厘米，栽培者较大，可长达10厘米以上，宽达4厘米；叶柄长0.4～1厘米。花在长枝上单生或双生于叶腋，在短枝上则同叶簇生；花梗长1～2厘米，向顶端渐增粗。花萼长3～4毫米，通常3中裂或4～5齿裂，裂片多少有缘毛；花冠漏斗状，长9～12毫米，淡紫色，筒部向上骤然扩大，

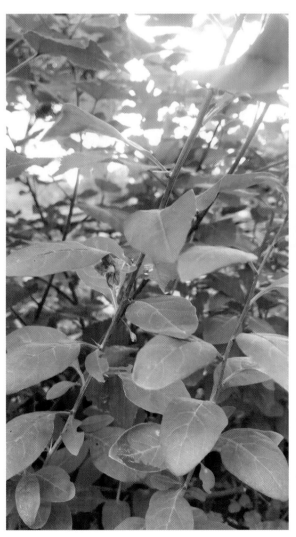
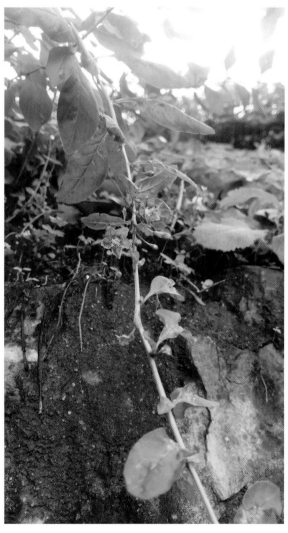

稍短于或近等于檐部裂片，5 深裂，裂片卵形，顶端圆钝，平展或稍向外反曲，边缘有缘毛，基部耳显著；雄蕊较花冠稍短，或因花冠裂片外展而伸出花冠，花丝在近基部处密生一圈茸毛并交织成椭圆状的毛丛，与毛丛等高处的花冠筒内壁亦密生一环茸毛；花柱稍伸出雄蕊，上端弓弯，柱头绿色。浆果红色，卵状，栽培者可呈长矩圆状或长椭圆状，顶端尖或钝，长 7 ～ 15 毫米，栽培者长可达 2.2 厘米，直径 5 ～ 8 毫米。种子扁肾形，长 2.5 ～ 3 毫米，黄色。花果期 6—11 月。

【生境与分布】常生于山坡、荒地、丘陵地、盐碱地、路旁及村边宅旁。分布于我国东北、河北、山西、陕西、甘肃南部以及西南、华中、华南和华东各省区。本市发现于新江口镇、斯家场镇。

【药材名】地骨皮。（《中华人民共和国药典》）

【来源】为茄科植物枸杞的根皮。

【采收加工】初春或秋后采挖根部，洗净泥土，剥取皮部，晒干。

【性味】味甘，性寒。

【功能主治】凉血除蒸，清肺降火。用于阴虚潮热，骨蒸盗汗，肺热咳嗽，咯血，衄血，内热消渴。

【应用举例】（1）治虚劳，口中苦渴，骨节烦热或寒：枸杞根白皮（切）五升，麦门冬二升，小麦三升。上三味，以水二升，煮麦熟，药成去滓。每服一升，日再。（《备急千金要方》枸杞汤）

（2）治热劳：地骨皮二两，柴胡（去苗）一两。上二味，捣罗为散。每服二钱匕，用麦门冬（去心）煎汤调下，不计时候。（《圣济总录》地骨皮汤）

413. 烟草 *Nicotiana tabacum* L.

【别名】野烟、烟叶、返魂烟、延命草、金鸡脚下红、相思草、土烟草。

【植物形态】一年生或有限多年生草本，全体被腺毛；根粗壮。茎高 0.7 ～ 2 米，基部稍木质化。叶矩圆状披针形、披针形、矩圆形或卵形，顶端渐尖，基部渐狭至茎成耳状而半抱茎，长 10 ～ 30（70）厘米，宽 8 ～ 15（30）厘米，柄不明显或成翅状柄。花序顶生，圆锥状，多花；花梗长 5 ～ 20 毫米。花萼筒状或筒状钟形，长 20 ～ 25 毫米，裂片三角状披针形，长短不等；花冠漏斗状，淡红色，筒部色更淡，稍弓曲，长 3.5 ～ 5 厘米，檐部宽 1 ～ 1.5 厘米，裂片急尖；雄蕊中 1 枚显著较其余 4 枚短，不伸出花冠喉部，花丝基部有毛。蒴果卵状或矩圆状，长约等于宿存萼。种子圆形或宽矩圆形，直径约 0.5 毫米，褐色。夏、秋季开花结果。

【生境与分布】原产于南美洲。我国南北地区广为栽培。本市有少量栽培。

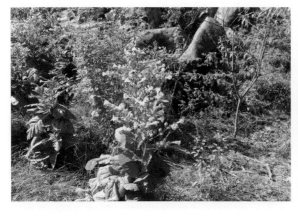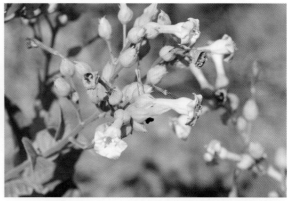

【药材名】烟草。（《滇南本草》）

【来源】为茄科植物烟草的叶。

【采收加工】7 月间，当烟叶由深绿变淡黄，叶尖下垂时，按成熟先后分数次采摘，晒干或烘干，再经回潮、发酵、干燥后即可。亦可鲜用。

【性味】味辛，性温。有毒。

【功能主治】行气止痛，燥湿，消肿，解毒杀虫。用于食滞饱胀，气结疼痛，关节痹痛，痈疽，疔疮，疥癣，湿疹，毒蛇咬伤，扭挫伤。

【应用举例】（1）治头癣，白癣，秃疮：烟叶或全草煎水涂拭患部，每日 2～3 次；或取旱烟筒中的烟油涂患部，每日 1 次。（《全国中草药汇编》）

（2）治四肢及胸部软组织损伤：烟丝及酒糟各等量，捣烂敷患处。（《浙江药用植物志》）

414. 酸浆 *Physalis alkekengi L.*

【别名】醋浆、灯笼草、红娘子、天泡草、锦灯笼、挂金灯。

【植物形态】多年生草本，基部常匍匐生根。茎高 40～80 厘米，基部略带木质，分枝稀疏或不分枝，茎节不甚膨大，常被柔毛，尤其以幼嫩部分较密。叶长 5～15 厘米，宽 2～8 厘米，长卵形至阔卵形，有时菱状卵形，顶端渐尖，基部不对称狭楔形，下延至叶柄，全缘而波状或者有粗齿，有时每边具少数不等大的三角形大牙齿状齿，两面被柔毛，沿叶脉较密，上面的毛常不脱落，沿叶脉亦有短硬毛；叶柄长 1～3

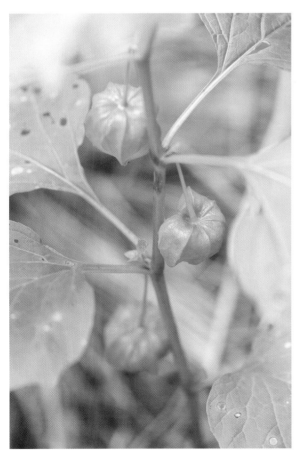
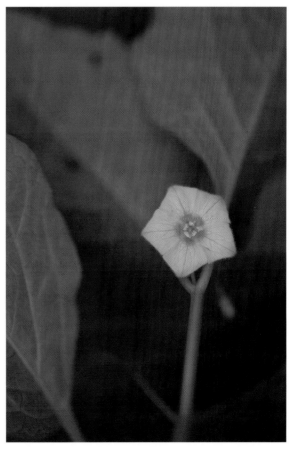

厘米。花梗长 6 ～ 16 毫米，开花时直立，后来向下弯曲，密生柔毛而果时也不脱落；花萼阔钟状，长约 6 毫米，密生柔毛，萼齿三角形，边缘有硬毛；花冠辐状，白色，直径 15 ～ 20 毫米，裂片开展，阔而短，顶端骤然狭窄成三角形尖头，外面有短柔毛，边缘有缘毛；雄蕊及花柱均较花冠为短。果梗长 2 ～ 3 厘米，多少被宿存柔毛；果萼卵状，长 2.5 ～ 4 厘米，直径 2 ～ 3.5 厘米，薄革质，网脉显著，有 10 纵肋，橙色或火红色，被宿存的柔毛，顶端闭合，基部凹陷；浆果球状，橙红色，直径 10 ～ 15 毫米，柔软多汁。种子肾形，淡黄色，长约 2 毫米。花期 5—9 月，果期 6—10 月。

【生境与分布】常生于空旷地或山坡。我国产于甘肃、陕西、河南、湖北、四川、贵州和云南。本市发现于斯家场镇。

【药材名】酸浆（《神农本草经》）、挂金灯（《救荒本草》）。

【来源】为茄科植物酸浆的全株或带宿萼的果实。

【采收加工】酸浆：夏、秋季采收，鲜用或晒干。挂金灯：秋季果实成熟，宿萼呈橘红色时采摘，晒干。

【性味】酸浆：味酸、苦，性寒。挂金灯：味酸、甘，性寒。

【功能主治】酸浆：清热毒，利咽喉，通利二便。用于咽喉肿痛，肺热咳嗽，黄疸，痢疾，水肿，小便淋涩，大便不通，黄水疮，湿疹，丹毒。

挂金灯：清肺利咽，化痰利水。用于肺热痰咳，咽喉肿痛，骨蒸劳热，小便淋涩，天疱湿疮。

【应用举例】（1）酸浆：①治喉疮并痛者：灯笼草，炒焦为末，酒调，敷喉中。（《医学正传》）②治二便不通：酸浆、车前草各一大把，和砂糖一钱，调服立通，未通再服。（《本草汇言》）

（2）挂金灯：治音哑及咽痛，挂金灯 10 个，水煎服。（《辽宁常用中草药手册》）

415. 小酸浆 *Physalis minima* L.

【别名】沙灯笼、灯笼泡、打额泡、黄灯笼、天泡果、黄姑娘。

【植物形态】一年生草本，根细瘦；主轴短缩，顶端多二歧分枝，分枝披散而卧于地上或斜升，生短柔毛。叶柄细弱，长 1 ～ 1.5 厘米；叶片卵形或卵状披针形，长 2 ～ 3 厘米，宽 1 ～ 1.5 厘米，顶端渐尖，基部歪斜楔形，全缘而波状或有少数粗齿，两面脉上有柔毛。花具细弱的花梗，花梗长约 5 毫米，生短柔毛；花萼钟状，长 2.5 ～ 3 毫米，外面生短柔毛，裂片三角形，顶端短渐尖，缘毛密；花冠黄色，长约 5 毫米；花药黄白色，

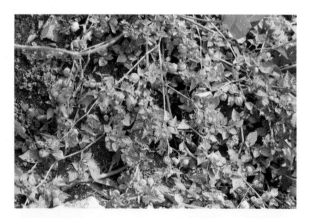

长约 1 毫米。果梗细瘦，长不及 1 厘米，俯垂；果萼近球状或卵球状，直径 1 ～ 1.5 厘米；果实球状，直径约 6 毫米。

【生境与分布】生于荒山、草地及水库边。产于云南、广东、广西及四川。本市发现于刘家场镇。

【药材名】天泡子。（《分类草药性》）

【来源】为茄科植物小酸浆的全草或果实。

【采收加工】6—7 月采集果实或带果全草，洗净，鲜用或晒干。

【性味】味苦，性凉。

【功能主治】清热利湿，祛痰止咳，软坚散结。用于湿热黄疸，小便不利，慢性咳喘，瘰疬，天疱疮，湿疹，疖肿。

【应用举例】（1）治小儿天疱疮：天泡子研末，麻油调搽。（《四川中药志》）

（2）治老年慢性支气管炎：灯笼泡全草（干）适量，煎水制成糖浆，加适量防腐剂。每服 50 毫升，每日 3 次。10 天为 1 个疗程，每个疗程结束休息 3 天左右，进行系统随访观察，共治疗 3 个疗程。（《全国中草药汇编》）

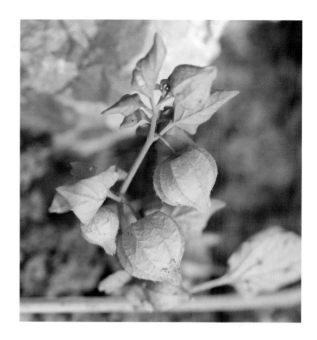

416. 喀西茄 *Solanum khasianum* C. B. Clarke

【别名】天茄果、狗茄子、刺天茄、苦颠茄、添钱果。

【植物形态】直立草本至亚灌木，高 1 ～ 2 米，最高达 3 米，茎、枝、叶及花柄多混生黄白色具节的长硬毛、短硬毛、腺毛及淡黄色基部宽扁的直刺，刺长 2 ～ 15 毫米，宽 1 ～ 5 毫米，基部暗黄色。叶阔卵形，长 6 ～ 12 厘米，宽约与长相等，先端渐尖，基部戟形，5 ～ 7 深裂，裂片边缘又作不规则的齿裂及浅裂；上面深绿色，毛被在叶脉处更密；下面淡绿色，除被与上面相同的毛被外，还被稀疏分散的星状毛；侧脉数与裂片数相等，在上面平，在下面略凸出，其上分散着生基部宽扁的直刺，刺长 5 ～ 15 毫米；叶柄粗壮，长约为叶片之半。蝎尾状花序腋外生，短而少花，单生或 2 ～ 4 朵，花梗长约 1 厘米；萼钟状，绿色，直径约 1 厘米，长约 7 毫米，5 裂，裂片长圆状披针形，长约 5 毫米，宽约 1.5 毫米，外面具细小的直刺及纤毛，边缘的纤毛更长而密；花冠筒淡黄色，隐于萼内，长约 1.5 毫米；冠檐白色，5 裂，裂片披针形，长约 14 毫米，宽约 4 毫米，具脉纹，开放时先端反折；花丝长约 1.5 毫米，花药在顶端延长，长约 7 毫米，顶孔向上；子房球形，被微茸毛，花柱纤细，长约 8 毫米，光滑，柱头截形。浆果球状，直径 2 ～ 2.5 厘米，初时绿白色，具绿色花纹，成熟时淡黄色，宿萼上具纤毛及细直刺，后逐渐脱落；种子淡黄色，近倒卵形，扁平，

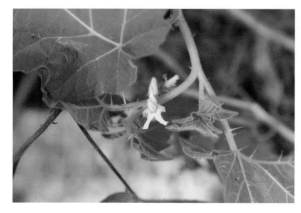

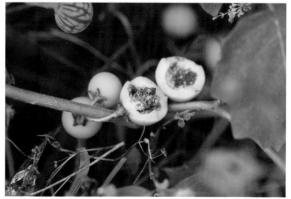

直径约 2.5 毫米。花期春、夏季，果熟期冬季。

【生境与分布】生于沟边、路边灌丛、荒地、草坡或疏林中。云南除东北及西北部外均产，广西偶有发现。本市发现于刘家场镇。

【药材名】苦天茄。（《云南中草药》）

【来源】为茄科植物喀西茄的叶、果。

【采收加工】秋季采收，洗净，晒干。

【性味】味微苦，性寒。有小毒。

【功能主治】祛风止痛，清热解毒。用于风湿痹痛，头痛，牙痛，乳痈，痄腮，跌打疼痛。外用于疮毒。

【应用举例】（1）治将要出头的疮毒：刺天茄叶、果晒干研末，加重楼粉、蜂蜜调匀外敷。（《昆明民间常用草药》）

（2）治牙痛：刺天茄鲜果捣烂，置牙痛处。（《云南中草药》）

（3）治小儿惊厥：刺天茄叶 6 克，水煎服。（《云南中草药》）

417. 白英 *Solanum lyratum* Thunb.

【别名】山甜菜、毛母猪藤、排风藤、蔓茄、蜀羊泉。

【植物形态】草质藤本，长 0.5～1 米，茎及小枝均密被具节长柔毛。叶互生，多数为琴形，长 3.5～5.5 厘米，宽 2.5～4.8 厘米，基部常 3～5 深裂，裂片全缘，侧裂片愈近基部的愈小，端钝，中裂片较大，通常卵形，先端渐尖，两面均被白色发亮的长柔毛，中脉明显，侧脉在下面较清晰，通常每边 5～7 条；少数在小枝上部的为心形，小，长 1～2 厘米；叶柄长 1～3 厘米，被与茎枝相同的毛被。聚伞花序顶生或腋外生，疏花，总花梗长 2～2.5 厘米，被具节的长柔毛，花梗长 0.8～1.5 厘米，无毛，顶端稍膨大，基部具关节；萼环状，直径约 3 毫米，无毛，萼齿 5 枚，圆形，顶端具短尖头；花冠蓝紫色或白色，直径约 1.1 厘米，花冠筒隐于萼内，长约 1 毫米，冠檐长约 6.5 毫米，5 深裂，裂片椭圆状披针形，长 4.5 毫米，先端被微柔毛；花丝长约 1 毫米，花药长圆形，长约 3 毫米，顶孔略向上；子房卵形，直径不及 1 毫米，花柱丝状，长约 6 毫米，柱头小，头状。浆果球状，成熟时红黑色，直径约 8 毫米；种子近盘状，扁平，直径约 1.5 毫米。花期夏、秋季，果熟期秋末。

【生境与分布】生于山谷草地或路旁、田边。产于甘肃、陕西、山西、河南、山东、江苏、浙江、安徽、江西、福建、台湾、广东、广西、湖南、湖北、四川、云南。本市广布。

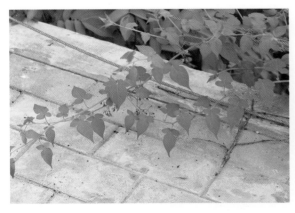
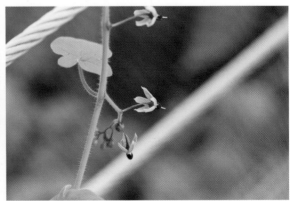

【药材名】白毛藤。（《百草镜》）

【来源】为茄科植物白英的全草。

【采收加工】夏、秋季采收全草，鲜用或晒干。

【性味】味甘、苦，性寒。有小毒。

【功能主治】清热利湿，解毒消肿。用于湿热黄疸，胆囊炎，胆石症，肾炎水肿，风湿关节痛，妇女湿热带下，小儿高热惊搐，痈肿瘰疬，湿疹瘙痒，带状疱疹。

【应用举例】（1）治黄疸初起：白毛藤、神仙对坐草、大茵陈、三白草、车前草各等份，白酒煎服。（《百草镜》）

（2）治风湿关节痛：排风藤 30 克，忍冬 30 克，五加皮 30 克，好酒 500 克，泡服。（《贵阳民间药草》）

（3）治疔疮肿毒：鲜白毛藤全草 120 克，炖服。另以鲜叶捣烂敷患处。（《闽东本草》）

418. 茄 *Solanum melongena* L.

【别名】茄子、落苏、吊菜子、矮瓜、昆仑瓜、东风草、紫茄。

【植物形态】直立分枝草本至亚灌木，高可达 1 米，小枝、叶柄及花梗均被 6～8（10）分枝，平贴或具短柄的星状茸毛，小枝多为紫色（野生的往往有皮刺），渐老则毛被逐渐脱落。叶大，卵形至长圆状卵形，长 8～18 厘米或更长，宽 5～11 厘米或更宽，先端钝，基部不相等，边缘浅波状或深波状圆裂，上面被 3～7（8）分枝短而平贴的星状茸毛，下面密被 7～8 分枝较长而平贴的星状茸毛，侧脉每边 4～5 条，在上面疏被星状茸毛，在下面则较密，中脉的毛被与侧脉的相同（野生种的中脉及侧脉在两面均具小皮刺），叶柄长 2～4.5 厘米（野生的具皮刺）。能孕花单生，花柄长 1～1.8 厘米，毛被较密，花后常下垂，不

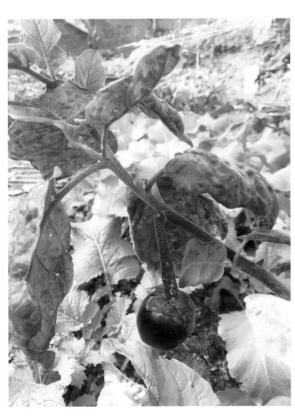
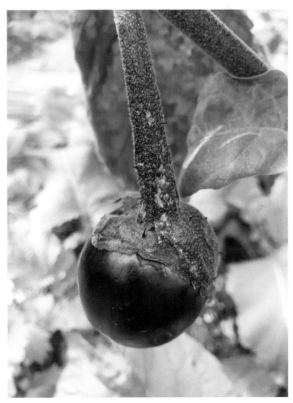

孕花蝎尾状与能孕花并出；萼近钟形，直径约 2.5 厘米或稍大，外面密被与花梗相似的星状茸毛及小皮刺，皮刺长约 3 毫米，萼裂片披针形，先端锐尖，内面疏被星状茸毛，花冠辐状，外面星状毛被较密，内面仅裂片先端疏被星状茸毛，花冠筒长约 2 毫米，冠檐长约 2.1 厘米，裂片三角形，长约 1 厘米；花丝长约 2.5 毫米，花药长约 7.5 毫米；子房圆形，顶端密被星状毛，花柱长 4～7 毫米，中部以下被星状茸毛，柱头浅裂。果的形状大小变异极大。

【生境与分布】我国广泛栽培。本市广布。

【药材名】茄子、茄蒂、茄根。（《本草拾遗》）

【来源】为茄科植物茄的果实、宿萼或根。

【采收加工】茄子、茄蒂：夏、秋季果实成熟时采收。茄根：9—10 月全株枯萎时连根拔起，除去茎、叶，洗净泥土，晒干。

【性味】茄子：味甘，性凉。茄蒂：味甘，性平。茄根：味甘、辛，性寒。

【功能主治】茄子：清热，活血，消肿。用于肠风下血，热毒疮痈，皮肤溃疡。

茄蒂：敛疮，止痛，利湿。用于创伤，牙痛，妇女白带过多。

茄根：祛风利湿，清热止血。用于风湿热痹，脚气，血痢，便血，痔血，血淋，妇女阴痒，皮肤瘙痒，冻疮。

【应用举例】（1）茄子：①治大风热痰：大黄老茄子不计多少，以新瓶盛贮，埋之土中。经一年尽化为水，取出，入苦参末同丸，如梧桐子。食已欲卧时，酒下三十粒。（《本草图经》）

②治妇人乳裂：秋月冷茄子裂开者，阴干，烧存性研末，水调涂。（《妇人良方》校注补遗）

（2）茄蒂：治肠风下血不止，茄蒂，烧存性为末，每服三钱，米饮下。（《履巉岩本草》）

（3）茄根：治冻伤，茄子根 120 克，煎汤熏洗患部，每日 1～2 次。（《全国中草药汇编》）

419. 龙葵 *Solanum nigrum* L.

【别名】野海椒、野辣虎、地泡子、小苦菜、天茄子、后红子、救儿草。

【植物形态】一年生直立草本，高 0.25～1 米，茎无棱或棱不明显，绿色或紫色，近无毛或被微柔毛。叶卵形，长 2.5～10 厘米，宽 1.5～5.5 厘米，先端短尖，基部楔形至阔楔形而下延至叶柄，全缘或每边具不规则的波状粗齿，光滑或两面均被稀疏短柔毛，叶脉每边 5～6 条，叶柄长 1～2 厘米。蝎尾状花序腋外生，由 3～6（10）花组成，总花梗长 1～2.5 厘米，花梗长约 5 毫米，近无毛或具短柔毛；萼小，浅杯状，直径 1.5～2 毫米，齿卵圆形，先端圆，基部两齿间连接处成角度；花冠白色，筒部隐于萼内，长不及 1 毫米，冠檐长约 2.5 毫米，5 深裂，裂片卵圆形，长约 2 毫米；花丝短，花药黄色，长约 1.2 毫米，约为花丝长度的 4 倍，顶孔向内；子房卵形，直径约 0.5 毫米，花柱长约 1.5 毫米，中部以下被白色茸毛，柱头小，头状。浆果球形，直径约 8 毫米，熟时黑色。种子多数，近卵形，直径 1.5～2 毫米，两侧压扁。

【生境与分布】生于田边、荒地及村庄附近。几乎全国均有分布。本市广布。

【药材名】龙葵。（《药性论》）

【来源】为茄科植物龙葵的地上部分。

【采收加工】夏、秋季采收，鲜用或晒干。

【性味】味苦，性寒。

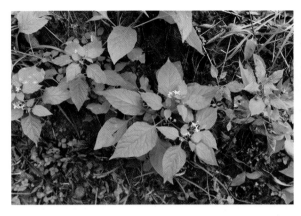
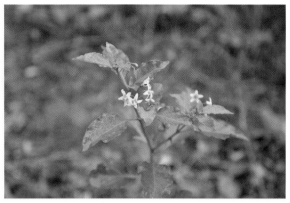

【功能主治】清热解毒，活血消肿。用于疔疮，痈肿，丹毒，跌打损伤，慢性支气管炎，肾炎水肿。

【应用举例】（1）治痈肿无头：捣龙葵敷之。（《本草纲目》）

（2）治痢疾：龙葵叶 24 ～ 30 克（鲜者用加倍量），白糖 24 克，水煎服。（《江西民间草药》）

420. 珊瑚豆 *Solanum pseudocapsicum* L. var. *diflorum*（Vell.）Bitter

【别名】天辣子、洋海椒、海茄子、玉珊瑚、陈龙茄、毛叶冬珊瑚。

【植物形态】直立分枝小灌木，高 0.3 ～ 1.5 米，小枝幼时被树枝状簇茸毛，后渐脱落。叶双生，大小不相等，椭圆状披针形，长 2 ～ 5 厘米或稍长，宽 1 ～ 1.5 厘米或稍宽，先端钝或短尖，基部楔形下延成短柄，叶面无毛，叶下面沿脉常有树枝状簇茸毛，边全缘或略作波状，中脉在下面凸出，侧脉每边 4 ～ 7 条，在下面明显；叶柄长 2 ～ 5 毫米，幼时被树枝状簇茸毛，后逐渐脱落。花序短，腋生，通常 1 ～ 3 朵，单生或呈蝎尾状花序，总花梗短几近于无，花梗长约 5 毫米，花小，直径 8 ～ 10 毫米；萼绿色，5 深裂，裂片卵状披针形，端钝，长约 5 毫米，花冠白色，筒部隐于萼内，长约 1.5 毫米，冠檐长 6.5 ～ 8.5 毫米，5 深裂，裂片卵圆形，长 4 ～ 6 毫米，宽约 4 毫米，端尖或钝；花丝长约 1 毫米，花药长圆形，长约为花丝长度的 2 倍，顶孔略向内；子房近圆形，直径约 1.5 毫米，花柱长 4 ～ 6 毫米，柱头截形。浆果单生，球状，珊瑚红色或橘黄色，直径 1 ～ 2 厘米；种子扁平，直径约 3 毫米。花期 4—7 月，果熟期 8—12 月。

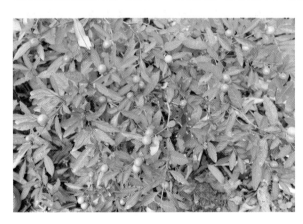
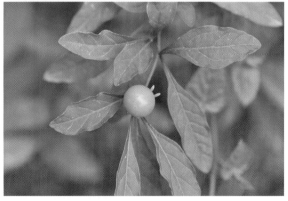

【生境与分布】原产于巴西，在我国栽培，有时归化为野生种。多见于田边、路旁、丛林中或水沟边。本市广布。

【药材名】野海椒。（《四川常用中草药》）

【来源】为茄科植物珊瑚豆的全草。

【采收加工】秋季采挖，晒干。

【性味】味辛，性温。有小毒。

【功能主治】祛风湿，通经络，消肿止痛。用于风湿痹痛，腰背疼痛，跌打损伤，无名肿毒。

【应用举例】治湿热痒疮：野海椒鲜品适量，研末调敷。（《四川常用中草药》）

421. 阳芋 *Solanum tuberosum* L.

【别名】马铃薯、山药豆、山药蛋、荷兰薯、土豆、洋芋、地蛋。

【植物形态】草本，高 30 ～ 80 厘米，无毛或被疏柔毛。地下茎块状，扁圆形或长圆形，直径 3 ～ 10 厘米，外皮白色、淡红色或紫色。叶为奇数不相等的羽状复叶，小叶常大小相间，长 10 ～ 20 厘米；叶柄长 2.5 ～ 5 厘米；小叶，6 ～ 8 对，卵形至长圆形，最大者长可达 6 厘米，宽达 3.2 厘米，最小者长、宽均不及 1 厘米，先端尖，基部稍不相等，全缘，两面均被白色疏柔毛，侧脉每边 6 ～ 7 条，先端略弯，小叶柄长 1 ～ 8 毫米。伞房花序顶生，后侧生，花白色或蓝紫色；萼钟形，直径约 1 厘米，外面被疏柔毛，5 裂，裂片披针形，先端长渐尖；花冠辐状，直径 2.5 ～ 3 厘米，花冠筒隐于萼内，长约 2 毫米，冠檐长约 1.5 厘米，裂片 5，三角形，长约 5 毫米；雄蕊长约 6 毫米，花药长为花丝长度的 5 倍；子房卵圆形，无毛，花柱长约 8 毫米，柱头头状。浆果圆球状，光滑，直径约 1.5 厘米。花期夏季。

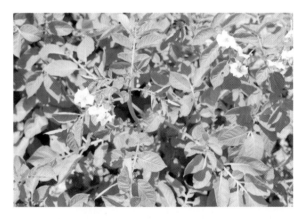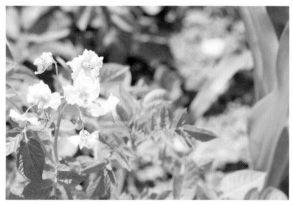

【生境与分布】我国各地均有栽培。本市均有栽培。

【药材名】马铃薯。（《广西药用植物名录》）

【来源】为茄科植物阳芋的块茎。

【采收加工】夏、秋季采挖，洗净，鲜用或晒干。

【性味】味甘，性平。

【功能主治】和胃健中，解毒消肿。用于胃痛，疖腮，痈肿，湿疹，烫伤。

【应用举例】（1）治腮腺炎：马铃薯 1 个，以醋磨汁，搽患处，干了再搽，不间断。（《湖南药物志》）

（2）治皮肤湿疹：马铃薯洗净，切碎，捣烂如泥，敷患处，纱布包扎，每昼夜换药 4 ～ 6 次，1 ～ 2 次后患部即明显好转，2 ～ 3 天后大都消退。（《食物中药与便方》）

一〇八、玄参科 Scrophulariaceae

草本、灌木或少有乔木。叶互生、下部对生而上部互生，或全对生，或轮生，无托叶。花序总状、穗状或聚伞状，常合成圆锥花序，向心或更多离心。花常不整齐；萼下位，常宿存，5基数，少有4基数；花冠4～5裂，裂片多少不等或作二唇形；雄蕊常4枚，而有1枚退化，少有2～5枚或更多，药1～2室，药室分离或多少汇合；花盘常存在，环状、杯状或小而似腺；子房2室，极少仅有1室；花柱简单，柱头头状或2裂或2片状；胚珠多数，少有各室2枚，倒生或横生。果为蒴果，少有浆果状，具生于1游离的中轴上或着生于果爿边缘的胎座上；种子细小，有时具翅或有网状种皮，脐点侧生或在腹面，胚乳肉质或缺少；胚伸直或弯曲。

本科约有200属3000种，广布于全球各地。我国有56属约600种。

松滋境内的玄参科植物有7属7种，分别为火焰草属下1种、母草属下1种、通泉草属下1种、泡桐属下1种、松蒿属下1种、婆婆纳属下1种、腹水草属下1种。

422. 火焰草 *Castilleja pallida* （L.）Kunth

【别名】繁缕叶景天、红瓦松、狗牙风、卧儿菜。

【植物形态】多年生直立草本，全体被白色柔毛。茎通常丛生，不分枝，高20～30厘米。叶最下部的对生，其余的互生，长条形至条状披针形，长2～8厘米，宽0.2～0.5厘米，全缘，基出三大脉。花序长3～12厘米；苞片卵状披针形，黄白色，长1～3厘米，宽0.5～1.2厘米；花萼长约2厘米，前后两方裂达一半，两侧裂达1/4，裂片条形；花冠淡黄色或白色，长2.5～3厘米，筒部长管状；药室一长一短。蒴果无毛，长约1厘米，顶端钩状尾尖。花期6—8月。

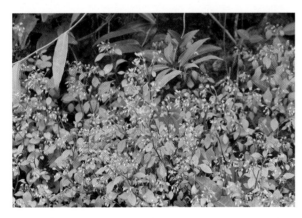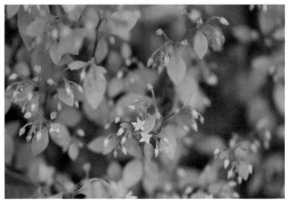

【生境与分布】生于山坡或山谷石缝中。分布于辽宁、河北、陕西、湖南、湖北、四川、贵州、云南等地。本市发现于斯家场镇。

【药材名】火焰草。（《四川中药志》）

【来源】为玄参科植物火焰草的全草。

【采收加工】夏季采收，干燥。

【性味】味微苦，性凉。

【功能主治】清热解毒，凉血止血。用于热毒疮疡，乳痈，丹毒，无名肿毒，水火烫伤，咽喉肿痛，牙龈炎，血热吐血，咯血，鼻衄，外伤出血。

【应用举例】（1）治热疔疮肿，咽喉肿痛：火焰草 12 克，火炭母草 15 克，野菊花 12 克，土大黄 9 克，水煎服，或研末以水调敷。（《四川中药志》）

（2）治热证吐血，衄血：火焰草 15 克，土大黄 9 克，生地 12 克，白芍 9 克，水煎服。（《四川中药志》）

423. 宽叶母草 *Lindernia nummulariifolia*（D. Don）Wettst.

【别名】飞疔药、五角苓、圆叶母草。

【植物形态】一年生草本，高 5～15 厘米；根须状；茎直立，不分枝或有时多枝丛密，而枝倾卧后上升，茎枝多少四角形，棱上有伸展的细毛。叶无柄或有短柄，柄长约 3 毫米；叶片宽卵形或近圆形，有时宽过于长，长 5～12 毫米，宽 4～8 毫米，顶端圆钝，基部宽楔形或近心形，边缘有浅圆锯齿或波状齿，齿顶有小突尖，边缘和下面中肋有极稀疏的毛，在茎枝顶端和叶腋中呈亚伞形，有两种型式，生于每一花序中央者花梗极短，或无，系闭花受精，先期结实，生于花序外方之一对或两对则为长梗，花期较晚甚久，在短梗花种子成熟时才开放，常有败育现象，仅在只有长梗花的植株中看到成熟之，梗长可达 2 厘米，有的植株仅具一种长梗或短梗，而有的植株则长梗和短梗均有之；无小苞片；萼长约 3 毫米，齿 5，卵形或披针状卵形，结合到中部，稀有 1/3 结合，但亦有 2/3 结合者；花冠紫色，少有蓝色或白色，长约 7 毫米，上唇直立，卵形，下唇开展，3 裂；雄蕊 4，全育，前方一对花丝基部有短小的附属物。蒴果长椭圆形，顶端渐尖，比宿萼长约 2 倍；种子棕褐色。花期 7—9 月，果期 8—11 月。

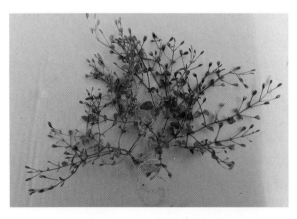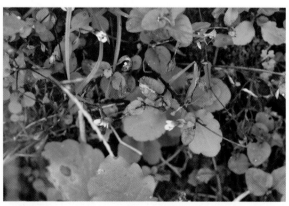

【生境与分布】生于海拔 1800 米以下的田边、沟旁等湿润处。分布于甘肃、陕西南部、湖北、湖南、广西、贵州、云南、西藏、四川、浙江等地。本市发现于王家桥镇。

【药材名】小地扭。（《贵州草药》）

【来源】为玄参科植物宽叶母草的全草。

【采收加工】夏、秋季采收，鲜用或晒干。

【性味】味苦，性凉。

【功能主治】凉血解毒，散瘀消肿。用于咯血，疔疮肿毒，蛇咬伤，跌打损伤。

【应用举例】（1）治呛咳出血：小地扭9～12克，烧灰兑酒服。（《贵州草药》）

（2）治疔疮及蛇咬伤：小地扭捣绒敷患处。（《贵州草药》）

（3）治跌打损伤：圆叶母草60克，酒泡服。（《四川中药志》）

424. 通泉草 *Mazus pumilus*（N. L. Burman）Steenis

【别名】脓泡药、汤湿草、野田菜、五瓣梅、猫儿草、白花草、石淋草。

【植物形态】一年生草本，高3～30厘米，无毛或疏生短柔毛。主根伸长，垂直向下或短缩，须根纤细，多数，散生或簇生。本种在体态上变化幅度很大，茎1～5支或有时更多，直立，上升或倾卧状上升，着地部分节上常能长出不定根，分枝多而披散，少不分枝。基生叶少到多数，有时呈莲座状或早落，倒卵状匙形至卵状倒披针形，膜质至薄纸质，长2～6厘米，顶端全缘或有不明显的疏齿，基部楔形，下延成带翅的叶柄，边缘具不规则的粗齿或基部有1～2片浅羽裂；茎生叶对生或互生，少数，与基生叶相似或几乎等大。总状花序生于茎、枝顶端，常在近基部即生花，伸长或上部成束状，通常3～20朵，花稀疏；花梗在果期长达10毫米，上部的较短；花萼钟状，花期长约6毫米，果期多少增大，萼片与萼筒近等长，卵形，先端急尖，脉不明显；花冠白色、紫色或蓝色，长约10毫米，上唇裂片卵状三角形，下唇中裂片较小，稍突出，倒卵状圆形；子房无毛。蒴果球形；种子小而多数，黄色，种皮上有不规则的网纹。花果期4—10月。

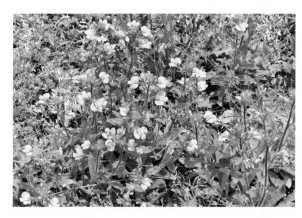 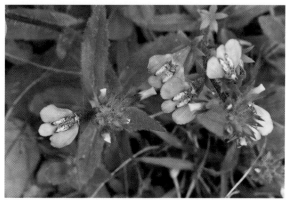

【生境与分布】生于海拔2500米以下湿润的草坡、沟边、路旁及林缘。遍布全国。本市各地广泛分布。

【药材名】绿兰花。（《重庆草药》）

【来源】为玄参科植物通泉草的全草。

【采收加工】春、夏、秋季均可采收，洗净，鲜用或晒干。

【性味】味苦、微甘，性凉。

【功能主治】清热解毒，利湿通淋，健脾消积。用于热毒痈肿，脓疱疮，疔疮，烧烫伤，尿路感染，腹水，黄疸型肝炎，消化不良，小儿疳积。

【应用举例】（1）治痈疽疮肿：干通泉草全草，研细末，冷水调敷患处，每日1换。（《泉州本草》）

（2）治尿路感染：通泉草、车前草各30克，金银花15克，瞿麦、萹蓄各12克，水煎服。（《安徽中草药》）

425. 毛泡桐 *Paulownia tomentosa*（Thunb.）Steud.

【别名】紫花桐、冈桐、锈毛泡桐、日本泡桐、水桐树皮。

【植物形态】乔木高达 20 米，树冠宽大伞形，树皮褐灰色；小枝有明显皮孔，幼时常具黏质短腺毛。叶片心形，长达 40 厘米，顶端锐尖头，全缘或波状浅裂，上面毛稀疏，下面毛密或较疏，老叶下面的灰褐色树枝状毛常具柄和 3～12 条细长丝状分枝，新枝上的叶较大，其毛常不分枝，有时具黏质腺毛；叶柄常有黏质短腺毛。花序枝的侧枝不发达，长约中央主枝之半或稍短，故花序为金字塔形或狭圆锥形，长一般在 50 厘米以下，少有更长，小聚伞花序的总花梗长 1～2 厘米，几与花梗等长，具花 3～5 朵；萼浅钟形，长约 1.5 厘米，外面茸毛不脱落，分裂至中部或裂过中部，萼齿卵状长圆形，在花中锐头或稍钝头至果中钝头；花冠紫色，漏斗状钟形，长 5～7.5 厘米，在离管基部约 5 毫米处弓曲，向上突然膨大，外面有腺毛，内面几无毛，檐部二唇形，直径约 5 厘米；雄蕊长达 2.5 厘米；子房卵圆形，有腺毛，花柱短于雄蕊。蒴果卵圆形，幼时密生黏质腺毛，长 3～4.5 厘米，宿萼不反卷，果皮厚约 1 毫米；种子连翅长 2.5～4 毫米。花期 4—5 月，果期 8—9 月。

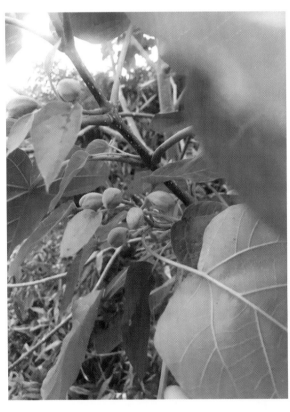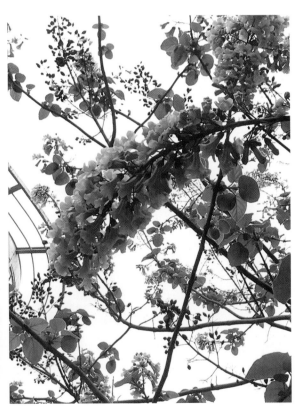

【生境与分布】我国各地有栽培，或逸为野生。本市广布。

【药材名】泡桐树皮、泡桐花。（《河南中草药手册》）

【来源】为玄参科植物毛泡桐的树皮或花。

【采收加工】泡桐树皮：全年可采，鲜用或晒干。泡桐花：春季花开时采收，晒干或鲜用。

【性味】味苦，性寒。

【功能主治】泡桐树皮：祛风除湿，消肿解毒。用于风湿热痹，淋证，丹毒，痔疮肿痛，肠风下血，外伤肿痛，骨折。

　　泡桐花：清肺利咽，解毒消肿。用于肺热咳嗽，急性扁桃体炎，细菌性痢疾，急性肠炎，急性结膜炎，腮腺炎，疖肿，疮癣。

　　【应用举例】（1）泡桐树皮：①治跌扑伤损：水桐树皮（去青留白），醋炒捣敷。（《李时珍濒湖集简方》）②治痈疽，疔，痔瘘，恶疮：泡桐树皮水煎敷之。（《普济方》）

　　（2）泡桐花：①治腮腺炎（痄腮）：泡桐花24克，白糖30克，水煎，冲白糖服。（《河南中草药手册》）

　　②治玻璃体浑浊（飞蚊症）：泡桐花、酸枣仁、玄明粉、羌活各等份，共研细末。每次6克，每日3次，布包煎服。（《安徽中草药》）

426. 松蒿 *Phtheirospermum japonicum*（Thunb.）Kanitz

　　【别名】糯蒿、细绒蒿、土茵陈、小盐灶菜、铃茵陈、鸡冠草。

　　【植物形态】一年生草本，高可达100厘米，但有时高仅5厘米即开花，植体被多细胞腺毛。茎直立或弯曲而后上升，通常多分枝。叶具长5～12毫米边缘有狭翅之柄，叶片长三角状卵形，长15～55毫米，宽8～30毫米，近基部的羽状全裂，向上则为羽状深裂；小裂片长卵形或卵状圆形，多少歪斜，边缘具重锯齿或深裂，长4～10毫米，宽2～5毫米。花具长2～7毫米之梗，萼长4～10毫米，萼齿5枚，叶状，披针形，长2～6毫米，宽1～3毫米，羽状浅裂至深裂，裂齿先端锐尖；花冠紫红色至淡紫红色，长8～25毫米，外面被柔毛；上唇裂片三角状卵形，下唇裂片先端圆钝；花丝基部疏被长柔毛。蒴果卵珠形，长6～10毫米。种子卵圆形，扁平，长约1.2毫米。花果期6—10月。

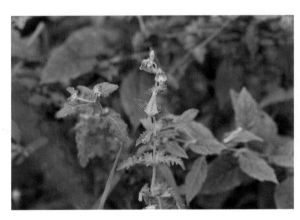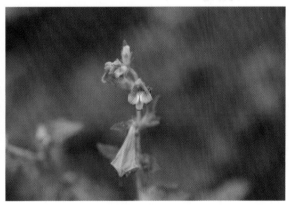

　　【生境与分布】生于海拔150～1900米的山坡灌丛阴处。分布于我国除新疆、青海以外各省区。本市发现于刘家场镇。

　　【药材名】松蒿。（《贵州草药》）

　　【来源】为玄参科植物松蒿的全草。

　　【采收加工】夏、秋季采收，鲜用或晒干。

　　【性味】味微辛，性凉。

　　【功能主治】清热利湿，解毒。用于黄疸，水肿，风热感冒，口疮，鼻炎，疮疖肿毒。

　　【应用举例】（1）治水肿：松蒿30克，煨水，于睡前服，同时煨水熏洗全身。（《贵州草药》）

　　（2）治疮肿：松蒿研末，白酒调敷。（《四川中药志》）

427. 阿拉伯婆婆纳 *Veronica persica* Poir.

【别名】灯笼婆婆纳、灯笼草、波斯婆婆纳。

【植物形态】铺散多分枝草本，高 10～50 厘米。茎密生两列多细胞柔毛。叶 2～4 对（腋内生花的称苞片），具短柄，卵形或圆形，长 6～20 毫米，宽 5～18 毫米，基部浅心形，平截或浑圆，边缘具钝齿，两面疏生柔毛。总状花序很长；苞片互生，与叶同型且几乎等大；花梗比苞片长，有的超过 1 倍；花萼花期长仅 3～5 毫米，果期增大达 8 毫米，裂片卵状披针形，有睫毛状毛，三出脉；花冠蓝色、紫色或蓝紫色，长 4～6 毫米，裂片卵形至圆形，喉部疏被毛；雄蕊短于花冠。蒴果肾形，长约 5 毫米，宽约 7 毫米，被腺毛，成熟后几乎无毛，网脉明显，凹口角度超过 90 度，裂片钝，宿存的花柱长约 2.5 毫米，超出凹口。种子背面具深的横纹，长约 1.6 毫米。花期 3—5 月。

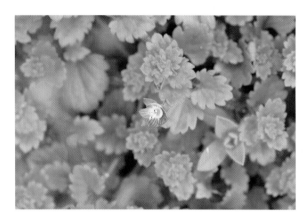 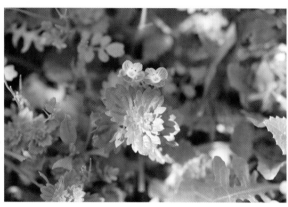

【生境与分布】生于路边及荒野杂草中。分布于华东、华中及新疆、贵州、云南、西藏东部。本市广布。

【药材名】肾子草。（《贵州民间药物》）

【来源】为玄参科植物阿拉伯婆婆纳的全草。

【采收加工】夏季采收，鲜用或晒干。

【性味】味辛、苦、咸，性平。

【功能主治】祛风除湿，壮腰，截疟。用于风湿痹痛，肾虚腰痛，久疟。

【应用举例】（1）治风湿疼痛：灯笼草 30 克，煮酒温服。（《贵州民间药物》）

（2）治肾虚腰痛：灯笼草 30 克，炖肉吃。（《贵州民间药物》）

428. 细穗腹水草 *Veronicastrum stenostachyum*（Hemsl.）Yamazaki

【别名】腹水草、小钓鱼竿、见毒消、一串鱼、串鱼草、小串鱼。

【植物形态】根茎短而横走。茎圆柱状，有条棱，多弓曲，顶端着地生根，少近直立而顶端生花序，长可达 1 米余，无毛。叶互生，具短柄，叶片纸质至厚纸质，长卵形至披针形，长 7～20 厘米，宽 2～7 厘米，顶端长渐尖，边缘为具突尖的细锯齿，下面无毛，上面仅主脉上有短毛，少全面具短毛。花序腋生，有时顶生于侧枝上，也有兼生于茎顶端的，长 2～8 厘米，花序轴多少被短毛；苞片和花萼裂片通常短于花冠，少有近等长的，多少有短睫毛状毛；花冠白色、紫色或紫红色，长 5～6 毫米，裂片近于正三角形，长不及 1 毫米。蒴果卵状。种子小，具网纹。

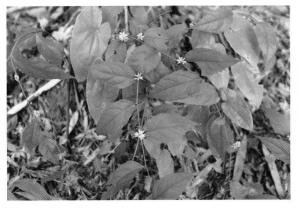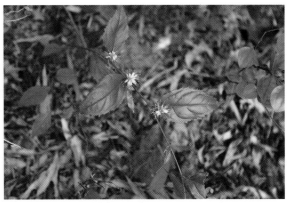

【生境与分布】常见于灌丛中及林下阴湿处。产于四川（二郎山以东）、陕西南部、湖北西部、湖南西北部、贵州北部。本市发现于王家桥镇。

【药材名】钓鱼竿。（《草木便方》）

【来源】为玄参科植物细穗腹水草的全草。

【采收加工】夏季采收，鲜用或晒干。

【性味】味微苦，性凉。

【功能主治】清热解毒，行水，散瘀。用于肺热咳嗽，痢疾，肝炎，水肿，跌打损伤，毒蛇咬伤，烧烫伤。

【应用举例】治跌打损伤：钓鱼竿鲜品适量，捣敷患处。（《全国中草药汇编》）

一〇九、紫葳科 Bignoniaceae

乔木、灌木或木质藤本，稀为草本；常具有各式卷须及气生根。叶对生、互生或轮生，单叶或羽状复叶，稀掌状复叶；顶生小叶或叶轴有时呈卷须状，卷须顶端有时变为钩状或为吸盘而攀援他物；无托叶或具叶状假托叶；叶柄基部或脉腋处常有腺体。花两性，左右对称，通常大而美丽，组成顶生、腋生的聚伞花序、圆锥花序或总状花序或总状式簇生，稀老茎生花；苞片及小苞片存在或早落。花萼钟状、筒状、平截，或具2～5齿，或具钻状腺齿。花冠合瓣，钟状或漏斗状，常二唇形，5裂，裂片覆瓦状或镊合状排列。能育雄蕊通常4枚，具1枚后方退化雄蕊，有时能育雄蕊2枚，具或不具3枚退化雄蕊，稀5枚雄蕊均能育，着生于花冠筒上。花盘存在，环状，肉质。子房上位，2室，稀1室，或因隔膜发达而成4室；中轴胎座或侧膜胎座；胚珠多数，叠生；花柱丝状，柱头二唇形。蒴果，室间或室背开裂，形状各异，光滑或具刺，通常下垂，稀为肉质不开裂；隔膜各式，圆柱状、板状增厚，稀为"十"字形（横切面），与果瓣平行或垂直。种子通常具翅或两端有束毛，薄膜质，极多数，无胚乳。

本科约有120属650种，广布于热带、亚热带地区，少数种类延伸到温带地区，但欧洲、新西兰不产。我国有12属约35种，南北地区均产，但大部分种类集中于南方各省区；引进栽培的有16属19种。中南半岛及我国云南、四川、广西、广东、海南、台湾集中了绝大部分热带种属，而梓属（*Catalpa*）却分布于东亚及北美，另外，中亚至东亚的特有属角蒿属（*Incarvillea*）在我国亚热带高山地区十分发达，占有12种之多。紫葳科的所有成员从热带马来西亚，通过中南半岛及印度次大陆来到我国亚热带高山地区，在体态上出现了特化现象——草本体态。

松滋境内的紫葳科植物有1属1种，即凌霄属下1种。

429. 美洲凌霄 *Campsis radicans*（L.）Seem.

【别名】吊墙花、堕胎花、藤萝花、陵霄花、杜灵霄花、厚萼凌霄。

【植物形态】藤本，具气生根，长达10米。小叶9～11枚，椭圆形至卵状椭圆形，长3.5～6.5厘米，宽2～4厘米，顶端尾状渐尖，基部楔形，边缘具齿，上面深绿色，下面淡绿色，被毛，至少沿中肋被短柔毛。花萼钟状，长约2厘米，口部直径约1厘米，5浅裂至萼筒的1/3处，裂片齿卵状三角形，外向微卷，无凸起的纵肋。花冠筒细长，漏斗状，橙红色至鲜红色，筒部为花萼长的3倍，为6～9厘米，直径约4厘米。蒴果长圆柱形，长8～12厘米，顶端具喙尖，沿缝线具龙骨状突起，粗约2毫米，具柄，硬壳质。

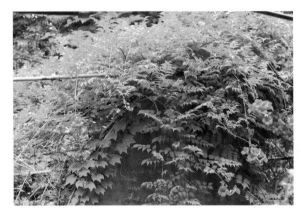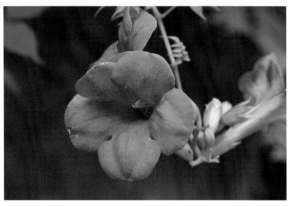

【生境与分布】全国各地有栽培。本市发现于松滋市第一中学后山。

【药材名】凌霄花。（《中华人民共和国药典》）

【来源】为紫葳科植物美洲凌霄的花。

【采收加工】夏、秋季采收，择晴天摘下刚开放的花朵，干燥。

【性味】味甘、酸，性寒。

【功能主治】活血通经，凉血祛风。用于月经不调，经闭癥瘕，产后乳肿，风疹发红，皮肤瘙痒，痤疮。

【应用举例】（1）治女经不行：凌霄花为末，每服二钱，食前温酒下。（《徐氏胎产方》）

（2）治皮肤湿癣：凌霄花、羊蹄根各等量，酌加枯矾，研末搽患处。（《上海常用中草药》）

一一○、爵床科 Acanthaceae

草本、灌木或藤本，稀为小乔木。叶对生，稀互生，无托叶，极少数羽裂，叶片、小枝和花萼上常有条形或针形的钟乳体（cystolith）。花两性，左右对称，无梗或有梗，通常组成总状花序、穗状花序、聚伞花序，伸长或头状，有时单生或簇生而不组成花序；苞片通常大，有时有鲜艳色彩（头状的花序的属常具总苞片，无小苞片），或小；小苞片2枚或有时退化；花萼通常5裂（包括3深裂，其中2裂至基部，另一裂再3浅裂；和2深裂，各裂片再作2裂或3裂）或4裂，稀多裂或环状而平截，裂片镊合状或覆瓦状排列；花冠合瓣，具长或短的冠管，直或不同程度扭弯，冠管逐渐扩大成喉部，或在不同高度骤然扩大，有高脚碟形、漏斗形、不同长度的多种钟形，冠檐通常5裂，整齐或二唇形，上唇2裂，有时全缘，稀退化成单唇，下唇3裂，稀全缘，冠檐裂片旋转状排列、双盖覆瓦状排列或覆瓦状排列；发育雄蕊4枚或2枚，稀5枚，通常为二强，后对雄蕊等长或不等长，前对雄蕊较短或消失，着生于冠管或喉部，花丝分离或基部成对连合，或连合成一体的开口雄蕊管，花药背着，稀基着，2室或退化为1室，若为2室，药室邻接或远离，等大或一大一小，平行排列或叠生，一上一下，有时基部有附属物（芒或距），纵向开裂；药隔多样（具短尖头，蝶形），花粉粒具多种类型，大小均有，有长圆球形、圆球形，萌发孔有螺旋孔、3孔、2孔、3孔沟、2孔沟、隐孔、具假沟等，外壁纹饰有光滑、刺状、不同程度和方式网状、不同形式和不同结构肋条状；具不育雄蕊1～3或无；子房上位，其下常有花盘，2室，中轴胎座，每室有2至多粒、倒生、成2行排列的胚珠，花柱单一，柱头通常2裂。蒴果室背开裂为2果爿，或中轴连同爿片基部一同弹起；每室有1至多粒胚珠，通常借助珠柄钩将种子弹出，仅少数属不具珠柄钩（如山牵牛属 *Thunbergia*、叉柱花属 *Staurogyne*、蛇根叶属 *Ophiorrhiziphyllon*、瘤子草属 *Nelsonia*）。种子扁或透镜形，光滑无毛或被毛，若被毛基部具圆形基区。

本科全世界共约有250属3450种。我国有多少属、种也一直未有确切的数字。此处是按狭义划分的，初步统计，有68属，311种、亚种或变种（298种，13亚种或变种）。多产于长江以南各省区，以云南种类最多，四川、贵州、广东、广西、海南和台湾等地也很丰富，仅少数种类分布至长江流域。

松滋境内的爵床科植物有1属1种，即爵床属下1种。

430. 爵床 *Rostellularia procumbens*（L.）Nees

【别名】香苏、赤眼、瓦子草、苍蝇翅、赤眼老母草、小青草、山苏麻。

【植物形态】草本，茎基部匍匐，通常有短硬毛，高20～50厘米。叶椭圆形至椭圆状长圆形，长1.5～3.5厘米，宽1.3～2厘米，先端锐尖或钝，基部宽楔形或近圆形，两面常被短硬毛；叶柄短，长3～5毫米，被短硬毛。穗状花序顶生或生于上部叶腋，长1～3厘米，宽6～12毫米；苞片1，小苞片2，均披针形，长4～5毫米，有缘毛；花萼裂片4，线形，约与苞片等长，有膜质边缘和缘毛；花冠粉红色，长7毫米，二唇形，下唇3浅裂；雄蕊2，药室不等高，下方1室有距，蒴果长约5毫米，上部具4粒种子，下部实心似柄状。种子表面有瘤状皱纹。

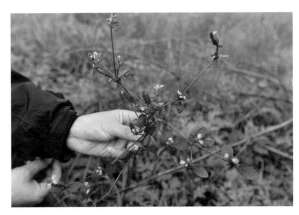
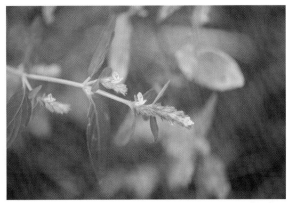

【生境与分布】生于山坡林间草丛中。产于秦岭以南，东至江苏、台湾，南至广东，海拔 1500 米以下。本市广布。

【药材名】爵床。（《神农本草经》）

【来源】为爵床科植物爵床的全草。

【采收加工】8—9 月盛花期采收，割取地上部分，晒干。

【性味】味苦、咸、辛，性寒。

【功能主治】清热解毒，利湿消积，活血止痛。用于感冒发热，咳嗽，咽喉肿痛，目赤肿痛，疳积，湿热泄泻，疟疾，黄疸，浮肿，小便淋浊，筋骨疼痛，跌打损伤，痈疽疔疮，湿疹。

【应用举例】（1）治口舌生疮：爵床 120 克，水煎服。（《湖南药物志》）

（2）治酒毒血痢，肠红：小青草、秦艽各三钱，陈皮、甘草各一钱，水煎服。（《本草汇言》）

一一一、胡麻科 Pedaliaceae

一年生或多年生草本，稀为灌木。叶对生或生于上部的互生，全缘、有齿缺或分裂。花左右对称，单生、腋生或组成顶生的总状花序，稀簇生；花梗短，苞片缺或极小。花萼 4～5 深裂。花冠筒状，一边肿胀，呈不明显二唇形，檐部裂片 5，蕾时覆瓦状排列。雄蕊 4 枚，二强，常有 1 退化雄蕊。花药 2 室，内向，纵裂。花盘肉质。子房上位或很少下位，2～4 室，很少为假 1 室，中轴胎座，花柱丝形，柱头 2 浅裂，胚珠多数，倒生。蒴果不开裂，常覆以硬钩刺或翅。种子多数，具薄肉质胚乳及小型劲直的胚。

本科约有 14 属 50 种，分布于旧大陆热带与亚热带的沿海地区及沙漠地带，一些种类已在新大陆热带驯化。我国有胡麻属（Sesamum）和茶菱属（Trapella），前者为栽培油料作物，后者为野生种类。

松滋境内的胡麻科植物有 1 属 1 种，即胡麻属下 1 种。

431. 脂麻 *Sesamum indicum* L.

【别名】胡麻、巨胜、乌麻子、油麻、乌芝麻。

【植物形态】一年生直立草本，高 60～150 厘米，分枝或不分枝，中空或具白色髓部，微有毛。叶矩圆形或卵形，长 3～10 厘米，宽 2.5～4 厘米，下部叶常掌状 3 裂，中部叶有齿缺，上部叶近全缘；叶柄长 1～5 厘米。花单生或 2～3 朵同生于叶腋内。花萼裂片披针形，长 5～8 毫米，宽 1.6～3.5 毫米，被柔毛。花冠长 2.5～3 厘米，筒状，直径 1～1.5 厘米，长 2～3.5 厘米，白色而常有紫红色或黄色的彩晕。雄蕊 4，内藏。子房上位，4 室（云南西双版纳栽培植物可至 8 室），被柔毛。蒴果矩圆形，长 2～3 厘米，直径 6～12 毫米，有纵棱，

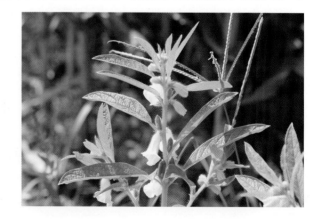

直立，被毛，分裂至中部或至基部。种子有黑白之分。花期夏末秋初。

【生境与分布】我国广泛栽培。本市各地有栽培。

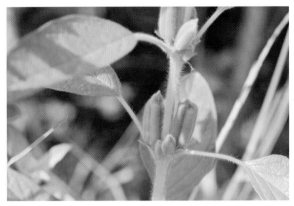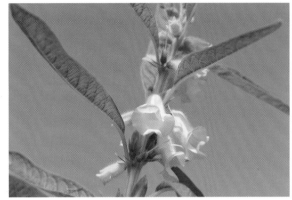

【药材名】黑芝麻。（《中华人民共和国药典》）

【来源】为胡麻科植物脂麻的黑色种子。

【采收加工】8—9月果实呈黄黑色时采收，割取全株，捆扎成小把，顶端向上，打下种子，去除杂质后再晒。

【性味】味甘，性平。

【功能主治】补肝肾，益精血，润肠燥。用于精血亏虚，头晕眼花，耳鸣耳聋，须发早白，病后脱发，肠燥便秘。

【应用举例】（1）除痹，益精，补髓壮气力：巨胜一石，拣择令净，上甑盖气遍下，曝令干，如此九遍。上件捣碎为末，炼蜜和丸，如弹子大，每服一丸，以温酒化破服之，日三服。（《太平圣惠方》）

（2）治小儿赤白痢：油麻子一撮许（炒令香）。上一味，捣末，以蜜作浆调与服。（《外台秘要方》）

一一二、苦苣苔科 Gesneriaceae

多年生草本，常具根状茎、块茎或匍匐茎，或为灌木，稀为乔木、一年生草本或藤本，陆生或附生，地上茎存在或不存在。叶为单叶，不分裂，稀羽状分裂或为羽状复叶，对生或轮生，或基生成簇，稀互生，通常草质或纸质，稀革质，无托叶。花序通常为双花聚伞花序（有2朵顶生花），或为单歧聚伞花序，稀为总状花序；苞片2，稀1、3或更多，分生，稀合生。花两性，明显，通常左右对称，较少辐射对称（辐花苣苔属 Thamnocharis、四数苣苔数 Bournea）。花萼（4）5全裂或深裂，辐射对称，稀左右对称，二唇形（扁蒴苣苔属 Cathayanthe、唇萼苣苔属 Trisepalum），裂片镊合状排列，稀覆瓦状排列。花冠紫色、白色或黄色，辐状或钟状，檐部（4）5裂（辐花苣苔属、四数苣苔属），通常筒状，檐部多少二唇形，上唇2裂，下唇3裂，偶尔上唇4裂（朱红苣苔属 Calcareoboea、异唇苣苔属 Allocheilos），或上唇不分裂（圆唇苣苔属 Gyrocheilos），裂片覆瓦状排列。雄蕊4～5，与花冠筒多少愈合，通常有1枚或3枚退化，较少全部能育（辐花苣苔属、四数苣苔属），花丝通常狭线形，有时中部变宽（唇柱苣苔属 *Chirita*），或膝状弯曲并上部变粗（蛛毛苣苔属 *Paraboea* 一些种）或上部分枝（喜鹊苣苔属 *Ornithoboea* 一些种）；花药分生（辐花苣苔属、马铃苣苔属 *Oreocharis*），通常成对以顶端或整个腹面连着，偶尔合生，围绕花柱成筒（苦苣苔属 *Conandron*），2 室，药室平行、略叉开或极叉开，顶端不汇合或汇合，纵裂或偶尔孔裂（细蒴苣苔属 *Leptoboea*、短筒苣苔属 *Boeica*）。花盘位于花冠及雌蕊之间，环状或杯状，或由 1～5 个腺体组成，偶尔不存在（石蝴蝶属 *Petrocosmea*）。雌蕊由 2 枚心皮构成，子房上位、半下位或完全下位，长圆形、线形、卵球形或球形，1 室，侧膜胎座 2，稀 1（单座苣苔属 *Metabriggsia*、唇柱苣苔属少数种），偶尔 2 侧膜胎座在子房室中央相遇并合生而形成中轴胎座，并使子房形成 2 室（独叶苣苔属 *Monophyllaea*、异叶苣苔属 *Whytockia*），或下面一室的胎座退化（筒花苣苔属 *Briggsiopsis*、半蒴苣苔属 *Hemiboea*、唇柱苣苔属少数种），胚珠多数，倒生；花柱 1 条；柱头 2 枚或 1 枚，呈片状、头状、扁球状或盘状。果实线形、长圆形、椭圆球形或近球形，通常为蒴果，室背开裂或室间开裂，稀为盖裂（盾座苣苔属 *Epithema*），或为不开裂的浆果（浆果苣苔属 *Cyrtandra*、菱子苣苔属 *Besleria*）。种子多数，小，通常椭圆形或纺锤形，偶尔在两端具突出的附属物（芒毛苣苔族 *Trichosporeae*），有或无胚乳，胚直，2 枚子叶等大或不等大，有时较大的子叶发育成个体的唯一营养叶（好望角苣苔属 *Streptocarpus* 一些种，独叶苣苔属）。

本科约有 140 属 2000 种，分布于亚洲东部和南部、非洲、欧洲南部、大洋洲、南美洲及墨西哥的热带至温带地区。我国有 56 属（其中 28 属特产我国），约 413 种，均属于苦苣苔亚科。

松滋境内的苦苣苔科植物有 1 属 1 种，即旋蒴苣苔属下 1 种。

432. 旋蒴苣苔 *Boea hygrometrica*（Bunge）R. Br.

【别名】翻魂草、石花子、猫耳朵、八宝茶、四瓣草、菜蝴蝶、牛舌头、地虎皮、散瘀草。

【植物形态】多年生草本。叶全部基生，莲座状，无柄，近圆形、圆卵形、卵形，长 1.8～7 厘米，宽 1.2～5.5 厘米，上面被白色贴伏长柔毛，下面被白色或淡褐色贴伏长茸毛，顶端圆形，边缘具牙齿状齿或波状浅齿，叶脉不明显。聚伞花序伞状，2～5 条，每花序具 2～5 花；花序梗长 10～18 厘米，被淡褐色短柔毛和腺状柔毛；苞片 2，极小或不明显；花梗长 1～3 厘米，被短柔毛。花萼钟状，5 裂至近基部，裂片稍不等，上唇 2 枚略小，线状披针形，长 2～3 毫米，宽约 0.8 毫米，外面被短柔毛，顶端钝，全缘。花冠淡蓝紫色，长 8～13 毫米，直径 6～10 毫米，外面近无毛；筒长约 5 毫米；檐部稍二唇形，上唇 2 裂，裂片相等，长圆形，长约 4 毫米，比下唇裂片短而窄，下唇 3 裂，裂片相等，宽卵形或卵形，长 5～6 毫米，宽 6～7 毫米。雄蕊 2，花丝扁平，长约 1 毫米，无毛，着生于距花冠基部 3 毫米处，花药卵圆形，长约 2.5 毫米，顶端连着，药室 2，顶端汇合；退化雄蕊 3，极小。无花盘。雌蕊长约 8 毫米，不伸出花冠外，子房卵状长圆形，长约 4.5 毫米，直径约 1.2 毫米，被短柔毛，花柱长约 3.5 毫米，无毛，柱头 1，头状。蒴果长圆形，长 3～3.5 厘米，直径 1.5～2 毫米，外面被短柔毛，螺旋状卷曲。种子卵圆形，长约 0.6 毫米。花期 7—8 月，果期 9 月。

【生境与分布】生于山坡路旁岩石上。产于浙江、福建、江西、广东、广西、湖南、湖北、河南、山东、河北、辽宁、山西、陕西、四川及云南，海拔 200～1320 米。本市发现于卸甲坪乡。

【药材名】牛耳草。（《植物名实图考》）

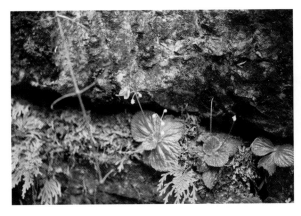
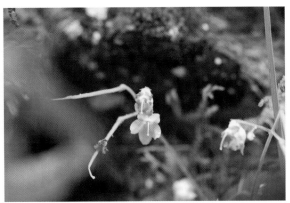

【来源】为苦苣苔科植物旋蒴苣苔的全草。

【采收加工】全年均可采，鲜用或晒干。

【性味】味苦，性平。

【功能主治】散瘀止血，清热解毒，化痰止咳。用于吐血，便血，外伤出血，跌打损伤，聤耳，咳嗽痰多。

【应用举例】治中耳炎耳痛：鲜牛耳草适量，捣汁，滴耳。（《山西中草药》）

一一三、车前科 Plantaginaceae

　　一年生、二年生或多年生草本，稀为小灌木，陆生、沼生，稀为水生。根为直根系或须根系。茎通常变态成紧缩的根茎，根茎通常直立，稀斜升，少数具直立和节间明显的地上茎。叶螺旋状互生，通常排成莲座状，或于地上茎上互生、对生或轮生；单叶，全缘或具齿，稀羽状或掌状分裂，弧形脉 3 ～ 11 条，少数仅有 1 中脉；叶柄基部常扩大成鞘状；无托叶。穗状花序狭圆柱状、圆柱状至头状，偶尔简化为单花，稀为总状花序；花序梗通常细长，出自叶腋；每花具 1 苞片。花小，两性，稀杂性或单性，雌雄同株或异株，风媒，少数为虫媒，或闭花受粉。花萼 4 裂，前对萼片与后对萼片常不相等，裂片分生或后对合生，宿存。花冠干膜质，白色、淡黄色或淡褐色，高脚碟状或筒状，筒部合生，檐部（3）4 裂，辐射对称，裂片覆瓦状排列，开展或直立，多数于花后反折，宿存。雄蕊 4，稀 1 或 2，相等或近相等，无毛；花丝贴生于冠筒内面，与裂片互生，丝状，外伸或内藏；花药背着，丁字药，先端骤缩成一个三角形至钻形的小突起，2 药室平行，纵裂，顶端不汇合，基部多少心形；花粉粒球形，表面具网状纹饰，萌发孔 4 ～ 15 个。花盘不存在。雌蕊由背腹向 2 心皮合生而成；子房上位，2 室，中轴胎座，稀为 1 室基底胎座；胚珠 1 ～ 40 个，横生至倒生；花柱 1，丝状，被毛。果通常为周裂的蒴果，果皮膜质，无毛，内含 1 ～ 40 个种子，稀为含 1 个种子的骨质坚果。种子盾状着生，卵形、椭圆形、长圆形或纺锤形，腹面隆起、平坦或内凹成船形，无毛；胚直伸，稀弯曲，肉质胚乳位于中央。

　　本科有 3 属约 200 种，广布于全世界。我国有 1 属 20 种，分布于南北各地。

　　松滋境内的车前科植物有 1 属 1 种，即车前属下 1 种。

433. 车前 *Plantago asiatica* L.

【别名】当道、蛤蟆草、白贯草、灰盆草、猪耳草、牛耳朵草、车轮草。

【植物形态】二年生或多年生草本。须根多数。根茎短，稍粗。叶基生呈莲座状，平卧、斜展或直立；叶片薄纸质或纸质，宽卵形至宽椭圆形，长4～12厘米，宽2.5～6.5厘米，先端钝圆至急尖，边缘波状、全缘或中部以下有锯齿、牙齿状齿或裂齿，基部宽楔形或近圆形，多少下延，两面疏生短柔毛；脉5～7条；叶柄长2～15（27）厘米，基部扩大成鞘，疏生短柔毛。花序3～10个，直立或弓曲上升；花序梗长5～30厘米，有纵条纹，疏生白色短柔毛；穗状花序细圆柱状，长3～40厘米，紧密或稀疏，下部常间断；苞片狭卵状三角形或三角状披针形，长2～3毫米，长过于宽，龙骨突宽厚，无毛或先端疏生短毛。花具短梗；花萼长2～3毫米，萼片先端钝圆或钝尖，龙骨突不延至顶端，前对萼片椭圆形，龙骨突较宽，两侧片稍不对称，后对萼片宽倒卵状椭圆形或宽倒卵形。花冠白色，无毛，冠筒与萼片约等长，裂片狭三角形，长约1.5毫米，先端渐尖或急尖，具明显的中脉，于花后反折。雄蕊着生于冠筒内面近基部，与花柱明显外伸，花药卵状椭圆形，长1～1.2毫米，顶端具宽三角形突起，白色，干后变淡褐色。胚珠7～15（18）。蒴果纺锤状卵形、卵球形或圆锥状卵形，长3～4.5毫米，于基部上方周裂。种子5～6（12），卵状椭圆形或椭圆形，长（1.2）1.5～2毫米，具角，黑褐色至黑色，背腹面微隆起；子叶背腹向排列。花期4—8月，果期6—9月。

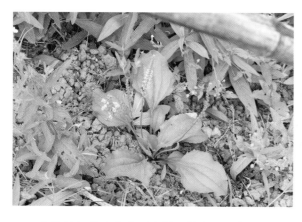 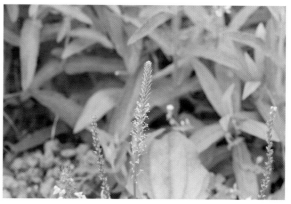

【生境与分布】生于山野、荒地、路旁、河边阴湿地。分布于全国各地。本市广布。

【药材名】车前草、车前子。（《中华人民共和国药典》）

【来源】为车前科植物车前的全草或种子。

【采收加工】车前草：夏季采挖，除去泥沙，晒干。

车前子：夏、秋季种子成熟时采收果穗，晒干，搓出种子，除去杂质。

【性味】味甘，性寒。

【功能主治】车前草：清热利尿通淋，祛痰，凉血，解毒。用于热淋涩痛，水肿尿少，暑湿泄泻，痰热咳嗽，吐血衄血，痈肿疮毒。

车前子：清热利尿通淋，渗湿止泻，明目，祛痰。用于热淋涩痛，水肿胀满，暑湿泄泻，目赤肿痛，痰热咳嗽。

【应用举例】（1）治石淋：浓煎车前草液饮之。（《外台秘要方》）

（2）明目：车前草自然汁，调朴硝末，卧时涂眼胞上，明早水洗去。（《普济方》）

（3）治小便血淋作痛：车前子晒干为末，每服二钱，车前叶煎汤下。（《普济方》）

一一四、忍冬科 Caprifoliaceae

灌木或木质藤本，有时为小乔木或小灌木，落叶或常绿，很少为多年生草本。茎干有皮孔或否，有时纵裂，木质松软，常有发达的髓部。叶对生，很少轮生，多为单叶，全缘、具齿或有时羽状或掌状分裂，具羽状脉，极少具基部或离基三出脉或掌状脉，有时为单数羽状复叶；叶柄短，有时两叶柄基部连合，通常无托叶，有时托叶形小而不显著或退化成腺体。聚伞或轮伞花序，或由聚伞花序集合成伞房式或圆锥式复花序，有时因聚伞花序中央的花退化而仅具 2 朵花，排成总状或穗状花序，极少花单生。花两性，极少杂性，整齐或不整齐；苞片和小苞片存在或否，极少小苞片增大成膜质的翅；萼筒贴生于子房，萼裂片或萼齿（2）4～5 枚，宿存或脱落，较少于花开后增大；花冠合瓣，辐状、钟状、筒状、高脚碟状或漏斗状，裂片（3）4～5 枚，覆瓦状或稀镊合状排列，有时二唇形，上唇 2 裂，下唇 3 裂，或上唇 4 裂，下唇单一，有或无蜜腺；花盘不存在，或呈环状或为一侧生的腺体；雄蕊 5 枚，或 4 枚而二强，着生于花冠筒，花药背着，2 室，纵裂，通常内向，很少外向，内藏或伸出于花冠筒外；子房下位，2～5（或 7～10）室，中轴胎座，每室含 1 至多数胚珠，部分子房室常不发育。果实为浆果、核果或蒴果，具 1 至多数种子；种子具骨质外种皮，平滑或有槽纹，内含 1 枚直立的胚和丰富、肉质的胚乳。

本科有 13 属约 500 种，主要分布于北温带和热带高海拔山地，东亚和北美东部种类较多，个别属分布在大洋洲和南美洲。我国有 12 属 200 余种，大多分布于华中和西南各省、区，其中七子花属（*Heptacodium*）、蝟实属（*Kolkwitzia*）和双盾木属（*Dipelta*）为中国的特有属。

松滋境内的忍冬科植物有 4 属 4 种，分别为六道木属下 1 种、忍冬属下 1 种、接骨木属下 1 种、荚蒾属下 1 种。

434. 糯米条 *Abelia chinensis* R. Br.

【别名】茶条树、山柳树、白花树、水蜡、小垛鸡、小榆蜡叶。

【植物形态】落叶多分枝灌木，高达 2 米；嫩枝纤细，红褐色，被短柔毛，老枝树皮纵裂。叶有时三枚轮生，圆卵形至椭圆状卵形，顶端急尖或长渐尖，基部圆或心形，长 2～5 厘米，宽 1～3.5 厘米，边缘有稀疏圆锯齿，上面初时疏被短柔毛，下面基部主脉及侧脉密被白色长柔毛，花枝上部叶向上逐渐变小。聚伞花序生于小枝上部叶腋，由多数花序集合成一圆锥状花簇，总花梗被短柔毛，果期光滑；花芳香，具 3 对小苞片；小苞片矩圆形或披针形，具睫毛状毛；萼筒圆柱形，被短柔毛，稍扁，具纵条纹，萼檐 5 裂，裂片椭圆形或倒卵状矩圆形，长 5～6 毫米，果期变红色；花冠白色至红色，漏斗状，长 1～1.2 厘米，为萼齿的一倍，外面被短柔毛，裂片 5，圆卵形；雄蕊着生于花冠筒基部，花丝细长，伸出花冠筒外；花柱细长，柱头圆盘形。果实具宿存而略增大的萼裂片。

【生境与分布】海拔 170～1500 米的山地常见。分布于长江以南地区。本市发现于刘家场镇。

【药材名】糯米条。（《湖南药物志》）

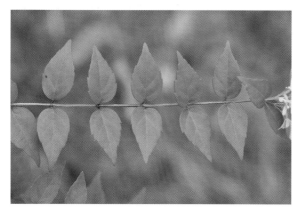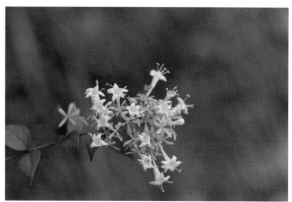

【来源】为忍冬科植物糯米条的茎叶。

【采收加工】春、夏、秋季均可采收，鲜用或切段晒干。

【性味】味苦，性凉。

【功能主治】清热解毒，凉血止血。用于湿热痢疾，痈疽疮疖，衄血，咯血，吐血，便血，流感，跌打损伤。

【应用举例】（1）治泄泻：糯米条叶 3 克，捣烂，开水吞服。（《湖南药物志》）

（2）治疟腮：糯米条叶适量，嚼烂，敷患处。（《湖南药物志》）

（3）止血：糯米条叶捣烂，敷患处。（《湖南药物志》）

435. 忍冬 *Lonicera japonica* Thunb.

【别名】双花、二花、二宝花、双苞花、金藤花、金花、银花、右转藤、老翁须。

【植物形态】半常绿藤本；幼枝暗红褐色，密被黄褐色、开展的硬直糙毛、腺毛和短柔毛，下部常无毛。叶纸质，卵形至矩圆状卵形，有时卵状披针形，稀圆卵形或倒卵形，极少有 1 至数个钝缺刻，长 3 ～ 5（9.5）厘米，顶端尖或渐尖，少有钝、圆或微凹缺，基部圆或近心形，有糙缘毛，上面深绿色，下面淡绿色，小枝上部叶通常两面均密被短糙毛，下部叶常平滑无毛而下面多少带青灰色；叶柄长 4 ～ 8 毫米，密被短柔毛。总花梗通常单生于小枝上部叶腋，与叶柄等长或稍较短，下方者则长达 2 ～ 4 厘米，密被短柔毛，并夹杂腺毛；苞片大，叶状，卵形至椭圆形，长达 2 ～ 3 厘米，两面均有短柔毛或有时近无毛；小苞片顶端圆形或截形，长约 1 毫米，为萼筒的 1/2 ～ 4/5，有短糙毛和腺毛；萼筒长约 2 毫米，无毛，萼齿卵状三角形或长三角形，顶端尖而有长

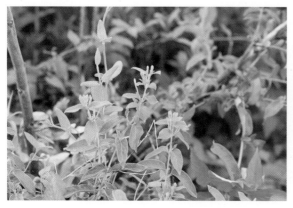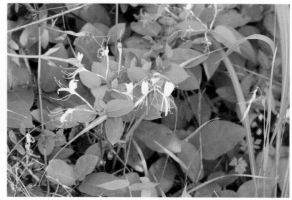

毛，外面和边缘都有密毛；花冠白色，有时基部向阳面呈微红色，后变黄色，长（2）3～4.5（6）厘米，唇形，筒稍长于唇瓣，很少近等长，外被多少倒生的开展或半开展糙毛和长腺毛，上唇裂片顶端钝形，下唇带状而反曲；雄蕊和花柱均高出花冠。果实圆形，直径6～7毫米，熟时蓝黑色，有光泽；种子卵圆形或椭圆形，褐色，长约3毫米，中部有1凸起的脊，两侧有浅的横沟纹。花期4—6月（秋季亦常开花），果熟期10—11月。

【生境与分布】生于海拔1500米以下的丘陵、山谷、林边，常栽培。分布于华东、中南、西南及辽宁、河北、山西、陕西、甘肃等地。本市各地有分布。

【药材名】金银花、忍冬藤。（《中华人民共和国药典》）

【来源】为忍冬科植物忍冬的花蕾或初开的花、藤茎。

【采收加工】金银花：5月中下旬第1次采摘，6月中下旬采第2次。当花蕾上部膨大尚未开放，呈青白色时采收最为适宜，立即晾干或烘干。

忍冬藤：秋、冬季割取，除去杂质，晒干。

【性味】味甘，性寒。

【功能主治】金银花：清热解毒，疏散风热。用于痈肿疔疮，喉痹，丹毒，热毒血痢，风热感冒，温病发热。

忍冬藤：清热解毒，疏风通络。用于温病发热，热毒血痢，痈肿疮疡，风湿热痹，关节红肿热痛。

【应用举例】（1）金银花：①治太阴温病初起，邪在肺卫，但发热而不恶寒，且口渴者：连翘一两，银花一两，苦桔梗六钱，薄荷六钱，竹叶四钱，生甘草五钱，芥穗四钱，淡豆豉五钱，牛蒡子六钱。上杵为散，每服六钱，鲜苇根汤煎服。（《温病条辨》银翘散）

②治痈疽发背初起：金银花半斤，水十碗煎至二碗，入当归二两，同煎至一碗，一气服之。（《洞天奥旨》归花汤）

（2）忍冬藤：治一切痈疽，忍冬藤（生取）五两，大甘草节一两。上用水二碗，煎一碗，入无灰好酒一碗，再煎数沸，去滓，分三服，昼夜用尽，病重昼夜二剂，至大小便通利为度；另用忍冬藤一把，烂研，酒少许敷四围。（《外科精要》忍冬酒）

436. 接骨草 *Sambucus chinensis* Lindl.

【别名】排风草、走马箭、臭草、顺筋枝、水马桑、七叶黄香、八棱麻。

【植物形态】高大草本或半灌木，高1～2米；茎有棱条，髓部白色。羽状复叶的托叶叶状或有时退化成蓝色的腺体；小叶2～3对，互生或对生，狭卵形，长6～13厘米，宽2～3厘米，嫩时上面被疏长柔毛，先端长渐尖，基部钝圆，两侧不等，边缘具细锯齿，近基部或中部以下边缘常有1或数

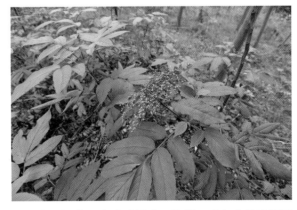

枚腺齿；顶生小叶卵形或倒卵形，基部楔形，有时与第一对小叶相连，小叶无托叶，基部一对小叶有时有短柄。复伞形花序顶生，大而疏散，总花梗基部托以叶状总苞片，分枝三至五出，纤细，被黄色疏柔毛；杯形不孕性花不脱落，可孕性花小；萼筒杯状，萼齿三角形；花冠白色，仅基部连合，花药黄色或紫色；子房3室，

花柱极短或几无，柱头3裂。果实红色，近圆形，直径3～4毫米；核2～3粒，卵形，长2.5毫米，表面有小疣状突起。花期4—5月，果熟期8—9月。

【生境与分布】生于海拔300～2600米的山坡、林下、沟边和草丛中。全国南北地区多有分布。本市广布。

【药材名】陆英。（《神农本草经》）

【来源】为忍冬科植物接骨草的茎叶。

【采收加工】夏、秋季采收，切段，鲜用或晒干。

【性味】味甘、苦，性平。

【功能主治】祛风，利湿，舒筋，活血。用于风湿痹痛，腰腿痛，水肿，黄疸，跌打损伤，产后恶露不行，风疹瘙痒，丹毒，疮肿。

【应用举例】（1）治肾炎水肿：陆英全草30～60克，水煎服。（《全国中草药汇编》）

（2）治疔癞，牛皮癣疮：陆英阴干为末，小油调涂。（《卫生易简方》）

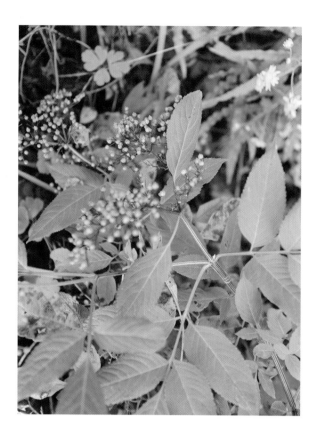

437. 琼花 *Viburnum macrocephalum* Fort. f. *keteleeri*（Carr.）Rehd.

【别名】八仙花、蝴蝶木、聚八仙、蝴蝶戏珠花、扬州琼花。

【植物形态】落叶或半常绿灌木，高达4米；树皮灰褐色或灰白色；芽、幼枝、叶柄及花序均密被灰白色或黄白色簇状短毛，后渐变无毛。叶临冬至翌年春季逐渐落尽，纸质，卵形至椭圆形或卵状矩圆形，长5～11厘米，顶端钝或稍尖，基部圆形或有时微心形，边缘有小齿，上面初时密被簇状短毛，后仅中脉有毛，下面被簇状短毛，侧脉5～6对，近缘前互相网结，连同中脉上面略凹陷，下面凸起；叶柄长10～15毫米。聚伞花序仅周围具大型的不孕花，花冠直径3～4.2厘

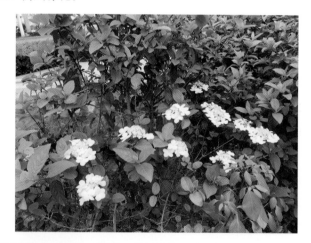

米，裂片倒卵形或近圆形，顶端常凹缺；可孕花的萼齿卵形，长约1毫米，花冠白色，辐状，直径7～10毫米，裂片宽卵形，长约2.5毫米，筒部长约1.5毫米，雄蕊稍高出花冠，花药近圆形，长约1毫米。果实红色而后变黑色，椭圆形，长约12毫米；核扁，矩圆形至宽椭圆形，长10～12毫米，直径6～8毫米，有2条浅背沟和3条浅腹沟。花期4月，果熟期9—10月。

【生境与分布】生于丘陵、山坡林下或灌丛中。产于江苏南部、安徽西部、浙江、江西西北部、湖北西部及湖南南部。本市新江口镇有栽培。

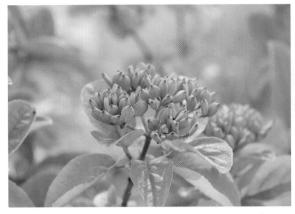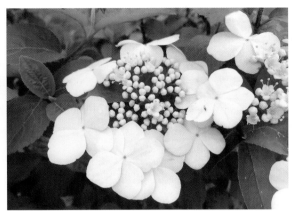

【药材名】琼花。（《全国中草药名鉴》）

【来源】为忍冬科植物琼花的茎木。

【采收加工】全年可采，切片，晒干。

【性味】味苦、辛、酸，性平。

【功能主治】清热解毒。外用于疥癣，风湿病。

【应用举例】外用：适量，煎水洗。

一一五、败酱科 Valerianaceae

　　二年生或多年生草本，极少为亚灌木，有时根茎或茎基部木质化；根茎或根常有陈腐气味、浓烈香气或强烈松脂气味。茎直立，常中空，极少蔓生。叶对生或基生，通常一回奇数羽状分裂，具 1～3 对或 4～5 对侧生裂片，有时二回奇数羽状分裂或不分裂，边缘常具锯齿；基生叶与茎生叶、茎上部叶与下部叶常不同型，无托叶。花序为聚伞花序组成的顶生密集或开展的伞房花序、复伞房花序或圆锥花序，稀为头状花序，具总苞片。花小，两性或极少单性，常稍左右对称；具小苞片；花萼小，萼筒贴生于子房，萼齿小，宿存，果时常稍增大或成羽毛状冠毛；花冠钟状或狭漏斗形，黄色、淡黄色、白色、粉红色或淡紫色，冠筒基部一侧囊肿，有时具长距，裂片 3～5，稍不等形，花蕾时覆瓦状排列；雄蕊 3 或 4，有时退化为 1～2 枚，花丝着生于花冠筒基部，花药背着，2 室，内向，纵裂；子房下位，3 室，仅 1 室发育，花柱单一，柱头头状或盾状，有时 2～3 浅裂；胚珠单生，倒垂。果为瘦果，顶端具宿存萼齿，并贴生于果时增大的膜质苞片上，呈翅果状，有种子 1 颗；种子无胚乳，胚直立。

　　本科有 13 属约 400 种，大多数分布于北温带地区，有些种类分布于亚热带或寒带地区，大洋洲不产；我国有 3 属约 30 种，分布于全国各地。

　　松滋境内的败酱科植物有 1 属 1 种，即败酱属下 1 种。

438. 少蕊败酱 *Patrinia monandra* C. B. Clarke

【别名】单蕊败酱、山芥花、介头草、白升麻、土花蓝、败酱。

【植物形态】二年生或多年生草本，高达 150 ～ 220 厘米；常无地下根茎，主根横生、斜生或直立；茎基部近木质，粗壮，被灰白色粗毛，后渐脱落，茎上部被倒生稍弯糙伏毛或微糙伏毛，或为二纵列倒生短糙伏毛。单叶对生，长圆形，长 4 ～ 10（14.5）厘米，宽 2 ～ 4（9.5）厘米，不分裂或大头羽状深裂，下部有 1 ～ 2（3）对侧生裂片，边缘具粗圆齿或钝齿，两面疏被糙毛，有时夹生短腺毛；叶柄长 1 厘米，向上部渐短至近无柄；基生叶和茎下部叶开花时常枯萎凋落。聚伞圆锥花序顶生及腋生，常聚生于枝端成宽大的伞房状，宽达 20（25）厘米，花序梗密被长糙毛；总苞叶线状披针形或披针形，长 8.5 厘米，不分裂，顶端尾状渐尖，或有时羽状 3 ～ 5 裂，长达 15 厘米，顶生裂片卵状披针形，先端短渐尖；花小，花梗基部贴生 1 卵形、倒卵形或近圆形的小苞片，长 1.3 ～ 2 毫米；花萼小，5 齿状；花冠漏斗形，淡黄色，或同一花序中有淡黄色和白色花，冠筒长 1.2 ～ 1.8 毫米，上部宽 1.4 ～ 1.8 毫米，基部一侧囊肿不明显，花冠裂片稍不等形，卵形、宽卵形或卵状长圆形，长（0.6）1.2 ～ 1.5（1.8）毫米，宽 1 ～ 1.2 毫米；雄蕊 1 枚或 2 ～ 3 枚，常 1 枚最长，伸出花冠外，极少有 4 枚者，花药长圆形或椭圆形，长 0.5 ～ 0.8 毫米，花丝长（1.5）2.2 ～ 3.3 毫米，中下部有时疏生柔毛；子房倒卵形，长 0.8 ～ 1.8 毫米，花柱长 1.7 ～ 2.2（2.8）毫米，柱头头状或盾状。瘦果卵圆形，不育子室肥厚，倒卵状长圆形，无毛或疏被微糙毛，能育子室扁平状椭圆形，上面两侧和下面被开展短糙毛；果苞薄膜质，近圆形至阔卵形，长 5 ～ 7.2 毫米，宽 5 ～ 7（8）毫米，先端常呈极浅 3 裂，基部圆形微凹或截形，具主脉 2 条，极少 3 条，网脉细而明显。花期 8—9 月，果期 9—10 月。

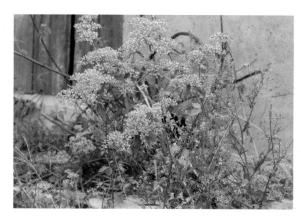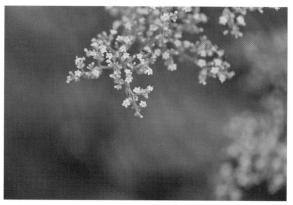

【生境与分布】生于山坡草丛、灌丛中、林下及林缘、田野溪旁、路边。产于辽宁东南部、河北、山东、河南、陕西、甘肃南部、江苏、江西、台湾、湖北、湖南、广西、云南、贵州和四川。本市发现于刘家场镇。

【药材名】少蕊败酱。（《全国中草药名鉴》）

【来源】为败酱科植物少蕊败酱的全草。

【采收加工】夏、秋季采收，洗净，晒干。

【性味】味辛、苦，微寒。

【功能主治】清热解毒，祛痰排脓，宁心安神。用于肠痈，疮痈肿毒等。

【应用举例】治无名肿毒：鲜败酱全草 30 ～ 60 克，酒水各半煎服，渣捣烂敷患处。（《闽东本草》）

一一六、川续断科 Dipsacaceae

一年生、二年生或多年生草本植物，有时呈亚灌木状，稀为灌木；茎光滑，被长柔毛或有刺，少数具腺毛。叶通常对生，有时轮生，基部相连；无托叶；单叶全缘或有锯齿、浅裂至深裂，很少成羽状复叶。花序为一密集具总苞的头状花序或为间断的穗状轮伞花序，有时呈疏松聚伞圆锥花序；花生于伸长或球形花托上，花托具鳞片状小苞片或毛；两性，两侧对称，同型或边缘花与中央花异型，每花外围以由 2 个小苞片结合形成的小总苞副萼，小总苞萼管状，具沟孔或棱脊，有时呈囊状，包于花外，檐部具膜质的冠、刚毛或齿，极少具 2 层小总苞；花萼整齐，杯状或不整齐筒状，上口斜裂，边缘有刺或全裂成具 5～20 条针刺状或羽毛状刚毛，呈放射状；花冠合生成漏斗状，4～5 裂，裂片稍不等大或呈二唇形，上唇 2 裂片较下唇 3 裂片为短，在芽中呈覆瓦状排列；雄蕊 4 枚，有时因退化成 2 枚，着生在花冠管上，和花冠裂片互生，花药 2 室，纵裂；子房下位，2 心皮合生，1 室，包于宿存的小总苞内，花柱线形，柱头单一或 2 裂，胚珠 1 枚，倒生，悬垂于室顶。瘦果包于小总苞内，顶端常冠以宿存的萼裂；种子下垂，种皮膜质，具少量肉质胚乳，胚直伸，子叶细长或呈卵形。

本科（包括双参科 Triplostegiaceae 和刺参科 Morinaceae）约有 12 属 300 种；主产于地中海地区、亚洲及非洲南部。我国产 5 属 25 种 5 变种，主要分布于东北、华北、西北、西南及台湾等地。

松滋境内的川续断科植物有 1 属 1 种，即川续断属下 1 种。

439. 川续断 *Dipsacus asper* Wall. ex C. B. Clarke

【别名】接骨、和尚头、南草、川萝卜根、马蓟。

【植物形态】多年生草本，高达 2 米；主根 1 条或在根茎上生出数条，圆柱形，黄褐色，稍肉质；茎中空，具 6～8 条棱，棱上疏生下弯粗短的硬刺。基生叶稀疏丛生，叶片琴状羽裂，长 15～25 厘米，宽 5～20 厘米，顶端裂片大，卵形，长达 15 厘米，宽 9 厘米，两侧裂片 3～4 对，侧裂片一般为倒卵形或匙形，叶面被白色刺毛或乳头状刺毛，背面沿脉密被刺毛；叶柄长可达 25 厘米；茎生叶在茎之中下部为羽状深裂，中裂片披针形，长 11 厘米，

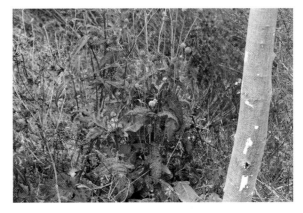

宽 5 厘米，先端渐尖，边缘具疏粗锯齿，侧裂片 2～4 对，披针形或长圆形，基生叶和下部的茎生叶具长柄，向上叶柄渐短，上部叶披针形，不裂或基部 3 裂。头状花序球形，直径 2～3 厘米，总花梗长达 55 厘米；总苞片 5～7 枚，叶状、披针形或线形，被硬毛；小苞片倒卵形，长 7～11 毫米，先端稍平截，被短柔毛，具长 3～4 毫米的喙尖，喙尖两侧密生刺毛或稀疏刺毛，稀被短毛；小总苞四棱倒卵柱状，每个侧面具 2 条纵沟；花萼四棱，皿状，长约 1 毫光，不裂或 4 浅裂至深裂，外面被短毛；花冠淡黄色或白色，

花冠管长 9～11 毫米，基部狭缩成细管，顶端 4 裂，1 裂片稍大，外面被短柔毛；雄蕊 4，着生于花冠管上，明显超出花冠，花丝扁平，花药椭圆形，紫色；子房下位，花柱通常短于雄蕊，柱头短棒状。瘦果长倒卵柱状，包藏于小总苞内，长约 4 毫米，仅顶端外露于小总苞外。花期 7—9 月，果期 9—11 月。

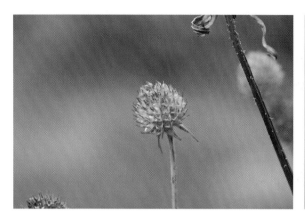 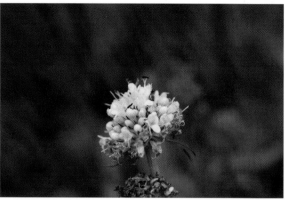

【生境与分布】生于土壤肥沃、潮湿的中高山林边、灌丛、草地。分布于江西、湖北、湖南、广西、四川、贵州、云南、西藏。本市发现于刘家场镇。

【药材名】续断。（《中华人民共和国药典》）

【来源】为川续断科植物川续断的根。

【采收加工】霜冻前将全根挖起，除去根头和须根，用微火烘至半干，堆置"发汗"至内部变绿色时，再烘干。

【性味】味苦、辛，性微温。

【功能主治】补肝肾，强筋骨，续折伤，止崩漏。用于肝肾不足，腰膝酸软，风湿痹痛，跌扑损伤，筋伤骨折，崩漏，胎漏。

【应用举例】（1）治气滞腰卒痛：续断、威灵仙（锉、焙）、桂（去粗皮）、当归（锉、焙）各一两，为末。每服二钱匕，不拘时，温酒调服。（《圣济总录》续断散）

（2）治乳痈，初起可清，久患可愈：川续断八两（酒浸，炒），蒲公英四两（日干，炒），俱为末。每早晚各服三钱，白汤调下。（《本草汇言》）

一一七、桔梗科 Campanulaceae

花两性，稀少单性或雌雄异株，大多 5 数，辐射对称或两侧对称。花萼 5 裂，筒部与子房贴生，有的贴生至子房顶端，有的仅贴生于子房下部，也有花萼无筒，5 全裂，完全不与子房贴生，裂片大多离生，常宿存，镊合状排列。花冠为合瓣的，浅裂或深裂至基部而成为 5 个花瓣状的裂片，整齐，或后方纵缝开裂至基部，其余部分浅裂，使花冠为两侧对称，裂片在花蕾中镊合状排列，极少覆瓦状排列，雄蕊 5 枚，通常与花冠分离，或贴生于花冠筒下部，彼此间完全分离，或借助于花丝基部的长茸毛而在下部黏合成筒，或花药连合而花丝分离，或完全连合；花丝基部常扩大成片状，无毛或边缘密生茸毛；花药内向，极少侧向，在两侧对称的花中，花药常不等大，常有两个或更多个花药有顶生刚毛，别处有或无毛。花盘有或无，如有则为上位，分离或为筒状（或环状）。子房下位，或半上位，少完全上位的，2～5（6）室；花柱单一，常在柱头下有毛，柱头2～5（6）裂，胚珠多数，大多着生于中轴胎座上。果通常为蒴果，顶端瓣裂或在侧面（在宿存的花萼裂片之下）孔裂，或盖裂，或为不规则撕裂的干果，少为浆果。种子多数，有或无棱，胚直，具胚乳。一年生草本或多年生草本，具根状茎，或具茎基，茎基以沙参属（Adenophora）和党参属（Codonopsis）两属为典型，有时茎基具横走分枝，有时植株具地下块根。稀少为灌木，小乔木或草质藤本。大多数种类具乳汁管，分泌乳汁。叶为单叶，互生，少对生或轮生。花常常集成聚伞花序，有时聚伞花序演变为假总状花序，或集成圆锥花序，或缩成头状花序，有时花单生。

全科有60～70属，大约2000种。世界广布，但主产地为温带和亚热带地区。我国产16属，大约170种，其中沙参属和党参属主产于我国，蓝钟花属（Cyananthus）和细钟花属（Leptocodon）仅仅分布于中国－喜马拉雅区系，同钟花属（Homocodon）则为我国西南地区所特有。

松滋境内的桔梗科植物有4属4种，分别为沙参属下1种、半边莲属下1种、桔梗属下1种、蓝花参属下1种。

440. 无柄沙参 *Adenophora stricta* subsp. *sessilifolia* Hong

【别名】羊婆奶、山沙参、白沙参、铃儿参、泡参。

【植物形态】茎高40～80厘米，不分枝，常被短硬毛或长柔毛，少无毛的。基生叶心形，大而具长柄；茎生叶无柄，或仅下部的叶有极短而带翅的柄，叶片椭圆形、狭卵形，基部楔形，少近于圆钝的，顶端急尖或短渐尖，边缘有不整齐的锯齿，两面疏生短毛或长硬毛，或近于无毛，长3～11厘米，宽1.5～5厘米。花序常不分枝而呈假总状花序，或有短分枝而呈极狭的圆锥花序，极少具长分枝而为圆锥花序的。花梗常极短，长不足5毫米；花萼常被短柔毛或粒状毛，少完全无毛的，筒部常倒卵形，少为倒卵状圆锥形，裂片狭长，多为钻形，少为条状披针形，长6～8毫米，宽至1.5毫米；花冠宽钟状，蓝色或紫色，外面无毛或有硬毛，特别是在脉上，长1.5～2.3厘米，裂片长为全长的1/3，三角状卵形；花盘短筒状，长1～1.8毫米，无毛；花柱常略长于花冠，少较短的。蒴果椭圆状球形，极少为椭圆状，长6～10毫米。种子棕黄色，稍扁，有一条棱，长约1.5毫米。花期8—10月。

此亚种茎叶被短毛；花萼多被短硬毛或粒状毛，少无毛的；花冠外面无毛或仅顶端脉上有几根硬毛。

【生境与分布】生于山坡林缘、草丛。产于云南东北部（镇雄）、四川、贵州、广西、湖南西部、湖

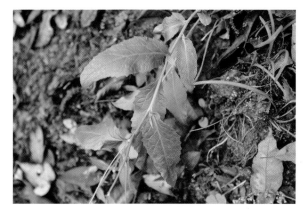
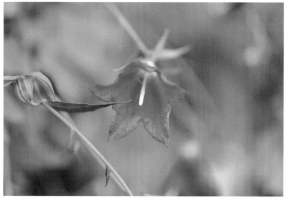

北西部、河南西部、陕西（秦岭以南）、甘肃东南部。本市发现于刘家场镇、王家桥镇。

【药材名】沙参。（《神农本草经》）

【来源】为桔梗科植物无柄沙参的根。

【采收加工】秋季采挖根部，除去茎叶及须根，洗净，趁鲜用竹片刮去外皮，切片，晒干。

【性味】味甘，性微寒。

【功能主治】养阴清肺，祛痰止咳。

【应用举例】（1）治燥伤肺胃阴分，或热或咳者：沙参三钱，玉竹二钱，生甘草一钱，冬桑叶一钱五分，麦冬三钱，生扁豆一钱五分，花粉一钱五分。水五杯，煮取二杯，日再服。久热久咳者，加地骨皮三钱。（《温病条辨》沙参麦冬汤）

（2）治诸虚之证：沙参一两，嫩鸡一只去肠，入沙参在鸡腹内，用砂锅水煎烂食之。（《滇南本草》）

441. 半边莲 *Lobelia chinensis* Lour.

【别名】急解索、蛇利草、细米草、半边花、金菊草、瓜仁草。

【植物形态】多年生草本。茎细弱，匍匐，节上生根，分枝直立，高6～15厘米，无毛。叶互生，无柄或近无柄，椭圆状披针形至条形，长8～25厘米，宽2～6厘米，先端急尖，基部圆形至阔楔形，全缘或顶部有明显的锯齿，无毛。花通常1朵，生于分枝的上部叶腋；花梗细，长1.2～2.5（3.5）厘米，基部有长约1毫米的小苞片2枚、1枚或者没有，小苞片无毛；花萼筒倒长锥状，基部渐细而与花梗无明显区分，长3～5毫米，无毛，裂片披针形，约与萼筒等长，全缘或下部有1对小齿；花冠粉红色或白色，长10～15毫米，背面裂至基部，喉部以下生白色柔毛，裂片全部平展于下方，呈一个平面，2侧裂片披针形，较长，中间3枚裂片椭圆状披针形，较短；雄蕊长约8毫米，花丝中部以上连合，花丝筒无毛，未连合部分的花丝侧面生柔毛，花药管长约2毫米，背部无毛或疏生柔毛。蒴果倒锥状，长约6毫米。种子椭圆状，稍扁压，近肉色。花果期5—10月。

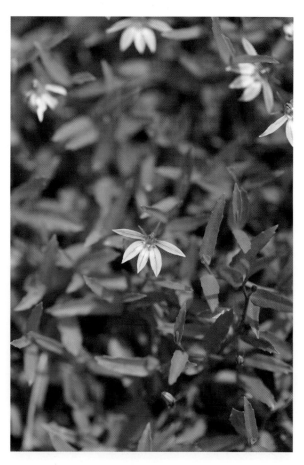

【生境与分布】生于水田边、沟边及潮湿草地上。产于长江中、下游及以南各省区。本市发现于杨林市镇、新江口镇。

【药材名】半边莲。（《中华人民共和国药典》）

【来源】为桔梗科植物半边莲的全草。

【采收加工】夏、秋季生长茂盛时，选晴天带根拔起，洗净，晒干或随采鲜用。

【性味】味辛，性平。

【功能主治】清热解毒，利尿消肿。用于痈肿疔疮，蛇虫咬伤，臌胀水肿，湿热黄疸，湿疹湿疮。

【应用举例】（1）治乳腺炎：鲜半边莲适量，捣烂敷患处。（《福建中草药》）

（2）治毒蛇伤：半边莲捣汁饮，以滓围涂之。（《本草纲目》）

（3）治百日咳：半边莲30克，煎汤，煮猪肺一个，喝汤吃肺。（《浙江民间常用草药》）

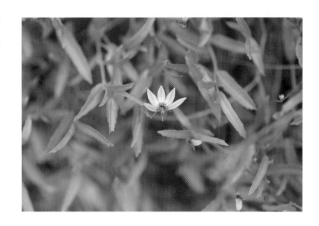

442. 桔梗 *Platycodon grandiflorus*（Jacq.）A. DC.

【别名】铃铛花、苦桔梗、苦梗、大药、卢茹、白药。

【植物形态】茎高 20～120 厘米，通常无毛，偶密被短毛，不分枝，极少上部分枝。叶全部轮生，部分轮生至全部互生，无柄或有极短的柄，叶片卵形、卵状椭圆形至披针形，长 2～7 厘米，宽 0.5～3.5 厘米，基部宽楔形至圆钝，顶端急尖，上面无毛而绿色，下面常无毛而有白粉，有时脉上有短毛或瘤突状毛，边缘具细锯齿。花单朵顶生，或数朵集成假总状花序，或有花序分枝而集成圆锥花序；花萼筒部半圆球状或圆球状倒锥形，被白粉，裂片三角形，或狭三角形，有时齿状；花冠大，长 1.5～4 厘米，蓝色或紫色。蒴果球状，或球状倒圆锥形，或倒卵状，长 1～2.5 厘米，直径约 1 厘米。花期 7—9 月。

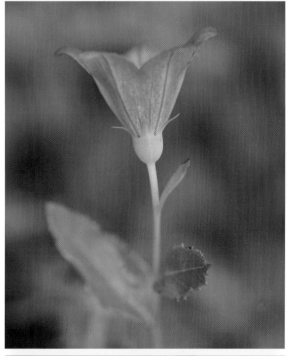

【生境与分布】生于海拔 2000 米以下的阳处草丛、灌丛中。产于东北、华北、华东、华中各省以及广东、广西（北部）、贵州、云南东南部、四川（平武、凉山以东）、陕西。本市发现于浍水镇。

【药材名】桔梗。（《中华人民共和国药典》）

【来源】为桔梗科植物桔梗的根。

【采收加工】春、秋季采挖，洗净，除去须根，趁鲜剥去外皮或不去外皮，干燥。

【性味】味苦、辛，性平。

【功能主治】宣肺，利咽，祛痰，排脓。用于咳嗽痰多，胸闷不畅，咽痛音哑，肺痈吐脓。

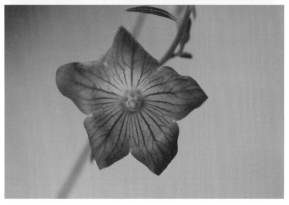

【应用举例】（1）治肺痈咳而胸满，振寒脉数，咽干不渴，时出浊唾腥臭，久久吐脓如米粥者：桔梗一两，甘草二两。上二味，以水三升，煮取一升，分温再服。（《金匮要略》桔梗汤）

（2）治伤寒痞气，胸满欲死：桔梗、枳壳（炙，去穰）各一两。上锉如米豆大，用水一升半，煎减半，去滓，分二服。（《苏沈良方》枳壳汤）

443. 蓝花参 *Wahlenbergia marginata*（Thunb.）A. DC.

【别名】蓝花草、娃儿草、乳浆草、拐棍参、小绿细辛、细叶沙参。

【植物形态】多年生草本，有白色乳汁。根细长，外面白色，细胡萝卜状，直径可达 4 毫米，长约 10 厘米。茎自基部多分枝，直立或上升，长 10 ～ 40 厘米，无毛或下部疏生长硬毛。叶互生，无柄或具长至 7 毫米的短柄，常在茎下部密集，下部的匙形、倒披针形或椭圆形，上部的条状披针形或椭圆形，长 1 ～ 3 厘米，宽 2 ～ 8 毫米，边缘波状或具疏锯齿，或全缘，无毛或疏生长硬毛。花梗极长，细而伸直，长可达 15 厘米；花萼无毛，筒部倒卵状圆锥形，裂片三角状钻形；花冠钟状，蓝色，长 5 ～ 8 毫米，分裂达 2/3，裂片倒卵状长圆形。蒴果倒圆锥状或倒卵状圆锥形，有 10 条不甚明显的肋，长 5 ～ 7 毫米，直径约 3 毫米。种子矩圆状，光滑，黄棕色，长 0.3 ～ 0.5 毫米。花果期 2—5 月。

【生境与分布】生于低海拔的田边、路边和荒地中，有时生于山坡或沟边。产于长江流域以南各省区。本市发现于涴水镇、斯家场镇。

【药材名】兰花参。（《滇南本草》）

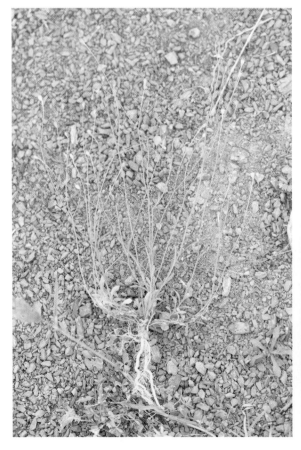
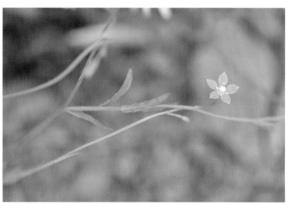
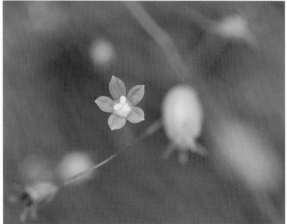

【来源】为桔梗科植物蓝花参的根或带根全草。

【采收加工】夏、秋季采收，洗净，鲜用或晒干。

【性味】味甘、微苦，性平。

【功能主治】益气健脾，止咳祛痰，止血。用于虚损劳伤，自汗，盗汗，小儿疳积，妇女带下，感冒，咳嗽，衄血，疟疾，瘰疬。

【应用举例】（1）治产后失血过多，虚损劳伤，烦热，自汗，盗汗，妇人带下：兰花参15克，笋鸡一只，去肠，将药入鸡腹内煮。共合一处，煮烂食之。（《滇南本草》）

（2）治肺燥咳嗽，痰稠黏：兰花参30克，吉祥草30克，百合30克，水煎服。（《四川中药志》）

（3）治跌打损伤：鲜兰花参根30～60克，水煎，冲黄酒服。（《浙江药用植物志》）

一一八、菊科 Compositae

草本、亚灌木或灌木，稀为乔木。有时有乳汁管或树脂道。叶通常互生，稀对生或轮生，全缘或具齿或分裂，无托叶，或有时叶柄基部扩大成托叶状；花两性或单性，极少有单性异株，整齐或左右对称，5基数，少数或多数密集成头状花序或为短穗状花序，为1层或多层总苞片组成的总苞所围绕；头状花序单生或数个至多数排列成总状、聚伞状、伞房状或圆锥状；花序托平或凸起，具窝孔或无窝孔，无毛或有毛；具托片或无托片；萼片不发育，通常形成鳞片状、刚毛状或毛状的冠毛；花冠常辐射对称，管状，或左右对称，二唇形，或舌状，头状花序盘状或辐射状，有同型的小花，全部为管状花或舌状花，或有异型小花，即外围为雌花，舌状，中央为两性的管状花；雄蕊4～5个，着生于花冠管上，花药内向，合生成筒状，基部钝，锐尖，戟形或具尾；花柱上端两裂，花柱分枝上端有附器或无附器；子房下位，合生心皮2枚，1室，具1个直立的胚珠；果为不开裂的瘦果；种子无胚乳，具2个，稀1个子叶。

本科约有1000属，25000～30000种，广布于全世界，热带地区较少。我国约有200属，2000多种，产于全国各地。

松滋境内的菊科植物有35属47种，分别为藿香蓟属下1种、兔儿风属下1种、蒿属下3种、紫菀属下3种、苍术属下1种、鬼针草属下4种、天名精属下2种、蓟属下2种、秋英属下2种、野茼蒿属下1种、菊属下1种、鳢肠属下1种、飞蓬属下1种、泽兰属下2种、牛膝菊属下1种、鼠麹草属下1种、向日葵属下2种、泥胡菜属下1种、旋覆花属下1种、马兰属下1种、莴苣属下1种、稻搓菜属下1种、假福王草属下1种、风毛菊属下1种、鸦葱属下1种、千里光属下1种、豨莶属下1种、蒲儿根属下1种、一枝黄花属下1种、苦荬菜属下1种、万寿菊属下1种、蒲公英属下1种、斑鸠菊属下1种、苍耳属下1种、黄鹌菜属下1种。

444. 藿香蓟 *Ageratum conyzoides* L.

【别名】白花草、毛射香、白花臭草、绿升麻、胜红药、鱼腥草、脓泡草。

【植物形态】一年生草本，高50～100厘米，有时又不足10厘米。无明显主根。茎粗壮，基部直径4毫米，或少有纤细的，而基部直径不足1毫米，不分枝或自基部或自中部以上分枝，或下基部平卧而节常生不定根。全部茎枝淡红色，或上部绿色，被白色尘状短柔毛或上部被稠密开展的长茸毛。叶对生，有时上部互生，常有腋生的不发育的叶芽。中部茎叶卵形或椭圆形或长圆形，长3～8厘米，宽2～5厘米；自中部叶向上向下及腋生小枝上的叶渐小或小，卵形或长圆形，有时植株全部叶小型，长仅1厘米，宽仅达0.6毫米。全部叶基部钝或宽楔形，基出三脉或不明显五出脉，顶端急尖，边缘具圆锯齿，有长1～3厘米的叶柄，两面被白色稀疏的短柔毛且有黄色腺点，上面沿脉处及叶下面的毛稍多有时下面近无毛，上部叶的叶柄或腋生幼枝及腋生枝上的小叶的叶柄通常被白色稠密开展的长柔毛。头状花序4～18个在茎顶排成通常紧密的伞房状花序；花序直径1.5～3厘米，少有排成松散伞房花序式的。花梗长0.5～1.5厘米，被尘状短柔毛。总苞钟状或半球形，宽5毫米。总苞片2层，长圆形或披针状长圆形，长3～4毫米，外面无毛，边缘撕裂。花冠长1.5～2.5毫米，外面无毛或顶端有尘状微柔毛，檐部5裂，淡紫色。瘦果黑褐色，5棱，长1.2～1.7毫米，有白色稀疏细柔毛。冠毛膜片5个或6个，长圆形，顶端急狭或渐狭成长或短芒状，或部分膜片顶端截形而无芒状渐尖；全部冠毛膜片长1.5～3毫米。花果期全年。

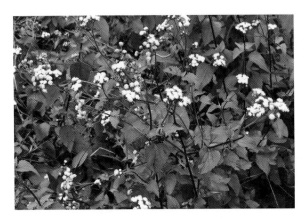 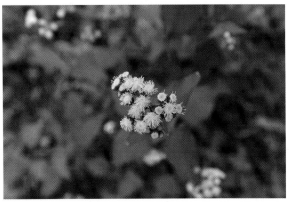

【生境与分布】生于山谷、山坡林下或林缘、河边或山坡草地、田边或荒地上。我国广东、广西、云南、贵州、四川、江西、福建等地有栽培，也有归化野生分布的。本市发现于陈店镇、王家桥镇。

【药材名】胜红蓟。（《福建民间草药》）

【来源】为菊科植物藿香蓟的全草。

【采收加工】夏、秋季采收，除去根部，鲜用或切段晒干。

【性味】味辛、微苦，性凉。

【功能主治】清热解毒，止血，止痛。用于感冒发热，咽喉肿痛，口舌生疮，咯血，衄血，崩漏，脘腹疼痛，风湿痹痛，跌打损伤，外伤出血，痈肿疮毒，湿疹瘙痒。

【应用举例】（1）治感冒发热：白花草60克，水煎服。（《广西民间常用中草药手册》）

（2）治崩漏，鹅口疮，疔疮红肿：胜红蓟10～15克，水煎服。（《云南中草药》）

445. 杏香兔儿风 *Ainsliaea fragrans* Champ.

【别名】兔耳草、兔耳一枝箭、橡皮草、大种巴地香、四叶一支香、兔儿风。

【植物形态】多年生草本。根状茎短或伸长，有时可离地面近2厘米，圆柱形，直或弯曲，直径1～3毫米，根颈被褐色茸毛，具簇生细长须根。茎直立，单一，不分枝，花葶状，高25～60厘米，被褐色长柔毛。叶聚生于茎的基部，莲座状或呈假轮生，叶片厚纸质，卵形、狭卵形或卵状长圆形，长2～11厘米，宽1.5～5

厘米，顶端钝或中脉延伸具一小的突尖，基部深心形，边全缘或具疏离的胼胝体状小齿，有向上弯拱的缘毛，上面绿色，无毛或被疏毛，下面淡绿色或有时多少带紫红色，被较密的长柔毛，脉上尤甚；基出脉5条，在下面明显增粗并凸起，中脉中上部复具1～2对侧脉，网脉略明显，网眼大；叶柄长1.5～6厘米，稀更长，无翅，密被长柔毛。头状花序通常有小花3朵，具被短柔毛的短梗或无梗，于花葶之顶排成间断的总状花序，花序轴被深褐色的短柔毛，并有3～4毫米长的钻形苞叶；总苞圆筒形，直径3～3.5毫米；总苞片约5层，背部有纵纹，无毛，有时顶端带紫红色，外1～2层卵形，长1.8～2毫米，宽约1毫米，顶端尖，中层近椭圆形，长3～8毫米，宽1.5～2毫米，顶端钝，最内层狭椭圆形，长约11毫米，宽约2毫米，顶端渐尖，基部长渐狭，具爪，边缘干膜质；花托狭，不平，直径约0.5毫米，无毛。花全部两性，白色，开放时具杏仁香气，花冠管纤细，长约6毫米，冠檐显著扩大，于管口上方5深裂，裂片线形，与花冠管近等长；花药长约4.5毫米，顶端钝，基部箭形的尾部长约2毫米；花柱分枝伸出药筒之外，长0.5毫米，顶端钝头。瘦果棒状圆柱形或近纺锤形，栗褐色，略压扁，长约4毫米，被8条显著的纵棱，被较密的长柔毛。冠毛多数，淡褐色，羽毛状，长约7毫米，基部连合。花期11—12月。

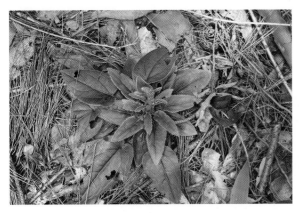
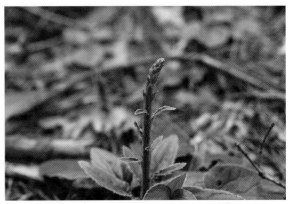

【生境与分布】生于山坡灌木林下或路旁、沟边草丛中，海拔30～850米。产于台湾、福建、浙江、安徽、江苏、江西、湖北、四川、湖南、广东、广西等地。本市发现于刘家场镇。

【药材名】杏香兔儿风、金边兔耳。（《本草纲目拾遗》）

【来源】为菊科植物杏香兔儿风的全草。

【采收加工】春、夏季采收，除去杂质，洗净，鲜用或切段晒干。

【性味】味甘、微苦，性凉。

【功能主治】清热补虚，凉血止血，利湿解毒。用于虚劳骨蒸，肺痨咯血，妇女崩漏，湿热黄疸，水肿，痈疽肿毒，瘰疬结核，跌打损伤，毒蛇咬伤。

【应用举例】（1）治肺痨咯血，口腔炎：杏香兔儿风30克，水煎服。（《湖北中草药志》）

（2）治疗肿：鲜杏香兔儿风适量，捣烂，敷患处。（《湖北中草药志》）

446. 黄花蒿 *Artemisia annua* L.

【别名】草蒿、青蒿、臭蒿、香蒿、细叶蒿、香丝草。

【植物形态】一年生草本；植株有浓烈的挥发性香气。根单生，垂直，狭纺锤形；茎单生，高100～200厘米，基部直径可达1厘米，有纵棱，幼时绿色，后变褐色或红褐色，多分枝；茎、枝、叶两面及总苞片背面无毛或初时背面微有极稀疏短柔毛，后脱落无毛。叶纸质，绿色；茎下部叶宽卵形或三角状卵形，长 3～7 厘米，宽 2～6 厘米，绿色，两面具细小脱落性的白色腺点及细小凹点，三至四回栉齿状羽状深裂，每侧有裂片 5～8（10）枚，裂片长椭圆状卵形，再次分裂，小裂片边缘具多枚栉齿状三角形或长三角形的深裂齿，裂齿长 1～2 毫米，宽 0.5～1 毫米，中肋明显，在叶面上稍隆起，中轴两侧有狭翅而无小栉齿，稀上部有数枚小栉齿，叶柄长 1～2 厘米，基部有半抱茎的假托叶；中部叶二至三回栉齿状的羽状深裂，小裂片栉齿状三角形。稀少为细短狭线形，具短柄；上部叶与苞片叶一至二回栉齿状羽状深裂，近无柄。头状花序球形，多数，直径 1.5～2.5 毫米，有短梗，下垂或倾斜，基部有线形的小苞叶，在分枝上排成总状或复总状花序，并在茎上组成开展、尖塔形的圆锥花序；总苞片 3～4 层，内、外层近等长，外层总苞片长卵形或狭长椭圆形，中肋绿色，边膜质，中层、内层总苞片宽卵形或卵形，花序托凸起，半球形；花深黄色，雌花 10～18 朵，花冠狭管状，檐部具 2（3）裂齿，外面有腺点，花柱线形，伸出花冠外，先端 2 叉，叉端钝尖；两性花 10～30 朵，结实或中央少数花不结实，花冠管状，花药线形，上端附属物尖，长三角形，基部具短尖头，花柱近与花冠等长，先端 2 叉，叉端截形，有短睫毛状毛。瘦果小，椭圆状卵形，略扁。花果期 8—11 月。

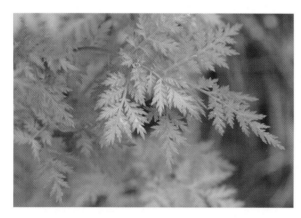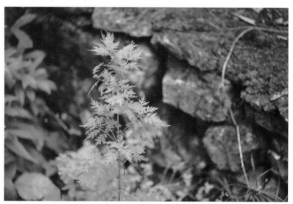

【生境与分布】生于荒野、山坡、路旁。遍及全国。本市发现于卸甲坪乡。

【药材名】青蒿。（《中华人民共和国药典》）

【来源】为菊科植物黄花蒿的地上部分。

【采收加工】秋季花盛开时采割，除去老茎，阴干。

【性味】味苦、辛，性寒。

【功能主治】清虚热，除骨蒸，解暑热，截疟，退黄。用于温邪伤阴，夜热早凉，阴虚发热，骨蒸劳热，暑邪发热，疟疾寒热，湿热黄疸。

【应用举例】（1）治中暑：青蒿嫩叶捣烂，手捻成丸，黄豆大。新汲水吞下，数丸立愈。（《本草汇言》）

（2）治虚劳，盗汗，烦热，口干：青蒿一斤，取汁熬膏，入人参末、麦冬末各一两，熬至可丸，丸如梧桐子大。每食后米饮下二十丸。（《圣济总录》青蒿丸）

（3）治蜂蜇人：嚼青蒿敷之。（《肘后备急方》）

447. 艾 *Artemisia argyi* Levl. et Van.

【别名】医草、灸草、冰台、艾蒿、五月艾、蕲艾、端阳蒿。

【植物形态】多年生草本或略呈半灌木状，植株有浓烈香气。主根明显，略粗长，直径达1.5厘米，侧根多；常有横卧地下根状茎及营养枝。茎单生或少数，高80～150（250）厘米，有明显纵棱，褐色或灰黄褐色，基部稍木质化，上部草质，并有少数短的分枝，枝长3～5厘米；茎、枝均被灰色蛛丝状柔毛。叶厚纸质，上面被灰白色短柔毛，并有白色腺点与小凹点，背面密被灰白色蛛丝状密茸毛；基生叶具长柄，花期萎谢；茎下部叶近圆形或宽卵形，羽状深裂，每侧具裂片2～3枚，裂片椭圆形或倒卵状长椭圆形，每裂片有2～3枚小裂齿，干后背面主、侧脉多为深褐色或锈色，叶柄长0.5～0.8厘米；中部叶卵形、三角状卵形或近菱形，长5～8厘米，宽4～7厘米，一至二回羽状深裂至半裂，每侧裂片2～3枚，裂片卵形、卵状披针形或披针形，长2.5～5厘米，宽1.5～2厘米，不再分裂或每侧有1～2枚缺齿，叶基部宽楔形渐狭成短柄，叶脉明显，在背面凸起，干时锈色，叶柄长0.2～0.5厘米，基部通常无假托叶或极小的假托叶；上部叶与苞片叶羽状半裂、浅裂或3深裂或3浅裂，或不分裂，而为椭圆形、长椭圆状披针形、披针形或线状披针形。头状花序椭圆形，直径2.5～3（3.5）毫米，无梗或近无梗，每数枚至10余枚在分枝上排成小型的穗状花序或复穗状花序，并在茎上通常再组成狭窄、尖塔形的圆锥花序，花后头状花序下倾；总苞片3～4层，覆瓦状排列，外层总苞片小，草质，卵形或狭卵形，背面密被灰白色蛛丝状绵毛，边缘膜质，中层总苞片较外层长，长卵形，背面被蛛丝状绵毛，内层总苞片质薄，背面近无毛；花序托小；雌花6～10朵，花冠狭管状，檐部具2裂齿，紫色，花柱细长，伸出花冠外甚长，先端2叉；两性花8～12朵，花冠管状或高脚杯状，外面有腺点，檐部紫色，花药狭线形，先端附属物尖，长三角形，基部有不明显的小尖头，花柱与花冠近等长或略长于花冠，先端2叉，花后向外弯曲，叉端截形，并有睫

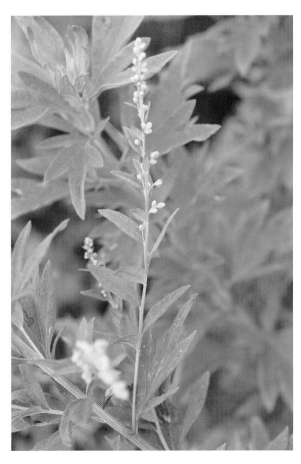
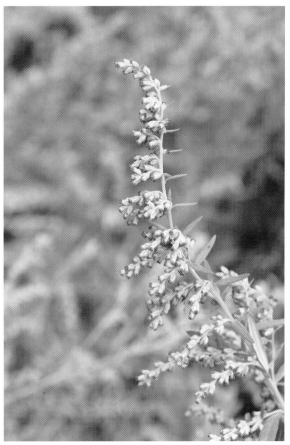

毛状毛。瘦果长卵形或长圆形。花果期7—10月。

【生境与分布】生于低海拔至中海拔地区的荒地、路旁、河边及山坡等地。分布广，除极干旱与高寒地区外，几遍及全国。本市各地广布。

【药材名】艾叶。（《中华人民共和国药典》）

【来源】为菊科植物艾的叶。

【采收加工】夏季花未开时采摘，除去杂质，晒干。

【性味】味辛、苦，性温。有小毒。

【功能主治】温经止血，散寒止痛；外用祛湿止痒。用于吐血，衄血，崩漏，月经过多，胎漏下血，少腹冷痛，经寒不调，宫冷不孕；外治皮肤瘙痒。醋艾炭温经止血，用于虚寒性出血。

【应用举例】（1）治妇人经行后，余血未尽，腹痛：熟艾（揉极细作饼，焙）四两，香附（醋酒同煎，捣）六两。以上二味，同姜汁和神曲为丸，砂仁汤服。（《陈素庵妇科补解》艾附丸）

（2）治产后泻血不止：干艾叶半两（炙熟），老生姜半两。浓煎汤，一服便止。（《食疗本草》）

（3）治黄水疮：蕲艾一两，烧灰存性，为末，痒加枯矾五分，掺上即愈。（《外科启玄》）

448. 猪毛蒿 *Artemisia scoparia* Waldst. et Kit.

【别名】石茵陈、山茵陈、土茵陈、北茵陈、扫帚艾、毛毛蒿、小白蒿。

【植物形态】多年生草本或近一、二年生草本；植株有浓烈的香气。主根单一，狭纺锤形、垂直，半木质或木质化；根状茎粗短，直立，半木质或木质，常有细的营养枝，枝上密生叶。茎通常单生，稀2～3枚，高40～90（130）厘米，红褐色或褐色，有纵纹；常自下部开始分枝，枝长10～20厘米或更长，下部分枝开展，上部枝多斜上展；茎、枝幼时被灰白色或灰黄色绢质柔毛，以后脱落。基生叶与营养枝叶两面被灰白色绢质柔毛。叶近圆形、长卵形，二至三回羽状全裂，具长柄，花期叶凋谢；茎下部叶初时两面密被灰白色或灰黄色略带绢质的短柔毛，后毛脱落，叶长卵形或椭圆形，长1.5～3.5厘米，宽1～3厘米，二至三回羽状全裂，每侧有裂片3～4枚，再次羽状全裂，每侧具小裂片1～2枚，小裂片狭线形，长3～5毫米，宽0.2～1毫米，不再分裂或具1～2枚小裂齿，叶柄长2～4厘米；中部叶初时两面被短柔毛，后脱落，叶长圆形或长卵形，长1～2厘米，宽0.5～1.5厘米，一至二回羽状全裂，每侧具裂片2～3枚，不分裂或再3全裂，小裂片丝线形或为毛发状，长4～8毫米，宽0.2～0.3（0.5）毫米，多少弯曲；茎上部叶与分枝上叶及苞片叶3～5全裂或不分裂。头状花序近球形，稀近卵球形，极多数，直径1～1.5（2）

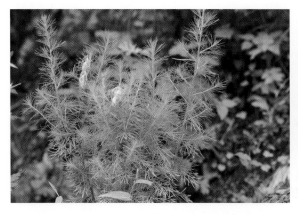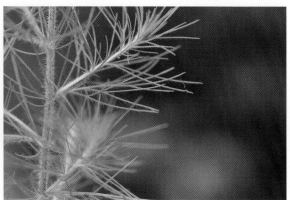

毫米，具极短梗或无梗，基部有线形的小苞叶，在分枝上偏向外侧生长，并排成复总状或复穗状花序，而在茎上再组成大型、开展的圆锥花序；总苞片3～4层，外层总苞片草质，卵形，背面绿色，无毛，边缘膜质，中、内层总苞片长卵形或椭圆形，半膜质；花序托小，凸起；雌花5～7朵，花冠狭圆锥状或狭管状，冠檐具2裂齿，花柱线形，伸出花冠外，先端2叉，叉端尖；两性花4～10朵，不孕育，花冠管状，花药线形，先端附属物尖，长三角形，花柱短，先端膨大，2裂，不叉开，退化子房不明显。瘦果倒卵形或长圆形，褐色。花果期7—10月。

【生境与分布】遍及全国，东部、南部省区分布在中、低海拔地区的山坡、旷野、路旁等，西北省区分布在中、低海拔至2800米的地区。西南省区最高分布到海拔3800～4000米地区，在半干旱或半温润地区的山坡、林缘、路旁、草原、黄土高原、荒漠边缘地区都有，局部地区构成植物群落的优势种。本市发现于卸甲坪乡。

【药材名】茵陈。（《中华人民共和国药典》）

【来源】为菊科植物猪毛蒿的地上部分。

【采收加工】春季幼苗高6～10厘米时采收或秋季花蕾长成至花初开时采割，除去杂质和老茎，晒干。春季采收的习称"绵茵陈"，秋季采割的称"花茵陈"。

【性味】味苦、辛，性微寒。

【功能主治】清热利湿，利胆退黄。用于黄疸尿少，湿温暑湿，湿疮瘙痒。

【应用举例】（1）治阳明病，但头汗出，身无汗，齐颈而还，小便不利，渴饮水浆，瘀热在里，身发黄者：茵陈六两，栀子十四枚（擘），大黄二两（去皮）。以水一斗二升，先煮茵陈，减六升，内二味，煮取三升，去滓分三服。小便当利，尿如皂角汁状。（《伤寒论》茵陈蒿汤）

（2）治风瘙瘾疹，遍身皆痒，搔之成疮：茵陈五两（生用），苦参五两。上细锉。用水一斗，煮取二升，温热得所，蘸绵拭之，日五七度。（《太平圣惠方》）

449. 三脉紫菀 *Aster ageratoides* Turcz.

【别名】野白菊、白升麻、三脉叶马兰、白马兰、红管药、八月白。

【植物形态】多年生草本，根状茎粗壮。茎直立，高40～100厘米，细或粗壮，有棱及沟，被柔毛或粗毛，上部有时曲折，有上升或开展的分枝。下部叶在花期枯落，叶片宽卵圆形，急狭成长柄；中部叶椭圆形或长圆状披针形，长5～15厘米，宽1～5厘米，中部以上急狭成楔形具宽翅的柄，顶端渐尖，边缘有3～7对浅或深锯齿；上部叶渐小，有浅齿或全缘，全部叶纸质，上面被短糙毛，下面浅色，被短柔毛，常有腺点，或两面被短茸毛而下面沿脉有粗毛，有离基（有时长达7厘米）三出脉，侧脉3～4对，网脉常明显。头状花序直径1.5～2厘米，排列成伞房或圆锥伞房状，花序梗长0.5～3厘米。总苞倒锥状或半球状，直径4～10毫米，长3～7毫米；总苞片3层，覆瓦状排列，线状长圆形，下部近革质或干膜质，上部绿色或紫褐色，外层长达2毫米，内层长约4毫米，有短缘毛。舌状花10余个，管部长2毫米，舌片线状长圆形，长达11毫米，宽2毫米，紫色、浅红色或白色，管状花黄色，长4.5～5.5毫米，管部长1.5毫米，裂片长1～2毫米；花柱附片长达1毫米。冠毛浅红褐色或污白色，长3～4毫米。瘦果倒卵状长圆形，灰褐色，长2～2.5毫米，有边肋，一面常有肋，被短粗毛。花果期7—12月。

【生境与分布】生于林下、林缘、灌丛及山谷湿地。广泛分布于我国东北部、北部、东部、南部至西部、西南部及西藏南部，海拔100～3350米。本市各地有分布。

【药材名】山白菊。（《贵州民间药物》）

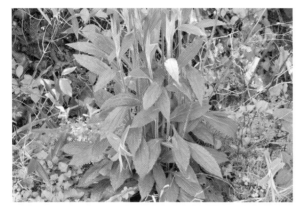 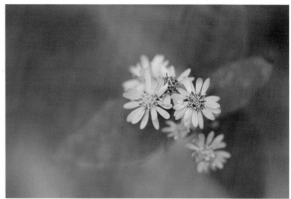

【来源】为菊科植物三脉紫菀的全草或根。

【采收加工】夏、秋季采收，洗净，鲜用或扎把晒干。

【性味】味苦、辛，性凉。

【功能主治】清热解毒，祛痰镇咳，凉血止血。用于感冒发热，扁桃体炎，支气管炎，肝炎，肠炎，痢疾，热淋，血热吐衄，痈肿疔毒，蛇虫咬伤。

【应用举例】（1）治感冒发热：山白菊根、一枝黄花各9克，水煎服。（《浙江民间常用草药》）

（2）治支气管炎，扁桃体炎：山白菊30克，水煎服。（《浙江民间常用草药》）

450. 白舌紫菀 *Aster baccharoides*（Benth.）Steetz.

【植物形态】木质草本或亚灌木，有粗壮扭曲的根。茎直立，高50～100厘米，多分枝；老枝灰褐色，有棱，脱毛；幼枝直立，被多少卷曲的密短毛；茎和枝基部有密集的枯叶残片，下部叶枯落后留有尖卵圆形的腋芽，全部有密集的叶。下部叶匙状长圆形，长达10厘米，宽达1.8厘米，上部有疏齿；中部叶长圆形或长圆状披针形，长2～5.5厘米，宽0.5～1.5厘米，基部渐或急狭，无柄或有短柄，顶端尖，全缘或上部有小尖头状疏锯齿；上部叶渐小，近全缘；全部叶上面被短糙毛，下面被短毛或有腺点，或仅沿脉有粗毛；中脉在下面凸起，侧脉3～4对。头状花序直径1.5～2厘米，在枝端排列成圆锥伞房状，或在短枝上单生；花序梗短或长达1厘米；苞叶极小，在梗端密集且渐转变为总苞片。总苞倒锥状，长5～7毫米，直径达7毫米；总苞片4～7层，覆瓦状排列，外层卵圆形，长1.5毫米，顶端尖，内层长圆状披针形，顶端钝，背面或上部被短密毛，边缘干膜质，有缘毛。舌状花10余个，管部长3毫米，舌片白色，长5毫米，宽1.5毫米。管状花长6毫米，管部长3毫米，有微毛，裂片长达2毫米，花柱附片长0.5毫米。冠毛白色，1层，有多数近等长或少数较短的微糙毛，长约6毫米。瘦果狭长圆形，长2～2.5毫米，稍扁，有时两面有肋，被密短毛。花期7—10月，果期8—11月。

【生境与分布】生于海拔50～900米的山坡林缘、路旁、草地或沙地。产于广东、福建、江西、湖南、浙江等省。本市发现于卸甲坪乡。

【药材名】白舌紫菀。（《中国中药资源志要》）

【来源】为菊科植物白舌紫菀的全草。

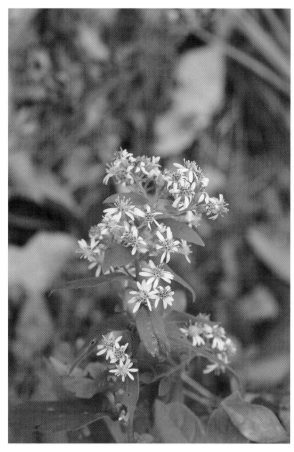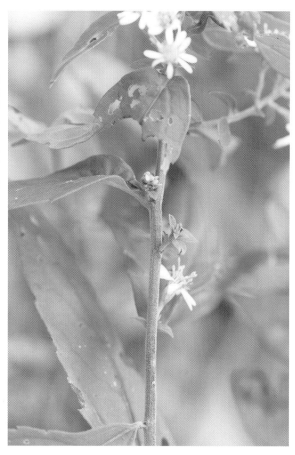

【采收加工】夏、秋季采收，鲜用或晒干。

【性味】味苦，性温。

【功能主治】全草：清热解毒，止血生肌，杀虫，也用于感冒。根：温肺止咳。

451. 钻形紫菀 *Aster subulatus* Michx.

【别名】九龙箭、土柴胡、钻叶紫菀、剪刀菜、燕尾菜。

【植物形态】一年生草本，高 25 ～ 80 厘米。茎基部略带红色，上部有分枝。叶互生，无柄；基部叶倒披针形，花期凋落；中部叶线状披针形，长 6 ～ 10 厘米，宽 0.5 ～ 1 厘米，先端尖或钝，全缘，上部叶渐狭线形。头状花序顶生，排成圆锥花序；总苞钟状；总苞片 3 ～ 4 层，外层较短，内层较长，线状钻形，无毛，背面绿色，先端略带红色；舌状花细狭，小，红色；管状花多数，短于冠毛。瘦果略有毛。花果期 9—11 月。

【生境与分布】生于山坡灌丛中、草坡、沟边、路旁或荒地。分布于西南及江苏、江西、湖南、浙江等地。本市各地有分布。

【药材名】瑞连草。（《湖南药物志》）

【来源】为菊科植物钻形紫菀的全草。

【采收加工】秋季采收，切段，鲜用或晒干。

【性味】味苦、酸，性凉。

【功能主治】清热解毒。用于痈肿，湿疹。

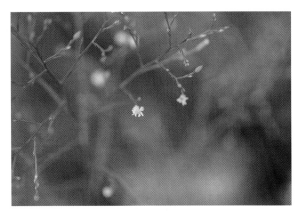 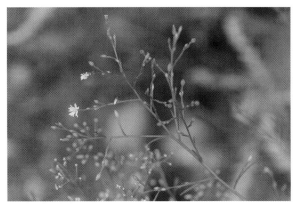

【应用举例】（1）治肿毒：钻形紫菀全草捣烂，敷患处。（《湖南药物志》）

（2）治湿疹：钻形紫菀全草30克，水煎服。（《湖南药物志》）

452. 白术 *Atractylodes macrocephala Koidz.*

【别名】术、山蓟、山姜、山精、山芥、冬白术、乞力伽。

【植物形态】多年生草本，高20～60厘米，根状茎结节状。茎直立，通常自中下部长分枝，全部光滑无毛。中部茎叶有长3～6厘米的叶柄，叶片通常3～5羽状全裂，极少兼杂不裂而叶为长椭圆形的。侧裂片1～2对，倒披针形、椭圆形或长椭圆形，长4.5～7厘米，宽1.5～2厘米；顶裂片比侧裂片大，倒长卵形、长椭圆形或椭圆形；自中部茎叶向上向下，叶渐小，与中部茎叶等样分裂，接花序下部的叶不裂，椭圆形或长椭圆形，无柄；或大部茎叶不裂，但总兼杂有3～5羽状全裂的叶。全部叶质地薄，纸质，两面绿色，无毛，边缘或裂片边缘有长或短针刺状缘毛或细刺齿。头状花序单生于茎枝顶端，植株通常有6～10个头状花序，但不形成明显的花序式排列。苞叶绿色，长3～4厘米，针刺状羽状全裂。总苞大，宽钟状，直径3～4厘米。总苞片9～10层，覆瓦状排列；外层及中外层长卵形或三角形，长6～8毫米；中层披针形或椭圆状披针形，长11～16毫米；最内层宽线形，长2厘米，顶端紫红色。全部苞片顶端钝，边缘有白色蛛丝毛。小花长1.7厘米，紫红色，冠檐5深裂。瘦果倒圆锥状，长7.5毫米，被顺向顺伏的稠密白色的长直毛。冠毛刚毛羽毛状，污白色，长1.5厘米，基部结合成环状。花果期8—10月。

【生境与分布】江苏、浙江、福建、江西、安徽、四川、湖北及湖南等地有栽培，江西、湖南、浙江、四川有野生，野生于山坡草地及山坡林下。本市老城镇有栽培。

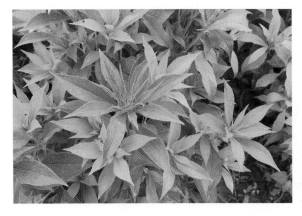 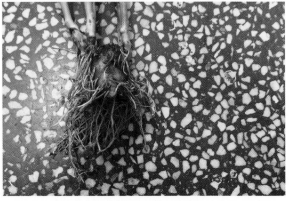

【药材名】白术。(《中华人民共和国药典》)

【来源】为菊科植物白术的根茎。

【采收加工】冬季下部叶枯黄、上部叶变脆时采挖,除去泥沙,烘干或晒干,再除去须根。

【性味】味苦、甘,性温。

【功能主治】健脾益气,燥湿利水,止汗,安胎。用于脾虚食少,腹胀泄泻,痰饮眩悸,水肿,自汗,胎动不安。

【应用举例】(1)治脾虚胀满:白术二两,橘皮四两。为末,酒糊丸,梧桐子大。每食前木香汤送下三十丸。(《全生指迷方》宽中丸)

(2)治伤寒八九日,风湿相搏,身体疼烦,不能自转侧,不呕不渴,脉浮虚而涩,大便坚,小便自利者:白术二两,附子一枚半(炮,去皮),甘草一两(炙),生姜一两半(切),大枣六枚。上五味,以水三升,煮取一升去滓。分温三服,一服觉身痹,半日许,再服,三服都尽,其人如冒状,勿怪,即是术、附并走皮中,逐水气未得除故耳。(《金匮要略》白术附子汤)

(3)治自汗不止:白术末,饮服方寸匕,日二服。(《备急千金要方》)

(4)治产后风痉:白术一味,为细散,温酒调下二钱匕。(《圣济总录》白术酒方)

453. 金盏银盘 *Bidens biternata* (Lour.) Merr. et Sherff

【别名】千条针、铁箆帚。

【植物形态】一年生草本。茎直立,高 30～150 厘米,略具四棱,无毛或被稀疏卷曲短柔毛,基部直径 1～9 毫米。叶为一回羽状复叶,顶生小叶卵形至长圆状卵形或卵状披针形,长 2～7 厘米,宽 1～2.5 厘米,先端渐尖,基部楔形,边缘具稍密且近于均匀的锯齿,有时一侧深裂为一小裂片,两面均被柔毛,侧生小叶 1～2 对,卵形或卵状长圆形,近顶部的一对稍小,通常不分裂,基部下延,无柄或具短柄,下部的一对约与顶生小叶相等,具明显的柄,三出复叶状分裂或仅一侧具一裂片,裂片椭圆形,边缘有锯齿;总叶柄长 1.5～5 厘米,无毛或被疏柔毛。头状花序直径 7～10 毫米,花序梗长 1.5～5.5 厘米,果时长 4.5～11 厘米。总苞基部有短柔毛,外层苞片 8～10 枚,草质,条形,长 3～6.5 毫米,先端锐尖,背面密被短柔毛,内层苞片长椭圆形或长圆状披针形,长 5～6 毫米,背面褐色,有深色纵条纹,被短柔毛。舌状花通常 3～5 朵,不育,舌片淡黄色,长椭圆形,长约 4 毫米,宽 2.5～3 毫米,先端 3 齿裂,或有时无舌状花;盘花筒状,长 4～5.5 毫米,冠檐 5 齿裂。瘦果条形,黑色,长 9～19 毫米,宽 1 毫米,具四棱,两端稍狭,多少被小刚毛,顶端芒刺 3～4 枚,长 3～4 毫米,具倒刺毛。

【生境与分布】生于路边、村旁及荒地中。产于华南、华东、华中、西南及河北、山西、辽宁等地。本市发现于刘家场镇。

【药材名】金盏银盘。(《广东中药》)

【来源】为菊科植物金盏银盘的全草。

【采收加工】春、夏季采收,鲜用或切段晒干。

【性味】味甘、微苦,性凉。

【功能主治】清热解毒,凉血止血。用于感冒发热,黄疸,泄泻,血热吐血,血崩,跌打损伤,痈肿疮毒,疥癞。

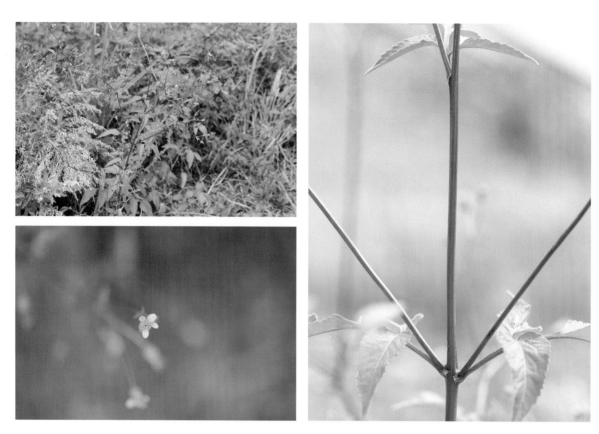

【应用举例】（1）治黄疸：铁笕帚干者一两，白酒煎服，四五剂即愈。（《本草纲目拾遗》）

（2）治面上斑：取铁笕帚地上自落下叶并子，煎汤澄清，洗面三四次，其斑自消。（《本草纲目拾遗》）

454. 鬼针草 *Bidens pilosa* L.

【别名】三叶鬼针草、一包针、蟹钳草、粘人草、细毛鬼针草、盲肠草。

【植物形态】一年生草本，茎直立，高30～100厘米，钝四棱形，无毛或上部被极稀疏的柔毛，基部直径可达6毫米。茎下部叶较小，3裂或不分裂，通常在开花前枯萎，中部叶具长1.5～5厘米无翅的柄，三出，小叶3枚，很少为具5～7小叶的羽状复叶，两侧小叶椭圆形或卵状椭圆形，长2～4.5厘米，宽1.5～2.5厘米，先端锐尖，基部近圆形或阔楔形，有时偏斜，不对称，具短柄，边缘有锯齿，顶生小叶较大，长椭圆形或卵状长圆形，长3.5～7厘米，先端渐尖，基部渐狭或近圆形，具长1～2厘米的柄，边缘有锯齿，无毛或被极稀疏的短柔毛，上部叶小，3裂或不分裂，条状披针形。头状花序直径8～9毫米，有长1～6厘米（果时长3～10厘米）的花序梗。总苞基部被短柔毛，苞片7～8枚，条状匙形，上部稍宽，开花时长3～4毫米，果时长至5毫米，草质，边缘疏被短柔毛或几无毛，外层托片披针形，果时长5～6毫米，干膜质，背面褐色，具黄色边缘，内层较狭，条状披针形。无舌状花，盘花筒状，长约4.5毫米，冠檐5齿裂。瘦果黑色，条形，略扁，具棱，长7～13毫米，宽约1毫米，上部具稀疏瘤状突起及刚毛，顶端芒刺3～4枚，长1.5～2.5毫米，具倒刺毛。

【生境与分布】生于村旁、路边及荒地中。产于华东、华中、华南、西南各省区。本市各地有分布。

【药材名】三叶鬼针草。（《植物名实图考》）

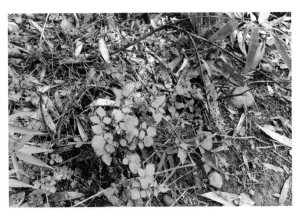 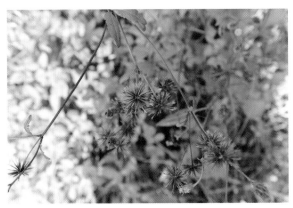

【来源】为菊科植物鬼针草的全草。

【采收加工】夏、秋季采收，鲜用或切段晒干。

【性味】味甘、微苦，性凉。

【功能主治】清热，解毒，利湿，健脾。用于时行感冒，咽喉肿痛，黄疸肝炎，暑湿吐泻，肠炎，痢疾，肠痈，小儿疳积，血虚黄肿，痔疮，蛇虫咬伤。

【应用举例】（1）治急性咽喉炎：鲜三叶鬼针草捣烂绞汁 30 ～ 60 克，加蜜或食盐少许调服。（《福建中草药》）

（2）治痔疮：细毛鬼针草 150 ～ 180 克，侧柏叶 30 ～ 60 克，铁棒锤 1 个，煎水洗患处。（《陕西中草药》）

455. 白花鬼针草 *Bidens pilosa* var. *radiata* Sch. –Bip.

【别名】金杯银盏、金盏银盘、盲肠草。

【植物形态】鬼针草的变种，与原变种的区别主要在于头状花序边缘具舌状花 5 ～ 7 枚，舌片椭圆状倒卵形，白色，长 5 ～ 8 毫米，宽 3.5 ～ 5 毫米，先端钝或有缺刻。

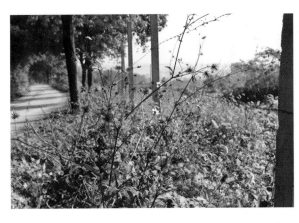 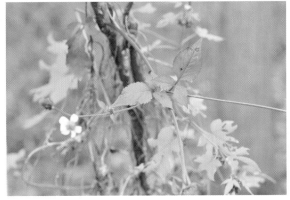

【生境与分布】生于村旁、路边及荒地中。产于华东、华中、华南、西南各省区。本市发现于陈店镇、王家桥镇。

【药材名】白花鬼针草。（《新华本草纲要》）

【来源】为菊科植物白花鬼针草的全草。

【采收加工】夏、秋季采收，切段晒干。

【性味】味甘、微苦，性平。

【功能主治】清热解毒，利湿退黄。用于感冒发热，风湿痹痛，湿热黄疸，痈肿疮疖。

【应用举例】清热解毒，能退外感发热，以之煎服。又煎水洗疥癞能解毒止痒，洗痔疮亦可。（《岭南采药录》）

456. 狼杷草 *Bidens tripartita* L.

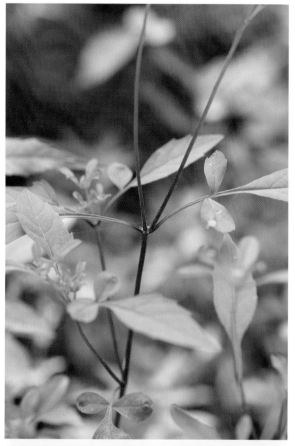

【别名】乌杷、小鬼叉、郎耶草、田边菊、引线包、豆渣草。

【植物形态】一年生草本。茎高20～150厘米，圆柱状或具钝棱而稍呈四方形，基部直径2～7毫米，无毛，绿色或带紫色，上部分枝或有时自基部分枝。叶对生，下部的较小，不分裂，边缘具锯齿，通常于花期枯萎，中部叶具柄，柄长0.8～2.5厘米，有狭翅；叶片无毛或下面有极稀疏的小硬毛，长4～13厘米，长椭圆状披针形，不分裂（极少）或近基部浅裂成一对小裂片，通常3～5深裂，裂深几达中肋，两侧裂片披针形至狭披针形，长3～7厘米，宽8～12毫米，顶生裂片较大，披针形或长椭圆状披针形，长5～11厘米，宽1.5～3厘米，两端渐狭，与侧生裂片边缘均具疏锯齿，上部叶较小，披针形，3裂或不分裂。头状花序单生于茎端及枝端，直径1～3厘米，高1～1.5厘米，具较长的花序梗。总苞盘状，外层苞片5～9枚，条形或匙状倒披针形，长1～3.5厘米，先端钝，具缘毛，叶状，内层苞片长椭圆形或卵状披针形，长6～9毫米，膜质，褐色，有纵条纹，具透明或淡黄色的边缘；托片条状披针形，约与瘦果等长，背面有褐色条纹，边缘透明。无舌状花，全为筒状两性花，花冠长4～5毫米，冠檐4裂。花药基部钝，顶端有椭圆形附器，花丝上部增宽。瘦果扁，楔形或倒卵状楔形，长6～11毫米，宽2～3毫米，边缘有倒刺毛，顶端芒刺通常2枚，极少3～4枚，长2～4毫米，两侧有倒刺毛。

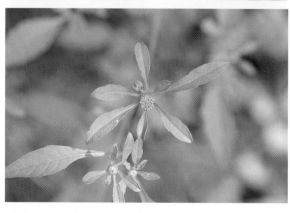

【生境与分布】生于路边荒野及水边湿地。产于东北、华北、华东、华中、西南及陕西、甘肃、新疆等地。本市发现于斯家场镇。

【药材名】狼杷草。（《本草拾遗》）

【来源】为菊科植物狼杷草的全草。

【采收加工】8—9月割取地上部分，晒干或鲜用。

【性味】味甘、微苦，性凉。

【功能主治】清热解毒，利湿，通经。用于肺热咳嗽，咯血，咽喉肿痛，赤白痢疾，黄疸，月经不调，经闭，小儿疳积，瘰疬结核，湿疹癣疮，毒蛇咬伤。

【应用举例】（1）治感冒，急性气管炎：狼杷草15克，水煎服。风寒感冒加姜、葱。（《湖南药物志》）

（2）治肺结核咯血，盗汗：狼杷草12克，墨旱莲12克，红枣4个，炖汤服。（《食物中药与便方》）

（3）治经闭：狼杷草15克，水煎服。（《南京地区常用中草药》）

457. 天名精 *Carpesium abrotanoides* L.

【别名】地菘、天蔓青、野烟叶、野叶子烟、土牛膝、鹤虱草、鹿活草、癞蛤蟆草。

【植物形态】多年生粗壮草本。茎高60～100厘米，圆柱状，下部木质，近于无毛，上部密被短柔毛，有明显的纵条纹，多分枝。基生叶于开花前凋萎，茎下部叶广椭圆形或长椭圆形，长8～16厘米，宽4～7厘米，先端钝或锐尖，基部楔形，三面深绿色，被短柔毛，老时脱落，几无毛，叶面粗糙，下面淡绿色，密被短柔毛，有细小腺点，边缘具不规整的钝齿，齿端有腺体状胼胝体；叶柄长5～15毫米，密被短柔毛；茎上部节间长1～2.5厘米，叶较密，长椭圆形或椭圆状披针形，先端渐尖或锐尖，基部阔楔形，无柄或具短柄。头状花序多数，生于茎端及沿茎、枝生于叶腋，近无梗，成穗状花序式排列，着生于茎端及枝端者具椭圆形或披针形、长6～15毫米的苞叶2～4枚，腋生头状花序无苞叶或有时具1～2枚甚小的苞叶。总苞钟球形，基部宽，上端稍收缩，成熟时开展成扁球形，直径6～8毫米；苞片3层，外层较短，卵圆形，先端钝或短渐尖，膜质或先端草质，具缘毛，背面被短柔毛，内层长圆形，先端圆钝或具不明显的啮蚀状小齿。雌花狭筒状，长1.5毫米，两性花筒状，长2～2.5毫米，向上渐宽，冠檐5齿裂。瘦果长约3.5毫米。

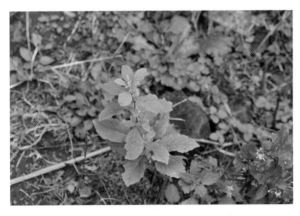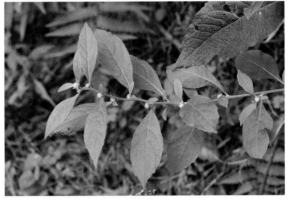

【生境与分布】生于村旁、路边荒地、溪边及林缘。产于华东、华南、华中、西南各省区及河北、陕西等地。本市各地均有分布。

【药材名】天名精（《神农本草经》）、鹤虱（《中华人民共和国药典》）。

【来源】为菊科植物天名精的全草或果实。

【采收加工】天名精：7—8月采收，洗净，鲜用或晒干。鹤虱：秋季果实成熟时采收，晒干，除去杂质。

【性味】天名精：味苦、辛，性寒。鹤虱：味苦、辛，性平。有小毒。

【功能主治】天名精：清热，化痰，解毒，杀虫，破瘀，止血。用于乳蛾，喉痹，急慢惊风，牙痛，疔疮肿毒，痔瘘，皮肤痒疹，毒蛇咬伤，虫积，血瘕，吐血，衄血，血淋，创伤出血。

鹤虱：杀虫消积。用于蛔虫病，蛲虫病，绦虫病，虫积腹痛，小儿疳积。

【应用举例】（1）天名精：①治疗疮肿痛：鹤虱草叶、浮酒糟各适量，同捣敷。（《集效便方》）

②治风毒瘰疬，赤肿痛硬：地菘一斤，捣如泥，敷瘰疬上。干即易之，以差为度。（《太平圣惠方》）

（2）鹤虱：①治大肠虫出不断，断之复生，行坐不得：鹤虱末，水调半两服。（《怪疾奇方》）

②治虫蛀齿疼：鹤虱一枚，塞齿中，又以鹤虱煎醋漱口，其痛可定。（《是斋百一选方》）

458. 烟管头草 *Carpesium cernuum* L.

【别名】杓儿菜、金挖耳、芸香草、大白泡草、倒提壶、毛叶草、烟袋草。

【植物形态】多年生草本。茎高50～100厘米，下部密被白色长柔毛及卷曲的短柔毛，基部及叶腋尤密，常呈绵毛状，上部被疏柔毛，后渐脱落稀疏，有明显的纵条纹，多分枝。基生叶于开花前凋萎，稀宿存，茎下部叶较大，具长柄，柄长约为叶片的2/3或近等长，下部具狭翅，向叶基渐宽，叶片长椭圆形或匙状长椭圆形，长6～12厘米，宽4～6厘米，先端锐尖或钝，基部长渐狭下延，上面绿色，被稍密的倒伏柔毛，下面淡绿色，被白色长柔毛，沿叶脉较密，在中肋及叶柄上常密集成绒毛状，两面均有腺点，边缘具稍不规整具胼胝尖的锯齿，中部叶椭圆形至长椭圆形，长8～11厘米，宽3～4厘米，先端渐尖或锐尖，基部楔形，具短柄，上部叶渐小，椭圆形至椭圆状披针形，近全缘。头状花序单生于茎端及枝端，开花时下垂；苞叶多枚，大小不等，其中2～3枚较大，椭圆状披针形，长2～5厘米，两端渐狭，具短柄，密被柔毛及腺点，其余较小，条状披针形或条状匙形，稍长于总苞。总苞壳斗状，直径1～2厘米，长7～8毫米；苞片4层，外层苞片叶状，披针形，与内层苞片等长或稍长，草质或基部干膜质，密被长柔毛，先端钝，通常反折，中层及内层干膜质，狭矩圆形至条形，先端钝，有不规整的微齿。雌花狭筒状，长约1.5毫米，中部较宽，两端稍收缩，两性花筒状，向上增宽，冠檐5齿裂。瘦果长4～4.5毫米。

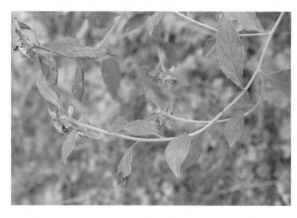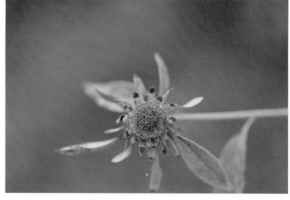

【生境与分布】生于路边荒地及山坡、沟边等处。产于东北、华北、华中、华东、华南、西南各省及陕西、甘肃等地。本市发现于斯家场镇。

【药材名】挖耳草。（《救荒本草》）

【来源】为菊科植物烟管头草的全草。

【采收加工】秋季初开花时采收，鲜用或切段晒干。

【性味】味苦、辛，性寒。有小毒。

【功能主治】清热解毒，消肿止痛。用于感冒发热，高热惊风，咽喉肿痛，痄腮，牙痛，尿路感染，淋巴结结核，疮疡疖肿，乳腺炎。

【应用举例】（1）治痈疽红肿，有脓者溃，无脓者散：芸香草不拘多少，煎水，点水酒服。（《滇南本草》）

（2）治喉痹：金挖耳捣烂，取汁服。（《河北中草药》）

459. 蓟 *Cirsium japonicum* Fisch. ex DC.

【别名】大刺介芽、大蓟、刺蓟、地萝卜、山牛蒡、鸡脚刺、土红花。

【植物形态】多年生草本，块根纺锤状或萝卜状，直径达7毫米。茎直立，30～80（100～150）厘米，分枝或不分枝，全部茎枝有条棱，被稠密或稀疏的多细胞长节毛，接头状花序下部灰白色，被稠密茸毛及多细胞节毛。基生叶较大，卵形、长倒卵形、椭圆形或长椭圆形，长8～20厘米，宽2.5～8厘米，羽状深裂或几全裂，基部渐狭成短或长翼柄，柄翼边缘有针刺及刺齿；侧裂片6～12对，中部侧裂片较大，向下的侧裂片渐小，全部侧裂片排列稀疏或紧密，卵状披针形、半椭圆形、斜三角形、长三角形或三角状披针形，宽狭变化极大，或宽达3厘米，或狭至0.5厘米，边缘有稀疏大小不等小锯齿，或锯齿较大而使整个叶片呈现较为明显的二回状分裂状态，齿顶针刺长可达6毫米，短可至2毫米，齿缘针刺小而密或几无针刺；顶裂片披针形或长三角形。自基部向上的叶渐小，与基生叶同型并等样分裂，但无柄，基部扩大半抱茎。全部茎叶两面同色，绿色，两面沿脉有稀疏的多细胞长或短节毛或几无毛。头状花序直立，少有下垂的，少数生茎端而花序极短，不呈明显的花序式排列，少有头状花序单生于茎端的。总苞钟状，直径3厘米。总苞片约6层，覆瓦状排列，向内层渐长，外层与中层卵状三角形至长三角形，长0.8～1.3厘米，宽3～3.5毫米，顶端长渐尖，有长1～2毫米的针刺；内层披针形或线状披针形，长1.5～2厘米，宽2～3毫米，顶端渐尖成软针刺状。全部苞片外面有微糙毛并沿中肋有黏腺。瘦果压扁，偏斜楔状倒披针状，长4毫米，宽2.5毫米，顶端斜截形。小花红色或紫色，长2.1厘米，檐部长1.2厘米，不等5浅裂，细管部长9毫米。冠毛浅褐色，多层，基部连合成环，整体脱落；冠毛刚毛长羽毛状，长达2厘米，内层向顶端纺锤状扩大或渐细。花果期4—11月。

【生境与分布】生于山坡林缘、灌丛中、草地、荒地。广布于河北、山东、陕西、江苏、浙江、江西、湖南、湖北、四川、贵州、云南、广西、广东、福建和台湾。本市各地有分布。

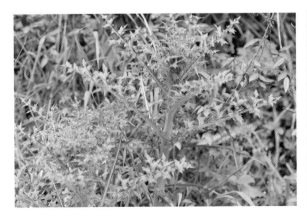
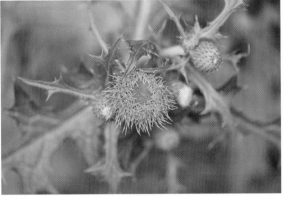

【药材名】大蓟。(《中华人民共和国药典》)

【来源】为菊科植物蓟的地上部分。

【采收加工】夏、秋季花盛开时割取地上部分，除去杂质，鲜用或晒干。

【性味】味甘、苦，性凉。

【功能主治】凉血止血，散瘀解毒消痈。用于衄血，吐血，尿血，便血，崩漏，外伤出血，痈肿疮毒。

【应用举例】(1)治舌上出血：刺蓟一握。上一味，研绞取汁，以酒半盏调服，如无生汁，只捣干者为末，冷水调下三钱匕，兼治大衄。(《圣济总录》清心散)

(2)治肺痈：鲜大蓟120克，煎汤，早晚饭后服。(《闽东本草》)

460. 刺儿菜 *Cirsium setosum*（Willd.）MB.

【别名】猫蓟、千针草、抢刀菜、荠荠毛、小刺盖、刺尖头草。

【植物形态】多年生草本。茎直立，高30～80(100～120)厘米，基部直径3～5毫米，有时可达1厘米，上部有分枝，花序分枝无毛或有薄茸毛。基生叶和中部茎叶椭圆形、长椭圆形或椭圆状倒披针形，顶端钝或圆形，基部楔形，有时有极短的叶柄，通常无叶柄，长7～15厘米，宽1.5～10厘米，上部茎叶渐小，椭圆形或披针形或线状披针形，或全部茎叶不分裂，叶缘有细密的针刺，针刺紧贴叶缘。或叶缘有刺齿，齿顶针刺大小不等，针刺长达3.5毫米，或大部茎叶羽状浅裂或半裂或边缘具粗大圆锯齿，裂片或锯齿斜三角形，顶端钝，齿顶及裂片顶端有较长的针刺，齿缘及裂片边缘的针刺较短且贴伏。全部茎叶两面同色，绿色或下面色淡，两面无毛，极少两面异色，上面绿色，无毛，下面被稀疏或稠密的茸毛而呈灰色的，亦极少两面同色，灰绿色，两面被薄茸毛。头状花序单生于茎端，或植株含少数或多数头状花序在茎枝顶端排成伞房花序。总苞卵形、长卵形或卵圆形，直径1.5～2厘米。总苞片约6层，覆瓦状排列，向内层渐长，外层与中层宽1.5～2毫米，包括顶端针刺长5～8毫米；内层及最内层长椭圆形至线形，长1.1～2厘米，宽1～1.8毫米；中外层苞片顶端有长不足0.5毫米的短针刺，内层及最内层渐尖，膜质，有短针刺。小花紫红色或白色，雌花花冠长2.4厘米，檐部长6毫米，细管部细丝状，长18毫米，两性花花冠长1.8厘米，檐部长6毫米，细管部细丝状，长1.2毫米。瘦果淡黄色，椭圆形或偏斜椭圆形，压扁，长3毫米，宽1.5毫米，顶端斜截形。冠毛污白色，多层，整体脱落；冠毛刚毛长羽毛状，长3.5厘米，顶端渐细。花果期5—9月。

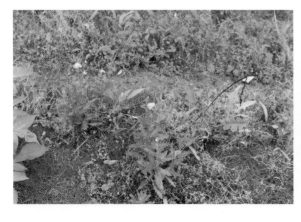
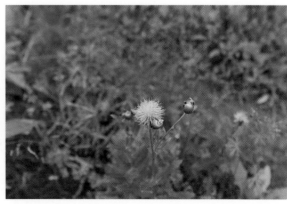

【生境与分布】生于山坡、河旁或荒地、田间。除西藏、云南、广东、广西外，几乎遍及全国各地。本市各地均有分布。

【药材名】小蓟。（《中华人民共和国药典》）

【来源】为菊科植物刺儿菜的地上部分。

【采收加工】夏、秋季花开时采割，除去杂质，晒干。

【性味】味甘、苦，性凉。

【功能主治】凉血止血，散瘀解毒消痈。用于衄血，吐血，尿血，便血，崩漏，外伤出血，痈肿疮毒。

【应用举例】（1）治下焦结热，尿血成淋：生地黄、小蓟根、通草、滑石、山栀仁、蒲黄（炒）、淡竹叶、当归、藕节、甘草各等份。上嚼咀，每服半两，水煎，空心服。（《济生方》小蓟饮子）

（2）治妇人阴痒不止：小蓟，不拘多少，水煮作汤，热洗，日三用之。（《妇人良方》）

（3）治高血压：小蓟、夏枯草各 15 克，水煎代茶饮。（《安徽中草药》）

461. 秋英 *Cosmos bipinnatus* Cav.

【别名】格桑花、大波斯菊、波斯菊、秋樱、扫地梅。

【植物形态】一年生或多年生草本，高 1～2 米。根纺锤状，多须根，或近茎基部有不定根。茎无毛或稍被柔毛。叶二回羽状深裂，裂片线形或丝状线形。头状花序单生，直径 3～6 厘米；花序梗长 6～18 厘米。总苞片外层披针形或线状披针形，近草质，淡绿色，具深紫色条纹，上端长狭尖，较内层与内层等长，长 10～15 毫米，内层椭圆状卵形，膜质。托片平展，上端呈丝状，与瘦果近等长。舌状花紫红色、粉红色或白色；舌片椭圆状倒卵形，长 2～3 厘米，宽 1.2～1.8 厘米，有 3～5 钝齿；管状花黄色，长 6～8 毫米，管部短，上部圆柱形，有披针状裂片；花柱具短突尖的附器。瘦果黑紫色，长 8～12 毫米，无毛，上端具长喙，有 2～3 尖刺。花期 6—8 月，果期 9—10 月。

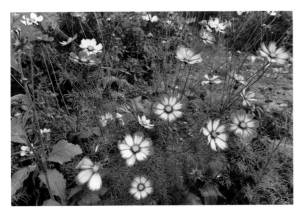 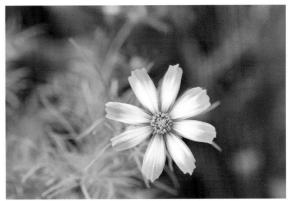

【生境与分布】原分布于美洲墨西哥，在中国栽培甚广。本市发现于浍水镇。

【药材名】秋英。（《全国中草药名鉴》）

【来源】为菊科植物秋英的全草。

【采收加工】夏、秋季花开时采收，晒干。

【功能主治】清热解毒，明目化湿。用于急性、慢性、细菌性痢疾和目赤肿痛。

462. 黄秋英 *Cosmos sulphureus* Cav.

【别名】硫黄菊、硫华菊、黄波斯菊。

【植物形态】一年生草本，高 1.5～2 米，具柔毛。叶二至三回羽状深裂，裂片披针形至椭圆形。头状花序直径 2.5～5 厘米，花序梗长 6～25 厘米。外层苞片较内层苞片为短，长 4～8 毫米，狭椭圆形；内层苞片长椭圆状披针形，长 8～10 毫米。舌状花橘黄色或金黄色，先端具 3 齿；管状花黄色。瘦果具粗毛，连同喙长达 18～25 毫米，喙纤弱。花期 6—7 月。

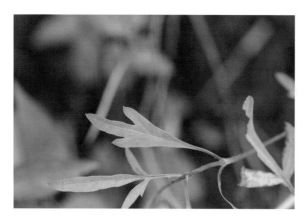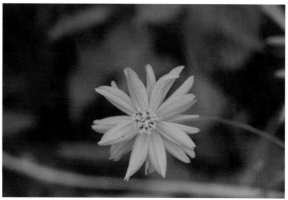

【生境与分布】原产于墨西哥至巴西。在中国各地庭园中常见栽培。本市发现于涴水镇。

【药材名】硫磺菊。（《中国中药资源志要》）

【来源】为菊科植物黄秋英的全草。

【采收加工】夏季花开时采收，晒干。

【功能主治】清热解毒，明目化湿。用于咳嗽。

463. 野茼蒿 *Crassocephalum crepidioides*（Benth.）S. Moore

【别名】假茼蒿、革命菜、飞机菜、冬风菜、满天飞、解放草、野木耳菜、安南草。

【植物形态】直立草本，高 20～120 厘米。茎有纵条棱，无毛；叶膜质，椭圆形或长圆状椭圆形，长 7～12 厘米，宽 4～5 厘米，顶端渐尖，基部楔形，边缘有不规则锯齿或重锯齿，或有时基部羽状裂，两面无毛或近无毛；叶柄长 2～2.5 厘米。头状花序数个在茎端排成伞房状，直径约 3 厘米，总苞钟状，长 1～1.2 厘米，基部截形，有数枚不等长的线形小苞片；总苞片 1 层，线状披针形，等长，宽约 1.5 毫米，具狭膜质边缘，顶端有簇状毛，小花全部管状，两性，花冠红褐色或橙红色，檐部 5 齿裂，花柱基部呈小球状，分枝，顶端尖，被乳头状毛。瘦果狭圆柱形，赤红色，有肋，被毛；冠毛极多数，白色，绢毛状，易脱落。花期 7—12 月。

【生境与分布】路边荒坡草丛、山坡路旁、水边、灌丛中常见，海拔 300～1800 米。产于江西、福建、湖南、湖北、广东、广西、贵州、云南、四川、西藏。本市各地有分布。

【药材名】假茼蒿。（《南宁市药物志》）

【来源】为菊科植物野茼蒿的全草。

【采收加工】夏季采收，鲜用或晒干。

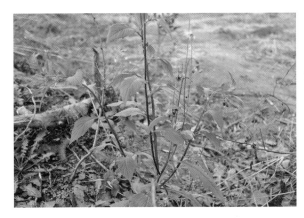
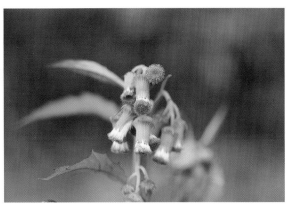

【性味】味微苦、辛，性平。

【功能主治】清热解毒，调和脾胃。用于感冒，肠炎，痢疾，口腔炎，乳腺炎，消化不良。

【应用举例】治小儿腹泻：安南草、车前草各适量，水煎服。（《福建药物志》）

464. 野菊 *Dendranthema indicum*（L.）Des Moul.

【别名】野山菊、苦薏、路边菊、野黄菊、黄菊仔、鬼仔菊、疟疾草。

【植物形态】多年生草本，高 0.25～1 米，有地下长或短匍匐茎。茎直立或铺散，分枝或仅在茎顶有伞房状花序分枝。茎枝被稀疏的毛，上部及花序枝上的毛稍多或较多。基生叶和下部叶花期脱落。中部茎叶卵形、长卵形或椭圆状卵形，长 3～7（10）厘米，宽 2～4（7）厘米，羽状半裂、浅裂或分裂不明显而边缘有浅锯齿。基部截形或稍心形或宽楔形，叶柄长 1～2 厘米，柄基无耳或有分裂的叶耳。两面同色或几同色，淡绿色，或干后两面呈橄榄色，有稀疏的短柔毛，或下面的毛稍多。头状花序直径 1.5～2.5 厘米，多数在茎枝顶端排成疏松的伞房圆锥花序或少数在茎顶排成伞房花序。总苞片约 5 层，外层卵形或卵状三角形，长 2.5～3 毫米，中层卵形，内层长椭圆形，长 11 毫米。全部苞片边缘白色或褐色，宽膜质，顶端钝或圆。舌状花黄色，舌片长 10～13 毫米，顶端全缘或 2～3 齿。瘦果长 1.5～1.8 毫米。花期 6—11 月。

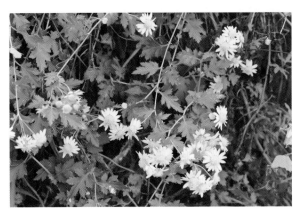
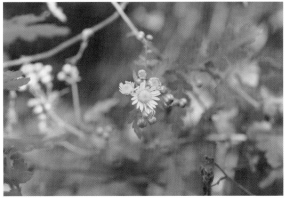

【生境与分布】生于山坡草地、灌丛、河边水湿地、滨海盐碱地、田边及路旁。广布于东北、华北、华中、华南及西南各地。本市各地均有分布。

【药材名】野菊花。（《中华人民共和国药典》）

【来源】为菊科植物野菊的头状花序。

【采收加工】秋、冬季花初开放时采摘，晒干，或蒸后晒干。

【性味】味苦、辛，性微寒。

【功能主治】清热解毒，泻火平肝。用于疔疮痈肿，目赤肿痛，头痛晕眩。

【应用举例】（1）治疔疮：野菊花和黄糖捣烂贴患处。如生于发际，加梅片、生地龙同敷。（《岭南草药志》）

（2）治急性乳腺炎：野菊花15克，蒲公英30克，煎服；另用鲜野菊叶捣烂敷患处，干则更换。（《安徽中草药》）

465. 鳢肠 *Eclipta prostrata*（L.）L.

【别名】金陵草、旱莲草、莲草、墨菜、墨汁草、冰冻草。

【植物形态】一年生草本。茎直立，斜升或平卧，高达60厘米，通常自基部分枝，被贴生糙毛。叶长圆状披针形或披针形，无柄或有极短的柄，长3～10厘米，宽0.5～2.5厘米，顶端尖或渐尖，边缘有细锯齿或有时仅波状，两面被密硬糙毛。头状花序直径6～8毫米，有长2～4厘米的细花序梗；总苞球状钟形，总苞片绿色，草质，5～6个排成2层，长圆形或长圆状披针形，外层较内层稍短，背面及边缘被白色短伏毛；外围的雌花2层，舌状，长2～3毫米，舌片短，顶端2浅裂或全缘，中央的两性花多数，花冠管状，白色，长约1.5毫米，顶端4齿裂；花柱分枝钝，有乳头状突起；花托凸，有披针形或线形的托片。托片中部以上有微毛；瘦果暗褐色，长2.8毫米，雌花的瘦果三棱形，两性花的瘦果扁四棱形，顶端截形，具1～3个细齿，基部稍缩小，边缘具白色的肋，表面有小瘤状突起，无毛。花期6—9月。

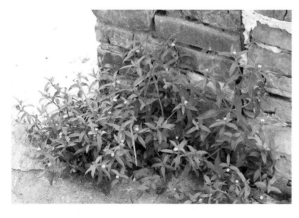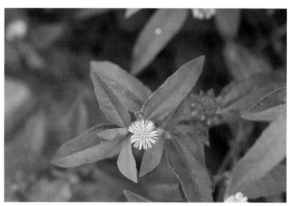

【生境与分布】生于河边、田边或路旁。产于全国各省区。本市各地均有分布。

【药材名】墨旱莲。（《中华人民共和国药典》）

【来源】为菊科植物鳢肠的地上部分。

【采收加工】花开时采摘，晒干。

【性味】味甘、酸，性寒。

【功能主治】滋补肝肾，凉血止血。用于肝肾阴虚，牙齿松动，须发早白，眩晕耳鸣，腰膝酸软，阴虚血热吐血，衄血，尿血，血痢，崩漏下血，外伤出血。

【应用举例】（1）清上补下，又能变白为黑，理腰膝，壮筋骨，强阴不足，酒色痰火人服尤更奇效：冬至日取冬青不拘多少，阴干，以蜜酒拌透，盒一昼夜，粗布袋擦去皮，晒干，为末，新瓦瓶收贮；待夏

至日取旱莲草数十斤，捣自然汁熬膏，和前药末为丸，如梧桐子大。每服百丸，临卧时酒送下。（《医便》二至丸）

（2）治虚损百病，久服发白再黑，返老还童：猪牙草（即旱莲草）取汁，桑椹子取汁各以瓷盘晒为膏，冬青子酒浸，九蒸九晒为末。上各等份，炼蜜为丸梧子大，每服六七丸，空心淡盐汤送下。（《简便单方》）

466. 一年蓬 *Erigeron annuus*（L.）Pers.

【别名】女菀、野蒿、牙根消、白马兰、治疟草、白旋覆花、千层塔。

【植物形态】一年生或二年生草本，茎粗壮，高30～100厘米，基部直径6毫米，直立，上部有分枝，绿色，下部被开展的长硬毛，上部被较密的上弯的短硬毛。基部叶花期枯萎，长圆形或宽卵形，少有近圆形，长4～17厘米，宽1.5～4厘米，或更宽，顶端尖或钝，基部狭成具翅的长柄，边缘具粗齿，下部叶与基部叶同型，但叶柄较短，中部和上部叶较小，长圆状披针形或披针形，长1～9厘米，宽0.5～2厘米，顶端尖，具短柄或无柄，边缘有不规则的齿或近全缘，最上部叶线形，全部叶边缘被短硬毛，两面被疏短硬毛，或有时近无毛。头状花序数个或多数，排列成疏圆锥花序，长6～8毫米，宽10～15毫米，总苞半球形，总苞片3层，草质，披针形，长3～5毫米，宽0.5～1毫米，近等长或外层稍短，淡绿色或多少褐色，背面密被腺毛和疏长节毛；外围的雌花舌状，2层，长6～8毫米，管部长1～1.5毫米，上部被疏微毛，舌片平展，白色，或有时淡天蓝色，线形，宽0.6毫米，顶端具2小齿，花柱分枝线形；中央的两性花管状，黄色，管部长约0.5毫米，檐部近倒锥形，裂片无毛；瘦果披针形，长约1.2毫米，扁压，被疏贴柔毛；冠毛异型，雌花的冠毛极短，膜片状连成小冠，两性花的冠毛2层，外层鳞片状，内层为10～15条长约2毫米的刚毛。花期6—9月。

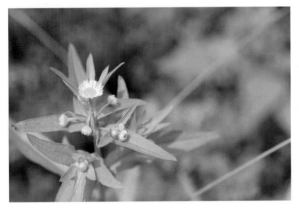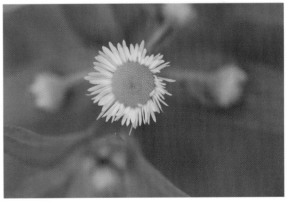

【生境与分布】常生于路边旷野或山坡荒地。原产于北美洲，在我国已驯化。广泛分布于吉林、河北、河南、山东、江苏、安徽、江西、福建、湖南、湖北、四川和西藏等地。本市各地有分布。

【药材名】一年蓬。（《浙江民间常用草药》）

【来源】为菊科植物一年蓬的全草。

【采收加工】夏、秋季采收，洗净，鲜用或晒干。

【性味】味甘、苦，性凉。

【功能主治】消食止泻，清热解毒，截疟。用于消化不良，胃肠炎，齿龈炎，疟疾，毒蛇咬伤。

【应用举例】（1）治消化不良：一年蓬全草15～18克，水煎服。（《浙江民间常用草药》）

（2）治胃肠炎：一年蓬 60 克，黄连、木香各 6 克，煎服。（《安徽中草药》）

（3）治齿龈炎：鲜一年蓬捣烂绞汁涂患处，每日 2 ～ 3 次。（《安徽中草药》）

（4）治淋巴结炎：一年蓬基生叶 90 ～ 120 克，加黄酒 30 ～ 60 克，水煎服。（《浙江民间常用草药》）

467. 多须公 *Eupatorium chinense* L.

【别名】华泽兰、广东土牛膝、六月霜、小罗伞、白花姜、白花泽兰。

【植物形态】多年生草本，高 70 ～ 100 厘米，全部茎草质，或小灌木或半小灌木状，高 2 ～ 2.5 米，基部、下部或中部以下茎木质。全株多分枝，分枝斜升，茎上部分枝伞房状；全部茎枝被污白色短柔毛，花序分枝及花梗上的毛密集，茎枝下部花期全部脱毛、疏毛。叶对生，无柄或几无柄；中部茎叶卵形、宽卵形，少有卵状披针形、长卵形或披针状卵形的，长 4.5 ～ 10 厘米，宽 3 ～ 5 厘米，基部圆形，顶端渐尖或钝，羽状脉 3 ～ 7 对，叶两面粗涩，被白色短柔毛及黄色腺点，下面及沿脉的毛较密，自中部向上及向下部的茎叶渐小，与茎中部的叶同型同质，茎基部叶花期枯萎，全部茎叶边缘有规则的圆锯齿。头状花序多数在茎顶及枝端排成大型疏散的复伞房花序，花序直径达 30 厘米。总苞钟状，长约 5 毫米，有 5 个小花；总苞片 3 层，覆瓦状排列；外层苞片短，卵形或披针状卵形，外面被短柔毛及稀疏腺点，长 1 ～ 2 毫米；中层及内层苞片渐长，长椭圆形或长椭圆状披针形，长 5 ～ 6 毫米，上部及边缘白色、膜质，背面无毛但有黄色腺点。花白色、粉色或红色；花冠长 5 毫米，外面被稀疏黄色腺点。瘦果淡黑褐色，椭圆状，长 3 毫米，有 5 棱，散布黄色腺点。花果期 6—11 月。

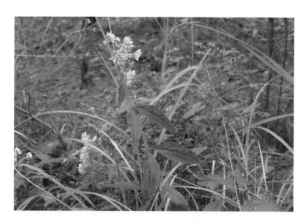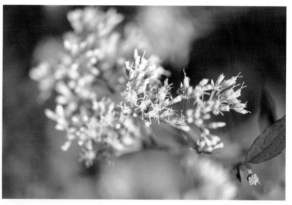

【生境与分布】生于山谷、山坡林缘、林下、灌丛或山坡草地，村舍旁及田间间或有之。产于我国东南及西南部（浙江、福建、安徽、湖北、湖南、广东、广西、云南、四川及贵州）。本市发现于刘家场镇。

【药材名】华泽兰。（《福建药物志》）

【来源】为菊科植物多须公的地上部分。

【采收加工】夏、秋季采收，洗净，鲜用或晒干。

【性味】味苦、辛，性平。有毒。

【功能主治】清热解毒，疏肝活血。用于风热感冒，胸胁痛，脘痛腹胀，跌打损伤，痈肿疮毒，蛇咬伤。

【应用举例】（1）治产后浮肿：华泽兰、防己各等份，研末。每日 2 次，每次 6 克，餐前黄酒送服。（《福建药物志》）

（2）治跌打损伤：华泽兰 15 克，米酒 500 克，浸 3 ～ 5 天。每日饮 2 酒盏，早晚各服 1 次。（《福

建药物志》）

（3）治臁疮：华泽兰鲜叶适量，人中白少许，捣烂外敷。待腐肉去尽后，再用海芋叶先密刺细孔，并于叶面涂上生桐油后，敷贴患部，每日换药 2 次。（《福建药物志》）

（4）治月经不调：鲜华泽兰 15 ～ 24 克，水煎冲黄酒 60 毫升。每日 1 剂，分 2 次餐前服。（《福建药物志》）

468. 林泽兰 *Eupatorium lindleyanum DC.*

【别名】尖佩兰、白鼓钉、化食草、毛泽兰、土升麻。

【植物形态】多年生草本，高 30 ～ 150 厘米。根茎短，有多数细根。茎直立，下部及中部红色或淡紫红色，基部直径达 2 厘米，常自基部分枝或不分枝而上部仅有伞房状花序分枝；全部茎枝被稠密的白色长或短柔毛。下部茎叶花期脱落；中部茎叶长椭圆状披针形或线状披针形，长 3 ～ 12 厘米，宽 0.5 ～ 3 厘米，不分裂或三全裂，质厚，基部楔形，顶端急尖，三出基脉，两面粗糙，被白色长或短粗毛及黄色腺点，上面及沿脉的毛密；自中部向上与向下的叶渐小，与中部茎叶同型同质；全部茎叶基出三脉，边缘有深或浅齿，无柄或几乎无柄。头状花序多数在茎顶或枝端排成紧密的伞房花序，花序直径 2.5 ～ 6 厘米，或排成大型的复伞房花序，花序直径达 20 厘米；花序枝及花梗紫红色或绿色，被白色密集的短柔毛。总苞钟状，含 5 个小花；总苞片覆瓦状排列，约 3 层；外层苞片短，长 1 ～ 2 毫米，披针形或宽披针形，中层及内层苞片渐长，长 5 ～ 6 毫米，长椭圆形或长椭圆状披针形；全部苞片绿色或紫红色，顶端急尖。花白色、粉红色或淡紫红色，花冠长 4.5 毫米，外面散生黄色腺点。瘦果黑褐色，长 3 毫米，椭圆状，5 棱，散生黄色腺点；冠毛白色，与花冠等长或稍长。花果期 5—12 月。

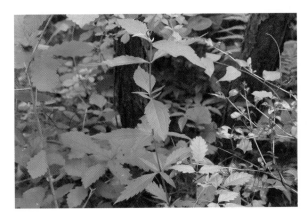 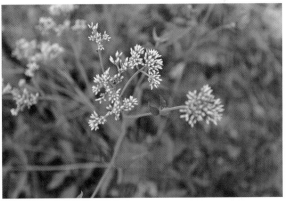

【生境与分布】生于山谷阴处水湿地、林下湿地或草原上，海拔 200 ～ 2600 米。除新疆未见记录外，遍布全国各地。本市发现于洈水镇、刘家场镇。

【药材名】野马追。（《中华人民共和国药典》）

【来源】为菊科植物林泽兰的地上部分。

【采收加工】秋季花初开时采割，晒干。

【性味】味苦，性平。

【功能主治】化痰止咳平喘。用于痰多咳嗽气喘。

【应用举例】（1）治慢性支气管炎：野马追 30 ～ 60 克，水煎服。（《全国中草药汇编》）

（2）治痰多咳嗽：白鼓钉 30 克，或配苏子、旋覆花各 9 克，水煎服。（《香港中草药》）

469. 牛膝菊 *Galinsoga parviflora* Cav.

【别名】兔儿草、珍珠草、铜锤草、辣子草。

【植物形态】一年生草本，高 10 ～ 80 厘米。茎纤细，基部直径不足 1 毫米，或粗壮，基部直径约 4 毫米，不分枝或自基部分枝，分枝斜升，全部茎枝被疏散或上部稠密的贴伏短柔毛和少量腺毛，茎基部和中部花期脱毛或稀毛。叶对生，卵形或长椭圆状卵形，长（1.5）2.5 ～ 5.5 厘米，宽（0.6）1.2 ～ 3.5 厘米，基部圆形、宽或狭楔形，顶端渐尖或钝，基出三脉或不明显五出脉，在叶下面稍突起，在上面平，有叶柄，柄长 1 ～ 2 厘米；向上及花序下部的叶渐小，通常披针形；全部茎叶两面粗涩，被白色稀疏贴伏的短柔毛，沿脉和叶柄上的毛较密，边缘具浅或钝锯齿或波状浅锯齿，在花序下部的叶有时全缘或近全缘。头状花序半球形，有长花梗，多数在茎枝顶端排成疏松的伞房花序，花序直径约 3 厘米。总苞半球形或宽钟状，宽 3 ～ 6 毫米；总苞片 1 ～ 2 层，约 5 个，外层短，内层卵形或卵圆形，长 3 毫米，顶端圆钝，白色，膜质。舌状花 4 ～ 5 个，舌片白色，顶端 3 齿裂，筒部细管状，外面被稠密白色短柔毛；管状花花冠长约 1 毫米，黄色，下部被稠密的白色短柔毛。托片倒披针形或长倒披针形，纸质，顶端 3 裂或不裂或侧裂。瘦果长 1 ～ 1.5 毫米，3 棱或中央的瘦果 4 ～ 5 棱，黑色或黑褐色，常压扁，被白色微毛。舌状花冠毛毛状，脱落；管状花冠毛膜片状，白色，披针形，边缘流苏状，固结于冠毛环上，正体脱落。花果期 7—10 月。

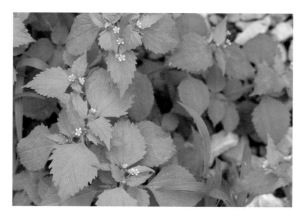 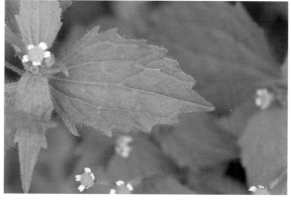

【生境与分布】生于林下、河谷地、荒野、河边、田间、溪边或市郊路旁。原产于南美洲，在我国归化。本市各地有分布。

【药材名】辣子草（《云南中草药选》）、向阳花（《昆明民间常用草药》）。

【来源】为菊科植物牛膝菊的全草或花。

【采收加工】辣子草：夏、秋季采收，洗净，鲜用或晒干。向阳花：秋季采摘，晒干。

【性味】辣子草：味淡，性平。向阳花：味微苦、涩，性平。

【功能主治】辣子草：清热解毒，止咳平喘，止血。用于扁桃体炎，咽喉炎，黄疸型肝炎，咳喘，肺结核，疔疮，外伤出血。

向阳花：清肝明目。用于夜盲症，视物模糊。

【应用举例】内服：煎汤，15 ～ 25 克，全草可用至 60 克。外用：适量，研末敷。

470. 鼠麹草 *Gnaphalium affine* D. Don

【别名】鼠耳草、无心草、香茅、毛耳朵、清明蒿、佛耳草、黄花子草。

【植物形态】一年生草本。茎直立或基部发出的枝下部斜升，高 10～40 厘米或更高，基部直径约 3 毫米，上部不分枝，有沟纹，被白色厚绵毛，节间长 8～20 毫米，上部节间罕有达 5 厘米。叶无柄，匙状倒披针形或倒卵状匙形，长 5～7 厘米，宽 11～14 毫米，上部叶长 15～20 毫米，宽 2～5 毫米，基部渐狭，稍下延，顶端圆，具刺尖头，两面被白色绵毛，上面常较薄，叶脉 1 条，在下面不明显。头状花序较多或较少数，直径 2～3 毫米，近无柄，在枝顶密集成伞房花序，花黄色至淡黄色；总苞钟形，直径 2～3 毫米；总苞片 2～3 层，金黄色或柠檬黄色，膜质，有光泽，外层倒卵形或匙状倒卵形，背面基部被绵毛，顶端圆，基部渐狭，长约 2 毫米，内层长匙形，背面通常无毛，顶端钝，长 2.5～3 毫米；花托中央稍凹入，无毛。雌花多数，花冠细管状，长约 2 毫米，花冠顶端扩大，3 齿裂，裂片无毛。两性花较少，管状，长约 3 毫米，向上渐扩大，檐部 5 浅裂，裂片三角状渐尖，无毛。瘦果倒卵形或倒卵状圆柱形，长约 0.5 毫米，有乳头状突起。冠毛粗糙，污白色，易脱落，长约 1.5 毫米，基部连合成 2 束。花期 1—4 月，8—11 月。

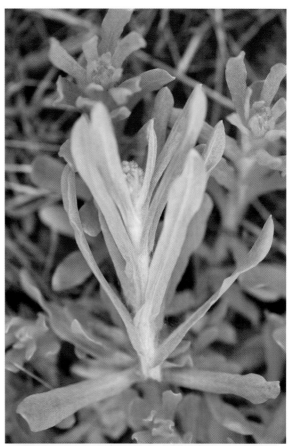

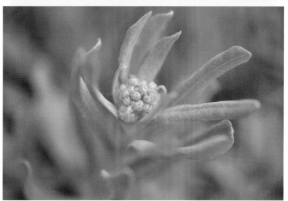

【生境与分布】生于低海拔干地或湿润草地上。产于我国台湾、华东、华南、华中、华北、西北及西南各省区。本市各地均有分布。

【药材名】鼠曲草。（《本草拾遗》）

【来源】为菊科植物鼠麹草的全草。

【采收加工】春季开花时采收，去尽杂质，晒干或鲜用。

【性味】味甘、微酸，性平。

【功能主治】化痰止咳，祛风除湿，解毒。用于咳喘痰多，风湿痹痛，泄泻，水肿，蚕豆病，赤白带下，痈肿疔疮，阴囊湿痒，荨麻疹，高血压。

【应用举例】（1）治一切咳嗽，不问新旧，喘顿不止，昼夜无时：款冬花二百枚，熟地黄（干）二两，佛耳草五十枚。上三味焙干，碾为粗末。每次二钱，装猛火于香炉中烧之，用纸作筒子，一头大，一头小，如粽样，安在炉上，以口吸烟尽为度，即以清茶咽下，有痰涎吐之。（《普济方》三奇散）

（2）治慢性气管炎：①鼠曲草、款冬花、杏仁、前胡各9克，浙贝母3克，麻黄3克，水煎服。②鼠曲草、盐肤木、胡颓子各15克，枇杷叶、白前各9克，水煎服。（《全国中草药汇编》）

471. 向日葵 *Helianthus annuus* L.

【别名】葵花、丈菊、迎阳花、太阳花、草天葵、转日莲。

【植物形态】一年生高大草本。茎直立，高1～3米，粗壮，被白色粗硬毛，不分枝或有时上部分枝。叶互生，心状卵圆形或卵圆形，顶端急尖或渐尖，有三基出脉，边缘有粗锯齿，两面被短糙毛，有长柄。头状花序极大，直径10～30厘米，单生于茎端或枝端，常下倾。总苞片多层，叶质，覆瓦状排列，卵形至卵状披针形，顶端尾状渐尖，被长硬毛或纤毛。花托平或稍凸，有半膜质托片。舌状花多数，黄色，舌片开展，长圆状卵形或长圆形，不结实。管状花极多数，棕色或紫色，有披针形裂片，结果实。瘦果倒卵形或卵状长圆形，稍扁压，长10～15毫米，有细肋，常被白色短柔毛，上端有2个膜片状早落的冠毛。花期7—9月，果期8—9月。

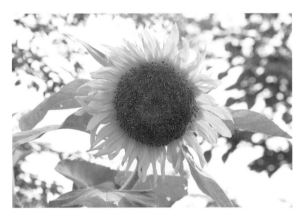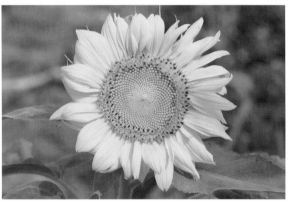

【生境与分布】原产于北美，世界各国均有栽培。本市各地有栽培。

【药材名】向日葵子（《采药书》）、向日葵花盘（《福建民间草药》）。

【来源】为菊科植物向日葵的果实或花盘。

【采收加工】秋季果实成熟后，割取花盘，晒干，打下果实，分别晒干。

【性味】向日葵子：味甘，性平。向日葵花盘：味甘，性寒。

【功能主治】向日葵子：透疹，止痢，透脓肿。用于疹发不透，血痢，慢性骨髓炎。

向日葵花盘：清热，平肝，止痛，止血。用于高血压，头痛头晕，耳鸣，脘腹痛，痛经，子宫出血，疮疹。

【应用举例】（1）向日葵子：①治虚弱头风：黑色葵花子（去壳）30克，蒸猪脑髓吃。（《贵州草药》）②治小儿麻疹不透：向日葵子1小酒杯，捣碎，开水冲服。（《浙江药用植物志》）③治慢性骨髓炎：向日葵子生熟各半，研粉调蜂蜜外敷。（《浙江药用植物志》）

（2）向日葵花盘：治头痛、头晕，鲜葵房（花盘）30～60克，煎水冲鸡蛋2个服。（《草药手册》）

472. 菊芋 *Helianthus tuberosus* L.

【别名】鬼子姜、洋姜、五星草、番羌。

【植物形态】多年生草本，高1～3米，有块状的地下茎及纤维状根。茎直立，有分枝，被白色短糙毛或刚毛。叶通常对生，有叶柄，但上部叶互生；下部叶卵圆形或卵状椭圆形，有长柄，长10～16厘米，宽3～6厘米，基部宽楔形或圆形，有时微心形，顶端渐细尖，边缘有粗锯齿，有离基三出脉，上面被白色短粗毛，下面被柔毛，叶脉上有短硬毛，上部叶长椭圆形至阔披针形，基部渐狭，下延成短翅状，顶端渐尖，短尾状。头状花序较大，少数或多数，单生于枝端，有1～2个线状披针形的苞叶，直立，直径2～5厘米，

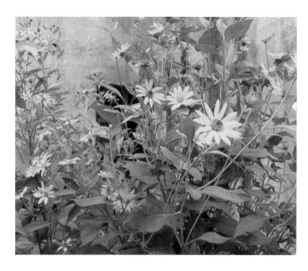

总苞片多层，披针形，长14～17毫米，宽2～3毫米，顶端长渐尖，背面被短伏毛，边缘被开展的缘毛；托片长圆形，长8毫米，背面有肋，上端不等三浅裂。舌状花通常12～20个，舌片黄色，开展，长椭圆形，长1.7～3厘米；管状花花冠黄色，长6毫米。瘦果小，楔形，上端有2～4个有毛的锥状扁芒。花期8—9月。

【生境与分布】原产于北美，在我国各地广泛栽培。本市各地有栽培。

【药材名】菊芋。（《全国中草药汇编》）

【来源】为菊科植物菊芋的块茎或茎叶。

【采收加工】秋季采挖块茎；夏、秋季采收茎叶，鲜用或晒干。

【性味】味甘、微苦，性凉。

【功能主治】清热凉血，消肿。用于热病，肠热出血，跌打损伤，骨折肿痛。

【应用举例】（1）治热病唇焦舌绛，肠热泻下：菊芋鲜块茎1块，生嚼服。（《浙江药用植物志》）
（2）治跌打损伤：菊芋鲜茎叶适量，捣敷。（《浙江药用植物志》）

473. 泥胡菜 *Hemistepta lyrata*（Bunge）Bunge

【别名】苦马菜、牛插鼻、石灰菜、猪兜菜、糯米菜、猫骨头、田青。

【植物形态】一年生草本，高30～100厘米。茎单生，很少簇生，通常纤细，被稀疏蛛丝毛，上部长分枝，少有不分枝的。基生叶长椭圆形或倒披针形，花期通常枯萎；中下部茎叶与基生叶同型，长4～15厘米或更长，宽1.5～5厘米或更宽，全部叶大头羽状深裂或几全裂，侧裂片2～6对，通常4～6对，极少为1对，倒卵形、长椭圆形、匙形、倒披针形或披针形，向基部的侧裂片渐小，顶裂片大，长菱形、三角形或卵形，全部裂片边缘具三角形锯齿或重锯齿，侧裂片边缘通常具稀锯齿，最下部侧裂片通常无锯齿；有时全部茎叶不裂或下部茎叶不裂，边缘有锯齿或无锯齿。全部茎叶质地薄，两面异色，上面绿色，无毛，下面灰白色，被厚或薄茸毛，基生叶及下部茎叶有长叶柄，叶柄长达8厘米，柄基扩大抱茎，上部茎叶的叶柄渐短，最上部茎叶无柄。头状花序在茎枝顶端排成疏松伞房花序，少有植株仅含一个头状花序而单生于茎顶的。总苞宽钟状或半球形，直径1.5～3厘米。总苞片多层，覆瓦状排列，最外层长三角形，长2毫米，宽1.3毫米；外层及中层椭圆形或卵状椭圆形，长2～4毫米，宽1.4～1.5毫米；最内层线状长椭圆形或

长椭圆形,长 7 ～ 10 毫米,宽 1.8 毫米。全部苞片质地薄,草质,中外层苞片外面上方近顶端有直立的鸡冠状突起的附片,附片紫红色,内层苞片顶端长渐尖,上方染红色,但无鸡冠状突起的附片。小花紫色或红色,花冠长 1.4 厘米,檐部长 3 毫米,深 5 裂,花冠裂片线形,长 2.5 毫米,细管部为细丝状,长 1.1 厘米。瘦果小,楔状或偏斜楔形,长 2.2 毫米,深褐色,压扁,有 13 ～ 16 条粗细不等的突起的尖细肋,顶端斜截形,有膜质果缘,基底着生面平或稍见偏斜。冠毛异型,白色,两层,外层冠毛刚毛羽毛状,长 1.3 厘米,基部连合成环,整体脱落;内层冠毛刚毛极短,鳞片状,3 ～ 9 个,着生于一侧,宿存。花果期 3—8 月。

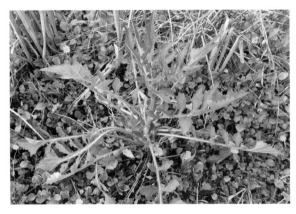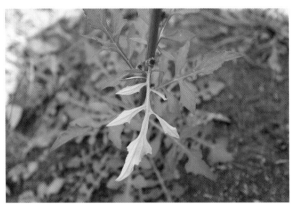

【生境与分布】山坡、山谷、平原、丘陵、林缘、林下、草地、荒地、田间、河边、路旁等处普遍有之,海拔 50 ～ 3280 米。除新疆、西藏外,遍布全国。本市各地广布。

【药材名】泥胡菜。(《救荒本草》)

【来源】为菊科植物泥胡菜的全草或根。

【采收加工】夏、秋季采集,洗净,鲜用或晒干。

【性味】味辛、苦,性寒。

【功能主治】清热解毒,散结消肿。用于痔瘘,痈肿疔疮,乳痈,淋巴结炎,风疹瘙痒,外伤出血,骨折。

【应用举例】(1)治乳痈:糯米菜叶、蒲公英各适量,捣绒外敷。(《贵州草药》)

(2)治颈淋巴结炎:鲜泥胡菜全草或鲜叶适量,或加食盐少许,捣烂敷患处。(《浙江药用植物志》)

(3)治各种疮疡:泥胡菜、蒲公英各 30 克,水煎服。(《河北中草药》)

474. 线叶旋覆花 *Inula linariifolia* Turcz.

【别名】金佛草、蚂蚱膀子、旋复梗、黄花草、驴耳朵、窄叶旋覆花。

【植物形态】多年生草本,基部常有不定根。茎直立,单生或 2 ～ 3 个簇生,高 30 ～ 80 厘米,多少粗壮,有细沟,被短柔毛,上部常被长毛,杂有腺体,中部以上或上部有多数细长常稍直立的分枝,全部有稍密的叶,节间长 1 ～ 4 厘米。基部叶和下部叶在花期常生存,线状披针形,有时椭圆状披针形,长 5 ～ 15 厘米,宽 0.7 ～ 1.5厘米,下部渐狭成长柄,边缘常反卷,有不明显的小锯齿,顶端渐尖,质较厚,上面无毛,下面有腺点,被蛛丝状短柔毛或长伏毛;中脉在上面稍下陷,网脉有时明显;中部叶渐无柄,上部叶渐狭小,线状披针形至线形。头状花序直径 1.5 ～ 2.5 厘米,在枝端单生或 3 ～ 5 个排列成伞房状;花序梗短或细长。总苞半球形,长 5 ～ 6 毫米;总苞片约 4 层,多少等长或外层较短,线状披针形,上部叶质,被腺和短柔毛,下部革质,但有时最外层叶状，较总苞稍长；内层较狭，顶端尖，除中脉外干膜质，有缘毛。舌状花较总苞长 2 倍；舌片黄色，长圆状线形，长达 10 毫米。管状花长 3.5 ～ 4 毫米，有尖三角形裂片。冠毛 1 层，白色，与管状花花冠等长，有多数微糙毛。子房和瘦果圆柱形，有细沟，被短粗毛。花期 7—9 月，果期 8—10 月。

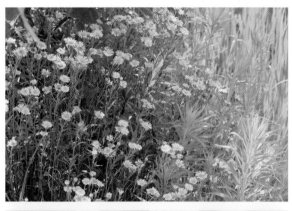

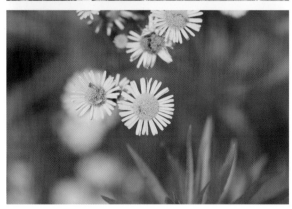

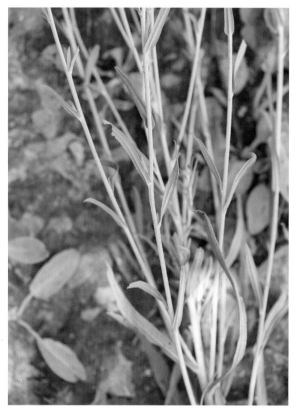

【生境与分布】生于山坡、荒地、路旁、河岸，海拔 150 ～ 500 米。产于我国东北部、北部、中部和东部各省。本市发现于浍水镇。

【药材名】金沸草。（《中华人民共和国药典》）

【来源】为菊科植物线叶旋覆花的地上部分。

【采收加工】夏、秋季采割，晒干。

【性味】味苦、辛、咸，性温。

【功能主治】降气，消痰，行水。用于外感风寒，痰饮蓄结，咳喘痰多，胸膈痞满。

【应用举例】（1）治外感风寒头痛：金沸草、前胡各 15 克，细辛 5 克，蔓荆子 15 克，生姜为引。水煎，日服 2 次。（《东北药用植物》）

（2）治咳嗽吐痰，鼻塞声重：金沸草 9 克，麻黄 6 克，荆芥 9 克，生姜 9 克，水煎服。（《甘肃中草药手册》）

（3）治咳嗽痰喘胸闷：金佛草、前胡、制半夏、枳壳各 9 克，水煎服。（《宁夏中草药手册》）

475. 山马兰 *Kalimeris lautureana*（Debx.）Kitam.

【别名】山鸡儿肠、山野粉团花。

【植物形态】多年生草本，高50～100厘米。茎直立，单生或2～3个簇生，具沟纹，被白色向上的糙毛，上部分枝。叶厚或近革质，下部叶花期枯萎；中部叶披针形或矩圆状披针形，长3～6(9)厘米，宽0.5～2(4)厘米，顶端渐尖或钝，茎部渐狭，无柄，有疏齿或羽状浅裂，分枝上的叶条状披针形，全缘，全部叶两面疏生短糙毛或无毛，边缘均有短糙毛。头状花序单生于分枝顶端且排成伞房状，直径2～3.5厘米。总苞半球形，直径10～14毫米；总苞片3层，覆瓦状排列，上部绿色，无毛，外层较短，长椭圆形，顶端微尖，内层倒披针状长椭圆形，长5～6毫米，宽2～3毫米，顶端钝，边缘有膜质繸状边缘。舌状花淡蓝色，长1.5～2厘米，宽2～3毫米，管部长约1.8毫米；管状花黄色，长约4毫米，管部长约1.3毫米。瘦果倒卵形，长3～4毫米，宽约2毫米，扁平，淡褐色，疏生短柔毛，有浅色边肋或偶有3肋而果呈三棱形。冠毛淡红色，长0.5～1毫米。

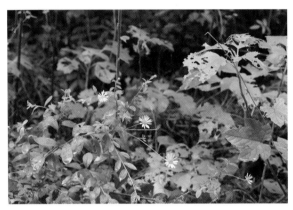 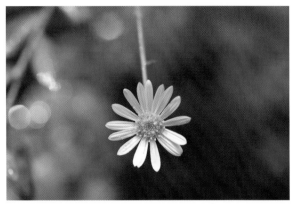

【生境与分布】生于山坡、草原、灌丛中。产于东北、华北、陕西、山东、河南及江苏（云台山）。本市发现于涴水镇。

【药材名】山马兰。（《长白山植物药志》）

【来源】为菊科植物山马兰的全草。

【采收加工】8—9月采收，洗净，鲜用或晒干。

【性味】味苦，性寒。

【功能主治】清热解毒，止血。用于感冒发热，咳嗽，急性咽炎，扁桃体炎，传染性肝炎，胃、十二指肠溃疡，疮疖肿毒，乳腺炎，外伤出血。

【应用举例】内服：煎汤，10～15克。外用：适量，捣敷。

476. 莴苣 *Lactuca sativa* L.

【别名】莴苣菜、千金菜、生菜、莴菜。

【植物形态】一年生或二年生草本，高25～100厘米。根垂直直伸。茎直立，单生，上部圆锥状花序分枝，全部茎枝白色。基生叶及下部茎叶大，不分裂，倒披针形、椭圆形或椭圆状倒披针形，长6～15厘米，宽1.5～6.5厘米，顶端急尖、短渐尖或圆形，无柄，基部心形或箭头状半抱茎，边缘波状或有细锯齿，向上的渐小，与基生叶及下部茎叶同型或披针形，圆锥花序分枝下部的叶及圆锥花序分枝上的叶极小，卵状心形，无柄，基部心形或箭头状抱茎，边缘全缘，全部叶两面无毛。头状花序多数或极多数，在茎枝顶端排成圆锥花序。总苞果期卵球形，长1.1厘米，宽6毫米；总苞片5层，最外层宽三角形，长约1毫米，宽约 2 毫米，外层三角形或披针形，长 5～7 毫米，宽约 2 毫米，中层披针形至卵状披针形，长约 9 毫米，宽 2～3 毫米，内层线状长椭圆形，长 1 厘米，宽约 2 毫米，全部总苞片顶端急尖，外面无毛。舌状小花约 15 枚。瘦果倒披针形，长 4 毫米，宽 1.3 毫米，压扁，浅褐色，每面有 6～7 条细脉纹，顶端急尖成细喙，喙细丝状，长约 4 毫米，与瘦果几等长。冠毛 2 层，纤细，微糙毛状。花果期 2—9 月。

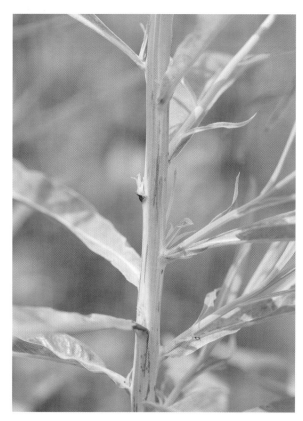
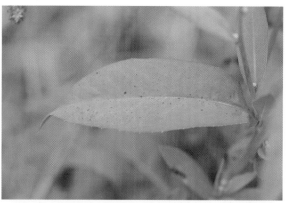
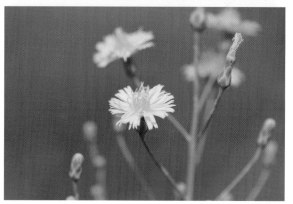

【生境与分布】全国各地栽培，也有野生。本市各地有分布。

【药材名】莴苣（《食疗本草》）、莴苣子（《本草纲目》）。

【来源】为菊科植物莴苣的茎、叶或果实。

【采收加工】莴苣：夏季嫩茎肥大时采收，多鲜用。

莴苣子：夏、秋季果实成熟时，割取地上部分，晒干，打下种子，除去杂质，储藏于干燥通风处。

【性味】莴苣：味苦、甘，性凉。莴苣子：味辛、苦，性微温。

【功能主治】莴苣：利尿，通乳，清热解毒。用于小便不利，尿血，乳汁不通，蛇虫咬伤，肿毒。

莴苣子：通乳汁，利小便，活血行瘀。用于乳汁不通，小便不利，跌打损伤，瘀肿疼痛，阴囊肿痛。

【应用举例】（1）莴苣：①治产后无乳：莴苣三枚，研作泥，好酒调开服。（《海上集验方》）

②治小便尿血：莴苣适量，捣敷脐上。（《本草纲目》）

（2）莴苣子：①治阴囊肿：莴苣子一合，捣末，水一盏，煎五沸，温服。（《本草纲目》）

②治跌打损伤：莴苣子，不拘多少，微炒研细末。每服三钱，用好酒调服。（《万病回春》接骨散）

477. 稻槎菜 *Lapsana apogonoides* Maxim.

【别名】鹅里腌、回荠。

【植物形态】一年生矮小草本，高7～20厘米。茎细，自基部发出多数或少数的簇生分枝及莲座状叶丛；全部茎枝柔软，被细柔毛或无毛。基生叶椭圆形、长椭圆状匙形或长匙形，长3～7厘米，宽1～2.5厘米，大头羽状全裂或几全裂，有长1～4厘米的叶柄，顶裂片卵形、菱形或椭圆形，边缘有极稀疏的小尖头，或长椭圆形而边缘大锯齿，齿顶有小尖头，侧裂片2～3对，椭圆形，边缘全缘或有极稀疏针刺状小尖头；茎生叶少数，与基生叶同型并等样分裂，向上茎叶渐小，不裂。全部叶质地柔软，两面同色，绿色，或下面色淡，淡绿色，几无毛。头状花序小，果期下垂或歪斜，少数（6～8枚）在茎枝顶端排列成疏松的伞房状圆锥花序，花序梗纤细，总苞椭圆形或长圆形，长约5毫米；总苞片2层，外层卵状披针形，长达1毫米，宽0.5毫米，内层椭圆状披针形，长5毫米，宽1～1.2毫米，先端喙状；全部总苞片草质，外面无毛。舌状小花黄色，两性。瘦果淡黄色，稍压扁，长椭圆形或长椭圆状倒披针形，长4.5毫米，宽1毫米，有12条粗细不等细纵肋，肋上有微粗毛，顶端两侧各有1枚下垂的长钩刺，无冠毛。花果期1—6月。

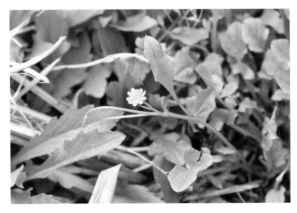 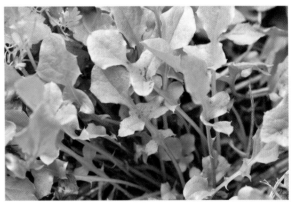

【生境与分布】生于田野、荒地、溪边及路边。分布于东部沿海和中南等地。本市广布。

【药材名】稻槎菜。（《植物名实图考》）

【来源】为菊科植物稻槎菜的全草。

【采收加工】春、夏季采收，洗净，鲜用或晒干。

【性味】味苦，性平。

【功能主治】清热解毒，透疹。用于咽喉肿痛，痢疾，疮疡肿毒，蛇咬伤，麻疹透发不畅。

【应用举例】（1）治喉炎：稻槎菜全草60克，捣烂绞汁冲蜂蜜服，每日3～4次。（《浙江药用植物志》）

（2）治小儿麻疹：稻槎菜全草6～9克，水煎代茶，能促使早透，防止并发症。（《食物中药与便方》）

478. 假福王草 *Paraprenanthes sororia*（Miq.）Shih

【别名】堆莴苣、江维草、山活血。

【植物形态】一年生草本，高50～150厘米。茎直立，单生，上部圆锥状花序分枝，全部茎枝光滑无毛。基生叶花期枯萎；下部及中部茎叶大头羽状半裂或深裂或几全裂，极少羽状深裂或几全裂，有长4～7厘米的狭或宽翼柄，顶裂片大，宽三角状戟形、三角状心形、三角形或宽卵状三角形，长5.5～15厘米，宽5.5～15

厘米，顶端急尖，边缘有大或小锯齿或重锯齿，齿顶及齿缘有小尖头，基部戟形或心形或平截，极少顶裂片与侧裂片等大或几等大，披针形或不规则菱状披针形，长4～11厘米，宽3～7厘米，侧裂片1～2（3）对，椭圆形，下方的侧裂片更小，三角状锯齿形，全部侧裂片顶端圆形或急尖，有小尖头，边缘有小尖头状锯齿；羽轴有宽或狭翼；上部茎叶小，不裂，戟形、卵状戟形、披针形或长椭圆形，有短翼柄或无柄；全部叶两面无毛。头状花序多数，沿茎枝顶端排成圆锥状花序。总苞圆柱状，长1.1厘米，宽约2毫米；总苞片4层，外层及最外层短，卵形至披针形，长1～2毫米，宽不足1毫米，顶端急尖，内层及最内层长，长1.1厘米，宽1毫米，线状披针形，顶端钝或圆形；全部苞片外面无毛，有时淡紫红色。舌状小花粉红色，约10枚。瘦果黑色，稍粗厚，压扁，纺锤状，顶端窄，淡黄白色，长4.3～5毫米，每面有5条高起纵肋。冠毛2层，白色，长7毫米，微糙毛状。花果期5—8月。

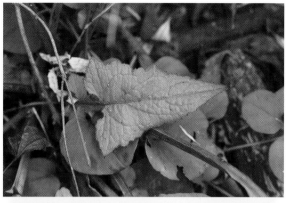

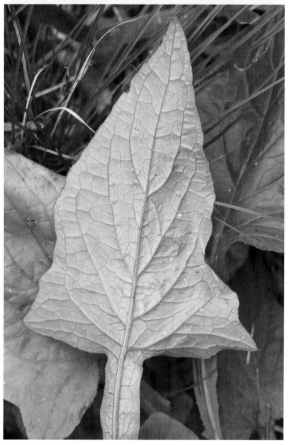

【生境与分布】生于山坡、山谷灌丛、林下，海拔200～3200米。本市发现于刘家场镇。

【药材名】假福王草。（《湖南药物志》）

【来源】为菊科植物假福王草的全草。

【采收加工】夏、秋季采收，洗净，鲜用。

【性味】味苦，性寒。

【功能主治】清热解毒，止血。用于疮疖肿毒，蝮蛇咬伤，外伤出血。

【应用举例】治疮疖肿毒：假福王草鲜品适量，捣敷。（《湖南药物志》）

479. 风毛菊 *Saussurea japonica*（Thunb.）DC.

【别名】八棱麻、八棱木、八面风、三棱草。

【植物形态】二年生草本，高50～150（200）厘米。根倒圆锥状或纺锤形，黑褐色，生多数须根。茎直立，基部直径1厘米，通常无翼，极少有翼，被稀疏的短柔毛及金黄色的小腺点。基生叶与下部茎叶有叶柄，柄长3～3.5（6）厘米，有狭翼，叶片椭圆形、长椭圆形或披针形，长7～22厘米，宽3.5～9厘米，羽状深裂，侧裂片7～8对，长椭圆形、椭圆形、偏斜三角形、线状披针形或线形，中部的侧裂片较大，向两端的侧裂片较小，全部侧裂片顶端钝或圆形，边缘全缘或极少边缘有少数大锯齿，顶裂片披针

形或线状披针形，较长，极少基生叶不分裂，披
针形或线状披针形，全缘或有大锯齿；中部茎叶
与基生叶及下部茎叶同型并等样分裂，但渐小，
有短柄；上部茎叶与花序分枝上的叶更小，羽状
浅裂或不裂，无柄；全部两面同色，绿色，下面
色淡，两面有稠密的凹陷性的淡黄色小腺点。头
状花序多数，在茎枝顶端排成伞房状或伞房圆锥
花序，有小花梗。总苞圆柱状，直径 5 ～ 8 毫米，
被白色稀疏的蛛丝状毛；总苞片 6 层，外层长卵形，

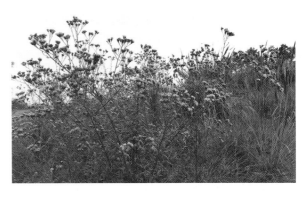

长 2.8 毫米，宽约 1 毫米，顶端微扩大，紫红色，中层与内层倒披针形或线形，长 4 ～ 9 毫米，宽 0.8 ～ 1
毫米，顶端有扁圆形的紫红色的膜质附片，附片边缘有锯齿。小花紫色，长 10 ～ 12 毫米，细管部长 6 毫米，
檐部长 4 ～ 6 毫米。瘦果深褐色，圆柱形，长 4 ～ 5 毫米。冠毛白色，2 层，外层短，糙毛状，长 2 毫米，
内层长，羽毛状，长 8 毫米。花果期 6—11 月。

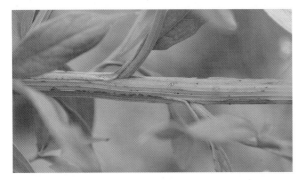

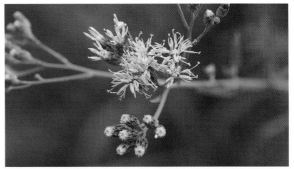

【生境与分布】生于山坡、山谷、林下、灌丛、荒坡、水旁、田中。分布于全国各地。本市发现于刘
家场镇。

【药材名】风毛菊、八楞木（《饮片新参》）。

【来源】为菊科植物风毛菊的全草。

【采收加工】7—8 月采收，洗净，切段晒干或鲜用。

【性味】味苦、辛，性平。

【功能主治】祛风除湿，散瘀止痛。用于风湿痹痛，跌打损伤。

【应用举例】治跌打损伤：风毛菊 9 ～ 15 克，煎汤或浸酒；外用适量，捣敷或煎水洗。（《贵州民
间方药集》）

480. 华北鸦葱 *Scorzonera albicaulis* Bunge

【别名】白茎鸦葱、茅草细辛、毛草七、倒扎草根、仙茅参、独脚茅草、笔管草。

【植物形态】多年生草本，高达 120 厘米。根圆柱状或倒圆锥状，直径达 1.8 厘米。茎单生或少数茎
成簇生，上部伞房状或聚伞花序状分枝，全部茎枝被白色茸毛，但在花序脱毛，茎基被棕色的残鞘。基生
叶与茎生叶同型，线形、宽线形或线状长椭圆形，宽 0.3 ～ 2 厘米，边缘全缘，极少有浅波状微齿，两面

光滑无毛，三至五出脉，两面明显，基生叶基部鞘状扩大，抱茎。头状花序在茎枝顶端排成伞房花序，花序分枝长或排成聚伞花序而花序分枝短或长短不一。总苞圆柱状，花期直径 1 厘米，果期直径增大；总苞片约 5 层，外层三角状卵形或卵状披针形，长 5 ～ 8 毫米，宽约 4 毫米，中内层椭圆状披针形、长椭圆形至宽线形。全部总苞片被薄柔毛，但果期稀毛或无毛，顶端急尖或钝。舌状小花黄色。瘦果圆柱状，长 2.1 厘米，有多数高起的纵肋，无毛，无脊瘤，向顶端渐细成喙状。冠毛污黄色，其中 3 ～ 5 根超长，超长冠毛长达 2.4 厘米，非超长冠毛刚毛长达 1.8 厘米，全部冠毛大部羽毛状，羽枝蛛丝毛状，上部为细锯齿状，基部连合成环，整体脱落。花果期 5—9 月。

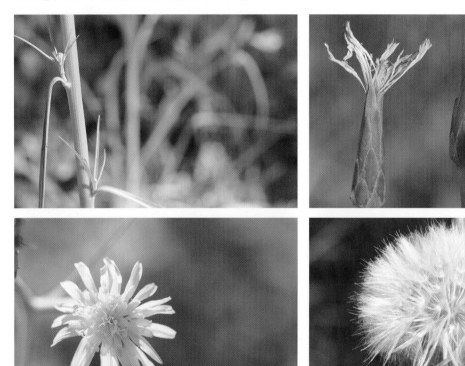

【生境与分布】生于山谷或山坡杂木林下或林缘、灌丛中，或生于荒地、田间。分布于我国东北、内蒙古、河北、山西、陕西、山东、安徽、河南、湖北、浙江、贵州等地。本市发现于卸甲坪乡。

【药材名】鸦葱、丝茅七。（《陕西中草药》）

【来源】为菊科植物华北鸦葱的根。

【采收加工】夏、秋季采挖，洗净，鲜用或晒干，或蒸后晒干。

【性味】味苦，性凉。

【功能主治】清热解毒，凉血散瘀。用于风热感冒，痈肿疔毒，带状疱疹，月经不调，乳汁不畅，跌打损伤。

【应用举例】（1）治带状疱疹：鸦葱鲜品折断，取乳汁外搽。（《青岛中草药手册》）

（2）治跌打损伤，月经倒行：倒扎草根 9 ～ 15 克，蒸酒服。（《贵州民间药物》）

（3）治扁平疣：取鸦葱白乳浆，外涂疣上，不要洗掉，每日涂换 1 次，数日后自行脱落。（《东北药用植物》）

481. 千里光 *Senecio scandens* Buch. –Ham. ex D. Don

【别名】九里明、黄花草、眼明草、九里光、光明草、千家药、风灯草。

【植物形态】多年生攀援草本，根状茎木质，粗，直径达1.5厘米。茎伸长，弯曲，长2～5米，多分枝，被柔毛或无毛，老时变木质，皮淡色。叶具柄，叶片卵状披针形至长三角形，长2.5～12厘米，宽2～4.5厘米，顶端渐尖，基部宽楔形、截形、戟形，稀心形，通常具浅或深齿，稀全缘，有时具细裂或羽状浅裂，至少向基部具1～3对较小的侧裂片，两面被短柔毛至无毛；羽状脉，侧脉7～9对，弧状，叶脉明显；叶柄长0.5～1（2）

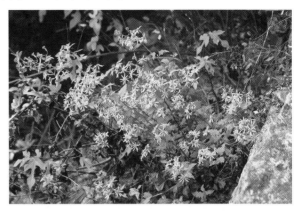

厘米，具柔毛或近无毛，无耳或基部有小耳；上部叶变小，披针形或线状披针形，长渐尖。头状花序有舌状花，多数，在茎枝端排列成顶生复聚伞圆锥花序；分枝和花序梗被密至疏短柔毛；花序梗长1～2厘米，具苞片，小苞片通常1～10，线状钻形。总苞圆柱状钟形，长5～8毫米，宽3～6毫米，具外层苞片；苞片约8，线状钻形，长2～3毫米。总苞片12～13，线状披针形，渐尖，上端和上部边缘有缘毛状短柔毛，草质，边缘宽干膜质，背面有短柔毛或无毛，具3脉。舌状花8～10，管部长4.5毫米；舌片黄色，长圆形，长9～10毫米，宽2毫米，钝，具3细齿，具4脉；管状花多数；花冠黄色，长7.5毫米，管部长3.5毫米，檐部漏斗状；裂片卵状长圆形，尖，上端有乳头状毛。花药长2.3毫米，基部有钝耳；耳长约为花药颈部1/7；附片卵状披针形；花药颈部伸长，向基部略膨大；花柱分枝长1.8毫米，顶端截形，有乳头状毛。瘦果圆柱形，长3毫米，被柔毛；冠毛白色，长7.5毫米。

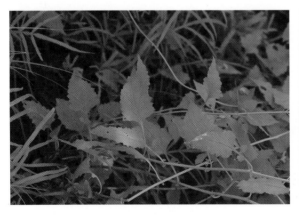
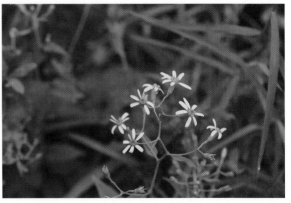

【生境与分布】常生于森林、灌丛中，攀援于灌木、岩石上或溪边，海拔50～3200米。产于西藏、陕西、湖北、四川、贵州、云南、安徽、浙江、江西、福建、湖南、广东、广西、台湾等地。本市各地均有分布。

【药材名】千里光。（《中华人民共和国药典》）

【来源】为菊科植物千里光的地上部分。

【采收加工】全年可采收，除去杂质，阴干。

【性味】味苦，性寒。

【功能主治】清热解毒，明目，利湿。用于痈肿疮毒，感冒发热，目赤肿痛，泄泻痢疾，皮肤湿疹。

【应用举例】（1）治疮痈溃烂：九里明、半边莲、犁头草各适量，共捣烂，敷患处。（《广西民间常用中草药手册》）

（2）治目赤肿痛：九里明60克，路边菊30克，水煎，先熏后洗患处。（《广西民间常用中草药手册》）

482. 毛梗豨莶 *Siegesbeckia glabrescens* Makino

【别名】光豨莶。

【植物形态】一年生草本。茎直立，较细弱，高30～80厘米，通常上部分枝，被平伏短柔毛，有时上部毛较密。基部叶花期枯萎；中部叶卵圆形、三角状卵圆形或卵状披针形，长2.5～11厘米，宽1.5～7厘米，基部宽楔形或钝圆形，有时下延成具翼的长0.5～6厘米的柄，顶端渐尖，边缘有规则的齿；上部叶渐小，卵状披针形，长1厘米，宽0.5厘米，边缘有疏齿或全缘，有短柄或无柄；全部叶两面被柔毛，基出三脉，叶脉在叶下面稍突起。头状花序直径10～18毫米，多数头状花序在枝端排列成疏散的圆锥花序；花梗纤细，疏生平伏短柔毛。总苞钟状；总苞片2层，叶质，背面密被紫褐色头状有柄的腺毛；外层苞片5枚，线状匙形，长6～9毫米，内层苞片倒卵状长圆形，长3毫米。托片倒卵状长圆形，背面疏被头状具柄腺毛。雌花花冠的管部长约0.8毫米，两性花花冠上部钟状，顶端4～5齿裂。瘦果倒卵形，4棱，长约2.5毫米，有灰褐色环状突起。花期4—9月，果期6—11月。

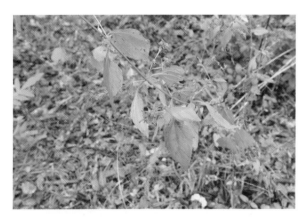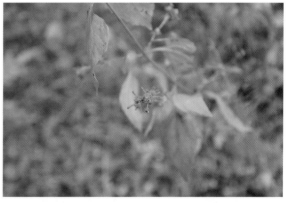

【生境与分布】生于路边、旷野荒草地和山坡灌丛中，海拔300～1000米。产于浙江、福建、安徽、江西、湖北、湖南、四川、广东及云南等地。本市各地有分布。

【药材名】豨莶草。（《中华人民共和国药典》）

【来源】为菊科植物毛梗豨莶的地上部分。

【采收加工】夏、秋季开花前或花期均可采割，除去杂质，晒干。

【性味】味辛、苦，性寒。

【功能主治】祛风湿，利关节，解毒。用于风湿痹痛，筋骨无力，腰膝酸软，四肢麻痹，半身不遂，风疹湿疮。

【应用举例】（1）治高血压：豨莶草、臭梧桐、夏枯草各9克，水煎服，每日1次。（《青岛中草药手册》）

（2）治慢性肾炎：豨莶草30克，地耳草15克，水煮冲红糖服。（《浙江药用植物志》）

483. 蒲儿根 *Sinosenecio oldhamianus*（Maxim.）B. Nord.

【别名】黄菊莲、猫耳朵、野麻叶、犁头草。

【植物形态】多年生或二年生茎叶草本。根状茎木质，粗，具多数纤维状根。茎单生，或有时数个，直立，高40～80厘米或更高，基部直径4～5毫米，不分枝，被白色蛛丝状毛及疏长柔毛，或多少脱毛至近无毛。基部叶在花期凋落，具长叶柄；下部茎叶具柄，叶片卵状圆形或近圆形，长3～5（8）厘米，宽3～6厘米，顶端尖或渐尖，基部心形，边缘具浅至深重齿或重锯齿，齿端具小尖，膜质，上面绿色，被疏蛛丝状毛至近无毛，下面被白蛛丝状毛，有时或多或少脱毛，掌状5脉，叶脉两面明显；叶柄长3～6厘米，被白色蛛丝状毛，基部稍扩大，上部叶渐小，叶片卵形或卵状三角形，基部楔形，具短柄；最上部叶卵形或卵状披针形。头状花序多数排列成顶生复伞房状花序；花序梗细，长1.5～3厘米，被疏柔毛，基部通常具1线形苞片。总苞宽钟状，长3～4毫米，宽2.5～4毫米，无外层苞片；总苞片约13，1层，长圆状披针形，宽约1毫米，顶端渐尖，紫色，草质，具膜质边缘，外面被白色蛛丝状毛或短柔毛至无毛。舌状花约13，管部长2～2.5毫米，无毛，舌片黄色，长圆形，长8～9毫米，宽1.5～2毫米，顶端钝，具3细齿，4条脉；管状花多数，花冠黄色，长3～3.5毫米，管部长1.5～1.8毫米，檐部钟状；裂片卵状长圆形，长约1毫米，顶端尖；花药长圆形，长0.8～0.9毫米，基部钝，附片卵状长圆形；花柱分枝外弯，长0.5毫米，顶端截形，被乳头状毛。瘦果圆柱形，长1.5毫米，舌状花瘦果无毛，在管状花被短柔毛；冠毛在舌状花缺，管状花冠毛白色，长3～3.5毫米。花期1—12月。

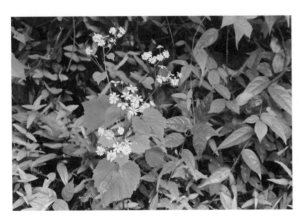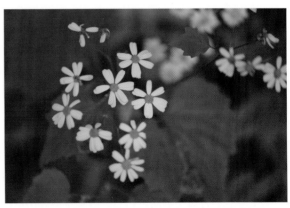

【生境与分布】生于林缘、草坡、荒地及路旁与林下阴湿处。分布于西北、华东、中南、西南等地。本市发现于卸甲坪乡。

【药材名】蒲儿根、肥猪苗。（《贵州民间药物》）

【来源】为菊科植物蒲儿根的全草。

【采收加工】夏季采收，洗净，鲜用或晒干。

【功能主治】清热解毒，利湿，活血。用于痈疮肿毒，尿路感染，湿疹，跌打损伤。

【应用举例】（1）治疮疖：猫耳朵鲜叶适量，加等量紫花地丁，捣烂敷患处。（《陕西中草药》）

（2）治疮毒化脓：蒲儿根、枇杷树皮各适量，捣烂，敷患处。（《湖南药物志》）

484. 一枝黄花 *Solidago decurrens* Lour.

【别名】千根癀、一枝香、黄花仔、金锁匙、金柴胡、肺痈草、大败毒。

【植物形态】多年生草本，高35～100厘米。茎直立，通常细弱，单生或少数簇生，不分枝或中部以上有分枝。中部茎叶椭圆形、长椭圆形、卵形或宽披针形，长2～5厘米，宽1～1.5（2）厘米，下部楔形渐窄，有具翅的柄，仅中部以上边缘有细齿或全缘；向上叶渐小；下部叶与中部茎叶同型，有长2～4厘米或更长的翅柄。全部叶质地较厚，叶两面、沿脉及叶缘有短柔毛或下面无毛。头状花序较小，长6～8毫米，宽6～9

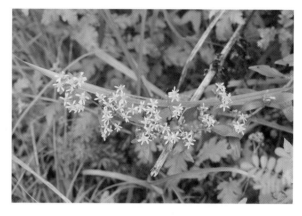

毫米，多数在茎上部排列成紧密或疏松的长6～25厘米的总状花序或伞房圆锥花序，少有排列成复头状花序的。总苞片4～6层，披针形或狭披针形，顶端急尖或渐尖，中内层长5～6毫米。舌状花舌片椭圆形，长6毫米。瘦果长3毫米，无毛，极少有在顶端被稀疏柔毛的。花果期4—11月。

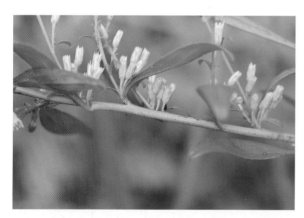
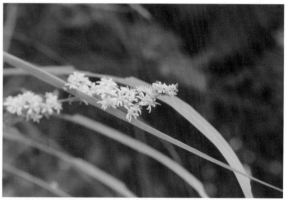

【生境与分布】生于阔叶林缘、林下、灌丛中及山坡草地上。这是一个产于我国南方的种。江苏、浙江、安徽、江西、四川、贵州、湖南、湖北、广东、广西、云南及陕西南部、台湾等地广为分布。本市各地有分布。

【药材名】一枝黄花。（《中华人民共和国药典》）

【来源】为菊科植物一枝黄花的全草。

【采收加工】秋季花果期采挖，除去泥沙，晒干。

【性味】味辛、苦，性凉。

【功能主治】清热解毒，疏散风热。用于喉痹，乳蛾，咽喉肿痛，疮疖肿毒，风热感冒。

【应用举例】（1）治肺痈：一枝黄花根15克，猪肺1具，水炖，服汤食肺。（《江西草药》）

（2）治小儿急惊风：鲜一枝黄花30克，生姜1片。同捣烂取汁，开水冲服。（《闽东本草》）

485. 苦苣菜 *Sonchus oleraceus* L.

【别名】苦荬菜、滇苦荬菜、苦菜、游冬、滇苦菜。

【植物形态】一年生或二年生草本。根圆锥状，垂直直伸，有多数纤维状的须根。茎直立，单生，高40～150厘米，有纵条棱或条纹，不分枝或上部有短的伞房花序状或总状花序式分枝，全部茎枝光滑无毛，或上部花序分枝及花序梗被头状具柄的腺毛。基生叶羽状深裂，长椭圆形或倒披针形，或大头羽状深裂，倒披针形，或基生叶不裂，椭圆形、椭圆状戟形、三角形或三角状戟形或圆形，全部基生叶基部渐狭成长或短翼柄；中下部茎叶羽状深裂或大头状羽状深裂，椭圆形或倒披针形，长3～12厘米，宽2～7厘米，基部急狭成翼柄，翼狭窄或宽大，向柄基且逐渐加宽，柄基圆耳状抱茎，顶裂片与侧裂片等大或较大或大，宽三角形、戟状宽三角形、卵状心形，侧生裂片1～5对，椭圆形，常下弯，全部裂片顶端急尖或渐尖，下部茎叶或接花序分枝下方的叶与中下部茎叶同型并等样分裂或不分裂而披针形或线状披针形，且顶端长渐尖，下部宽大，基部半抱茎；全部叶或裂片边缘及抱茎小耳边缘有大小不等的急尖锯齿或大锯齿或上部及接花序分枝处的叶，边缘大部全缘或上半部边缘全缘，顶端急尖或渐尖，两面光滑无毛，质地薄。头状花序少数在茎枝顶端排紧密的伞房花序或总状花序或单生于茎枝顶端。总苞宽钟状，长1.5厘米，宽1厘米；总苞片3～4层，覆瓦状排列，向内层渐长；外层长披针形或长三角形，长3～7毫米，宽1～3毫米，中内层长披针形至线状披针形，长8～11毫米，宽1～2毫米；全部总苞片顶端长急尖，外面无毛或外层或中内层上部沿中脉有少数头状具柄的腺毛。舌状小花多数，黄色。瘦果褐色，长椭圆形或长椭圆状倒披针形，长3毫米，宽不足1毫米，压扁，每面各有3条细脉，肋间有横皱纹，顶端狭，无喙，冠毛白色，长7毫米，单毛状，彼此纠缠。花果期5—12月。

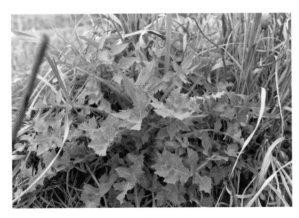 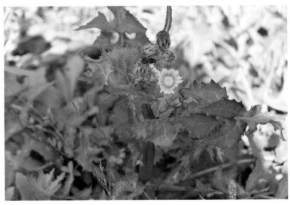

【生境与分布】生于山坡或山谷林缘、林下或平地田间、空旷处或近水处，海拔170～3200米。几乎遍布全球。本市各地均有分布。

【药材名】苦菜。（《神农本草经》）

【来源】为菊科植物苦苣菜的全草。

【采收加工】冬、春、夏季均可采收，鲜用或切段晒干。

【性味】味苦，性寒。

【功能主治】清热解毒，凉血止血。用于肠炎，痢疾，黄疸，淋证，咽喉肿痛，疮疡肿毒，乳腺炎，痔瘘，吐血，衄血，咯血，尿血，便血，崩漏。

【应用举例】（1）治暴热身黄，大便闭塞：苦菜煮汁服之。（《普济方》）

（2）治乳腺炎：苦苣菜鲜全草适量，捣烂敷患处。（《浙江药用植物志》）

486. 万寿菊 *Tagetes erecta* L.

【别名】臭芙蓉、金菊、里苦艾、蜂窝菊、金鸡菊、孔雀菊。

【植物形态】一年生草本，高50～150厘米。茎直立，粗壮，具纵细条棱，分枝向上平展。叶羽状分裂，长5～10厘米，宽4～8厘米，裂片长椭圆形或披针形，边缘具锐锯齿，上部叶裂片的齿端有长细芒；沿叶缘有少数腺体。头状花序单生，直径5～8厘米，花序梗顶端棍棒状膨大；总苞长1.8～2厘米，宽1～1.5厘米，杯状，顶端具齿尖；舌状花黄色或暗橙色；长2.9厘米，舌片倒卵形，长1.4厘米，宽1.2厘米，基部收缩成长爪，顶端微弯缺；管状花花冠黄色，长约9毫米，顶端具5齿裂。瘦果线形，基部缩小，黑色或褐色，长8～11毫米，被短微毛；冠毛有1～2个长芒和2～3个短而钝的鳞片。花期7—9月。

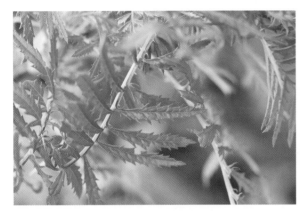 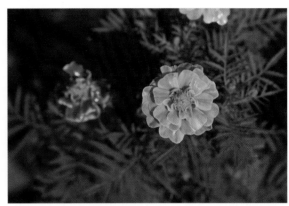

【生境与分布】原产于墨西哥。我国各地均有栽培。本市发现于卸甲坪乡。

【药材名】万寿菊花。（《植物名实图考》）

【来源】为菊科植物万寿菊的花。

【采收加工】夏、秋季采花，鲜用或晒干。

【性味】味苦、微辛，性凉。

【功能主治】清热解毒，化痰止咳。用于上呼吸道感染，百日咳，结膜炎，口腔炎，牙痛，咽炎，小儿惊风，经闭，血瘀腹痛，痈疮肿毒。

【应用举例】（1）治百日咳：蜂窝菊15朵，煎水加红糖服。（《昆明民间常用草药》）

（2）治腮腺炎，乳腺炎：蜂窝菊、重楼、银花各适量，共研末。醋调外敷患处。（《昆明民间常用草药》）

487. 蒲公英 *Taraxacum mongolicum* Hand. –Mazz.

【别名】婆婆丁、仆公罂、地丁、狗乳草、奶汁草、黄狗头。

【植物形态】多年生草本。根圆柱状，黑褐色，粗壮。叶倒卵状披针形、倒披针形或长圆状披针形，长4～20厘米，宽1～5厘米，先端钝或急尖，边缘有时具波状齿或羽状深裂，有时倒向羽状深裂或大头羽状深裂，顶端裂片较大，三角形或三角状戟形，全缘或具齿，每侧裂片3～5片，裂片三角形或三角状披针形，通常具齿，平展或倒向，裂片间常夹生小齿，基部渐狭成叶柄，叶柄及主脉常带红紫色，疏被蛛丝状白色柔毛或几无毛。花葶1至数个，与叶等长或稍长，高10～25厘米，上部紫红色，密被蛛丝状白色长柔毛；头状花序直径30～40毫米；总苞钟状，长12～14毫米，淡绿色；总苞片2～3层，外层总苞片卵状披针形或披针形，长8～10毫米，宽1～2毫米，边缘宽膜质，基部淡绿色，上部紫红色，先端增厚或具小到中等的角状突起；内层总苞片线状披针形，长10～16毫米，宽2～3毫米，先端紫红色，具小角状突起；舌状花黄色，舌片长约8毫米，宽约1.5毫米，边缘花舌片背面具紫红色条纹，花药和柱头暗绿色。瘦果倒卵状披针形，暗褐色，长4～5毫米，宽1～1.5毫米，上部具小刺，下部具成行排列的小瘤，顶端逐渐收缩为长约1毫米

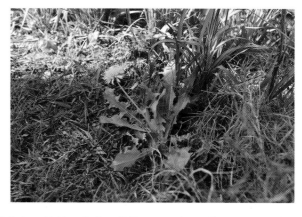

的圆锥至圆柱形喙基，喙长6～10毫米，纤细；冠毛白色，长约6毫米。花期4—9月，果期5—10月。

【生境与分布】广泛生于中、低海拔地区的山坡草地、路边、田野、河滩。产于黑龙江、吉林、辽宁、内蒙古、河北、山西、陕西、甘肃、青海、山东、江苏、安徽、浙江、福建北部、台湾、河南、湖北、湖南、广东北部、四川、贵州、云南等地。本市广布。

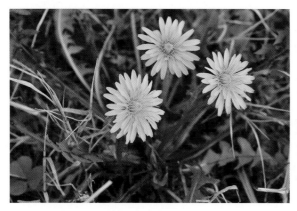

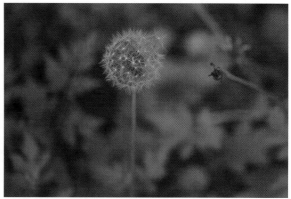

【药材名】蒲公英。（《中华人民共和国药典》）

【来源】为菊科植物蒲公英的全草。

【采收加工】春至秋季花初开时连根采挖，除去杂质，洗净，晒干。

【性味】味苦、甘，性寒。

【功能主治】清热解毒，消痈散结，利尿通淋。用于疔疮肿毒，乳痈，瘰疬，目赤，咽痛，肺痈，肠痈，湿热黄疸，热淋涩痛。

【应用举例】（1）治乳痈初起，肿痛未成脓者：蒲公英春、秋季开黄花似菊，取连根蒂叶二两捣烂，用好酒半斤同煎数沸，存渣敷肿上，用酒热服，盖睡一时许，再用连须葱白一茶盏催之，得微汗而散。（《外科正宗》治乳便用方）

（2）治尿道炎：蒲公英15克，车前草15克，瞿麦15克，忍冬藤9克，石韦9克，水煎服。（《青岛中草药手册》）

488. 南漳斑鸠菊 *Vernonia nantcianensis*（Pamp.）Hand. –Mazz.

【别名】狗仔草。

【植物形态】一年生草本，高 50 ～ 80（100）厘米。茎直立或斜升，上部分枝，具明显的条纹，被疏糙短毛和无柄的腺毛，少有近无毛；叶具柄，薄纸质，卵状或披针状椭圆形，长 3 ～ 10 厘米，宽 1 ～ 4 厘米，顶端长或短渐尖，基部楔状狭成长 0.5 ～ 1.5 厘米的叶柄，边缘中部或中部以上有疏锯齿；侧脉 5 ～ 7 对，主脉和侧脉在下面不明显或几不突起，上面被疏贴生短糙毛，下面沿叶脉被短柔毛和腺点。头状花序较大，在枝端或叶腋单生，直径 1.3 ～ 1.5 厘米；花序梗粗壮，上部稍扩大，被密短柔毛和腺毛；总苞宽钟状，长 10 ～ 13 毫米，宽 12 ～ 15 毫米；总苞片 5 ～ 6 层，卵形至卵状长圆形，下部绿色，上部及边缘紫红色，顶端具锐尖头，常短于花盘，背面被密柔毛；花托稍凸起，有具边缘的小窝孔；花多数，全部结实，花冠管状，粉紫色，长 12 毫米，管部细，长 7 ～ 8 毫米，檐部钟状，裂片线状披针形，有腺点。瘦果圆柱形，暗褐色，长 4 毫米，具 10 条纵肋，被短微毛；冠毛淡黄褐色，2 层，外层短，刚毛状，易脱落，内层糙毛状，长 7 ～ 8 毫米。花果期 8—10 月。

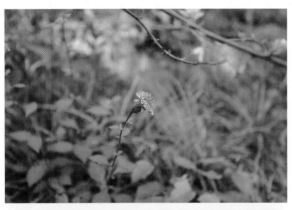

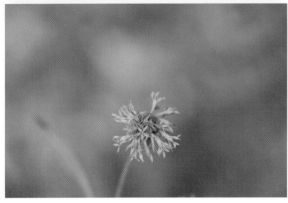

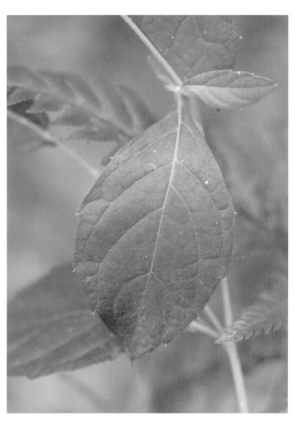

【生境与分布】生于山谷、山坡、林缘。产于湖北西部（秭归、房县、南漳等）、四川东南至西南部（剑阁、布拖等）。本市王家桥镇、斯家场镇有分布。

【药材名】狗仔草。（《中国中药资源志要》）

【来源】为菊科植物南漳斑鸠菊的全草。

【采收加工】全年可采收，洗净，鲜用或晒干。

【性味】味苦、辛，性平。

【功能主治】清热解毒。用于蛇咬伤。

489. 苍耳 *Xanthium sibiricum* Patr. ex Widd.

【别名】常思、羊负来、野茄、痴头婆、胡苍子。

【植物形态】一年生草本，高 20～90 厘米。根纺锤状，分枝或不分枝。茎直立不分枝或少有分枝，下部圆柱形，直径 4～10 毫米，上部有纵沟，被灰白色糙伏毛。叶三角状卵形或心形，长 4～9 厘米，宽 5～10 厘米，近全缘，或有 3～5 不明显浅裂，顶端尖或钝，基部稍心形或截形，与叶柄连接处成相等的楔形，边缘有不规则的粗锯齿，有三基出脉，侧脉弧形，直达叶缘，脉上密被糙伏毛，上面绿色，下面苍白色，被糙伏毛；叶柄长 3～11 厘米。雄性的头状花序球形，直径 4～6 毫米，有或无花序梗，总苞片长圆状披针形，长 1～1.5 毫米，被短柔毛，花托柱状，托片倒披针形，长约 2 毫米，顶端尖，有微毛，有多数的雄花，花冠钟形，管部上端有 5 宽裂片；花药长圆状线形；雌性的头状花序椭圆形，外层总苞片小，披针形，长约 3 毫米，被短柔毛，内层总苞片结合成囊状，宽卵形或椭圆形，绿色、淡黄绿色或有时带红褐色，在瘦果成熟时变坚硬，连同喙部长 12～15 毫米，宽 4～7 毫米，外面有疏生的具钩状的刺，刺极细而直，基部微增粗或几不增粗，长 1～1.5 毫米，基部被柔毛，常有腺点，或全部无毛；喙坚硬，锥形，上端略呈镰刀状，长 1.5～2.5 毫米，常不等长，少有结合而成 1 个喙。瘦果 2，倒卵形。花期 7—8 月，果期 9—10 月。

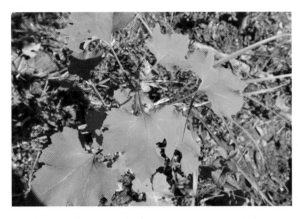
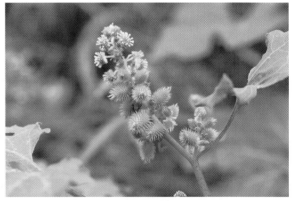

【生境与分布】常生于平原、丘陵、低山、荒野路边、田边。广泛分布于东北、华北、华东、华南、西北及西南各省区。本市各地均有分布。

【药材名】苍耳子。（《中华人民共和国药典》）

【来源】为菊科植物苍耳带总苞的果实。

【采收加工】秋季果实成熟时采收，干燥，除去梗、叶等杂质。

【性味】味辛、苦，性温。有毒。

【功能主治】散风寒，通鼻窍，祛风湿。用于风寒头痛，鼻塞流涕，鼻鼽，鼻渊，风疹瘙痒，湿痹拘挛。

【应用举例】（1）治诸风眩晕，或头脑攻痛：苍耳仁三两，天麻、白菊花各三钱，或丸或散，随病酌用。（《本草汇言》）

（2）治鼻渊，鼻流浊涕不止：辛夷仁半两，苍耳子二钱半，香白芷一两，薄荷叶半钱。上并晒干，为细末。每服二钱，用葱、茶清食后调服。（《济生方》苍耳散）

490. 黄鹌菜 *Youngia japonica*（L.）DC.

【别名】黄瓜菜、苦菜药、土芥菜、黄花菜。

【植物形态】一年生草本，高10～100厘米。根垂直直伸，生多数须根。茎直立，单生或少数茎成簇生，粗壮或细，顶端伞房花序状分枝或下部有长分枝，下部被稀疏的皱波状长或短毛。基生叶倒披针形、椭圆形、长椭圆形或宽线形，长2.5～13厘米，宽1～4.5厘米，大头羽状深裂或全裂，极少有不裂的，叶柄长1～7厘米，有狭或宽翼或无翼，顶裂片卵形、倒卵形或卵状披针形，顶端圆形或急尖，边缘有锯齿或几全缘，侧裂片3～7对，椭圆形，向下渐小，最下方的侧裂片耳状，全部侧裂片边缘有锯齿或细锯齿或边缘有小尖头，极少边缘全缘；无茎叶或极少有1～2枚茎生叶，且与基生叶同型并等样分裂；全部叶及叶柄被皱波状长或短柔毛。头花序含10～20枚舌状小花，少数或多数在茎枝顶端排成伞房花序，花序梗细。总苞圆柱状，长4～5毫米，极少长3.5～4毫米；总苞片4层，外层及最外层极短，宽卵形或宽形，长、宽不足0.6毫米，顶端急尖，内层及最内层长，长4～5毫米，极少长3.5～4毫米，宽1～1.3毫米，披针形，顶端急尖，边缘白色宽膜质，内面有贴伏的短糙毛；全部总苞片外面无毛。舌状小花黄色，花冠管外面有短柔毛。瘦果纺锤形，压扁，褐色或红褐色，长1.5～2毫米，向顶端有收缢，顶端无喙，有11～13条粗细不等的纵肋，肋上有小刺毛。冠毛长2.5～3.5毫米，糙毛状。花果期4—10月。

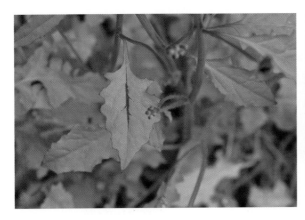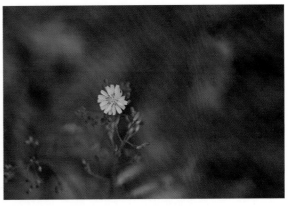

【生境与分布】生于山坡、山谷及山沟林缘、林下、林间草地及潮湿地、河边沼泽地、田间与荒地上。分布于华东、中南、西南、河北、陕西、台湾等地。本市广布。

【药材名】黄鹌菜。（《救荒本草》）

【来源】为菊科植物黄鹌菜的根或全草。

【采收加工】春季采收全草，秋季采根，鲜用或切段晒干。

【性味】味甘、微苦，性凉。

【功能主治】清热解毒，利尿消肿。用于感冒，咽痛，眼结膜炎，乳痈，疮疖肿毒，毒蛇咬伤，痢疾，肝硬化腹水，急性肾炎，淋浊，血尿，带下，风湿性关节炎，跌打损伤。

【应用举例】（1）治乳腺炎：鲜黄鹌菜30～60克，水煎，酌加酒服，渣捣烂加热外敷患处。（《中草药手册》）

（2）治痢疾：黄鹌菜鲜全草60克，捣烂绞汁冲蜜糖服。（《广西本草选编》）

单子叶植物纲 Monocotyledoneae

一一九、泽泻科 Alismataceae

多年生，稀一年生，沼生或水生草本；具乳汁或无；具根状茎、匍匐茎、球茎、珠芽。叶基生，直立、挺水、浮水或沉水；叶片条形、披针形、卵形、椭圆形、箭形等，全缘；叶脉平行；叶柄长短随水位深浅有明显变化，基部具鞘，边缘膜质或否。花序总状、圆锥状或呈圆锥状聚伞花序，稀1～3花单生或散生。花两性、单性或杂性，辐射对称；花被片6枚，排成2轮，覆瓦状，外轮花被片宿存，内轮花被片易枯萎、凋落；雄蕊6枚或多数，花药2室，外向，纵裂，花丝分离，向下逐渐增宽，或上下等宽；心皮多数，轮生，或螺旋状排列，分离，花柱宿存，胚珠通常1枚，着生于子房基部。瘦果两侧压扁，或为小坚果，多少胀圆。种子通常褐色、深紫色或紫色；胚马蹄形，无胚乳。

本科有11属约100种，主要产于北半球温带至热带地区，大洋洲、非洲亦有分布。我国有4属20种1亚种1变种1变型，野生或引种栽培，南北地区均有分布。

松滋境内的泽泻科植物有1属1种，即慈姑属下1种。

491. 慈姑 *Sagittaria trifolia* L. var. *sinensis*（Sims）Makino

【别名】剪刀草、华夏慈姑、水萍、燕尾草。

【植物形态】多年生水生或沼生草本。植株高大，粗壮；叶片宽大，肥厚，顶裂片先端钝圆，卵形至宽卵形；匍匐茎末端膨大成球茎，球茎卵圆形或球形，可达（5～8）厘米×（4～6）厘米；圆锥花序高大，长20～60厘米，有时可达80厘米以上，分枝1～3，着生于下部，具1～2轮雌花，主轴雌花3～4轮，位于侧枝之上；雄花多轮，生于上部，组成大型圆锥花序，果期常斜卧水中；果期花托扁球形，直径4～5毫米，高约3毫米。种子褐色，具小突起。

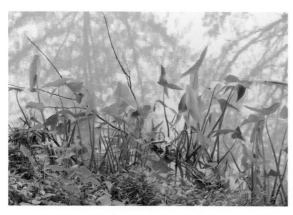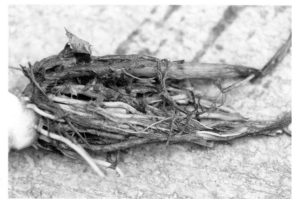

【生境与分布】生于沼泽、水塘或水田中。我国长江以南各省区广泛栽培。本市发现于新江口镇。

【药材名】慈姑。(《本草纲目》)

【来源】为泽泻科植物慈姑的球茎。

【采收加工】秋季初霜后，茎叶黄枯，球茎充分成熟，自此至翌年春季发芽前，可随时采收。洗净，鲜用或晒干。

【性味】味甘、微苦、微辛，性微寒。

【功能主治】活血凉血，止咳通淋，散结解毒。用于产后血闷，胎衣不下，带下，崩漏，衄血，呕血，咳嗽痰血，淋浊，疮肿，目赤肿痛，角膜白斑，瘰疬，睾丸炎，骨膜炎，毒蛇咬伤。

【应用举例】(1)治无名肿毒，红肿热痛：鲜慈姑捣烂，加入生姜少许搅和，敷于患部，每日更换 2 次。(《全国中草药汇编》)

(2)治肺虚咯血：生慈姑数枚(去皮捣烂)，蜂蜜二钱。米汤沫同拌匀，饭上蒸熟，热服效。(《滇南本草》)

一二〇、百合科 Liliaceae

通常为具根状茎、块茎或鳞茎的多年生草本，很少为亚灌木、灌木或乔木状。叶基生或茎生，后者多为互生，较少为对生或轮生，通常具弧形平行脉，极少具网状脉。花两性，很少为单性异株或杂性，通常辐射对称，极少稍两侧对称；花被片 6，少有 4 或多数，离生或不同程度的合生(成筒)，一般为花冠状；雄蕊通常与花被片同数，花丝离生或贴生于花被筒上；花药基着或"丁"字状着生；药室 2，纵裂，较少汇合成 1 室而为横缝开裂；心皮合生或不同程度的离生；子房上位，极少半下位，一般 3 室(很少为 2 室、4 室、5 室)，具中轴胎座，少有 1 室而具侧膜胎座；每室具 1 至多数倒生胚珠。果实为蒴果或浆果，较少为坚果。种子具丰富的胚乳，胚小。

本科约有 230 属 3500 种，广布于全世界，特别是温带和亚热带地区。我国产 60 属约 560 种，分布遍及全国。

松滋境内的百合科植物有 16 属 24 种，分别为粉条儿菜属下 1 种、葱属下 4 种、天门冬属下 2 种、蜘蛛抱蛋属下 1 种、吊兰属下 1 种、万寿竹属下 1 种、萱草属下 1 种、肖菝葜属下 1 种、百合属下 1 种、山麦冬属下 3 种、沿阶草属下 1 种、黄精属下 1 种、吉祥草属下 1 种、绵枣儿属下 1 种、菝葜属下 3 种、郁金香属下 1 种。

492. 粉条儿菜 *Aletris spicata* (Thunb.) Franch.

【别名】金线吊白米、蛆婆草、银针草、蛆牙草。

【植物形态】植株具多数须根，根毛局部膨大；膨大部分长 3 ~ 6 毫米，宽 0.5 ~ 0.7 毫米，白色。叶簇生，纸质，条形，有时下弯，长 10 ~ 25 厘米，宽 3 ~ 4 毫米，先端渐尖。花葶高 40 ~ 70 厘米，有棱，密生柔毛，中下部有几枚长 1.5 ~ 6.5 厘米的苞片状叶；总状花序长 6 ~ 30 厘米，疏生多花；苞片 2 枚，

窄条形，位于花梗的基部，长 5 ～ 8 毫米，短于花；花梗极短，有毛；花被黄绿色，上端粉红色，外面有
柔毛，长 6 ～ 7 毫米，分裂部分占 1/3 ～ 1/2；裂片条状披针形，长 3 ～ 3.5 毫米，宽 0.8 ～ 1.2 毫米；雄
蕊着生于花被裂片的基部，花丝短，花药椭圆形；子房卵形，花柱长 1.5 毫米。蒴果倒卵形或矩圆状倒卵形，
有棱角，长 3 ～ 4 毫米，宽 2.5 ～ 3 毫米，密生柔毛。花期 4—5 月，果期 6—7 月。

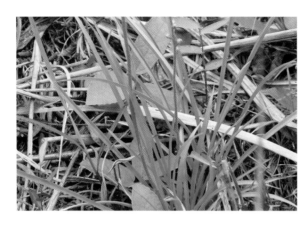 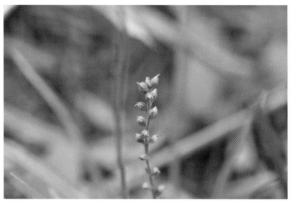

【生境与分布】生于山坡上、路边、灌丛边或草地上，海拔 350 ～ 2500 米。产于江苏、浙江、安徽、
江西、福建、台湾、广东、广西、湖南、湖北、河南、河北、山西、陕西（秦岭以南）和甘肃（南部）。
本市发现于斯家场镇。

【药材名】小肺筋草。（《四川中药志》）

【来源】为百合科植物粉条儿菜的根及全草。

【采收加工】5—6 月采收，洗净，鲜用或晒干。

【性味】味甘、苦，性平。

【功能主治】清热，润肺止咳，活血调经，杀虫。用于咳嗽，咯血，百日咳，喘息，肺痈，乳痈，腮
腺炎，经闭，缺乳，小儿疳积，蛔虫病，风火牙痛。

【应用举例】（1）治久年咳嗽：小肺筋草、鹿衔草、椿芽花、五匹风、排风藤各适量，水煎，炖肉
或炖猪心肺服。（《四川中药志》）

（2）治小便不利：蚆牙草、萹蓄各 30 克，煨水服。（《贵州草药》）

493. 薤 *Allium chinense* G. Don

【别名】藠头、火葱、荞头。

【植物形态】鳞茎数枚聚生，狭卵状，粗（0.5）1 ～ 1.5（2）厘米；鳞茎外皮白色或带红色，膜质，
不破裂。叶 2 ～ 5 枚，具 3 ～ 5 棱的圆柱状，中空，近与花葶等长，粗 1 ～ 3 毫米。花葶侧生，圆柱状，
高 20 ～ 40 厘米，下部被叶鞘；总苞 2 裂，比伞形花序短；伞形花序近半球状，较松散；小花梗近等长，
比花被片长 1 ～ 4 倍，基部具小苞片；花淡紫色至暗紫色；花被片宽椭圆形至近圆形，顶端钝圆，长 4 ～ 6
毫米，宽 3 ～ 4 毫米，内轮的稍长；花丝等长，约为花被片长的 1.5 倍，仅基部合生并与花被片贴生，内
轮的基部扩大，扩大部分每侧各具 1 齿，外轮的无齿，锥形；子房倒卵球状，腹缝线基部具有帘的凹陷蜜穴；
花柱伸出花被外。花果期 10—11 月。

【生境与分布】我国长江流域和南部各省区广泛栽培，也有野生。本市各地有分布。

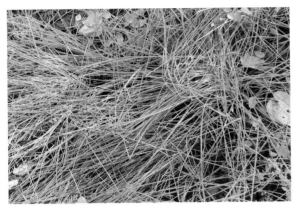
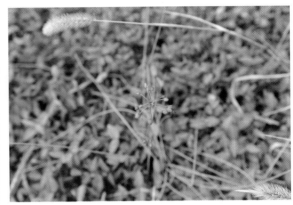

【药材名】薤白。（《中华人民共和国药典》）

【来源】为百合科植物薤的鳞茎。

【采收加工】夏、秋季采挖，洗净，除去须根，蒸透或置沸水中烫透，晒干。

【性味】味辛、苦，性温。

【功能主治】通阳散结，行气导滞。用于胸痹心痛，胸脘痞满胀痛，泻痢后重。

【应用举例】（1）治胸痹不得卧，心痛彻背者：栝楼实（捣）一枚，薤白三两，半夏半升，白酒一斗。上四味，同煮，取四升。温服一升，日三服。（《金匮要略》栝楼薤白半夏汤）

（2）治老人脾胃虚冷，泄泻，水谷不分：薤白一握（切），粳米四合，葱白三茎（细切）。上相合，作羹，下五味椒、酱、姜，空心食。（《安老怀幼书》白粥方）

494. 葱 *Allium fistulosum* L.

【别名】大葱、火葱、北葱、菜伯、和事草。

【植物形态】鳞茎单生，圆柱状，稀为基部膨大的卵状圆柱形，粗 1～2 厘米，有时可达 4.5 厘米；鳞茎外皮白色，稀淡红褐色，膜质至薄革质，不破裂。叶圆筒状，中空，向顶端渐狭，约与花葶等长，粗在 0.5 厘米以上。花葶圆柱状，中空，高 30～50（100）厘米，中部以下膨大，向顶端渐狭，在 1/3 以下被叶鞘；总苞膜质，2 裂；伞形花序球状，多花，较疏散；小花梗纤细，与花被片等长，或为其 2～3 倍长，基部无小苞片；花白色；花被片长 6～8.5 毫米，近卵形，先端渐尖，具反折的尖头，外轮的稍短；花丝为花被片长度的 1.5～2 倍，锥形，在基部合生并与花被片贴生；子房倒卵状，腹缝线基部具不明显的蜜穴；花柱细长，伸出花被外。花果期 4—7 月。

【生境与分布】全国各地均有栽培。本市各

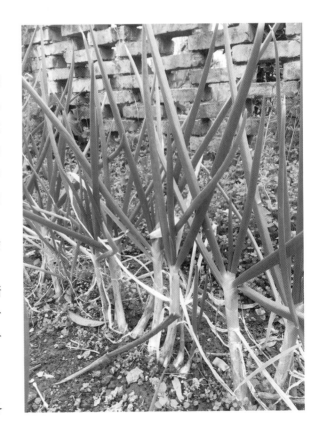

地有栽培。

【药材名】葱白。（《名医别录》）

【来源】为百合科植物葱的鳞茎。

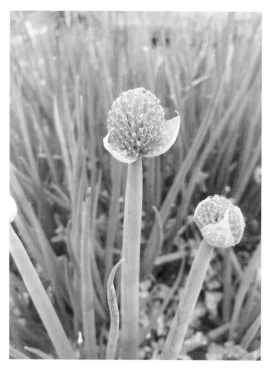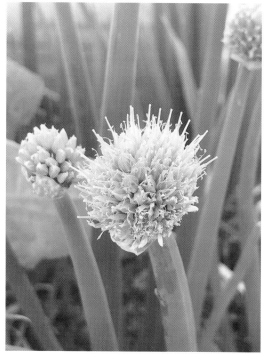

【采收加工】夏、秋季采挖，除去须根、叶及外膜，鲜用。

【性味】味辛，性温。

【功能主治】发表，通阳，解毒，杀虫。用于感冒风寒，阴寒腹痛，二便不通，痢疾，疮痈肿痛，虫积腹痛。

【应用举例】（1）治伤寒初觉头痛，肉热，脉洪起一二日：葱白一虎口，豉一升。以水三升，煮取一升，顿服取汗。（《肘后备急方》）

（2）治时疾头痛发热者：连根葱白二十根，和米煮粥，入醋少许，熟食取汗即解。（《济生秘览》）

495. 蒜 *Allium sativum* L.

【别名】蒜头、独蒜、大蒜、胡蒜、青蒜。

【植物形态】鳞茎球状至扁球状，通常由多数肉质、瓣状的小鳞茎紧密地排列而成，外面被数层白色至带紫色的膜质鳞茎外皮。叶宽条形至条状披针形，扁平，先端长渐尖，比花葶短，宽可达 2.5 厘米。花葶实心，圆柱状，高可达 60 厘米，中部以下被叶鞘；总苞具长 7 ～ 20 厘米的长喙，早落；伞形花序密具珠芽，间有数花；小花梗纤细；小苞片大，卵形，膜质，具短尖；花常为淡红色；花被片披针形至卵状披针形，长 3 ～ 4 毫米，内轮的较短；花丝比花被片短，基部合生并与花被片贴生，内轮的基部扩大，扩大部分每侧各具 1 齿，齿端成长丝状，长超过花被片，外轮的锥形；子房球状；花柱不伸出花被外。花期 7 月。

【生境与分布】原产于亚洲西部或欧洲。世界上已有悠久的栽培历史，我国南北地区普遍栽培。本市各地有栽培。

【药材名】大蒜。（《中华人民共和国药典》）

【来源】为百合科植物蒜的鳞茎。

【采收加工】在蒜薹采收后 20 ～ 30 天可采挖蒜头，除去残茎、须根及泥沙，置通风处晾至外皮干燥。

【性味】味辛，性温。

【功能主治】解毒消肿，杀虫，止痢。用于痈肿疮疡，疥癣，肺痨，顿咳，泄泻，痢疾。

【应用举例】（1）治小儿百日咳：大蒜 15 克，红糖 6 克，生姜少许。水煎服，每日数次。（《贵州中医验方秘方》）

（2）治痔漏：独蒜一个捣如泥，以软帛包裹，捺入谷道中，坐定觉疼，良久愈。（《卫生易简方》）

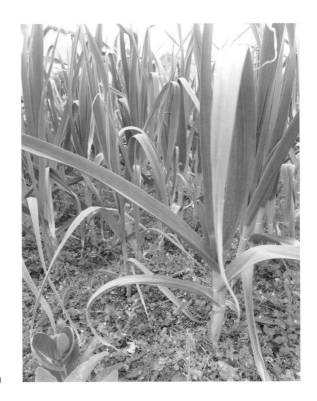

496. 韭 *Allium tuberosum* Rottl. ex Spreng.

【别名】韭菜、久菜、起阳草、扁菜、懒人菜、长生韭、壮阳草。

【植物形态】具倾斜的横生根状茎。鳞茎簇生，近圆柱状；鳞茎外皮暗黄色至黄褐色，破裂成纤维状，呈网状或近网状。叶条形，扁平，实心，比花葶短，宽 1.5 ～ 8 毫米，边缘平滑。花葶圆柱状，常具 2 纵棱，高 25 ～ 60 厘米，下部被叶鞘；总苞单侧开裂，或 2 ～ 3 裂，宿存；伞形花序半球状或近球状，具多但较稀疏的花；小花梗近等长，比花被片长 2 ～ 4 倍，基部具小苞片，且数枚小花梗的基部又为 1 枚共同的苞片所包围；花白色；花被片常具绿色或黄绿色的中脉，内轮的矩圆状倒卵形，稀为矩圆状卵形，先端具短尖头或钝圆，长 4 ～ 7（8）毫米，宽 2.1 ～ 3.5 毫米，外轮的常较窄，矩圆状卵形至矩圆状披针形，先端具短尖头，长 4 ～ 7（8）毫米，宽 1.8 ～ 3 毫米；花丝等长，为花被片长度的 2/3 ～ 4/5，基部合生并与花被片贴生，合生部分高 0.5 ～ 1 毫米，分离部分狭三角形，内轮的稍宽；子房倒圆锥状球形，具 3 圆棱，外壁具细的疣

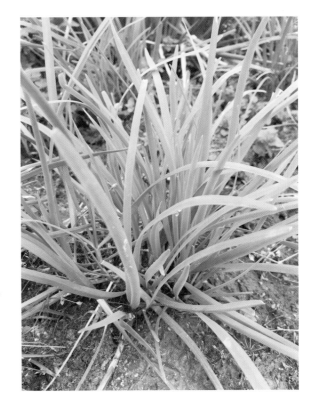

状突起。花果期 7—9 月。

【生境与分布】全国广泛栽培，北方地区亦有野生植株。本市有栽培。

【药材名】韭菜子。(《中华人民共和国药典》)

【来源】为百合科植物韭的成熟种子。

【采收加工】秋季果实成熟时采收果序，晒干，搓出种子，除去杂质。

【性味】味辛、甘，性温。

【功能主治】温补肝肾，壮阳固精。用于肝肾亏虚，腰膝酸痛，阳痿遗精，遗尿尿频，白浊带下。

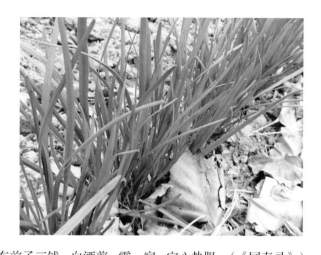

【应用举例】(1)治白浊茎痛：韭菜子五钱，车前子三钱。白酒煎，露一宿，空心热服。(《同寿录》)

(2)治女人带下及男子肾虚冷，梦遗：韭菜子七升。醋煮千沸，焙，研末，炼蜜丸，梧子大。每服三十丸，空心温酒下。(《备急千金要方》)

497. 天冬 *Asparagus cochinchinensis*（Lour.）Merr.

【别名】天门冬、老虎尾巴根、多儿母、天棘、三百棒、丝冬。

【植物形态】攀援植物。根在中部或近末端成纺锤状膨大，膨大部分长 3～5 厘米，粗 1～2 厘米。茎平滑，常弯曲或扭曲，长可达 1～2 米，分枝具棱或狭翅。叶状枝通常每 3 枚成簇，扁平或由于中脉龙骨状而略呈锐三棱形，稍镰刀状，长 0.5～8 厘米，宽 1～2 毫米；茎上的鳞片状叶基部延伸为长 2.5～3.5 毫米的硬刺，在分枝上的刺较短或不明显。花通常每 2 朵腋生，淡绿色；花梗长 2～6 毫米，关节一般位于中部，有时位置有变化。雄花：花被长 2.5～3 毫米；花丝不贴生于花被片上；雌花大小和雄花相似。浆果直径 6～7 毫米，熟时红色，有 1 颗种子。花期 5—6 月，果期 8—10 月。

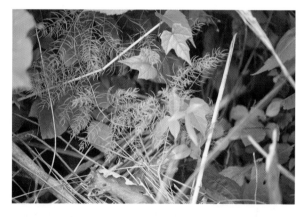

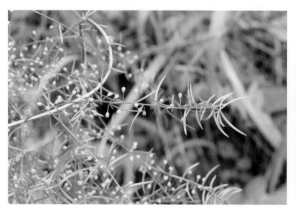

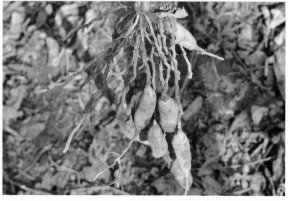

【生境与分布】生于海拔1750米以下的山坡、路旁、疏林下、山谷或荒地。分布于华东、中南、西南及河北、陕西、山西、甘肃、台湾等地。本市山地及丘陵地区均有分布。

【药材名】天冬。（《中华人民共和国药典》）

【来源】为百合科植物天冬的块根。

【采收加工】秋、冬季采挖，洗净，除去茎基和须根，置沸水中煮或蒸至透心，趁热除去外皮，洗净，干燥。

【性味】味甘、苦，性寒。

【功能主治】养阴润燥，清肺生津。用于肺燥干咳，顿咳痰黏，腰膝酸痛，骨蒸潮热，内热消渴，咽干口渴，肠燥便秘。

【应用举例】（1）治肺胃燥热，痰涩咳嗽：天门冬（去心）、麦门冬（去心）各等份。上两味熬膏，炼白蜜收，不时热含咽之。（《张氏医通》二冬膏）

（2）治吐血，咯血：天门冬（水泡，去心）一两，甘草（炙）、杏仁（去皮、尖，炒熟）、贝母（去心，炒）、白茯苓（去皮）、阿胶（碎之，蛤粉炒成珠子）各半两。上为细末，炼蜜丸如弹子大。含化一丸咽津，日夜可十丸。（《普济本事方》天门冬丸）

498. 短梗天门冬 *Asparagus lycopodineus* Wall. ex Baker

【别名】山百部、山漏芦、铁扫把、黑门冬、滇百部、十姐妹、土百部。

【植物形态】直立草本，高45～100厘米。根通常在距基部1～4厘米处成纺锤状膨大，膨大部分

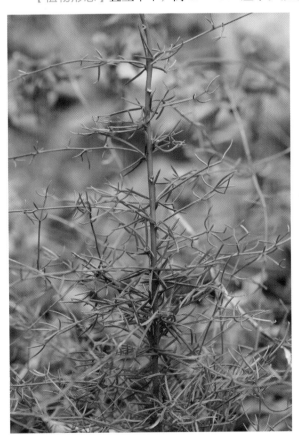
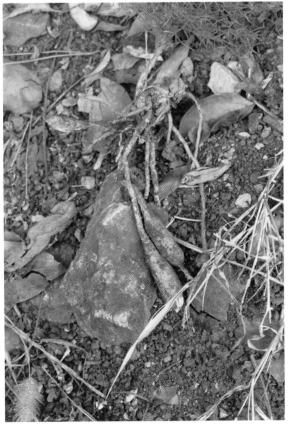

一般长1.5～3.5厘米，粗5～8毫米，较少近于不膨大。茎平滑或略有条纹，上部有时具翅，分枝全部有翅。叶状枝通常每3枚成簇，扁平，镰刀状，长（2）5～12毫米，宽1～3毫米，有中脉；鳞片状叶基部近无距。花每1～4朵腋生，白色；花梗很短，长1～1.5毫米。雄花：花被长3～4毫米；雄蕊不等长，花丝下部贴生于花被片上。雌花：较小，花被长约2毫米。浆果直径5～6毫米，通常有2颗种子。花期5—6月，果期8—9月。

【生境与分布】生于海拔450～2600米的灌丛中或林下。产于云南（东南部至西部）、广西（西南部）、贵州、四川、湖南（西部）、湖北（西部）、陕西（南部）和甘肃（南部）。本市刘家场镇、斯家场镇有分布。

【药材名】一窝鸡。（《全国中草药汇编》）

【来源】为百合科植物短梗天门冬的块根。

【采收加工】秋、冬季采挖，去除须根，洗净，煮沸约30分钟后，捞出，剥去外皮，晒干。

【性味】味甘，性平。

【功能主治】化痰，平喘，止咳。用于咳嗽气喘，咯痰不爽。

【应用举例】内服：煎汤，3～9克。

499. 蜘蛛抱蛋 *Aspidistra elatior* Bl.

【别名】一帆青、一叶兰、入地蜈蚣、竹叶伸筋、九龙盘。

【植物形态】根状茎近圆柱形，直径5～10毫米，具节和鳞片。叶单生，彼此相距1～3厘米，矩圆状披针形、披针形至近椭圆形，长22～46厘米，宽8～11厘米，先端渐尖，基部楔形，边缘多少皱波状，两面绿色，有时稍具黄白色斑点或条纹；叶柄明显，粗壮，长5～35厘米。总花梗长0.5～2厘米；苞片3～4枚，其中2枚位于花的基部，宽卵形，长7～10毫米，宽约9毫米，淡绿色，有时有紫色细点；花被钟状，长12～18毫米，直径10～15毫米，外面带紫色或暗紫色，内面下部淡紫色或深紫色，上部6～8裂；花被筒长10～12毫米；裂片近三角形，向外扩展或外弯，长6～8毫米，宽3.5～4毫米，先端钝，边缘和内侧的上部淡绿色，内面具条特别肥厚的肉质脊状隆起，中间的2条细而长，两侧的2条粗而短，中部高达1.5毫米，紫红色；雄蕊6～8枚，生于花被筒近基部，低于柱头；花丝短，花药椭圆形，长约2毫米；雌蕊高约8毫米，子房几不膨大；花柱无关节；柱头盾状膨大，圆形，直径10～13毫米，紫红色，上面具3～4深裂，裂缝两边多少向上凸出，中心部分微凸，裂片先端微凹，边缘常向上反卷。

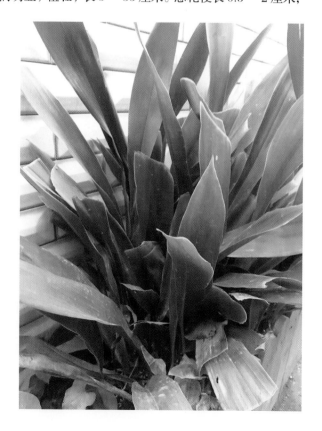

【生境与分布】各地常见栽培。主要分布于长江以南地区。本市有栽培。

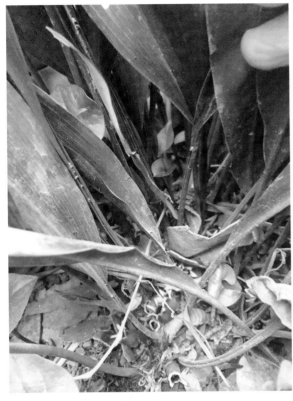
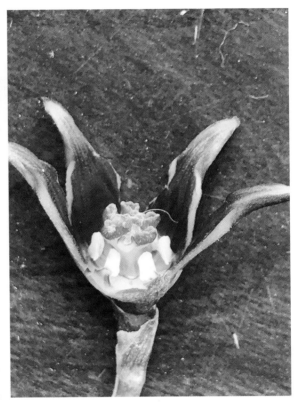

【药材名】蜘蛛抱蛋。（《植物名实图考》）

【来源】为百合科植物蜘蛛抱蛋的根茎。

【采收加工】全年可采，除去须根及叶片，鲜用或切片晒干。

【性味】味辛、甘，性微寒。

【功能主治】活血止痛，清肺止咳，利尿通淋。用于跌打损伤，风湿痹痛，腰痛，经闭腹痛，肺热咳嗽，砂淋，小便不利。

【应用举例】（1）治跌打损伤：九龙盘水煎服，可止痛，捣烂后包伤处，可接骨。（《贵州民间药物》）

（2）治经闭腹痛：蜘蛛抱蛋根茎9～15克，水煎服。（《湖南药物志》）

500. 吊兰 *Chlorophytum comosum*（Thunb.）Baker

【别名】挂兰、倒吊兰、葡萄兰、钓兰。

【植物形态】根状茎短，根稍肥厚。叶剑形，绿色或有黄色条纹，长10～30厘米，宽1～2厘米，向两端稍变狭。花葶比叶长，有时长可达50厘米，常变为匍匐枝而在近顶部具叶簇或幼小植株；花白色，常2～4朵簇生，排成疏散的总状花序或圆锥花序；花梗长7～12毫米，关节位于中部至上部；花被片长7～10毫米，3脉；雄蕊稍短于花被片；花药矩圆形，长1～1.5毫米，明显短于花丝，开裂后常卷曲。蒴果三棱状扁球形，长约5毫米，宽约8毫米，每室具种子3～5颗。花期5月，果期8月。

【生境与分布】原产于非洲南部，各地常见栽培。本市有栽培。

【药材名】吊兰。（《广西药用植物名录》）

【来源】为百合科植物吊兰的全草或根。

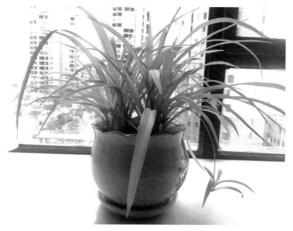
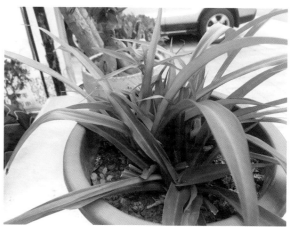

【采收加工】全年均可采收，洗净鲜用。

【性味】味甘、微苦，性凉。

【功能主治】化痰止咳，散瘀消肿，清热解毒。用于痰热咳嗽，跌打损伤，骨折，痈肿，痔疮，烫伤。

【应用举例】（1）治咳嗽：鲜吊兰15～30克，枇杷叶9～15克，水煎服。（《福建药物志》）

（2）治疗疮肿毒：鲜挂兰叶一握，调冬蜜捣烂外敷。（《福建民间草药》）

501. 宝铎草 *Disporum sessile* D. Don

【别名】淡竹花、白龙须、乌骨鸡、黄牛尾巴、牛尾笋、百尾笋、竹凌霄。

【植物形态】根状茎肉质，横出，长3～10厘米；根簇生，粗2～4毫米。茎直立，高30～80厘米，上部具叉状分枝。叶薄纸质至纸质，矩圆形、卵形、椭圆形至披针形，长4～15厘米，宽1.5～5（9）厘米，下面色浅，脉上和边缘有乳头状突起，具横脉，先端骤尖或渐尖，基部圆形或宽楔形，有短柄或近无柄。花黄色、绿黄色或白色，1～3（5）朵着生于分枝顶端；花梗长1～2厘米，较平滑；花被片近直出，倒卵状披针形，

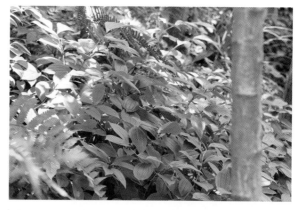

长2～3厘米，上部宽4～7毫米，下部渐窄，内面有细毛，边缘有乳头状突起，基部具长1～2毫米的短距；雄蕊内藏，花丝长约15毫米，花药长4～6毫米；花柱长约15毫米，具3裂而外弯的柱头。浆果椭圆形或球形，直径约1厘米，具3颗种子。种子直径约5毫米，深棕色。花期3—6月，果期6—11月。

【生境与分布】生于海拔600～2500米林下或灌丛中。分布于华东、中南、西南及河北、陕西、台湾等地。本市发现于刘家场镇、涴水镇。

【药材名】宝铎草。（《四川中药志》）

【来源】为百合科植物宝铎草的根及根茎。

【采收加工】夏、秋季采挖，洗净，鲜用或晒干。

【性味】味甘、淡，性平。

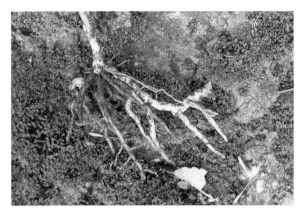
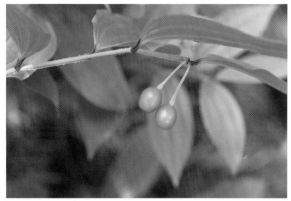

【功能主治】润肺止咳，健脾消食，舒筋活络，清热解毒。用于肺热咳嗽，肺痨咯血，食积胀满，风湿痹痛，腰腿痛，骨折，烧烫伤。

【应用举例】（1）治咳嗽痰中带血：宝铎草 15 克，蒸冰糖服。（《贵阳民间草药》）

（2）治肺热咳嗽，肺结核咯血：竹凌霄、天冬、百部、枇杷叶各 15 克，侧耳根、三白草根各 6 克，水煎服。（《全国中草药汇编》）

502. 北黄花菜 *Hemerocallis lilioasphodelus* L.

【别名】野黄花菜。

【植物形态】根大小变化较大，但一般稍肉质，多少绳索状，粗 2 ～ 4 毫米。叶长 20 ～ 70 厘米，宽 3 ～ 12 毫米。花葶长于或稍短于叶；花序分枝，常为假二歧状的总状花序或圆锥花序，具 4 至多朵花；苞片披针形，在花序基部的长可达 3 ～ 6 厘米，上部的长 0.5 ～ 3 厘米，宽 3 ～ 5（7）毫米；花梗明显，长短不一，一般长 1 ～ 2 厘米；花被淡黄色，花被管一般长 1.5 ～ 2.5 厘米，不超过 3 厘米；花被裂片长 5 ～ 7 厘米，内 3 片宽约 1.5 厘米。蒴果椭圆形，长约 2 厘米，宽约 1.5 厘米或更宽。花果期 6—9 月。

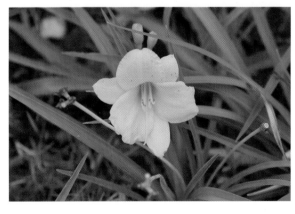
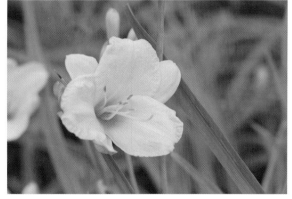

【生境与分布】生于海拔 500 ～ 2300 米的草甸、湿草地、荒山坡或灌丛下。分布于黑龙江、辽宁、山西、山东、甘肃、河北、江苏等地。本市有栽培。

【药材名】萱草根。（《本草拾遗》）

【来源】为百合科植物北黄花菜的根。

【采收加工】夏、秋季采挖，除去残茎、须根，洗净泥土，晒干。

【性味】味甘，性凉。有毒。

【功能主治】清热利湿，凉血止血，解毒消肿。用于黄疸，水肿，淋浊，带下，衄血，便血，崩漏，瘰疬，乳痈，乳汁不通。

【应用举例】（1）治大便后出血：萱草根和生姜各适量，油炒，酒冲服。（《圣济总录》）

（2）治心痛诸药不效：萱草根一寸，磨醋一杯，温服止。（《古今医统大全》）

503. 肖菝葜 *Heterosmilax japonica* Kunth

【别名】白草薢、白土苓、铁架子土茯苓。

【植物形态】攀援灌木，无毛；小枝有钝棱。叶纸质，卵形、卵状披针形或近心形，长 6～20 厘米，宽 2.5～12 厘米，先端渐尖或短渐尖，有短尖头，基部近心形，主脉 5～7 条，边缘 2 条到顶端与叶缘汇合，支脉网状，在两面明显；叶柄长 1～3 厘米，在下部 1/4～1/3 处有卷须和狭鞘。伞形花序有 20～50 朵花，生于叶腋或生于褐色的苞片内；总花梗扁，长 1～3 厘米；花序托球形，直径 2～4 毫米；花梗纤细，长 2～7

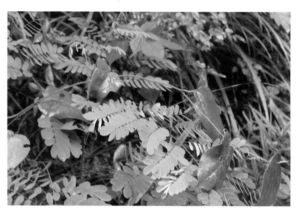

毫米。雄花：花被筒矩圆形或狭倒卵形，长 3.5～4.5 毫米，顶端有 3 枚钝齿；雄蕊 3 枚，长约为花被的 2/3，花丝约一半合生成柱，花药长为花丝的 1/2 强。雌花：花被筒卵形，长 2.5～3 毫米，具 3 枚退化雄蕊，子房卵形，柱头 3 裂。浆果球形而稍扁，长 5～10 毫米，宽 6～10 毫米，熟时黑色。花期 6—8 月，果期 7—11 月。

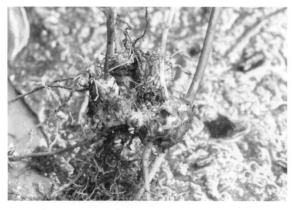
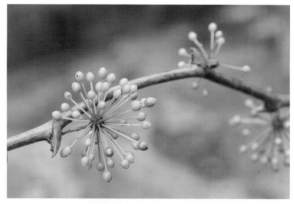

【生境与分布】生于山坡密林中或路边杂木林下，海拔 500～1800 米。分布于陕西、甘肃、安徽、浙江、江西、福建、湖南、广东、四川、云南等地。本市发现于卸甲坪乡。

【药材名】白土茯苓。（《中药志》）

【来源】为百合科植物肖菝葜的块茎。

【采收加工】春、秋季采挖，除去芦茎，洗净，切片，晒干。

【性味】味甘、淡，性平。

【功能主治】清热利湿，解毒消肿。用于小便淋涩，白浊，带下，痈肿疮毒。

【应用举例】（1）治疮疖肿毒：白土茯苓、金银花、芙蓉枝各等量，水煎服。（《湖南药物志》）

（2）治阳痿：白土茯苓（老茎）30克，金樱子30克，女贞子15克，水煎服。（《湖南药物志》）

504. 百合 *Lilium brownii* F. E. Br. ex Miellez var. *viridulum* Baker

【别名】山百合、香水百合、天香百合、夜合花。

【植物形态】鳞茎球形，直径2～4.5厘米；鳞片披针形，长1.8～4厘米，宽0.8～1.4厘米，无节，白色。茎高0.7～2米，有的有紫色条纹，有的下部有小乳头状突起。叶散生，通常自下向上渐小，叶倒披针形至倒卵形，长7～15厘米，宽（0.6）1～2厘米，先端渐尖，基部渐狭，具5～7脉，全缘，两面无毛。花单生或几朵排成近伞形；花梗长3～10厘米，稍弯；苞片披针形，长3～9厘米，宽0.6～1.8厘米；花喇叭形，有香气，乳白色，外面稍带紫色，无斑点，向外张开或先端外弯而不卷，长13～18厘米；外轮花被片宽2～4.3厘米，先端尖；内轮花被片宽3.4～5厘米，蜜腺两边具小乳头状突起；雄蕊向上弯，花丝长10～13厘米，中部以下密被柔毛，少有具稀疏的毛或无毛；花药长椭圆形，长1.1～1.6厘米；子房圆柱形，长3.2～3.6厘米，宽4毫米，花柱长8.5～11厘米，柱头3裂。蒴果矩圆形，长4.5～6厘米，宽约3.5厘米，有棱，具多数种子。花期5—6月，果期9—10月。

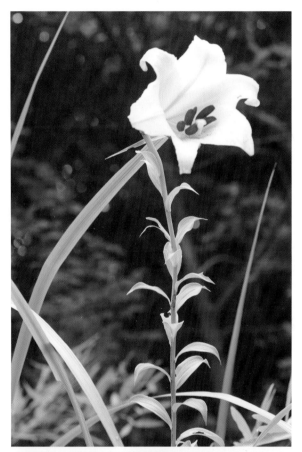

【生境与分布】生于山坡、灌木林下、路边，也有栽培。产于河北、山西、河南、陕西、湖北、湖南、江西、安徽和浙江。本市各地有分布。

【药材名】百合。（《中华人民共和国药典》）

【来源】为百合科植物百合的鳞茎。

【采收加工】秋季采挖，洗净，剥取鳞叶，置沸水中略烫，干燥。

【性味】味甘，性寒。

【功能主治】养阴润肺，清心安神。用于阴虚燥咳，劳嗽咯血，虚烦惊悸，失眠多梦，精神恍惚。

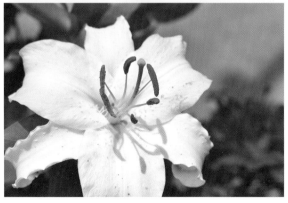

【应用举例】（1）治背心前胸肺募间热，咳嗽咽痛，咯血，恶寒，手大拇指循白肉际间上肩背至胸

前如火烙：熟地、生地、归身各三钱，白芍、甘草各一钱，桔梗、玄参各八分，知母、麦冬、百合各钱半。如咳嗽，初一二服，加五味子二十粒。（《慎斋遗书》百合固金汤）

（2）治肺痈：白花百合适量，或煮或蒸，频食，拌蜜蒸更好。（《经验广集》百合煎）

505. 禾叶山麦冬 *Liriope graminifolia*（L.）Baker

【别名】禾叶土麦冬、寸冬。

【植物形态】根细或稍粗，分枝多，有时有纺锤形小块根；根状茎短或稍长，具地下走茎。叶长20～50（60）厘米，宽2～3（4）毫米，先端钝或渐尖，具5条脉，近全缘，但先端边缘具细齿，基部常有残存的枯叶或有时撕裂成纤维状。花葶通常稍短于叶，长20～48厘米，总状花序长6～15厘米，具许多花；花通常3～5朵簇生于苞片腋内；苞片卵形，先端具长尖，最下面的长5～6毫米，干膜质；花梗长约4毫米，关节位于近顶端；花被片狭矩圆形或矩圆形，先端钝圆，长3.5～4毫米，白色或淡紫色；花丝长1～1.5毫米，扁而稍宽；花药近矩圆形，长约1毫米；子房近球形；花柱长约2毫米，稍粗，柱头与花柱等宽。种子卵圆形或近球形，直径4～5毫米，初期绿色，成熟时蓝黑色。花期6—8月，果期9—11月。

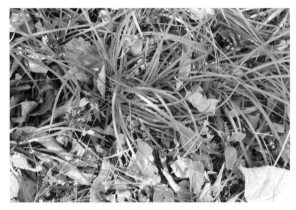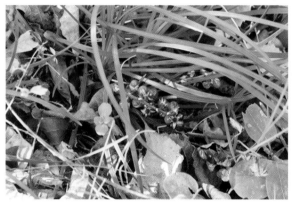

【生境与分布】生于海拔几十米至2300米的山坡、山谷林下、灌丛中或山沟阴处、石缝间及草丛中。产于河北、山西、陕西、甘肃、河南、安徽、湖北、贵州、四川、江苏、浙江、江西、福建、台湾和广东。本市发现于卸甲坪乡。

【药材名】土麦冬（地方用药）。（《中华本草》）

【来源】为百合科植物禾叶山麦冬的块根。

【性味】味甘、微苦，性寒。

【功能主治】养阴，生津，润肺，止咳。在民间也作麦冬使用。

506. 阔叶山麦冬 *Liriope platyphylla* Wang et Tang

【别名】阔叶土麦冬、大麦冬。

【植物形态】根细长，分枝多，有时局部膨大成纺锤形的小块根，小块根长达3.5厘米，宽7～8毫米，肉质；根状茎短，木质。叶密集成丛，革质，长25～65厘米，宽1～3.5厘米，先端急尖或钝，基部渐狭，具 9 ～ 11 条脉，有明显的横脉，边缘几不粗糙。花葶通常长于叶，长 45 ～ 100 厘米；总状花序长（12）25 ～ 40 厘米，具许多花；花（3）4 ～ 8 朵簇生于苞片腋内；苞片小，近刚毛状，长 3 ～ 4 毫米，有时不明显；小苞片卵形，干膜质；花梗长 4 ～ 5 毫米，关节位于中部或中部偏上；花被片矩圆状披针形或近矩圆形，长约 3.5 毫米，先端钝，紫色或红紫色；花丝长约 1.5 毫米；花药近矩圆状披针形，长 1.5 ～ 2 毫米；子房近球形，花柱长约 2 毫米，柱头三齿裂。种子球形，直径 6 ～ 7 毫米，初期绿色，成熟时变黑紫色。花期 7—8 月，果期 9—11 月。

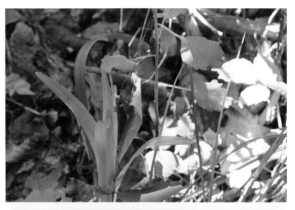

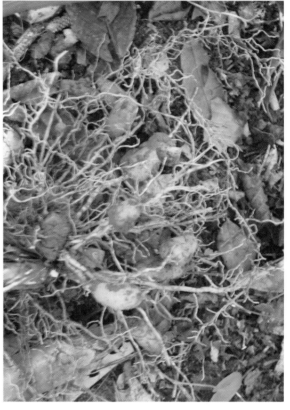

【生境与分布】生于山地，山谷的疏、密林下或潮湿处。产于广东、广西、福建、江西、浙江、江苏、山东、湖南、湖北、四川、贵州、安徽、河南。本市发现于卸甲坪乡。

【药材名】土麦冬。（《中草药学》）

【来源】为百合科植物阔叶山麦冬的块根。

【采收加工】立夏或清明前后采挖，剪下块根，洗净，晒干。

【性味】味甘、微苦，性微寒。

【功能主治】养阴生津，润肺清心。用于阴虚肺燥，咳嗽痰黏，胃阴不足，口燥咽干，肠燥便秘。

【应用举例】内服：煎汤，10 ～ 15 克。在民间多作麦冬使用。

507. 山麦冬 *Liriope spicata*（Thunb.）Lour.

【别名】麦门冬、土麦冬、麦冬。

【植物形态】植株有时丛生；根稍粗，直径 1 ～ 2 毫米，有时分枝多，近末端处常膨大成矩圆形、椭圆形或纺锤形的肉质小块根；根状茎短，木质，具地下走茎。叶长 25 ～ 60 厘米，宽 4 ～ 6（8）毫米，先端急尖或钝，基部常包以褐色的叶鞘，上面深绿色，背面粉绿色，具 5 条脉，中脉比较明显，边缘具细锯齿。花葶通常长于或几等长于叶，少

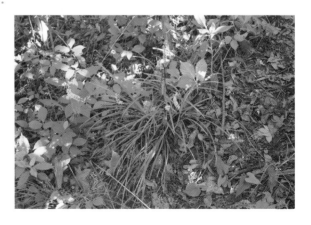

数稍短于叶，长 25～65 厘米；总状花序长 6～15
（20）厘米，具多数花；花通常（2）3～5 朵簇
生于苞片腋内；苞片小，披针形，最下面的长 4～5
毫米，干膜质；花梗长约 4 毫米，关节位于中部
以上或近顶端；花被片矩圆形、矩圆状披针形，
长 4～5 毫米，先端钝圆，淡紫色或淡蓝色；花
丝长约 2 毫米；花药狭矩圆形，长约 2 毫米；子
房近球形，花柱长约 2 毫米，稍弯，柱头不明显。
种子近球形，直径约 5 毫米。花期 5—7 月，果期
8—10 月。

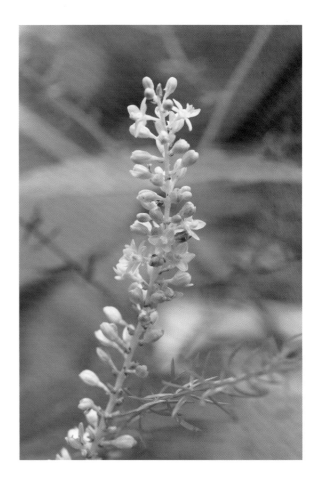

【生境与分布】生于海拔 50～1400 米的山
坡、山谷林下、路旁或湿地。除东北、内蒙古、
青海、新疆、西藏各省区外，其他地区广泛分布。
本市各乡镇有分布。

【药材名】土麦冬。（《中草药学》）

【来源】为百合科植物山麦冬的块根。

【采收加工】同阔叶山麦冬。

【性味】同阔叶山麦冬。

【功能主治】同阔叶山麦冬。

【应用举例】同阔叶山麦冬。

508. 麦冬 *Ophiopogon japonicus*（L. f.）Ker–Gawl.

【别名】阶前草、沿阶草、韭叶麦冬、书带草、麦门冬、矮麦冬。

【植物形态】根较粗，中间或近末端常膨大成椭圆形或纺锤形的小块根；小块根长 1～1.5 厘米，或
更长些，宽 5～10 毫米，淡褐黄色；地下走茎细长，直径 1～2 毫米，节上具膜质的鞘。茎很短，叶基
生成丛，禾叶状，长 10～50 厘米，少数更长些，宽 1.5～3.5 毫米，具 3～7 条脉，边缘具细锯齿。花
葶长 6～15（27）厘米，通常比叶短得多，总状花序长 2～5 厘米，或有时更长些，具几朵至十几朵花；

花单生或成对着生于苞片腋内；苞片披针形，先
端渐尖，最下面的长可达 7～8 毫米；花梗长 3～4
毫米，关节位于中部以上或近中部；花被片常稍
下垂而不展开，披针形，长约 5 毫米，白色或淡
紫色；花药三角状披针形，长 2.5～3 毫米；花
柱长约 4 毫米，较粗，宽约 1 毫米，基部宽阔，
向上渐狭。种子球形，直径 7～8 毫米。花期 5—
8 月，果期 8—9 月。

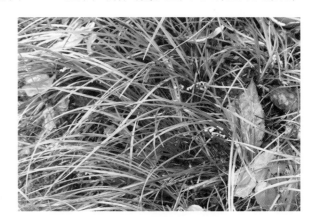

【生境与分布】生于海拔 2000 米以下的山坡

阴湿处、林下或溪旁。产于广东、广西、福建、台湾、浙江、江苏、江西、湖南、湖北、四川、云南、贵州、安徽、河南、陕西（南部）和河北（北京以南）。本市各地有分布。

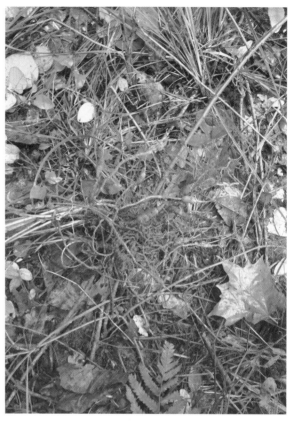

【药材名】麦冬。（《中华人民共和国药典》）

【来源】为百合科植物麦冬的块根。

【采收加工】夏季采挖，洗净，反复暴晒、堆置，至七八成干，除去须根，干燥。

【性味】味甘、微苦，性微寒。

【功能主治】养阴生津，润肺清心。用于肺燥干咳，阴虚痨嗽，喉痹咽痛，津伤口渴，内热消渴，心烦失眠，肠燥便秘。

【应用举例】（1）治燥伤肺胃阴分，或热或咳者：沙参三钱，麦冬三钱，玉竹二钱，生甘草一钱，冬桑叶一钱五分，扁豆一钱五分，花粉一钱五分。水五杯，煮取二杯。日再服。（《温病条辨》沙参麦冬汤）

（2）治肺痈涕唾涎沫，吐脓如粥：麦门冬（去心，焙）二两，桔梗（去芦头）五两，甘草（炙，锉）三分。上三味粗捣筛。每服三钱匕，水一盏，青蒿心叶十片，同煎至七分，去滓温服。稍轻者粥饮调下亦得。（《圣济总录》麦门冬汤）

509. 玉竹 *Polygonatum odoratum*（Mill.）Druce

【别名】铃铛菜、尾参、地管子、玉术、百解药、女萎、葳蕤。

【植物形态】根状茎圆柱形，直径 5～14 毫米。茎高 20～50 厘米，具 7～12 叶。叶互生，椭圆形至卵状矩圆形，长 5～12 厘米，宽 3～16 厘米，先端尖，下面带灰白色，下面脉上平滑至呈乳头状粗糙。花序具 1～4 花（在栽培情况下，可多至 8 朵），总花梗（单花时为花梗）长 1～1.5 厘米，无苞片或有条状披针形苞片；花被黄绿色至白色，全长 13～20 毫米，花被筒较直，裂片长 3～4 毫米；花丝丝状，近平滑至具乳头状突起，花药长约 4 毫米；子房长 3～4 毫米，花柱长 10～14 毫米。浆果蓝黑色，直径 7～10 毫米，具 7～9 颗种子。花期 5—6 月，果期 7—9 月。

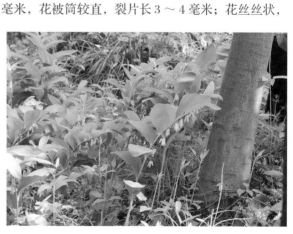

【生境与分布】生于林中或山野阴坡。产于黑龙江、吉林、辽宁、河北、山西、内蒙古、甘肃、青海、山东、河南、湖北、湖南、安徽、江西、江苏、台湾。本市渑水镇、刘家场镇、斯家场镇、卸甲坪乡有分布。

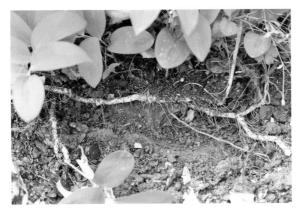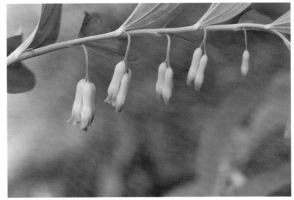

【药材名】玉竹。（《中华人民共和国药典》）

【来源】为百合科植物玉竹的根茎。

【采收加工】秋季采挖，除去须根，洗净，晒至柔软时，反复搓揉、晾晒至无硬心，晒干；或蒸透，揉至半透明，晒干。

【性味】味甘，性微寒。

【功能主治】养阴润燥，生津止咳。用于肺胃阴伤，燥热咳嗽，咽干口渴，内热消渴。

【应用举例】（1）治肺热咳嗽：玉竹12克，杏仁9克，石膏9克，麦冬9克，甘草6克，水煎服。（《山东中草药手册》）

（2）治阴虚之体感冒风温，及冬温咳嗽，咽干痰结：生葳蕤二至三钱，生葱白二至三枚，桔梗一钱至钱半，东白薇五分至一钱，淡豆豉三至四钱，苏薄荷一钱至钱半，炙草五分，红枣两枚，煎服。（《通俗伤寒论》加减葳蕤汤）

510. 吉祥草 *Reineckia carnea*（Andr.）Kunth

【别名】解晕草、结实兰、竹叶青、九节莲、地蜈蚣、竹叶草、小九龙盘、千里马。

【植物形态】茎粗2～3毫米，蔓延于地面，逐年向前延长或发出新枝，每节上有一残存的叶鞘，顶端的叶簇由于茎的连续生长，有时似长在茎的中部，两叶簇间可相距几厘米至10多厘米。叶每簇有3～8枚，条形至披针形，长10～38厘米，宽0.5～3.5厘米，先端渐尖，向下渐狭成柄，深绿色。花葶长5～15厘米；穗状花序长2～6.5厘米，上部的花有时仅具雄蕊；苞片长5～7毫米；花芳香，粉红色；裂片矩圆形，长5～7毫米，先端钝，稍肉质；雄蕊短于花柱，花丝丝状，花药近矩圆形，两端微凹，长2～2.5毫米；子房长3毫米，花柱丝状。浆果直径6～10毫米，熟时鲜红色。花果期7—11月。

【生境与分布】生于阴湿山坡、山谷或密林下，海拔170～3200米。产于江苏、浙江、安徽、江西、湖南、湖北、河南、陕西（秦岭以南）、四川、云南、贵州、广西和广东。本市发现于刘家场镇。

【药材名】吉祥草。（《本草纲目拾遗》）

【来源】为百合科植物吉祥草的全草。

【采收加工】四季均可采收，连根挖起，抖去泥土，洗净，鲜用或晒干。

【性味】味甘，性凉。

【功能主治】清肺止咳，凉血止血，解毒利咽。用于肺热咳嗽，咯血，吐血，衄血，便血，咽喉肿痛，目赤翳障，痈肿疮疖。

　　【应用举例】（1）治急惊：吉祥草根捣汁，加冰片少许，灌下三匙。（《本草纲目拾遗》）

　　（2）治喘咳：吉祥草 30 克，炖猪肺或肉吃。（《贵阳民间药草》）

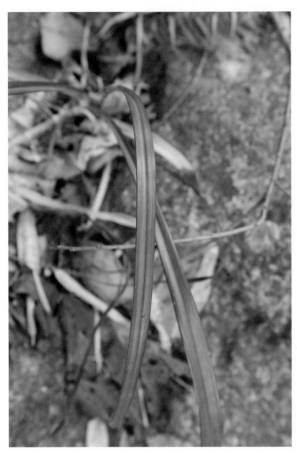

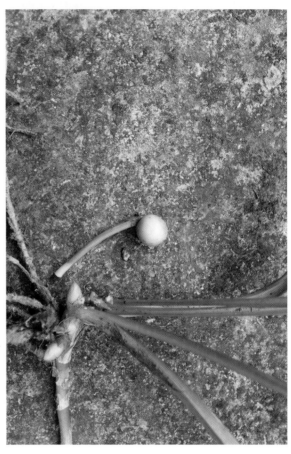

511. 绵枣儿 *Scilla scilloides*（Lindl.）Druce

　　【别名】石枣儿、天蒜、地兰、药狗蒜、老鸦葱、山大蒜、鲜白头。

　　【植物形态】鳞茎卵形或近球形，高 2～5 厘米，宽 1～3 厘米，鳞茎皮黑褐色。基生叶通常 2～5 枚，狭带状，长 15～40 厘米，宽 2～9 毫米，柔软。花葶通常比叶长；总状花序长 2～20 厘米，具多

数花；花紫红色、粉红色至白色，小，直径 4～5 毫米，在花梗顶端脱落；花梗长 5～12 毫米，基部有 1～2 枚较小的、狭披针形苞片；花被片近椭圆形、倒卵形或狭椭圆形，长 2.5～4 毫米，宽约 1.2 毫米，基部稍合生而成盘状，先端钝而且增厚；雄蕊生于花被片基部，稍短于花被片；花丝近披针形，边缘和背面常多少具小乳突，基部稍合生，中部以上骤然变窄，变窄部分长约 1 毫米；子房长 1.5～2 毫米，基部有短柄，表面多少有小

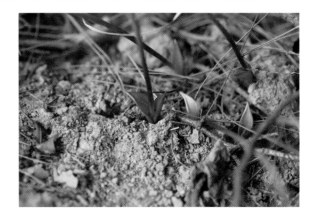

乳突，3 室，每室 1 个胚珠；花柱长为子房的 1/2 ～ 2/3。果近倒卵形，长 3 ～ 6 毫米，宽 2 ～ 4 毫米。种子 1 ～ 3 颗，黑色，矩圆状狭倒卵形，长 2.5 ～ 5 毫米。花果期 7—11 月。

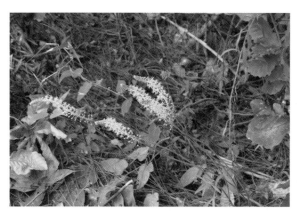 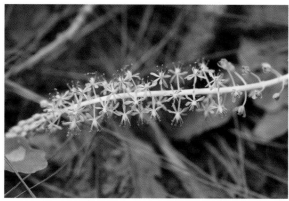

【生境与分布】生于海拔 2600 米以下的山坡、草地、路旁或林缘。产于东北、华北、华中以及四川（木里）、云南（洱源、中甸）、广东（北部）、江西、江苏、浙江和台湾。本市发现于涴水镇。

【药材名】绵枣儿。（《救荒本草》）

【来源】为百合科植物绵枣儿的鳞茎或全草。

【采收加工】6—7 月采收，洗净，鲜用或晒干。

【性味】味苦、甘，性寒。有小毒。

【功能主治】活血止痛，解毒消肿，强心利尿。用于跌打损伤，筋骨疼痛，疮痈肿痛，乳痈，心脏病水肿。

【应用举例】治乳疮，毒疮：绵枣儿取头，捣烂外敷。（《岭南采药录》）

512. 菝葜 *Smilax china* L.

【别名】金刚兜、大菝葜、金刚刺、铁刷子、铁菱角、冷饭头、龙爪菜、金刚藤。

【植物形态】攀援灌木；根状茎粗厚，坚硬，为不规则的块状，粗 2 ～ 3 厘米。茎长 1 ～ 3 米，少数可达 5 米，疏生刺。叶薄革质或坚纸质，干后通常红褐色或近古铜色，圆形、卵形或其他形状，长 3 ～ 10 厘米，宽 1.5 ～ 6（10）厘米，下面通常淡绿色，较少苍白色；叶柄长 5 ～ 15 毫米，占全长的 1/2 ～ 2/3，具宽 0.5 ～ 1 毫米（一侧）的鞘，几乎都有卷须，少有例外，脱落点位于靠近卷须处。伞形花序生于叶尚幼嫩的小枝上，具十几朵或更多的花，常呈球形；总花梗长 1 ～ 2 厘米；花序托稍膨大，近球形，较少稍延长，具小苞片；花绿黄色，外花被片长 3.5 ～ 4.5 毫米，宽 1.5 ～ 2 毫米，内花被片稍狭；雄花中花药比花丝稍宽，常弯曲；雌花与雄花大小相似，有 6 枚退化雄蕊。浆果直径 6 ～ 15 毫米，熟时红色，有粉霜。花期 2—5 月，果期 9—11 月。

【生境与分布】生于海拔 2200 米以下的林下、灌丛中、路旁和山坡上。产于山东（山东半岛）、江苏、浙江、福建、台湾、江西、安徽（南部）、河南、湖北、四川（中部至东部）、云南（南部）、贵州、湖南、广西和广东。本市各地有分布。

【药材名】菝葜。（《中华人民共和国药典》）

【来源】为百合科植物菝葜的根茎。

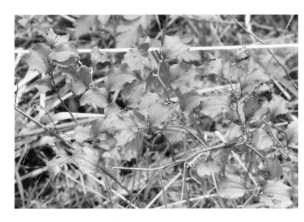
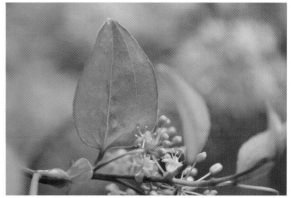

【采收加工】秋末至次年春季采挖，除去须根，洗净，晒干或趁鲜切片，干燥。

【性味】味甘、微苦、涩，性平。

【功能主治】利湿去浊，祛风除痹，解毒散瘀。用于小便淋浊，带下量多，风湿痹痛，疔疮痈肿。

【应用举例】（1）治关节酸疼：菝葜根 60 克，或加中华常春藤 9 克，黄酒、水各半煎服。（《浙江民间常用草药》）

（2）治患脚，积年不能行，腰脊挛痹及腹屈内紧急者：菝葜洗净，锉之，一斛，以水三斛，煮取九斗，以渍曲及煮去滓，取一斛渍饭，酿之如酒法，熟即取饮。多少任意。（《肘后备急方》）

（3）治风湿关节痛：菝葜、虎杖各 30 克，寻骨风 15 克，白酒 750 克。上药泡酒 7 天，每次服 1 酒盅（约 15 克），早晚各服一次。（《全国中草药汇编》）

513. 黑果菝葜 *Smilax glaucochina* Warb.

【别名】金刚藤头、粘鱼须、龙须菜、金岗藤。

【植物形态】攀援灌木，具粗短的根状茎。茎长 0.5～4 米，通常疏生刺。叶厚纸质，通常椭圆形，长 5～8（20）厘米，宽 2.5～5（14）厘米，先端微凸，基部圆形或宽楔形，下面苍白色，多少可以抹掉；叶柄长 7～15（25）毫米，约占全长的一半具鞘，有卷须，脱落点位于上部。伞形花序通常生于叶稍幼嫩的小枝上，具几朵或 10 余朵花；总花梗长 1～3 厘米；花序托稍膨大，具小苞片；花绿黄色；雄花花被片长 5～6 毫米，宽 2.5～3 毫米，内花被片宽 1～1.5 毫米；雌花与雄花大小相似，具 3 枚退化雄蕊。浆果直径 7～8 毫米，熟时黑色，具粉霜。花期 3—5 月，果期 10—11 月。

【生境与分布】生于海拔 1600 米以下的林下、灌丛中或山坡上。产于甘肃（南部）、陕西（秦

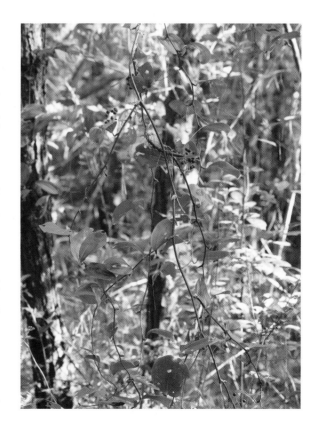

岭以南）、山西（南部）、河南、四川（东部）、
贵州、湖北、湖南、江苏（南部）、浙江、安徽、
江西、广东（北部）和广西（东北部）。本市涴水镇、
刘家场镇、卸甲坪乡有分布。

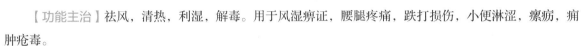

【药材名】金刚藤头。（《四川常用中草药》）

【来源】为百合科植物黑果拔葜的根茎或嫩叶。

【采收加工】根茎全年均可采收，洗净，切
片晒干；叶于春、夏季采收，鲜用。

【性味】味甘，性平。

【功能主治】祛风，清热，利湿，解毒。用于风湿痹证，腰腿疼痛，跌打损伤，小便淋涩，瘰疬，痈
肿疮毒。

【应用举例】治臁疮：黑果拔葜嫩叶适量，捣烂敷患处。（《四川常用中草药》）

514. 小叶菝葜 *Smilax microphylla* C. H. Wright

【别名】刺梭罗、乌鱼刺。

【植物形态】攀援灌木。茎及枝具刺，长
1 ～ 3 毫米，枝条上常具纵棱。叶互生；叶柄长
3 ～ 15 毫米，占全长 1/3 ～ 1/2 的叶柄基部具狭
鞘，常脱落不见，一般具卷须，叶片脱落点位于
叶柄近先端；叶片纸质或薄革质，叶形变化较大，
同一植株上有两种截然不同的叶形，披针形、卵
状披针形、卵形或近条状披针形，长 2.5 ～ 10 厘
米，宽 0.5 ～ 5 厘米，先端短渐尖，基部钝、平截
或圆，背面稍带苍白色。伞形花序单生于叶腋；

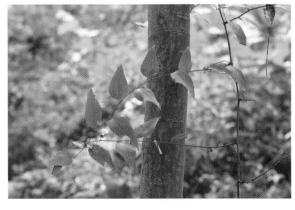

总花梗长 2 ～ 5 毫米，明显短于叶柄，少数与叶柄近等长；花序托膨大，并有多枚宿存的小苞片，使花序
托多少呈莲座状；花淡绿色，雌雄异株；雄花花被片长椭圆形，内轮比外轮花被片稍狭，花药长为花丝的
1/2 ～ 2/3；雌花比雄花稍小，具 3 枚退化雄蕊。浆果直径 5 ～ 7 毫米。成熟时紫黑色。

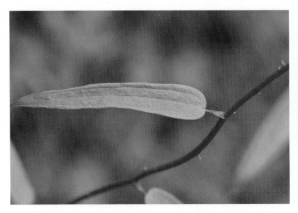

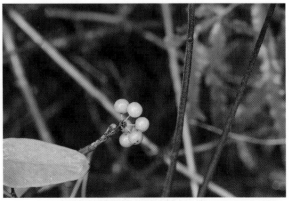

【生境与分布】生于海拔 500 ~ 1600 米的林下、灌丛中或山坡阴处。产于甘肃（南部）、陕西（秦岭以南）、四川、湖北（西部）、湖南、贵州和云南（东北部）。本市发现于刘家场镇、沱水镇。

【药材名】刺瓜米草。（《贵州草药》）

【来源】为百合科植物小叶菝葜的根。

【采收加工】全年均可采收，洗净，切片，晒干。

【性味】味苦、辛，性凉。

【功能主治】祛风，清热，利湿。用于风湿热痹，小便赤涩，带下，疮疖。

【应用举例】（1）治风湿性关节炎：刺瓜米草 30 克，煨水服。（《贵州草药》）

（2）治发烧小便赤：刺瓜米草 6 克，阎王刺根 4.5 克，煨水服。（《贵州草药》）

515. 老鸦瓣 *Tulipa edulis*（Miq.）Baker

【别名】光慈姑、山慈菇、棉花包、毛地梨、老鸦头、山蛋。

【植物形态】鳞茎皮纸质，内面密被长柔毛。茎长 10 ~ 25 厘米，通常不分枝，无毛。叶 2 枚，长条形，长 10 ~ 25 厘米，远比花长，通常宽 5 ~ 9 毫米，少数可窄到 2 毫米或宽达 12 毫米，上面无毛。花单朵顶生，靠近花的基部具 2 枚对生（较少 3 枚轮生）的苞片，苞片狭条形，长 2 ~ 3 厘米；花被片狭椭圆状披针形，长 20 ~ 30 毫米，宽 4 ~ 7 毫米，白色，背面有紫红色纵条纹；雄蕊 3 长 3 短，花丝无毛，中部稍扩大，向两端逐渐变窄或从基部向上逐渐变窄；子房长椭圆形；花柱长约 4 毫米。蒴果近球形，有长喙，长 5 ~ 7 毫米。花期 3—4 月，果期 4—5 月。

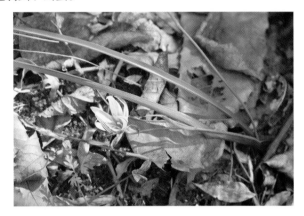

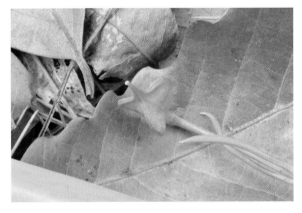

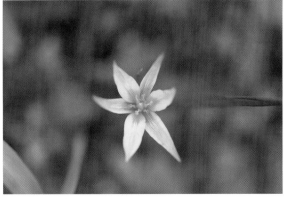

【生境与分布】生于山坡草地及路旁。产于辽宁（丹东）、山东、江苏、浙江、安徽、江西、湖北、湖南和陕西（太白山）。本市发现于沱水镇。

【药材名】光慈姑。（《中药志》）

【来源】为百合科植物老鸦瓣的鳞茎。

【采收加工】春、秋、冬季均可采收。挖取鳞茎，洗净，除去须根及外皮，晒干或鲜用。

【性味】味甘、辛，性寒。有小毒。

【功能主治】清热解毒，散结消肿。用于咽喉肿痛，瘰疬结核，瘀滞疼痛，痈疗肿毒，蛇虫咬伤。

【应用举例】（1）治脸上疗疮：光慈姑鳞茎适量，磨汁搽。（《湖北中草药志》）

（2）治乳腺癌：光慈姑6克，蒲公英15克，白蚤休9克，水煎服。药渣捣敷患处。（《湖北中草药志》）

一二一、百部科 Stemonaceae

多年生草本或半灌木，攀援或直立，全体无毛，通常具肉质块根，较少具横走根状茎。叶互生、对生或轮生，具柄或无柄。花序腋生或贴生于叶片中脉；花两性，整齐，通常花叶同期，罕有先花后叶者；花被片4枚，2轮，上位或半上位；雄蕊4枚，生于花被片基部，短于或几等长于花被片；花丝极短，离生或基部多少合生成环；花药线形，背着或底着，2室，内向，纵裂，顶端具附属物或无；药隔通常伸长，突出于药室之外，呈钻状线形或线状披针形；子房上位或近半下位，1室；花柱不明显；柱头小，不裂或2～3浅裂；胚珠2至多数，直立于室底或悬垂于室顶，珠柄长或短。蒴果卵圆形，稍扁，熟时裂为2片。种子卵形或长圆形，具丰富胚乳，种皮厚，具多数纵槽纹；胚细长，坚硬。

全世界有3属约30种，分布于亚洲东部、南部至澳大利亚及北美洲的亚热带地区。我国有2属6种，分布于秦岭以南各省区。

松滋境内的百部科植物有1属1种，即百部属下1种。

516. 对叶百部 *Stemona tuberosa* Lour.

【别名】大春根药、大百部、牛虱鬼、山百根、药虱药、九丛根、嗽药、一窝虎。

【植物形态】块根通常纺锤状，长达30厘米。茎常具少数分枝，攀援状，下部木质化，分枝表面具纵槽。叶对生或轮生，极少兼有互生，卵状披针形、卵形或宽卵形，长6～24厘米，宽（2）5～17厘米，顶端渐尖至短尖，基部心形，边缘稍波状，纸质或薄革质；叶柄长3～10厘米。花单生或2～3朵排成总状花序，生于叶腋或偶贴生于叶柄上，花柄或花序柄长2.5～5（12）厘米；苞片小，披针形，长5～10毫米；花被片黄绿色带紫色脉纹，

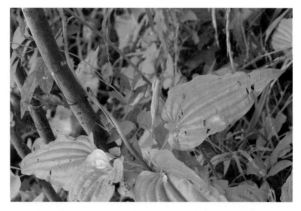

长3.5～7.5厘米，宽7～10毫米，顶端渐尖，内轮比外轮稍宽，具7～10脉；雄蕊紫红色，短于或几等长于花被；花丝粗短，长约5毫米；花药长1.4厘米，其顶端具短钻状附属物；药隔肥厚，向上延伸为长钻状或披针形的附属物；子房小，卵形，花柱近无。蒴果光滑，具多数种子。花期4—7月，果期（5）7—8月。

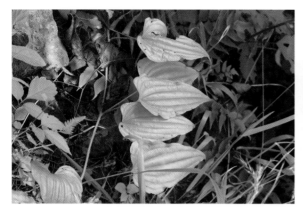
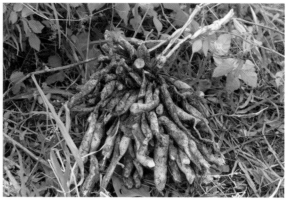

【生境与分布】生于山坡丛林下、路旁以及山谷中。产于长江流域以南各省区。本市刘家场镇、卸甲坪乡有分布。

【药材名】百部。（《中华人民共和国药典》）

【来源】为百部科植物对叶百部的块根。

【采收加工】春、秋季挖，除去须根，洗净，置沸水中略烫或蒸至无白心，取出，晒干。

【性味】味甘、苦，性微温。

【功能主治】润肺下气止咳，杀虫灭虱。用于新久咳嗽，肺痨咳嗽，顿咳；外用于头虱，体虱，蛲虫病，阴痒。蜜百部润肺止咳，用于阴虚痨嗽。

【应用举例】（1）治肺寒壅嗽，微有痰：百部三两（炒），麻黄三两（去节），杏仁四十个（去皮、尖，微炒，煮三五沸）。上为末，炼蜜丸如芡实大，加松子仁肉五十粒，糖丸之，含化大妙。（《小儿药证直诀》百部丸）

（2）治三十年嗽：百部根二十斤，捣取汁，煎如饴。服一方寸匕，日三服。（《备急千金要方》）

一二二、石蒜科 Amaryllidaceae

多年生草本，极少数为半灌木、灌木以至乔木状；具鳞茎、根状茎或块茎。叶多数基生，多少呈线形，全缘或有刺状锯齿。花单生或排列成伞形花序、总状花序、穗状花序、圆锥花序，通常具佛焰苞状总苞，总苞片 1 至数枚，膜质；花两性，辐射对称或为左右对称；花被片 6，2 轮；花被管和副花冠存在或不存在；雄蕊通常 6，着生于花被管喉部或基生，花药背着或基着，通常内向开裂；子房下位，3 室，中轴胎座，每室具有胚珠多数或少数，花柱细长，柱头头状或 3 裂。蒴果多数背裂或不整齐开裂，很少为浆果状；种子含有胚乳。

本科约有 100 属 1200 种，分布于热带、亚热带及温带地区；我国约有 17 属 44 种及 4 变种，野生或引种栽培。

松滋境内的石蒜科植物有 1 属 2 种，即石蒜属下 2 种。

517. 忽地笑 *Lycoris aurea*（L'Her.）Herb.

【别名】岩大蒜、铁色箭、黄龙爪、螃蟹花、独蒜、黄花石蒜。

【植物形态】鳞茎卵形，直径约5厘米。秋季出叶，叶剑形，长约60厘米，最宽处达2.5厘米，向基部渐狭，宽约1.7厘米，顶端渐尖，中间淡色带明显。花茎高约60厘米；总苞片2枚，披针形，长约3.5厘米，宽约0.8厘米；伞形花序有花4～8朵；花黄色；花被裂片背面具淡绿色中肋，倒披针形，长约6厘米，宽约1厘米，强度反卷和皱缩，花被筒长12～15厘米；雄蕊略伸出于花被外，比花被长1/6左右，花丝黄色；花柱上部玫瑰红色。蒴果具三棱，室背开裂；种子少数，近球形，直径约0.7厘米，黑色。花期8—9月，果期10月。

【生境与分布】生于阴湿山坡，庭园也有栽培。分布于福建、台湾、湖北、湖南、广东、广西、四川、云南。本市发现于刘家场镇，少见。

【药材名】忽地笑、铁色箭。（《本草纲目》）

【来源】为石蒜科植物忽地笑的鳞茎。

【采收加工】秋季将鳞茎挖出，选大者洗净，鲜用或晒干入药，小者做种。

【性味】味辛、甘，性微寒。有毒。

【功能主治】润肺止咳，解毒消肿。用于肺热咳嗽，咯血，阴虚内热，小便不利，痈肿疮毒，疔疮结核，烫火伤。

【应用举例】（1）治烫火伤：岩大蒜捣绒，鸡蛋清和匀涂患处。（《四川中药志》）

（2）治疮疖：忽地笑15～30克，凤仙花叶15克，捣烂敷患处。亦可单用。（《万县中草药》）

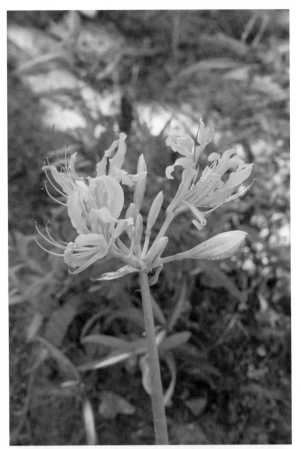

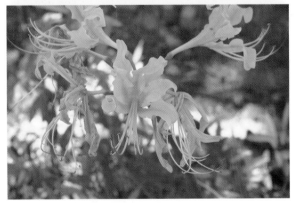

518. 石蒜 *Lycoris radiata*（L'Her.）Herb.

【别名】灶鸡花、水麻、螃蟹花、彼岸花、平地一声雷、曼珠沙华、龙爪花。

【植物形态】鳞茎近球形，直径1～3厘米。秋季出叶，叶狭带状，长约15厘米，宽约0.5厘米，顶端钝，深绿色，中间有粉绿色带。花茎高约30厘米；总苞片2枚，披针形，长约3.5厘米，宽约0.5厘米；伞形花序有花4～7朵，花鲜红色；花被裂片狭倒披针形，长约3厘米，宽约0.5厘米，强度皱缩和反卷，花被筒绿色，长约 0.5 厘米；雄蕊显著伸出于花被外，比花被长 1 倍左右。花期 8—9 月，果期 10 月。

【生境与分布】生于阴湿山坡和溪沟边。分布于山东、河南、安徽、江苏、浙江、江西、福建、湖北、湖南、广东、广西、陕西、四川、贵州、云南。本市发现于斯家场镇、万家乡、卸甲坪乡。

【药材名】石蒜。（《本草图经》）

【来源】为石蒜科植物石蒜的鳞茎。

【采收加工】秋季将鳞茎挖出，选大者洗净，晒干入药。野生者四季均可采挖鲜用或洗净晒干。

【性味】味辛、甘，性温。有毒。

【功能主治】祛痰催吐，解毒散结。用于喉风，单双乳蛾，咽喉肿痛，痰涎壅塞，食物中毒，胸腹积水，恶疮肿毒，痰核瘰疬，痔漏，跌打损伤，风湿关节痛，顽癣，烫火伤，蛇咬伤。

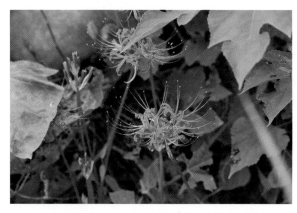
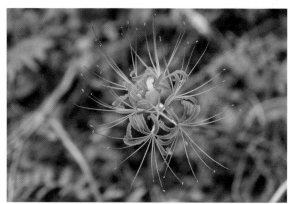

【应用举例】（1）治单双乳蛾：石蒜捣汁，生白酒调服。呕吐而愈。（《本草纲目拾遗》）

（2）治食物中毒，痰涎壅塞：鲜石蒜 1.5～3 克，煎服催吐。（《上海常用中草药》）

（3）治风湿性关节炎：石蒜、生姜、葱各适量，共捣烂敷患处。（《全国中草药汇编》）

一二三、薯蓣科 Dioscoreaceae

缠绕草质或木质藤本，少数为矮小草本。地下部分为根状茎或块茎，形状多样。茎左旋或右旋，有毛或无毛，有刺或无刺。叶互生，有时中部以上对生，单叶或掌状复叶，单叶常为心形或卵形、椭圆形，掌状复叶的小叶常为披针形或卵圆形，基出脉 3～9，侧脉网状；叶柄扭转，有时基部有关节。花单性或两性，雌雄异株，很少同株。花单生、簇生或排列成穗状、总状或圆锥花序；雄花花被片（或花被裂片）6，2 轮排列，基部合生或离生；雄蕊 6 枚，有时其中 3 枚退化，花丝着生于花被的基部或花托上；退化子房有或无。雌花花被片和雄花相似；退化雄蕊 3～6 枚或无；子房下位，3 室，每室通常有胚珠 2，少数属多数，胚珠着生于中轴胎座上，花柱3，分离。果实为蒴果、浆果或翅果，蒴果三棱形，每棱翅状，成熟后顶端开裂；种子有翅或无翅，有胚乳，胚细小。

本科约有9属650种，广布于热带和温带地区，尤以美洲热带地区种类较多。我国只有薯蓣属（*Dioscorea*），约有49种。

松滋境内的薯蓣科植物有1属5种，即薯蓣属下5种。

519. 黄独 *Dioscorea bulbifera* L.

【别名】零余薯、雷公薯、黄药子、苦药子、金线吊蛤蟆、黄狗头、铁秤砣。

【植物形态】缠绕草质藤本。块茎卵圆形或梨形，直径4～10厘米，通常单生，每年由去年的块茎顶端抽出，很少分枝，外皮棕黑色，表面密生须根。茎左旋，浅绿色稍带红紫色，光滑无毛。叶腋内有紫棕色、球形或卵圆形珠芽，大小不一，最重者可达300克，表面有圆形斑点。单叶互生；叶片宽卵状心形或卵状心形，长15～26厘米，宽2～14（26）厘米，顶端尾状渐尖，边缘全缘或微波状，两面无毛。雄花序穗状，下垂，常数个丛生于叶腋，有时分枝呈圆锥状；雄花单生，密集，基部有卵形苞片2枚；花被片披针形，新鲜时紫色；雄蕊6枚，着生于花被基部，花丝与花药近等长。雌花序与雄花序相似，常2至数个丛生叶腋，长20～50厘米；退化雄蕊6枚，长仅为花被片1/4。蒴果反折下垂，三棱状长圆形，长1.5～3厘米，宽0.5～1.5厘米，两端浑圆，成熟时草黄色，表面密被紫色小斑点，无毛；种子深褐色，扁卵形，通常两两着生于每室中轴顶部，种翅栗褐色，向种子基部延伸成长圆形。花期7—10月，果期8—11月。

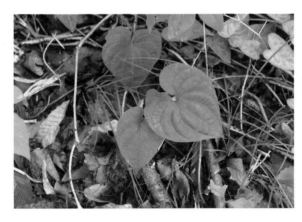 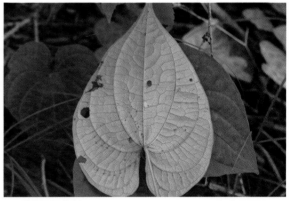

【生境与分布】本种适应性较大，既喜阴湿，又需阳光充足之地，海拔几十米至2000米的高山地区都能生长，多生于河谷边、山谷阴沟或杂木林边缘，有时房前屋后或路旁的树荫下也能生长。分布于河南南部、安徽南部、江苏南部、浙江、江西、福建、台湾、湖北、湖南、广东、广西、陕西南部、甘肃南部、四川、贵州、云南、西藏。本市发现于涴水镇、刘家场镇。

【药材名】黄药子。（《滇南本草》）

【来源】为薯蓣科植物黄独的块茎。

【采收加工】冬季采挖，洗去泥土，剪去须根后，横切成厚1厘米的片，晒或炕干，或鲜用。

【性味】味苦，性寒。有小毒。

【功能主治】散结消瘿，清热解毒，凉血止血。用于瘿瘤，喉痹，痈肿疮毒，毒蛇咬伤，肿瘤，吐血，衄血，咯血，百日咳，肺热咳嗽。

【应用举例】（1）治热毒，毒气上攻咽喉肿痛：黄药子一两，地龙一两（微炙），马牙消半两。上药捣细罗为散，以蜜水调下一钱。（《太平圣惠方》）

（2）治瘰疬：黄独鲜块茎60～90克，鸭蛋1枚，水煎，调些酒服。（《福建中草药》）

（3）治小儿疝气：黄独根30克，三叶木通（果实）、荔核各15克，车前仁9克，水煎服。（《湖南药物志》）

520. 日本薯蓣 *Dioscorea japonica* Thunb.

【别名】山蝴蝶、土淮山、千担苕、风车子、千斤拔。

【植物形态】缠绕草质藤本。块茎长圆柱形，垂直生长，直径达3厘米左右，外皮棕黄色，干时皱缩，断面白色，或有时带黄白色。茎绿色，有时带淡紫红色，右旋。单叶，在茎下部的互生，中部以上的对生；叶片纸质，变异大，通常为三角状披针形、长椭圆状狭三角形至长卵形，有时茎上部的为线状披针形至披针形，下部的为宽卵心形，长3～11（19）厘米，宽（1）2～5（18）厘米，顶端长渐尖至锐尖，基部心形至箭形或戟形，有时近截形或圆形，全缘，两面无毛；叶柄长1.5～6厘米。叶腋内有各种大小形状不等的珠芽。雌雄异株。雄花序为穗状花序，长2～8厘米，近直立，2至数个或单个着生于叶腋；雄花绿白色或淡黄色，花被片有紫色斑纹，外轮为宽卵形，长约1.5毫米，内轮为卵状椭圆形，稍小；雄蕊6。雌花序为穗状花序，长6～20厘米，1～3个着生于叶腋；雌花的花被片为卵形或宽卵形，6个退化雄蕊与花被片对生。蒴果不反折，三棱状扁圆形或三棱状圆形，长1.5～2（2.5）厘米，宽1.5～3（4）厘米；种子着生于每室中轴中部，四周有膜质翅。花期5—10月，果期7—11月。

【生境与分布】生于阳坡、山谷、溪边、路旁林下或草丛中。产于陕西、河南、安徽、江苏南部、浙江、福建、台湾、江西、湖北、湖南、广东、广西、贵州及四川。本市发现于浥水镇。

【药材名】日本薯蓣、野山药。（《全国中草药汇编》）

【来源】为薯蓣科植物日本薯蓣的根茎。

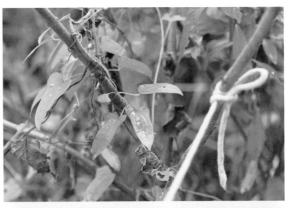

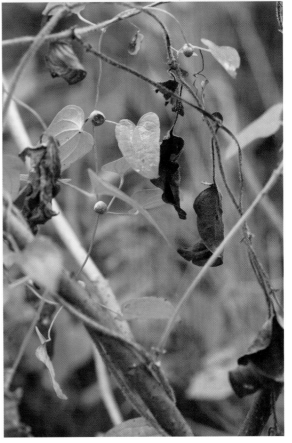

【性味】味甘、性平。

【功能主治】健脾补肺，益胃补肾，固肾益精，助五脏，强筋骨。用于脾胃亏损，气虚衰弱，消化不良，慢性腹泻，遗精，遗尿等。

521. 穿龙薯蓣 *Dioscorea nipponica* Makino

【别名】山常山、穿山龙、穿地龙。

【植物形态】缠绕草质藤本。根状茎横生，圆柱形，多分枝，栓皮层显著剥离。茎左旋，近无毛，长达 5 米。单叶互生，叶柄长 10 ～ 20 厘米；叶片掌状心形，变化较大，茎基部叶长 10 ～ 15 厘米，宽 9 ～ 13 厘米，边缘作不等大的三角状浅裂、中裂或深裂，顶端叶片小，近于全缘，叶表面黄绿色，有光泽，无毛或有稀疏的白色细柔毛，尤以脉上较密。花雌雄异株。雄花序为腋生的穗状花序，花序基部常由 2 ～ 4 朵集成小伞状，至花序顶端常为单花；苞片披针形，顶端渐尖，短于花被；花被碟形，6 裂，裂片顶端钝圆；雄蕊 6 枚，着生于花被裂片的中央，药内向。雌花序穗状，单生；雌花具有退化雄蕊，有时雄蕊退化仅留有花丝；雌蕊柱头 3 裂，裂片再 2 裂。蒴果成熟后枯黄色，三棱形，顶端凹入，基部近圆形，每棱翅状，大小不一，一般长约 2 厘米，宽约 1.5 厘米；种子每室 2 枚，有时仅 1 枚发育，着生于中轴基部，四周有不等的薄膜状翅，上方呈长方形，长约比宽大 2 倍。花期 6—8 月，果期 8—10 月。

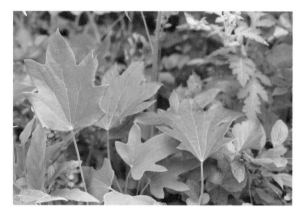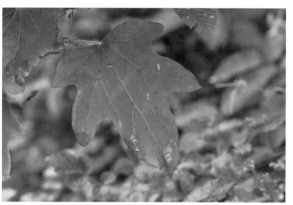

【生境与分布】常生于山坡灌丛中和杂木林内及林缘。分布于东北、西北（除新疆）、华北及河南、湖北、山东、江苏、安徽、浙江、江西、四川等地。本市发现于卸甲坪乡。

【药材名】穿山龙。（《中华人民共和国药典》）

【来源】为薯蓣科植物穿龙薯蓣的根茎。

【采收加工】春、秋季采挖，洗净，除去外皮及须根，晒干。

【性味】味甘、苦，性温。

【功能主治】祛风除湿，舒筋通络，活血止痛，止咳平喘。用于风湿痹痛，关节肿胀，疼痛麻木，跌扑损伤，闪腰岔气，咳嗽气喘。

【应用举例】（1）治腰腿疼痛及筋骨麻木：新鲜穿山龙根茎 60 克左右，水 1 壶，可煎用 5 ～ 6 次。加红糖服用效力更佳。（《东北药用植物志》）

（2）治闪腰岔气，扭伤作痛：穿山龙 15 克，水煎服。（《河北中药手册》）

522. 薯蓣 *Dioscorea opposita* Thunb.

【别名】山药、淮山、怀山药、野白薯、野脚板薯、山芋。

【植物形态】缠绕草质藤本。块茎长圆柱形，垂直生长，长可达 1 米多，断面干时白色。茎通常带紫红色，右旋，无毛。单叶，在茎下部的互生，中部以上的对生，很少 3 叶轮生；叶片变异大，卵状三角形至宽卵形或戟形，长 3～9（16）厘米，宽 2～7（14）厘米，顶端渐尖，基部深心形、宽心形或近截形，边缘常 3 浅裂至 3 深裂，中裂片卵状椭圆形至披针形，侧裂片耳状，圆形、近方形至长圆形；幼苗时一般叶片为宽卵形或卵圆形，基部深心形。叶腋内常有珠芽。雌雄异株。雄花序为穗状花序，长 2～8 厘米，近直立，2～8 个着生于叶腋，偶呈圆锥状排列；花序轴明显呈"之"字状曲折；苞片和花被片有紫褐色斑点；雄花的外轮花被片为宽卵形，内轮卵形，较小；雄蕊 6。雌花序为穗状花序，1～3 个着生于叶腋。蒴果不反折，三棱状扁圆形或三棱状圆形，长 1.2～2 厘米，宽 1.5～3 厘米，外面有白粉；种子着生于每室中轴中部，四周有膜质翅。花期 6—9 月，果期 7—11 月。

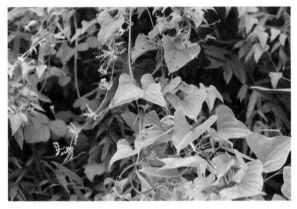 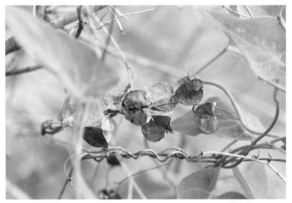

【生境与分布】生于山坡、山谷林下，溪边、路旁的灌丛中或杂草丛中；或为栽培。分布于华北、西北、华东和华中地区。本市各地有分布。

【药材名】山药。（《中华人民共和国药典》）

【来源】为薯蓣科植物薯蓣的块茎。

【采收加工】冬季茎叶枯萎后采挖，切去根头，洗净泥土，用竹刀或碗片刮去外皮，晒干或烘干，即为"毛山药"；或除去外皮，趁鲜切厚片，干燥，称为"山药片"；也有选择粗大顺直的干燥山药，置清水中浸至无干心闷透，切齐两端，用木板搓成圆柱状，晒干，打光，习称"光山药"。

【性味】味甘，性平。

【功能主治】补脾养胃，生津益肺，补肾涩精。用于脾虚食少，久泻不止，肺虚咳喘，肾虚遗精，带下，尿频，虚热消渴。

【应用举例】（1）治脾胃虚弱，不思饮食：山芋、白术各一两，人参三分。上三味，捣罗为细末，煮白面糊为丸，如小豆大，每服三十丸，空心食前温米饮下。（《圣济总录》山芋丸）

（2）治脾肺阴分亏损，饮食懒进，虚热痨嗽，并治一切阴虚之证：生山药二两，生薏米二两，柿霜饼八钱。上三味，先将山药、薏米捣成粗渣，煮至烂熟，再将柿霜饼切碎，调入融化，随意服之。（《医学衷中参西录》珠玉二宝粥）

523. 盾叶薯蓣 *Dioscorea zingiberensis* C. H. Wright

【别名】火头根、黄姜、黄连参、地黄姜。

【植物形态】缠绕草质藤本。根状茎横生，近圆柱形，指状或不规则分枝，新鲜时外皮棕褐色，断面黄色，干后除去须根常留有白色点状痕迹。茎左旋，光滑无毛，有时在分枝或叶柄基部两侧微突起或有刺。单叶互生；叶片厚纸质，三角状卵形、心形或箭形，通常3浅裂至3深裂，中间裂片三角状卵形或披针形，两侧裂片圆耳状或长圆形，两面光滑无毛，表面绿色，常有不规则斑块，干时呈灰褐色；叶柄盾状着生。花单性，雌雄异株或同株。雄花无梗，常2～3朵簇生，再排列成穗状，花序单一或分枝，1个或2～3个簇生于叶腋，通常每簇花仅1～2朵发育，基部常有膜质苞片3～4枚；花被片6，长1.2～1.5毫米，宽0.8～1毫米，开放时平展，紫红色，干后黑色；雄蕊6枚，着生于花托的边缘，花丝极短，与花药几等长。雌花序与雄花序几相似；雌花具花丝状退化雄蕊。蒴果三棱形，每棱翅状，长1.2～2厘米，宽1～1.5厘米，干后蓝黑色，表面常有白粉；种子通常每室2枚，着生于中轴中部，四周有薄膜状翅。花期5—8月，果期9—10月。

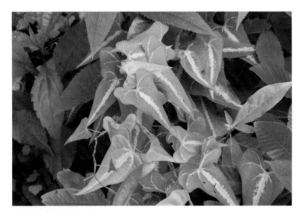 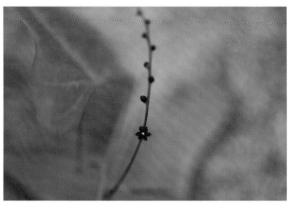

【生境与分布】生于海拔100～1500米，多生长在被破坏过的杂木林间或森林、沟谷边缘的路旁。分布于河南南部、湖北、湖南、陕西秦岭以南、甘肃天水、四川。本市山区和丘陵地区广泛分布。

【药材名】火头根。（《全国中草药汇编》）

【来源】为薯蓣科植物盾叶薯蓣的根茎。

【采收加工】11月下旬植株完全枯萎时即可收获，将采挖的根茎上的泥沙、须根除尽，切成薄片晒干或在通风处晾干。但在去掉泥沙时，切忌用水浸泡淘洗，因溶于水的薯蓣皂苷配基会流失。

【性味】味苦、微甘，性凉。有小毒。

【功能主治】清肺止咳，利湿通淋，通络止痛，解毒消肿。用于肺热咳嗽，湿热淋痛，风湿腰痛，痈肿恶疮，跌打扭伤，蜂蜇虫咬。

【应用举例】（1）治肺热咳嗽：黄姜15～24克，水煎服。（《四川中药志》）

（2）治老年风湿腰痛：盾叶薯蓣根状茎250克，浸酒500克，早晚服1小杯。（《湖南药物志》）

一二四、鸢尾科 Iridaceae

多年生，稀一年生草本。地下部分通常具根状茎、球茎或鳞茎。叶多基生，少为互生，条形、剑形或为丝状，基部成鞘状，互相套迭，具平行脉。大多数种类只有花茎，少数种类有分枝或不分枝的地上茎。花两性，色泽鲜艳美丽，辐射对称，少为左右对称，单生、数朵簇生或多花排列成总状、穗状、聚伞及圆锥花序；花或几花序下有 1 至多个草质或膜质的苞片，簇生、对生、互生或单一；花被裂片 6，两轮排列，内轮裂片与外轮裂片同型等大或不等大，花被管通常为丝状或喇叭形；雄蕊 3，花药多外向开裂；花柱 1，上部多有三个分枝，分枝圆柱形或扁平呈花瓣状，柱头 3～6，子房下位，3 室，中轴胎座，胚珠多数。蒴果，成熟时室背开裂；种子多数，半圆形或为不规则的多面体，少为圆形，扁平，表面光滑或皱缩，常有附属物或小翅。

本科约有 60 属 800 种，广泛分布于热带、亚热带及温带地区，分布中心在非洲南部及美洲热带地区；我国产 11 属（其中野生的 3 属，引种栽培的 8 属），71 种，13 变种及 5 变型，主要是鸢尾属植物，多数分布于西南、西北及东北各地。

松滋境内的鸢尾科植物有 3 属 4 种，分别为射干属下 1 种、唐菖蒲属下 1 种、鸢尾属下 2 种。

524. 射干 *Belamcanda chinensis*（L.）DC.

【别名】野萱花、交剪草、铁扁担、凤凰草、扁竹、乌扇、夜干。

【植物形态】多年生草本。根状茎为不规则的块状，斜伸，黄色或黄褐色；须根多数，带黄色。茎高 1～1.5 米，实心。叶互生，嵌迭状排列，剑形，长 20～60 厘米，宽 2～4 厘米，基部鞘状抱茎，顶端渐尖，无中脉。花序顶生，叉状分枝，每分枝的顶端聚生有数朵花；花梗细，长约 1.5 厘米；花梗及花序的分枝处均包有膜质的苞片，苞片披针形或卵圆形；花橙红色，散生紫褐色的斑点，直径 4～5 厘米；花被裂片 6，2 轮排列，外轮花被裂片倒卵形或长椭圆形，长约 2.5 厘米，宽约 1 厘米，顶端钝圆或微凹，基部楔形，内轮较外轮花被裂片略短而狭；雄蕊 3，长 1.8～2 厘米，着生于外花被裂片的基部，花药条形，外向开裂，花丝近圆柱形，基部稍扁而宽；花柱上部稍扁，顶端 3 裂，裂片边缘略向外卷，有细而短的毛，子房下位，倒卵形，3 室，中轴胎座，胚珠多数。蒴果倒卵形或长椭圆形，长 2.5～3 厘米，直径 1.5～2.5 厘米，顶端无喙，常残存有凋萎的花被，成熟时室背开裂，果瓣外翻，中央有直立的果轴；种子圆球形，黑紫色，有光泽，直径约 5 毫米，着生在果轴上。花期 6—8 月，果期 7—9 月。

【生境与分布】生于林缘或山坡荒地。产于吉林、辽宁、河北、山西、山东、河南、安徽、江苏、浙江、福建、台湾、湖北、湖南、江西、广东、广西、陕西、甘肃、四川、贵州、云南、西藏。本市发现于刘家场镇、卸甲坪乡。

【药材名】射干。（《中华人民共和国药典》）

【来源】为鸢尾科植物射干的根茎。

【采收加工】春初刚发芽或秋末茎叶枯萎时采挖，除去须根和泥沙，干燥。

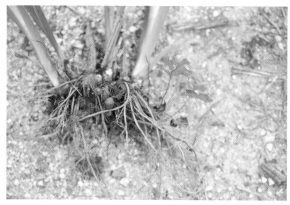

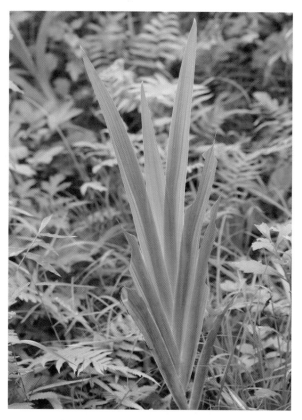

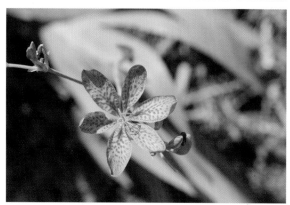

【性味】味苦，性寒。

【功能主治】清热解毒，消痰，利咽。用于热毒痰火郁结，咽喉肿痛，痰涎壅盛，咳嗽气喘。

【应用举例】（1）治喉痹：射干，锉细，每服五钱匕，水一盏半，煎至八分，去滓。入蜜少许，旋旋服。（《圣济总录》射干汤）

（2）治咳而上气，喉中有水鸡声：射干十三枚（一法三两），麻黄四钱，生姜四两，细辛、紫菀、款冬花各三两，五味子半升，大枣七枚，半夏（大者，洗）八枚（一法半升）。上九味，以水一斗二升，先煮麻黄两沸，去上沫，纳诸药，煮取三升，分温三服。（《金匮要略》射干麻黄汤）

525. 唐菖蒲 *Gladiolus gandavensis* Van Houtte

【别名】荸荠莲、菖兰、标杆花、剑兰、十样锦、搜山虎。

【植物形态】多年生草本。球茎扁圆球形，直径2.5～4.5厘米，外包有棕色或黄棕色的膜质包被。叶基生或在花茎基部互生，剑形，长40～60厘米，宽2～4厘米，基部鞘状，顶端渐尖，嵌迭状排成2列，灰绿色，有数条纵脉及1条明显而突出的中脉。花茎直立，高50～80厘米，不分枝，花茎下部生有数枚互生的叶；顶生穗状花序长25～35厘米，

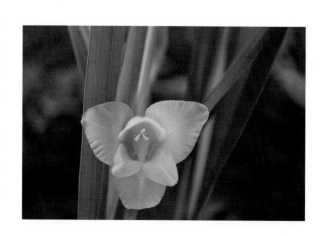

每朵花下有苞片2，膜质，黄绿色，卵形或宽披针形，长4～5厘米，宽1.8～3厘米，中脉明显；无花梗；花在苞内单生，两侧对称，有红、黄、白或粉红等色，直径6～8厘米；花被管长约2.5厘米，基部弯曲，花被裂片6，2轮排列，内、外轮的花被裂片皆为卵圆形或椭圆形，上面3片略大（外花被裂片2，内花被裂片1），最上面的1片内花被裂片特别宽大，弯曲成盔状；雄蕊3，直立，贴生于盔状的内花被裂片内，长约5.5厘米，花药条形，红紫色或深紫色，花丝白色，着生在花被管上；花柱长约6厘米，顶端3裂，柱头略扁宽而膨大，具短茸毛，子房椭圆形，绿色，3室，中轴胎座，胚珠多数。蒴果椭圆形或倒卵形，成熟时室背开裂；种子扁而有翅。花期7—9月，果期8—10月。

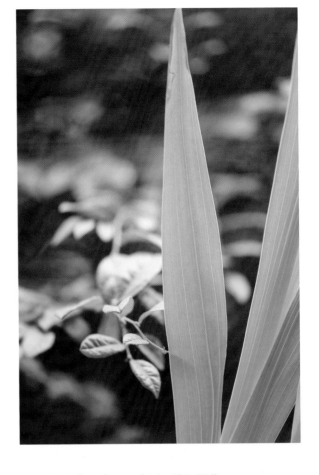

【生境与分布】本植物为一杂交种，全国各地广为栽培。本市发现于老城镇。

【药材名】搜山黄。（《贵州民间药物》）

【来源】为鸢尾科植物唐菖蒲的球茎。

【采收加工】秋季采挖，洗净，晒干或鲜用。

【性味】味苦、辛，性凉。有毒。

【功能主治】清热解毒，散瘀消肿。用于痈肿疮毒，咽喉肿痛，疟腮，痧证，跌打损伤。

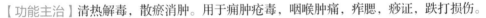

【应用举例】（1）治咽喉红肿：搜山黄研末，加冰片少许，取0.3克吹入喉中。（《贵州民间药物》）

（2）治腮腺炎：标杆花球茎在酒或水中磨成浓汁，外搽患处，每日2次。（《云南中草药》）

526. 蝴蝶花 *Iris japonica* Thunb.

【别名】开喉箭、日本鸢尾、剑刀草、豆豉叶、扁担叶。

【植物形态】多年生草本。根状茎可分为较粗的直立根状茎和纤细的横走根状茎，直立的根状茎扁圆形，其多数较短的节间，棕褐色，横走的根状茎节间长，黄白色；须根生于根状茎的节上，分枝多。

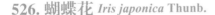

叶基生，暗绿色，有光泽，近地面处带红紫色，剑形，长25～60厘米，宽1.5～3厘米，顶端渐尖，无明显的中脉。花茎直立，高于叶片，顶生稀疏总状聚伞花序，分枝5～12个，与苞片等长或略超出；苞片叶状，3～5枚，宽披针形或卵圆形，长0.8～1.5厘米，顶端钝，其中包含2～4朵花，花淡蓝色或蓝紫色，直径4.5～5厘米；花梗伸出苞片之外，

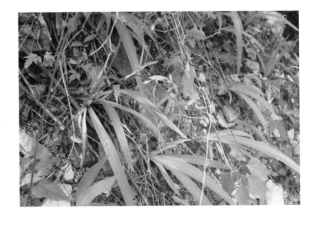

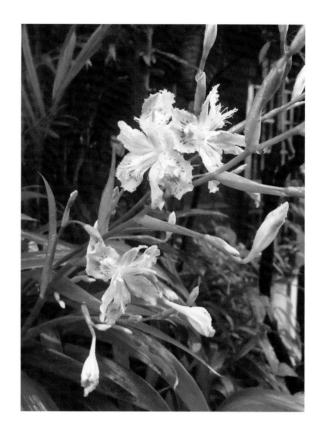

长1.5～2.5厘米；花被管明显，长1.1～1.5厘米，外花被裂片倒卵形或椭圆形，长2.5～3厘米，宽1.4～2厘米，顶端微凹，基部楔形，边缘波状，有细齿裂，中脉上有隆起的黄色鸡冠状附属物，内花被裂片椭圆形或狭倒卵形，长2.8～3厘米，宽1.5～2.1厘米，爪部楔形，顶端微凹，边缘有细齿裂，花盛开时向外展开；雄蕊长0.8～1.2厘米，花药长椭圆形，白色；花柱分枝较内花被裂片略短，中肋处淡蓝色，顶端裂片繸状丝裂，子房纺锤形，长0.7～1厘米。蒴果椭圆状柱形，长2.5～3厘米，直径1.2～1.5厘米，顶端微尖，基部钝，无喙，6条纵肋明显，成熟时自顶端开裂至中部；种子黑褐色，为不规则的多面体，无附属物。花期3—4月，果期5—6月。

【生境与分布】生于山坡较荫蔽而湿润的草地、疏林下或林缘草地。产于江苏、安徽、浙江、福建、湖北、湖南、广东、广西、陕西、甘肃、四川、贵州、云南。本市发现于卸甲坪乡、洈水镇。

【药材名】扁竹根。（《草木便方》）

【来源】为鸢尾科植物蝴蝶花的根茎或根。

【采收加工】夏季采挖，除去叶及花茎，洗净，鲜用或切片晒干。

【性味】味苦、辛，性寒。有小毒。

【功能主治】消食，杀虫，通便，利水，活血，止痛，解毒。用于食积腹胀，虫积腹痛，热结便秘，水肿，癥瘕，久疟，牙痛，咽喉肿痛，疮肿，瘰疬，跌打损伤，子宫脱垂，蛇犬咬伤。

【应用举例】（1）治食积腹胀：扁竹根、臭草根、香附子各9克，水煎服。（《万县中草药》）

（2）治牙痛（火痛）：扁竹根15克，煮绿壳鸭蛋吃。（《贵州草药》）

527. 鸢尾 *Iris tectorum* Maxim.

【别名】乌园、蓝蝴蝶、紫蝴蝶、扁竹花、土知母。

【植物形态】多年生草本，植株基部围有老叶残留的膜质叶鞘及纤维。根状茎粗壮，二歧分枝，直径约1厘米，斜伸；须根较细而短。叶基生，黄绿色，稍弯曲，中部略宽，宽剑形，长15～50厘米，宽1.5～3.5厘米，顶端渐尖或短渐尖，基部鞘状，有数条不明显的纵脉。花茎光滑，高20～40厘米，顶部常有1～2个短侧枝，中、下部有1～2枚茎生叶；苞片2～3枚，绿色，草质，边缘膜质，色淡，披针形或长卵圆形，长5～7.5厘米，宽2～2.5厘米，顶端渐尖或长渐尖，内包含1～2朵花；花蓝紫色，直径约10厘米；花梗甚短；花被管细长，长约3厘米，上端膨大成喇叭形，外花被裂片圆形或宽卵形，长5～6厘米，宽约4厘米，顶端微凹，爪部狭楔形，中脉上有不规则的鸡冠状附属物，成不整齐的繸状裂，内花被裂片椭圆形，长 4.5 ～ 5 厘米，宽约 3 厘米，花盛开时向外平展，爪部突然变细；雄蕊长约 2.5 厘米，花药鲜黄色，花丝细长，白色；花柱分枝扁平，淡蓝色，长约 3.5 厘米，顶端裂片近四方形，有疏齿，子房纺锤状圆柱形，长 1.8 ～ 2 厘米。蒴果长椭圆形或倒卵形，长 4.5 ～ 6 厘米，直径 2 ～ 2.5 厘米，有 6 条明显的肋，成熟时自上而下 3 瓣裂；种子黑褐色，梨形，无附属物。花期 4—5 月，果期 6—8 月。

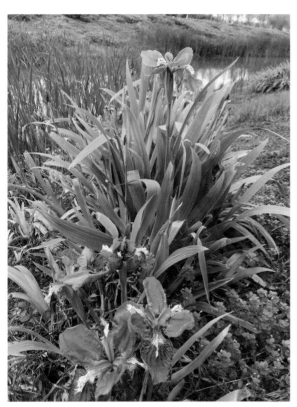 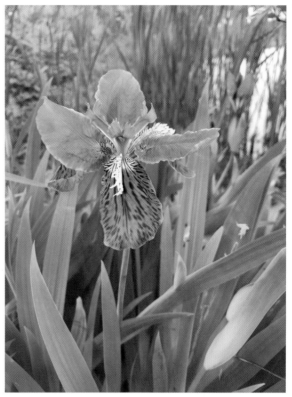

【生境与分布】生于向阳坡地、林缘及水边湿地。产于山西、安徽、江苏、浙江、福建、湖北、湖南、江西、广西、陕西、甘肃、四川、贵州、云南、西藏。本市新江口镇有栽培。

【药材名】鸢尾（《神农本草经》）、鸢根（《蜀本草》）。

【来源】为鸢尾科植物鸢尾的全草或根茎。

【采收加工】鸢尾：夏、秋季采收，洗净，切碎鲜用。鸢根：全年可采挖，除去茎叶和须根，鲜用或切片晒干。

【性味】鸢尾：味辛、苦，性凉。有毒。鸢根：味苦，辛，性寒。有毒。

【功能主治】鸢尾：清热解毒，祛风利湿，消肿止痛。用于咽喉肿痛，肝炎，肝肿大，膀胱炎，风湿痛，跌打肿痛，疮疖，皮肤瘙痒。

鸢根：消积杀虫，破瘀行水，解毒。用于食积胀满，蛔虫腹痛，癥瘕臌胀，咽喉肿痛，痔瘘，跌打损伤，疮疖肿毒，蛇犬咬伤。

【应用举例】（1）鸢尾：①治肝炎，肝肿大，肝痛：鸢尾全草 15 ～ 30 克，水煎服。（《庐山中草药》）

②治皮肤瘙痒：鸢尾全草 10 ～ 20 克，煎水洗。（《中国民族药志》）

（2）鸢根：①治食积饱胀：土知母 3 克，研细，用白开水或兑酒吞服。（《贵阳民间药草》）

②治胃热口臭：鸢尾根茎、栀子各 9 克，鱼腥草 12 克，水煎服。（《万县中草药》）

一二五、灯心草科 Juncaceae

　　多年生，稀为一年生草本，极少为灌木状（如灌木蔺属 *Prionium*）。根状茎直立或横走，须根纤维状。茎多丛生，圆柱形或压扁，表面常具纵沟棱，内部具充满或间断的髓心或中空，常不分枝，绿色。在某些种类茎秆常行光合作用。叶全部基生成丛而无茎生叶，或具茎生叶数片，常排成三列，稀为二列；有些多年生种类茎基部常具数枚低出叶（芽苞叶），呈鞘状或鳞片状；叶片线形、圆筒形、披针形、扁平或稀为毛鬃状，具横隔膜或无，有时退化成芒刺状或仅存叶鞘；叶鞘开放或闭合，在叶鞘与叶片连接处两侧常形成一对叶耳或无叶耳。花序圆锥状、聚伞状或头状，顶生、腋生或有时假侧生（由一直立的总苞片将花序推向一侧，此总苞片圆柱形，似茎的直接延伸）；花单生或集生成穗状或头状，头状花序往往再组成圆锥、总状、伞状或伞房状等各式复花序；头状花序下通常有数枚苞片，最下面 1 枚常比花长；花序分枝基部各具 2 枚膜质苞片；整个花序下常有 1 ~ 2 枚叶状总苞片；花小型，两性，稀为单性异株，多为风媒花，有花梗或无，花下常具 2 枚膜质小苞片；花被片 6 枚，排成 2 轮，稀内轮缺如，颖状，狭卵形至披针形、长圆形或钻形，绿色、白色、褐色、淡紫褐色乃至黑色，常透明，顶端锐尖或钝；雄蕊 6 枚，分离，与花被片对生，有时内轮退化而只有 3 枚；花丝线形或圆柱形，常比花药长；花药长圆形、线形或卵形，基着，内向或侧向，药室纵裂；花粉粒为四面体形的四合花粉，每粒花粉具一远极孔；雌蕊由 3 心皮结合而成；子房上位，1 室或 3 室，有时为不完全三隔膜（胎座延伸但不及中部）；花柱 1，常较短；柱头 3 分叉，线形，多扭曲；胚珠多数，着生于侧膜胎座或中轴胎座上，或仅 3 枚（地杨梅属 *Luzula*），基生胎座；倒生胚珠具双珠被和厚珠心。果实通常为室背开裂的蒴果，稀不开裂。种子卵球形、纺锤形或倒卵形，有时两端（或一端）具尾状附属物（常称为锯屑状，在地杨梅属则常称为种阜）；种皮常具纵沟或网纹；胚乳富于淀粉，胚小，直立，位于胚乳的基部中心，具一大而顶生的子叶。染色体基数通常是：地杨梅属 $x=6$；灯心草属 $x=20$。

　　本科约有 8 属 300 种，广布于温带和寒带地区，热带山地也有。常生长在潮湿多水的环境中。本科的灯心草属和地杨梅属，广布于北半球以及世界其他地区，其余几个小属则产于南半球。我国有 2 属 93 种 3 亚种和 13 变种，全国各地都产，以西南地区种类最多。

　　松滋境内的灯心草科植物有 1 属 1 种，即灯心草属下 1 种。

528. 野灯心草 *Juncus setchuensis* Buchen.

　　【别名】秧草、龙珠、仙人针、疏花灯心草、龙须草、水灯心、野席草。

　　【植物形态】多年生草本，高 25 ~ 65 厘米；根状茎短而横走，具黄褐色稍粗的须根。茎丛生，直立，圆柱形，有较深而明显的纵沟，直径 1 ~ 1.5 毫米，茎内充满白色髓心。叶全部为低出叶，呈鞘状或鳞片状，包围在茎的基部，长 1 ~ 9.5 厘米，基部红褐色至棕褐色；叶片退化为刺芒状。聚伞花序假侧生；花多朵排列紧密或疏散；总苞片生于顶端，圆柱形，似茎的延伸，长 5 ~ 15 厘米，顶端尖锐；小苞片 2 枚，三角状卵形，膜质，长 1 ～ 1.2 毫米，宽约 0.9 毫米；花淡绿色；花被片卵状披针形，长 2 ～ 3 毫米，宽约 0.9 毫米，顶端锐尖，边缘宽膜质，内轮与外轮者等长；雄蕊 3 枚，比花被片稍短；花药长圆形，黄色，长约 0.8 毫米，比花丝短；子房 1 室（三隔膜发育不完全），侧膜胎座呈半月形；花柱极短；柱头 3 分叉，长约 0.8 毫米。蒴果通常卵形，比花被片长，顶端钝，成熟时黄褐色至棕褐色。种子斜倒卵形，长 0.5 ～ 0.7 毫米，棕褐色。花期 5—7 月，果期 6—9 月。

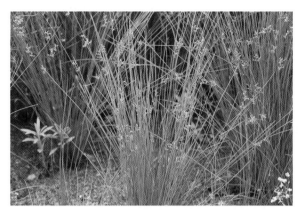 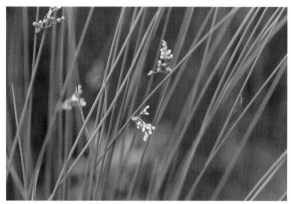

【生境与分布】生于林下阴湿地、溪旁、道旁的浅水处。产于山东、江苏、安徽、浙江、江西、福建、河南、湖北、湖南、广东、广西、四川、贵州、云南、西藏。本市发现于刘家场镇。

【药材名】石龙刍。（《神农本草经》）

【来源】为灯心草科植物野灯心草的全草。

【采收加工】全年均可采收，除去根及杂质，洗净，切段，鲜用或晒干。

【性味】味苦，性凉。

【功能】利水通淋，泄热，安神，凉血止血。用于热淋，肾炎水肿，心热烦躁，心悸失眠，口舌生疮，咽痛，齿痛，目赤肿痛，衄血，咯血，尿血。

【应用举例】（1）治尿路感染，肾炎水肿：野灯心草全草、车前草各 30 克，土茯苓 9 克，水煎服。（《浙江民间草药》）

（2）治热结膀胱，小便不利，心热烦躁，口舌生疮，衄血，尿血：水灯心 60 克，白茅根 30 克，刺黄柏 9 克，水煎服。（《四川中药志》）

一二六、鸭跖草科 Commelinaceae

一年生或多年生草本，有的茎下部木质化。茎有明显的节和节间。叶互生，有明显的叶鞘；叶鞘开口或闭合。花通常在蝎尾状聚伞花序上，聚伞花序单生或集成圆锥花序，有的伸长而很典型，有的缩短成头状，有的无花序梗而花簇生，甚至有的退化为单花。顶生或腋生，腋生的聚伞花序有的穿透包裹它的那个叶鞘而钻出鞘外。花两性，极少单性。萼片 3 枚，分离或仅在基部连合，常为舟状或龙骨状，有的顶端盔状。花瓣 3 枚，分离，但在蓝耳草属（*Cyanotis*）和鞘苞花属（*Amischophacelus*）中，花瓣在中段合生成筒，而两端仍然分离。雄蕊 6 枚，全育或仅 2 ～ 3 枚能育而有 1 ～ 3 枚退化雄蕊；花丝有念珠状长毛或无毛；花药并行或稍稍叉开，纵缝开裂，罕见顶孔开裂；退化雄蕊顶端各式（4 裂成蝴蝶状，或 3 全裂，或 2 裂叉开成哑铃状，或不裂）；子房 3 室，或退化为 2 室，每室有 1 至数颗直生胚珠。果实大多为室背开裂的蒴果，稀为浆果状而不裂。种子大而少数，富含胚乳，种脐条状或点状，胚盖（脐眼一样的东西，胚就在它的下面）位于种脐的背面或背侧面。

　　本科约有 40 属 600 种，主产于热带地区，少数种生于亚热带地区，仅个别种分布在温带地区。我国有 13 属 53 种，主产于云南、广东、广西和海南。另有 3 个常见栽培并已归化的种。

　　松滋境内的鸭跖草科植物有 1 属 2 种，即鸭跖草属下 2 种。

529. 饭包草 *Commelina bengalensis* L.

　　【别名】竹菜、竹叶菜、大叶兰花竹仔草、圆叶鸭跖草、火柴头、竹节花。

　　【植物形态】多年生披散草本。茎大部分匍匐，节上生根，上部及分枝上部上升，长可达 70 厘米，被疏柔毛。叶有明显的叶柄；叶片卵形，长 3 ～ 7 厘米，宽 1.5 ～ 3.5 厘米，顶端钝或急尖，近无毛；叶鞘口沿有疏而长的睫毛状毛。总苞片漏斗状，与叶对生，常数个集于枝顶，下部边缘合生，长 8 ～ 12 毫米，被疏毛，顶端短急尖或钝，柄极短；花序下面一枝具细长梗，具 1 ～ 3 朵不孕的花，伸出佛焰苞，上面一枝有花数朵，结实，不伸出佛焰苞；萼片膜质，披针形，长 2 毫米，无毛；花瓣蓝色，圆形，长 3 ～ 5 毫米；内面 2 枚具长爪。蒴果椭圆状，长 4 ～ 6 毫米，3 室，腹面 2 室每室具 2 颗种子，开裂，后面一室仅有 1 颗种子，或无种子，不裂。种子长近 2 毫米，多皱并有不规则网纹，黑色。花期夏、秋季。

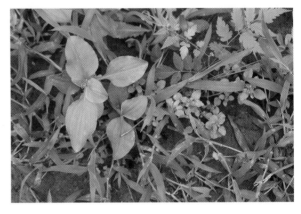

　　【生境与分布】生于田边、沟内或林下阴湿处。分布于河北、陕西、江苏、安徽、江西、福建、广东、海南、广西、贵州、云南等地。本市各镇有分布。

　　【药材名】马耳草。（《贵州民间方药集》）

　　【来源】为鸭跖草科植物饭包草的全草。

　　【采收加工】夏、秋季采收，洗净，鲜用或晒干。

　　【性味】味苦，性寒。

　　【功能主治】清热解毒，利水消肿。用于烦渴，咽喉肿痛，热痢，热淋，痔疮，疔疮痈肿，蛇虫咬伤。

　　【应用举例】（1）治小便不通，淋沥作痛：竹叶菜 30 ～ 60 克，酌加水煎，可代茶常饮。（《福建民间草药》）

　　（2）治痔疮：饭包草适量，煎水洗患处。（《河北中草药》）

530. 鸭跖草 *Commelina communis* L.

　　【别名】淡竹叶、竹叶菜、鸭趾草、挂梁青。

【植物形态】一年生披散草本。茎匍匐生根，多分枝，长可达 1 米，下部无毛，上部被短毛。叶披针形至卵状披针形，长 3～9 厘米，宽 1.5～2 厘米。总苞片佛焰苞状，有 1.5～4 厘米的柄，与叶对生，折叠状，展开后为心形，顶端短急尖，基部心形，长 1.2～2.5 厘米，边缘常有硬毛；聚伞花序，下面一枝仅有花 1 朵，具长 8 毫米的梗，不孕；上面一枝具花 3～4 朵，具短梗，几乎不伸出佛焰苞。花梗花期长仅 3 毫米，果期弯曲，长不过 6 毫米；萼片膜质，长约 5 毫米，内面 2 枚常靠近或合生；花瓣深蓝色；内面 2 枚具爪，长近 1 厘米。蒴果椭圆形，长 5～7 毫米，2 室，2 爿裂，有种子 4 颗。种子长 2～3 毫米，棕黄色，一端平截，腹面平，有不规则窝孔。

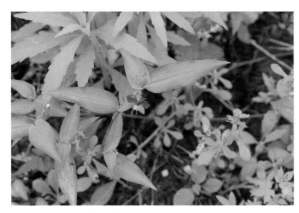 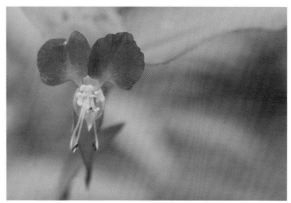

【生境与分布】生于湿地。产于云南、四川、甘肃以东的南北各省区。本市各地有分布。

【药材名】鸭跖草。（《中华人民共和国药典》）

【来源】为鸭跖草科植物鸭跖草的全草。

【采收加工】夏、秋季开花期采收全草，鲜用或晒干。

【性味】味甘、淡，性寒。

【功能主治】清热泻火，解毒，利水消肿。用于感冒发热，热病烦渴，咽喉肿痛，水肿尿少，热淋涩痛，痈肿疔毒。

【应用举例】（1）治流行性感冒：鸭跖草 30 克，紫苏、马兰根、竹叶、麦冬各 9 克，豆豉 15 克，水煎服。（《全国中草药汇编》）

（2）治外感发热，咽喉肿痛：鸭跖草 30 克，柴胡、黄芩各 12 克，银花藤、千里光各 25 克，甘草 6 克，水煎服。（《四川中药志》）

一二七、禾本科 Gramineae

植物体木本（竹类和某些高大禾草亦可呈木本状）或草本。根的类型极大多数为须根。茎多为直立，但亦有匍匐蔓延乃至如藤状，通常在其基部容易生出分蘖条，一般明显地具有节（node）与节间（internode）两部分 [茎在本科中常特称为秆（culm）；在竹类中称为竿，以示与禾草者的区别]；节间中空，常为圆筒形，或稍扁，髓部贴生于空腔之内壁，但亦有充满空腔而使节间为实心者；节处之内有横隔板（diaphragm）存在，故是闭塞的，从外表可看出鞘环（sheath node）和在鞘上方的秆环（culm node）两部分，同一节的这两环间的上下距离可称为节内，秆芽即生于此处。叶为单叶互生，常以 1/2 叶序交互排列为 2 行，一般可分 3 部分：① 叶鞘（leaf sheath），它包裹着主秆和枝条的各节间，通常是开缝的，以其两边缘重叠覆盖，或两边缘愈合而成为封闭的圆筒，鞘的基部稍可膨大；② 叶舌（ligule）位于叶鞘顶端和叶片相连接处的近轴面，通常为低矮的膜质薄片，或由鞘口縫毛来代替，稀为不明显乃至无叶舌，在叶鞘顶端之两边还可各伸出一突出体，即叶耳（auricle），其边缘常生纤毛或縫毛；③ 叶片（blade），常为窄长的带形，亦有长圆形、卵圆形、卵形或披针形等形状，其基部直接着生在叶鞘顶端，无柄 [少数禾草及竹类的营养叶则可具叶柄（petiole）]，叶片有近轴（上表面）与远轴（下表面）的两个平面，在未开展或干燥时可作席卷状，有 1 条明显的中脉（midrib）和若干条与之平行的纵长次脉（secondary vein），小横脉（crossed veinlet）有时亦存在。

花风媒，只有热带雨林下的某些草本竹类可罕见虫媒传粉；花常无柄，在小穗轴（rachilla）上交互排列为 2 行（尤以多花时为然）以形成小穗（spikelet），由它们再组合成为着生在秆端或枝条顶端的各式各样的复合花序，唯有一部分竹类的小穗可直接着生在竿和枝条之节处 [此情况可说是无真正的花序而仅有花枝（flowering branch）]，小穗轴实为一极短缩的花序轴（rachis），在其节处均可生有苞片（bract）和先出叶（prophyll）各 1 片，若其最下方数节只生有苞片而无他物，则此等苞片就可称为颖片（glume），而陆续在上方的各节除有苞片和位于近轴的先出叶外，还在两者之间具备一些花的内容，此时苞片即改称为外稃（lemma），先出叶相应地称为内稃（palea），在习惯上通常将此两稃片（anthoecium）连同所包含的花部各器官统称为小花（floret）。以一朵两性小花为例，包括：① 外稃：通常呈绿色，有膜质、草质、薄革质、革质、软骨质等各种质地，先端渐尖、急尖、钝圆、截平、微凹或二裂者，常具平行纵脉，主脉可伸出乃至成芒（其他脉亦可如此）；② 内稃：常较短小，质地亦较薄，先端多呈截平或微凹，背部具 2 脊，亦有若干平行纵脉，其 2 脊可伸出成小尖头或短芒；③ 鳞被（亦称浆片）（lodicule）：此为轮生的退化内轮花被片，计 2 片或 3 片，稀可较多或不存在，形小，膜质透明，下部具脉纹，上缘生小纤毛；④ 雄蕊：其数为（1）3 ～ 6 枚，稀可为多数，下位，具纤细的花丝与二室纵裂开（稀可顶端孔裂）的花药，后者常以中部背着花丝顶端，嗣后成熟时能伸出花外而摆动，用以散布花粉；⑤ 雌蕊 1 枚，具无柄（稀有柄）一子室的子房，花柱 2 枚或 3 枚（稀 1 枚或更多），其上端生有羽毛状或帚刷状的柱头，子室内仅含 1 粒倒生胚珠，它直立在近轴面（即靠近内稃）一侧之基底。果实通常多为颖果（caryopsis），其果皮质薄而与种皮愈合，一般连同包裹它的稃片合称为谷粒（grain），此外亦可有其他类型的果实而具游离或部分游离的果皮；种子通常含有丰富的淀粉质胚乳及 1 小型胚体，后者位于果实或种子远轴面（即靠近外稃）的基部，在另一侧或其基部从外表即可见到线形或点状的种脐（hilum），通常线形种脐亦称为腹沟（ventral canal）。

本科已知约有 700 属，近 10000 种，是单子叶植物中仅次于兰科 Orchidaceae 的第二大科，但在分布上则较之更为广泛而且个体远为繁茂，亦即它更能适应各种不同类型的生态环境，甚至可以说，凡是地球上有种子植物生长的场所皆有其踪迹。我国各省区都有其分布，除引种的外来种类不计外，我国产 200 余属，1500 种以上，可归隶于 7 亚科，约 45 族。

松滋境内的禾本科植物有 10 属 12 种，分别为看麦娘属下 1 种、薏苡属下 1 种、穇属下 1 种、白茅属下 1 种、箬竹属下 1 种、淡竹叶属下 1 种、稻属下 1 种、芦苇属下 1 种、狗尾草属下 3 种、玉蜀黍属下 1 种。

531. 看麦娘 *Alopecurus aequalis* Sobol.

【别名】路边谷、道旁谷、山高粱、油草、棒槌草。

【植物形态】一年生。秆少数丛生，细瘦，光滑，节处常膝曲，高 15～40 厘米。叶鞘光滑，短于节间；叶舌膜质，长 2～5 毫米；叶片扁平，长 3～10 厘米，宽 2～6 毫米。圆锥花序圆柱状，灰绿色，长 2～7 厘米，宽 3～6 毫米；小穗椭圆形或卵状长圆形，长 2～3 毫米；颖膜质，基部互相连合，具 3 脉，脊上有细纤毛，侧脉下部有短毛；外稃膜质，先端钝，等大或稍长于颖，下部边缘互相连合，芒长 1.5～3.5 毫米，约于稃体下部 1/4 处伸出，隐藏或稍外露；花药橙黄色，长 0.5～0.8 毫米。颖果长约 1 毫米。花果期 4—8 月。

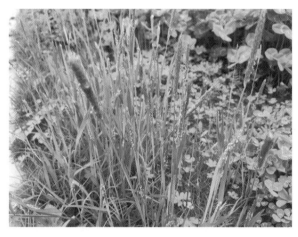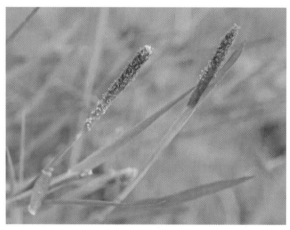

【生境与分布】生于海拔较低之田边及潮湿之地。产于我国大部分省区。本市平原地区多有分布。

【药材名】看麦娘。（《救荒本草》）

【来源】为禾本科植物看麦娘的全草。

【采收加工】春、夏季采收，鲜用或晒干。

【性味】味淡，性凉。

【功能主治】清热利湿，止泻，解毒。用于水肿，水痘，泄泻，黄疸型肝炎，赤眼，毒蛇咬伤。

【应用举例】（1）治水肿：看麦娘全草 60 克，水煎服。（《浙江药用植物志》）

（2）治小儿腹泻，消化不良：棒槌草适量，煎水洗脚。（《秦岭巴山天然药物志》）

532. 薏苡 *Coix lacryma-jobi* L.

【别名】菩提子、五谷子、沟子米、薏仁、大薏苡。

【植物形态】一年生粗壮草本，须根黄白色，海绵质，直径约 3 毫米。秆直立丛生，高 1～2 米，具 10 多节，节多分枝。叶鞘短于其节间，无毛；叶舌干膜质，长约 1 毫米；叶片扁平宽大，开展，长 10～40 厘米，宽 1.5～3 厘米，基部圆形或近心形，中脉粗厚，在下面隆起，边缘粗糙，通常无毛。总状花序腋生成束，长 4～10 厘米，直立或下垂，具长梗。雌小穗位于花序之下部，外面包以骨质念珠状之总苞，总苞卵圆形，长 7～10 毫米，直径 6～8 毫米，珐琅质，坚硬，有光泽；第一颖卵圆形，顶端渐尖成喙状，具 10 余脉，包围着第二颖及第一外稃；第二外稃短于颖，具 3 脉，第二内稃较小；雄蕊常退化；雌蕊具细长之柱头，从总苞之顶端伸出。颖果小，含淀粉少，常不饱满，雄小穗2～3对，着生于总状花序上部，长1～2厘米；无柄雄小穗长6～7毫米，第一颖草质，边缘内折成脊，具有不等宽之翼，顶端钝，具多数脉，第二颖舟形；外稃与内稃膜质；第一及第二小花常具雄蕊3枚，花药橘黄色，长4～5毫米；有柄雄小穗与无柄者相似，或较小而呈不同程度的退化。

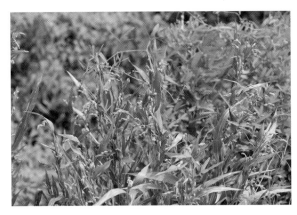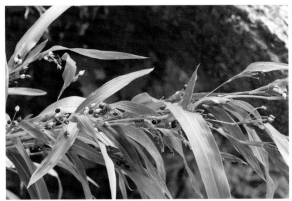

【生境与分布】多生于湿润的屋旁、池塘、河沟、山谷、溪涧或易受涝的农田等地方。产于辽宁、河北、山西、山东、河南、陕西、江苏、安徽、浙江、江西、湖北、湖南、福建、台湾、广东、广西、海南、四川、贵州、云南等地。本市洈水镇、斯家场镇、王家桥镇有分布。

【药材名】薏苡仁。（《中华人民共和国药典》）

【来源】为禾本科植物薏苡的种仁。

【采收加工】秋季果实成熟时，割下植株，晒干，打下果实，再晒干，用脱壳机械脱去总苞和种皮，除去杂质，收集种仁。

【性味】味甘、淡，性凉。

【功能主治】利水渗湿，健脾止泻，除痹，排脓，解毒散结。用于水肿，脚气，小便不利，脾虚泄泻，湿痹拘挛，肺痈，肠痈，赘疣，癌肿。

【应用举例】（1）治病者一身尽疼，发热，日晡所剧者，名风湿：麻黄（去节）半两（汤泡），甘草一两（炙），薏苡仁半两，杏仁十个（去皮、尖，炒）。上锉麻豆大。每服四钱匕，水一盏半，煮八分，去滓温服，有微汗避风。（《金匮要略》麻黄杏仁薏苡甘草汤）

（2）治筋脉拘挛，久风湿痹，下气，除肾中邪气，利肠胃，消水肿，久服轻身益气力：薏苡仁一升，捣为散。每服以水二升，煮两匙末作粥，空腹食之。（《食医心镜》）

533. 牛筋草 *Eleusine indica*（L.）Gaertn.

【别名】千金草、千人拔、野鸡爪、蟋蟀草、扁草。

【植物形态】一年生草本。根系极发达。秆丛生，基部倾斜，高10～90厘米。叶鞘两侧压扁而具脊，松弛，无毛或疏生疣毛；叶舌长约1毫米；叶片平展，线形，长10～15厘米，宽3～5毫米，无毛或上面被疣基柔毛。穗状花序2～7个指状着生于秆顶，很少单生，长3～10厘米，宽3～5毫米；小穗长4～7毫米，宽2～3毫米，含3～6小花；颖披针形，具脊，脊粗糙；第一颖长1.5～2毫米；第二颖长2～3毫米；第一外稃长3～4毫米，卵形，膜质，具脊，脊上有狭翼，内稃短于外稃，具2脊，脊上具狭翼。

囊果卵形，长约 1.5 毫米，基部下凹，具明显的波状皱纹。鳞被 2，折叠，具 5 脉。花果期 6—10 月。

【生境与分布】多生于荒芜之地及道路旁。产于我国南北各省区。本市平原地区广泛分布。

【药材名】牛筋草。（《百草镜》）

【来源】为禾本科植物牛筋草的根或全草。

【采收加工】8—9 月采挖，去或不去茎叶，洗净，鲜用或晒干。

【性味】味甘、淡，性凉。

【功能主治】清热利湿，凉血解毒。用于伤暑发热，小儿惊风，流行性脑脊髓膜炎，黄疸，淋证，小便不利，痢疾，便血，疮疡肿痛，跌打损伤。

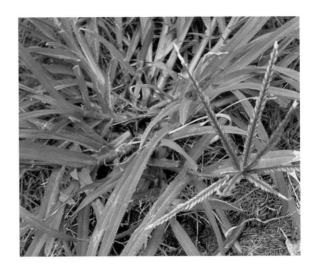

【应用举例】（1）治高热，抽筋神昏：鲜牛筋草 120 克，水 3 碗，炖 1 碗，食盐少许，12 小时内服尽。（《闽东本草》）

（2）治乳痈：牛筋草 30 克，青皮 9 克，水煎服。（《湖北中草药志》）

534. 白茅 *Imperata cylindrica*（L.）Beauv.

【别名】丝茅、地节根、甜草根、寒草根、地筋、茅草根。

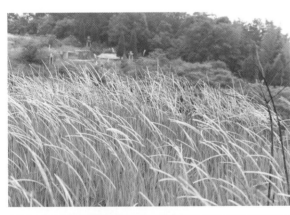
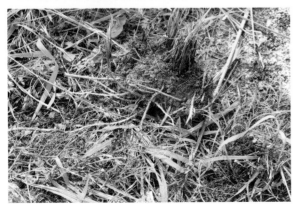
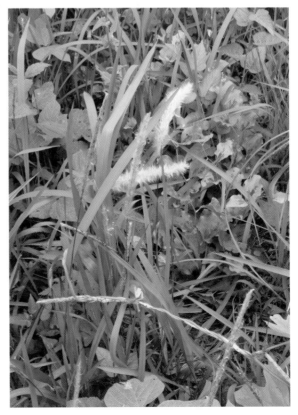

【植物形态】多年生，具粗壮的长根状茎。秆直立，高30～80厘米，具1～3节，节无毛。叶鞘聚集于秆基，甚长于其节间，质地较厚，老后破碎呈纤维状；叶舌膜质，长约2毫米，紧贴其背部或鞘口具柔毛，分蘖叶片长约20厘米，宽约8毫米，扁平，质地较薄；秆生叶片长1～3厘米，窄线形，通常内卷，顶端渐尖成刺状，下部渐窄，或具柄，质硬，被白粉，基部上面具柔毛。圆锥花序稠密，长20厘米，宽达3厘米，小穗长4.5～5（6）毫米，基盘具长12～16毫米的丝状柔毛；两颖草质及边缘膜质，近相等，具5～9脉，顶端渐尖或稍钝，常具纤毛，脉间疏生长丝状毛，第一外稃卵状披针形，长为颖片的2/3，透明膜质，无脉，顶端尖或齿裂，第二外稃与其内稃近相等，长约为颖之半，卵圆形，顶端具齿裂及纤毛；雄蕊2枚，花药长3～4毫米；花柱细长，基部多少连合，柱头2，紫黑色，羽状，长约4毫米，自小穗顶端伸出。颖果椭圆形，长约1毫米，胚长为颖果之半。花果期4—6月。

【生境与分布】生于路旁向阳山坡、草地上。分布于东北、华北、华东、中南、西南及陕西、甘肃等地。本市各地广布。

【药材名】白茅根。（《中华人民共和国药典》）

【来源】为禾本科植物白茅的根茎。

【采收加工】春、秋季采挖，除去须根和膜质叶鞘，洗净，鲜用或扎把晒干。

【性味】味甘，性寒。

【功能主治】凉血止血，清热利尿。用于血热吐血，衄血，尿血，热病烦渴，湿热黄疸，水肿尿少，热淋涩痛。

【应用举例】（1）治吐血不止：白茅根一握，水煎服之。（《千金翼方》）

（2）治肺伤唾血：白茅根一味，捣筛为散，服方寸匕，日三。（《外台秘要方》）

（3）治口腔炎：白茅根、芦根各45克，元参9克，水煎，分数次服。（《闽东本草》）

535. 箬竹 *Indocalamus tessellatus*（Munro）Keng f.

【别名】簝竹、辽叶、长鞘茶竿竹。

【植物形态】竿高0.75～2米，直径4～7.5毫米；节间长约25厘米，最长者可达32厘米，圆筒形，在分枝一侧的基部微扁，一般为绿色，竿壁厚2.5～4毫米；节较平坦；竿环较箨环略隆起，节下方有红棕色贴竿的毛环。箨鞘长于节间，上部宽松抱竿，无毛，下部紧密抱竿，密被紫褐色伏贴疣基刺毛，具纵肋；箨耳无；箨舌厚膜质，截形，高1～2毫米，背部有棕色伏贴微毛；箨片大多变化，窄披针形，竿下部者较窄，竿上部者稍宽，易落。小枝具2～4叶；叶鞘紧密抱竿，有纵肋，背面无毛或被微毛；无叶耳；叶舌高1～4毫米，截形；叶片在成长植株上稍下弯，宽披针形或长圆状披针形，长20～46厘米，宽4～10.8厘米，先端长尖，基部楔形，下表面灰绿色，密被贴伏的短柔毛或无毛，中脉两侧或仅一侧生有一条毡毛，次脉8～16对，小横脉明显，形成方格状，叶缘生有细锯齿。圆锥花序（未成熟者）长10～14厘米，花序主轴和分枝均密被棕色短柔毛；小穗绿色带紫色，长2.3～2.5厘米，几呈圆柱形，含5朵或6朵小花；小穗柄长5.5～5.8毫米；小穗轴节间长1～2毫米，被白色茸毛；颖3片，纸质，脉上具微毛，第一颖长5～7毫米，先端钝，有5脉；第二颖长7～10.5毫米（包括先端长为1.4～2毫米的芒尖在内），具7脉；第三颖长10～19毫米（包括先端长为2.3～2.7毫米的芒尖在内），具9脉；第一外稃长11～13毫米（包括先端长为1.7～2.3毫米的芒尖在内），背部具微毛，有11～13脉，基盘长0.5～1毫米，其上具白色髯毛；第一内稃长约为外稃的 1/3，背部有 2 脊，脊间生有白色微毛，先端有 2 齿和白色柔毛；花药长约 1.3 毫米，黄色；子房和鳞被未见。笋期 4—5 月，花期 6—7 月。

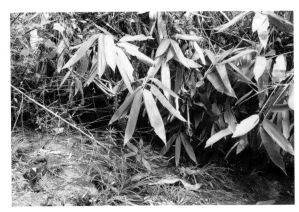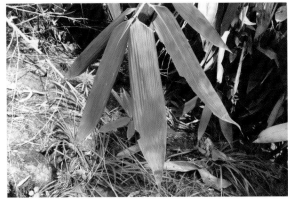

【生境与分布】生于海拔 300 ～ 1400 米山坡路旁。分布于湖南、浙江等地。本市发现于刘家场镇。

【药材名】箬叶。（《本草纲目》）

【来源】为禾本科植物箬竹的叶。

【采收加工】全年均可采收，晒干。

【性味】味甘，性寒。

【功能主治】清热止血，解毒消肿。用于吐血，衄血，便血，崩漏，小便不利，喉痹，痈肿。

【应用举例】（1）治小便先涩后不通：干箬叶（烧灰）、滑石各半两。上为细末，每服二钱许，米饮调下，空服。（《指南方》箬叶散）

（2）治烫火伤：箬叶烧存性，灰敷之。（《百一选方》）

536. 淡竹叶 *Lophatherum gracile* Brongn.

【别名】碎骨草、山鸡米、迷身草、竹叶冬青、地竹、林下竹、长竹叶。

【植物形态】多年生，具木质根头。须根中部膨大成纺锤形小块根。秆直立，疏丛生，高 40 ～ 80 厘米，具 5 ～ 6 节。叶鞘平滑或外侧边缘具纤毛；叶舌质硬，长 0.5 ～ 1 毫米，褐色，背有糙毛；叶片披针形，长 6 ～ 20 厘米，宽 1.5 ～ 2.5 厘米，具横脉，有时被柔毛或疣基小刺毛，基部收窄成柄状。圆锥花序长 12 ～ 25 厘米，分枝斜升或开展，长 5 ～ 10 厘米；小穗线状披针形，长 7 ～ 12 毫米，宽 1.5 ～ 2 毫米，具极短柄；颖顶端钝，

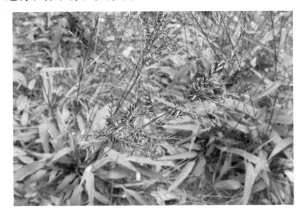

具 5 脉，边缘膜质，第一颖长 3 ～ 4.5 毫米，第二颖长 4.5 ～ 5 毫米；第一外稃长 5 ～ 6.5 毫米，宽约 3 毫米，具 7 脉，顶端具尖头，内稃较短，其后具长约 3 毫米的小穗轴；不育外稃向上渐狭小，互相密集包卷，顶端具长约 1.5 毫米的短芒；雄蕊 2 枚。颖果长椭圆形。花果期 6—10 月。

【生境与分布】野生于山坡、林地或林缘、道旁、沟边阴湿处。分布于长江流域以南和西南等地。本市各地均有分布。

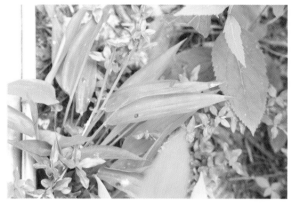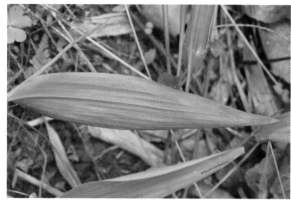

【药材名】淡竹叶。（《中华人民共和国药典》）

【来源】为禾本科植物淡竹叶的茎叶。

【采收加工】夏季未抽花穗时采割，晒干。

【性味】味甘、淡，性寒。

【功能主治】清热泻火，除烦止渴，利尿通淋。用于热病烦渴，小便短赤涩痛，口舌生疮。

【应用举例】（1）治热病余热未净，心烦口渴：淡竹叶、太子参、麦门冬、北沙参各9克，生石膏12克（先煎），生甘草4.5克，水煎服。（《安徽中草药》）

（2）治口腔炎，牙周炎，扁桃体炎：淡竹叶30～60克，犁头草、夏枯草各15克，薄荷9克，水煎服。（《浙江民间常用中草药手册》）

537. 稻 *Oryza sativa* L.

【别名】稻谷、水稻、稻子、谷蘖。

【植物形态】一年生水生草本。秆直立，高0.5～1.5米，随品种而异。叶鞘松弛，无毛；叶舌披针形，长10～25厘米，两侧基部下延长成叶鞘边缘，具2枚镰形抱茎的叶耳；叶片线状披针形，长40厘米左右，宽约1厘米，无毛，粗糙。圆锥花序大型疏展，长约30厘米，分枝多，棱粗糙，成熟期向下弯垂；小穗含1成熟花，两侧甚压扁，长圆状卵形至椭圆形，长约10毫米，宽2～4毫米；颖极小，仅在小穗柄先端留下半月形的痕迹，退化外稃2枚，锥刺状，长2～4毫米；两侧孕性花外稃质厚，具5脉，中脉成脊，表面有方格状小乳状突起，厚纸质，遍布细毛端毛较密，有芒或无芒；内稃与外稃同质，具3脉，先端尖而无喙；

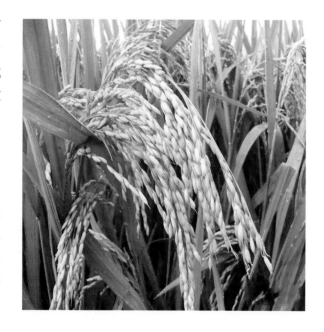

雄蕊6枚，花药长2～3毫米。颖果长约5毫米，宽约2毫米，厚1～1.5毫米；胚比小，约为颖果长的1/4。

【生境与分布】稻是亚洲热带地区广泛种植的重要谷物，我国南方地区为主要产稻区，北方各省也有栽种。本市平原地区广泛栽培。

【药材名】稻芽。（《中华人民共和国药典》）

【来源】为禾本科植物稻的成熟果实经发芽干燥的炮制加工品。

【采收加工】将稻谷用水浸泡后，保持适宜的温度、湿度，待须根长至约1厘米时，干燥。

【性味】味甘，性温。

【功能主治】消食和中，健脾开胃。用于食积不消，腹胀口臭，脾胃虚弱，不饥食少。炒稻芽偏于消食，用于不饥食少。焦稻芽善化积滞，用于积滞不消。

【应用举例】（1）治小儿消化不良，面黄肌瘦：稻芽9克，甘草3克，砂仁3克，白术6克，水煎服。（《青岛中草药手册》）

（2）启脾进食：谷蘖四两，为末，入姜汁、盐少许，和作饼，焙干。入炙甘草、砂仁、白术（麸炒）各一两。为末，白汤点服之，为丸服。（《澹寮集验方》谷神丸）

538. 芦苇 *Phragmites australis*（Cav.）Trin. ex Steud.

【别名】苇子草、苇、顺江龙、芦竹、蒲苇、甜梗子、芦菰根。

【植物形态】多年生，根状茎十分发达。秆直立，高1～3（8）米，直径1～4厘米，具20多节，基部和上部的节间较短，最长节间位于下部第4～6节，长20～25（40）厘米，节下被腊粉。叶鞘下部者短于上部者，长于其节间；叶舌边缘密生一圈长约1毫米的短纤毛，两侧缘毛长3～5毫米，易脱落；叶片披针状线形，长30厘米，宽2厘米，无毛，顶端长渐尖成丝形。圆锥花序大型，长20～40厘米，宽约10厘米，分枝多数，长5～20厘米，着生稠密下垂的小穗；小穗柄长2～4毫米，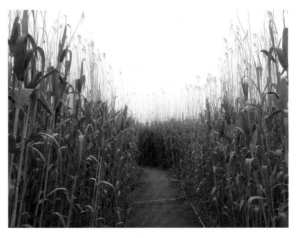

无毛；小穗长约12毫米，含4花；颖具3脉，第一颖长4毫米；第二颖长约7毫米；第一不孕外稃雄性，长约12毫米，第二外稃长11毫米，具3脉，顶端长渐尖，基盘延长，两侧密生等长于外稃的丝状柔毛，与无毛的小穗轴连接处具明显关节，成熟后易自关节上脱落；内稃长约3毫米，两脊粗糙；雄蕊3，花药长1.5～2毫米，黄色；颖果长约1.5毫米。

【生境与分布】除森林生境不生长外，各种有水源的空旷地带，常以其迅速扩展的繁殖能力，形成连片的芦苇群落。产于全国各地。本市发现于新江口镇。

【药材名】芦根。（《中华人民共和国药典》）

【来源】为禾本科植物芦苇的根茎。

【采收加工】全年均可采挖，除去芽、须根及膜状叶，鲜用或晒干。

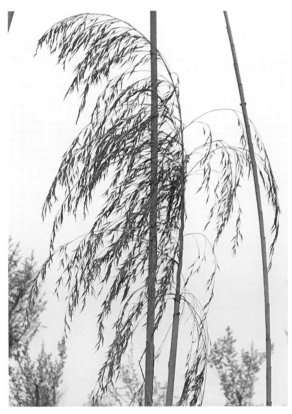
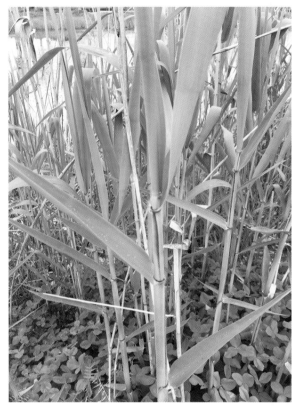

【性味】味甘，性寒。

【功能主治】清热泻火，生津止渴，除烦，止呕，利尿。用于热病烦渴，肺热咳嗽，肺痈吐脓，胃热呕哕，热淋涩痛。

【应用举例】（1）治胃热消渴：芦根 15 克，麦门冬、地骨皮、茯苓各 9 克，陈皮 4.5 克，煎服。（《安徽中草药》）

（2）治骨蒸肺痿，烦躁不能食：芦根（切）、麦门冬（去心）、地骨皮各十两，生姜十两（合皮切），橘皮、茯苓各五两。上六味，切，以水二斗，煮取八升，绞去滓，分温五服。服别相去八九里，昼三服，夜二服，忌酢物。（《外台秘要方》芦根饮）

（3）治小儿呕吐，心烦热：生芦根一两，净洗，以水一升，煎取七合，去滓，红米一合，于汁中煮粥食之。（《食医心鉴》生芦根粥）

539. 金色狗尾草 *Setaria glauca*（L.）Beauv.

【别名】金狗尾、狗尾巴、恍莠莠、硬稃狗尾草。

【植物形态】一年生；单生或丛生。秆直立或基部倾斜膝曲，近地面节可生根，高 20 ～ 90 厘米，光滑无毛，仅花序下面稍粗糙。叶鞘下部扁压具脊，上部圆形，光滑无毛，边缘薄膜质，光滑无纤毛；叶舌具一圈长约 1 毫米的纤毛，叶片线状披针形或狭披针形，长 5 ～ 40 厘米，宽 2 ～ 10 毫米，先端长渐尖，基部钝圆，上面粗糙，下面光滑，近基部疏生长柔毛。圆锥花序紧密，呈圆柱状或狭圆锥状，长 3 ～ 17 厘米，宽 4 ～ 8 毫米（刚毛除外），直立，主轴具短细柔毛，刚毛金黄色或稍带褐色，粗糙，长 4 ～ 8 毫米，先端尖，通常在一簇中仅具一个发育的小穗，第一颖宽卵形或卵形，长为小穗的 1/3～1/2，先端尖，具 3 脉；第二颖宽卵形，长为小穗的 1/2～2/3，先端稍钝，具 5～7 脉，第一小花雄性或中性，第一外稃与小穗等长或微短，具 5 脉，其内稃膜质，等长且等宽于第二小花，具 2 脉，通常含 3 枚雄蕊或无；第二小花两性，外稃革质，等长于第一外稃。先端尖，成熟时，背部极隆起，具明显的横皱纹；鳞被楔形；花柱基部连合；叶上表皮脉

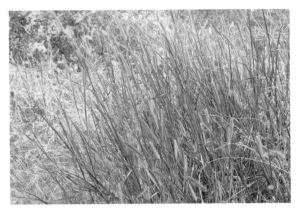

间均为无波纹的或微波纹的、有角棱的壁薄的长细胞，下表皮脉间均为有波纹的、壁较厚的长细胞，并有短细胞。花果期 6—10 月。

【生境与分布】生于林边、山坡、路边和荒芜的园地及荒野。产于全国各地。本市发现于斯家场镇。

【药材名】金色狗尾草。（《全国中草药汇编》）

【来源】为禾本科植物金色狗尾草的全草。

【采收加工】夏、秋季采收，晒干。

【性味】味甘、淡，性平。

【功能主治】清热，明目，止痢。用于目赤肿痛，眼睑炎，赤白痢疾。

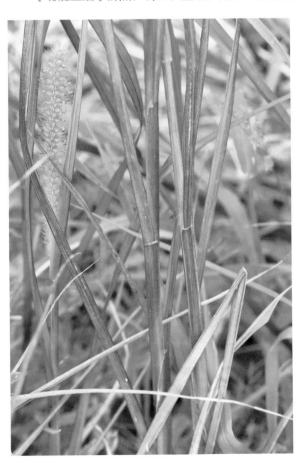

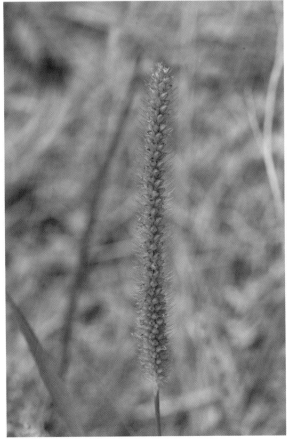

【应用举例】治目赤肿痛：金色狗尾草 15 克，水煎服。（《全国中草药汇编》）

540. 棕叶狗尾草 *Setaria palmifolia*（Koen.）Stapf

【别名】雏茅、棕叶草、箬叶荸、涩船草。

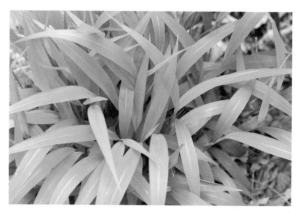

【植物形态】多年生，具根茎，须根较坚韧。秆直立或基部稍膝曲，高 0.75～2 米，直径 3～7 毫米，基部可达 1 厘米，具支柱根。叶鞘松弛，具密或疏疣毛，少数无毛，上部边缘具较密而长的疣基纤毛，毛易脱落，下部边缘薄纸质，无纤毛；叶舌长约 1 毫米，具长 2～3 毫米的纤毛；叶片纺锤状宽披针形，长 20～59 厘米，宽 2～7 厘米，先端渐尖，基部窄缩成柄状，近基部边缘有长约 5 毫米的疣基毛，具纵深皱褶，两面具疣毛或无毛。圆锥花序主轴延伸甚长，呈开展或稍狭窄的塔形，长 20～60 厘米，宽 2～10 厘米，主轴具棱角，分枝排列疏松，甚粗糙，长达 30 厘米；小穗卵状披针形，长 2.5～4 毫米，紧密或稀疏排列于小枝的一侧，部分小穗下托以 1 枚刚毛，刚毛长 5～10（14）毫米或更短；第一颖三角状卵形，先端稍尖，长为小穗的 1/3～1/2，具 3～5 脉；第二颖长为小穗的 1/2～3/4 或略短于小穗，先端尖，具 5～7 脉；第一小花雄性或中性，第一外稃与小穗等长或略长，先端渐尖，呈稍弯的小尖头，具 5 脉，内稃膜质，窄而短小，呈狭三角形，长为外稃的 2/3；第二小花两性，第二外稃具不甚明显的横皱纹，等长或稍短于第一外稃，先端为小而硬的尖头，成熟小穗不易脱落。鳞被楔形微凹，基部沿脉色深；花柱基部连合。颖果卵状披针形，成熟时往往不带着颖片脱落，长 2～3 毫米，具不甚明显的横皱纹。叶上下表皮脉间中央 3～4 行为深波纹的、壁较薄的长细胞，两边 2～3 行为深波纹的、壁较厚的长细胞，偶有短细胞。

【生境与分布】生于山坡或谷地林下阴湿处。产于浙江、江西、福建、台湾、湖北、湖南、贵州、四川、云南、广东、广西、西藏等地。本市发现于斯家场镇。

【药材名】竹头草。（《植物名实图考》）

【来源】为禾本科植物棕叶狗尾草的带根全草。

【采收加工】秋季采挖，洗净，晒干。

【性味】味淡，性平。

【功能主治】益气固脱。根用于脱肛，子宫下垂。全草可解毒，杀虫；外用于疥癣，疮毒。

【应用举例】治脱肛：竹头草 15～30 克，煎汤服。（《全国中草药汇编》）

541. 狗尾草 *Setaria viridis*（L.）Beauv.

【别名】莠、谷莠子、大尾草、毛娃娃。

【植物形态】一年生。根为须状，高大植株具支持根。秆直立或基部膝曲，高 10～100 厘米，基部直径达 3～7 毫米。叶鞘松弛，无毛或疏具柔毛或疣毛，边缘具较长的密绵毛状纤毛；叶舌极短，缘有长 1～2 毫米的纤毛；叶片扁平，长三角状狭披针形或线状披针形，先端长渐尖或渐尖，基部钝圆形，几呈截状或渐窄，长 4～30 厘米，宽 2～18 毫米，通常无毛或疏被疣毛，边缘粗糙。圆锥花序紧密成圆柱状或基部稍疏离，直立或稍弯垂，主轴被较长柔毛，长 2～15 厘米，宽 4～13 毫米（除刚毛外），刚毛长 4～12 毫米，粗糙或微粗糙，直或稍扭曲，通常绿色或褐黄色到紫红色或紫色；小穗 2～5 个簇生于主轴上或更多的小穗着生在短小枝上，椭圆形，先端钝，长 2～2.5 毫米，铅绿色；第一颖卵形、宽卵形，长约为小穗的 1/3，先端钝或稍尖，具 3 脉；第二颖儿与小穗等长，椭圆形，具 5～7 脉；第一外稃与小穗等长，具 5～7 脉，先端钝，其内稃短小狭窄；第二外稃椭圆形，顶端钝，具细点状皱纹，边缘内卷，狭窄；鳞被楔形，顶端微凹；花柱基分离；叶上下表皮脉间均为微波纹或无波纹的、壁较薄的长细胞。花果期 5—10 月。

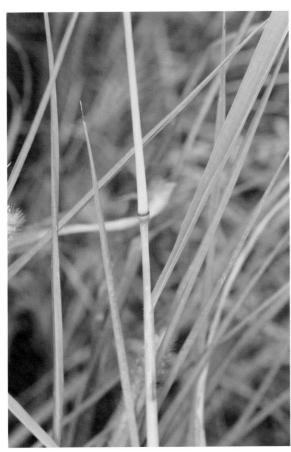 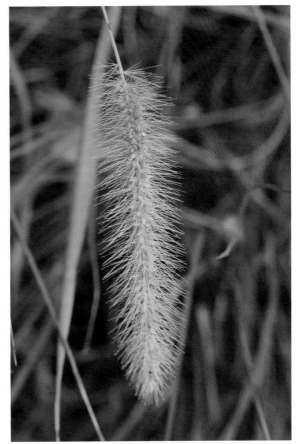

【生境与分布】生于海拔 4000 米以下的荒野、道旁。产于全国各地。本市广布。

【药材名】狗尾草。（《本草纲目》）

【来源】为禾本科植物狗尾草的全草。

【采收加工】夏、秋季采收，晒干或鲜用。

【性味】味甘、淡，性凉。

【功能主治】清热利湿，祛风明目，解毒，杀虫。用于风热感冒，黄疸，小儿疳积，痢疾，小便涩痛，目赤肿痛，痈肿，寻常疣，疮癣。

【应用举例】（1）治小儿肝热：鲜狗尾草 15～30 克，绿萼梅 6 克，冰糖 15 克，水煎服。（《福建药物志》）

（2）治小儿疳积：狗尾草 9～21 克，猪肝 100 克，水炖，服汤食肝。（《中草药学》）

542. 玉蜀黍 *Zea mays* L.

【别名】玉米、包谷、玉高粱、苞芦。

【植物形态】一年生高大草本。秆直立，通常不分枝，高 1～4 米，基部各节具气生支柱根。叶鞘具横脉；叶舌膜质，长约 2 毫米；叶片扁平宽大，线状披针形，基部圆形呈耳状，无毛或具疣柔毛，中脉粗壮，边缘微粗糙。顶生雄性圆锥花序大型，主轴与总状花序轴及其腋间均被细柔毛；雄性小穗孪生，长达 1 厘米，小穗柄一长一短，分别长 1～2 毫米及 2～4 毫米，被细柔毛；两颖近等长，膜质，约具 10 脉，被纤毛；外稃及内稃透明膜质，稍短于颖；花药橙黄色，长约 5 毫米。雌花序被多数宽大的鞘状苞片所包藏；雌小穗孪生，成 16～30 纵行排列于粗壮之序轴上，两颖等长，宽大，无脉，具纤毛；外稃及内稃透明膜质，雌蕊具极长而细弱的线形花柱。颖果球形或扁球形，成熟后露出颖片和稃片之外，其大小随生长条件不同产生差异，一般长 5～10 毫米，宽略过于其长，胚长为颖果的 1/2～2/3。花果期秋季。

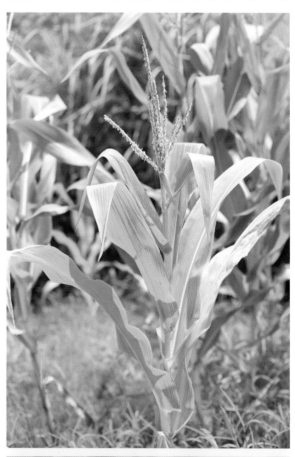

【生境与分布】我国南北各省均有栽培。本市各地广泛栽培。

【药材名】玉米须。（《四川中药志》）

【来源】为禾本科植物玉蜀黍的花柱和柱头。

【采收加工】于成熟时采收带柱头的花柱，晒干。

【性味】味甘、淡，性平。

【功能主治】利尿消肿，清肝利胆。用于水肿，小便淋沥，黄疸，胆囊炎，胆结石，高血压，糖尿病，乳汁不通。

【应用举例】（1）治尿路感染：玉米须 15 克，金钱草 45 克，草薢 30 克，水煎服。（《湖北中草药志》）

（2）治糖尿病：玉米须 60 克，薏苡、绿豆各 30 克，水煎服。（《福建药物志》）

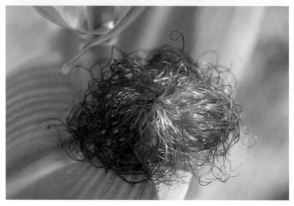

一二八、棕榈科 Palmae

灌木、藤本或乔木，茎通常不分枝，单生或几丛生，表面平滑或粗糙，或有刺，或被残存老叶柄的基部或叶痕，稀被短柔毛。叶互生，在芽时折叠，羽状或掌状分裂，稀为全缘或近全缘；叶柄基部通常扩大成具纤维的鞘。花小，单性或两性，雌雄同株或异株，有时杂性，组成分枝或不分枝的佛焰花序（或肉穗花序），花序通常大型多分枝，被一个或多个鞘状或管状的佛焰苞所包围；花萼和花瓣各3片，离生或合生，覆瓦状或镊合状排列；雄蕊通常6枚，2轮排列，稀多数或更少，花药2室，纵裂，基着或背着；退化雄蕊通常存在或稀缺；子房1～3室或3个心皮离生或于基部合生，柱头3枚，通常无柄；每个心皮内有1～2个胚珠。果实为核果或硬浆果，1～3室或具1～3个心皮；果皮光滑或有毛、有刺、粗糙或被覆瓦状鳞片。种子通常1个，有时2～3个，多者10个，与外果皮分离或黏合，被薄的或有时是肉质的外种皮，胚乳均匀或呈嚼烂状，胚顶生、侧生或基生。

本科约有210属2800种，分布于热带、亚热带地区，主产于热带亚洲及美洲，少数产于非洲。我国约有28属100种（含常见栽培属、种），产于西南至东南部各省区。本科植物中大多数种类都有较高的经济价值，许多种类为热带亚热带的风景树种，是庭园绿化不可缺少的材料。

松滋境内的棕榈科植物有1属1种，即棕榈属下1种。

543. 棕榈 *Trachycarpus fortunei* (Hook.) H. Wendl.

【别名】棕树、栟榈、山棕。

【植物形态】乔木状，高3～10米或更高，树干圆柱形，被不易脱落的老叶柄基部和密集的网状纤维，除非人工剥除，否则不能自行脱落，裸露树干直径10～15厘米甚至更粗。叶片呈3/4圆形或者近圆形，深裂成30～50片具皱褶的线状剑形，宽2.5～4厘米，长60～70厘米的裂片，裂片先端具短2裂或2齿，硬挺至顶端下垂；叶柄长75～80厘米或甚至更长，两侧具细圆齿，顶端有明显的戟突。花序粗壮，多次分枝，从叶腋抽出，通常是雌雄异株。雄花序长约40厘米，具2～3个分枝花序，下部的分枝花序长15～17厘米，一般只二回分枝；雄花无梗，每2～3朵密集着生于小穗轴上，也有单生的；黄绿色，卵球形，钝三棱；花萼3片，卵状急尖，几分离，花冠约2倍长于花萼，花瓣阔卵形，雄蕊6枚，花药卵状箭头形；雌花序长80～90厘米，花序梗长约40厘米，其上有3个佛焰苞包着，具4～5个圆锥状的分枝花序，下部的分枝花序长约35厘米，二至三回分枝；雌花淡绿色，通常2～3朵聚生；花无梗，球形，着生于短瘤突上，萼片阔卵形，3裂，基部合生，花瓣卵状近圆形，长于萼片1/3，退化雄蕊6枚，心皮被银白毛。果实阔肾形，有脐，宽11～12毫米，高7～9毫米，成熟时由黄色变为淡蓝色，有白粉，柱头残留在侧面附近。种子胚乳均匀，角质，胚侧生。花期4月，果期12月。

【生境与分布】生于疏林中，多为栽培。分布于长江以南各省区。本市各地有分布。

【药材名】棕榈。（《中华人民共和国药典》）

【来源】为棕榈科植物棕榈的叶柄。

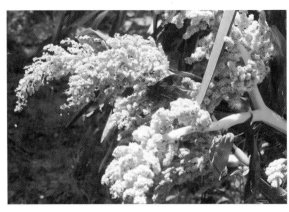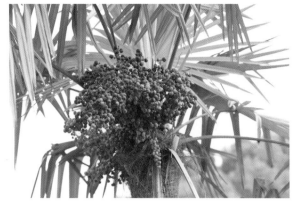

【采收加工】全年均可采收，一般多于9—10月割取旧叶柄下延部分和鞘片，除去纤维状的棕毛，晒干。

【性味】味苦、涩，性平。

【功能主治】收敛止血。用于吐血，衄血，尿血，便血，血崩。

【应用举例】（1）治诸窍出血：隔年莲蓬、败棕榈、头发（并烧存性）各等份。上为末，每服二钱，煎南木香汤调下。或只用棕榈烧灰，米汤调下，亦可。（《仁斋直指方》黑散子）

（2）治妇人经血不止：棕榈皮（烧灰）、柏叶（焙）各一两。上二味捣罗为散，酒调下二钱。（《圣济总录》棕榈皮散）

一二九、天南星科 Araceae

草本植物，具块茎或伸长的根茎；稀为攀援灌木或附生藤本，富含苦味水汁或乳汁。叶单一或少数，有时花后出现，通常基生，如茎生则为互生，二列或螺旋状排列，叶柄基部或一部分鞘状；叶片全缘时多为箭形、戟形，或掌状、鸟足状、羽状或放射状分裂；大都具网状脉，稀具平行脉（如菖蒲属 Acorus）。花小或微小，常极臭，排列为肉穗花序；花序外面有佛焰苞包围。花两性或单性。花单性时雌雄同株（同花序）或异株。雌雄同序者雌花居于花序的下部，雄花居于雌花群之上。两性花有花被或否。花被如存在则为2轮，花被片2枚或3枚，整齐或不整齐的覆瓦状排列，常倒卵形，先端拱形内弯；稀合生成坛状。雄蕊通常与花被片同数且与之对生、分离；在无花被的花中，雄蕊2～8或多数，分离或合生为雄蕊柱；花药2室，药室对生或近对生，室孔纵长；花粉分离或集成条状；花粉粒头状椭圆形或长圆形，光滑。假雄蕊（不育雄蕊）常存在；在雌花序中围绕雌蕊（泉七属 Steudnera 的一些种），有时单一、位于雌蕊下部（千年健属 Homalomena）；在雌雄同序的情况下，有时多数位于雌花群之上（犁头尖属 Typhonium），或常合生成假雄蕊柱（如海芋属 Alocasia），但经常完全退废，这时全部假雄蕊合生且与肉穗花序轴的上部形成海绵质的附属器。子房上位或稀陷入肉穗花序轴内，1至多室，基底胎座、顶生胎座、中轴胎座或侧膜胎座，胚珠直生、横生或倒生，1至多数，内珠被之外常有外珠被，后者常于珠孔附近作流苏状（菖蒲属），珠柄长或短；花柱不明显，或伸长成线形或圆锥形，宿存或脱落；柱头各式，全缘或分裂。果为浆果，极稀紧密结合而为聚合果（隐棒花属 Cryptocoryne）；种子1至多数，圆形、椭圆形、肾形或伸长，外种皮肉质，有的上部流苏状；内种皮光滑，有窝孔，具疣或肋状条纹，种脐扁平或隆起，短或长。胚乳厚，肉质，贫乏或不存在。

本科有115属2000余种，分布于热带和亚热带地区，92%的属分布于热带地区，极大多数的属不是限于东半球，即是限于西半球。我国有35属205种，其中有4属20种系引种栽培。我国185种（未计引进的栽培种）天南星科植物中，特有种占有显著的地位，计98种，占53%；仅87种（47%）分布区超出中国。

松滋境内的天南星科植物有5属6种，分别为菖蒲属下1种、广东万年青属下1种、磨芋属下1种、天南星属下1种、半夏属下2种。

544. 石菖蒲 *Acorus tatarinowii* Schott

【别名】水剑草、苦菖蒲、粉菖、石蜈蚣、香草、野韭菜、剑叶菖蒲。

【植物形态】多年生草本。根茎芳香，粗2～5毫米，外部淡褐色，节间长3～5毫米，根肉质，具多数须根，根茎上部分枝甚密，植株因而呈丛生状，分枝常被纤维状宿存叶基。叶无柄，叶片薄，基部两侧膜质叶鞘宽可达5毫米，上延几达叶片中部，渐狭，脱落；叶片暗绿色，线形，长20～30（50）厘米，基部对折，中部以上平展，宽7～13毫米，先端渐狭，无中肋，平行脉多数，稍隆起。花序柄腋生，长4～15厘米，三棱形。叶状佛焰苞长13～25厘米，为肉穗花序长的2～5倍或更长，稀近等长；肉穗花序圆柱状，长（2.5）4～6.5（8.5）厘米，粗4～7毫米，上部渐尖，直立或稍弯。花白色。成熟果序长7～8厘米，粗可达1厘米。幼果绿色，成熟时黄绿色或黄白色。花果期2—6月。

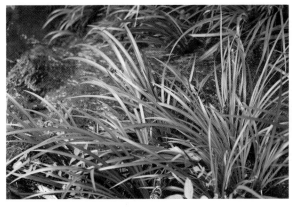 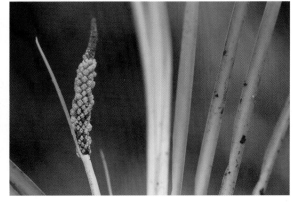

【生境与分布】生于海拔20～2600米的水边石上。产于黄河以南各省区。本市发现于刘家场镇、卸甲坪乡，野生、栽培均有。

【药材名】石菖蒲。（《中华人民共和国药典》）

【来源】为天南星科植物石菖蒲的根茎。

【采收加工】秋、冬季采挖，除去须根和泥沙，晒干。

【性味】味辛、苦，性温。

【功能主治】开窍豁痰，醒神益智，化湿开胃。用于神昏癫痫，健忘失眠，耳鸣耳聋，脘痞不饥，噤口下痢。

【应用举例】（1）治少小热风痫，兼失心者：石菖蒲（石上一寸九节者）、宣连、车前子、生地黄、苦参、地骨皮各一两。上为末，蜜和丸，如黍米大，每食后服十五丸，不拘早晚，以饭下。忌羊肉、血、饴糖、桃、梅果物。（《普济方》菖蒲丸）

（2）治痰迷心窍：石菖蒲、生姜各适量，共捣汁灌下。（《梅氏验方新编》）

545. 广东万年青 *Aglaonema modestum* Schott ex Engl.

【别名】粤万年青、土千年健、井干草、大叶万年青。

【植物形态】多年生常绿草本，茎直立或上升，高 40 ～ 70 厘米，粗 1.5 厘米，节间长 1 ～ 2 厘米，上部的短缩。鳞叶草质，披针形，长 7 ～ 8 厘米，长渐尖，基部扩大抱茎。叶柄长 5 ～ 20 厘米，1/2 以上具鞘；叶片深绿色，卵形或卵状披针形，长 15 ～ 25 厘米，宽（6）10 ～ 13 厘米，不等侧，先端有长 2 厘米的渐尖，基部钝或宽楔形，Ⅰ级侧脉 4 ～ 5 对，上举，表面常下凹，背面隆起，Ⅱ级侧脉细弱，不显。花序柄纤细，长（5）10 ～ 12.5 厘米，佛焰苞长（5.5）6 ～ 7 厘米，宽 1.5

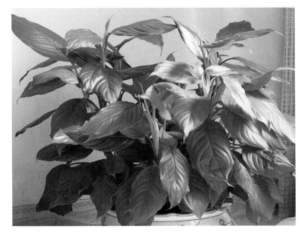

厘米，长圆状披针形，基部下延较长，先端长渐尖，肉穗花序长为佛焰苞的 2/3，具长 1 厘米的梗，圆柱形，细长，渐尖，雌花序长 5 ～ 7.5 毫米，粗 5 毫米；雄花序长 2 ～ 3 厘米，粗 3 ～ 4 毫米。雄蕊顶端常四方形，花药每室有（1）2 个圆形顶孔。雌蕊近球形，上部收缩为短的花柱；柱头盘状。浆果绿色至黄红色，长圆形，长 2 厘米，粗 8 毫米，冠以宿存柱头；种子 1，长圆形，长 1.7 厘米。花期 5 月，果期 10—11 月。

【生境与分布】产于广东、广西至云南东南部（富宁、屏边），海拔 500 ～ 1700 米的密林下；南北各省常盆栽置室内供药用和观赏。本市各地多有盆栽。

【药材名】广东万年青。（《常用中草药手册》）

【来源】为天南星科植物广东万年青的根茎或茎叶。

【采收加工】根茎：秋后采收，鲜用或切片，晒干。茎叶：夏末采收，鲜用或切段，晒干。

【性味】味辛、微苦，性寒。有毒。

【功能主治】清热凉血，消肿拔毒，止痛。用于咽喉肿痛，白喉，肺热咳嗽，吐血，热毒便血，疮疡肿毒，蛇犬咬伤。

【应用举例】（1）治咽喉肿痛：鲜粤万年青根茎 9 ～ 15 克，捣烂绞汁，加醋少许，含漱。（《福建药物志》）

（2）治痈肿：粤万年青鲜根茎适量，红糖少许，捣烂，敷患处。（《福建中草药》）

546. 磨芋 *Amorphophallus rivieri* Durieu

【别名】鬼芋、蒟蒻、花梗莲、花伞把、花杆南星。

【植物形态】块茎扁球形，直径 7.5 ～ 25 厘米，顶部中央多少下凹，暗红褐色；颈部周围生多数肉质根及纤维状须根。叶柄长 45～150 厘米，基部粗 3～5 厘米，黄绿色，光滑，有绿褐色或白色斑块；基部膜质鳞叶 2～3，披针形，内面的渐长大，长 7.5～20 厘米。叶片绿色，3 裂，Ⅰ次裂片具长 50 厘米的柄，二歧分裂，Ⅱ次裂片二回羽状分裂或二回二歧分裂，小裂片互生，大小不等，基部的较小，向上渐大，长 2～8 厘米，长圆状椭圆形，骤狭渐尖，基部宽楔形，外侧下延成翅状；侧脉多数，纤细，平行，近边缘联结为集合脉。花序柄长 50～70 厘米，粗 1.5～2 厘米，色泽同叶柄。佛焰苞漏斗形，长 20～30 厘米，基部席卷，管部长 6～8 厘米，宽 3～4 厘米，苍绿色，杂以暗绿色斑块，边缘紫红色；檐部长 15～20 厘米，宽约 15 厘米，心状圆形，锐尖，边缘皱波状，外面变绿色，内面深紫色。肉穗花序比佛焰苞长 1 倍，雌花序圆柱形，长约 6 厘米，粗 3 厘米，紫色；雄花序紧接（有时杂以少数两性花），长 8 厘米，粗 2～2.3 厘米；附属器伸长的圆锥形，长 20～25 厘米，中空，明显具小薄片或具棱状长圆形的不育花遗垫，深紫色。花丝长 1 毫米，宽 2 毫米，花药长 2 毫米。子房长约 2 毫米，苍绿色或紫红色，2 室，胚珠极短，无柄，花柱与子房近等长，柱头边缘 3 裂。浆果球形或扁球形，成熟时黄绿色。花期 4—6 月，果期 8—9 月。

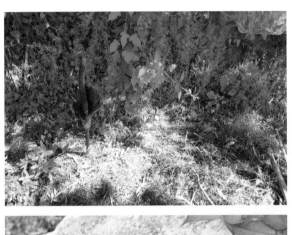
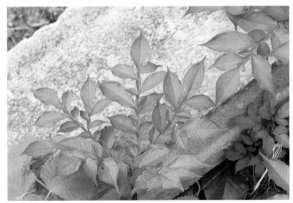
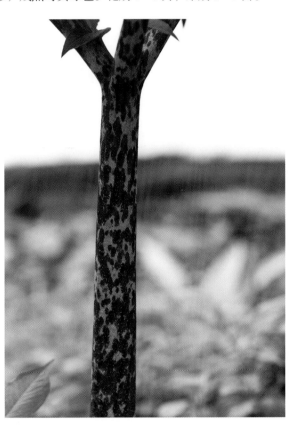

　　【生境与分布】生于疏林下、林缘或溪谷两旁湿润地，或栽培于房前屋后、田边地角，有的地方与玉米混种。自陕西、甘肃、宁夏至江南各省区都有。本市各地均有栽培。

　　【药材名】魔芋。（《四川中药志》）

　　【来源】为天南星科植物磨芋的块茎。

　　【采收加工】夏、秋季采挖，除去外皮，切片，烤干。

　　【性味】味辛、苦，性温。有毒。

　　【功能主治】化痰散结，行瘀消肿。用于痰嗽，积滞，疟疾，经闭，瘰疬，癥瘕，跌打损伤，痈肿，疔疮，丹毒，烫火伤，蛇咬伤。

【应用举例】（1）治跌打扭伤肿痛：鲜磨芋适量，韭菜、葱白、甜酒酿各少许。同捣烂敷患处，干则更换。（《安徽中草药》）

（2）治脚癣：蒟蒻鲜块茎切片，摩擦患处。（《浙江民间常用草药》）

（3）治腹中痞块：魔芋球茎60克，放入猪肚子炖服。（《贵州草药》）

547. 天南星 *Arisaema heterophyllum* Blume

【别名】蛇六谷、青杆独叶一枝枪、山苞米、蛇芋、山棒子、锁喉莲。

【植物形态】块茎扁球形，直径 2～4 厘米，顶部扁平，周围生根，常有若干侧生芽眼。鳞芽 4～5，膜质。叶常单一，叶柄圆柱形，粉绿色，长 30～50 厘米，下部 3/4 鞘筒状，鞘端斜截形；叶片鸟足状分裂，裂片 13～19，有时更少或更多，倒披针形、长圆形、线状长圆形，基部楔形，先端骤狭渐尖，全缘，暗绿色，背面淡绿色，中裂片无柄或具长 15 毫米的短柄，长 3～15 厘米，宽 0.7～5.8 厘米，比侧裂片几短 1/2；侧裂片长 7.7～24.2（31）厘米，宽（0.7）2～6.5 厘米，向外渐小，排列成蝎尾状，间距 0.5～1.5 厘米。花序柄长 30～55 厘米，从叶柄鞘筒内抽出。佛焰苞管部圆柱形，长 3.2～8 厘米，粗 1～2.5 厘米，粉绿色，内面绿白色，喉部截形，外缘稍外卷；檐部卵形或卵状披针形，宽 2.5～8 厘米，长 4～9 厘米，下弯几成盔状，背面深绿色、淡绿色至淡黄色，先端骤狭渐尖。肉穗花序两性和雄花序单性。两性花序：下部雌花序长 1～2.2 厘米，上部雄花序长 1.5～3.2 厘米，此中雄花疏，大部分不育，有的退化为钻形中性花，稀为仅有钻形中性花的雌花序。单性雄花序长 3～5 厘米，粗 3～5 毫米。各种花序附属器基部粗 5～11 毫米，苍白色，向上细狭，长 10～20 厘米，至佛焰苞喉部以外"之"字形上升（稀下弯）。雌花球形，花柱明显，柱头小，胚珠 3～4，直立于基底胎座上。雄花具柄，花药 2～4，白色，顶孔横裂。浆果黄红色、红色，圆柱形，长约 5 毫米，内有棒头状种子 1 枚，不育胚珠 2～3 枚，种子黄色，具红色斑点。花期 4—5 月，果期 7—9 月。

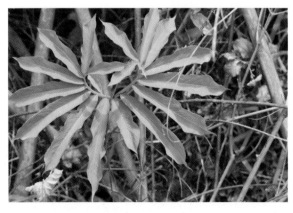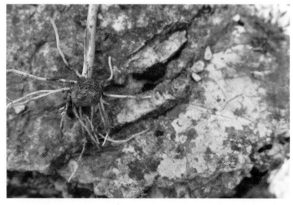

【生境与分布】生于海拔 3200 米以下的林下、灌丛、草坡、荒地。除西北、西藏外，大部分省区都有分布。本市斯家场镇、刘家场镇、卸甲坪乡有分布。

【药材名】天南星。（《中华人民共和国药典》）

【来源】为天南星科植物天南星的块茎。

【采收加工】秋、冬季茎叶枯萎时挖出块茎，去掉泥土及须根，装入撞兜内撞搓，撞去表皮，倒出用水清洗，对未撞净的表皮再用竹刀刮净，晒干。

【性味】味苦、辛，性温。有毒。

【功能主治】燥湿化痰，祛风止痉，散结消肿。用于顽痰咳嗽，风痰眩晕，中风痰壅，口眼㖞斜，半身不遂，癫痫，惊风，破伤风；外用治痈肿，蛇虫咬伤。

【应用举例】（1）治卒中，昏不知人，口眼㖞斜，半身不遂，咽喉作声，痰气上壅。无问外感风寒，内伤喜怒，或六脉沉伏，或指下浮盛，并宜服之。兼治痰厥及气虚眩晕，大有神效：天南星（生用）一两、木香一分、川乌（生，去皮）、附子（生，去皮）各半两。上咬咀，每服半两，水二大盏，姜十五片，煎至八分，去滓，温服，不拘时候。（《太平惠民和剂局方》三生饮）

（2）治诸风及痰厥：天南星一两（生用），木香二钱。上咬咀，分作二服，水二盏，生姜十片，煎至七分，去滓温服，不拘时候。（《严氏济生续方》星香散）

（3）治瘰疬：天南星、半夏各等份为末，米醋或鸡子清调敷。（《潜斋简效方》）

548. 虎掌 *Pinellia pedatisecta* Schott

【别名】大三步跳、真半夏、南星、独败家子、掌叶半夏。

【植物形态】块茎近圆球形，直径可达4厘米，根密集，肉质，长5～6厘米；块茎四旁常生若干小球茎。叶1～3或更多，叶柄淡绿色，长20～70厘米，下部具鞘；叶片鸟足状分裂，裂片6～11，披针形，渐尖，基部渐狭，楔形，中裂片长15～18厘米，宽3厘米，两侧裂片依次渐短小，最外的有时长仅4～5厘米；侧脉6～7对，离边缘3～4毫米处弧曲，联结为集合脉，网脉不明显。花序柄长20～50厘米，直立。佛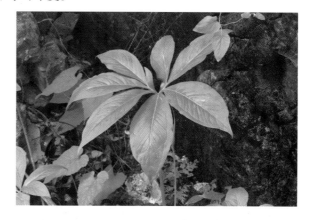焰苞淡绿色，管部长圆形，长2～4厘米，直径约1厘米，向下渐收缩；檐部长披针形，锐尖，长8～15厘米，基部展平宽1.5厘米。肉穗花序：雌花序长1.5～3厘米；雄花序长5～7毫米；附属器黄绿色，细线形，长10厘米，直立或略呈"S"形弯曲。浆果卵圆形，绿色至黄白色，小，藏于宿存的佛焰苞管部内。花期6—7月，果期9—11月。

【生境与分布】生于低山林下山谷或河谷湿地处。我国特有，分布于北京、河北、山西、陕西、山东、

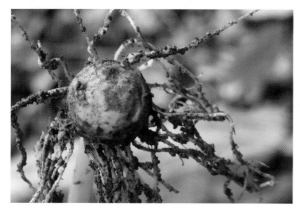

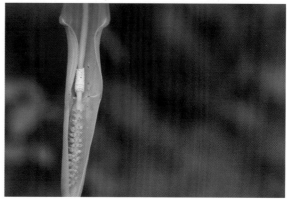

江苏、上海、安徽、浙江、福建、河南、湖北、湖南、广西、四川、贵州、云南东北部，海拔 1000 米以下。本市发现于卸甲坪乡。

【药材名】虎掌。（《神农本草经》）

【来源】为天南星科植物虎掌的块茎。

【采收加工】10 月挖出块茎，去掉泥土及茎叶、须根，装入撞兜内撞搓，撞去表皮，倒出用水清洗，对未撞净的表皮再用竹刀刮净，最后用硫黄熏制，使之色白，晒干。

【性味】味苦、辛，性温。有毒。

【功能主治】健脾补虚，散结解毒。用于脾胃虚弱，纳少乏力，消渴，瘰疬，腹中痞块，肿毒，赘疣，鸡眼，疥癣，烫火伤。

【应用举例】内服：煎汤，3～9 克，一般制后用；或入丸、散。外用：生品适量，研末以醋或酒调敷。

549. 半夏 *Pinellia ternata*（Thunb.）Breit.

【别名】三步跳、三叶半夏、守田、和姑、地星、狗芋头、麻芋果。

【植物形态】块茎圆球形，直径 1～2 厘米，具须根。叶 2～5 枚，有时 1 枚。叶柄长 15～20 厘米，基部具鞘，鞘内、鞘部以上或叶片基部（叶柄顶头）有直径 3～5 毫米的珠芽，珠芽在母株上萌发或落地后萌发；幼苗叶片卵状心形至戟形，为全缘单叶，长 2～3 厘米，宽 2～2.5 厘米；老株叶片 3 全裂，裂片绿色，背淡，长圆状椭圆形或披针形，两头锐尖，中裂片长 3～10 厘米，宽 1～3 厘米；侧裂片稍短；全缘或具不明显的浅波状浅齿，侧脉 8～10 对，细弱，细脉网状，密集，集合脉 2 圈。花序柄长 25～30（35）厘米，长于叶柄。佛焰苞绿色或绿白色，管部狭圆柱形，长 1.5～2 厘米；檐部长圆形，绿色，有时边缘青紫色，长 4～5 厘米，宽 1.5 厘米，钝或锐尖。肉穗花序：雌花序长 2 厘米，雄花序长 5～7 毫米，其中间隔 3 毫米；附属器绿色变青紫色，长 6～10 厘米，直立，有时 "S" 形弯曲。浆果卵圆形，黄绿色，先端渐狭为明显的花柱。花期 5—7 月，果期 8 月。

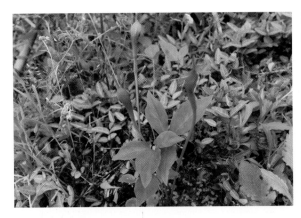 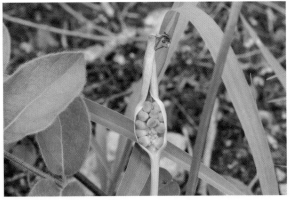

【生境与分布】生于海拔 2500 米以下的草坡、荒地、玉米地田边或疏林下。除内蒙古、新疆、青海、西藏尚未发现野生的外，全国各地广布。本市各地均有分布。

【药材名】半夏。（《中华人民共和国药典》）

【来源】为天南星科植物半夏的块茎。

【采收加工】夏、秋季采挖，筛去泥土，按大、中、小分开，放筐内。于流水下用棍棒捣脱皮，也可用半夏脱皮机去皮，洗净，晒干或烘干。

【性味】味辛、性温。有毒。

【功能主治】燥湿化痰，降逆止呕，消痞散结。用于湿痰寒痰，咳喘痰多，痰饮眩悸，风痰眩晕，痰厥头痛，呕吐反胃，胸脘痞闷，梅核气；外治痈肿痰核。

【应用举例】（1）治肺气不调，咳嗽喘满，痰涎壅塞，心下坚满，短气烦闷及风壅痰实，头目昏眩，咽隔不利，呕吐恶心，神思昏愦，心忪而热，涕唾稠黏：白矾（枯过）十五两，半夏（汤洗去滑，姜汁罨一宿）三斤。上捣为细末，生姜自然汁为丸，如梧桐子大。每服二十丸，加至三十丸，食后、临卧时生姜汤下。（《太平惠民和剂局方》半夏丸）

（2）治湿痰，咳嗽，脉缓，面黄，肢体沉重，嗜卧不收，腹胀而食不消：南星、半夏（俱汤洗）各一两，白术一两半。上为细末，糊为丸，如桐子大。每服五七十丸，生姜汤下。（《保命集》白术丸）

（3）治蝎螫毒：生半夏、白矾各等份为末，以醋和，敷伤处。（《景岳全书》）

一三〇、香蒲科 Typhaceae

多年生沼生、水生或湿生草本。根状茎横走，须根多。地上茎直立，粗壮或细弱。叶二列，互生；鞘状叶很短，基生，先端尖；条形叶直立，或斜上，全缘，边缘微向上隆起，先端钝圆至渐尖，中部以下腹面渐凹，背面平突至龙骨状突起，横切面呈新月形、半圆形或三角形；叶脉平行，中脉背面隆起或否；叶鞘长，边缘膜质，抱茎，或松散。花单性，雌雄同株，花序穗状；雄花序生于上部至顶端，花期时比雌花序粗壮，花序轴具柔毛，或无毛；雌性花序位于下部，与雄花序紧密相接，或相互远离；苞片叶状，着生于雌雄花序基部，亦见于雄花序中；雄花无被，通常由1～3枚雄蕊组成，花药矩圆形或条形，二室，纵裂，花粉粒单体，或四合体，纹饰多样；雌花无被，具小苞片，或无，子房柄基部至下部具白色丝状毛；孕性雌花柱头单侧、条形、披针形、匙形，子房上位，一室，胚珠1枚，倒生；不孕雌花柱头不发育，无花柱，子房柄不等长，果实纺锤形、椭圆形，果皮膜质，透明，或灰褐色，具条形或圆形斑点。种子椭圆形，褐色或黄褐色，光滑或具突起，含1枚肉质或粉状的内胚乳，胚轴直，胚根肥厚。

本科只有香蒲属（*Typha*）一属，过去记载15种，现有16种，分布于热带至温带地区，主要分布于欧亚和北美，大洋洲有3种。我国有11种，南北地区广泛分布，以温带地区种类较多。

松滋境内的香蒲科植物有1属1种，即香蒲属下1种。

550. 水烛 *Typha angustifolia* L.

【别名】蒲草、水蜡烛、狭叶香蒲。

【植物形态】多年生、水生或沼生草本。根状茎乳黄色、灰黄色，先端白色。地上茎直立，粗壮，高1.5～2.5（3）米。叶片长54～120厘米，宽0.4～0.9厘米，上部扁平，中部以下腹面微凹，背面向下逐渐隆起呈凸形，下部横切面呈半圆形，细胞间隙大，呈海绵状；叶鞘抱茎。雌雄花序相距2.5～6.9厘米；雄花序轴具褐色扁柔毛，单出，或分叉；叶状苞片1～3枚，花后脱落；雌花序长15～30厘米，基部具 1 枚叶状苞片，通常比叶片宽，花后脱落；雄花由 3 枚雄蕊合生，有时 2 枚或 4 枚组成，花药长约 2 毫米，长矩圆形，花粉粒单体，近球形、卵形或三角形，纹饰网状，花丝短，细弱，下部合生成柄，长（1.5）2 ～ 3 毫米，向下渐宽；雌花具小苞片；孕性雌花柱头窄条形或披针形，长 1.3 ～ 1.8 毫米，花柱长 1 ～ 1.5 毫米，子房纺锤形，长约 1 毫米，具褐色斑点，子房柄纤细，长约 5 毫米；不孕雌花子房倒圆锥形，长 1 ～ 1.2 毫米，具褐色斑点，先端黄褐色，不育柱头短尖；白色丝状毛着生于子房柄基部，并向上延伸，与小苞片近等长，均短于柱头。小坚果长椭圆形，长约 1.5 毫米，具褐色斑点，纵裂。种子深褐色，长 1 ～ 1.2 毫米。花果期 6—9 月。

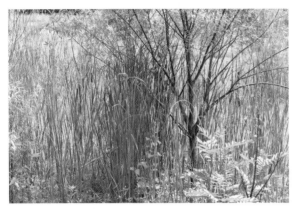 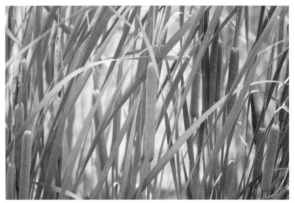

【生境与分布】生于水旁或沼泽中。产于黑龙江、吉林、辽宁、内蒙古、河北、山东、河南、陕西、甘肃、新疆、江苏、湖北、云南、台湾等地。本市发现于南海镇、洈水镇。

【药材名】蒲黄。（《中华人民共和国药典》）

【来源】为香蒲科植物水烛的花粉。

【采收加工】夏季采收蒲棒上部的黄色雄花序，晒干后碾轧，筛取花粉。剪取雄花后，晒干，成为带有雄花的花粉，即为草蒲黄。

【性味】味甘，性平。

【功能主治】止血，化瘀，通淋。用于吐血，咯血，衄血，崩漏，外伤出血，经闭痛经，胸腹刺痛，跌扑肿痛，血淋涩痛。

【应用举例】（1）治妇人月候过多，血伤漏下不止：蒲黄三两（微炒），龙骨二两半，艾叶一两。上三味，捣罗为末，炼蜜和丸，梧桐子大。每服二十丸，煎米饮下，艾汤下亦得，日再。（《圣济总录》蒲黄散）

（2）治血崩：蒲黄、黄芩各一两，荷叶灰半两，为末。每服三钱，空心酒调下。（《卫生易简方》）

（3）治小便不利，茎中疼痛，小腹急痛：蒲黄、滑石各等份。上二味，治下筛。酒服方寸匕，日三服。（《备急千金要方》）

一三一、莎草科 Cyperaceae

多年生草本，较少为一年生；多数具根状茎少有兼具块茎。大多数具三棱形的秆。叶基生和秆生，一般具闭合的叶鞘和狭长的叶片，或有时仅有鞘而无叶片。花序多种多样，有穗状花序、总状花序、圆锥花序、头状花序或长侧枝聚伞花序；小穗单生、簇生或排列成穗状或头状，具2至多数花，或退化至仅具1花；花两性或单性，雌雄同株，少有雌雄异株，着生于鳞片（颖片）腋间，鳞片覆瓦状螺旋排列或二列，无花被或花被退化成下位鳞片或下位刚毛，有时雌花为先出叶所形成的果囊所包裹；雄蕊3枚，少有1～2枚，花丝线形，花药底着；子房1室，具1个胚珠，花柱单一，柱头2～3个。果实为小坚果，三棱形，双凸状或平凸状，或球形。

全世界约有80属4000种，我国有28属500余种，广布于全国，多生于潮湿处或沼泽中，苔草族多产于东北、西北及华北或西南部高山地区，南方种类较少，蔗草族和莎草族广布于全国各省，刺子莞族和珍珠茅族多产于华中、华东以及南部各省，割鸡芒族则只产于热带亚热带地区。

松滋境内的莎草科植物有3属5种，分别为莎草属下3种、飘拂草属下1种、蔗草属下1种。

551. 风车草 *Cyperus alternifolius* L. subsp. *flabelliformis*（Rottb.）Kukenth.

【别名】九龙吐珠、旱伞草。

【植物形态】根状茎短，粗大，须根坚硬。秆稍粗壮，高30～150厘米，近圆柱状，上部稍粗糙，基部包裹以无叶的鞘，鞘棕色。苞片20枚，长几相等，较花序长约2倍，宽2～11毫米，向四周展开，平展；多次复出长侧枝聚伞花序具多数第一次辐射枝，辐射枝最长达7厘米，每个第一次辐射枝具4～10个第二次辐射枝，最长达15厘米；小穗密集于第二次辐射枝上端，椭圆形或长圆状披针形，长3～8毫米，宽1.5～3毫米，压扁，具6～26朵花；小穗轴不具翅；鳞片紧密的覆瓦状排列，膜质，卵形，顶端渐尖，长约2毫米，苍白色，具锈色斑点，或为黄褐色，具3～5条脉；雄蕊3，花药线形，顶端具刚毛状附属物；花柱短，柱头3。小坚果椭圆形，近于三棱形，长为鳞片的1/3，褐色。

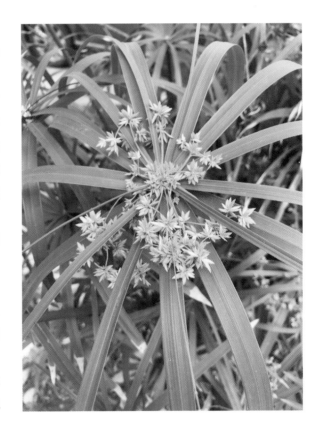

【生境与分布】分布于河流沿岸的沼泽地及积水处。原产于非洲，现我国南北各省多作为观赏植物栽培。本市发现于斯家场镇。

【药材名】伞莎草。（《泉州本草》）

【来源】为莎草科植物风车草的茎叶。

【采收加工】全年均可采收，洗净，鲜用或晒干。

【性味】味酸、甘、微苦，性凉。

【功能主治】行气活血，解毒。用于瘀血作痛，蛇虫咬伤。

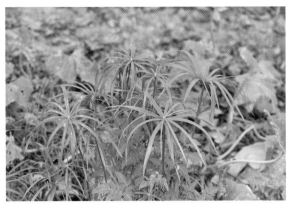 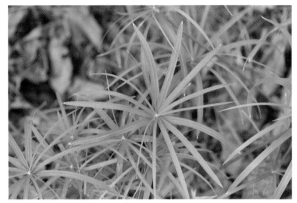

【应用举例】（1）治产后下血腹痛：鲜九龙吐珠茎连叶60克，放锅内喷酒炒制，再喷再炒以微焦为度，合食米一把，煎汤服。（《泉州本草》）

（2）治蛇虫咬伤：干九龙吐珠全草120克，浸酒600克，两星期可用。凡用取药抹伤口，如系蛇咬伤，除外涂后，并将此酒内服1小杯。（《泉州本草》）

552. 碎米莎草 *Cyperus iria* L.

【别名】三方草、米莎草、细三棱、小三棱草、三轮草、野席草。

【植物形态】一年生草本，无根状茎，具须根。秆丛生，细弱或稍粗壮，高8～85厘米，扁三棱形，基部具少数叶，叶短于秆，宽2～5毫米，平张或折合，叶鞘红棕色或棕紫色。叶状苞片3～5枚，下面的2～3枚常较花序长；长侧枝聚伞花序复出，很少为简单的，具4～9个辐射枝，辐射枝最长达12厘米，每个辐射枝具5～10个穗状花序，或有时更多些；穗状花序卵形或长圆状卵形，长1～4厘米，具5～22个小穗；小穗排列松散，斜展开，长圆形、披针形或线状披针形，压扁，长4～10毫米，宽约2毫米，具6～22花；小穗轴上近于无翅；鳞片排列疏松，膜质，宽倒卵形，顶端微缺，具极短的短尖，不突出于鳞片的顶端，背面具龙骨状突起，绿色，有3～5条脉，两侧呈黄色或麦秆黄色，上端具白色透明的边；雄蕊3，花丝着生在环形的胼胝体上，花药短，椭圆形，药隔不突出于花药顶端；花柱短，柱头3。小坚果倒卵形或椭圆形，近于三棱形，与鳞片等长，褐色，具密的微突起细点。花果期6—10月。

【生境与分布】生于田间、山坡、路旁阴湿处。分布极广，为一种常见的杂草。产于东北各省、河北、河南、山东、陕西、甘肃、新疆、江苏、浙江、安徽、江西、湖南、湖北、云南、四川、贵州、福建、广东、

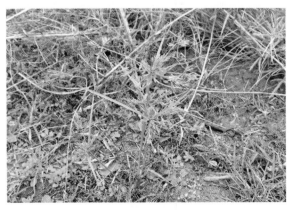 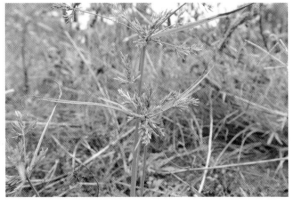

广西、台湾。本市发现于新江口镇。

【药材名】三楞草。（《四川中药志》）

【来源】为莎草科植物碎米莎草的全草。

【采收加工】8—9 月抽穗时采收，洗净，晒干。

【性味】味辛，性微温。

【功能主治】祛风除湿，活血调经。用于风湿筋骨疼痛，瘫痪，月经不调，经闭，痛经，跌打损伤。

【应用举例】（1）治风湿筋骨疼痛：三楞草 60 克，当归、灵仙、桑枝各 30 克，泡酒服。（《秦岭巴山天然药物志》）

（2）治痛经：三楞草 12 克，牛膝、台乌各 9 克，水煎服。（《秦岭巴山天然药物志》）

553. 莎草 *Cyperus rotundus* L.

【别名】香附、香头草、梭梭草、土香草、回头青、隔夜抽、吊马棕。

【植物形态】匍匐根状茎长，具椭圆形块茎。秆稍细弱，高 15 ～ 95 厘米，锐三棱形，平滑，基部呈块茎状。叶较多，短于秆，宽 2 ～ 5 毫米，平张；鞘棕色，常裂成纤维状。叶状苞片 2 ～ 3（5）枚，常长于花序，或有时短于花序；长侧枝聚伞花序简单或复出，具（2）3 ～ 10 个辐射枝；辐射枝最长达 12 厘米；穗状花序轮廓为陀螺形，稍疏松，具 3 ～ 10 个小穗；小穗斜展开，线形，长 1 ～ 3 厘米，宽约 1.5 毫米，具 8 ～ 28 朵花；小穗轴具较宽的、白色透明的翅；鳞片稍密地覆瓦状排列，膜质，卵形或长圆状卵形，长约 3 毫米，顶端急尖或钝，无短尖，中间绿色，两侧紫红色或红棕色，具 5 ～ 7 条脉；雄蕊 3，花药长，线形，暗血红色，药隔突出于花药顶端；花柱长，柱头 3，细长，伸出鳞片外。小坚果长圆状倒卵形，近于三棱形，长为鳞片的 1/3 ～ 2/5，具细点。花果期 5—11 月。

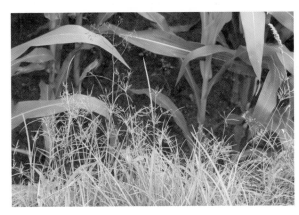
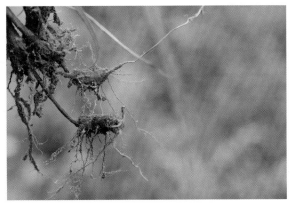

【生境与分布】生于田边、草丛、荒坡。分布于华东、中南、西南及辽宁、河北、陕西、山西、甘肃、台湾等地。本市发现于刘家场镇、卸甲坪乡。

【药材名】香附。（《中华人民共和国药典》）

【来源】为莎草科植物莎草的根茎。

【采收加工】秋季采挖，用火燎去须根后直接晒干，或置沸水中略煮或蒸透后晒干。

【性味】味辛、微苦、微甘，性平。

【功能主治】疏肝解郁，理气宽中，调经止痛。用于肝郁气滞，胸胁胀痛，疝气疼痛，乳房胀痛，脾胃气滞，脘腹痞闷，胀满疼痛，月经不调，经闭痛经。

　　【应用举例】（1）治脾胃不和，消食健脾，化痰顺气：香附一斤（酒浸炒），山楂肉一斤（饭上蒸），半夏曲四两（炒），萝卜子二两（炒）。共为细末，水叠为丸。白滚汤、姜汤随意服。（《婴童类萃》和中丸）

　　（2）治诸郁：苍术、香附、抚芎、神曲、栀子各等份。上为末，水丸如绿豆大。（《丹溪心法》越鞠丸）

554. 水虱草 *Fimbristylis miliacea*（L.）Vahl

　　【别名】日照飘拂草、芝麻关草、筅帚草、鹅草。

　　【植物形态】无根状茎。秆丛生，高（1.5）10～60厘米，扁四棱形，具纵槽，基部包着1～3个无叶片的鞘；鞘侧扁，鞘口斜裂，向上渐狭窄，有时呈刚毛状，长（1.5）3.5～9厘米。叶长于或短于秆或与秆等长，侧扁，套褶，剑状，边上有稀疏细齿，向顶端渐狭成刚毛状，宽（1）1.5～2毫米；鞘侧扁，背面呈锐龙骨状，前面具膜质、锈色的边，鞘口斜裂，无叶舌。苞片2～4枚，刚毛状，基部宽，具锈色、膜质的边，较花序短；长侧枝聚伞花序复出或多次复出，很少简单，有许多小穗；辐射枝3～6个，细而粗糙，长0.8～5厘米；小穗单生于辐射枝顶端，球形或近球形，顶端极钝，长1.5～5毫米，宽1.5～2毫米；鳞片膜质、卵形，顶端极钝，长1毫米，栗色，具白色狭边，背面具龙骨状突起，具3条脉，沿侧脉处深褐色，中脉绿色；雄蕊2，花药长圆形，顶端钝，长0.75毫米，为花丝长的1/2；花柱三棱形，基部稍膨大，无缘毛，柱头3，为花柱长的1/2。小坚果倒卵形或宽倒卵形、钝三棱形，长1毫米，麦秆黄色，具疣状突起和横长圆形网纹。

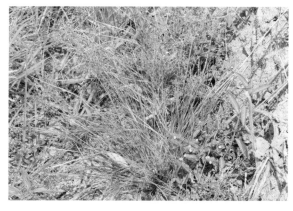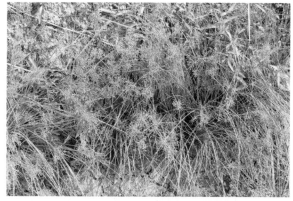

　　【生境与分布】生于潮湿田地中。除东北各省、山东、山西、甘肃、内蒙古、新疆、西藏尚无记载外，全国各省区都产。本市发现于杨林市镇。

　　【药材名】水虱草。（《广西药用植物名录》）

　　【来源】为莎草科植物水虱草的全草。

　　【采收加工】夏、秋季采收，洗净，鲜用或晒干。

　　【性味】味甘、淡，性凉。

　　【功能主治】清热利尿，活血解毒。用于风热咳嗽，小便短赤，胃肠炎，跌打损伤。

　　【应用举例】（1）治暑热，少尿，尿赤：鲜日照飘拂草30～60克，水煎服。（《浙江民间常用草药》）

　　（2）治小腿劳伤肿痛：日照飘拂草全草、樟树皮、桃树嫩梢各适量，加酒糟捣烂外敷。（《浙江民间常用草药》）

555. 水葱 *Scirpus validus* Vahl

【别名】莞草、冲天草、翠管草、管子草。

【植物形态】匍匐根状茎粗壮，具许多须根。秆高大，圆柱状，高 1～2 米，平滑，基部具 3～4 个叶鞘，鞘长可达 38 厘米，管状，膜质，最上面一个叶鞘具叶片。叶片线形，长 1.5～11 厘米。苞片 1 枚，为秆的延长，直立，钻状，常短于花序，极少数稍长于花序；长侧枝聚伞花序简单或复出，假侧生，具 4～13 个或更多个辐射枝；辐射枝长可达 5 厘米，一面凸，一面凹，边缘有锯齿；小穗单生或 2～3 个簇生于辐射枝顶端，卵形或长圆形，顶端急尖或钝圆，长 5～10 毫米，宽 2～3.5 毫米，具多数花；鳞片椭圆形或宽卵形，顶端稍凹，具短尖，膜质，长约 3 毫米，棕色或紫褐色，有时基部色淡，背面有铁锈色突起小点，脉 1 条，边缘具缘毛；下位刚毛 6 条，等长于小坚果，红棕色，有倒刺；雄蕊 3，花药线形，药隔突出；花柱中等长，柱头 2，罕 3，长于花柱。小坚果倒卵形或椭圆形，双凸状，少有三棱形，长约 2 毫米。花果期 6—9 月。

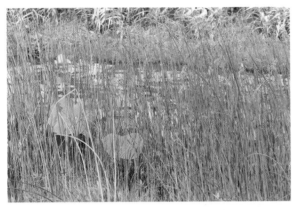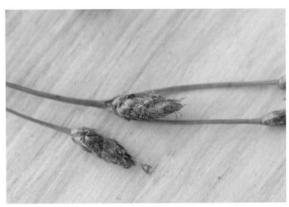

【生境与分布】生长在湖边或浅水塘中。分布几乎遍及全国。本市发现于稻谷溪城市湿地公园。

【药材名】水葱。（《救荒本草》）

【来源】为莎草科植物水葱的地上部分。

【采收加工】夏、秋季采收，洗净，切段，晒干。

【性味】味甘、淡，性平。

【功能主治】利水消肿。用于水肿胀满，小便不利。

【应用举例】治小便不利：水葱 12 克，蟋蟀 2 个（焙干研末），煎汤服。（《宁夏中草药手册》）

一三二、芭蕉科 Musaceae

多年生草本，具匍匐茎或无；茎或假茎高大，不分枝，有时木质，或无地上茎。叶通常较大，螺旋排列或两行排列，由叶片、叶柄及叶鞘组成；叶脉羽状。花两性或单性，两侧对称，常排成顶生或腋生的聚伞花序，生于一大型而有鲜艳颜色的苞片（佛焰苞）中，或 1～2 朵至多数直接生于由根茎生出的花葶上；

花被片3基数，花瓣状或有花萼、花瓣之分，形状种种，分离或连合成管状，而仅内轮中央的1枚花被片离生；雄蕊5～6，花药2室；子房下位，3室，胚珠多数，中轴胎座或单个基生；花柱1，柱头3，浅裂或头状。浆果或为室背或室间开裂的蒴果，或革质不开裂；种子坚硬，有假种皮或无，胚直，具粉质外胚乳及内胚乳。

本科分3亚科，约140种，产于热带、亚热带地区；我国有7属19种，其中3属为引入属，主产于南部及西南部。

松滋境内的芭蕉科植物有1属1种，即芭蕉属下1种。

556. 芭蕉 *Musa basjoo* Sieb. et Zucc.

【别名】甘蕉、天苴、大叶芭蕉、大头芭蕉。

【植物形态】植株高2.5～4米。叶片长圆形，长2～3米，宽25～30厘米，先端钝，基部圆形或不对称，叶面鲜绿色，有光泽；叶柄粗壮，长达30厘米。花序顶生，下垂；苞片红褐色或紫色；雄花生于花序上部，雌花生于花序下部；雌花在每一苞片内10～16朵，排成2列；合生花被片长4～4.5厘米，具5（3＋2）齿裂，离生花被片几与合生花被片等长，顶端具小尖头。浆果三棱状，长圆形，长5～7厘米，具3～5棱，近无柄，肉质，内具多数种子。种子黑色，具疣突及不规则棱角，宽6～8毫米。

【生境与分布】多栽培于庭园及农舍附近。原产于琉球群岛，我国台湾可能有野生，秦岭淮河以南可以露地栽培。本市各地有栽培。

【药材名】芭蕉根（《日华子诸家本草》）、芭蕉叶（《本草再新》）。

【来源】为芭蕉科植物芭蕉的根茎或叶。

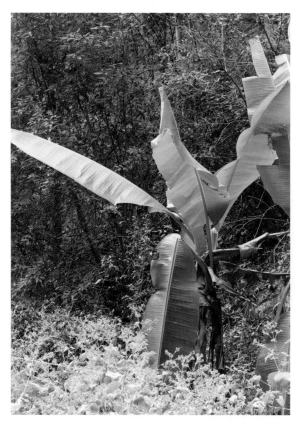
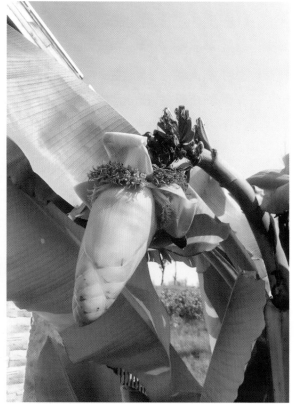

【采收加工】芭蕉根：全年可采挖，晒干或鲜用。芭蕉叶：全年均可采收，切碎，鲜用或晒干。

【性味】芭蕉根：味甘，性寒。芭蕉叶：味甘、淡，性寒。

【功能主治】芭蕉根：清热解毒，止渴，利尿。用于热病，烦闷，消渴，痈肿疔毒，崩漏，淋浊，水肿，脚气。

芭蕉叶：清热，利尿，解毒。用于热病，中暑，脚气，痈肿，烫伤。

【应用举例】（1）芭蕉根：①治头晕目眩，哮喘：芭蕉根 30 克，杜仲 15 克，煨水服。（《贵州草药》）②治黄疸：芭蕉根 9 克，山慈菇 6 克，胆草 9 克，捣烂，冲水服。（《湖南植物志》）

（2）芭蕉叶：①治肿毒初发：芭蕉叶研末，和生姜汁涂。（《太平圣惠方》）

②牢牙：芭蕉叶不拘多少，阴干烧灰，研为细末，更入烧盐少许，再研匀，早晚揩牙用，一生齿无动摇。（《奇效良方》乌金散）

一三三、姜科 Zingiberaceae

多年生（少有一年生）、陆生（少有附生）草本，通常具有芳香、匍匐或块状的根状茎，或有时根的末端膨大成块状。地上茎高大或很矮或无，基部通常具鞘。叶基生或茎生，通常二行排列，少数螺旋状排列，叶片较大，通常为披针形或椭圆形，有多数致密、平行的羽状脉自中脉斜出，有叶柄或无，具有闭合或不闭合的叶鞘，叶鞘的顶端有明显的叶舌。花单生或组成穗状、总状或圆锥花序，生于具叶的茎上或单独由根茎发出，而生于花葶上；花两性（罕杂性，中国不产），通常二侧对称，具苞片；花被片 6 枚，2 轮，外轮萼状，通常合生成管，一侧开裂及顶端齿裂，内轮花冠状，美丽而柔嫩，基部合生成管状，上部具 3 裂片，通常位于后方的一枚花被裂片较两侧的为大；退化雄蕊 2 枚或 4 枚，其中外轮的 2 枚称侧生退化雄蕊，呈花瓣状、齿状或不存在，内轮的 2 枚连合成一唇瓣，常十分显著而美丽，极稀无；发育雄蕊 1 枚，花丝具槽，花药 2 室，具药隔附属体或无；子房下位，3 室，中轴胎座，或 1 室，侧膜胎座，稀基生胎座（中国不产）；胚珠通常多数，倒生或弯生；花柱 1 枚，丝状，通常经发育雄蕊花丝的槽中由花药室之间穿出，柱头漏斗状，具缘毛；子房顶部有 2 枚形状各式的蜜腺或无蜜腺而代之以陷入子房的隔膜腺。果为室背开裂或不规则开裂的蒴果，或肉质不开裂，呈浆果状；种子圆形或有棱角，有假种皮，胚直，胚乳丰富，白色，坚硬或粉状。

本科分为 2 亚科 3 族，约 49 属 1500 种，分布于热带、亚热带地区，主产地为热带亚洲。我国有 19 属 150 余种 5 变种，产于东南部至西南部各省区。

松滋境内的姜科植物有 1 属 2 种，即姜属下 2 种。

557. 襄荷 *Zingiber mioga*（Thunb.）Rosc.

【别名】观音花、野姜、土里开花、阳荷、白襄荷、野生姜。

【植物形态】株高 0.5～1 米；根茎淡黄色。叶片披针状椭圆形或线状披针形，长 20～37 厘米，宽 4～6 厘米，叶面无毛，叶背无毛或被稀疏的长柔毛，顶端尾尖；叶柄长 0.5～1.7 厘米或无柄；叶舌膜质，2裂，长0.3～1.2厘米。穗状花序椭圆形，长5～7厘米；总花梗从没有到长达17厘米，被长圆形鳞片状鞘；苞片覆瓦状排列，椭圆形，红绿色，具紫脉；花萼长2.5～3厘米，一侧开裂；花冠管较萼为长，裂片披针形，长2.7～3厘米，宽约7毫米，淡黄色；唇瓣卵形，3裂，中裂片长2.5厘米，宽1.8厘米，中部黄色，边缘白色，侧裂片长1.3厘米，宽4毫米；花药、药隔附属体各长1厘米。果倒卵形，熟时裂成3瓣，果皮里面鲜红色；种子黑色，被白色假种皮。花期8—10月。

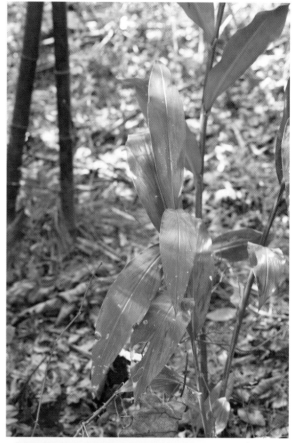

【生境与分布】生于山谷中阴湿处或栽培。分布于江苏、安徽、浙江、江西、湖北、湖南、广东、广西、四川、贵州等地。本市发现于斯家场镇、刘家场镇。

【药材名】蘘荷。（《本草经集注》）

【来源】为姜科植物蘘荷的根茎。

【采收加工】夏、秋季采收，鲜用或切片晒干。

【性味】味辛，性温。

【功能主治】活血调经，祛痰止咳，解毒消肿。用于月经不调，痛经，跌打损伤，咳嗽气喘，痈疽肿毒，瘰疬。

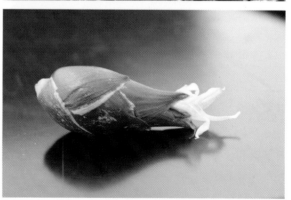

【应用举例】（1）治跌打损伤：鲜蘘荷根茎15～30克，水煎服。或晒干研粉，用黄酒冲服，每次9～15克。（《浙江民间常用草药》）

（2）治口疮：蘘荷根二两，细锉，分为三分，以水二盏，煎三五沸，去滓。热含，冷吐。（《圣济总录》）

558. 姜 *Zingiber officinale* Rosc.

【别名】生姜、川姜。

【植物形态】株高0.5～1米；根茎肥厚，多分枝，有芳香及辛辣味。叶片披针形或线状披针形，长15～30厘米，宽2～2.5厘米，无毛，无柄；叶舌膜质，长2～4毫米。总花梗长达25厘米；穗状花序球果状，长4～5厘米；苞片卵形，长约2.5厘米，淡绿色或边缘淡黄色，顶端有小尖头；花萼管长约1厘米；花冠黄绿色，管长2～2.5厘米，裂片披针形，长不及2厘米；唇瓣中央裂片长圆状倒卵形，短于花冠裂片，有紫色条纹及淡黄色斑点，侧裂片卵形，长约6毫米；雄蕊暗紫色，花药长约9毫米；药隔附属体钻状，长约7毫米。花期秋季。

【生境与分布】我国中部、东南部至西南部各省区广为栽培。本市有栽培。

【药材名】生姜、干姜、炮姜。（《中华人民共和国药典》）

【来源】为姜科植物姜的新鲜根茎、干燥根茎及其炮制加工品。

【采收加工】秋、冬季采挖，除去须根和泥沙，鲜用即为生姜；晒干或低温干燥为干姜；取干姜，照烫法用砂烫至鼓起，表面棕褐色即为炮姜。

【性味】生姜：味辛，性微温。干姜、炮姜：味辛，性热。

【功能主治】生姜：解表散寒，温中止呕，化痰止咳，解鱼蟹毒。用于风寒感冒，胃寒呕吐，寒痰咳嗽，鱼蟹中毒。

干姜：温中散寒，回阳通脉，温肺化饮。用于脘腹冷痛，呕吐泄泻，肢冷脉微，寒饮喘咳。

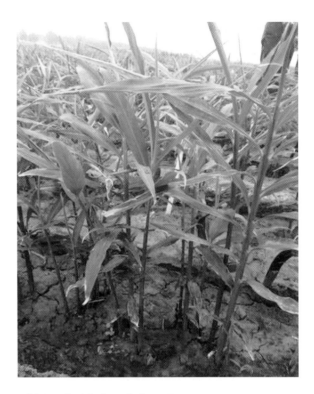

炮姜：温经止血，温中止痛。用于阳虚失血，吐衄崩漏，脾胃虚寒，腹痛吐泻。

【应用举例】（1）生姜：①治风寒感冒：生姜五片，紫苏叶一两，水煎服。（《本草汇言》）

②治胃反，朝食暮吐，暮食朝吐，旋旋吐者：甘蔗汁七升，生姜汁一升。二味相合，分为三服。（《梅师集验方》）

（2）干姜：①治卒心痛：干姜末，温酒服方寸匕，须臾，六七服，瘥。（《肘后备急方》）

②治伤寒下之后，复发汗，昼日烦躁不得眠，夜而安静，不呕不渴，无表证，脉沉微，身无大热：干姜一两，附子一枚（生用，去皮，切八片）。二味以水三升，煮取一升，去滓，顿服。（《伤寒论》干姜附子汤）

（3）炮姜：①治肠胃虚寒，心腹冷痛，泄泻不止：干姜（炮）、附子（炮，去皮、脐）、肉豆蔻（面裹，煨）各等份。上为细末，米糊为丸，如梧桐子大。每服五十丸，空心米饮下。（《济生方》火轮丸）

②治妇人血瘕痛：干姜一两（炮裂，锉），乌贼鱼骨一两，桃仁一两（汤浸，去皮、尖，微炒）。上件药，捣细罗为散。每服，空心以温酒调下二钱。（《太平圣惠方》）

一三四、兰科 Orchidaceae

地生、附生或较少为腐生草本，极罕为攀援藤本；地生与腐生种类常有块茎或肥厚的根状茎，附生种类常有由茎的一部分膨大而成的肉质假鳞茎。叶基生或茎生，后者通常互生或生于假鳞茎顶端或近顶端处，扁平或有时圆柱形或两侧压扁，基部具或不具关节。花葶或花序顶生或侧生；花常排列成总状花序或圆锥花序，少有为缩短的头状花序或减退为单花，两性，通常两侧对称；花被片6，2轮；萼片离生或不同程度的合生；中央 1 枚花瓣的形态常有较大的特化，明显不同于 2 枚侧生花瓣，称唇瓣，唇瓣由于花（花梗和子房）作 180 度扭转或 90 度弯曲，常处于下方（远轴的一方）；子房下位，1 室，侧膜胎座，较少 3 室而具中轴胎座；除子房外整个雌雄蕊器官完全融合成柱状体，称蕊柱；蕊柱顶端一般具药床和 1 个花药，腹面有 1 个柱头穴，柱头与花药之间有 1 个舌状器官，称蕊喙（源自柱头上裂片），极罕具 2 ～ 3 枚花药（雄蕊）、2 个隆起的柱头或不具蕊喙的；蕊柱基部有时向前下方延伸成足状，称蕊柱足，此时 2 枚侧萼片基部常着生于蕊柱足上，形成囊状结构，称萼囊；花粉通常黏合成团块，称花粉团，花粉团的一端常变成柄状物，称花粉团柄；花粉团柄连接于由蕊喙的一部分变成固态黏块即黏盘上，有时黏盘还有柄状附属物，称黏盘柄；花粉团、花粉团柄、黏盘柄和黏盘连接在一起，称花粉块，但有的花粉块不具花粉团柄或黏盘柄，有的不具黏盘而只有黏质团。果实通常为蒴果，较少呈荚果状，具极多种子。种子细小，无胚乳，种皮常在两端延长成翅状。

全科约有 700 属 20000 种，产于热带地区和亚热带地区，少数种类也见于温带地区。我国有 171 属 1247 种以及许多亚种、变种和变型。

松滋境内的兰科植物有 2 属 2 种，分别为兰属下 1 种，玉凤花属下 1 种。

559. 春兰 *Cymbidium goeringii*（Rchb. f.）Rchb. f.

【别名】朵朵香、幽兰、春花、兰花。

【植物形态】地生植物；假鳞茎较小，卵球形，长 1 ～ 2.5 厘米，宽 1 ～ 1.5 厘米，包藏于叶基之内。叶 4 ～ 7 枚，带形，通常较短小，长 20 ～ 40（60）厘米，宽 5 ～ 9 毫米，下部常多少对折而呈 "V" 形，边缘无齿或具细齿。花葶从假鳞茎基部外侧叶腋中抽出，直立，长 3 ～ 15（20）厘米，极罕更高，明显短于叶；花序具单朵花，极罕 2 朵；花苞片长而宽，一般长 4 ～ 5 厘米，多少围抱子房；花梗和子房长 2 ～ 4 厘米；花色泽变化较大，通常为绿色或淡褐黄色而有紫褐色脉纹，有香气；萼片近长圆形至长圆状倒卵形，长

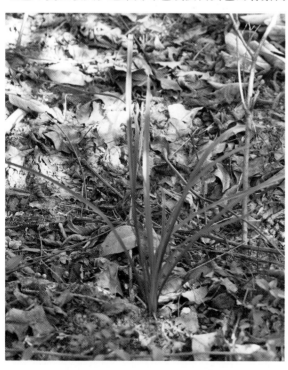
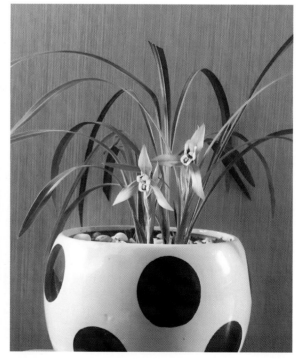

2.5～4厘米，宽8～12毫米；花瓣倒卵状椭圆形至长圆状卵形，长1.7～3厘米，与萼片近等宽，展开或多少围抱蕊柱；唇瓣近卵形，长1.4～2.8厘米，不明显3裂；侧裂片直立，具小乳突，在内侧靠近纵褶片处各有1个肥厚的皱褶状物；中裂片较大，强烈外弯，上面亦有乳突，边缘略呈波状；唇盘上2条纵褶片从基部上方延伸至中裂片基部以上，上部向内倾斜并靠合，多少形成短管状；蕊柱长1.2～1.8厘米，两侧有较宽的翅；花粉团4个，成2对。蒴果狭椭圆形，长6～8厘米，宽2～3厘米。花期1—3月。

【生境与分布】生于多石山坡、林缘、林中透光处，海拔300～2200米，在台湾可上升到3000米。产于陕西南部、甘肃南部、江苏、安徽、浙江、江西、福建、台湾、河南南部、湖北、湖南、广东、广西、四川、贵州、云南。本市发现于斯家场镇、卸甲坪乡。

【药材名】兰花。（《植物名实图考》）

【来源】为兰科植物春兰的花。

【采收加工】花将开放时采收，鲜用或晒干。

【性味】味辛，性平。

【功能主治】调气和中，止咳，明目。用于胸闷，腹泻，久咳，青盲内障。

【应用举例】治久咳：兰花14朵，水炖服。（《新疗法与中草药（选编）》）

560. 毛莛玉凤花 *Habenaria ciliolaris* Kraenzl.

【别名】丝裂玉凤花、毛葶玉凤花、土天麻、睫毛兰、银兰、野阳合。

【植物形态】植株高25～60厘米。块茎肉质，长椭圆形或长圆形，长3～5厘米，直径1.5～2.5厘米。茎粗，直立，圆柱形，近中部具5～6枚叶，向上有5～10枚疏生的苞片状小叶。叶片椭圆状披针形、倒卵状匙形或长椭圆形，长5～16厘米，宽2～5厘米，先端渐尖或急尖，基部收狭抱茎。总状花序具6～15朵花，长9～23厘米，花葶具棱，棱上具长柔毛；花苞片卵形，长13～15毫米，先端渐尖，边缘具缘毛，较子房短；子房圆柱状纺锤形，扭转，具棱，棱上有细齿，连花梗长23～25毫米，先端弯曲，具喙；花白色或绿白色，罕带粉色，中等大；中萼片宽卵形，凹陷，兜状，长6～9毫米，宽5.5～8毫米，先端急尖或稍钝，近顶部边缘具睫毛状毛，具5脉，背面具3条片状、具细齿或近全缘的龙骨状突起，与花瓣靠合成兜状；侧萼片反折，强烈偏斜，卵形，长6.5～10毫米，宽4～7毫米，具3～4条弯曲的脉，前部边缘臌出，宽圆形，先端急尖；花瓣直立，斜披针形，不裂，长6～7毫米，基部宽2～3毫米，先端渐尖或长渐尖，具1脉，外侧增厚；唇瓣较萼片长，基部3深裂，裂片极狭窄，丝状，并行，向上弯曲，

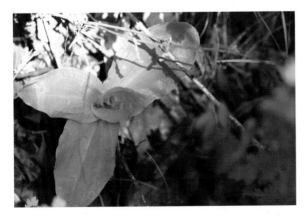
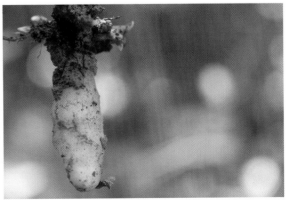

中裂片长 16 ～ 18 毫米，下垂，基部无胼胝体；侧裂片长 20 ～ 22 毫米；距圆筒状棒形，长 21 ～ 27 毫米，向末端逐渐或突然膨大，下垂，中部明显向前弯曲或前部稍弯曲，稍长于或短于子房，末端钝；药室基部伸长的沟与蕊喙臂伸长的沟两者靠合成细的管，管前伸，长约 2 毫米，稍向上弯；柱头 2 个，隆起，长圆形，长约 1.5 毫米。花期 7—9 月。

【生境与分布】生于山坡林下或沟边。分布于长江流域和台湾等地。本市卸甲坪乡有分布。

【药材名】肾经草。（《湖南药物志》）

【来源】为兰科植物毛莛玉凤花的块茎。

【采收加工】春、秋季采挖，除去茎叶和须根，洗净，晒干。

【性味】味甘、微苦，性平。

【功能主治】壮腰补肾，清热利水，解毒。用于肾虚腰痛，遗精，阳痿，带下，热淋，毒蛇咬伤，疮疖肿毒。

【应用举例】（1）治肾虚遗精：肾经草、金樱子、黄精各 15 克，土党参、熟地各 9 克，水煎服。（《湖南药物志》）

（2）治阳痿早泄：肾经草、黄精、土党参各 15 克，地龙 9 克，水煎服。（《湖南药物志》）

中文名索引

拉丁名索引

A

参考文献

[1] 国家药典委员会 . 中华人民共和国药典 [M]. 北京 : 中国医药科技出版社，2015.

[2] 中国科学院中国植物志编辑委员会 . 中国植物志 [M]. 北京 : 科学出版社，1993.

[3] 傅书遐 . 湖北植物志 [M]. 武汉 : 湖北科学技术出版社，2002.

[4] 国家中医药管理局《中华本草》编委会 . 中华本草 [M]. 上海 : 上海科学技术出版社，1998.

[5] 谢宗万，余友芩 . 全国中草药名鉴 [M]. 北京 : 人民卫生出版社，1996.

[6] 中国药材公司 . 中国中药资源志要 [M]. 北京 : 科学出版社，1994.

[7] 郭普东，刘德盛，俞邦友 . 湖北利川药用植物志 [M]. 武汉 : 湖北科学技术出版社，2016.

[8] 《全国中草药汇编》编写组 . 全国中草药汇编（上册）[M]. 北京 : 人民卫生出版社，1976.

[9] 《全国中草药汇编》编写组 . 全国中草药汇编（下册）[M]. 北京 : 人民卫生出版社，1978.